LEHRBUCH

DER

CHEMISCHEN PATHOLOGIE

VON

DR. MED. ADOLF OSWALD
PRIVATDOZENT AN DER UNIVERSITÄT ZÜRICH

LEIPZIG
VERLAG VON VEIT & COMP.
1907

Druck von Metzger & Wittig in Leipzig.

Vorwort

In vorliegendem Werke ist der Versuch gemacht, die krankhaften Veränderungen des Chemismus unseres Körpers in zusammenhängender Weise darzustellen.

Die Berechtigung zu diesem Unternehmen schöpft der Verfasser einmal in dem Umstande, daß es dem unserem Gebiete ferner stehenden Arzte und der jüngeren Generation immer schwieriger wird, über die einschlägigen Fragen eine Übersicht zu gewinnen, ferner darin, daß eine umfassende Darstellung die Lücken unseres Wissens besser hervortreten läßt und die Aufmerksamkeit der Forscher intensiver auf sie lenkt.

Der Hauptgrund war aber, daß für das Verständnis der Detailforschung der Überblick über das Ganze von unerläßlicher Bedeutung ist. Nur aus der Gesamtheit erwächst das Verständnis für das Einzelne und nur die Verknüpfung des Neuentdeckten mit schon Bekanntem bedeutet einen wahren Fortschritt. Dazu ist es notwendig, das ganze Arbeitsfeld zu übersehen und die großen Züge nicht aus dem Auge zu verlieren. Bei der literarischen Hochflut der jüngeren Jahre ist es aber selbst für den Fachmann, wenn er sich nicht in besonderen Studien einläßlich damit befaßt, schwierig, auf allen Einzelgebieten mit dem Fortschreiten unserer Erkenntnis Schritt zu halten.

In der Darstellung wird stets auf die physiologische Grundlage zurückgegriffen und diese zum Ausgangspunkt genommen, in der Absicht, die Abweichungen, welche der krankhafte Prozeß bedingt oder welche ihn verursachen, dadurch dem Verständnis näher zu rücken. Daß durch das Studium der abnormen Erscheinungen auch das Normale, das physiologische Geschehen, beleuchtet und verständlich wird, ist schon vielfach erwiesen. Es wird also auch der, welcher vorwiegend die normalen Vorgänge zu seinem Studium macht, daraus Nutzen ziehen können. Das Hauptbestreben liegt aber darin, dem klinisch tätigen und forschenden Arzte hilfreich an die Hand zu gehen.

Es ist möglichst vollständige Berücksichtigung der neueren Literatur angestrebt, daß aber manches, vielleicht vieles dem Verfasser entgangen ist, wird, bei der ungeheuren Produktivität der Neuzeit auf dem ausgedehnten Gebiete, ihm niemand verargen.

Zürich, im Juni 1907.

Der Verfasser.

Inhalt

Einleitung

Nachdem das medizinische Denken ein halbes Jahrhundert, seit Rudolf Virchows ersten Arbeiten, ausschließlich von der Zellulartheorie beherrscht wurde, hat sich in den jüngeren Jahren die Erkenntnis durchgerungen, daß die rein anatomische Betrachtungsweise zum Verständnis der gesamten Pathologie nicht ausreicht.

Die pathologische Anatomie gibt uns Aufschluß über die sichtbaren Veränderungen des Substrates, an dem der Krankheitsprozeß sich abspielt. Es dürfte im Wesen pathologischen Geschehens liegen, daß Erkrankungen stets mit morphologischen Veränderungen des Substrates einhergehen. In der Mehrzahl der Fälle sind denn auch solche Veränderungen nachgewiesen, und dort, wo sie bisher dem Auge entgangen, ist ihr Nachweis von der Verfeinerung der histologischen Technik zu erwarten. Darauf gründet sich das eifrige Suchen der Histologen nach morphologischen Veränderungen in jenen Krankheiten, wo bisher die Anatomie leer ausging.

Auf Grund des Gesagten ist die pathologische Anatomie die unentbehrliche Grundlage für alles medizinische Denken und Handeln. Sie ist für die Erkenntnis pathologischer Abänderung das, was die Normalanatomie für das Verständnis der Normalfunktionen ist. Stets wird sie zur Erklärung krankhafter Vorgänge in erster Linie herangezogen werden müssen.

Die pathologische Anatomie führt uns jedoch nur formale Strukturveränderungen vor Augen, und soweit die Hilfsmittel der optischen und Färbetechnik auch gedeihen mögen, über diese Grenze kommt sie nicht hinaus. Über die Veränderungen der inneren, dem bloßen oder bewaffneten Auge nicht zugänglichen, chemischen Struktur (der Zelle) vermag sie nichts auszusagen.[1] Mit der chemischen Abänderung — der Veränderung chemischer

[1] Wir sehen hier ab von dem Nachweis chemischer Abänderung durch färbetechnische Mittel, der sich ja nur auf einige wenige Substanzen ausdehnt und praktisch, d. h. im Vergleich mit den zahllosen Fällen, wo die Methode versagt, nicht in Betracht kommt. Übrigens fällt dieser Nachweis eben auch unter den Begriff des chemischen und nicht des histologischen Nachweises.

Struktur — stehen aber viele pathologische Erscheinungen in Zusammenhang, nämlich alle diejenigen, welche den Stoffverbrauch und Stoffansatz betreffen. Der Verlauf der im Zellleben einen Hauptfaktor bildenden chemischen Reaktionen kommt im anatomischen Bau nicht oder nicht unmittelbar zum Ausdruck.

Wie wichtig es ist, die chemische Abänderung zu kennen, wird leicht verständlich, wenn wir uns vergegenwärtigen, daß das ganze Leben aufs engste mit chemischen Vorgängen verkettet und jede Lebenserscheinung an Stoffumsatz gebunden ist.[1] Ohne die Kenntnis der chemischen Vorgänge wird das Verständnis der vitalen Erscheinungen nicht vollständig sein. Das ist auch der Grund, warum den chemischen Vorgängen in der Neuzeit soviel Interesse zugewendet wird. Es heißt hier eine gewaltige Lücke ausfüllen, die durch die pathologische Anatomie geschaffen wurde.

Viele Erkrankungen sind überhaupt bisher gewissermaßen nur in ihrer chemischen Form bekannt, d. h. anatomische Veränderungen noch nicht nachgewiesen. Das gilt vor allem von den sogen. Stoffwechselkrankheiten. Hier tritt die Chemie ausschließlich in ihr Recht, und wenn auch dereinst anatomische Veränderungen nachgewiesen sind, so dürfte aus ihnen allein das Verständnis der Stoffwechselanomalie nicht zu erwarten sein. Aus den anatomischen Veränderungen am Pankreas wird es nicht möglich sein, die Alterationen im Kohlehydratstoffwechsel chemisch abzuleiten, auch dann nicht, wenn sie sich als auslösendes Moment erwiesen haben. Auch die Immunitätsvorgänge und das ganze Heer von damit zusammenhängenden Erscheinungen in den Körpersäften wird die Anatomie nicht zu erklären vermögen und ebensowenig ist von ihr eine Klärung der noch dunklen Begriffe der zeitlichen und individuellen „Disposition" für Krankheiten und der körperlichen „Konstitution" zu erwarten.

Der Anatomie schon längst geläufige und von ihr genau durchforschte Fragen haben von der chemischen Forschung einen mächtigen Impuls erfahren und sie allein hat sich vielfach imstande erwiesen, die morphologischen Bilder unserem Verständnis voll zu erschließen. Einige Beispiele mögen das illustrieren.

Die anatomische — grob anatomische und histologische —

[1] Bei manchen vitalen Vorgängen tritt der chemische Umsatz im Vergleich zur äußeren Leistung (Funktion) in den Hintergrund, für viele ist er überhaupt noch so gut wie gar nicht nachgewiesen, z. B. für psychische Vorgänge. Das liegt aber an unserer bislang noch unzulänglichen Methodik. Auch dort sind chemische (einschließlich physikalisch-chemische) Vorgänge zu erwarten.

Forschung lehrt, daß im Stadium der grauen Hepatisation das pneumonische Infiltrat einer Auflösung anheimfällt. Sie lehrt die Tatsache, daß der Prozeß erfolgt. Sie wird auch aus der Betrachtung der einzelnen Phasen sich ein fortlaufendes Bild konstruieren können und aus dem Auftreten von Leukozyten die Vorstellung gewinnen, daß diese in einem gewissen ursächlichen Zusammenhang mit dem Auflösungsprozeß stehen, im Hinblick darauf, daß Leukozyten auch anderwärts festes Gewebe zu verflüssigen vermögen. Der Schluß kann dabei richtig sein, er muß es jedoch nicht, denn die Ursache kann auch eine andere und die Gegenwart der Leukozyten nicht Ursache sondern Folge des Auflösungsprozesses sein. Die chemische Forschung hingegen lehrt, daß die Leukozyten in der Tat Urheber der Auflösung sind, und zwar vermöge ihres Fermentgehaltes. Es gelingt den Prozeß im Reagensglas nachzuahmen und in allen seinen Phasen zu reproduzieren.

Ein weiteres Beispiel: die Anatomen kennen schon längst eine von ihnen als „trübe Schwellung" bezeichnete Veränderung der Zelle bzw. des Zellplasmas. Aus begleitenden Erscheinungen schließen sie, daß es eine Art Degenerationszustand oder Absterbeprozeß sei. Worin der Prozeß besteht, welcher Art er ist, vermag die Histologie nicht zu entscheiden. Seitdem die chemische Forschung den als Autolyse bekannten Prozeß kennen gelernt, hat sie erwiesen, daß die „trübe Schwellung" das erste Stadium des autolytischen Zerfalls darstellt und auch dieses ist im Reagensglas erhältlich.

Dasselbe gilt von der fettigen Degeneration. Hier gibt bekanntlich die Anatomie keinen Aufschluß darüber, woher das Fett stammt. Das zeigen zur Genüge die verschiedenen hierüber existierenden Theorien. Virchow glaubte eine Metamorphose von Eiweiß in Fett annehmen zu dürfen, später entschied man sich für eine Einwanderung von Fett in die Zelle. Beide Theorien hatten ihre Begründungen und beide entsprossen logischen Schlußfolgerungen. Die anatomische Forschungsweise vermochte eben nicht die Frage zu entscheiden, weil sie es mit fertigen Bildern, nicht mit werdenden Erscheinungen zu tun hat. Die Chemie hat gelernt den Prozeß der Verfettung außerhalb der Zelle nachzuahmen und lehrt, daß es sich um ein Unlöslichwerden infolge Autolyse von im Zellplasma vorher gelöstem Fett handelt.[1]

[1] Wir führen diese Tatsache nur als Beispiel zur Bekräftigung unserer These von der Bedeutung der chemischen Forschung für die Pathologie an und gehen nicht auf die sich noch widerstreitenden Meinungen hinsichtlich des Wesens der Fettdegeneration ein. Hierüber vergleiche weiter unten, Kap. II.

Die Beispiele ließen sich noch vermehren.

Mit Hilfe chemischer Mittel vermögen wir fernerhin einen Einblick in das lebende Funktionsgetriebe zu gewinnen und über Vorgänge Aufschluß zu erhalten, die sonst der Erkenntnis verschlossen blieben. Wir können die Funktionstüchtigkeit der Organe und Gewebszellen bestimmen. Welche Vorteile sich hieraus für die Diagnostik ergeben, ist schon mannigfach bewiesen. Die funktionelle Prüfung ist eine wertvolle Bereicherung der Diagnostik, sie ist eine Errungenschaft der Neuzeit und ist ganz auf dem Boden der Experimentalforschung aufgebaut.

Ohne jeden gröberen Eingriff in das Zellleben ermöglicht die chemische Diagnostik am Lebenden die Prüfung der Leistungen seiner Organe. Durch Einführung in den Magen von leicht nachweisbaren Substanzen, die den Organismus unverändert in Ex- und Sekreten verlassen, können wir die resorbierende Tätigkeit des Magens prüfen, und zwar kann die Methode noch dadurch verfeinert werden, daß die Substanzen in Stoffe eingehüllt werden, welche der peptischen Verdauungskraft allein unterliegen.

Auf ähnliche Weise vermögen wir die Leistungsfähigkeit der Niere festzustellen. Gewisse Farbstoffe, z. B. Methylenblau, scheidet sie kurze Zeit nach ihrer Einverleibung aus. Aus dem Erscheinen bzw. Nichterscheinen derselben im Harn einer Niere können wir diagnostische Schlüsse ableiten. Die gesunde Niere scheidet weiterhin auf Injektion eines Glykosids, des Phloridzin, Zucker aus. Bei Schädigungen des Nierenparenchyms kann diese Fähigkeit ausfallen. Wenn auch im Einzelfalle die Diagnose auf Grund des funktionellen Befundes nicht als durchaus gesichert bezeichnet werden kann, so liegt das einstweilen mehr noch an unzureichender Erfahrung, als an der Unzuverlässigkeit dieses Prüfungsmodus. Ebenso unterrichtet uns die Menge der normalen Sekretionsprodukte (Harnstoff, Salze usw.) über die Funktionstätigkeit der Niere. Bestimmungen solcher Art haben gezeigt, daß oft ein sehr geringer gesund gebliebener Bruchteil des Gewebes die Leistungen des gesamten Organes zu verrichten vermag. Dasselbe gilt für andere Drüsen, die Leber, das Pankreas, die Schilddrüse u. a.

Aus der Verwertung der Nahrung im Verdauungskanal lassen sich bestimmte Schlüsse auf Erkrankungen des letzteren und seiner Adnexe ziehen. So ist durch die Nichtausnutzung der Fette bei fehlender Lebererkrankung das Vorhandensein einer Pankreaserkrankung sehr nahegelegt usw. Es ließen sich noch viele Beispiele anführen.

Was der chemischen Analyse und ihrer Verwendung als diagnostisches Hilfsmittel hindernd in den Weg tritt, ist die schwere Zugänglichkeit ihres Forschungsgebietes, der rasche Wechsel der chemischen Vorgänge und die oft verschwindende Kleinheit faßbarer Stoffe. Nicht minder nachteilig wirkt vielerorts der Mangel quantitativer Bestimmungsmethoden.

Die Chemie hat viele Probleme erst in Angriff genommen, aus ihrer Lösung und der weiterer aus ihnen sich ergebender Fragen hat die Pathologie große Förderung zu erwarten.

I

Die intrazellulären Enzyme

Das fortschreitende Eindringen in die biologische Tätigkeit der Zellen und Gewebe hat der Erkenntnis Bahn gebrochen, daß zahlreiche Vorgänge chemischer Art, welche früher als exquisite Lebenserscheinungen galten und als solche an die morphologische und funktionelle Integrität der Zelle gebunden schienen, nichts anderes sind, als Enzymwirkungen, die sich vom Zellsubstrat loslösen lassen und das Leben der Zellen und des Protoplasmas zu überdauern vermögen.

Durch die SCHMIEDEBERGsche Schule ist der Nachweis erbracht, daß die Oxydation in den Geweben durch Enzyme (Oxydasen) ausgelöst wird. Die Umwandlung von Glykogen in Zucker in der Leber und anderen Organen ist als Enzymwirkung erkannt. Die Auflösung und der Abbau der Eiweißstoffe im Stoffwechsel, die Aufspaltung der Kohlehydrate und die Zersprengung des Fettmoleküls im Organismus sind Funktionen von Enzymen (autolytischen, glykolytischen, lipolytischen). Andere Vorgänge sind wiederum der Tätigkeit anderer Fermente zu danken. Man spricht von Reduktasen, Tyrosinasen, Aldehydasen, harnstoff- und harnsäurebildendem Ferment (Xanthinoxydase) Histozym, Zymase u. a. m.

Wie man sieht, leiten die Enzyme nicht nur auflösende, analytische Prozesse ein, sondern auch Verkettungen von Atomen und Atomgruppen, also synthetische Prozesse. Und sehr wahrscheinlich spielen sich viele Vorgänge, wie z. B. der Aufbau der spezifischen Körpereiweißstoffe, die Regeneration des Eiweißes und des Fettes aus ihren Spaltprodukten jenseits der Darmwand usw., unter denselben Einflüssen ab.

Die Zahl der im Tier- und Pflanzenkörper durch Enzyme ausgelösten Vorgänge ist so groß und die Beobachtungen, welche die Stoffwechselvorgänge auf enzymatische (katalytische) Prozesse mit Sicherheit zurückführen, mehren sich, seitdem man sich mit dem Studium dieser Erscheinungen eingehender befaßt, dermaßen, daß die Vorstellung immer mehr an Boden gewinnt, daß alle Reaktionen des Stoffwechsels, alle chemischen Umsetzungen in den lebenden Geweben und Zellen Enzymwirkungen sind.

Das Ferment ist das Werkzeug par excellence der Zelle und, dank der ihm innewohnenden Kraft, ist der Zelle die Möglichkeit gegeben, in ihrem Inneren chemische Leistungen zu vollziehen, welche außerhalb des Organismus nur vermittelst tief eingreifender Agentien sich verwirklichen lassen.

Die Frage, ob die Fermente spezifische, chemisch definierbare Körper darstellen, oder, wie man auf Grund neuerer Beobachtungen anzunehmen berechtigt ist, bloß ihrem physikalischen Aggregatszustande, ihrer Kolloidnatur, ihre Eigenschaft als Katalysatoren verdanken, gehört nicht in den Rahmen unserer Darlegungen.

Der Umstand, daß im physiologischen Ablauf der Lebensvorgänge die enzymatischen Prozesse eine so hervorragende Rolle spielen, berechtigt allein schon zu der Annahme, daß sie auch in der Pathologie von Bedeutung sind.

Ehe auf die Schilderung dieser Verhältnisse eingegangen werden soll, sei hier der Aufspaltungsprozeß der Gewebsbestandteile näher ins Auge gefaßt, und zwar zunächst der des Eiweißes.

Überläßt man unter Ausschluß der Bakterienwirkung Körpergewebe, ein Stück Leber, Milz, oder Niere, bei Bluttemperatur, sich selbst, so bemerkt man, daß nach Ablauf einiger Zeit das Gewebe sich zu verflüssigen anfängt. Es treten dabei Produkte auf, wie man sie bei der tryptischen Verdauung des Eiweißes beobachtet, nämlich Albumosen und weit abstehende Spaltungsprodukte, Aminosäuren (Leucin, Tyrosin, Glykokoll, Asparaginsäure, Glutaminsäure usw.), Hexonbasen (Lysin, Arginin, Histidin). Dieser von SALKOWSKI[1] zuerst beobachtete, eine Selbstverdauung (A u t o l y s e[2]) darstellende Prozeß ist indessen nicht, wie man früher aus gelegentlichen Beobachtungen geschlossen hatte, mit der tryptischen Verdauung identisch, da sich bei der Autolyse, im Gegensatz zu jener Verdauung, kein oder nur wenig Pepton bildet und der Stickstoff in besonderer Weise gelockert wird, indem eine Abspaltung der Amidgruppe aus den Aminosäuren stattfindet.[3] Es tritt also hier ein besonderes Enzym, das autolytische

[1] E. SALKOWSKI, Über Autodigestion der Organe. Zeitschr. f. klin. Med. **17**. Suppl. 77 (1890).

[2] M. JACOBY, Über die fermentative Eiweißspaltung und Ammoniakbildung in der Leber. Zeitschr. f. physiol. Chem. **30**. 149 (1900).

[3] M. JACOBY a. a. O.

Ferment in Kraft. MATTHES[1] hat den Nachweis geliefert, daß es sich nicht um resorbiertes Trypsin handelt, da die Organe nach der totalen Exstirpation des Pankreas noch autolytisches Vermögen besitzen.

Außer den schon erwähnten kommen noch folgende Spaltungsprodukte, bei der Autolyse der Organe, zum Vorschein: Milchsäure[2] (zum größten Teil Gärungsmilchsäure), Buttersäure, Bernsteinsäure, Essigsäure, Ameisensäure, auch Allantoin, ferner Kohlensäure, Schwefelwasserstoff, Wasserstoff und Ammoniak.

Die Autolyse stellt nicht nur einen postmortalen, sondern auch einen vitalen Vorgang dar, der sich im lebenden Organismus nachweisen läßt, wenn die Versuchsbedingungen richtig gewählt sind.[3] Es steht der Annahme nichts im Wege, daß der normale Abbauprozeß der eiweißartigen Gewebs- und Säftebestandteile in durchaus analoger Weise verläuft.

Läßt man die Autolyse genügend lange vor sich gehen, so zerfällt beinahe das gesamte Gewebe; nur Bindegewebe und elastische Fasern bieten größeren Widerstand. Die Kernnukleïne werden in Purinbasen und Phosphorsäure, die Zelllecithine und Protagone in in Fett, Phosphorsäure und Cholin gespalten.

Aus dem Gesagten darf nicht entnommen werden, daß das Eiweißmolekül durch die Autolyse vollständig in die erwähnten Bausteine zerfällt, wir können bloß sagen, daß solche aus ihrem Verbande losgelöst und abgesprengt werden, daneben bleiben aber höhere, aus mehreren Aminosäuren zusammengesetzte Komplexe (Polypeptide) bestehen. Eine völlige Aufspaltung in einfache Produkte ist bisher nicht gelungen und wie weit die Zerlegung sich überhaupt ausdehnt, entzieht sich unserer Kenntnis, da uns noch keine quantitativen Methoden zur Verfügung stehen.

Wie die Eiweißstoffe, so verfallen, wie oben erwähnt, auch die Kohlehydrate der enzymatischen Zerlegung (Glykolyse). Es ist das Verdienst der jüngeren Forschung, gezeigt zu haben, daß tierische Gewebe, Leber, Lunge, Muskelfleisch usw., bei Fernhaltung der

---

[1] M. MATTHES, Über die Herkunft der autolytischen Fermente. Arch. f. exp. Path. u. Pharm. **51**. 442 (1904).

[2] Die Frage ist noch nicht erledigt, ob Milchsäure aus Eiweiß oder aus Kohlehydrat entsteht. Siehe ASHER, Zeitschr. f. Biol. **41**. 393 und A. MAGNUS-LEVY, Über die Säurebildung bei der Autolyse der Leber. HOFMEISTERS Beiträge **2**. 261 (1902).

[3] R. VOGEL, Untersuchungen über Muskelsaft. Deutsch. Arch. f. klin. Med. **72**. 292 (1902).

Fäulnis Kohlehydrate spalten,[1] und zwar scheint speziell der Prozeß der Traubenzuckerspaltung nach den Untersuchungen STOKLASAS und seiner Mitarbeiter[2] unter ähnlichen Verhältnissen vor sich zu gehen, wie bei der Hefegärung, unter Bildung von Kohlensäure und Äthylalkohol nebst Milchsäure. Diese Erscheinung soll besonders deutlich zutage treten, wenn man auf eine Lösung von Trauben- oder Fruchtzucker das aus dem nach BUCHNER[3] hergestellten Organpreßsaft gewonnene Enzym einwirken läßt. Das glykolytische Gewebsferment hat also Ähnlichkeit mit der BUCHNERschen Zymase.

Lassen sich die STOKLASAschen Versuche bestätigen, so folgt daraus, daß die alkoholische Gärung nicht etwas Spezifisches, der Hefezelle Eigenes, sondern eine sowohl im pflanzlichen wie im tierischen Organismus sehr verbreitete Erscheinung darstellt.[4] Von mehreren Autoren wird sie jedoch für das Tier in Abrede gestellt.[5] Nach LANDSBERG[6] ist die in den Organen in vitro beobachtete alkoholische Gärung ein Produkt der Tätigkeit beigemengter Hefepilze und Bakterien.

---

[1] LAUDER BRUNTON und J. H. RHODES, Über ein glykolytisches Enzym in den Muskeln. Zentralbl. f. Physiol. **12**. 353 (1898). — Dieselben, Über die Gegenwart eines glykolytischen Fermentes im Muskel. Chem. Zentralbl. (1901) **2**. 493. — J. FEINSCHMIDT, Über das zuckerzerstörende Ferment in den Organen. HOFMEISTERS Beiträge **4**. 511 (1903), u. a.

[2] J. STOKLASA und F. CZERNY, Isolierung der die anaërobe Atmung der Zelle der höher organisierten Pflanzen und Tiere bewirkenden Enzyme. Ber. der deutsch. chem. Gesellsch. **36**. 622 (1903). — Dieselben, Beiträge zur Kenntnis der aus der Zelle höher organisierter Tiere isolierten gärungserregenden Enzyme. Ebenda **36**. 4058 (1903). — J. STOKLASA, J. JELINÉK, E. VITÉK, Der anaërobe Stoffwechsel der höheren Pflanzen und seine Beziehung zur alkoholischen Gärung. HOFMEISTERS Beiträge **3**. 460 (1903). — ŠIMAČEK, Ein Beitrag zu COHNHEIMS Kohlehydratverbrennung in den Muskeln. Zentralbl. f. Physiol. (1903) Nr. 17.

[3] E. BUCHNER, Alkoholische Gärung ohne Hefezellen. Ber. d. deutsch. chem. Ges. **30**. 117 u. 1110 (1897).

[4] Es sei ausdrücklich hervorgehoben, daß die Zuckerzerstörung in den Geweben nichts mit den Oxydationsvorgängen zu tun hat, sondern eine selbstständige, durch die Glykase bewirkte, Funktion der Gewebe darstellt.

[5] R. HIRSCH, Über die glykolytische Wirkung der Leber. HOFMEISTERS Beiträge **4**. 535 (1903). — J. ARNHEIM u. A. ROSENBAUM, Ein Beitrag zur Frage der Zuckerzerstörung im Tierkörper durch Fermentwirkung. Zeitschr. f. physiol. Chem. **40**. 220 (1903). — M. HERZOG, Liefert das Pankreas ein Dextrose spaltendes, Alkohol und Kohlensäure bildendes Enzym? HOFMEISTERS Beiträge **2**. 102 (1902). — F. BATELLI, La prétendue fermentation alcoolique des tissus animaux. Comptes rendus. **137**. 1079 (1904).

[6] G. LANDSBERG, Über den Alkoholgehalt tierischer Organe. Zeitschr. f. physiol. Chem. **41**. 505 (1904).

In analoger Weise wie Eiweiß und Kohlehydrat wird auch Fett unter dem Einfluß von Enzymen in seine Bestandteile, Glyzerin und Fettsäure zerlegt (Lipolyse). Ein lipolytisches Ferment ist wenigstens im Blute nachgewiesen. Auch in den Organen müssen wir die Gegenwart solcher Fermente annehmen.

Es erhebt sich die wichtige Frage, warum, wenn das auto-(proteo-)lytische, das glykolytische und das lipolytische Ferment so allgemein verbreitet sind, der Zerfall der lebenden Materie nicht lebhafter vonstatten geht als das unter normalen Umständen der Fall ist, und die Auflösungsprozesse im lebenden Organismus nicht so deutlich zum Ausdruck kommen, wie im abgestorbenen Gewebe. Der Grund ist darin zu suchen, daß im lebenden Protoplasma Kräfte aufgespeichert sind, die den Zellfermenten entgegenwirken, Hemmungsvorrichtungen, welche die enzymatischen Prozesse in Schranken halten.[1] Hierin besteht gerade die Lebensfähigkeit der Zelle. Ihre erste Aufgabe ist es, die Fermente in ihren Wirkungen in zweckentsprechender Weise zu dirigieren und je nach dem Bedürfnisse des Moments das eine oder das andere in Aktion treten zu lassen.[2]

Solche Gegenwirkungen treten überall zutage. Stoffe, welche die enzymatischen Wirkungen fördern bzw. hemmen, sind in großer Zahl bekannt[3] und die große Verbreitung derselben legt die Vermutung nahe, daß jedes Ferment seine Hemmungsvorrichtung, sein Antiferment, besitze. Ja, der theoretische Begriff der Fermentreaktion, als eines reversiblen Vorganges, schließt schon im Prinzip eine solche Hemmungsvorrichtung ein.

---

[1] Zu dieser Anschauung drängt uns nicht zum geringsten das mächtige Einsetzen der Autolyse sogleich nach dem Ableben der Zelle.

[2] Vgl. hierüber F. Hofmeister, Die chemische Organisation der Zelle. Braunschweig (1901).

[3] J. Morgenroth, Über den Antikörper des Labenzyms. Zentralbl. für Bakter. **26**. 349 (1899) und ebenda **27**. 721 (1900). — v. Dungern, Münch. med. Wochenschr. (1898). — Bordet et Gengou, Annales de l'institut Pasteur **15**. 129. — E. Fuld u. K. Spiro, Über die labende und labhemmende Wirkung des Blutes. Zeitschr. f. physiol. Chem. **31**. 132 (1900). — L. Moll, Über die Antiurease. Hofmeisters Beiträge **2**. 344 (1902). — K. Glaessner, Über die antitryptische Wirkung des Blutes. Ebenda **4**. 79 (1903). — E. Weinland, Über Antiferment I. Zeitschr. f. Biol. **44**. 1. und II. ebenda **44**. 45 (1902). — R. O. Herzog, Über proteolytische Enzyme. Zeitschr. f. physiol. Chem. **39**. 305 (1903). — E. P. Pick u. K. Spiro, Über gerinnungshemmende Agentien im Organismus höherer Wirbeltiere. Ebenda **31**. 235 (1900). — E. W. Hänsel, Das Antipepsin als die Autodigestion des Magens behinderndes Moment (russ.). Ref. in Chem. Zentralbl. (1904) 326.

Es liegt der Annahme nichts im Wege, daß durch Verschiebung oder Aufhebung der Hemmungsvorrichtungen der enzymatische Prozeß einen von der Norm abweichenden Verlauf nehmen kann. Ist die Vorstellung richtig, daß Fermente sich gegenseitig beeinflussen und die Produkte der Fermentationen andere Fermentwirkungen auslösen, so ist es klar, daß eine irgendwo im komplizierten System chemischer Umsetzungen sich einstellende Störung die ganze Kette der Erscheinungen alterieren kann.

Zu den pathologischen, nachgewiesenermaßen auf Enzymwirkung beruhenden Vorgängen gehören vor allem Erscheinungen der regressiven Metamorphose, Einschmelzungen krankhaft veränderter Gewebsteile.

Ein typisches Bild intra vitam gesteigerter **Autolyse** (Proteolyse) bietet die Leber bei Phosphorvergiftung und akuter gelber Leberatrophie dar.[1] Das ganze Organ erweicht unter Bildung der als Spaltprodukte bei der Autolyse bekannten Körper (Diamino-, Monaminosäuren, Deuteroalbumosen usw.). Diese gelangen als leicht diffusible Stoffe in die Blutbahn und können von dort in den Harn übergehen. Auf diese Weise erklärt man sich das vielfach bei akuter gelber Leberatrophie und manchen Fällen von Phosphorvergiftung angeführte Erscheinen im Harn von Albumosen, Leucin, Tyrosin, Milchsäure, Oxymandelsäure[2] ($C_6H_4OH—CHOH—COOH$) (aus Tyrosin) und die gesteigerte Ausfuhr von Purinbasen.[3]

---

[1] M. Jacoby, Über die Beziehungen der Leber- und Blutveränderungen bei Phosphorvergiftung zur Autolyse. Zeitschr. f. physiol. Chem. **30**. 174 (1900). — A. E. Taylor, A chemical study of the liver from a case of acute yellow atrophy of the liver. Journ. of med. research. **8**. (1902) nov. — Derselbe, Über das Vorkommen von Spaltungsprodukten der Eiweißkörper in der degenerierten Leber. Zeitschr. f. physiol. Chem. **34**. 580 (1902).

[2] Schultzen u. Riess, Über akute Phosphorvergiftung und Leberatrophie. Berlin (1869). — Riess, Berl. klin. Wochenschr. (1905) Nr. 44a. — E. Baumann, Über den Nachweis und die Darstellung von Phenolen und Oxysäuren aus dem Harn. Zeitschr. f. physiol. Chem. **6**. 192 (1882). — Badt, Kritische und klinische Beiträge zur Lehre vom Stoffwechsel bei Phosphorvergiftung. Inaug.-Dissertat. Berlin (1891).

[3] Frerichs, Klinik der Leberkrankheiten I. 99 (1858). — A. Fraenkel, Beitrag zur Lehre der Phosphorvergiftung. Berl. klin. Wochenschr. (1878) 19. — Wirsing, Akute gelbe Leberatrophie mit günstigem Ausgang. Würzburg (1892). — R. v. Jaksch, Über die klinische Bedeutung der Peptonurie. Zeitschr. f. klin. Med. **6**. 413 (1883). — Salkowski, Notiz zur chem. Kenntnis der gelben Leberatrophie. Virchows Arch. **88**. 394 (1882). — Röhmann, Chem. Untersuchung von Harn und Leber bei akuter Leberatrophie. Berl. klin. Wochenschr. (1888) Nr. 43 u. 44. — Poore, On two cases of phosphorus poisoning. Lancet (1888) 1055. — Araki, Beitrag zur Kenntnis der Einwirkung von Phosphor und von

In den meisten Fällen von Phosphorvergiftung beim Menschen sind Aminosäuren im Harne vermißt worden. Doch schließt die angewandte Methodik ihre Gegenwart nicht aus, da in der neueren Zeit, mit Hilfe der von E. Fischer und Bergell[1] empfohlenen empfindlichen Reagens (β-Naphthalinsulfochlorid) und besonders bei der Kombination desselben mit der E. Fischerschen Estermethode, im Harne von mit Phosphor vergifteten Tieren Aminosäuren regelmäßig gefunden wurden, und zwar sind darin und ebenso im menschlichen Phosphorharn bisher mit Sicherheit nachgewiesen, außer Leucin und Tyrosin, Glykokoll, Phenylalanin, Alanin und weiterhin eine Hexonbase, das Arginin.[2] Außerdem gewannen Neuberg und Richter[3] aus dem einen Falle von akuter gelber Leberatrophie entstammenden Blute Tyrosin, Leucin und Lysin.

Das Vorkommen von Aminkörpern im Blut und Harn führen einige Autoren auf eine Störung der harnstoffbildenden Funktion der Leber zurück, der zufolge die vom Darm aus resorbierten Stoffe nicht weiter verarbeitet werden. Zu dieser Annahme liegt jedoch kein Grund vor, da auch bei anderen nicht in der Leber lokalisierten, ausgedehnten autolytischen Prozessen Aminosäuren im Harne auftreten und außerdem eine Beeinträchtigung der Harnstoffbildung bei Leberkrankheiten mit Sicherheit überhaupt niemals nachgewiesen werden konnte,[4] selbst nicht in Fällen hochgradigen Schwundes des Lebergewebes.[5]

---

arseniger Säure auf den tierischen Organismus. Zeitschr. f. physiol. Chem. **17**. 311 (1892). — E. Münzer, Der Stoffwechsel des Menschen bei akuter Phosphorvergiftung. Deutsch. Arch. f. klin. Med. **52**. 247 (1894). — M. Miura, Über pathologischen Peptongehalt der Organe. Virchows Arch. **101**. 316 (1885). — Albu, Deutsche med. Wochenschr. (1901) 217. — F. Soetbeer, Über einen Fall von akuter Degeneration des Leberparenchyms. Arch. f. exp. Path. u. Pharm. **50**. 294 (1903). — Bondzinski und Gottlieb [Zentralbl. f. d. med. Wissensch. (1897) Nr. 33. 577] fanden bei Phosphorvergiftung reichliche Mengen von Oxyproteïnsäure im Harne.

[1] E. Fischer u. P. Bergell, Über die β-Naphthalinsulfoderivate der Aminosäuren. Ber. d. deutsch. chem. Ges. **35**. 3779 (1902).

[2] E. Abderhalden u. P. Bergell, Über das Auftreten von Monaminosäuren im Harn von Kaninchen nach Phosphorvergiftung. Zeitschr. f. physiol. Chem. **39**. 464 (1903). — E. Abderhalden u. L. F. Barker, Der Nachweis von Aminosäuren im Harne. Ebenda **42**. 524 (1904). — J. Wohlgemuth, Zur Kenntnis des Phosphorharns. Ebenda **44**. 74 (1905).

[3] C. Neuberg u. P. F. Richter, Über das Vorkommen von freien Aminosäuren (Leucin, Tyrosin, Lysin) im Blute bei akuter Leberatrophie. Deutsche med. Wochenschr. (1904) Nr. 14.

[4] Siehe Kap. VI.

[5] C. Neuberg u. P. F. Richter. Siehe Anm. 3.

Dann ist an die Möglichkeit einer Behinderung der Eiweißsynthese aus den im Darme entstandenen kristallinischen Eiweißabbauprodukten jenseits bzw. innerhalb der Darmwand, infolge Störungen der Darmschleimhautfunktionen, gedacht worden. Dem ist aber entgegen zu halten, daß eine solche Synthese noch nicht über jeden Zweifel erhaben ist.

Die ungezwungenste Erklärungsweise für das Vorkommen von Aminokörpern im Blut und Harn ist, unseres Erachtens, die, welche die Ursache auf eine Steigerung der autolytischen Prozesse zurückführt.

Die Steigerung derselben ist nicht als die unmittelbare Wirkung des Phosphors anzusehen; einen solchen Einfluß übt der Phosphor nicht aus.[1] Wir haben Grund anzunehmen, daß der schon längst als „Protoplasmagift" bekannte Phosphor, das oder die die Autolyse einschränkenden Agentien zerstört oder schwächt und letzterer freien Lauf läßt. Kein Wunder, daß die Leber, die Stätte par excellence des chemischen Abbaues und der chemischen Umbildung in vorwiegender Weise von der autolytischen Spaltung heimgesucht wird.[2] Bei genauerem Zusehen ist vielleicht auch in anderen Organen eine Steigerung der Autolyse wahrzunehmen. Das vermuten auch Neuberg und Richter,[3] denen eine Überschlagsrechnung ergab, daß die von ihnen im Blute gefundene Menge der Eiweißtrümmer eine viel größere ist, als der anatomisch nachweisbaren Gewebseinschmelzung entspricht. Sie nehmen einen Zerfall von Muskelfleisch an.

Beachtenswert sind die Veränderungen, welche das Blut bei Phosphorvergiftung aufweist. Es zeigt auf der Höhe der Intoxikation eine verminderte oder völlig aufgehobene Gerinnbarkeit, deren unmittelbarer Grund in dem Mangel an Fibrinogen[4] zu suchen ist. Wie experimentell nachgewiesen verfällt dieses, wie auch das Globulin leichter der autolytischen Zerstörung als Serumalbumin. Das setzt zwar nicht eine gesteigerte Autolyse im Blute selbst voraus,

---

[1] Hauser, Beiträge zur Kenntnis von der Phosphorvergiftung. Arch. f. exp. Path. u. Pharm. **36**. 165 (1895).

[2] R. Tischner [Vergleichende Untersuchung zur Pathogenie der Leber. Virchows Arch. **175**. 158 (1904)] nimmt als Ursache der Veränderungen im Lebergewebe lokale Erweiterungen der Leberkapillaren an mit entsprechender Verlangsamung des Blutstromes, bis zu dessen völliger Aufhebung und dadurch bedingter Gewebsnekrose, außerdem starke Leukozyteneinwanderung in die Gewebe, welche die Autolyse mächtig fördern helfen. (Vgl. weiter unten).

[3] Siehe S. 12 Anm. 3.

[4] G. Corin u. G. Ansiaux, Untersuchungen über Phosphorvergiftung. Ref. in Malys Jahresber. über Tierchemie **24**. 642 (1894). — M. Jacoby, siehe S. 11 Anm. 1.

eine solche vermißten NEUBERG und RICHTER. Das Blut kann sein Fibrinogen an die Gewebssäfte abgeben.

Bemerkenswert ist, daß das Blut sogar die Eigenschaft gewinnt, Gerinnsel (Thromben) aufzulösen. Vielleicht bewirken solche Veränderungen die zahlreichen Blutaustritte, die sowohl bei Phosphorvergiftung als bei akuter Leberatrophie in den verschiedenen Organen und namentlich in der Leber angetroffen werden.

Der Zerfall von Eiweiß bei Phosphorvergiftung und akuter gelber Leberatrophie gibt sich in einer Steigerung der Stickstoffausfuhr kund.[1]

Im Hinblick auf die Ähnlichkeit der Vorgänge bei Phosphorintoxikation und akuter Leberatrophie müssen wir auch bei letzterer eine Noxe (Bakterientoxine) annehmen, welche die die Autolyse hemmenden Vorrichtungen schädigt. Auch bei nachgewiesenermaßen auf Infektion beruhenden Krankheiten (Typhus, Variola,[2] Lues) ist ein Auftreten von Eiweißspaltprodukten in der Leber beobachtet worden.

Es sei auch erwähnt, daß bei der Autolyse das Lecithin zerstört wird. So sah HEFFTER[3] den Lecithingehalt der Phosphorleber um 50 Proz. sinken.

In ähnlicher, wenn auch weniger prägnanter Weise wie bei den erwähnten Affektionen, tritt die Autolyse in allen Organen und Organteilen zutage, welche durch Zirkulationsstörungen irgendwelcher Art vom Blutkreislauf abgeschnitten sind, bei embolischen Infarkten und Thrombosen. Die befallenen Gewebsteile gehen einem allmählichen Schwund entgegen und werden durch Bindegewebe ersetzt oder aber erweichen unter Bildung einer Zyste, wie z. B. im Gehirn. Dabei fällt aber auf, daß die ischämischen Infarkte im allgemeinen nur langsam schrumpfen und lange Zeit trocken bleiben. Auch ist zu bemerken, daß die verschiedenen Organe ein ungleiches autolytisches Vermögen besitzen, das Gehirn z. B. ein äußerst geringes.

Wesentlich beschleunigt wird der Zerfall durch das Hinzutreten von Fäulniserregern, wie das bei hämorrhagischen Lungeninfarkten

---

[1] ROSENSTEIN, Akute Atrophie der Leber. Berl. klin. Wochenschr. (1868) 161. — v. NOORDEN, Pathologie des Stoffwechsels 291 (1893).

[2] FRERICHS, Atlas zur Klinik der Leberkrankheiten I. Taf. 3 u. 4. Braunschweig (1861). — FRERICHS u. STÄDELER, Über das Vorkommen von Leucin und Tyrosin in menschlichen Leichen. Arch. f. Anat., Phys. u. wiss. Med. (1854).

[3] A. HEFFTER, Das Lecithin in der Leber und sein Verhalten bei der Phosphorvergiftung. Arch. f. exp. Path. u. Pharm. **28**. 97 (1891).

(durch Aspiration) mitunter geschieht. Die Verflüssigung erfolgt dann unter der Einwirkung der Bakterienfermente. Das gleiche dürfte der Fall sein bei putrider Erweichung der Lunge, bei Gangrän.

Verflüssigende Eigenschaften kommen den gewöhnlichen pathogenen Mikroorganismen nicht zu. So vermögen, nach Fr. Müllers[1] Befunden, Reinkulturen von Strepto- und Staphylokokken, Coli- und Typhusbazillen nicht ein hinzugefügtes Stückchen Lunge zu verflüssigen, wohl aber tun dies gewisse Fäulnisbakterien (Proteus vulgaris, Bac. fluorescens liquefaciens) unter Bildung der gewöhnlichen Eiweißspaltungsprodukte.

Auch der Tuberkelbazillus besitzt, wie bekannt, keine gewebsverflüssigenden Eigenschaften. Die Erweichung tuberkulös affizierter Lungen und Kavernenbildung können somit nicht diesem und ebensowenig den Staphylo- und Streptokokken zugeschrieben werden. Es ist vielmehr anzunehmen, daß durch die Wirkung der Tuberkelbazillen und ihrer Toxine das Gewebe nekrotisiert wird und daß das nekrotisierte Gewebe der gleich zu besprechenden Leukozyteneinschmelzung verfällt.

Nach Petrys[2] Untersuchungen ist das Erweichen von Krebsgewebe im Inneren von größeren Knoten wesentlich durch Autolyse bedingt. Auch hier ist die Ursache dieselbe wie bei den Infarkten, nämlich mangelhafte Ernährung im Zentrum der Knoten und hierdurch bedingte Schwächung der Zellvitalität. Neubildungen neigen überhaupt ganz besonders zum Zerfall. Das Schwinden der Gummiknoten unter dem Einfluß des Jods ist wohl auch hierher zu rechnen. Welche Rolle dabei, wie überhaupt bei allen resorptiven Prozessen, das Jod spielt, ist nicht ermittelt.

Erwähnenswert ist, daß, während das Blut die Autolyse normaler Gewebe hemmt,[3] es sich als unwirksam gegenüber dem autolytischen Enzym des Krebsgewebes erweist.[4]

---

[1] Fr. Müller, Über die Bedeutung der Selbstverdauung bei einigen krankhaften Zuständen. Verhandlung des 20. Kongresses f. inn. Med. (1902) 192.

[2] E. Petry, Ein Beitrag zur Chemie maligner Geschwülste. Zeitschr. f. physiol. Chem. **27**. 398 (1899). II. Mitteilung. Hofmeisters Beiträge **2**. 94 (1902).

[3] P. Hildebrandt, Zur Lehre von der Milchbildung. Hofmeisters Beiträge **5**. 463 (1904). — J. Baer u. A. Loeb, Über die Bedingungen der autolytischen Eiweißspaltung in der Leber. Arch. f. exp. Path. u. Pharm. **53**. 1 (1905).

[4] H. Eppinger, Über Autolyse in Punktionsflüssigkeiten. Zeitschr. f. Heilkunde **25**. 378 (1904).

Bemerkt sei auch an dieser Stelle, daß NEUBERG[1] den Nachweis geliefert hat, daß die zerstörende Wirkung der in neuerer Zeit vielfach angewandten Radiumstrahlen auf Karzinomgewebe in einer Beschleunigung des autolytischen Zerfalls besteht, die in der spezifischen Resistenz des autolytischen Fermentes gegen die Radiumstrahlen begründet ist, im Gegensatz zu anderen Zellenzymen, welche der Bestrahlung zum Opfer fallen.

Die Autolyse der Karzinome erlangt bei ulzeriertem Magenkrebs dadurch eine besondere Bedeutung, daß sie auf den Verlauf der Magenverdauung einen Einfluß ausübt. EMERSON[2] hat nachgewiesen, daß ein Pepsinverdauungsgemisch bei Zusatz eines Stückchens Karzinomgewebes beim Verweilen im Brutschrank seinen Gehalt an freier Salzsäure früher einbüßt und mehr basische, säurebindende Produkte enthält, als ohne Hinzufügung von Karzinom oder bei Zusatz von gekochtem Krebs. Diese Untersuchungen machen es wahrscheinlich, daß das Salzsäuredefizit im Mageninhalt bei Magenkrebs zum Teil wenigstens auf Rechnung der autolytischen Enzyme zu setzen ist, welche aus dem ulzerierten Karzinom in den Mageninhalt gelangen.

Wie sich die Autolyse zur Muskelatrophie bei Lähmungen verhält, ist noch nicht ermittelt. Sie nimmt wahrscheinlich ihren gewöhnlichen (physiologischen) Fortgang, während es infolge mangelhafter, durch die Untätigkeit der Organe gehemmter Nahrungszufuhr an hinreichendem Ersatz gebricht. Beachtenswert ist, daß schon eine Erkrankung der dem Muskelnerv zugehörigen Ganglienzelle genügt, die Atrophie im Muskel herbeizuführen, eine Erscheinung, zu deren Erklärung, abgesehen von den direkten Folgen der Inaktivität, ein von der Ganglienzelle dem Muskel zuströmender, für den normalen Ablauf der Zellfunktionen notwendiger Reiz heranzuziehen ist.

Erwähnenswert ist, daß SCHLESINGER[3] bei Paedatrophie eine Herabsetzung des autolytischen Vermögens der Leber nachwies. Der

---

[1] C. NEUBERG, Chemisches zur Karzinomfrage. I. Über die Wirkungsweise des Radium bei Karzinom. Zeitschr. f. Krebsforschung **2.** 171 (1904); vgl. auch H. WOLFF, Über Eiweißzerfall in einem Mammakarzinom unter dem Einfluß von Radium. Ebenda **2.** 265 (1904).

[2] CH. P. EMERSON, Der Einfluß des Karzinoms auf die gastrischen Verdauungsvorgänge. Deutsch. Arch. f. klin. Med. **72.** 415 (1902).

[3] E. SCHLESINGER, Untersuchungen über die Abhängigkeit der autolytischen Prozesse von physiologischen und pathologischen Verhältnissen. HOFMEISTERS Beiträge **4.** 87 (1903).

Mangel an autolytischem Ferment ist indes, entgegen der Meinung des Autors, hierdurch durchaus noch nicht erwiesen, ebensowenig die Annahme, daß die Verminderung der autolytischen Kraft die primäre Ursache der Atrophie sei, letzteres ist sogar unwahrscheinlich.

Wir führen noch an, daß auch physiologischerweise Muskulatur durch autolytischen Abbau einschmilzt, die Involution des puerperalen Uterus beruht auf einem solchen Prozesse.[1] Auch der von MIESCHER[2] beim Rheinlachs beobachtete mächtige Schwund von Rumpfmuskulatur zur Reifezeit der Ovarien ist so zu erklären.

Es ist besonders interessant, daß drüsige Organe, sowie auch Muskelgewebe, bei Beginn der Autolyse, unter dem Mikroskop ein Bild darbieten, welches dem der trüben Schwellung oder der „parenchymatösen Entzündung“ sehr ähnlich ist. Wir werden auf diesen Punkt im folgenden Kapitel ausführlich zu reden kommen.

Alle diese Erscheinungen, mit Ausnahme der erst angeführten, die Phosphorleber und die akute gelbe Leberatrophie betreffenden, werden an Intensität weit übertroffen von der in der Lunge bei der kruppösen Pneumonie sich abspielenden Autolyse, welche die mit oder nach der Krise auftretende Lösung des pneumonischen Infiltrates zur Folge hat. Das wesentlich aus geronnenem Fibrin bestehende, die Lungenalveolen ausfüllende, oft mächtige Exsudat wird in wenigen Tagen aufgelöst und der Hauptmenge nach nicht expektoriert, sondern durch die Blut- und Lymphbahnen resorbiert. FR. MÜLLER und seinem Schüler SIMON[3] gebührt das Verdienst, die sich hierbei abspielenden chemischen Prozesse aufgeklärt zu haben.

Das die Auflösung bewirkende Enzym wird nicht durch das Lungengewebe selbst geliefert, welches zwar autolytische Kraft besitzt,[4] aber, wenigstens bei nicht komplizierten Fällen, intakt erhalten bleibt, sondern es stammt aus den zahlreichen mit Beginn der Umwandlung der roten in die graue Hepatisation in das Exsudat einwandernden Leukozyten. Diese mit Ferment reichlich beladenen

---

[1] L. LANGSTEIN u. O. NEUBAUER, Über die Autolyse des puerperalen Uterus. Münch. med. Wochenschr. (1902) Nr. 30.

[2] F. MIESCHER, Biologische Studien über das Leben des Rheinlachses im Süßwasser. In: F. MIESCHERS Histochemische und physiologische Arbeiten **2**. 304 (1897).

[3] FR. MÜLLER, Über die chemischen Vorgänge bei der kruppösen Pneumonie. Verhandlung d. naturforschenden Gesellschaft in Basel **13**. Heft 2. (1902). — O. SIMON, Untersuchungen über die Lösungsvorgänge bei der kruppösen Pneumonie. Deutsch. Arch. f. klin. Med. **70**. 604 (1901).

[4] M. JACOBY, Über die Autolyse der Lunge. Zeitschr. f. physiol. Chem. **33**. 126 (1901).

Zellen haben die Aufgabe, die feste Fibrinmasse aufzulösen. Sie tun es, indem sie zerfallen und das Ferment auf die umliegenden Exsudatmassen einwirken lassen. Ein solches pneumonisches Infiltrat zeigt, wie man sich durch Versuche in vitro überzeugen kann, eine große Neigung zu zerfließen.

Die Resorption des verflüssigten Exsudates gibt sich im Auftreten der bekannten autolytischen Spaltungsprodukte im Blut und Harn zu erkennen (Albumosen, Aminosäuren, Purinbasen, vermehrter Harnsäuregehalt).[1] Auf dem Vorkommen der Aminosäuren beruht eine von SIMON beschriebene Farbenreaktion des Harnes, eine Braunfärbung bei einem Überschuß von Eisenchloridlösung, die, zum Unterschied von der Reaktion auf Azetessigsäure auch dann auftritt, wenn der Harn vorher gekocht wird.

Wie man sieht, handelt es sich bei der Autolyse des pneumonischen Infiltrates nicht um einen gleichen Vorgang wie in den vorerwähnten Fällen, wo die Gewebe und Zellen im wesentlichen sich selbst, vermittelst autochthoner Enzyme, verdauen, sondern um einen Verflüssigungsprozeß durch von außen zugeführte Fermente, um eine Heterolyse. Ein solches heterolytisches Vermögen ist nicht nur den Leukozyten eigen, sondern auch von den Enzymen anderer Gewebe bekannt.

In analoger Weise wie die Auflösung des pneumonischen Infiltrates dürfte die Erweichung von Thromben erfolgen. Wie dort handelt es sich der Hauptmasse nach um geronnene Fibrinmassen, und auch hier sind es wohl die Leukozyten, welche das lösende Ferment liefern.

Ganz anders als bei der kruppösen Pneumonie verhält sich das Exsudat der tuberkulösen Pneumonie.[2] Dieses löst sich bekanntlich meistens nicht, sondern verfällt der Verkäsung, die dem ganzen Prozeß den Namen der käsigen Pneumonie verliehen hat. Untersucht man eine solche Lunge, so findet man, daß das ausgeschiedene Fibrin sich in eine feinkörnige Masse verwandelt hat, die lange Zeit liegen bleiben kann, und auch in vitro wenig Neigung zum Zerfall zeigt. Albumosen, Basen und Aminosäuren lassen sich nur in geringer Menge daraus gewinnen. Die käsige Masse besteht zum großen Teil aus eiweißartigen Stoffen, die sich wie koaguliertes

[1] R. v. JAKSCH, Über die klinische Bedeutung des Vorkommens von Harnsäure und Xanthinbasen im Blute usw. Berlin (1891). — W. KÜHNAU, Experimentelle und klinische Untersuchungen über das Verhältnis der Harnsäureausscheidung zu der Leukozytose. Zeitschr. f. klin. Med. **28**. 534 (1895).

[2] FR. MÜLLER, a. a. O.

Eiweiß verhalten, in Wasser und Salzlösungen unlöslich und mit relativ viel Fett vermengt sind.[1] Welcher chemische Umwandlungsprozeß der Verkäsung zugrunde liegt, ist nicht ermittelt. Eine Eintrocknung ist nicht die Ursache davon, da reiner tuberkulöser Käse einen ziemlich hohen Wassergehalt (um 72 Proz. herum) aufweist. Auch verkäste Lymphdrüsen verfallen nicht der Autolyse.[2]

Als auffallend muß es einstweilen bezeichnet werden, daß das tuberkulöse Exsudat, trotzdem es, wie das kruppöse, viele Leukozyten einschließt, nicht der Verflüssigung anheimfällt. Es fragt sich, ob dieser Unterschied von einer Verschiedenheit der eingewanderten Leukozyten herrührt (s. weiter unten).

Wenn es auch die Regel ist, daß die tuberkulös erkrankte Lunge nicht der Autolyse sondern der Verkäsung verfällt, so kommt es doch hin und wieder vor, daß umfangreiche Verdichtungsherde im Laufe von Wochen und Monaten verschwinden. Beim Pferde soll die experimentell erzeugte tuberkulöse Pneumonie sich rasch lösen. Hieraus schließt Fr. Müller,[3] daß es nicht der Infektionserreger allein ist, von welchem es abhängt, ob die Entzündungsprodukte in Lösung oder Verkäsung übergehen, sondern daß die besondere Reaktion des infizierten Gewebes von entscheidender Bedeutung ist.

Die Verkäsung ist nicht ein spezifisch tuberkulöser Prozeß. Wie bekannt, können auch syphilitische Gummiknoten verkäsen. Ob der syphilitische Käse mit dem tuberkulösen chemisch identisch ist, scheint noch nicht untersucht worden zu sein.

Wie aus der Schilderung des Lösungsvorganges des pneumonischen Infiltrates hervorgeht, zeigen die Leukozyten ein ausgesprochenes Verdauungsvermögen. Diese Eigenschaft tritt in besonderer Weise im Eiter zutage.

Frischer Eiter, etwa von einem Empyem oder von eitrigem Sputum unter Zusatz eines Antiseptikums in den Brutschrank gebracht, wird bald dünnflüssig und klar, die Eiterzellen zerfallen und an der Oberfläche der grauen Flüssigkeit schwimmt eine Rahmschicht auf,[4] während in dem grauen, klaren Fluidum die Endprodukte der autolytischen Eiweißspaltung und Zerfallsprodukte der Kernsubstanzen, Xanthin, Hypoxanthin, Guanin sich ansammeln.

---

[1] Vgl. auch E. Schmoll, Über die chemische Zusammensetzung von tuberkulösem Käse. Deutsch. Arch. f. klin. Med. **81**. 163 (1904).

[2] A. Spiethoff, Über das Vorkommen von Albumosen im tuberkulösen Käse. Centralbl. f. inn. Med. (1904) Nr. 19.

[3] Siehe S. 17 Anm. 3.

[4] Fr. Müller, siehe S. 17 Anm. 3.

Wie Eiter verhalten sich auch andere Leukozyten, z. B. aus dem Sediment seröser Exsudate.[1] Die in Ergüssen mitunter beobachtete Autolyse[2] rührt daher wohl von zerfallenen Leukozyten her.[3] Auch von bösartigen Tumoren ausgehende Fermente können in Ergüssen tätig sein.[4]

Das Übergreifen der Verdauungskraft des Eiters auf andere Gewebsstoffe, von der man sich übrigens bei jeder Abszeßbildung überzeugen kann, läßt sich experimentell leicht nachweisen. Setzt man zu frischem Eiter eine Fibrinflocke, so wird diese innerhalb kurzer Zeit aufgelöst und das gleiche widerfährt Gewebsstücken verschiedener Provenienz, Lunge, Niere, Muskel; nur Gehirnsubstanz scheint hiervon eine Ausnahme zu machen, indem sie keine Erweichung, wenn auch doch eine bedeutende chemische Veränderung erleidet.

Die Einschmelzung erstreckt sich nur auf abgestorbene oder wenigstens schwer geschädigte Elemente, gesunde Gewebsteile widerstehen der Eiterverdauung, wie ja auch die Magenschleimhaut und das Pankreas der Wirkung ihrer eigenen Fermente widerstehen. In gleicher Weise wird auch bei der Lösung der Pneumonie nur das in den Alveolen liegende Exsudat von der Auflösung betroffen, während das Lungengewebe intakt erhalten bleibt. Nur dort, wo das Gewebe schon nekrotisch geworden ist, entsteht ein Abszeß oder eine Kaverne.

Nach den vorliegenden Untersuchungen sind nicht alle Wanderzellen gleichmäßig mit verdauenden Fermenten beladen, die polynukleären Leukozyten übertreffen in dieser Beziehung die Lymphozyten bedeutend. Die verdauende Eigenschaft der Eiterzellen steht in bestem Einklang mit dem, was uns sonst über die Funktion und Bestimmung des Eiters, nämlich die Säuberung der Gewebe von fremden Stoffen, bekannt ist.

---

[1] Ascoli u. Mareschi, Über die Gegenwart eines proteolytischen Ferments in den Leukozyten. Siehe Malys Jahresber. **32**. 291 (1902).

[2] F. Umber, Über autolytische Vorgänge in Exsudaten. Münch. med. Wochenschr. (1902) Nr. 28. — H. Eppinger, Über Autolyse in Punktionsflüssigkeiten. Zeitschr. f. Heilkunde **25**. 378 (1904).

[3] In zellenarmen bzw. -freien Ergüssen konnte J. Schütz [Besteht in Punktionsflüssigkeiten Autolyse? Centralbl. f. inn. Med. **23**. 1161 (1902)] keine autolytische Spaltung nachweisen. — E. Jack, Über Autolyse in Punktionsflüssigkeiten. Wien. klin. Wochenschr. (1905) Nr. 15. 376; vgl. hiergegen: F. Galdi, Ricerche sull'autolisi degli essudati e dei trassudati. La clinica med. ital. (1905) Nr. 2.

[4] H. Eppinger, siehe Anm. 2.

Außer den proteolytischen sind noch andere Enzyme in den Leukozyten enthalten. So hat E. MEYER[1] gezeigt, daß sie reich an Oxydasen sind. Die schon lang bekannte, auf einer Oxydation von Guajakonsäure zu Guajakblau beruhende Blaufärbung von Guajaktinktur durch Eiter, wird durch die oxydativen Fermente bewirkt.

Bekanntermaßen gibt das normale Blut auch diese Reaktion bei Gegenwart von Superoxyden oder Ozon, wobei das Hämoglobin die Rolle eines Sauerstoffüberträgers spielt. Eiter gibt die Reaktion für sich allein ohne die Gegenwart dieser Stoffe, vermöge seines Gehaltes an Oxydasen. Er vermag ferner, ohne die Gegenwart von Superoxyden oder Ozon[2] in alkalischer Lösung, das farblose Phenolphthalin zu dem rotgefärbten Phenolphthaleïn zu oxydieren, die Indophenolsynthese, aus dem WURSTERschen Di- und Tetramethylparaphenylendiamin und α-Naphthol zu beschleunigen und Wasserstoffsuperoxyd (katalytisch) zu zersetzen.[3]

Nach den Untersuchungen von E. MEYER[4] und BRANDENBURG[5] unterscheiden sich die beiden großen Gruppen von Leukozyten bezüglich ihres Gehaltes an Oxydasen wesentlich voneinander. Während die polymorphnukleären und ihre Vorstufen, die mononukleären Leukozyten (Myelozyten), und zwar jene mit den neutrophilen Granulis, sehr reich daran sind, scheinen sie den Lymphozyten zu fehlen. Der Unterschied kommt am besten zum Ausdruck, wenn man das Blut von Leukämikern untersucht. Während das mit Wasser versetzte Blut bei myelogener Leukämie deutlich die Guajakreaktion gibt, bleibt die Bläuung aus bei Anstellung der Probe mit dem Blut eines lymphatisch Leukämischen, ein Verhalten, das in differentialdiagnostischer Beziehung unter Umständen verwertbar ist. Es besteht also hier derselbe Unterschied zugunsten der polynukleären Leukozyten, wie bezüglich des Gehaltes an proteolytischem Enzym. Die scharfe Trennung der beiden Leukozytenformen, welche die morphologische Forschung wieder aufs neue betont, findet somit ihre Rechtfertigung durch deren biologisches Verhalten.

Wie unter diesem Gesichtspunkte die beiden Formen der

---

[1] E. MEYER, Beiträge zur Leukozytenfrage. Münch. med. Wochenschr. (1903) Nr. 35. 1489.

[2] K. BRANDENBURG, Über die Reaktion der Leukozyten auf Guajaktinktur. Münch. med. Wochenschr. (1900) 183.

[3] ACHALME, Recherches sur la présence de ferments solubles dans le pus. Compt. rend. de la soc. de biol. **51**. 568 (1899).

[4] Siehe Anm. 1.

[5] Siehe Anm. 2.

Leukämie zu beurteilen sind, wollen wir hier undiskutiert lassen. Wir begnügen uns mit dem Hinweis auf die große Verschiedenheit der funktionellen Leistungsfähigkeit beider Zellarten: auf der einen Seite funktionell beinahe indifferente, auf der anderen mit den höchsten biologischen Faktoren reichlich beladene Zellen.

Der Unterschied in der Zusammensetzung und Leistungsfähigkeit beider Leukozytenarten prägt sich aus in der Beschaffenheit des Blutes nach dem Tode. Während das Blut bei myelogener Leukämie einen Gehalt an Albumosen und Aminosäuren aufweist, bleibt es bei Lymphämie frei von diesen Stoffen.[1] Im Blute der Lebenden sind zwar die hydrierten Spaltungsprodukte (bei Leukämie) vermißt worden, doch schließt das ihre Bildung nicht aus.[2]

Wie die neutrophilen Leukozyten, verhält sich bei myelogener Leukämie das Knochenmark, während die Gewebe des lymphatischen Apparates (Thymus, Lymphdrüsen, Milz [zum Teil]) in ihrem Verhalten den Lymphozyten gleich kommen.

Es sei noch hervorgehoben, daß auch völlig normale neutrophile Leukozyten Oxydasen enthalten. Dementsprechend gibt das Blut bei einfacher entzündlicher (durch polynukleäre neutrophile Zellen bedingter) Leukozytose, wie man sie bei Abszessen, Perityphlitiden mit Eiterung, Pneumonie, usw. trifft, die Guajakreaktion, sobald die Zahl der Leukozyten eine gewisse Höhe erreicht.[3] Ebenso geben das Blut, wenn es eine erhebliche Anzahl Myelozyten enthält, beispielsweise bei perniziöser Anämie oder Typhus, und das rote Knochenmark die erwähnte Farbenreaktion.

Aus dem Gesagten ergibt sich, daß die neutrophilen Granulozyten sich durch einen besonderen Reichtum an Fermenten vor anderen Leukozyten auszeichnen. Ob die Enzyme Beziehungen speziell zu den neutrophilen Granulis haben, oder ob diese nur nebenbei in den fermentreicheren Zellen vorkommen, ist noch nicht ermittelt, dürfte aber der Prüfung wert sein. Namentlich frägt es sich, ob auch die baso- und acidophilen Granula sich ähnlich oder anders verhalten.

[1] O. Schumm, Über ein proteolytisches Ferment im Blute bei myelogener Leukämie. Hofmeisters Beiträge **4**. 442 (1903). — R. v. Jaksch, Über den Nachweis und das Vorkommen von Pepton in den Organen und dem Blute von Leukämischen. Zeitschr. f. physiol. Chem. **16**. 243 (1892). — F. Erben, Zur Kenntnis der chemischen Zusammensetzung lymphatischen Blutes. Zeitschr. f. klin. Med. **40**. 282 (1900). — Derselbe, Über die Ursache der Peptonbildung im leukämischen Blute. Zeitschr. f. Heilkunde **24**. 70 (1903).

[2] Siehe Kap. XII (Eiweißabbau).

[3] Nach E. Meyer (s. S. 21) soll das Blut die Guajak- und Phenolphthalinreaktion geben, wenn es 19000 Leukozyten im Kubikmillimeter enthält.

Außer den bereits beschriebenen, enthalten die Leukozyten noch andere Fermente, nämlich fettspaltende, und stärkelösende. Solche Lipasen und Amylasen sind in den Eiterkörperchen nachgewiesen.[1] Ihre Gegenwart im Blute darf jedoch nicht ohne weiteres im Sinne einer Abstammung aus Leukozyten interpretiert werden.[2]

Mit einer Veränderung, nämlich einer Abnahme des lipolytischen bzw. amylolytischen (glykolytischen) Vermögens des Blutserums hat man die Fettsucht bzw. den Diabetes melitus[3] in Zusammenhang bringen wollen. Die auf letzteren sich beziehenden Beobachtungen sind aber widerlegt und die die Fettsucht betreffenden noch sehr der Nachprüfung bedürftig. Die Verhältnisse dürften nicht so einfach liegen und jedenfalls ist jede in vitro nachweisbare Veränderung der enzymatischen Kraft des Blutes oder irgend einer anderen Körperflüssigkeit nach dieser Richtung nur mit äußerster Vorsicht zu verwerten, da die Tätigkeit der Enzyme von sehr vielen Faktoren abhängt und im Reagensglas sehr leicht beeinflußbar ist.

Bezüglich der Gewebsautolyse sei erwähnt, daß Conradi[4] bei der Autolyse verschiedener Organe das Auftreten bakterizider Stoffe nachgewiesen hat, und daß unter den autolytischen Spaltungsprodukten der Lymphdrüsen Levaditi[5] Hämolysine, und L. Blum[6] antitoxische Stoffe — allerdings nur gegen Tetanusgift — begegnet sind.

Ferner sei noch darauf hingewiesen, daß nach Magnus-Levy[7] in der autolytisch verdauten Leber Urobilin sich bildet, offenbar durch Reduktion von Gallenfarbstoff durch naszierenden Wasserstoff. Man könnte diesen Befund zugunsten der Theorie der histo-

---

[1] Achalme, (s. S. 21). — D. Zabolotny, Zur Frage von der Entstehung eines amylolytischen Enzyms in den Leukozyten. Ref. in Malys Jahresber. **30.** 196 (1900).

[2] H. J. Hamburger, Lipolytisches Ferment in der Aszitesflüssigkeit eines Menschen. Malys Jahresber. **29.** 851 (1899).

[3] A. Clerc, Contribution à l'étude de qqs. ferments solubles du sérum sanguin. Thèse. Paris (1902) 151. — Lépine, Le ferment glycolitique et la pathogénie du diabète. Paris (1891). — Derselbe, Sem. médicale u. compt. rend. de la Soc. de biol. (1891 u. folg.).

[4] H. Conradi, Über die Bildung bakterizider Stoffe bei der Autolyse. Hofmeisters Beiträge **1.** 193 (1901).

[5] Levaditi, Sur les hémolysines cellulaires. Annales de l'Inst. Pasteur **17.** 186.

[6] L. Blum, Über Antitoxinbildung bei Autolyse. Hofmeisters Beiträge **5.** 142 (1904).

[7] Siehe S. 8 Anm. 2.

genen Entstehung des Urobilins verwerten,[1] doch ist es sehr fraglich ob diese Entstehungsweise eine physiologische Bedeutung hat.

Die Frage, ob die postmortale Autolyse wie überhaupt die fermentativen Vorgänge in pathologisch veränderten Organen anders verlaufen als in normalen, insbesondere ob sie eine Steigerung oder eine Herabsetzung erfahren, ist bisher, durch die wenigen Autoren, die sich damit befaßt haben, verschieden beantwortet worden. Nach PFAUNDLER,[2] soll in den Geweben magendarmkranker Säuglinge der Gehalt an Oxydasen ein geringerer sein als in denen an andersartigen Krankheiten gestorbenen. Doch ist bezüglich dieser Verhältnisse die uns auferlegte Reserve tunlichst am Platze. DUCCESCHI und ALMAGIÀ[3] fanden den Gehalt der Leber an Oxydasen bei schwerer Phosphorvergiftung nicht verändert gegenüber gesunden Lebern.

Ähnliche Zersetzungen wie in parenchymatösen Organen und im Muskel spielen sich in den Nerven ab. NOLL[4] hat im degenerierenden Ischiadicus eine Aufspaltung des Protagongehaltes unter Freiwerden von Lezithin, Phosphorsäure und Fett nachgewiesen und HALLIBURTON, MOTT und BARRAT[5] beobachteten nach Durchschneidung des Ischiadicus mit fortschreitender Degeneration Abnahme und schließlich vollständigen Schwund der Phosphorsäure wie auch bei krankhaften Prozessen des zentralen (bei progressiver Paralyse) und des peripheren Nervensystems das Auftreten von freiem Cholin.

Ebenso wie der Proteolyse ist in neuerer Zeit der Glykolyse ein lebhaftes Interesse zugewandt worden. Wie weiter oben auseinandergesetzt, werden die Kohlehydrate in den Geweben durch die Tätigkeit von Enzymen abgebaut. Diese physiologische Glykolyse tritt in nahe Beziehung zu einer den Pathologen vielfach interessierenden Krankheit, den Diabetes mellitus.

Die bahnbrechenden Arbeiten MINKOWSKIS und v. MERINGS[6] haben ergeben, daß die Anwesenheit des Pankreas im Organismus

[1] U. MINERBI, Sul decorso dell' autolisí del rene in alcune forme di nefrite. Riv. med. (1903) Nr. 6.

[2] M. PFAUNDLER, Über Stoffwechselstörungen an magendarmkranken Säuglingen. Wien. klin. Wochenschr. (1900) 807 und Jahrbuch f. Kinderheilkunde **54**. 266 (1901).

[3] V. DUCCESCHI u. M. ALMAGIÀ, Sui processi fermentativi del fegato. Arch. di farmacol. sperim. **2**. (1903).

[4] A. NOLL, Über die quantitativen Beziehungen des Protagons zum Nervenmark. Zeitschr. f. physiol. Chem. **27**. 390 (1899).

[5] F. W. MOTT and W. BARRAT, Observations to the chemistry of nervous degeneration. Journ. of physiol. **24**. (1899).

[6] J. v. MERING u. O. MINKOWSKI, Diabetes mellitus nach Pankreasexstirpation. Arch. f. exp. Path. u. Pharm. **26**. 371 (1890).

für die Zerstörung des Zuckers unerläßlich ist, indem die vollständige Entfernung der Drüse dauernde Glykosurie zur Folge hat. Da diese ausbleibt, wenn nur ein kleiner Teil der Drüse im Körper zurückgelassen oder in die Bauchhöhle eingepflanzt wird, so liegt es nahe, an eine glykolytische Wirkung des Pankreas zu denken und das Auftreten der Glykosurie bei Pankreasexstirpation auf den Ausfall dieser Funktion zu beziehen. Diese von einigen Autoren[1] gehegte Auffassung ist jedoch in dieser Form nicht aufrecht zu erhalten, da dem Pankreas, wenn es überhaupt eine solche besitzt, keine größere zuckerzerstörende Kraft innewohnt als anderen Organen.[2]

Auch die von Lépine[3] vertretene Ansicht, nach welcher eine Verminderung des glykolytischen Vermögens des Blutes in ursächlichem Zusammenhange stehe mit der Zuckerharnruhr, hat sich, wie schon bemerkt, nicht bestätigt.

Dagegen ist in neuerer Zeit eine bemerkenswerte Beobachtung gemacht worden, die von großer Tragweite für die Pathogenese des Diabetes mellitus sein kann.

Es war schon lange bekannt, daß die Leber glykolytische Eigenschaften oder, ganz allgemein gesagt, die Fähigkeit besitzt, Traubenzucker weitgehend chemisch zu verändern. Rahel Hirsch,[4] im Hofmeisterschen Laboratorium und gleichzeitig und unabhängig von ihr, Arnheim und Rosenbaum[5] haben den Nachweis erbracht, daß das Pankreas einen Stoff produziert, welcher diese Fähigkeit mächtig steigert.[6] Fügt man Pankreasgewebe zu Leberbrei und läßt das Gemenge nach Zusatz einer Traubenzuckerlösung unter Fernhaltung der Fäulnis bei Bruttemperatur stehen, so wird bedeutend mehr Zucker zerstört als ohne Zusatz von Pankreas.

Welcher Art der die Glykolyse fördernde Stoff ist, ob er ein Proferment darstellt, welches durch die Blutbahn in die Leber gelangt und dort in Ferment umgewandelt wird, oder eine Kinase, die

[1] Vgl. Kapitel: Abbau der Kohlehydrate.

[2] Die Untersuchungsergebnisse lauten zwar sehr verschieden, es scheint bei allen hierauf sich beziehenden Untersuchungen sehr auf die Versuchsbedingungen anzukommen, namentlich ob unter aseptischen oder antiseptischen Kautelen gearbeitet wird, da gegen Antiseptizis das glykolytische Ferment sehr empfindlich zu sein scheint.

[3] Siehe S. 23 Anm. 3.

[4] Siehe S. 9 Anm. 5.

[5] Siehe S. 9 Anm. 5.

[6] Vgl. auch O. Cohnheim, Die Kohlehydratverbrennung in den Muskeln und ihre Beeinflussung durch das Pankreas. Zeitschr. f. physiol. Chem. **39**. 336 (1903).

ein in der Leber enthaltenes, an sich unwirksames Ferment aktiviert, in ähnlicher Weise wie die Enterokinase, oder nach der SCHIFF-HERZENschen Hypothese ein aus der Milz stammender Körper das Pankreassekret wirksam macht, ist noch nicht ermittelt. Es bleibt weiteren Untersuchungen vorbehalten, hierüber Klarheit zu schaffen. Erweisen sich aber diese Befunde als konstant, so ist damit ein erster Einblick in das tiefe Dunkel der Lehre von der „inneren Sekretion" des Pankreas gewonnen. Es verhielte sich das Pankreas in gewisser Beziehung wie die Schilddrüse, die auch auf dem Wege der Blutbahn ein für den Stoffwechsel bedeutsames Sekret dem Organismus zuführt.

Im Einklang hiermit, aber noch der Nachprüfung bedürftig, steht die Angabe einiger Autoren,[1] daß die Leber bei Diabetes melitus frei von glykolytischer Wirkung sei.

Aus diesen Erörterungen läßt sich ersehen, wie mannigfach die Enzymwirkungen im Organismus sind und in wie zahlreichen pathologischen Zuständen enzymatische Vorgänge in den Vordergrund der Erscheinungen treten und das anatomische Bild beherrschen.

Alle diese Untersuchungen sind aber erst jüngeren Datums und wir haben Grund zu der Annahme, daß noch zahlreiche andere krankhafte Erscheinungen auf ähnlichen Vorgängen beruhen. Wir dürfen, gestützt auf unsere Auffassung der Stoffwechselvorgänge, der Meinung Raum geben, daß namentlich die sogen. Stoffwechselkrankheiten in ähnlichen wie die soeben berührten Störungen ihre Ursache haben. Das gilt vor allem von der Alkapton- und Cystindiathese, bei welcher der aromatische bzw. der schwefelhaltige Komplex und, wie es nach neueren Untersuchungen scheint, auch andere Komponenten des Eiweißmoleküls dem Abbau und der Oxydation im Organismus entgehen. Das dürfte aber auch von einer anderen im Vordergrund des ärztlichen Interesses stehenden Krankheit, der Gicht, und vielleicht auch von der Fettsucht in gewisser Beziehung gelten. Es wird aber noch harter und mühsamer Arbeit bedürfen, um über diese Verhältnisse helles Licht zu verbreiten.

Den Fermentwirkungen ähnlichen, wenn auch nicht mit ihnen identischen Reaktionen begegnen wir auf einem anderen Zweige der Pathologie, bei der immer mehr an Bedeutung gewinnenden Immunkörperbildung. Wir kommen auf diese später zu sprechen.

[1] M. JACOBY, Diskussion über den Vortrag H. LEOS: Über den gegenwärtigen Stand der Behandlung des Diabetes mellitus. Verhandlung des 16. Kongresses f. inn. Med. 114 (1898). — F. BLUMENTHAL, Zeitschr. f. diät. u. physik. Therapie 1. 3 (1898). — J. FEINSCHMIDT, siehe S. 9 Anm. 1.

II
Die fettige Degeneration

Im Anschluß an die im vorigen Kapitel dargelegten fermentativen Zellprozesse soll ein Vorgang erörtert werden, den man in neuerer Zeit mit jenen in engen Konnex zu bringen geneigt ist, die fettige Degeneration.

Die Frage der fettigen Degeneration ist, nachdem sie im letzten Dezennium von der chemischen Forschung neues Leben erhalten hat, in vollen Fluß geraten und zurzeit herrschen verschiedene Vorstellungen über das Wesen dieser Erscheinung. Trotz der äußerlichen schroffen Gegensätzlichkeit der ihnen zugrunde liegenden Beobachtungsresultate scheint aber eine einheitliche Deutung nicht außer dem Bereiche der Möglichkeit zu liegen.

Unter den gegenwärtig zur Diskussion gestellten Theorien sind zwei Richtungen zu erkennen. Nach der einen geht das Fett an Ort und Stelle aus dem Protoplasma hervor, nach der anderen wandert es von außen in die Zelle ein.

Grundsätzlich davon verschieden ist die alte Virchowsche Auffassung, nach welcher das mit Hilfe des Mikroskops in der Zelle wahrnehmbare Fett das Produkt einer Eiweißmetamorphose ist.[1] Die Anschauung des Altmeisters und Gründers der pathologischen Anatomie hatte später eine Stütze in der zu allgemeiner Anerkennung gekommenen Voitschen Lehre[2] von der albuminogenen Fettbildung gefunden. In der Folge sind jedoch Voits Versuchsresultate durch die Kritik Pflügers[3] ihrer Beweiskraft verlustig

---

[1] R. Virchow, Zur Entwickelungsgeschichte des Krebses nebst Bemerkungen über Fettbildung im tierischen Körper und pathologische Resorption. Dessen Archiv **1**. 94 (1847).

[2] Pettenkofer u. Voit, Liebigs Annalen. Suppl. **2**. 361; Zeitschr. f. Biol. **6**. 277 (1870); **7**. 433 (1871).

[3] E. Pflüger, Die Entstehung von Fett aus Eiweiß im neuesten Licht der Schule von C. v. Voit beurteilt. Dessen Arch. **77**. 521 (1899).

gegangen[1] und alle Beobachtungen,[2] welche eine Entstehung von Fett aus Eiweiß beweisen sollen, einschließlich jene, die den Prozeß der Fettdegeneration in diesem Sinne verwerten wollen, sind zurzeit widerlegt.[3] Obgleich theoretisch denkbar, ist daher eine Fettdegeneration im Sinne Virchows durch nichts erwiesen.

Die heute vertretenen Theorien nehmen ein Hervorgehen des Fettes aus präformiertem, im Protoplasma gelöstem, daher mikroskopisch nicht sichtbarem Fette an, oder eine Entstehung aus fettähnlichen oder wenigstens Fettbestandteile enthaltenden Zellstoffen, vor allem aus Lecithin.

Dieser Lehre gegenüber behauptet eine andere, deren eifrigster Vertreter Rosenfeld ist, das Fett wandere gegebenenfalls aus den Fettlagern (subkutanes, paraperitoneales usw. Fettgewebe), aus einem bisher nicht erklärten Grunde, in die degenerierende Zelle hinein.

Gehen wir zunächst auf diese letztere Theorie ein.

Durch den Prozeß der Verfettung kann der Gehalt der Gewebe an durch fettlösende Mittel extrahierbarem Fett zunehmen. Während beispielsweise das normale Herz nach Rosenfeld im Mittel 20 Proz. ätherlösliche Substanz, auf Trockengewicht bezogen, enthält, kann das fettig degenerierte 25—28 Proz. beherbergen. Rumpf[4] fand sogar weit höhere Werte, die mehrmals 40 Proz. überstiegen und mitunter sogar beinahe 60 Proz. (der Trockensubstanz) erreichten. In der Leber steigt der Fettgehalt auf 30—40 Proz.[5] Rosenfeld fand bei seinen Versuchstieren, und v. Hösslin[6] bei an Phosphorvergiftung

[1] Auch die früher als beweisend für eine albuminogene Entstehung von Fett angesehenen Versuche Bauers (Zeitschr. f. Biol. **7.** 76) sind widerlegt. Betreffs der Frage von der Entstehung von Fett aus Eiweiß vgl. G. Rosenfeld, Fettbildung. Ergebnisse der Physiol. **1.** Biochemie 651 (1902).

[2] H. Leo, Fettbildung und Fetttransport bei Phosphorintoxikation. Zeitschrift f. physiol. Chem. **9.** 469 (1885). — O. Polimanti, Über die Bildung von Fett im Organismus nach Phosphorvergiftung. Pflügers Arch. **70.** 349 (1898).

[3] Vgl. E. Pflüger, Beiträge zur Physiologie der Fettbildung, des Glykogens und der Phosphorvergiftung. Dessen Arch. **71.** 318 (1898). — J. Athanasiu, Die Erzeugung von Fett im tierischen Körper unter dem Einfluß von Phosphor. Ebenda **74.** 566 (1899).

[4] Th. Rumpf, Über den Fettgehalt des Blutes und einiger Organe des Menschen. Virchows Arch. **174.** 163 (1903).

[5] Perls, Zur Unterscheidung zwischen Fettinfiltration und fettiger Degeneration. Centralbl. f. d. med. Wissensch. (1873) 801. — v. Stark, Beiträge zur Pathologie der Phosphorvergiftung. Deutsch. Arch. f. klin. Med. **35.** 481 (1884). — Fr. Kraus u. A. Sommer, Über Fettwanderung bei Phosphorintoxikation. Hofmeisters Beiträge **2.** 86 (1902).

[6] R. v. Hösslin, Über den Fett- und Wassergehalt der Organe bei ver-

gestorbenen Personen sogar bis 75 Proz. des getrockneten Organs aus Fett bestehend.

Die Zunahme bezieht ROSENFELD auf eine Einwanderung von Fett aus dem Fettgewebe des Organismus und er stützt seine Auffassung durch folgende Beobachtungen.[1] Werden Tiere, wie das schon LEBEDEFF, I. MUNK und RADZIEJEWSKI[2] dargetan hatten, durch protrahierten Hunger fettarm gemacht und darauf mit einem körperfremden Fett von leicht nachweisbarem Charakter — etwa Hammeltalg, Kokosnußbutter, Leinöl — gefüttert, so gelingt es, dieses Fett in den Fettdepots des Körpers nachzuweisen. Wird dann in solchermaßen vorbereiteten Tieren künstlich durch Vergiftung mit Phloridzin, Oleum pulegii, Phosphor, Chloroform, Alkohol oder anderen Agentien fettige Degeneration hervorgerufen, so läßt sich in den verfetteten Organen das körperfremde Fett auffinden.[3] Weiterhin: sind Tiere durch Hungernlassen des Fettes in ihren Fettlagern ad maximum beraubt, so gelingt es, weder in der Leber, noch in dem Herzen Verfettung zu bewirken.[4]

Ganz entsprechende Beobachtungen, nämlich das Fehlen von Fettleber nach Phosphorvergiftung bei abgemagerten Individuen, liegen aus der menschlichen Pathologie vor.[5]

Eine weitere Beweisführung brachten KRAUS und SOMMER[6] bei. Sie bestimmten den relativen Fettgehalt der Leber und des gesamten übrigen Körpers bei phosphorvergifteten Tieren (Mäusen) und bei gesunden Kontrolltieren und fanden ersteren bei den Phosphortieren bedeutend größer als bei den gesunden, bei gleichzeitiger Abnahme des gesamten Körperfettbestandes.

---

schiedenen pathologischen Zuständen. Deutsch. Arch. f. klin. Med. **33**. 600 (1883); vgl. auch TH. RUMPF, Anm. 1.

[1] G. ROSENFELD, Gibt es eine fettige Degeneration? Verhandlungen des 15. Kongresses f. inn. Med. 427 (1897); vgl. auch LEO, S. 28 Anm. 2. — Derselbe, Über Fettwanderung. Verhandlung des 13. Kongresses (1895).

[2] A. LEBEDEFF, Über Fettansatz im Tierkörper. Med. Zentralbl. (1882) Nr. 8. — Derselbe, Woraus bildet sich das Fett in Fällen der akuten Fettbildung? PFLÜGERS Arch. **31**. 11 (1883). — I. MUNK, Zur Lehre von der Resorption, Bildung und Ablagerung der Fette im Tierkörper. VIRCHOWS Arch. **95**. 407 (1884).

[3] LEICK u. WINKLER, Die Herkunft des Fettes bei Fettmetamorphose des Herzfleisches. Arch. f. exp. Path. u. Pharm. **48**. 163 (1902).

[4] Vgl. auch FIBIGER, Über die Entwickelung der fettigen Degeneration. Nordisk medic. Arkiv. (1901) Nr. 19. — ROSENFELD, Fragen der Fettbildung. Verhandl. d. Gesellsch. d. Naturforscher u. Ärzte. Cassel (1903) 2. Teil 2. Hälfte 7.

[5] Vgl. LEBEDEFF, Anm. 2.

[6] Siehe S. 28 Anm. 5.

Das Fett, welches bei der Fettdegeneration in den Organen gefunden wird, ist in der Tat das gleiche wie das in den Fettlagern. Es besitzt die gleichen physikalischen und chemischen Konstanten wie dieses, als welche sind Schmelzpunkt, Erstarrungspunkt, Jodzahl, Verseifungszahl. Es liegt auf jeden Fall kein Grund vor, ein besonderes „Degenerationsfett“ anzunehmen, wie das LINDEMANN[1] tut.

In welcher Form das Fett von den Fettlagern in das Blut übergeht und vom Blute in die Zellen, ist mit Sicherheit nicht ermittelt. Nach allgemein gültiger Ansicht geschieht dies vorwiegend in gelöster Form. Einen interessanten Beitrag zu dieser Frage liefert FISCHLER,[2] welchem es gelang, durch Durchströmung überlebender Nieren mit dünnen Seifenlösungen, noch besser aber mit Blut, Seife und Glyzerin, das phathologisch-anatomische Bild der Fettdegeneration zu erzeugen. Ähnliche Versuche in vivo an der Kaninchenleber[3] verliefen insofern negativ, als eine Zunahme des Fettgehaltes histologisch nicht sichtbar war. Ob freilich eine chemisch nachweisbare Fettzunahme nicht stattfand, geht daraus nicht hervor.

Ein auffallendes Verhalten zeigt bei der Verfettung die Leber gegenüber dem Glykogen. Nach ROSENFELD[4] tritt nur bei Glykogenfreiheit fettige Degeneration ein. Ist Glykogen vorhanden, so bleibt sie aus. Umgekehrt: besteht fettige Degeneration und wird Glykogen zugeführt (durch Eingabe von Glykogenbildnern), so nimmt die Verfettung ab oder schwindet vollständig, wenigstens war das in seinen Versuchen an mit Phloridzin vergifteten Tieren der Fall. Auf dieses Verhalten dem Glykogen gegenüber stützt ROSENFELD die Annahme, daß die Fetteinwanderung eine Herbeischaffung von Brennmaterial bezwecke zu dem Ende besserer Verteidigung der Zelle gegen die

---

[1] W. LINDEMANN, Über das Fett des normalen und fettig entarteten Herzmuskels. Zeitschr. f. Biol. **38**. 405 (1899); siehe hierüber G. ROSENFELD, Über die Herzverfettung des Menschen. Zentralbl. f. inn. Med. **22**. 145 (1901).

[2] F. FISCHLER, Über experimentell erzeugte Fettsynthese am überlebenden Organ, ein Beitrag zur Frage der Fettdegeneration. VIRCHOWS Arch. **174**. (1903).

[3] FISCHLER u. GROSS, Über den histologischen Nachweis von Seife und Fettsäure im Tierkörper und die Beziehungen intravenös eingeführter Seifenmengen zur Verfettung. ZIEGLERS Beiträge zur path. Anat. u. allgem. Path. (1906) 326.

[4] G. ROSENFELD, Über Organverfettungen. Verhandlung des 19. Kongresses f. inn. Med. 518 (1901). — Derselbe, Zur Lehre von der Fettwanderung. Allgem. med. Zentralzeitung (1900) Nr. 89. — Derselbe, Die Fettleber beim Phloridzindiabetes. Zeitschr. f. klin. Med. **28**. 256 (1895); vgl. auch O. SIMON, S. 17 Anm. 3.

sie schädigende Noxe, daß sie also für einen Ersatz für zugrunde gegangenes Zellmaterial sorge. Er glaubt daher nicht von einer fettigen Degeneration, sondern von einer Regeneration sprechen zu sollen.

Bei der ROSENFELDschen Auffassung fällt der Unterschied zwischen Fettinfiltration und Fettdegeneration dahin.

So bestechend nun die Fetteinwanderungstheorie ist und so gut fundiert sie scheint, einer allgemeinen Gültigkeit kann sie sich nicht erfreuen. ROSENFELD mußte sie selbst einschränken. Er fand nämlich bei weiterer Ausdehnung seiner Versuche nicht in allen Organen eine Zunahme des Fettgehaltes. Einer solchen begegnete er bloß in der Leber, im Herzen[1] und im Pankreas, während die übrigen Organe, welche unter dem Mikroskope auch fettige Degeneration aufwiesen, wie Niere, Milz, Lunge, Thymus, Körpermuskulatur, zentrales und peripheres Nervensystem, bei Verfettung nicht mehr Fett an fettlösende Agentien abgeben, als im normalen Zustande, oft sogar weniger.[2] Insbesondere beobachtete ROSENFELD bei der Niere eine Verminderung des Fettgehaltes im Degenerationszustande gegenüber der Norm, also eine eigentliche „Entfettung".

Bei dieser Gelegenheit sei erwähnt, daß auf die mikroskopische Schätzung allein kein Verlaß ist, daß auch in den Organen, bei welchen die Fettdegeneration mit Fettzunahme einhergeht, zwischen dem Grade anatomisch nachweisbarer Fettentartung und chemischer Fettzunahme kein Parallelismus besteht, da mitunter Organe mit anatomisch hochgradiger Verfettung wenig, und umgekehrt solche mit anatomisch kaum sichtbarer Verfettung viel Fett chemisch erkennen lassen. An dieser Tatsache ändert wohl der Befund LANDSTEINERS und MUCHAS[3] nichts, wonach für die Nieren die analytischen Resultate mit der mikroskopischen Schätzung sich gut decken, wenn man statt der ganzen Niere bloß die Rinde analysiert und dadurch das im Nierenbecken aufgespeicherte Fett ausschaltet. Auch die

[1] G. ROSENFELD, siehe S. 30 Anm. 1. — L. KREHL, Über fettige Degeneration des Herzens. Deutsch. Arch. f. klin. Med. **51.** 416 (1893).

[2] G. ROSENFELD, Zur Pathologie der Niere. Verhandlung des 20. Kongresses f. inn. Med. 235 (1902). — Derselbe, Der Prozeß der Verfettung. Berl. klin. Wochenschr. (1904) Nr. 22. 587. — F. HOPPE-SEYLER, Chemische Untersuchung eines nach aufgehobener Funktion atrophierten Sehnerven. VIRCHOWS Arch. **8.** 127 (1855). — G. WALTER, Über die fettige Degeneration der Nerven nach ihrer Durchschneidung. Ebenda **20.** 426 (1861). — A. ROSENTHAL, Fettbildung in normalen und patholog. Organen. Deutsch. Arch. f. klin. Med. **78.** 94 (1903).

[3] H. LANDSTEINER u. V. MUCHA, Über Fettdegeneration der Nieren. Zentralbl. f. allgem. Path. u. path. Anat. **15.** 18 (1904).

Erklärung RIBBERTS,[1] der zufolge die Inkongruenz der Ergebnisse der chemischen und mikroskopischen Untersuchung nur dem Scheine nach bestehe und den aus der ungleichmäßigen Verteilung des Fettes hergeleiteten Trugschlüssen zuzuschreiben sei, dürfte nicht für alle Fälle zutreffend sein.

Mit Rücksicht auf die Unzulänglichkeit der ROSENFELDschen Fetttransporttheorie wird in neuerer Zeit die Ansicht vertreten, bei der fettigen Degeneration wandere das Fett nicht von außen in die Zelle ein, sondern gehe in loco infolge eines chemischen Prozesses, ganz allgemein gesagt, aus einem anatomisch nicht nachweisbaren Zustande in sichtbare Form über. Wie dieser Vorgang erfolgen soll, wird im einzelnen noch verschieden angegeben.

Schon HAUSER[2] und KRAUS[3] sahen in aseptisch sich selbst überlassenen Organen das Bild der fettigen Degeneration sich präsentieren. Später sah FR. MÜLLER[4] bei der Autolyse pneumonischer Lungen Fett mikroskopisch reichlich sichtbar werden. Dasselbe nahm SIEGERT[5] in der der Autolyse unterworfenen Leber wahr. ORGLER[6] beobachtete in der sich zurückbildenden Thymus oder an Nieren, welche mikroskopisch das Bild der trüben Schwellung darboten, fettähnliche Körnchen mit doppeltbrechendem Charakter (Protagon). In neuerer Zeit tritt besonders WALDVOGEL[7] für die Ähnlichkeit der fettigen Degeneration mit dem autolytischen Prozeß ein.[8] Indem er sich

[1] H. RIBBERT, Die Morphologie und Chemie der fettigen Degeneration. Deutsche med. Wochenschr. (1903) 44.

[2] HAUSER, Über das Vorkommen von Mikroorganismen im lebenden Gewebe gesunder Tiere. Arch. f. exp. Path. u. Pharm. **20**. 162 (1885).

[3] F. KRAUS, Über die in abgestorbenen Geweben spontan eintretenden Veränderungen. Arch. f. exp. Path. u. Pharm. **22**. 174 (1887).

[4] FR. MÜLLER, Verhandlungen d. naturforsch. Gesellsch. in Basel **13**. Heft 2 (1902).

[5] F. SIEGERT, Das Verhalten des Fettes bei der Autolyse der Leber. HOFMEISTERS Beiträge **1**. 114 (1901).

[6] A. ORGLER, Chemische Untersuchungen mit Berücksichtigung des histologischen Bildes. VIRCHOWS Archiv **176**. 413 (1904).

[7] WALDVOGEL, Die fettige Degeneration. Zentralbl. f. Stoffwechsel u. Verdauungskrankh. **4**. 405 (1903). — WALDVOGEL u. TINTEMANN, Zentralbl. f. allgem. Path. u. pathol. Anat. (1904) 97. — WALDVOGEL, Autolyse und fettige Degeneration. VIRCHOWS Arch. **177**. 1 (1904). — Derselbe, Die durch Fermente bewirkten Umwandlungen bei der fettigen Degeneration. Zeitschr. f. physiol. Chem. **42**. 200 (1904). — Derselbe, Phosphorvergiftung u. Autolyse. Deutsch. Arch. f. klin. Med. **82**. 437 (1905). — E. SCHULTE, Über den Alkoholauszug autolysierter und fettig degenerierter Lebern. Inaug.-Dissertat. Göttingen (1904).

[8] Mit allen diesen Beobachtungen stimmt der Befund FISCHLERS [Über den Fettgehalt von Niereninfarkten, zugleich ein Beitrag zur Frage der Fettdegene-

gegen die Notwendigkeit eines Fettransportes ausspricht, weist er nach, daß bei Phosphorvergiftung unter dem Einfluß des autolytischen Enzyms das Lecithin in der Leber eine Verminderung erfährt und bestätigt hiermit einen früheren Befund HEFFTERS,[1] der eine Verminderung des Lecithingehaltes um 50 Proz. in der Phosphorleber beobachtet hatte. Unter Zugrundegehen des Lecithins sah WALDVOGEL die freien Fettsäuren, das Cholestearin, die Neutralfette und das Jekorin an Menge zunehmen; ebenso stellte er im Beginne des Prozesses eine Zunahme des Protagongehaltes fest, die allmählich einer Abnahme dieser Substanz Platz macht. Er ist daher mit FR. MÜLLER[2] der Ansicht, daß die Quelle des Fettes bei der Verfettung das Lecithin sei. Als vor allem gegen eine Einwanderung von Fett sprechend hebt WALDVOGELS Schüler, METTE,[3] die Gegenwart relativ großer Mengen von Cholestearin, und DUNNHAM[4] den hohen Lecithingehalt im Fette der entarteten Organe hervor. Eine geringe Menge des bei fettiger Degeneration auftretenden Fettes soll nach TAYLOR[5] von dem in den Geweben an Proteïne gebundenen Fette herstammen.

Die von MEINERTZ[6] gegen die Befunde WALDVOGELS erhobenen Bedenken hat letzterer entkräftet.[7]

Einen von dem geschilderten wesentlich abweichenden Standpunkt

---

ration. VIRCHOWS Arch. **170.** 100 (1902)] nicht wohl überein, wonach vom Blutstrom abgeschnittene Bezirke (Niereninfarkt) nicht fettig degenerieren, was FISCHLER als Argument zugunsten der Fetteinwanderungstheorie auswertet. Für einen Zusammenhang zwischen fettiger Degeneration und Autolyse spricht hingegen der Umstand, daß Koagulationsnekrosen nicht fettig degenerieren. Sie verfallen bekanntlich auch der Autolyse nicht.

[1] HEFFTER, siehe S. 14 Anm. 3.

[2] FR. MÜLLER, Einige Fragen des Stoffwechsels und der Ernährung. VOLKMANNS klin. Vorträge Nr. 272 (1900). Vgl. auch A. BOSSART, Zur Chemie der Verfettung in krankhaften Neubildungen und tuberkulösem Gewebe. Inaug.-Dissertat. Basel (1902).

[3] H. METTE, Kann man in menschlichen fettig degenerierten Organen den Gang der Autolyse wiedererkennen? Inaug.-Dissertat. Göttingen (1905).

[4] DUNNHAM, Der Lecithingehalt von Fettextrakten der Niere. Berl. klin. Wochenschr. (1904) Nr. 28. 750.

[5] A. TAYLOR, On fatty degeneration. Journ. of med. researches 9. Febr. (1903).

[6] J. MEINERTZ, Zur Chemie der Phosphorleber. Zeitschr. f. physiol. Chem. **44.** 371 (1905).

[7] WALDVOGEL u. TINTEMANN, Zur Chemie der Jecorins. Zeitschr. f. physiol. Chem. **47.** 129 (1906). — WALDVOGEL u. METTE, Die Autolyse in menschlichen, fettig degenerierten Organen. Münch. med. Wochenschr. (1906) Nr. 9. 402.

nimmt Rubow[1] ein. Er wies nach, daß die Zunahme des Fettes in hochgradig fettig degenerierten Herzen bloß 1,6 Proz. der feuchten Muskelsubstanz (8 Proz. der Trockensubstanz) beträgt und selbst in den Fällen höchsten Fettgehaltes (Krehl) nur 3 Proz. des frischen Muskels, eine „höchst unbedeutende Beimischung zum Protoplasma", ausmacht. Für das ganze Herz würde somit der Fettzuwachs 5—9 g betragen. Oft entspricht er aber nur 0,3—0,7 Proz. der Muskelmasse, also insgesamt rund 1—2 g. Eine Wanderung von nur so wenig Fett in das Herz spricht, wie Rubow betont, nicht zugunsten der Annahme, daß sich eine Entleerung der Fettdepots nachweisen lasse. Nach Rubows Ermittelungen enthält das Blut stets eine genügende Menge Fett, um, was wenigstens das Herz anbelangt, die bei der fettigen Degeneration stattfindende Ablagerung zu erzeugen. Im Menschenblut ist ca. 0,1—1,4 Proz. Fett vorhanden. Rubow glaubt daher als Ursache der Fettdegeneration eine Verminderung des Lösungsvermögens des Protoplasmas für das in den Säften die Zellen passierende Fett annehmen zu dürfen, und zwar soll hierfür eine Abnahme der Alkaleszenz des Zellplasmas verantwortlich zu machen sein. Eine Zunahme der Säureproduktion ist in der Tat bei Phosphorvergiftung, Diabetes melitus, im Fieber, Zustände, welche sich mit fettiger Degeneration komplizieren, erwiesen und ebenso ist bei der Autolyse die Bildung von Fettsäuren beobachtet. Rubow betont außerdem, daß Fett sich nicht auf Kosten des mit den Fetten nahe verwandten Lecithins bilde, da der Lecithingehalt bei der Fettdegeneration sich nicht ändere, ein Befund, der mit früheren Beobachtungen Leos[2] und Lusenas[3] sich deckt.

Es muß bemerkt werden, daß der Nachweis, daß in den Rosenfeldschen Versuchen die Zellen das gleiche körperfremde Fett einschließen wie die Fettdepots, nicht gegen die Rubowsche Annahme spricht, da das fremde Fett auf dem Blutwege in die Lager gelangt, das Blut also auch dieses Fett enthält und kein Grund für die Annahme vorhanden ist, daß das Fett bei längerem Hungern, solange die Depots noch gefüllt sind, ganz aus dem Blute schwinde. Weiterhin kann auch der Umstand den Rosenfeld zur

---

[1] V. Rubow, Über den Lecithingehalt des Herzens und der Nieren unter normalen Verhältnissen, im Hungerzustande und bei der fettigen Degeneration. Arch. f. exp. Path. u. Pharm. **52.** 173 (1905).

[2] Siehe S. 28 Anm. 2.

[3] G. Lusena, Sul contenuto lecitinico del fegato, dei reni e del cuore nella degenerazione adiposa sperimentale. Lo sperimentale. Fas. **1.** (1903).

Stützung seiner Theorie heranzieht, daß nämlich fettärmste Tiere nicht fettig degenerieren, nicht gegen Rubows Auffassung ins Feld geführt werden, da er darin begründet sein kann, daß das Blut eben auch fettarm geworden ist. Von dem Blute weiß man, daß es bei Organverfettung fettreich ist.[1]

Auch der Gegensatz zwischen dem Rubowschen und Waldvogelschen Befunde in Betreff des Verhaltens des Lecithins ist kein prinzipieller. Rubow fand Konstantbleiben des Lecithingehaltes, Waldvogel ein stetiges, mit der Dauer der Autolyse fortschreitendes Sinken. Man darf aber nicht vergessen, daß Waldvogel im Gegensatz zu Rubow seine Organe einer langdauernden, mehrere Monate währenden Autolyse unterworfen hat, also andere Verhältnisse geschaffen hat, als sie intra vitam bestehen. Eine Spaltung des Lecithins durch die autolytischen Fermente ist wohl denkbar, ohne daß sie eine wesentliche Rolle bei der Fettdegeneration zu spielen brauchte.

Nach Rubow ist die fettig degenerierte Zelle eine leidende, durch toxische Einflüsse oder Ernährungsstörungen (verminderte Zirkulation) geschädigte Zelle, in deren Innerem unter dem Einflusse der schädlichen Einwirkungen gesteigerte Säureproduktion bzw. verminderte Säureabgabe und, damit Hand in Hand gehend, Verminderung der Alkaleszenz des Zellplasmas erfolgt.

Rubows Befunde erstrecken sich freilich bloß auf das Herz. Es ist aber nicht ausgeschlossen, daß seine Erklärungsweise allgemeine Gültigkeit besitzt für jene Organe, welche keine Fettvermehrung aufweisen. Aber auch dort, wo ein Fettzuwachs stattfindet, können die gleichen Momente in Betracht kommen und der Zuwachs ließe sich, unseres Erachtens, so erklären, daß das Blut sein Fett in den degenerierenden Organen zurückläßt, hernach in den Fettlagern sich wieder beladet, von neuem das Fett in den kranken Organen abgibt, usf. Die Fetteinwanderungstheorie steht somit als solche nicht, wie es den Anschein hat, im Gegensatz zu den Anschauungen, welche von einer lokalen Ausscheidung von Fett ausgehen, läßt sich vielmehr mit ihnen vereinigen.

Eine einheitliche Deutungsweise scheint uns mehr Wahrscheinlichkeit für sich zu haben, als jede Theorie, die nur für einen Teil der Organe gilt.

Die Annahme, nach welcher das Lecithin und die lipoiden Sub-

---

[1] C. Méhu, Analyses de liquides pleurétiques chargés de matières grasses. Arch. génér. de méd. (1866) **2**. 5. — L. Daddi, Sull'origine del grasso nell'avvelenamento per fosforo. Lo sperim. **52**. Fas. 3 (1898).

stanzen die einzigen Quellen des Fettes seien, scheint uns deshalb auf Schwierigkeiten zu stoßen, weil sie wohl kaum imstande ist, die hohen Fettzahlen (bis 75 Proz. der Trockensubstanz), die mitunter (in der Leber) getroffen werden, zu erklären. Sollten sich jedoch auch solche Fettmengen im autolytischen Präparate nachweisen lassen, so würde die Annahme eines Fettransportes überflüssig. Es wird Sache weiterer Forschung sein, auch hierüber Aufschluß zu geben.

Aus der Tatsache, daß die Autolyse den Vorgang der Fettdegeneration in vitro nachahmt, kommt man zu der Schlußfolgerung, daß die Fettdegeneration der Ausdruck eines lokalen Absterbeprozesses ist. Im ersten Stadium der Autolyse erhält man, wie bereits gemeldet, mikroskopisch das Bild der trüben Schwellung.

III
Die Verdauung

Die Verdauung umfaßt die Gesamtheit der mechanischen und chemischen Prozesse, welche die Zufuhr von Nahrungsstoffen zu dem Säftestrom bezwecken. Eine Betrachtung der Pathologie der Verdauung müßte daher alle jene Vorgänge berücksichtigen. Da hier aber nur die Alterationen des Chemismus zur Sprache kommen sollen, muß von der Erörterung der übrigen Störungen Abstand genommen werden.

Die Umwandlung der Nahrungsstoffe, soweit sie nicht direkt assimilierbar sind, in der Resorption zugängliche Substanzen, geschieht durch die in den Verdauungstraktus sich ergießenden Verdauungssäfte, deren chemisch aktive Bestandteile Enzyme sind. Bekanntlich zerfällt die Verdauung in drei ungleiche Abschnitte, die Mund-, Magen- und Darmverdauung, deren respektive verdauende Säfte der Speichel, der Magensaft, der Bauchspeichel und der Darmsaft sind, während die Galle keine verdauenden, sondern nur verdauungs- und resorptionsfördernde Eigenschaften besitzt.

1. Die Mundverdauung

Die Mundverdauung, soweit sie für uns in Betracht kommt, d. h. die Umwandlung durch das Ptyalin von Stärke in lösliches Kohlehydrat, hat beim Menschen einen weit größeren Umfang, als man bis vor kurzem anzunehmen allgemein geneigt war. J. Müller[1]

[1] J. Müller, Über den Umfang der Stärkeverdauung im Mund und Magen des Menschen. Verhandlung des 19. Kongresses f. inn. Med. 321 (1901); vgl. auch A. Hensay, Über die Speichelverdauung der Kohlehydrate im Magen. Münch. med. Wochenschr. (1901) 1208. — H. Dauber, Experimentelle Untersuchungen über den Umfang von Stärkeverdauung im Mund und Magen des Menschen bei Brotgenuß. Inaug.-Dissertat. Würzburg (1901). — V. Weinstein, Experimentelle Untersuchung über die Bedeutung des menschlichen Mundspeichels für die Verdauung im Magen, insbesondere des Brotes. Inaug.-Dissertat. Würzburg (1800). — K. Lehmann, Sitzungsber. der physik. med. Gesellschaft. Würzburg (1900) 40.

machte die Beobachtung, daß nach dem Genusse einer mäßigen Menge Brotes oder Reisbreies binnen kurzer Frist 50—70 Proz. und noch mehr des Amylums in Maltose und andere der Maltose nahestehende, wasserlösliche Produkte (Isomaltose, Maltodextrin usw.) zerlegt werden.

Die Spaltung beginnt im Munde und schreitet im Magen fort, ungehindert der Salzsäureausscheidung, da die Salzsäure des Magens sich nur allmählich absondert, anfangs überhaupt eine die Wirkung des Ptyalins hemmende Konzentration nicht erreicht und zudem im Beginne der Verdauung von den Eiweißkörpern mit Beschlag belegt wird, so daß erst nach Verlauf eines geraumen Zeitabschnittes ein Überschuß an freier Salzsäure sich einstellt.[1]

Außerdem erfolgt die Mischung des Speisebreies nur sehr langsam und viele Teile desselben bleiben lange Zeit von der Salzsäure unberührt. Das ergibt sich in prägnanter Weise aus den schönen Untersuchungen GRÜTZNERS,[2] der an verschiedene Tierarten verschiedenfarbiges Futter nacheinander verabfolgte und den Mageninhalt auf Gefrierschnitten untersuchte. Das Gemisch der verschiedenen Ingesta unter sich und mit den Verdauungssäften war zu jeder Zeit der Verdauung ein ungleichmäßiges und erwies sich als geschichtet, und nur der Mageninnenfläche entlang erfolgte die peptische Verdauung, während im Inneren des Chymus die Amylolyse ungehindert vor sich ging. Es sind also reichlich Momente vorhanden, welche die Fortdauer der Stärkespaltung im Magen ermöglichen.

Bei dem hemmenden Einfluß, den Säuren auf die Speichelverdauung ausüben, ist von vornherein anzunehmen, daß Schwankungen in der Salzsäureproduktion des Magens Veränderungen in der Amylolyse nach sich ziehen. Solche sind in der Tat nachgewiesen. Bei der Hyperchlorhydrie, wo freie Salzsäure eher auftritt als unter normalen Verhältnissen, ist die Dauer der Amylolyse eine kürzere, bei beschränkter Säurebildung eine entsprechend längere und noch länger ist sie bei völligem Fehlen freier Salzsäure, sofern nicht das reichliche Auftreten organischer Säuren ihr frühzeitig ein Ende

---

[1] MORITZ, VOLHARD, Diskussion zu dem Vortrag J. MÜLLERS. Verhandlung des 19. Kongresses f. inn. Med. (1901). Nach SCHÜLE [Untersuchungen über die Sekretion u. Motilität des normalen Magens. Zeitschr. f. klin. Med. **28**. 469 (1896)] tritt nach einem EWALDschen Probefrühstück freie Salzsäure nach ca. 1/4 Stunde auf. Nach einer RIEGELschen Probemahlzeit dauert es viel länger.

[2] P. GRÜTZNER, Beitrag zum Mechanismus der Magenverdauung. PFLÜGERS Archiv **106**. 463 (1905).

macht. Demgemäß nimmt unter den erwähnten Umständen die Speichelverdauung einen ganz verschiedenen Umfang an. Sie übertrifft die normalen Verhältnisse bei Sub- und Inazidität und ist vermindert bei Superazidität und Supersekretion.[1] Sie verhält sich also gewissermaßen umgekehrt wie die Salzsäureausscheidung des Magens.

Es muß jedoch hervorgehoben werden, daß selbst bei ungünstigen Salzsäureverhältnissen die Stärkelösung keineswegs als eine geringe zu bezeichnen ist, denn, wie die genauere Prüfung zeigt, erreicht die Saccharifikation, wenigstens bei reiner Superazidität, eine noch ganz ordentliche Höhe, vorausgesetzt, daß das Amylum in einer leicht zugänglichen Form genossen wird. Bei Supersekretion liegen freilich die Verhältnisse weit ungünstiger, da der Magen von vornherein salzsauren Saft enthält.

Die Behinderung der Amylolyse bewirkt nicht eine Vorenthaltung des wertvollen Nährstoffes, da der Chymus im weiteren Verlauf der Verdauung im Pankreassaft einem ferneren saccharifizierenden Fermente begegnet. Dagegen erwachsen aus dem Ausfall der Stärkeverdauung andere Nachteile, nämlich für den Magen, an dessen Motilität größere Anforderungen gestellt werden, als bei normalem Verdauungsverlauf. Der Magen hat mehr mechanische Arbeit zu verrichten wenn er schwere, unverdaute, vegetabilische Nahrung durch den Pylorus preßt, als wenn er flüssiges Kontentum in den Darm passieren läßt. Jede größere Arbeitsleistung vermindert aber auf die Dauer seine motorische Kraft und fördert die Stagnation des Chymus, die ihrerseits wieder ungünstig wirkt nicht nur auf die Hydrolyse der Kohlehydrate, sondern auf die gesamte Verdauung.

Aus dem Gesagten darf jedoch nicht der Schluß abgeleitet werden, daß Amylazeen aus der Kost der Superaziden ganz zu verbannen seien, denn die Erfahrung hat gelehrt, daß sie in kleinen Mengen und in aufgeschlossener Form genossen, im Magen glatt verdaut werden.

Einen nachteiligen Einfluß übt, namentlich bei vegetabilischer Nahrung, die Aufhebung oder die Abschwächung der Stärkeverdauung auf die Verdauung des Eiweißes aus, und zwar deshalb, weil die durch die Amylolyse bedingte Lockerung des Speisebreies (Amylorhexis)

[1] J. Müller, siehe S. 37 Anm. 1. — H. Strauss, Über das spezifische Gewicht u. d. Gehalt des Mageninhaltes an rechtsdrehender Substanz, sowie über das Verhalten der Salzsäuresekretion bei Darreichung von Zuckerlösungen. Zeitschrift f. klin. Med. **29**. 221 (1896). — L. Schüle, Die semiotische Bedeutung der Kohlehydratverdauung für die Diagnostik der Hyperaciditas gastrica. Deutsche med. Wochenschr. (1900) Nr. 19.

wegfällt und dadurch dem Magensaft der Zutritt zu den Proteinen erschwert ist.

Über Veränderungen der autolytischen Kraft des Speichels in pathologischen Zuständen ist, trotz mehrfacher Bearbeitung dieses Gegenstandes,[1] nichts Genaues bekannt, insbesondere hat eine Gesetzmäßigkeit bisher nicht ermittelt werden können. Solche Bestimmungen stoßen auf außerordentlich große Schwierigkeiten und erfordern ausgedehnte, die Geduld auf eine harte Probe stellende Versuchsreihen, da schon beim gesunden Menschen bedeutende Schwankungen im Stärkeverdauungsvermögen sich nachweisen lassen.[2] So sah Schüle Schwankungen um 50 Proz.

Eine Vermehrung bzw. Verminderung der diastatischen Energie ist für verschiedene Erkrankungen angegeben, so insbesondere eine Verminderung im Fieber.[3] Doch sind die Befunde nichts weniger als konstant und wir können uns versagen, auf diese Beobachtungen einzugehen. Ein Ausbleiben der fermentativen Aktivität, bedingt durch gänzliches Fehlen von Ptyalin scheint nicht vorzukommen.

Die Bedeutung des Mundspeichels macht sich noch in einer anderen als der eben besprochenen Beziehung geltend. Wie durch zahlreiche Experimente am Tier und Beobachtungen am Menschen[4] erwiesen, beeinflußt die Mundverdauung in ausgiebiger Weise die digestiven Vorgänge im Magen, und zwar dadurch, daß der Speichel

---

[1] E. Salkowski, Zur Kenntnis des pathologischen Speichels. Virchows Arch. **109.** 358 (1887). — A. Schlesinger, Zur Kenntnis der diastatischen Wirkung des menschlichen Speichels, nebst einem kurzen Abriß der Geschichte dieses Gegenstandes. Ebenda **125.** 146 u. 340 (1891). — Jawein, Zur klin. Pathologie des Speichels. Wien. med. Presse (April 1892). — G. Robin, Essai critique et expérimental sur les variations du pouvoir amylolitique dans la salive pathologique. Thèse. Paris (1900) (daselbst frühere Literatur). — W. A. Robertson, Die fermentative Aktivität des Speichels in krankhaften Zuständen des Körpers. Ref. in Malys Jahresber. **31.** 493 (1901).

[2] Schüle, Studien über die Funktionen des menschlichen Mundspeichels. Arch. f. Verdauungskrankh. **5.** 165 (1899). — Fr. Müller, Beitrag zur Kenntnis der Fermentwirkung des menschlichen Mundspeichels. Inaug.-Dissertat. Freiburg i. B. (1899).

[3] Jawein, siehe Anm. 1. — G. Petterutti u. F. Ferro, Veränderungen der Menge der Diastase im Speichel bei verschiedenen Krankheiten. Ref. in Malys Jahresber. **24.** 329 (1894).

[4] E. Biernacki, Die Bedeutung der Mundverdauung und des Mundspeichels für die Tätigkeit des gesunden und kranken Organismus. Zeitschr. f. klin. Med. **21.** 97 (1892). — M. Cohn, Untersuchungen über den Speichel und seinen Einfluß auf die Magenverdauung. Deutsche med. Wochenschr. (1900) 68 u. 81. — K. Erne, Beitrag zur Kenntnis der Bedeutung des menschlichen Mundspeichels für die Magenverdauung. Inaug.-Dissertat. Freiburg i. Br. (1899).

beim Berühren der Magenschleimhaut die Magensaftsekretion in mächtiger Weise angeregt. In Übereinstimmung hiermit lehrt die ärztliche Erfahrung, daß dort, wo die buccale Verdauung wegfällt, bei Ernährung durch eine Magenfistel oder bei Schlundsondenernährung, die Magensaftabsonderung beträchtlich leidet.[1] Freilich fällt hier noch ein anderer bedeutsamer Faktor weg, nämlich der Kauakt, der auf reflektorischem Wege eminent sekretionsfördernd auf die Magensaftabsonderung wirkt. Die Mundverdauung als einen zu vernachlässigenden Faktor im Gesamtprozeß der Verdauung hinzustellen, unter Hinweis auf die diastatische Wirkung des Pankreas- und Darmsaftes, ist heutzutage nicht mehr zulässig.

Es mag hier der Ort sein, die Bemerkung einzuschalten, daß man unter „Speichel" schlechtweg das Sekret aller Drüsen der Mundhöhle zu verstehen hat. Es ist zwar bekannt, daß jede einzelne Drüsenart ein ganz verschiedenes Sekret liefert und daß gleiche Reize durchaus nicht alle Drüsen zur Tätigkeit anregen.[2] Je nach dem Überwiegen des einen oder des anderen Drüsenproduktes wird daher der Gesamtspeichel eine wechselnde Zusammensetzung haben. In dieser Hinsicht ist aber in pathologischer Beziehung noch keine Differenzierung gemacht und die Angaben über Veränderungen des Speichels und seiner Wirkungen beziehen sich auf das Sekret sämtlicher Munddrüsen.

Die Menge des abgesonderten Mundspeichels ist vermehrt (Ptyalismus, Sialorrhöe) in einer Reihe von Erkrankungen der Mundhöhle und entfernter Organe, nämlich bei allen Formen der Stomatitis, bei der Dentition, Erkrankungen des Zentralnervensystems (Bulbärparalyse), Affektionen peripherer Nerven (Neuralgien, besonders des Trigeminus). Dann tritt Speichelfluß auf bei Quecksilberintoxikation, wo er unabhängig von der Stomatitis erfolgt, ferner stellt er eine Reflexerscheinung dar bei Magengeschwüren und bei durch Steinbildung bedingten Pankreaskoliken.[3] Bekannt ist auch der Ptyalismus bei Neurasthenikern und Hysterischen, gewissen Geisteskranken und Epileptikern. Selbstverständlich ist hiermit nur der echte Speichelfluß gemeint, die wirklich vermehrte Speichelabsonderung, nicht die durch Stauung in der Mundhöhle bewirkte,

---

[1] Richet, Journ. de l'anat. et de la physiol. (1874). — G. Sticker, Wechselbeziehungen zwischen Speichel und Magensaft. Volkmanns klin. Vorträge Nr. 297 (1887). — Derselbe, Die Bedeutung des Mundspeichels. Berlin (1899).

[2] J. P. Pawlow, Die Arbeit der Verdauungsdrüsen (1898) 87.

[3] Holzmann, Zur Diagnose der Pankreassteinkolik. Münch. med. Wochenschrift (1894) Nr. 20.

auf dem Unvermögen, den in normaler Menge produzierten Speichel zu verschlucken, beruhende Salivation (bei Schlingstörungen, Parese der Lippen-, Zungen- oder Pharynxmuskulatur).

Der Speichel bei Ptyalismus hat die Zusammensetzung des Facialisspeichels, d. h. des bei künstlicher Reizung der Chorda tympani abgesonderten Sekretes: er ist dünnflüssiger als der normale, enthält somit weniger feste Bestandteile als dieser. Nur selten ist sein spezifisches Gewicht ein hohes, und zwar namentlich im Beginne der Salivation (bei der intermittierenden Form derselben). Das spezifische Gewicht kann dann bis gegen 1,059 steigen, gegenüber 1,002—1,006 der Norm, während mit der Dauer des Speichelflusses das Sekret immer spezifisch leichter wird. Einen solchen konzentrierten Speichel hat man sich als unter Sympathicusreizung zustande gekommen gedacht, entsprechend der Beobachtung im Tierexperiment, daß Erregung dieses Nerven ein an organischen Stoffen reiches Produkt (Sympathicusspeichel) zur Sekretion bringt. Doch ist es nicht leicht verständlich, warum während der gleichen Sekretionsdauer anfangs mehr der eine, später mehr der andere Nerv seinen Einfluß geltend machen soll. Konzentrierter Speichel findet sich am häufigsten bei Uterus- und Magenleiden.

Die Menge des Speichels ist vermindert bei fieberhaften Erkrankungen (bei Typhus, Pneumonie),[1] dann bei Atropinvergiftung, bei mit reichlichen wässerigen Ausleerungen einhergehenden Zuständen, so bei Cholera, Diabetes, Schrumpfniere, ferner bei Facialislähmung, wenn sie mit einer Läsion der Chorda tympani verbunden ist, endlich bei Phthisikern, Anämischen und Chlorotischen.[2]

Ein vollständiges Versiegen der Speichelsekretion (Aptyalismus) ist als selbständiges Leiden (Xerostomie) beobachtet worden.

Bezüglich der Veränderungen der qualitativen Zusammensetzung des Speichels ist der Schwankungen des Ptyalingehaltes schon gedacht worden.

Was die übrigen Bestandteile anbelangt, so können manche abnormerweise im Blute zirkulierende Stoffe in den Speichel hinüber-

---

[1] F. Mosler, Untersuchungen über Beschaffenheit des Parotissekretes und deren praktische Verwertung. Berl. klin. Wochenschr. (1866) Nr. 16 u. 17. — Uffelmann, Die Störungen des Verdauungsprozesses in der Ruhe. Arch. f. klin. Med. **14**. 228 (1874). — Jawein, siehe S. 40 Anm. 1.

[2] F. Wissel, Über den Speichel bei Diabetes mellitus. Inaug.-Dissertat. Leiden (1897). Ref. in Malys Jahresber. **27**. 386. — H. Dieminger, Beiträge zur Kenntnis des menschlichen Mundspeichels in gesunden und patholog. Verhältnissen. Inaug.-Dissertat. Würzburg (1898).

gehen, so z. B. Jod, Brom. Auch Quecksilber wird bei Merkurialbehandlung, wenn auch in bescheidenem Maße, und Morphium, nach dessen subkutaner Injektion,[1] mit dem Speichel eliminiert. Ebenso will man bei Saturnismus Blei im Speichel gefunden haben.[2] Dann gelangen normale Serumbestandteile in den Speichel, wenn sie im Blute in außergewöhnlicher Weise gesteigert vorkommen. FLEISCHER[3] fand in der Mehrzahl der parenchymatösen Nephritiden, akuten wie chronischen, und in allen Fällen von Schrumpfniere den Speichel harnstoffreicher als unter normalen Umständen[4] und seine Beobachtungen sind vielfach bestätigt worden. Freilich ist die ausgeschiedene Harnstoffmenge keine sehr große, namentlich darf man nicht etwa an eine vikarierende Funktion der Speicheldrüsen denken, beträgt sie doch selten mehr wie $^1/_2$ g im Tag. Auch Harnsäure hat man bei Urämie im Speichel nachgewiesen[5] und bei Ikterus ist man in Ausnahmefällen Gallenfarbstoffen und Gallensalzen begegnet,[6] während sonst bei Ikterus Gallenbestandteile im Speichel nicht vorzukommen pflegen. Auch im Schweiß hat man sie in Ausnahmefällen beobachtet.[7] Bei Diabetes melitus bleibt der Speichel stets zuckerfrei.[8]

Besondere Beachtung haben die Schwankungen des Rhodangehaltes im Speichel gefunden, doch sind die Angaben im einzelnen noch widersprechend. Von einer Steigerung des Gehaltes an Sulfocyankalium unter pathologischen Verhältnissen ist nichts bekannt. Eine solche zeigen überhaupt nur starke Tabakraucher. Dagegen ist öfters eine Verminderung beobachtet worden. Eine relative Verminderung findet sich bei Ptyalismus, wo die Ausscheidung des

---

[1] J. ROSENTHAL, Über die Ausscheidung des subkutan injizierten Morphiums durch den Speichel. Berl. klin. Wochenschr. (1893) Nr. 49. 1189.

[2] POUCHET, Recherches des substances médicamenteuses et toxiques dans la salive. Compt. rend. de l'Acad. d. sciences **89**. 244 zit. nach GAMGEE, Die physiol. Chemie der Verdauung. Leipzig (1897) 49.

[3] FLEISCHER, Über Untersuchungen des Speichels bei Nierenkranken. Verhandlung des 2. Kongr. f. inn. Med. (1883) 119.

[4] Der normale Speichel enthält nur Spuren von Harnstoff.

[5] BOUCHERON, De l'acide urique dans la salive et dans le mucus nasal, pharyngé, bronchique, uterovaginal. Compt. rend. **100**. 1308 (1886). — Derselbe, Compt. rend. de la soc. de biol. **48**. 454 (1896).

[6] FENWICK, Lecture on the presence of bile in the saliva. The Lancet (1877) **2**. 303. — Derselbe, The saliva as a test for functional disorders of the liver. London (1887) 11.

[7] FR. MÜLLER, Untersuchungen über Ikterus. Zeitschr. f. klin. Med. **12**. 83 (1887).

[8] MOSLER, siehe S. 42 Anm. 1.

Rhodans mit der des Wassers nicht Schritt hält. Absolut herabgesetzt ist die Menge bei Atropinvergiftung und ebenso bei Erkrankungen des Mittelohres.[1] Man nimmt dort das Bestehen einer Lähmung der sekretorischen Fasern der Chorda tympani oder des Plexus tympanicus an, letzteres infolge lokaler Läsion (bei Mittelohrerkrankungen). Im Anschluß an Radikaloperationen des Mittelohres bleibt oft die Rhodanausscheidung völlig aus.

Der Herabsetzung der Rhodanabsonderung durch den Speichel hat man einen diagnostischen Wert für die Erkrankungen des Mittelohres beimessen wollen, doch dürfte ihr eine solche Bedeutung nur unter sehr bedingten Umständen zukommen. Ein allgemein brauchbares diagnostisches Hilfsmittel stellt sie jedenfalls nicht dar.

Während hier offenbar Störungen lokaler Natur vorliegen, gibt es eine Reihe von Erkrankungen chronischer Art, in denen die Verminderung bzw. völlige Aufhebung der Rhodanausscheidung eine tiefere Ursache haben muß, nämlich bei vorgeschrittener Tuberkulose der Lungen und des Darmes, bei malignen Geschwulstbildungen (Karzinom), bei Krankheiten der blutbildenden Organe (Leukämie, perniziöse Anämie, Pseudoleukämie usw.).[2] Die Ursache sieht man hier in der Herabsetzung des Eiweißumsatzes, der Quelle des Rhodans.

Eine Herabsetzung bzw. Aufhebung der Rhodanausscheidung will man auch bei harnsaurer Diathese[3] beobachtet haben, ebenso eine Verminderung bei Lues,[4] doch ist sicher, daß bei letzterer in

[1] O. Muck, Über das Vorkommen von Rhodan im Nasen- und Konjunktivalsekret. Münch. med. Wochenschr. (1900) 1168. — E. Jürgens, Die diagnostische Bedeutung der Rhodanreaktion des Mundspeichels. Monatshefte f. Ohrenheilkunde (1901) Nr. 8. — G. Alexander u. B. Reko, Zur Frage der Verwertbarkeit der Rhodanreaktion des Speichels bei Ohrenerkrankungen. Wien. klin. Wochenschr. (1902) Nr. 42; vgl. auch O. Muck, Über das Auftreten der akuten Jodintoxikation nach Jodkaligebrauch in ihrer Abhängigkeit von dem Rhodangehalt des Speichels, des Nasen- und des Konjunktivalsekretes. Münch. med. Wochenschr. (1900) 1732.

[2] J. Grober, Über den wechselnden Rhodangehalt des Speichels und seine Ursachen beim gesunden und kranken Menschen. Arch. f. klin. Med. **69.** 243 (1901); auch E. Villain, Über das Vorkommen und den Nachweis des Rhodans im Menschen- und Tierkörper und seine toxikologische und pharmokologische Bedeutung. Inaug.-Dissertat. Freiburg i. Br. (1903). (Daselbst ausführliche Literaturangaben.)

[3] Edinger, Deutsche med. Wochenschr. (1903) Nr. 29.

[4] F. Metzner, Die Beziehungen zwischen Rhodanausscheidung im Speichel und der Syphilisinfektion. Inaug.-Dissertat. Leipzig (1903). — M. Joseph, Über die Rhodanausscheidung im Speichel Syphilitischer. Arch. f. Dermat. u. Syphilis **70.** 1 (1904).

weitaus der Mehrzahl der Fälle der Rhodangehalt auf normaler Höhe steht.

Die Reaktion des Speichels ist normalerweise alkalisch. Im Fieber, bei dyspeptischen Zuständen und bei Diabetes melitus ist sie nicht selten dauernd sauer. Das dürfte wohl von einer bakteriellen Zersetzung von Speiseresten herrühren, um so mehr als Milchsäure vorzuliegen scheint. Doch fand Mosler[1] bei schwerem Diabetes auch das dem Ductus stenonianus mittels Sonde direkt entnommene Parotissekret sauer, wobei er es aber unentschieden ließ, welche Substanz die saure Reaktion bewirkte. Da es sich um Fälle von schwerem Diabetes handelte mit Azetessigsäureausscheidung im Harne, glaubte man einen Zusammenhang mit diesem Körper annehmen zu dürfen, was allerdings sehr fraglich erscheint. Sicher ist, daß auch bei schwerem Diabetes der Speichel deutlich alkalisch reagieren kann.

Zuweilen kommt es in den Ausführungsgängen der Speicheldrüsen, vornehmlich der Submaxillaris, viel seltener der Parotis oder der Sublingualis oder, als noch seltenere Erscheinung, im Drüsenkörper selbst, zur Bildung von Konkrementen (Sialolithiasis).[2] Die **Speichelsteine** bestehen in der Mehrzahl der Fälle zum größeren Teil aus phosphorsaurem, zum geringeren aus kohlensaurem Kalk, seltener aus letzterem allein, und enthalten daneben als Beimengungen phosphorsaure Magnesia bzw. Ammoniakmagnesia, kohlensaure Magnesia, Chloride, Spuren von Eisen und Kieselsäure und häufig, wenn auch nicht immer, Rhodankalium.[3] Der von Wright[4] erhobene Befund von Uraten in einem Speichelstein ist bisher vereinzelt geblieben.

Die Steine weisen meist einen zentralen Kern auf und sind von einem Gerüst aus Spalt- und Fadenpilzen oder organischen Resten durchzogen.

Die pathologische Bedeutung der Speichelsteine liegt darin, daß sie ein mechanisches Hindernis für den nachfließenden Speichel bilden können und bisweilen zu heftigen Entzündungserscheinungen im Drüsenparenchym mit nachfolgender Abszeßbildung Anlaß geben.

Die Steinbildung befällt vorwiegend das mittlere Alter, nur

---

[1] Siehe S. 42 Anm. 1.

[2] Zusammenfassende Abhandlung mit ausführlichen Literaturangaben bis 1903: H. Braun, Über Speichelsteine. Inaug.-Dissertat. Leipzig (1903).

[3] Vollständige Analysen finden sich bei Fr. Kraus, Die Erkrankungen der Mundhöhle und der Speiseröhre. Nothnagels Handbuch **16**. I. i. 88 (1897) und Gamgee, siehe S. 43 Anm. 2.

[4] Zit. nach Braun, Anm. 2.

selten ist sie in jüngeren Jahren zu finden. In einem Falle ist sie beim Säugling beobachtet worden. Die Zahl der Konkremente beträgt meist eins, mehrfacher Steinbefund ist aber häufig verzeichnet. Ihre Größe variiert von Erbsen- bis Hühnereigröße mit einem Gewicht von 5 bis über 90 g, letzteres allerdings bisher bloß in einem Falle.

Was die Entstehungsursache der Speichelsteine anbelangt, so möchten wir für die erste Anlage ähnliche ätiologisch wirksame Momente annehmen wie sie für die Gallensteinbildung bekannt sind: eine Stauung des Sekretes, verbunden mit bakterieller Invasion und dadurch bedingter katarrhalischer Entzündung der Schleimhaut. Der wohl den zerfallenen Zellen entstammende Kalk schlägt sich in dem alkalischen muzinhaltigen Medium nieder und stellt Kristallisationszentren für weitere Abscheidungen dar, zu welchen das entzündliche Sekret den Kalk liefern dürfte.[1] Wenig Wahrscheinlichkeit hat die Auffassung GALIPPES[2] und KLEBS[3] für sich, wonach die einwandernden Bakterien durch ihre biologische Tätigkeit bei dem Ausfallen der Kalksalze aus dem Speichel eine hervorragende Rolle spielen, und ganz unhaltbar ist die Annahme einer allgemeinen „Diathèse calculaire“ im Sinne der älteren französischen Autoren.

Eine ähnliche Zusammensetzung wie die Speichelsteine weisen die an den Zähnen sich absetzenden Konkrementbildungen auf, der Zahnstein (Tartarus dentium). Er besteht vorwiegend aus phosphorsaurem und kohlensaurem Kalk und entsteht vermutlich aus den Salzen des Speichels und der Nahrung, durch Fällung der löslichen Kalk- und Eisensalze durch die Phosphate des Speichels.

Endlich wäre noch der Tonsillarsteine Erwähnung zu tun, welche Kalkinkrustationen von Leptothrix buccalis-Fäden darstellen.

2. Die Magenverdauung

Der Anteil des Magens an der Gesamtleistung des Verdauungstraktus ist ein größerer, als noch bis vor kurzem allgemein angenommen ward. Die spaltende Wirkung seines Saftes erstreckt sich nicht bloß auf Eiweiß, sondern auch auf Fett, insofern es in

[1] Daß entzündliche Prozesse zu Kalkablagerung Anlaß geben, ist durch mannigfache Befunde in den verschiedensten Organen und Geweben erwiesen.

[2] GALIPPE, Sur la synthèse microbienne du tartre et des calculs salivaires. France méd. (1886).

[3] E. KLEBS, Beiträge zur Kenntnis der pathogenen Schizomyceten. Arch. f. exp. Path. u. Pharm. 5. 358 u. 6. 212 (1877).

leicht verdaulicher emulgierter Form genossen wird, und die Zerlegung des Eiweißes geht viel weiter, als es der früheren, von KÜHNE herrührenden Auffassung entsprach. Auch erfolgt die Spaltung viel rascher und nimmt dementsprechend einen größeren Umfang an, als man früher, gemäß dem Ergebnis künstlicher Verdauungsversuche, annahm.[1]

Nach der alten, KÜHNEschen, Auffassung sollte das Eiweißmolekül nur in Albumosen und Peptone aufgeteilt werden. Jüngere Beobachter, LAWROW,[2] ZUNZ,[3] PFAUNDLER,[4] SALASKIN,[5] LANGSTEIN[6] u. a. haben jedoch den Nachweis erbracht, daß bei der peptischen Verdauung aus ihm neben diesen Substanzen noch weit abstehende, die Biuretreaktion nicht mehr darbietende, zum Teil kristallinische und zum größten Teil durch Phosphorwolframsäure nicht fällbare Substanzen hervorgehen, und die genaue Beobachtung hat gelehrt, daß sogar ein sehr erheblicher Bruchteil des Eiweißmoleküls in diese Produkte zerfällt, und zwar zum großen Teil schon in den ersten Stadien der Verdauung. ZUNZ[7] fand in einem mit kristallisiertem Serumalbumin in vitro angestellten Versuch nach zweistündiger Verdauung sogar 61 Proz. des Gesamtstickstoffes in der Form der einfachen durch Phosphorwolframsäure nicht fällbaren Produkte, während bloß 39 Proz. in den Albumosen und Peptonen vorhanden waren. Solche hohe Werte werden im künstlichen Verdauungsgemisch allerdings nur selten für die tiefen abiureten Spaltprodukte erreicht. Im Lebenden liegen die Verhältnisse noch weit günstiger. Dort schreitet

---

[1] Zusammenfassendes Referat über die neueren Arbeiten über Magenverdauung siehe: E. ZUNZ, Über Abbau und Resorption der Nahrungsstoffe im Magen. Biochem. Zentralbl. (1904) 297.

[2] D. LAWROW, Zur Kenntnis des Chemismus der peptischen und tryptischen Verdauung der Eiweißstoffe. Zeitschr. f. physiol. Chemie **26**. 513 (1899). — Derselbe, ebenda **33**. 312 (1901).

[3] E. ZUNZ, Über den quantitativen Verlauf der peptischen Eiweißspaltung. Zeitschr. f. physiol. Chem. **28**. 132 (1899). — Derselbe, Weitere Untersuchungen über den Verlauf der peptischen Eiweißspaltung. HOFMEISTERS Beiträge **2**. 435 (1902). — Derselbe, Über die Verdauung und Resorption der Eiweißkörper im Magen und im Anfangsteil des Dünndarms **3**. 339 (1902).

[4] M. PFAUNDLER, Zur Kenntnis der Endprodukte der Pepsinverdauung. Zeitschr. f. physiol. Chem. **30**. 90 (1900).

[5] S. SALASKIN, Über die Bildung des Leucinimids bei der peptischen und tryptischen Verdauung des Oxyhämoglobins resp. des Globins. Zeitschr. f. physiol. Chem. **32**. 592 (1901).

[6] L. LANGSTEIN, Zur Kenntnis der Endprodukte der peptischen Verdauung. HOFMEISTERS Beiträge **1**. 507 (1902).

[7] Siehe Anm. 3.

die Spaltung weiter vorwärts, und nicht zum mindesten ist das dem Umstande zu danken, daß die Reaktionsprodukte stets weiter befördert werden und ihren hemmenden Einfluß auf den fermentativen Prozeß nicht geltend machen.

Nach den übereinstimmenden Angaben neuerer Autoren ist die Eiweißzerlegung im Magen eine sehr bedeutende.[1] Nach TOBLER,[2] welcher durch Anlegung einer Duodenalfistel und Wahrung der physiologischen, chemischen Reizauslösung im Duodenum seitens des Chymus der idealen Versuchsanordnung am nächsten kam, verlassen (beim Hunde) 70—80 Proz. des eingeführten Eiweißes den Magen in hydrolysiertem Zustande, und hiervon haben 80 Proz. die Albumosengrenze überschritten.

Unter den bei protrahierter peptischer Verdauung entstehenden, jenseits der Peptonstufe liegenden, Produkten sind bis anhin nachgewiesen: Aminosäuren (Leucin, [Leucinimid], Tyrosin, Phenylalanin, Alanin, Aminovaleriansäure, Asparaginsäure, Glutaminsäure), Amin- und Diaminbasen (Lysin, Oxyphenyläthylamin, Pentamethylendiamin, Tetramethylendiamin), Pyrrolidinkarbonsäure, Tryptophan (Indol-pr-β-Aminopropionsäure),[3] Cystin, ein stickstoffhaltiges polymeres Kohlehydrat (Dihexosamin[?]) und auch nichtkristallisierbare Substanzen, die Peptoide, die als Vorstufe der eben genannten einfacheren Verbindungen[4] aufzufassen sind.

In peptischen Verdauungsgemischen erzeugt das Labferment (Chymosin) einen Niederschlag,[5] der im wesentlichen aus Peptoiden

[1] Vgl. J. MÜLLER, Über den Umfang der Eiweißverdauung im menschlichen Magen. Würzburg (1903).

[2] L. TOBLER, Über die Eiweißverdauung im Magen. Zeitschr. f. physiol. Chem. **45**. 185 (1905).

[3] G. HOPKINS and S. COLE, A contribution to the chemistry of proteids. Journ. of physiol. **27**. 418 (1902) u. **29**. 451. — A. ELLINGER u. M. GENTZEN, Tryptophan eine Vorstufe des Indols bei der Eiweißfäulnis. HOFMEISTERS Beiträge **4**. 171 (1903). — A. ELLINGER, Über die Konstitution der Indolgruppe im Eiweiß usw. Ber. d. deutsch. chem. Ges. **37**. 1801 (1904).

[4] M. PFAUNDLER, siehe S. 47 Anm. 4.

[5] DANILEWSKI und sein Schüler B. OKUNEW, Dissertat. St. Petersburg (1895) (russ.), Die Bedeutung des Labfermentes (des Chymosins) bei den Assimilationsprozessen des Organismus. MALYS Jahresber. **25**. 291 (1895). — D. LAWROW, Zeitschr. f. physiol. Chem. **26**. 513 (1899). — W. SAWJALOW, Zur Theorie der Eiweißverdauung. PFLÜGERS Arch. **85**. 171 (1901). — D. KURAJEFF, Über die koagulierende Wirkung des Papayotins auf Peptonlösungen. HOFMEISTERS Beiträge **1**. 121 (1901). — Derselbe, Zur Kenntnis der durch Papayotin und Lab erzeugten Albumosenniederschläge. Ebenda **2**. 411 (1902). — Derselbe, Über das Plastein aus kristallisiertem Ovalbumin und über das Verhalten der

besteht, daneben aber meistens auch Albumosen und andere Verdauungsprodukte einschließt. Welche Bedeutung diesem als Plastein bezeichneten Körper zukommt, ist noch unentschieden. Mit der in der Magenschleimhaut stattfindenden Regeneration des koagulablen Eiweißes[1] aus seinen Spaltungsprodukten (Albumosen) dürfte er nichts zu tun haben. Auch ist er nicht, wie einige Autoren[2] vermuten, das Produkt eines durch die Reversion der Pepsinwirkung bedingten proteosynthetischen Vorgangs, da er unter der Einwirkung des Labfermentes entsteht.[3] Zu der Labgerinnung des Milchkaseins scheint er keine Beziehung zu haben. In vivo ist die Plasteinbildung noch nicht studiert.

Volhard[4] hat den Nachweis erbracht, daß im Magen auch Fette auf hydrolytischem Wege in ihre Komponenten, Fettsäuren und Glyzerin, zerlegt werden, ein Vorgang, der unter der Einwirkung eines vorher nicht beachteten, von den Fundusdrüsen gelieferten Fermentes erfolgt. Eine notwendige Vorbedingung hierzu ist, daß das Fett in fein verteilter, emulgierter Form genossen wird, da der saure Magensaft im Gegensatz zum (alkalischen) Pankreassekret nicht selbst die Fähigkeit besitzt, Neutralfett zu emulgieren. In emulgierter Form scheinen die meisten Fette im Magen gespalten zu werden. Die Steatolyse nimmt zwar nicht einen so überraschend großen Umfang an, wie Volhard ursprünglich fand, da seine Methodik fehlerhaft war und zu hohe Werte gab. Nach

Plasteinalbumosen zur Magen- und Dünndarmschleimhaut des Hundes. Ebenda **4.** 476 (1903). — M. Lawrow u. S. Salaskin, Über die Niederschlagsbildung in Albumosenlösungen durch Labwirkung des Magenfermentes. Zeitschr. f. physiol. Cem. **36.** 277 (1902).

[1] K. Glaessner, Über die Umwandlung der Albumosen durch die Magenschleimhaut. Hofmeisters Beiträge **1.** 328 (1901). — J. Grossmann, Über das Verhalten von peptischen Verdauungsprodukten der Plasteine zur Magen- und Dünndarmschleimhaut des Hundes. Ebenda **6.** 192 (1905).

[2] R. Herzog, Über proteolytische Enzyme. Zeitschr. f. physiol. Chem. **39.** 305 (1903). — F. Volhard, Über eine neue Methode der quantitativen Pepsinbestimmung nebst Bemerkungen über die Tryptophanreaktion und das Plastein bildende Ferment. Münch. med. Wochenschr. (1903) Nr. 49.

[3] H. Bayer, Über die plasteinogene Substanz. Hofmeisters Beiträge **4.** 554 (1903).

[4] F. Volhard, Über Resorption und Fettspaltung im Magen. Münch. med. Wochenschr. (1900) 141 u. 194. — Derselbe, Über das fettspaltende Ferment des Magens. Verhandlungen des 19. Kongr. f. inn. Med. 302 (1901). — Derselbe, Über das fettspaltende Ferment des Magens. Zeitschr. f. klin. Med. **42.** 414 (1901) u. **43.** 397 (1901). — Derselbe, III. Mitteilung. Ebenda **43.** 397 (1901). Vgl. auch Casch, Arch. f. Anat. u. Physiol. (1880) und Ogata, ebenda (1881) 515.

den Beobachtungen seines Schülers ZINSSER[1] werden aber immerhin von einer eingeführten Eigelbemulsion 25 Proz. Fett in zwei Stunden gespalten.

Störungen der Magenfunktionen werden in der einen oder andern Richtung auf die soeben kurz skizzierten Vorgänge rückwirken und es hätte die Betrachtung pathologischer Prozesse auch dem Verhalten der Ingesta Rücksicht zu tragen. Doch ist gerade in dieser Beziehung noch außerordentlich wenig bekannt. Vieles muß auch unsern derzeitigen klinischen Untersuchungsmethoden entgehen, die den Anforderungen, welche wir an exakte Methoden zu stellen berechtigt sind, durchaus nicht entsprechen; zudem fehlt uns für eine zusammenhängende Übersicht der Vergleich mit dem Normalen. Jede tiefere Einsicht in pathologische Verhältnisse setzt die Kenntnis des physiologischen Geschehens voraus. Von einer solchen sind wir aber hier noch weit entfernt. Was wir besitzen, sind nur Bruchstücke und zudem meistens Erfahrungen an künstlichen Verdauungsgemischen oder am irgendwie präparierten Magen, die sich nicht ohne weiteres auf die Vorgänge im Lebenden übertragen lassen. Am Lebenden hinwiederum treten uns in hohem Grade hindernde Faktoren in den Weg, nämlich einmal die ganz unkontrollierbare Inkonstanz der motorischen Leistungen des Magens, der gleiche Inhaltsmengen bald früher bald später in den Darm abschiebt, dann die Unbestimmbarkeit der von ihm sezernierten Saftmengen und schließlich und nicht zum geringsten das völlige Abhandengehen einer Methode zur Bestimmung, wieviel zu einem gegebenen Zeitpunkt von seinem Inhalte bereits resorbiert ist. Denn schon bald nach dem Beginn der Verdauung, nahezu gleichzeitig mit ihm, setzt die Fortschaffung der Verdauungsprodukte in die Blutbahn ein.[2] Diese betrifft aber nur gewisse Produkte, ist also selektiver Art. Das hat REACH[3] wahrscheinlich gemacht, denn er sah in seinen Versuchen am lebenden Tier den Gehalt des Mageninhaltes an Albumosenstickstoff während der Verdauung einen konstanten Wert von 90 Proz. des Gesamtstickstoffes

[1] A. ZINSSER, Über den Umfang der Fettverdauung im Magen. HOFMEISTERS Beiträge 7. 31 (1905).

[2] A. HIRSCH, Beiträge zur motorischen Funktion des Magens beim Hunde. Zentralbl. f. klin. Med. (1892) 993. — v. MERING, Zur Funktion des Magens. Verhandlung des 15. Kongr. f. inn. Med. (1897) und des 22. Kongr. f. inn. Med. — MORITZ, Studien über die motorische Tätigkeit des Magens. Zeitschr. f. Biol. **42**. (1901); Verhandlung der Gesellsch. deutsch. Naturforscher u. Ärzte (1893 und 1894) und Münch. med. Wochenschr. (1895) Nr. 40.

[3] F. REACH, Zur Kenntnis der Verdauungs- und Resorptionsvorgänge im Magen. HOFMEISTERS Beiträge **4**. 139 (1903).

innehalten, was soviel sagen will, als daß die neben den Albumosen entstehenden oder aus ihnen hervorgehenden einfachen Produkte — Pepton, Peptoide usw. — fortwährend entfernt werden, sobald ihre Menge eine gewisse Grenze (10 Proz. des Gesamtstickstoffes) überschreitet.

Die Schwierigkeit einer klaren Übersicht tritt uns vollends deutlich vor Augen, wenn wir bedenken, daß auch die schonendste Methode, die wir zur Verfolgung der Magenverdauung am Menschen besitzen, die Herausnahme des Inhalts mit der Sonde, für den feineren Mechanismus der Magenverdauung einen groben Eingriff bedeutet, insofern im Mageninnern der Verdauungsprozeß an den verschiedenen Orten sehr ungleich vor sich geht. Wir erwähnten schon, daß GRÜTZNER bei Darreichung verschiedenfarbigen Futters an Tiere auf Gefrierschnitten kein homogenes Gemisch, sondern eine deutliche Schichtung des breiigen Mageninhaltes wahrnahm, in dessen einzelnen Schichten die Verdauung verschieden verlief und in dem die peptische Verdauung nur an den mit der Magenfläche in Berührung stehenden bzw. mit ihr in Berührung gewesenen Teilen vor sich geht. Indem wir den Mageninhalt in toto herausnehmen, zerstören wir die normalen Verhältnisse. Auch ist die sekretorische Bedeutung der einzelnen Bezirke der Magenschleimhaut eine ganz verschiedenartige und dementsprechend sind ihre Leistungen ungleich. Wir können füglich mit GRÜTZNER annehmen, daß in jedem Abschnitt des Magens etwas anderes vor sich geht, sowohl motorisch wie sekretorisch und daß die Zusammensetzung des Inhalts nirgends die gleiche ist. Angesichts dieser Tatsachen müssen wir uns einstweilen die Erkenntnis des feineren Mechanismus der Magenverdauung versagen.

Damit wollen wir freilich den klinischen Wert der Magenprüfung nach Probeessen bestimmter Zusammensetzung nicht in Abrede stellen. Sie gibt uns zu gute Anhaltspunkte, als daß wir darauf verzichteten, aber wir müssen eingedenk sein, daß es sich eben nur um Anhaltspunkte handelt, und daß aus diesem Prüfungsmodus eine fortlaufende und übersichtliche, allen Einzelheiten Rücksicht tragende Einsicht nicht hervorgehen wird.

Unser Wissen von den Modifikationen der Proteolyse und Steatolyse im erkrankten Magen beschränkt sich auf die im folgenden niedergelegten Beobachtungen.

Der Umfang der Eiweißspaltung bei den verschiedenen pathologischen Zuständen des Magens unterliegt großen Schwankungen und hat bisher keine durchgreifenden Gesetzmäßigkeiten erkennen lassen. Es finden sich nach Rosenberg[1] „bei diametral verschiedenen anatomischen bzw. sekretorischen Magenverhältnissen" gleiche oder annähernd gleiche Werte. — Freilich vergessen wir nicht die Unsicherheit unserer Untersuchungsergebnisse!

A priori sollte man erwarten, daß, um mit dem Einfluß der Salzsäure zu beginnen, in dem Maße, wie der Salzsäuregehalt von der Norm abweicht, sich von seinem Optimum dies- oder jenseits der Akme entfernt, die Verdauung an Intensität abnehme und die Kurve sich abflache und an Länge zunehme. Dem scheint aber in Wirklichkeit nicht so zu sein. Rosenberg sah bei Hyperchlorhydrie, Supersekretion, wie auch bei Sub- und Inazidität gleichgroße Mengen von eingeführtem Eiweiß (Plasmon) in Lösung gehen, und zwar schwankten die Werte bei den gleichen Zuständen innerhalb weiter Grenzen (insgesamt zwischen 13 und 60 Proz.). Am meisten scheint noch gesteigerter Salzsäuregehalt — Supersekretion noch mehr wie Superazidität — die Eiweißspaltung zu behindern, während Subazidität sie sogar zu fördern scheint. Bei Inazidität hielt sie sich in durchaus normalen Grenzen — 40 Proz. des Eiweißes hatten sich im Verlauf einer Stunde in ungerinnbare Produkte verwandelt.

Ganz entsprechende Resultate ergab der Vergleich der einzelnen aus dem Eiweiß entstandenen Substanzen untereinander (Albumosen, Peptone, abiurete Körper). Die niedrigsten Werte für solche Produkte, welche die Albumosengrenze überschritten haben, ergab die Supersekretion, dagegen auffallend hohe die Inazidität. Bei Achylie[2] (Atrophie der Magenschleimhaut) fehlen Eiweißspaltprodukte oder kommen nur in Spuren vor.[3]

Besonders interessante Verhältnisse finden sich bei Magenkarzinom. Hierauf hatte vor Rosenberg schon Emerson die Aufmerksamkeit gelenkt.

Emerson[4] wies für den gesunden Menschen nach, daß der zirka 1 Stunde nach der Einnahme eines Probeessens ausgeheberte Mageninhalt durchschnittlich etwas mehr als die Hälfte seines Gesamt-

---

[1] E. Rosenberg, Über den Umfang der Eiweißverdauung im menschlichen Magen unter normalen und pathologischen Verhältnissen. Zeitschr. f. klin. Med. **56**. 449 (1905).

[2] Wir gebrauchen die Bezeichnung Achylie dem Wortlaut gemäß nur im Sinne von Salzsäure- und Fermentmangel, nicht wie vielfach üblich, im Sinne von Salzsäuremangel allein.

[3] Boas, Untersuchungen über das Labferment und Labzymogen im gesunden und kranken Magen. Zeitschr. f. klin. Med. **14**. 249 (1888).

[4] C. Emerson, Der Einfluß des Karzinoms auf die gastrischen Verdauungsvorgänge. Deutsch. Arch. f. klin. Med. **72**. 415 (1902).

stickstoffes in der Form von Albumosen, 30 Proz. in der Form von durch Phosphorwolframsäure fällbaren Substanzen und 17 Proz. in den niedern Spaltungsprodukten enthält. Bei Kranken mit Magenkarzinom verschob sich das Verhältnis in der Weise, daß nach demselben Probeessen im gleichen Zeitintervall der Albumosenstickstoff bloß 27 Proz., der Stickstoff der durch Phosphorwolframsäure fällbaren Substanzen 46 Proz. und derjenige des Restes 27 Proz. des Gesamtstickstoffes betrug, d. h. 73 Proz. des Stickstoffes befanden sich in solchen Verbindungen, welche die Albumosengrenze überschritten hatten, gegenüber 47 Proz. bei gesundem Magen. Bei Darreichung von Kasein (Nutrose) trat der Unterschied noch schärfer hervor, weil dieser im gesunden Magen nur langsam zerlegbare Stoff im Krebsmagen rasch in seine Spaltprodukte zerfällt. EMERSONS Beobachtungen hat ROSENBERG im wesentlichen bestätigt. Bei ihm waren besonders die „Restkörper" sehr stark vertreten (50 Proz. des hydrolisierten Eiweißes).

Dieser Befund ist recht interessant für die Pathologie des Magenkrebses und für die Verdauung im karzinomatös ulzerierten Magen und es wäre lebhaft zu begrüßen gewesen, wenn er sich diagnostischen Zwecken hätte dienstbar machen lassen. Doch sind für weittragende Schlüsse die Ausschläge zu gering und zu unbeständig. Wir wollen aber nicht leugnen, daß er in unklaren Fällen als diagnostisches Hilfsmittel herangezogen werden kann.

Die Ursache des gesteigerten Zerfalls des Eiweißmoleküls ist, wie EMERSON ausführlich dargetan hat, darin zu suchen, daß die ulzerierte Geschwulstoberfläche das im Karzinomgewebe vorhandene in Tätigkeit begriffene autolytische Ferment in den Magen ergießt und dem Mageninhalt beimengt, wo es in der ihm eigenen Weise das Eiweiß zerlegt.[1]

In der reichlichen Bildung tiefstehender zum Teil mit basischen, säurebindenden Eigenschaften ausgestatteter Substanzen sieht EMERSON mit die Ursache des hohen Salzsäurebindungsvermögens des Inhaltes der karzinomatösen Mägen und speziell des Salzsäuredefizits, Verhältnisse, auf die wir weiter unten zurückkommen werden.

Der Umstand, daß das eiweißzerlegende Ferment in dem meist sauren Mageninhalt seine Tätigkeit entfaltet, darf nicht als Beweis gegen seine autolytische Natur angesehen werden, da erwiesenermaßen das autolytische Ferment in saurem Medium seine Wirksamkeit beibehält.

[1] Siehe Kap. I S. 16.

Im Mageninhalt ist bei Magenkarzinom[1] mehrfach Tryptophan gefunden worden. Man bezog seine Gegenwart auf das Karzinom und GLAESSNER[2] konnte in der Tat nachweisen, daß in peptischen Verdauungsgemischen, denen ein Stück Krebsgewebe beigegeben ist, bei mehrstündigem Verbleiben im Brutofen Tryptophan entsteht. Eine semiotische Bedeutung erlangt aber das Vorkommen der Substanz nicht, da sie auch im Inhalte krebsfreier Mägen bei hochgradiger Chymusstauung nachweisbar ist. Dort ist sie zum Teil vielleicht auf bakterielle Prozesse zurückzuführen, da viele Bakterien das Vermögen besitzen, in Peptonlösungen Tryptophan zu bilden, zum Teil entsteht sie aber gewiß auch durch den protrahierten Verdauungsakt selbst, da Pepsin und das neuerdings aus den Pylorusdrüsen isolierte Pseudopepsin[3] aus Eiweiß Tryptophan zu erzeugen vermögen. Man erhält denn auch die Tryptophanreaktion[4] im normalen Mageninhalt, wenn er genügend lange Zeit der Brutofentemperatur ausgesetzt war, und ROSENBERG erhielt sie, wenn auch nicht häufig, im ausgeheberten Mageninhalt nach Plasmondarreichnng sowohl bei normaler wie bei Sub- und Superazidität.

Über die Veränderungen der Fettspaltung bei gastrischen Störungen ist nicht viel bekannt und die Angaben sind noch unsicher. VOLHARD[5] fand sie gesteigert bei vermindertem Salzsäuregehalt und herabgesetzt bei vermehrtem. Letzteres bestätigte sein Schüler ZINSSER.[6] Die Salzsäure hat in der Tat einen hindernden Einfluß auf das Steapsin und dürfte außerdem emulsionzerstörend wirken. Dadurch wird dann das Fett der Enzymwirkung entzogen. Merkwürdigerweise ist bei Hypo- und Achylie die Fettspaltung beträchtlich vermehrt. ZINSSER fand sie auf das doppelte gesteigert, d. h. über

---

[1] P. ERDMANN u. H. WINTERNITZ, Über das Proteinochrom, eine klinisch und bakteriologisch bisher nicht verwertete Farbenreaktion. Münch. med. Wochenschrift (1903) 982. — K. GLAESSNER, Tryptophanreaktion und Magenkarzinom. Berl. klin. Wochenschr. (1903) 599.

[2] Siehe Anm. 1.

[3] K. GLAESSNER, Über die örtliche Verteilung der Profermente in der Magenschleimhaut. HOFMEISTERS Beiträge **1.** 24 (1901). Übersichtl. Darstellung bei K. GLAESSNER, Pepsin und Pepsinverdauung. Biochem. Zentralbl. **2.** Nr. 6 (1904). — K. GLAESSNER, Über die Funktion der BRUNNERschen Drüsen. HOFMEISTERS Beiträge **1.** 105 (1901). — KLUG, PFLÜGERS Arch. **92.**

[4] F. VOLHARD, Über eine neue Methode der quantitativen Pepsinbestimmung nebst Bemerkungen über die Tryptophanreaktion. Münch. med. Wochenschrift (1903) 2129.

[5] F. VOLHARD, siehe S. 49 Anm. 4.

[6] A. ZINSSER, siehe S. 50 Anm. 1. — A. FROMME, Über das fettspaltende Ferment der Magenschleimhaut. HOFMEISTERS Beiträge **7.** 51 (1905).

40 Proz. vom Fette einer Eigelbemulsion waren nach 2stündiger Verdauung gespalten. Nach dem Autor handelt es sich nicht um die Wirkung zurückgeflossenen Pankreassaftes, sondern um die eines von der Magenschleimhaut produzierten, mit dem normalen Magensteapsin nicht identischen Enzyms. Die Annahme eines solchen Fermentes erscheint uns aber nicht genügend begründet, und es ist nicht leicht begreiflich, warum gerade bei Achylie ein sonst im Magen nicht vorkommendes Enzym ausgeschieden werden sollte. Die Tatsache aber, daß bei Achylie so viel Fett gespalten wird, bleibt auffallend.

Besondere Beachtung haben die Veränderungen der Magensaftabsonderung gefunden. Doch ist auch hier trotz eines ungeheuren Aufwandes an Zeit und Arbeit die Erkenntnis auf Bruchstücke beschränkt.

Pawlow[1] hat durch seine Experimente am Hunde gezeigt, daß die Tätigkeit der Magendrüsen eine überaus zweckmäßige ist. Auf den Reiz der eingeführten Nahrung hin wird auf reflektorischem Wege, durch Vermittlung eines äußerst feinen Mechanismus ein Saft abgeschieden, der stets der zu leistenden Verdauungsarbeit in ganz hervorragender Weise angepaßt ist. Sowohl der Salzsäure- wie der Fermentgehalt und die in der Zeiteinheit abgeschiedene Menge des Sekretes, wie auch der zeitliche Verlauf und die Dauer der Sekretion sind abhängig von der Nahrung, eine Adaptation, welche die höchste Bewunderung erregen muß und deren Mechanismus vorderhand noch ein Rätsel ist.

Wie Pawlows Schüler und auch andere Autoren[2] in der jüngsten Zeit gezeigt haben, gilt das am Hunde Gefundene auch für den Menschen.[3]

Wie nun der kranke Magen hinsichtlich der Qualität seines Saftes auf den qualitativen Nahrungsreiz reagiert, ist nur sehr lückenhaft untersucht, da die meisten Beobachtungen sich auf das übliche Probeessen beschränken, d. h. auf ein Gemenge verschiedener

---

[1] Pawlow, Die Arbeit der Verdauungsdrüsen (1898).

[2] A. Hornberg, Beitrag zur Kenntnis der Magensaftsekretion des Menschen. Münch. med. Wochenschr. (1903) Nr. 30, 1308. — F. Umber, Die Magensaftsekretion des (gastrostomierten) Menschen bei „Scheinfütterung" und Rektalernährung. Berl. klin. Wochenschr. (1905) 56.

[3] Da der Magensaft so verschiedenartig zusammengesetzt, ist es klar, daß käufliche Pepsinpräparate nicht im entfernten das zu leisten vermögen, was das natürliche, jeweils dem individuellen und zeitlichen Bedarf angepaßte Sekret vollbringt und daß es schlechterdings unmöglich ist, die darniederliegende Magensaftsekretion durch Eingabe künstlicher Präparate zu ersetzen.

Arten von Nahrungsstoffen. Außerdem gibt es nur äußerst spärliche Untersuchungen, welche den eigentlichen Verlauf der Saftabsonderung verfolgen, d. h. die Abscheidung in kontinuierlicher Weise während der ganzen Sekretionsdauer bestimmt haben. In der Mehrzahl der Fälle begnügte man sich mit in gewissen Zeitabständen vorgenommenen Stichproben. Daß diese nicht geeignet sind, ein Bild von dem gesamten Sekretionsprozesse zu geben, liegt auf der Hand. Für diagnostische Zwecke liefern sie brauchbare Daten und das ist der Grund, warum man es bei ihnen bewenden ließ.

Dann wäre noch in Erwägung zu ziehen, ob bei darniederliegendem Appetit der Sekretionsvorgang Not leidet und einen unzweckmäßigen Saft hervorbringt. Durch das Empfinden von Appetit wird nämlich, wie das ebenfalls Pawlow zuerst für den Hund und späterhin seine Schüler[1] für den Menschen erwiesen haben, Magensaft abgesondert, ein Saft, den der russische Forscher mit der Bezeichnung des Appetit- oder psychischen Saftes belegte. Da dieser erste Saft für die Verdauung bzw. die Absonderung weiteren Magensaftes eine hohe Bedeutung hat — Pawlow sprach geradezu von „Zündsaft“ —, dürften qualitative Veränderungen oder gar ein Ausbleiben desselben nicht ohne Folgen für den Verlauf der nachfolgenden Verdauung sein. Bei schlechtem Appetit ist das Ausbleiben des Saftes zu erwarten. Es wäre von Interesse, bei nervösen Dyspepsien das Verhalten des Appetitsaftes zu prüfen.

Die Untersuchungen über Magensaftsabsonderung lassen sich am Tier mit weit größerer Präzision durchführen, als am Menschen, weil dort mit Hilfe der Pawlowschen Operationsmethodik Magensaft von der wünschbar größten Reinheit sich mit Leichtigkeit gewinnen läßt. Beim Menschen ist mit nur ganz seltenen Ansnahmen, die sich dann auch nicht für alle Untersuchungen eignen, reiner Magensaft überhaupt nicht erhältlich. Was wir hier untersuchen, ist ein Gemenge von Nahrungsstoffen und Sekret, und die Übersicht wird noch dadurch erschwert, daß wir nie wissen, wieviel von dem

[1] Lang, Bulawintzeff, vgl. Biochem. Zentralbl. (1903) Nr. 15. Die negativen Resultate Schüles [Inwieweit stimmen die Experimente Pawlows am Hunde mit den Befunden am normalen menschlichen Magen überein? Über die Beeinflussung der Salzsäurekurve durch die Qualität der Nahrung. Deutsch. Arch. f. klin. Med. **71**. 111 (1901)], J. Trollers [Über Methoden zur Gewinnung reinen Magensekretes. Zeitschr. f. klin. Med. **38**. 183 (1899)], M. Scheuers u. A. Riegels [Über die Bedeutung des Kauaktes für die Magensaftsekretion. Zeitschr. f. diätet. u. physikal. Therap. **4**. 462 (1900)] sind wohl auf nicht einwandfreie Versuchstechnik zurückzuführen.

Mageninhalt bereits resorbiert ist. Wir gewinnen mit unsern Methoden jedenfalls keinen Einblick in die wirklichen Sekretionsverhältnisse. Die Reizung mit indifferenten Mitteln, z. B. kaltem Wasser (Leube) hat nicht zum Ziele geführt.

Außerdem gilt für die Beurteilung der Magensaftsekretion das auf S. 51 Gesagte (Grützner).

Unter den Sekretionsprodukten des Magens hat die Salzsäure das Interesse der Ärzte am meisten gefesselt, während die Fermente weit seltener Gegenstand der Untersuchung gewesen sind. Der Grund hierfür liegt darin, daß der Gehalt des Mageninhalts an Zymogenen in merklicher Weise sich viel seltener ändert, als der der Salzsäure und daß allfällige geringe Schwankungen im Fermentgehalt von untergeordneter pathologischer und diagnostischer Bedeutung sind, während Veränderungen des Salzsäuregehaltes schon bei relativ leichten Erkrankungen auftreten und einen entscheidenden diagnostischen Wert besitzen.

Für die richtige Beurteilung der Größe der Fermentabscheidung ist es notwendig, dessen eingedenk zu sein, daß die Enzyme nicht als solche, sondern als Zymogene von den Drüsenzellen abgesondert werden und daß diese erst unter dem Einflusse gewisser Agenzien, zu denen vor allem die Salzsäure gehört, in die Enzyme übergehen. Daher muß in allen Fällen, wo die Salzsäure fehlt, nicht allein auf die Enzyme, sondern auch auf die Zymogene geachtet werden. Praktisch ist das für das Pepsin gleichgültig, weil bei der Bestimmung des Pepsins dem Verdauungsgemisch Salzsäure, soweit sie fehlt, zugesetzt wird, beim Lab, wo die Prüfung bei neutraler Reaktion erfolgt, liegen die Dinge anders. Hier ist auf das Zymogen zu achten.[1] Das Labzymogen läßt sich in der Tat häufig nachweisen in Fällen, wo das Labenzym vermißt wird.[2]

Es steht fest, daß die Zymogenabsonderung erheblich herabgesetzt und sogar gänzlich aufgehoben sein kann. Geht diese Hyp- bzw. Anenzymie gleichzeitig mit Verminderung oder völligem

---

[1] Praktisch kommt in Betracht, daß die Gärungs- und Fettsäuren die Zymogene zum Teil in Enzyme umwandeln, womit der Salzsäuremangel wenigstens teilweise ausgeglichen wird.

[2] Boas, Untersuchungen über das Labferment und Labzymogen im gesunden u. kranken Magen. Zeitschr. f. klin. Med. **14**. 249 (1888). — G. Klemperer, Die diagnostische Verwertbarkeit des Labfermentes. Ebenda **14**. 280 (1888). — Über die Pathologie der Labausscheidung siehe weiter: E. Johnson, Studien über das Vorkommen des Labfermentes im Magen des Menschen unter pathologischen Verhältnissen. Ebenda **14**. 240 (1888). — A. Johannessen, Studien über die Fermente des Magens. Ebenda **17**. 304 (1890).

Versiegen der Salzsäureproduktion einher, so spricht man von Hyp- bzw. Achylie.[1] Die Fähigkeit, den Mageninhalt auf die Molenkonzentration des Blutes einzustellen, d. h. blutisotonische und hypertonische Lösungen (durch Wasserabgabe — Diffusion[2] —) zu verdünnen und hypotonische (durch Wasseraufsaugung) zu verdichten, bleibt dabei erhalten,[3] hat also mit den drüsigen Elementen nichts zu tun. Wohl ist aber in typischen Fällen von Achylie die Schleimabsonderung aufgehoben.

Achylie findet sich bei atrophischen Zuständen der Magenschleimhaut, mit Untergang der Drüsenkörper, nämlich im Endstadium des chronischen atrophierenden Magenkatarrhs, bei manchen Formen der perniziösen Anämie[4] und mitunter bei Magenkrebs.

[1] M. Einhorn, Zur Achylia gastrica. Arch. f. Verdauungskrankheiten **1.** 158 (1901). — Martius u. Lubarsch, Achylia gastrica, ihre Ursachen und ihre Folgen. Leipzig u. Wien (1897). — Ältere Literatur über Achylia gastrica siehe bei Riegel, Die Erkrankungen des Magens. Nothnagels Handb. d. Pathol. u. Therap. **16.** II. Teil 602 (1897). — Fenwick, Lectury on Atrophia of the stomach. The Lancet (1877) July 7, 14, 2. — M. Litten u. J. Rosengart, Ein Fall von fast völligem Erlöschen der Sekretion des Magensaftes usw. Zeitschr. f. klin. Med. **14.** 573 (1888). Man findet oft die Bezeichnung: relative, inkomplette, komplette Achylie. Diese Bezeichnung ist sinnwidrig. Unter Achylie ist nur ein vollständiges oder so gut wie vollständiges Fehlen des aktiven Saftes zu verstehen.

[2] W. Roth u. H. Strauss, Untersuchungen über den Mechanismus der Resorption und Sekretion im menschlichen Magen. Zeitschr. f. klin. Med. **37.** 144 (1899). — Strauss, Therapeut. Monatshefte (1899) 88. — Th. Pfeiffer, Über das Verhalten von Salzlösungen im Magen. Arch. f. exp. Pathol. u. Pharm. **53.** 261 (1905). Die Absonderung von Wasser veranlaßte Strauss [vgl. A. T. Justesen, Über den Einfluß verschiedener Nahrung auf die Salzsäuresekretion und den osmotischen Druck im normalen menschlichen Magen. Zeitschrift f. klin. Med. **42.** 451 (1901)] zu der Hypothese der „Verdünnungssekretion", d. h. zu der Annahme, das neben der spezifischen Sekretion Wasser oder eine Flüssigkeit von ganz geringer molekularer Konzentration sezerniert werde. Vgl. die negativen Resultate von P. Sommerfeld und H. Roeder, Über das physikalische Verhalten von Lösungen im menschlichen Magen. Berl. klin. Wochenschr. (1904) Nr. 50.

[3] Roth u. Strauss siehe Anm. 2. — H. Strauss, Untersuchungen über die Resorption und den Stoffwechsel bei Apepsia gastrica mit besonderer Berücksichtigung der perniziösen Anämie. Zeitschr. f. klin. Med. **41.** 280 (1900). — A. Schiff, Beiträge zur Physiologie und Pathologie der Pepsinsekretion und zur medikamentösen Beeinflußbarkeit der Magensaftsekretion durch Atropin und Pilokarpin. Arch. f. Verdauungskrankheiten **6.** 107 (1900).

[4] Daß sie hier Folge, nicht Ursache der Bluterkrankung ist, dürfte jetzt feststehen. Literatur hierüber siehe bei H. Strauss, Anm. 2. — M. Einhorn, Zur Kenntnis der Achylia gastrica und der perniziösen Anämie. Arch. f. Verdauungskrankheiten **9.** 147 (1903).

Bei Erkrankungen entfernter Organe ohne anatomisch nachweisbare Veränderungen der Magenschleimhaut, nämlich bei Karzinomen, will man sie auch beobachtet haben,[1] doch ist sie dort — wie überhaupt auch sonst — gewiß seltener, als man vielfach annimmt, da oft nicht streng genug zwischen Achylie und Salzsäuremangel unterschieden wird.

Achylie tritt ferner auf als funktionelle Störung bei nervösen Leiden, insbesondere Neurasthenie. Hier ist der Zusammenhang wesentlich geklärt worden durch die bahnbrechenden Untersuchungen Pawlows, welcher vorher ungeahnte Beziehungen zwischen Nervensystem und den Magen- und Darmdrüsen aufdeckte. Wir können uns jetzt wohl vorstellen, daß das Fehlen eines Reizes oder ein Hemmungsreiz die Sekretion zum Stillstande bringt. Durch Pawlows[2] Beobachtungen hat der Begriff der „funktionellen Sekretionsstörung" für die Magendarmdrüsen eine experimentelle Grundlage erhalten. Wie Bickel[3] kürzlich zeigte, rufen psychische Affekte (quantitative) Veränderungen der Magensaftabscheidung hervor.

Daß die nervöse Achylie im Gegensatz zu den übrigen Formen der Achylie der Rückbildung fähig ist, bedarf keiner Begründung. Die Frage, ob sie als besonderes Leiden von den letzteren loszulösen ist, wird verschieden beantwortet.[4] Es scheint aber das Versiegen der Magensaftsekretion bei organischen Erkrankungen entfernter Organe (bei anatomischer Intaktheit der Magenschleimhaut) eine solche Trennung nicht zu rechtfertigen.

Wenn wir von dem Gesagten absehen, so sind die Angaben über Veränderungen in der Fermentabsonderung sehr widersprechend. Die Divergenz der Ansichten dürfte mit in der Unzulänglichkeit der Untersuchungsmethodik begründet sein, bezieht sich doch die große Mehrzahl der Beobachtungen auf das Pepsin, zu dessen Bestimmung die meisten Autoren sich des Mettschen Verfahrens bedienten, das für klinische Untersuchungen nicht ganz einwandfrei zu sein scheint.

So haben Nierenstein und Schiff[5] den Nachweis erbracht, daß

---

[1] Vgl. u. a. G. Meyer, Zur Kenntnis der sog. Magenatrophie. Zeitschr. f. klin. Med. **16**. 366 (1889).

[2] Siehe S. 55 Anm. 1.

[3] A. Bickel, Verhandlung des Kongr. f. inn. Med. (1906).

[4] Siehe hierüber: L. Kuttner, Zur Frage der Achylia gastrica. Zeitschr. f. klin. Med. **45**. 1 (1902).

[5] E. Nierenstein u. A. Schiff, Über die Pepsinbestimmung nach Mett und die Notwendigkeit ihrer Modifikation für klinische Zwecke. Berl. klin. Wochen-

nach dem üblichen Probefrühstück der Magensaft Substanzen enthält, vornehmlich Kohlehydrate und Kochsalz, welche in wechselnder Weise den Verlauf der peptischen Verdauung in den METTschen Röhrchen hemmen. Angaben über geringfügige Schwankungen in der Enzymbildung sind daher mit Vorsicht aufzunehmen.

Nach ROTH und andern[1] besteht eine Steigerung der Pepsinproduktion (Hyperpepsie) bei Ulcus ventriculi, Supersekretion und manchen Fällen von Atonie, eine Herabsetzung (Hypopesie) außer Karzinom bei chronischen Katarrhen und nervösen Störungen. Doch konnte GINTL und neuerdings ROBIN[2] mit Hilfe des HAMMERSCHLAGschen Verfahrens weder bei Ulcus ventriculi, noch bei Hyperchlorhydrie, Neurasthenie, Chlorose und andern Krankheiten ein typisches Verhalten des Pepsins nachweisen.

Im allgemeinen kann man sagen, daß hohe Pepsinwerte sich dort finden, wo der Salzsäuregehalt normal oder übernormal ist, daß aber auch bei verminderter oder selbst fehlender Salzsäure der Magensaft reich an Pepsin oder Pepsinogen sein kann. Umgekehrt, wenn auch nur in sehr seltenen Fällen, kommt es vor, daß bei übermäßiger Salzsäureabscheidung nur wenig Pepsin bzw. Pepsinogen produziert wird (Hyperchlorhydrie mit Hypopepsie).

Ganz wie das Pepsin verhält sich das Lab, dessen Ausscheidung mit der des Pepsins stets Schritt hält, was mit der von NENCKI vertretenen Auffassung im Einklang steht, wonach beide Enzyme ein und derselbe Körper seien mit nach verschiedener Richtung hin ausgebildeten Eigenschaften. Auch das Steapsin scheint sich im großen und ganzen wie das Pepsin zu verhalten,[3] doch scheint es Ausnahmen hiervon zu geben, die noch nicht aufgeklärt sind.

Wir entnehmen aus dem Gesagten, daß ein Parallelismus zwischen Zymogen- und Salzsäureproduktion durchaus nicht besteht.[4]

---

schrift (1903) 168. — Dieselben, Arch. f. Verdauungskrankheiten **8.** 559 (1903). — KAISERLING, Die klinische Pepsinverdauung nach METT. Berl. klin. Wochenschrift (1903) 1007.

[1] ROTH, Zur Frage der Pepsinabsonderung bei Erkrankungen des Magens. Zeitschr. f. klin. Med. **39.** 1 (1900). — E. NIERENSTEIN u. SCHIFF siehe Anm. 1.

[2] F. GINTL, Über das Verhalten des Pepsins bei Erkrankungen des Magens. Arch. f. Verdauungskrankh. **4.** 252 (1898). — W. ROBIN, Über das Verhalten des Pepsins bei verschiedenen Magenkrankheiten. Ebenda **10.** 3. H. (1904). — J. BOAS, siehe S. 52 Anm. 3. — Bezüglich Fett spaltendes Ferment siehe F. VOLHARD, S. 49 und H. STRAUSS, Zeitschr. f. klin. Med. **41.** 280 (1900).

[3] Siehe S. 49.

[4] F. GINTL, siehe Anm. 2. — G. TROLLER, Zur Pepsinfrage bei Achylia gastrica. Arch. f. Verdauungskrankh. **5.** 151 (1899). — G. KÖVESI, Einfluß der

Dasselbe ergibt sich auch aus dem weiteren Umstande, daß selbst in den Fällen, wo Salzsäure und Fermente im gleichen Sinne variieren, die Abweichungen der letztern geringer sind als die der Salzsäure. Hieraus folgt, daß Zymogenbildung und Salzsäureproduktion keine direkten Beziehungen zueinander haben, sondern ganz differente und voneinander unabhängige Funktionen der Magendrüsen sind, was ja auch aus den schönen Experimenten PAWLOWS am Hundemagen deutlich hervorgeht. Die Verminderung der Fermentabscheidung und sogar ihr völliges Versiegen, auch im Verein mit Salzsäuremangel (Achylie) haben keine ernsten Folgen für den Organismus, da der Darm vikariierend eintritt; nur ist für die Erhaltung der Motilität des Magens Sorge zu tragen. Die Ausnutzung der Nahrung, insbesondere die des Eiweißes, bleibt eine gute und ebenso der allgemeine Ernährungszustand; ja, es läßt sich sogar mit Leichtigkeit Stickstoffansatz erzielen.[1]

Mehr Interesse als den Fermenten, den aktiven Bestandteilen des Magensaftes, ist aus den schon erwähnten Gründen der **Salzsäure-** und der **Saftsekretion** entgegengebracht worden. Hier finden sich in Krankheiten beträchtliche Schwankungen und vor allem im Salzsäuregehalte des Mageninhaltes eine große Labilität. Aber auch hier liegen unüberwindliche Hindernisse im Wege, wenn wir aus unseren Untersuchungsergebnissen ein Bild vom Verhalten der eigentlichen Sekretion zu gewinnen suchen. Denn Schwankungen im Salzsäuregehalt des Mageninhalts, insbesondere in der Richtung der Verminderung bedeuten noch lange nicht solche in der Salzsäureabscheidung.

Auf den Reiz der eingeführten Nahrung hin scheidet die Schleimhaut des Magens unter gesunden Verhältnissen einen salzsäurehaltigen Saft ab. Der Chymus bindet die Säure vermöge seines Gehaltes an säurebindenden Bestandteilen, zu welchen in erster

---

Gastroenterostomie auf die Sekretionsvorgänge des Magens. Münch. med. Wochenschr. (1898) Nr. 34. — Derselbe, Untersuchungen auf dem Gebiete der Magenpathologie. MALYS Jahresber. **29.** 373 (1899). — A. SCHIFF, Beiträge zur Physiologie und Pathologie der Pepsinsekretion usw. Arch. f. Verdauungskrankh. **6.** 107 (1900). — LINOSSIER, Journ. de physiol. et de pathol. générale (1899) **1.** — F. JUNG, Pepsinbestimmungen nach modernen Methoden und relative digestive Insuffizienz. Arch. f. Verdauungskrankh. **8.** 605 (1903). — W. ROBIN, siehe S. 60 Anm. 3.

[1] H. STRAUSS, siehe S. 58 Anm. 3. — W. v. MORACZEWSKI, Stoffwechselversuche bei schweren Anämien. VIRCHOWS Arch. **159.** 221 (1900). — C. v. STEJSKAL und F. ERBEN, Klinisch-chemische Studien: Stoffwechselversuche bei perniziöser Anämie. Zeitschr. f. klin. Med. **40.** 165 (1900).

Linie Eiweiß,[1] dann andere organische Stoffe, etwa vorhandene Alkalien und basische Salze gehören. Auch schwache organische Säuren werden aus ihren Salzen getrieben. Beim gesunden Menschen wird in der Regel so viel Salzsäure abgeschieden, daß immer nach Verlauf einiger Zeit nicht nur alle basischen Affinitäten des Speisebreies gesättigt sind, sondern ein Überschuß an freier Salzsäure besteht. Nur ausnahmsweise kommt es vor, daß der gesunde Magen auf der Höhe der Verdauung dauernd keine freie Salzsäure enthält. Die Salzsäure unterliegt einem verschiedenen Schicksale. Ein Teil wird durch Alkalien neutralisiert und fällt für die Verdauung außer Betracht, ein anderer Teil verankert sich mit den Eiweißkörpern und anderen organischen Basen bzw. basisch wirkenden Körpern und behält seine Säureeigenschaften bei (locker gebundene Säure), ein dritter Teil bleibt frei. Die beiden letzteren Formen sind für die Verdauung gleichwohl geeignet, dagegen wirken sie ungleich als bakterizide Agenzien. In dieser Hinsicht ist die freie Salzsäure allein wirksam. Auf der Höhe der Verdauung ist die Summe der locker gebundenen und der freien Salzsäure gleich 2—3 Promille.

Die einzelnen Arten von Nahrungsstoffen wirken auf die Salzsäureausscheidung nicht gleich ein. Pawlow und seine Schule haben diese Verhältnisse beim Tier eingehend studiert. Fleischnahrung regt sie mächtig an, Amylaceenkost dagegen nur wenig und Fett hemmt sie sogar,[2] eine Eigenschaft, die, wie beiläufig erwähnt sei, zur Bekämpfung der übermäßigen Salzsäureproduktion empfohlen worden ist.[3] Beim Menschen ist das Verhalten der Salzsäureproduktion wenig eingehend studiert und es bedarf noch vieler Einzelforschung, um sie namentlich bei gemischter Kost klarzulegen. Ausführliche vergleichende Versuchsreihen tun dringend not.

---

[1] E. Moritz, Die Verdeckung der Salzsäure des Magensaftes durch Eiweißkörper. Deutsch. Arch. f. klin. Med. **44.** 277 (1889). — G. Klemperer, Zur chemischen Diagnostik der Magenkrankheiten. Zeitschr. f. klin. Med. **14.** 147 (1888). — K. Spiro u. W. Pemsel, Über Basen- und Säurekapazität des Blutes und der Eiweißkörper. Zeitschr. f. physiol. Chem. **26.** 233 (1899) und Erb u. u. Cohnheim, Zeitschr. f. Biol. **43.**

[2] Vgl. für den Menschen u. a.: A. T. Justesen, siehe S. 58 Anm. 2.

[3] Strauss u. Aldor, Zeitschr. f. diät. u. physik. Therapie **1.** — O. Sörensen u. L. Metzger, Über die Diät bei der Superazidität. Münch. med. Wochenschr. (1898) Nr. 36. — W. Backmann, Die Fettdiät bei Superazidität. Zeitschr. f. klin. Med. **40.** 224 (1901). Daselbst frühere Literatur: G. Lang, Über den Einfuß des Wassers, der Eiweißstoffe, Kohlehydrate und Fette auf die Magensaftsekretion des Menschen. Deutsch. Arch. f. klin. Med. **18.** 302 (1903).

Freie Salzsäure tritt nach dem Genusse von Amylaceen viel früher auf als nach solchem von Fleisch,[1] was anscheinend damit zusammenhängt, daß letzteres säurebindende Spaltungsprodukte liefert.

Bei gewissen pathologischen Zuständen überragt die Saft- bzw. Salzsäureausscheidung wesentlich die durchschnittliche Höhe, oder richtiger ausgedrückt, der Salzsäuregehalt des Mageninhaltes ist ein gesteigerter. Es tritt dann freie Salzsäure in viel kürzerer Zeit auf und die Azidität erreicht einen höhern Grad als es gewöhnlich der Fall ist. Die Verhältnisse bei der Superazidität (Hyperchlorhydrie) liegen aber nicht einfach so, daß bloß der Überschuß an freier Salzsäure zunimmt, vielmehr ist meistens auch die Gesamtazidität erhöht oder es ist bloß die Gesamtazidität, dagegen nicht die freie Salzsäure vermehrt. Das weist auf mit der Sekretionsveränderung einhergehende Veränderungen der Motilität, und zwar auf eine Stagnation des Speisebreies hin. Leider läßt sich nicht genau definieren, wo die normale Höhe der Salzsäureausscheidung aufhört und die Vermehrung beginnt. Es gibt keine bestimmten Normen für die Größe der Salzsäurewerte, sowohl der freien wie der gebundenen, da sie schon beim gesunden Menschen ohne nachweisbare Ursache erheblich variieren (zwischen 30 und 70 Aziditätsprozenten 1 Stunde nach dem Ewald-Boasschen Probefrühstück).[2] Dementsprechend weichen die von den einzelnen Autoren angenommenen Standardzahlen beträchtlich voneinander ab.[3] Im Einzelfalle ist es daher oft schwierig, eine Entscheidung zu treffen. Auch divergieren die Ansichten darüber, ob die Salzsäurevermehrung an der freien oder an der gebundenen Säure gemessen werden soll. Im allgemeinen ist es wohl richtig, von Superazidität zu sprechen, wenn $^3/_4$—1 Stunde nach dem Ewald-Boasschen Probefrühstück die freie Salzsäure mehr als 0,22 Proz. und die Gesamtazidität mehr als 0,26 Proz. (= 70 Aziditätsgrade) beträgt. Doch sind diese Zahlen nicht absolut zu nehmen, denn es gibt Fälle, wo eine Azidität von 0,22 Proz. freier Salzsäure oder eine Gesamtazidität von 40—50

[1] A. Schüle, Untersuchungen über die Sekretion und Motilität des normalen Magens. Zeitschr. f. klin. Med. **28.** 460 (1895) und **29.** (1896).

[2] A. Schüle, siehe Anm. 1. — Rosenheim, Über die praktische Bedeutung der Bestimmung der freien Salzsäure im Mageninhalt. Deutsch. med. Wochenschrift. (1892). — Derselbe, Beiträge zur Methodik der Salzsäurebestimmung im Mageninhalt. Ebenda (1891) 1323. — Rotschild, Untersuchungen über das Verhalten der Salzsäure des Magensaftes. Inaug.-Dissertat. Straßburg (1886).

[3] Zusammenstellung bei L. Schüler, Die semiotische Bedeutung der Kohlehydratverdauung für die Diagnostik der Hyperaciditas gastrica. Deutsche med. Wochenschr. (1900) Nr. 19.

klinisch als Hyperchlorhydrie imponiert und andererseits solche, wo eine Azidität von 80 nicht die geringsten Beschwerden verursacht. Das Maximum, welches die Salzsäureausscheidung erreicht, dürfte um 0,5 Proz. herum gelegen sein.

Ob bei der Superazidität von vornherein ein superazider Saft gebildet und ausgeschieden wird, oder ob es sich bloß um ein Plus von normalsaurem Saft handelt, wird verschieden beurteilt.[1] Nach neueren Beobachtungen, besonders tierexperimenteller Natur, soll letzteres allein vorkommen,[2] da der Salzsäuregehalt nie die Höhe des Salzsäuregehalts des nativen Magensaftes (0,5 Proz.) übertreffe.[3] Damit wäre gesagt, daß zwischen der Superazidität und dem kontinuierlichen Magensaftfluß eigentlich kein prinzipieller Unterschied bestände. Es handelte sich dort um eine alimentäre Supersekretion.

Als Ursache vermehrter Saft- resp. Salzsäureabscheidung wird allgemein eine gesteigerte Reizbarkeit der Schleimhaut bzw. ihres sekretorischen Nervenapparates, oder, was auf das gleiche herauskommt, eine Sekretionsneurose angenommen. Was ihr Vorkommen anbelangt, so findet sie sich bei Entzündungs- und Reizzuständen der Magenschleimhaut (Gastritis, Ulcus ventriculi), Atonie und Ektasie, bei Intoxikationen, namentlich durch Nikotin- und chronischen Alkoholabusus entstandenen und schließlich auch als sogenannte idiopathische Neurose.

Am häufigsten tritt sie bei Ulcus ventriculi[4] auf und dort erlangt sie deshalb eine besondere Bedeutung, weil man mit ihr die Ausbildung des Magengeschwürs in Beziehung bringt. In der Tat

---

[1] Vgl. neuerdings V. Rubow, Die Hyperazidität des Magensaftes und ihre Bestimmung mittels der Sahlischen Probemahlzeit. Boas' Arch. **12.** 1 (1906).

[2] Vgl. A. Bickel, Die Chemie der Superazidität und ihre pathologischphysiologische Erklärung. Biochem. Zeitschr. **1.** 153 (1906); vgl. frühere Literatur: W. Zweig u. A. Calvo, Die Sahlische Mageninhaltsuntersuchung und ihre Bedeutung für die Diagnose der alimentären Hypersekretion. Arch. f. Verdauungskrankh. **9.** 263 (1903). — Tuchendler, Deutsche med. Wochenschrift (1899) Nr. 24. — Schüler, siehe S. 63 Anm. 3.

[3] A. Bickel, Experimentelle Untersuchungen über die Magensaftsekretion beim Menschen. Verhandl. d. Kongr. f. inn. Med. (1906) u. a.

[4] F. Riegel, Zur Lehre vom Ulcus ventriculi rotundum. Deutsche med. Wochenschr. (1886) Nr. 52. — R. v. d. Velden, Über Hypersekretion und Hyperazidität des Magensaftes. Sammlung klinischer Vorträge Nr. 280 (1885). — S. Rothschild, Untersuchungen über das Verhalten der Salzsäure des Magensaftes beim gesunden Magen und beim Magengeschwür. Inaug.-Dissertat. Straßburg (1886). — E. Korczynski u. W. Jaworski, Befunde bei Ulcus und Carcinoma ventriculi, sowie bei Magenblutungen. Deutsche med. Wochenschr. (1886) Nr. 47—49. — Vogel, Inaug.-Dissertat. Gießen (1888).

läßt sich in der Mehrzahl der Fälle von Magengeschwür Superazidität nachweisen; der nähere Zusammenhang beider Prozesse ist aber noch unbekannt. Die Annahme einer einfachen Behinderung der Heilung allfälliger Substanzverluste durch die Säure[1] befriedigt nicht, obschon übermäßig saurer Mageninhalt Schleimhautdefekte an ihrer Ausheilung zu hindern vermag. Es müssen noch andere Momente mitwirken. Welche es aber sind, entzieht sich der Erkenntnis. Man spricht von Zirkulationsstörungen in der Magenwand, Anomalien der Konstitution (Anämie), von einer besonderen Art von Katarrh und in neuerer Zeit von infektiösen Prozessen und trophischen Störungen. Wir wollen auf diese Frage hier nicht näher eintreten, für uns ist nur die häufige Verbindung von Hyperchlorhydrie und Magengeschwür von Interesse. Es sei jedoch erwähnt, daß Ulcus ventriculi sich nicht immer mit Hyperchlorhydrie vergesellschaftet, nicht selten wird sie dabei vermißt oder es werden sogar Hypo- und Achlorhydrie beobachtet.[2]

In dem eben geschilderten Zustande erfolgt die Steigerung der Saft- oder Salzsäureabsonderung nur nach der Aufnahme von Nahrung. Nach vollendeter Verdauung ist der Magen wieder leer. Es gibt nun Fälle, wo auch, wie zuerst REICHMANN[3] nachgewiesen hat, in den Intervallen zwischen den Verdauungsperioden ohne irgend welche vorgängige Zufuhr von Speise oder Getränk Saft in erheblicher Menge abgeschieden wird und zwar auch dann, wenn der Magen sorgfältig ausgespült worden ist. Mehrere Hundert Kubikzentimeter bis 2 Liter Saft finden sich im nüchternen Magen vor, oder werden spontan erbrochen und die Gesamtmenge des in 24 Stunden abgesonderten Saftes kann in extremen Fällen bis über 5 Liter[4] betragen.[5] Die Flüssigkeit, die sich beim kontinuier-

---

[1] MATTHES, Zur Wirkung von Enzymen auf lebendes Gewebe, speziell auf die Magen- und Darmwand. Verhandl. d. 12. Kongr. f. inn. Med. (1893) 425.

[2] RITTER u. HIRSCH, Über die Säuren des Magensaftes und deren Beziehung zum Magengeschwür bei Chlorose und Anämie. Zeitschr. f. klin. Med. **13**. 430 (1887). — H. SCHNEIDER, Untersuchungen über die Salzsäuresekretion und Resorptionsfähigkeit der Magenschleimhaut bei den verschiedenen Magenkrankheiten usw. VIRCHOWS Arch. **148**. 1 und 243 (1897). — G. GELMAN, Über die Magenfunktionen bei Ulcus ventriculi rotundum. Inaug.-Dissertat. Zürich (1905).

[3] M. REICHMANN, Ein Fall von krankhaft gesteigerter Absonderung des Magensaftes. Berl. klin. Wochenschr. (1882) Nr. 40.

[4] JOHNSON u. BEHM, Beiträge zur Kenntnis der krankhaft gesteigerten Absonderung von Magensaft. Zeitschr. f. klin. Med. **22**. 488 (1893).

[5] Zum besseren Verständnis dieser hohen Ziffern sei angeführt, daß nach neueren Untersuchungen auch die physiologischen Saftmengen sehr große

lichen Magensaftfluß (Gastrosuccorrhoe) ansammelt, hat alle Eigenschaften des Magensaftes;[1] sie ist beinahe klar und farblos oder gelb bis grünlich, enthält freie Salzsäure, verdaut Eiweiß und bringt Milch zur Gerinnung. Ihr spezifisches Gewicht ist gemäß dem Umstande, daß gelöste Speisen und Verdauungsprodukte darin fehlen, geringer als im Inhalt des gesunden Magens,[2] ihr Salzsäuregehalt entweder der normale oder erhöht. Er beträgt bis 0,5 und 0,6 Proz. Bei Nahrungszufuhr kann unter dem Einfluß des hinzugekommenen Reizes der Säuregehalt weiter steigen und beträchtliche Werte erreichen, doch ist das nicht immer der Fall, so daß man nicht selten auf der Höhe der Verdauung ganz normale Verhältnisse findet, oder es wird die Gesamtazidität nur durch organische Säuren erhöht. Die Supersekretion kann also mit Superazidität einhergehen, sie tut es aber nicht immer.

Über die Genese des kontinuierlichen Magensaftflusses streiten sich noch die Autoren. Viele[3] nehmen, wie für die alimentäre Supersekretion, eine primäre Steigerung der Saftabscheidung auf der Basis einer Sekretionsneurose an, der zufolge die kranke Magenschleimhaut oder das erkrankte Nervensystem auf eine vom Magen selbst oder auf reflektorischem Wege von anderen Organen oder vom nervösen Zentralorgan ausgehende Reizung mit zu starker oder zu lange andauernder Sekretabscheidung antwortet. Andere[4]

---

sind. So sollen zur Bewältigung einer gewöhnlichen Probemahlzeit 600 ccm Saft erforderlich sein [M. Pfaundler, Über eine neue Methode zur klinischen Funktionsprüfung des Magens und deren physiologische Ergebnisse. Deutsch. Arch. f. klin. Med. **65**. 255 (1899)].

[1] M. Reichmann, Über sogen. „Dyspepsia acida". Berl. klin. Wochenschr. (1884) Nr. 48.

[2] H. Strauss, Über das spezifische Gewicht und den Gehalt des Mageninhaltes an rechtsdrehender Substanz usw. Zeitschr. f. klin. Med. **29**. 221 (1896).

[3] F. Riegel, Beiträge zur Lehre von den Störungen der Saftsekretion des Magens. Zeitschr. f. klin. Med. **11**. 1 (1886). — Derselbe, Über die kontinuierliche Magensaftsekretion. Deutsche med. Wochenschr. (1893) Nr. 31 u. 32. — Reichmann, siehe Anmerk. 1. — Literaturübersicht siehe bei F. Riegel, Die Erkrankungen des Magens. Nothnagels Handbuch **16**. II. Teil (1897). — H. Strauss u. F. Bleichröder, Untersuchungen über den Magensaftfluß. Jena, G. Fischer (1903). — W. Jaworski u. A. Glycinski, Experimentell-klinische Untersuchungen über den Chemismus und Mechanismus der Verdauungsfunktion des menschlichen Magens im physiologischen und pathologischen Zustande usw. Zeitschr. f. klin. Med. **11**. 50 (1886).

[4] J. Schreiber, Über den kontinuierlichen Magensaftfluß. Deutsche med. Wochenschr. (1893) Nr. 29 u. 30. — Derselbe, Ibid. (1894) Nr. 18, 20 u. 21. — Derselbe, Der nüchterne und leere Magen in ihrer Beziehung zur kontinuierlichen Saftsekretion. Arch. f. klin. Med. **53**. 90 (1894). — A. Albu, Klinische

hingegen sehen die eigentliche Ursache des Leidens in einer mangelhaften Austreibungskraft des Magens. Die beiden Anschauungen sind mit Leidenschaft von ihren Hauptvertretern, Riegel und Schreiber, verteidigt worden und jeder vindizierte ausschließlich seiner Theorie Geltung.

Bevor wir in die Diskussion eintreten, ist es notwendig, daß wir uns darüber klar sind, ob der gesunde nüchterne Magen leer ist oder ob er Saft beherbergt. Hierüber hat sich eine lebhafte Kontroverse zwischen beiden genannten Autoren entsponnen und auch unter den übrigen Untersuchern herrscht keine Einigkeit. Schreiber[1] hat in zahlreichen Publikationen dargetan, daß mit der Sonde sehr häufig bei ganz gesunden, beschwerdefreien Menschen sich bis 50 und 60 ccm verdauungskräftiger Saft aus dem leeren nüchternen Magen entnehmen lassen. Riegel und seine Schule geben das nicht zu, gestützt auf ihre Beobachtungen vorwiegend an fisteltragenden Hunden und Menschen, d. h. sie halten einen solchen Befund nicht für normal oder wenigstens nicht für die Regel und beschuldigen die von Schreiber angewandte Methodik, abnorme Verhältnisse zu schaffen. Dem gegenüber macht aber Schreiber mit Recht geltend, daß, wenn auch bei Vermeidung jeglichen Reizes der Magen im nüchternen Zustande leer bleibt, er bei vielen Menschen, bei gewöhnlicher Lebensweise unter der Einwirkung von Reizen, die noch in den Bereich des Physiologischen gehören (verschluckter Speichel, Schleim und dergl.), Sekret abscheidet. Nach Schreiber sind mitunter sogar bis 100 ccm Saft im Magen völlig gesunder nüchterner Menschen zu finden, eine Tatsache, die Boas[2] bestätigt. Ob nun aber diese Menschen als völlig gesund zu betrachten sind, darüber läßt sich diskutieren. Immerhin darf man das Vorkommen von mäßigen Mengen verdauungskräftigen Saftes im Magen im nüchternen Zustande als physiologische Erscheinung

---

und anatomische Beiträge zur Lehre vom Magensaftfluß. Berl. klin. Wochenschr. (1903) Nr. 41.

[1] J. Schreiber, Zur Physiologie und Pathologie der Verdauung. Arch. f. exp. Pathol. u. Pharm. **24.** 365 u. 378 (1888), siehe auch vorhergeh. Anmerk. — Rosin, Über das Sekret des nüchternen Magens. Deutsche med. Wochenschr. (1888) Nr. 47. — E. Pick, Beiträge zur Kenntnis der Magensaftabscheidung beim nüchternen Menschen. Prag. med. Wochenschr. (1889) Nr. 18. — A. Hoffmann, Über den Einfluß des galvanischen Stromes auf die Magensaftabscheidung. Berl. klin. Wochenschr. (1889) Nr. 13.

[2] Boas, Krankheiten der Verdauungsorgane. Berl. klin. Wochenschr. (1888) Nr. 7, 133.

hinnehmen.[1] Auch beim Säugling fand LEO[2] im nüchternen Magen freie Salzsäure enthaltenden Saft.

Der Befund von Nüchternsaft im Magen macht es schwierig, eine Grenze zwischen normaler und pathologisch gesteigerter Sekretion zu ziehen und die Entscheidung ist noch dadurch erschwert, daß die Grenze zweifellos sich individuell verschiebt. Denn bei dem einen Menschen verursachen 60 bis 80 und sogar 100 ccm Saft nicht die geringsten Beschwerden und bei dem andern sind schon 20 bis 30 ccm eine Quelle von schmerzhaften Empfindungen. Die Saftmenge allein ist auf jeden Fall nicht ausschlaggebend für den pathologischen Zustand.

Die Gegenwart von Saft löst die Ausscheidung weiterer Saftmengen aus und nach SCHREIBER ist die Grundlage für eine gesteigerte Sekretbildung und -ansammlung gegeben, wenn Atonie der Magenmuskulatur oder ein durch die Reizwirkung des Inhaltes erzeugter Pyloruskrampf die Austreibung des Saftes behindert. Diese Anschauung ist zweifellos sehr richtig und die Annahme einer verminderten Entleerungsfähigkeit läßt sich nicht gut umgehen. Denn solange der Magen gesund und motorisch kräftig ist, pflegt er seinen Inhalt, besonders flüssigen, alsbald nach dem Darme hin zu entleeren; tut er das nicht und behält er viel Flüssigkeit dauernd in sich, so ist das ein Zeichen für motorische Insuffizienz. Gegen diese Auffassung darf nicht geltend gemacht werden, daß Ektasie, wenn auch in vielen, doch nicht in allen Fällen von dauerndem Magensaftfluß besteht. Es braucht eben nicht in jedem Falle bis zur Ektasie zu kommen. Dagegen ist noch unerklärt, warum der Magen dann nicht immer für feste Speisen motorisch insuffizient ist.[3]

Man darf sich die Atonie nicht als die Folge von Störungen im Chemismus vorstellen, in dem Sinne nämlich, daß der unverdaute Speisebrei längere Zeit im Magen verweilt als der in normaler Weise verdaute, denn gerade dort, wo der Chemismus am meisten Not leidet, bei Achylie, stellt sich die Entleerung sehr frühzeitig ein.

Ist somit das Bestehen einer Atonie so gut wie sicher, so ist auf der anderen Seite eine gesteigerte Reizbarkeit der Magenschleim-

---

[1] F. MARTIUS, Über den Inhalt des gesunden nüchternen Magens und den kontinuierlichen Magensaftfluß. Deutsche med. Wochenschr. (1894) Nr. 32.

[2] H. LEO, Über die Funktion des normalen und kranken Magens und die therapeutischen Erfolge der Magenausspülung im Säuglingsalter. Berl. klin. Wochenschr. (1888) Nr. 49, 981.

[3] Vgl. MARTIUS, siehe Anm. 1.

haut resp. ihrer Sekretionsnerven (Vagusäste) nicht von der Hand zu weisen, geht doch nicht jede Atonie mit so reichlicher Sekretbildung einher.

Fraglich ist aber, ob eine krankhafte Irritabilität des sekretorischen Apparates des Magens im Sinne RIEGELS, d. h. auf der Basis einer Neurose besteht, und ob sie das primum movens darstellt, also wie beim Speichelfluß, — die Atonie wäre dann als durch die fortwährende Belastung mit kleinen Flüssigkeitsquanten entstanden zu denken — oder ob die erhöhte Reizbarkeit der Schleimhaut und der sie versorgenden Nervenfasern eine sekundäre Erscheinung ist, mittel- oder unmittelbar bedingt durch die Stagnation des Mageninhaltes. Es lassen sich Gründe für und wider beide Auffassungen beibringen. Wir wollen hierauf nicht näher eingehen und begnügen uns mit der Bemerkung, daß die Frage noch ihrer Entscheidung harrt.

Was das Vorkommen des kontinuierlichen Magensaftflusses anbelangt, so findet er sich einmal bei chronischen Dyspepsien und bei Ulcus ventriculi, dann häufig vorübergehend bei Nervenkrankheiten, Neurasthenie und Hysterie und bei Tabes während der gastrischen Krisen.[1]

Durchsichtiger als bei dem kontinuierlichen Magensaftfluß liegen die Verhältnisse bei der intermittierenden Form desselben, der intermittierenden Gastrosuccorrhoe, als deren Prototyp die Gastroxynsis ROSSBACHS[2] gelten darf. Hier tritt, während für gewöhnlich keine abnormen Sekretionsverhältnisse des Magens bestehen, zeitweise in abrupter Weise eine übermäßige Saftbildung auf. Die Steigerung der Sekretion, als eine auf nervöser Basis fußende Erscheinung, tritt hier stark in den Vordergrund. Ob dabei ein in jeder Beziehung vollwertiger Saft zur Abscheidung kommt und der Fall in Analogie zu setzen ist mit der auf Pilokarpininjektion beim Versuchstier erzeugbaren Steigerung der Saftproduktion,[3] ist unseres Wissens nicht festgestellt.

Die Folgen der übermäßigen Saft- und Salzsäureabscheidung

---

[1] H. SAHLI, Über das Vorkommen abnormer Mengen freier Salzsäure im Erbrochenen bei den gastrischen Krisen eines Tabikers mit Rücksicht auf die Frage nach Nerveneinflüssen auf die Sekretion des Magensaftes. Korrespondenzbl. f. Schweizer Ärzte (1885) 105.

[2] M. ROSSBACH, Nervöse Gastroxynsis, als eine eigene, genau charakterisierbare Form der nervösen Dyspepsie. Deutsch. Arch. f. klin. Med. **35** 383 (1884).

[3] Vgl. A. BICKEL, Experimentelle Untersuchungen über den Magensaft. Berl. klin. Wochenschr. (1905) 60.

treffen zunächst die Kohlehydratverdauung, welche, wie wir schon gesehen haben, ein verkürztes Stadium durchmacht.[1] Auch die Spaltung des emulgierten Fettes ist gehemmt. Dagegen werden die Eiweißkörper in gewohnter Weise zerlegt, vorausgesetzt, daß der Säuregehalt das Optimum nicht allzusehr überschreitet, was jedoch nur in extremen Fällen zutreffen dürfte. Es ergibt sich hieraus die praktische Regel, die Kost vorwiegend aus Albuminaten bestehen zu lassen, und Kohlehydratnahrung nur in leicht verdaulicher, aufgeschlossener Form zu verabreichen. Von dem herabmindernden Einfluß der Fettnahrung auf die Salzsäureausscheidung ist schon berichtet worden. Manche Autoren schlagen sie sehr hoch an, doch ist im allgemeinen nur in sehr engen Grenzen ein Erfolg davon zu erwarten.

Die vorstehenden Betrachtungen befassen sich mit der Steigerung der Salzsäure- und Magensaftsekretion. In der Magenschleimhaut kann es nun auch zu Störungen kommen, welche die Sekretabscheidung vermindern. Unsere Darlegungen haben es zunächst nur mit der Salzsäure zu tun. Von den Enzymen ist schon die Rede gewesen und für die eigentliche Saftabscheidung besitzen wir vorläufig noch kein Maß nach dieser Richtung hin, zudem sind ja die normalen Verhältnisse der Saftproduktion so gut wie unbekannt.

Die Beurteilung der Herabsetzung des Salzsäuregehaltes im Magensaft erfordert große Vorsicht, denn das Fehlen freier Salzsäure spricht nicht ohne weiteres für eine geringere Abscheidung. Es kann die in normaler Menge sezernierte Säure in übermäßiger Menge gebunden werden. Nur die gleichzeitige Bestimmung des gebundenen Chlors und zwar auch des anorganisch gebundenen, ist entscheidend.

Geringe Grade verminderter Salzsäureabscheidung geben sich dadurch kund, daß die Werte der freien Salzsäure niedriger sind als in der Norm bei nur geringer Veränderung der gebundenen Salzsäure. Eine solche Hypochlorhydrie findet sich bei zahlreichen chronischen Dyspepsien. Leider macht sich auch hier der Mangel einer gesicherten physiologischen Grundlage fühlbar, indem auch bei gesunden Personen die Werte für freie Salzsäure unbeständig sind, und allgemeingültige, quantitative Regeln sich nicht haben aufstellen lassen. In einem weiteren Grade der Sekretionsverminderung fehlt die freie Salzsäure vollständig (Achlorhydrie), und die gebundene

[1] Vgl. außer der schon erwähnten jüngsten Literatur die Arbeiten von Riegel, Ewald, Boas u. a.

ist mehr oder weniger oder aber auch gar nicht verringert. Hier finden sich alle Übergänge, aber quantitative Urteile lassen sich auch schwer fällen. Das Fehlen freier Salzsäure findet sich bei anatomischen und funktionellen, akuten und chronischen Erkrankungen der Magenschleimhaut,[1] bei Katarrhen, Amyloid und besonders Karzinom, weiterhin bei Erkrankungen entfernter Organe, z. B. der Leber,[2] (bei Karzinom, Cirrhose, Cholelithiasis, katarrhalischem Ikterus usw.) und endlich bei Allgemeinerkrankungen: im Infektionsfieber, bei Anämien[3] und chronischen Kachexien.[4] Der Verminderung der Salzsäureausscheidung kann eine solche der Enzymproduktion parallel gehen (Hypochylie), doch ist das selten der Fall, meistens bleibt die Enzymabscheidung unverändert.

Der höchste Grad der Sekretionsbeschränkung findet sich bei Degenerationen der Magenschleimhaut und ihrer drüsigen Organe (Anadenie) und bei nervösen Zuständen. Dort sinkt die Gesamtazidität bis beinahe Null und auch die Fermente treten nur spurenweise auf oder fehlen vollständig (Achylia gastrica).

Besonderes Interesse hat das Verhalten der Salzsäure bei Magenkarzinom erweckt, wo, wie seit van der Velden[5] bekannt, meistens

[1] Einen ziemlich häufigen Befund stellt Achlorhydrie bei älteren, sonst gesunden Individuen dar. H. Seidelin [Untersuchungen des Mageninhaltes bei älteren Individuen. Berl. klin. Wochenschr. (1904) Nr. 36, 945]. Physiologische Subazidität tritt vorübergehend beim Weibe während der Menses auf. Experimentell läßt sich vollständige Achlorhydrie durch künstliche Verarmung des Organismus an Chloriden erzielen. Auch bei hochgradigem (künstlichem) Schwitzen soll eine Verminderung der Magensalzsäure beobachtet worden sein. Ob das aber eine Wirkung der allgemeinen Chloridverarmung ist [A. Simon, Über den Einfluß des künstlichen Schwitzens auf die Magensaftsekretion. Zeitschr. f. klin. Med. **38** 140 (1899)] ist noch nicht entschieden. — P. Edel, Über den Einfluß künstlichen Schwitzens auf die Magensaftsekretion. Ebenda **42**. 106 (1901).

[2] Vgl. u. a. J. Leva, Über das Verhalten der Magenfunktionen bei verschiedenen Leberkrankheiten. Virchows Arch. **132**. 490 (1893).

[3] Bei Chlorose ist der Salzsäuregehalt des Magens nicht vermindert, es besteht oft sogar Hyperchlorhydrie [vgl. K. Osswald, Über den Salzsäuregehalt des Magensaftes bei Chlorose. Münch. med. Wochenschr. (1894) Nr. 27 und 28].

[4] Dazu gehören die Kachexien aller Art. Vgl. C. Agostini, Über den Chemismus der Verdauung bei den pellagrösen Geisteskranken. Prager med. Wochenschr. (1893) Nr. 32.

[5] R. v. d. Velden, Über Vorkommen und Mangel der freien Salzsäure im Magensaft bei Gastrectasie. Deutsch. Arch. f. klin. Med. **23** 369 (1879) und Derselbe, Über die Wirksamkeit des Mundspeichels im Magen. Ebenda **25**. 105 (1880).

besonders in vorgeschrittenen Stadien freie Salzsäure fehlt und auch die Gesamtazidität herabgesetzt ist.[1] Hier scheint sowohl die Säureabsonderung vermindert wie auch die Bindung der produzierten Säure gesteigert zu sein und zwar dürfte ersteres eine Folge der das Karzinom meist begleitenden Entzündungen der Schleimhaut[2] und der ihnen oft sich anschließenden mehr oder weniger ausgesprochenen Atrophie der Drüsensubstanz sein, während die gesteigerte Bindung anscheinend durch gewisse von der geschwürig zerfallenden Geschwulst herrührenden Substanzen mittel- oder unmittelbar bewirkt wird. Zu diesen Substanzen ist nach Reissner[3] der von der Geschwürsfläche abgesonderte Geschwulstsaft (Gewebslymphe) zu zählen, resp. die darin enthaltenen Alkalien. Sie binden, soweit sie sich aus ihren Verbindungen austreiben lassen, einen Teil der Salzsäure und dürften wohl mit die Ursache des bei Karzinom meist nachweisbaren hohen Alkalichloridgehaltes des Mageninhalts sein. Da sie die Salzsäure zu neutralen Verbindungen verankern, tragen sie auch zur Verminderung der Gesamtazidität bei.

Weitere säurebindende Substanzen sind nach Emerson und Müller[4] die tiefen Spaltungsprodukte des Eiweißes, welche unter dem Einfluß der dem zerfallenden Karzinom entstammenden proteolytischen (autolytischen) Enzyme entstehen, nämlich die Amidokörper, auf deren Bedeutung in der Frage der Salzsäurebindung schon Salkowski[5] aufmerksam gemacht hat. Diese Substanzen neutralisieren die Salzsäure nicht, sie „binden“ sie bloß, d. h. sie haben

[1] A. Cahn u. J. v. Mering, Die Säuren des gesunden und kranken Magens. Deutsch. Arch. f. klin. Med. **39.** 233 (1886). — G. Honigmann u. v. Noorden, Über das Verhalten der Salzsäure im karzinomatösen Magen. Zeitschr. f. klin. Med. **13.** 87 (1887). — Martius u. Lüttcke, Die Magensäure des Menschen.

[2] T. Rosenheim, Über atrophische Prozesse an der Magenschleimhaut in ihrer Beziehung zum Karzinom und als selbständige Erkrankung. Berl. klin. Wochenschr. (1888) Nr. 51 u. 52. — Hammerschlag, Arch. f. Verdauungskrankh. **2.** 1 u. 198. — Ewald, Über das Fehlen der freien Salzsäure im Magen. Berl. klin. Wochenschr. (1887) Nr. 30 u. a.

[3] O. Reissner, Über das Verhalten des Chlors im Magen und die Ursache des Salzsäuremangels bei Magenkrebs. Zeitschr. f. klin. Med. **44.** 87 (1901). — Derselbe, Warum fehlt beim Magenkrebs die freie Salzsäure. Verhandl. d. 19. Kongr. f. inn. Med. 310 (1901); vgl. auch: R. Stähelin, bei Emerson, siehe S. 16 Anm. 2.

[4] Siehe S. 16 Anm. 2.

[5] E. Salkowski u. M. Kumagawa, Über den Begriff der freien und gebundenen Salzsäure im Magensaft. Virchows Arch. **122.** 235 (1890); vgl. auch G. Klemperer, Zur chemischen Diagnostik der Magenkrankheiten. Zeitschr. f. klin. Med. **14.** 147 (1888).

im Gegensatz zu den Alkalien und ähnlich dem Eiweiß die Eigentümlichkeit, mit Säure nicht neutrale sondern gegen Lackmus oder Phenolphtalein sauer reagierende Verbindungen zu liefern. Durch diesen Umstand erklärt es sich, daß im karzinomatösen Magen bei oft recht hoher Gesamtazidität freie Salzsäure fehlen kann.

Die basisch wirkenden, an sich aber nicht alkalisch reagierenden Stoffe von der Art der eben besprochenen treten unter Umständen im Überschuß auf, d. h. ein Teil davon ist nicht an Salzsäure gebunden. Auf diese Weise entsteht das sogenannte Salzsäuredifizit. Da die Stoffe auch in relativ großer Menge vorkommen, schließt Salzsäuredefizit eine hohe Gesamtazidität nicht aus.

In Übereinstimmung mit der eben angeführten Erklärungsweise steht der Umstand, daß auch in der Nachbarschaft des Magens, in der Speiseröhre, im Duodenum und in der Gallenblase gelegene Karzinome, sofern sie mit dem Magenlumen in Verbindung stehen, Fehlen der freien Salzsäure im Magensaft nach sich ziehen, ferner, daß nach chirurgischer Entfernung des Karzinoms freie Salzsäure bisweilen wiederkehrt.

Noch nicht klar dahingegen ist, warum auf dem Boden von Geschwüren entstandene Krebse meist mit der Erhaltung freier Salzsäure einhergehen.[1] Reissner glaubt die Ursache darin suchen zu dürfen, daß in diesen Fällen die Geschwulst in derbem, gefäßarmem Narbengewebe ihren Sitz hat, sich mehr in die Tiefe der Magenwand fortpflanzt und infolgedessen weniger zur Ulzeration neigt.

Was die Folgen des abnormen Salzsäuregehaltes des Mageninhaltes für den Verdauungsprozeß anbelangt, so haben wir schon gesehen, daß bei Gegenwart von wenig Salzsäure die Amylolyse verstärkt und umgekehrt bei Gegenwart von viel Säure sie geschwächt ist. Dasselbe scheint auch für die Steatolyse zu gelten, wenn auch die Versuchsresultate nicht so eindeutig sind wie hinsichtlich der Stärkeverdauung und die Untersuchungen noch nicht als abgeschlossen angesehen werden dürfen. Für die Proteolyse hingegen haben wir dargelegt, daß sich konstante Beeinflussungen nicht wahrnehmen lassen, daß sowohl bei Sub- wie bei Superazidität die Werte gleich ausfallen können, wie auch umgekehrt bei dem gleichen Säuregrad die Proteolyse verschieden stark sein kann. Am meisten schien die Eiweißspaltung noch unter der Supersekretion zu leiden. Das Fehlen

[1] T. Rosenheim, Zur Kenntnis des mit Krebs komplizierten runden Magengeschwürs. Zeitschr. f. klin. Med. 17. 116(1890). Literatur hierüber siehe bei Hirschfeld, Verhandl. d. Kongr. f. inn. Med. (1902) 279.

freier Salzsäure beeinträchtigt die Verdauung wohl deshalb nicht, weil der an Eiweiß gebundenen Säure auch physiologische Wirksamkeit innewohnt, überdies scheint auch bei vollständiger Aufhebung der Salzsäureausscheidung immer noch Eiweiß, wenn auch in geringer Menge, im Magen gespalten zu werden. Für die Verwertung der Nahrung hat die Beeinträchtigung der Eiweißverdauung im Magen durch den Salzsäuremangel keine Folgen, weil dann der Darm vikarierend eintritt; auch das gleichzeitige Fehlen der Enzyme (Achylie) ist ohne Belang.[1] Daß in der Tat bei längerem Salzsäuremangel die Ausnutzung auch der mannigfachsten Eiweißkörper in vollkommen ausreichender Weise geschieht, und bei geeigneter Nahrung der Ernährungsstand ein guter sein kann, ja sogar mit Leichtigkeit Stickstoffansatz sich erreichen läßt, hat v. NOORDEN[2] in einer ausführlichen Versuchsreihe erwiesen. Es läßt sich aus seiner Beobachtung entnehmen, daß der Marasmus chronischer Magenkranker — Krebskranke ausgenommen — nicht der Effekt etwelcher, durch den Ausfall der Salzsäurewirkung im Magen oder im Darme aus Eiweißkörpern gebildeter, giftiger Stoffe ist, sondern nur der Verringerung der Nahrungsaufnahme entspringen dürfte, welche sich diese Kranken meist aus Furcht vor Schmerzen freiwillig auferlegen.

Aus der leichten Entbehrlichkeit der Magenverdauung darf jedoch nicht auf Überflüssigkeit des Magensaftes geschlossen werden, sondern wir dürfen nur folgern, daß sein Ausfall durch vermehrte Arbeit der übrigen verdauenden Säfte ausgeglichen werden kann. Wie v. TABORA[3] gezeigt hat, ist die Kompensationsfähigkeit des Darmes keine unbegrenzte und der durch die fehlende Magensaftsekretion geschaffene Nachteil gibt sich kund, sobald die Eiweißzufuhr über den normalen Bedarf hinaus gesteigert ist. Die Ausnutzung der Nahrung ist dann erheblich verschlechtert. Daraus entnehmen wir mit v. TABORA, daß die sekretorische Magenfunktion für die Aufrechterhaltung der normalen Funktionsbreite der Verdauungsarbeit unumgänglich notwendig ist.

---

[1] A. HOFFMANN, Stoffwechseluntersuchungen nach totaler Magenresektion. Münch. med. Wochenschr. (1898) Nr. 18, 560.

[2] C. v. NOORDEN, Über die Ausnutzung der Nahrung bei Magenkrankheiten. Zeitschr. f. klin. Med. **17**. 137, 452 u. 514 (1890); vgl. auch H. STRAUSS, Untersuchungen über die Resorption und den Stoffwechsel bei Apepsia gastrica mit besonderer Berücksichtigung der perniziösen Anämie. Ebenda **41**. 280 (1900).

[3] v. TABORA, Grenzwerte der Eiweißausnutzung bei Störungen der Magensaftsekretion. Zeitschr. f. klin. Med. **53**. 460 (1904).

Von einer Bedeutungslosigkeit und Überflüssigkeit der Magenverdauung, wie sie von verschiedener Seite aus den Beobachtungen von Experimentatoren,[1] namentlich aus dem Verhalten des klassischen Hundes Czernys[2] gefolgert wurde, kann somit im Ernste nicht die Rede sein. Eine solche wird der Arzt niemals zugeben können, davon hält ihn die große Empfindlichkeit gastrektomierter Individuen gegen Nahrungseinflüsse ab.

Wir wenden uns nunmehr den bakteriellen Prozessen im Mageninnern zu.

Mit der Nahrung führen wir eine große Anzahl von Bakterien in den Magen ein. Trotzdem wuchern im gesunden Magen unter normalen Bedingungen nur verhältnismäßig wenig Bakterien. Man war gewohnt, dies der Wirkung des Magensaftes zuzuschreiben, da Magensaft in vitro bakterizide Eigenschaften besitzt und Salzsäure von der Konzentration, wie sie im Magen auf der Höhe der Verdauung vorkommt, also von 0,2 bis 0,3 Proz., auf zahlreiche pathogene und nichtpathogene Mikrobien in kürzerer oder längerer Zeit tötend wirkt. Einige Autoren haben auch dem Pepsin keimtötende Eigenschaften zugesprochen, doch dürfte das nur für wenige Bakterien zutreffen,[3] da Fermente im allgemeinen nicht lebende, sondern nur abgestorbene Mikroorganismen angreifen.

In letzter Zeit sind vielfach Zweifel an der bakteriziden Kraft der Magensalzsäure aufgetaucht und zwar mit Recht, denn gegen eine ausgiebige Wirksamkeit im Lebenden machen sich mehrfache Bedenken geltend.

Einmal wird die Reaktion erst einige Zeit, oft erst lange Zeit nach der Einnahme der Speisen sauer, und eine wirksame Konzentration vollends tritt erst auf der Höhe der Verdauung, also nach geraumer Zeit ein. Dann ist die Mischung des Chymus nicht eine so innige,[4] daß alle Teile ausreichend mit Säure durchtränkt werden, es scheint überhaupt, als ob nur die mit der Magenwand in Be-

[1] M. Ogata, Über die Verdauung nach Ausschaltung des Magens. Arch. f. Anat. u. Physiol. (1883) **89**. — F. de Fillipi, Deutsch. med. Wochenschr. (1894) 780. — J. Carvallo et V. Pachon, Recherches sur la digestion chez un chien sans estomac. Arch. de physiol. (1894) 106. — U. Monari, Beiträge zur klin. Chirurgie **16**. 479 (1896). — Grohé, Die totale Magenexstirpation bei Tieren. Arch. f. exp. Pathol. u. Pharm. **49**. 114 (1903).

[2] E. Kaiser, Beiträge zu den Operationen am Magen. Czernys Beiträge zur operativen Chirurgie (1878) 141.

[3] Minkowski, Mitteilungen aus der medizinischen Klinik zu Königsberg (1888). — Hammerschlag, Arch. f. Verdauungskrankh. **2**. 1.

[4] Grützner, Pflügers Arch. **106**. 463 (1905).

rührung gekommenen Chymusteile stärker sauer würden. Endlich ist die Säure zum großen Teil an Eiweiß und andere Substanzen gebunden und in diesem Zustande läßt sie viele Mikroben unbehelligt.[1] Man hat daher die effektiven bakterientötenden Leistungen des Magensaftes nicht zu hoch anzuschlagen, und in der Tat bedingt Salzsäuremangel allein durchaus nicht eine Steigerung der bakteriellen Prozesse.

Eine solche findet sich hingegen immer, wenn der Chymus stagniert. Die Stauung des Inhalts haben wir als die hauptsächlichste Bedingung für das Zustandekommen von Bakterienwucherungen — im Magen sowohl wie in allen offenen Hohlräumen — zu betrachten, und der frühzeitigen Fortschaffung des Chymus aus dem Magen ist seine relative Sterilität zu danken. Die Salzsäure kommt erst in zweiter Linie in Betracht.

Die Stoffe, welche der spaltenden Wirkung der Mikrobien unterliegen, sind vorwiegend Kohlehydrate, während Proteine ihr nur selten und dann in geringerem Umfange zum Opfer fallen.

Welche Bakterienarten sich entwickeln, hängt von dem Salzsäuregehalt des Mageninhalts ab.

Stagniert der Chymus und ist Salzsäure reichlich zugegen — Verhältnisse, die am ausgesprochensten beim kontinuierlichen Magensaftfluß sind — so kommt es vorwiegend zu Hefegärungen. Der Zucker zerfällt in Alkohol und Kohlensäure nebst Essigsäure, oder er geht über in Milchsäure, Buttersäure, Kohlensäure und Wasserstoff.[2]

Ist der Salzsäuregehalt des stagnierenden Mageninhaltes ein geringer oder fehlt überhaupt freie Salzsäure, so kann es unter Um-

---

[1] Hamburger, Zentralbl. f. klin. Med. (1890) Nr. 24.

[2] Außer diesen Gasen findet sich mitunter, namentlich bei Dyspepsien im Säuglingsalter [H. Leo, Über den gasförmigen Mageninhalt bei Kindern im Säuglingsalter. Zeitschr. f. klin. Med. **41.** 108 (1900)] Methan im Magen. — Literatur über Magengase: G. Hoppe-Seyler, Über Magengärung mit besonderer Berücksichtigung der Gase des Magens. Verhandl. d. 11. Kongr. f. inn. Med. (1892) 392. — F. Kuhn, in der Diskussion dazu. — G. Hoppe-Seyler, Zur Kenntnis der Magengärung mit besonderer Berücksichtigung der Magengase. Arch. f. klin. Med. **50.** 82 (1892). Daselbst frühere Literatur. — F. Kuhn, Über Hefegärung und Bildung brennbarer Gase im menschlichen Magen. Zeitschrift f. klin. Med. **21.** 572 (1892). — Derselbe, Die Gasgärung im Magen des Menschen und ihre praktische Bedeutung. Deutsche med. Wochenschr. (1892) Nr. 49, 1107. — E. Wissel, Über Gasgärung im menschlichen Magen. Zeitschr. f. physiol. Chem. **21.** 234 (1895).

ständen zu eigentlicher Fäulnis mit Schwefelwasserstoffentwickelung[1] kommen. Das ist namentlich der Fall bei jauchig zerfallenden Karzinomen. Die Fäulnis verrät sich dann schon durch den fötiden Geruch, welchen solche Patienten beim Aufstoßen verbreiten. Doch sind diese Fälle selten. Viel häufiger gestalten sich die Zersetzungen wie im ersten Fall, aber unter vorwiegender Bildung von Milchsäure, während die Buttersäure und Essigsäure mehr zurücktreten.

Die Bedingungen der Schwefelwasserstoffbildung sind nicht immer so klar wie soeben dargestellt. Boas[1] beobachtete Schwefelwasserstoffproduktion bei ganz normal saurem oder sogar perazidem Mageninhalt.

Die Milchsäuregärung gewinnt dadurch eine besondere praktische Bedeutung, daß, wie Boas[2] gezeigt hat, sie eine fast konstante Begleiterscheinung des Magenkarzinoms darstellt. Zwar ist sie nicht das ausschließliche Angebinde des karzinomatösen Magens, sie kommt auch bei gutartigen Magenektasien vor,[3] nur sind die Bedingungen zu ihrem Zustandekommen weitaus am häufigsten bei Karzinom gegeben. Milchsäurebildende Organismen kommen übrigens schon im gesunden Mageninhalt vor,[4] finden aber dort keine günstigen Existenzbedingungen und erliegen alsbald den auf sie einwirkenden Kräften, ohne daß es zur Bildung nennenswerter Mengen von Milchsäure kommt. Solcher Mikroorganismen gibt es mehrere; die langen Stäbchen sind nicht, wie man früher glaubte,[5] die einzigen.

Stärkere Milchsäuregärung findet sich nur bei Gegenwart von wenig freier Salzsäure[6] oder beim vollständigen Fehlen derselben;

---

[1] J. Boas, Über das Vorkommen von Schwefelwasserstoff im Magen. Deutsche med. Wochenschr. (1892) Nr. 49. Frühere Literatur hierüber: Derselbe, Über Schwefelwasserstoffbildung bei Magenkrankheiten. Zentralbl. f. inn. Med. (1895) **16**. 68.

[2] J. Boas, Über das Vorkommen von Milchsäure im gesunden und kranken Magen, nebst Bemerkungen zur Klinik des Magenkarzinoms. Zeitschr. f. klin. Med. **25**. 285 (1895).

[3] Rosenheim, Berl. klin. Wochenschr. (1894) Nr. 35. — Derselbe, Deutsche med. Wochenschr. (1895) Nr. 15 u. 16. — Rosenheim u. P. Richter, Über Milchsäurebildung im Magen. Zeitschr. f. klin. Med. **28**. 505 (1895). — H. Strauss, Über Magengärungen und deren diagnostische Bedeutung. Zeitschr. f. klin. Med. **26** u. **27**. 514 (1894). — Bial, Berl. klin. Wochenschr. (1895). — G. Klemperer, Die Bedeutung der Milchsäure für die Diagnose des Magenkarzinoms. Deutsche med. Wochenschr. **21**. Nr. 14, 218 (1895).

[4] Rosenheim u. Richter, siehe Anm. 3.

[5] Kaufmann u. Schlesinger, Wien. klin. Wochenschr. (1895).

[6] Rosenheim, Berl. klin. Wochenschr. (1894) Nr. 39. — J. Boas, siehe Anm. 1. — Oppeler, Deutsche med. Wochenschr. (1895) Nr. 5.

denn schon geringe Mengen von Salzsäure sind der Entwickelung ihrer Erzeuger hinderlich.[1] Nach STRAUSS und BIALOCOUR[2] hemmt ein Gehalt von 0,12 Proz. freier oder gebundener Salzsäure ihr Wachstum. Beiläufig gesagt, ist das auch die Grenze für die diastatische Wirkung des Speichels. Auffallend ist, daß, obschon auch die Hefe und die Buttersäure bildenden Bazillen gegen Salzsäure sehr empfindlich sind, — im Reagensglas findet für erstere Hemmung bei schon 0,02 Proz. Salzsäure, für letztere bei 0,15 Proz. statt,[3] — im Magen Hefegärung und Buttersäurebildung gerade im salzsäurereichen und sogar superazidem Chymus sich einstellen. Ob man hier eine nachträgliche durch Reizung der Magenwand durch die Produkte der Gärung bewirkte Salzsäureausscheidung annehmen muß oder ob die Ursache darin liegt, daß der Mageninhalt ungleich gemischt ist und neben stark sauren auch weniger saure Stellen im Chymus vorkommen, wo die Gärung unbehindert vor sich gehen kann, ist noch nicht entschieden. Die Wirkung der Salzsäure scheint übrigens im Magensaft gehemmt zu werden, denn STRAUSS[4] konnte durch Zusatz von Salzsäure bis zu einer Azidität von 200 die Hefegärung im Filtrat eines Magensaftes nicht verhindern, während im Kontrollversuch eine 0,2 proz. Salzsäurelösung sie vollständig inhibierte.

Aus dem Gesagten erhellt, daß der Verlauf der Zersetzungsvorgänge in hohem Maße von der Zusammensetzung des Nährbodens, also von der Art der Nahrung abhängig ist, und daß es Kohlehydrate sind, welche vorwiegend dem bakteriellen Zerfall anheimfallen. Durch Einschränkung der Kohlehydratzufuhr gelingt es denn auch, die Gärungsprozesse einzuschränken. Andererseits schützt aber oft diese Art von Gärungen vor anderen Zersetzungen, speziell vor Eiweißfäulnis, dadurch, daß die überwuchernden Kohlehydrate spaltenden Mikroben das Aufkommen von Fäulnisbakterien hintanhalten. Dementsprechend sieht man bisweilen, nachdem alle Kohlehydrate gespalten sind, Fäulnis sich einstellen.

Weiterhin sind aber auch Menge und Art der mit der Nahrung

---

[1] F. COHN, Über die Einwirkung des künstlichen Magensaftes auf Essigsäure und Milchsäuregärung. Zeitschr. f. physiol. Chem. **14**. 75 (1890).

[2] H. STRAUSS u. F. BIALOCOUR, Über die Abhängigkeit der Milchsäuregärung vom Salzsäuregehalt des Magensaftes. Zeitschr. f. klin. Med. **28**. 567 (1897). Vgl. auch W. MILLER, Über Gärungsvorgänge im Verdauungstrakte und die dabei beteiligten Spaltpilze. Deutsche med. Wochenschr. (1885) 843.

[3] F. KUHN, siehe S. 76 Anm. 2.

[4] H. STRAUSS, Berl. klin. Wochenschr. (1894) Nr. 41.

eingeführten Gärungserreger für die Zersetzungsvorgänge von nicht zu unterschätzender Bedeutung. NAUNYN[1] macht darauf aufmerksam, daß zuweilen im Beginne von Magenerkrankungen noch bevor es zur Ausbildung von Sekretionsstörungen und Ektasie gekommen ist, die Gärungsprozesse abnorm reichlich sind, und daß in solchen Fällen mit Beseitigung der bakteriellen Zersetzungen der normale Zustand wieder zurückkehrt, während die Weiterentwickelung der Gärungsprozesse schließlich sekretorische und motorische Insuffizienz des Magens nach sich zieht.

Die mikrobiotischen Zersetzungen stellen in der Tat nichts gleichgültiges dar; abgesehen davon, daß sie Schmerzen, Krämpfe usw. verursachen können, reizen die reichlichen organischen Säuren die Magenschleimhaut zu gesteigerter Saftabsonderung und die Flüssigkeitsmassen im Verein mit den Gasen unterstützen die sich allmählich ausbildende oder schon von vornherein bestehende Erweiterung der Magenhöhle.[2]

Was die Resorption im Magen anbelangt, so ist sie sehr gering im Vergleich zu der des Dünndarms. Nach v. MERINGS[3] Beobachtungen an Tieren mit Magenfistel wird Wasser im Magen in nennenswerter Menge nicht resorbiert, doch glaubt HIRSCH[4] nicht mit Unrecht, daß jene Versuche nicht die Beweiskraft haben, die man ihnen beilegt. Aus wässerigen Lösungen resorbiert der Magen Zucker, Salze, Dextrin und Eiweißspaltprodukte, ebenso Medikamente usw., verschiedene Autoren halten aber die resorptive Kraft gegenüber diesen Substanzen für sehr gering. TOBLERS[5] Versuche an Hunden mit Duodenalfisteln ergeben eine sehr beträchtliche Aufsaugung für Eiweiß, da $^1/_4$ des hydrolysirten Eiweißes resorbiert wurde.

Die Resorptionstätigkeit scheint beim Menschen bei manchen Krankheiten vermindert (verlangsamt) zu sein.

---

[1] B. NAUNYN, Über das Verhältnis der Magengärungen zur mechanischen Mageninsuffizienz. Arch. f. klin. Med. **31**. 225 (1882).

[2] W. KAUSCH, Über funktionelle Ergebnisse nach Operationen am Magen bei gutartigen Erkrankungen. Mitteilung aus den Grenzgebieten **4**. 347 (1899).

[3] J. v. MERING, Über die Funktion des Magens. Verhandlung d. 12. Kongr. f. inn. Med. 470 (1893); vgl. auch J. MILLER, Zur Kenntnis der Sekretion und Resorption im menschlichen Magen. Archiv f. Verdauungskrankheiten **1**. 233 (1895).

[4] MORITZ, Über die Beziehungen zwischen Arzneien und Magen. Münch. med. Wochenschr. (1898) 1521.

[5] Siehe S. 48 Anm. 2.

3. Darmverdauung

Die im Mund und Magen vorbereitete Speise fällt im Darme einer tiefgreifenden Spaltung anheim.[1] Es werden daselbst Eiweiß, Fett und Kohlehydrate zerlegt.

Unter dem Einfluß des Pankreas- und Darmsaftes[2] zerfällt das Eiweiß, soweit das nicht bereits im Magen geschehen, in Albumosen, Peptone und vor allem in weitabstehende abiurete, zum Teil kristallinische Produkte (Mono-, Diaminosäuren u. a.). Dextrine und das der Einwirkung des Mundspeichels entgangene Amylum werden durch das Ptyalin des Bauchspeichels in Maltose und diese sowie die übrigen Disaccharide durch die Enzyme des Darmsaftes in einfache Zuckerarten zerlegt. Das Fett wird durch das Steapsin des Pankreas- und Darmsaftes[3] in Fettsäuren und Glyzerin gespalten.

Es ist eine neuerdings viel diskutierte Frage, ob im Darm alles Eiweiß in die tiefen abiureten Spaltungsprodukte zerfällt, oder ob auch hohe, hydrierte Bruchstücke, Albumosen und Peptone, in die Blutbahn übertreten. Den älteren Arbeiten von Hofmeister,[4] Shore,[5] Neumeister[6] zufolge, denen sich die neueren Publikationen Embdens und Knoops[7] u. a. anlehnen, ist letzteres der Fall, während Cohnheim,[8]

---

[1] Ausführliche Literaturzusammenstellung siehe bei O. Cohnheim, Die Bedeutung des Dünndarms für die Verdauung. Biochem. Centralbl. (1903) Nr. 5.

[2] Vgl. K. Glaessner, Über die Funktion der Brunnerschen Drüsen. Hofmeisters Beiträge **1**. 104 (1901). — H. Hamburger et E. Hekma, Sur le suc intestinal de l'homme. Journ. de physiol. et de pathol. générale (1904) Nr. 1.

[3] Boldyrew, Über das Fettferment im Darmsaft. Russki Wratsch. Refer. in Biochem. Centralbl. (1903) Nr. 1602.

[4] F. Hofmeister, Über die Verbreitung des Peptons im Tierkörper. Zeitschrift f. physiol. Chem. **6**. 51 (1882). — Derselbe, Das Verhalten des Peptons in der Magenschleimhaut. Ibid. **6**. 69 (1882). — Derselbe, Arch. f. exp. Path. u. Pharm. **19**. 1 (1885), **20**. 291 (1886), **22**. 306 (1887). — J. Pohl, Über Resorption und Assimilation der Nährstoffe. Ebenda **25**. 31 (1889).

[5] L. Shore, On the fate of peptone in the lymphatic system. Journ. of physiol. II. 528 (1890).

[6] R. Neumeister, Zur Physiologie der Eiweißresorption und zur Lehre von den Peptonen. Zeit. f. Biol. **27**. 309 (1890).

[7] G. Embden u. F. Knoop, Über das Verhalten der Albumosen in der Darmwand und über das Vorkommen von Albumosen im Blut. Hofmeisters Beiträge **3**. 120 (1902).

[8] O. Cohnheim, Die Umwandlung des Eiweiß durch die Darmwand. Zeitschrift f. physiol. Chem. **33**. 451 (1901). — Derselbe, Trypsin und Erepsin. Ebenda **36**. 10 (1902).

KUTSCHER, SEEMANN[1] und LÖWI[2] die Ansicht vertreten, daß nur tiefe Spaltkörper resorbiert werden. Es soll dann eine vollständige Regeneration des Eiweißes aus seinen Bausteinen jenseits der Darmwand stattfinden.

Diese Frage hat eine allgemein biologische Bedeutung erhalten, weil man mit ihr die Bildung der spezifischen Körper- bzw. Bluteiweißstoffe aus dem Nahrungseiweiß verbunden hat. Dieses setzt sich aus verschiedenen Eiweißarten mit sehr verschiedener chemischer Komposition zusammen, die Serumeiweiße dagegen zeigen eine konstante Zusammensetzung. Man hat daher angenommen, daß die Umwandlung schon in der Darmwand erfolge und zwar in der Weise, daß das in seine einzelne Bruchstücke, seine „Bausteine“ (Aminosäuren, Aminobasen, Aminozucker usw.) zerlegte Eiweiß wieder zusammengefügt werde unter anderer, nämlich unter der für die Bluteiweißarten charakteristischen Kombination seiner Bausteine. Diese sind für alle Eiweißarten die gleichen, bloß daß sie in ungleicher Menge zur Verwendung kommen und einzelne mitunter auch gar nicht verwendet werden. Man darf aber nicht vergessen, daß mit der Annahme eines synthetischen Aufbaues die Resorption von Albumosen und Peptonen nicht in Widerspruch steht, denn diese können als solche in den Bau der neuen Eiweißarten übergehen. Manche Tatsachen sprechen sogar zugunsten dieser letzteren Auffassung. Wir kommen auf diese Dinge später ausführlicher zu sprechen.[3]

Der alte Streit, ob das Fett im Darme als solches resorbiert wird oder ob seiner Aufsaugung eine Spaltung in Fettsäuren und Glyzerin vorausgehen muß, ist von PFLÜGER[4] im Sinne der letzteren Alternative entschieden worden.

Zu den schon lange bekannten Enzymen des Darmes ist in neuerer Zeit das von COHNHEIM[5] zuerst beschriebene Erepsin hinzu-

---

[1] F. KUTSCHER u. J. SEEMANN, Verdauungsvorgänge im Dünndarm. Zeitschrift f. physiol. Chem. **34**. 528 (1902).

[2] O. LÖWI, Eiweißsynthese im Tierkörper. Centralbl. f. Physiol. **15**. 590 (1902) und Arch. f. exp. Path. u. Pharm. **48**. 303 (1902).

[3] Daß ein Teil des Eiweißes der Enzymwirkung entgeht und als solches, d. h. unverwandelt in die Blutbahn übertritt, eine Annahme, die schon BRÜCKE verfocht und die auch heute ihre Vertreter hat, mag sein. Es ist auch sicher der Fall dort, wo solches Eiweiß im Harne erscheint. Doch spielt jedenfalls diese Art der Resorption physiologisch nur eine untergeordnete Rolle.

[4] E. PFLÜGER, Dessen Arch. **80**. 111, **81**. 375, **82**. 303, 381 (1900), **85**. 1 (1901), **88**. 299, 431, **89**. 211, **90**. 1 (1902).

[5] O. COHNHEIM, siehe S. 80 Anm. 8 und ders. Weitere Mitteilungen über das Erepsin. Zeitschr. f. physiol. Chem. **35**. 139 (1902). — Derselbe, Trypsin und Erepsin. Ebenda **36**. 13 (1902).

gekommen, ein in der Dünndarmschleimhaut vorhandenes Ferment, das die Fähigkeit besitzt, das in Albumosen und Peptonen zerlegte Eiweiß weiter bis zu kristallinischen Abbauprodukten aufzuspalten, dagegen genuine Eiweißstoffe — mit Ausnahme, wie es scheint, des Kaseins — nicht anzugreifen. Da das Erepsin mit dem Darmsaft nur in geringer Menge sezerniert wird, glaubt COHNHEIM annehmen zu dürfen, daß seine Haupttätigkeit in der Einwirkung auf die bereits resorbierten Substanzen während ihres Durchtrittes durch die Epithelzellen bestehe. Welche Rolle es beim Menschen spielt, ist noch nicht bekannt. Beim omnivoren Schwein scheint es keine große Bedeutung für die eigentliche Verdauung zu haben.[1]

Von dem physiologischen Verlauf der Dünndarmverdauung ist nur sehr wenig bekannt. Wir sind hier noch weit mehr, als das für den Magen der Fall ist, auf das künstliche Verdauungsgemisch und das Tierexperiment angewiesen. Jenes entspricht aber nicht entfernt den Verhältnissen im Lebenden und dieses gewährt uns keine fortlaufende Übersicht, sondern gibt nur in einem gegebenen Momente der Verdauung ein Bild von der Zusammensetzung des im Darme noch vorhandenen Speisebreies. Wieviel aber dann bereits in die Blut- und Chylusbahn übergegangen ist, entzieht sich vollständig unserer Kenntnis. Wir stoßen somit auf dieselben Schwierigkeiten wie im Magen. Quantitative Bestimmungen sind zurzeit noch gar nicht möglich.

An niederen, wirbellosen Seetieren (Echinodermen) läßt sich diese Schwierigkeit aus dem Wege räumen, weil dort der Darm direkt in der Körperlymphe schwimmt. Dort ist es COHNHEIM in einem sinnreichen Experiment gelungen, annähernden Aufschluß über den quantitativen Abbau im Darminnern zu erhalten. Die Ergebnisse lassen sich aber natürlich nicht auf höhere Tiere und noch weniger auf den Menschen übertragen.

Wir begegnen im Darme derselben wunderbaren Anpassungsfähigkeit der Drüsensekretion an die zu leistende Arbeit, die wir im Magen kennen gelernt haben. In für unser Verständnis kaum faßbarer Weise reagieren, wie aus PAWLOWS glänzenden Experimenten hervorgeht, auf reflektorischem Wege sowohl die Drüsen der Darmschleimhaut wie das Pankreas und die Leber auf den die Darmmucosa treffenden Reiz mit der Ausscheidung eines dem zu verdauenden Chymus adäquat zusammengesetzten Saftes, und auch Umfang und zeitlicher Verlauf der Sekretion richten sich nach Menge und Art

[1] E. WEINLAND, Zeitschr. f. Biol. N. F. **27**. 292.

der den Reiz auslösenden Nahrungsstoffe. Um nur ein Beispiel anzuführen, sei gesagt, daß Fleischnahrung einen trypsinreichen, Fettkost einen steapsinreichen und Kohlehydratnahrung einen ptyalinreichen Saft hervorbringt.[1]

Wie weit die Beeinflussung der Ferment- und Saftproduktion überhaupt geht, erhellt aus der Tatsache, daß beispielsweise das Pankreassekret nur dann Laktase enthält, wenn Milchzucker mit der Drüsenschleimhaut in Berührung tritt, während alle anderen Bestandteile der Milch, sogar das charakteristische Spaltprodukt des Milchzuckers, die Galaktose, wirkungslos bleiben.[2]

Pawlow und seine Schüler[3] und andere auf dem durch sie gebahnten Wege arbeitende Forscher haben zwischen den einzelnen den Dünndarmapparat zusammensetzenden Organen außerordentlich verwickelte Wechselbeziehungen entdeckt und es scheint, daß die Zahl derselben noch weit größer ist, als bisher bekannt. Denn es werden stetsfort neue entdeckt. Die einzelnen Teile beeinflussen und ergänzen sich gegenseitig und scheinen überhaupt aufeinander angewiesen zu sein, so daß der eine nur wirksam eingreifen kann, wenn er die Unterstützung des andern genießt. Daraus resultiert ein zu wunderbarer Harmonie zusammenwirkendes Ganzes.

So enthält der Darmsaft einen höchst merkwürdigen Stoff, die Enterokinase,[4] der unter der spezifischen Reizwirkung des Pankreassekretes auf die Dünndarmschleimhaut von letzterer ausgeschieden wird und an sich keine verdauende Kraft besitzt, dagegen die Wirkung des Trypsins erst ermöglicht, indem er das vom Pankreas sezernierte unwirksame Trypsinogen in wirksames Trypsin verwandelt.[5] Die Kinase spielt also gegenüber dem Trypsinogen die gleiche

[1] J. Pawlow, Die Arbeit der Verdauungsdrüsen.

[2] E. Weinland, Über die Laktase des Pankreas. II. Mitteilung. Zur Frage nach den Ursachen, welche die Bildung der Laktase hervorrufen. Zeit. f. Biol. **40**. 386 (1900).

[3] J. Pawlow, Das Experiment usw. Wiesbaden (1900). — N. Schepowalnikow, Die Physiologie des Darmsaftes. Inaug.-Dissertat. Petersburg. Malys Jahresber. **29**. 378 (1899). — L. Walther, Verhandlungen des 5. intern. Physiologen-Kongr. zu Turin (1901). — J. Lintwarew, Über den Einfluß verschiedener Bedingungen auf den Zustand und die Quantität der Fermente im Pankreassaft. Ref. Biochem. Centralbl. Heft 3 Nr. 201 (1901) usw.; vgl. Cohnheim, siehe S. 80 Anm. 8.

[4] Für den menschlichen Pankreassaft vgl. A. Ellinger u. M. Cohn, Beiträge zur Kenntnis der Pankreassekretion beim Menschen. Zeitschr. f. physiol. Chem. **45**. 28 (1905).

[5] A. Sserdjukow, Über die Bedingungen des Übertrittes der Nahrung vom Magen in den Darm. Dissertat. Petersburg (1899), zitiert nach Malys Jahrb.

Rolle wie die Magensalzsäure gegenüber dem Propepsin und Prochymosin. Die Galle ihrerseits verstärkt die Wirkung des fertigen, enzymhaltigen (also schon aktivierten) Pankreassaftes, nämlich des Trypsins und des Steapsins, hat dagegen auf deren Vorstufe, das Zymogen, keinen Einfluß usw.

Auch der Übertritt des Chymus vom Magen in den Darm soll einen Chemoreflex der Duodenalschleimhaut darstellen, d. h. diese regelt nach Maßgabe der auf sie einwirkenden chemischen Reize die Öffnung und Schließung des Pylorus.

Aus der Erkenntnis all dieser mannigfachen Funktionen kann die Pathologie Nutzen ziehen, wenngleich bisher in Krankheiten wenig darüber bekannt ist.

Die dadurch gewonnene Einsicht in den komplexen Mechanismus verschafft uns die Möglichkeit einer eingehenderen Würdigung der Störungen allerlei Art und einer besseren Abschätzung ihrer Folgen. Wenn wir uns beispielsweise vergegenwärtigen, daß gewissermaßen der spezifische Reiz für die Pankreassekretion die Berührung der Duodenalschleimhaut mit Salzsäure ist,[1] so werden wir die Konsequenzen des Salzsäuremangels auch nach dieser Richtung hin beurteilen können. Vor leichtfertigen aprioristischen Schlußfolgerungen muß aber hier wie überall nachdrücklichst gewarnt werden, da sicherlich mancherlei kompensatorische Einrichtungen von seiten der reizauslösenden Faktoren bestehen. Das läßt gerade in dem angezogenen Falle der Achlorhydrie die gute Ausnutzung der Nahrung erwarten.

Was wir von der Pathochemie der Dünndarmverdauung bisher wissen, bezieht sich beinahe ausschließlich auf die Vorgänge bei Abwesenheit der in diesen Darmabschnitt sich ergießenden Verdauungssekrete, und zwar auf das Fehlen des Bauchspeichels und der Galle, während vom Darmsaft so gut wie nichts bekannt ist. Wir schließen nur indirekt auf seine Abwesenheit aus der Atrophie der sezernierenden Drüsenelemente, einem Zustand, der mit der Anadenia ventriculi die größte Ähnlichkeit hat.

Eine äußerst seltene, bisher nur zweimal gemachte Beobachtung

---

29. 350 (1899). — J. Lintwarew, Die Bedeutung der Fette beim Übergang des Mageninhaltes in den Darm. Dissertat. Petersburg (1901). Ref. Biochem. Centralbl. Heft 3 Nr. 184 (1901).

[1] Vgl. unter anderem K. Glaessner, Über menschliches Pankreassekret. Zeitschr. f. physiol. Chem. **40.** 465 (1904). — Linossier, Note sur la digestion pancréatique chez les hyperchlorhydriques. Compt. rend. de la soc. biol. (1897) 394.

ist die von WICK[1] und RICHARTZ[2] beschriebene, reichliche Ausscheidung von wässeriger Flüssigkeit in den Dickdarm, die man sich als das Produkt einer übermäßigen Sekretion von Darmsaft auf nervöser Basis vorstellen muß.

Pankreassaft

Von qualitativen Veränderungen des Bauchspeichels und daraus eventuell sich ergebenden Abweichungen der Dünndarmverdauung ist nichts bekannt, ebensowenig über allfällige Schwankungen in der Sekretmenge. Dazu ist eben die Drüse zu sehr verborgen und ihr Saft der Beobachtung zu schwer zugänglich.

Unsere Kenntnisse von den Verdauungsvorgängen bei Abschluß des pankreatischen Sekretes sind noch sehr summarisch. Das Fehlen des Bauchspeichels allein ist eben sehr selten. Meist fehlt gleichzeitig die Galle und dann sind die Verhältnisse eben nicht mehr rein. Der Pankreassaft fehlt, wenn Konkremente oder Tumoren die Ausführungsgänge verlegen, wenn das Organ degeneriert ist, oder, was meistens der Fall, wenn die Mündung des Canalis Wirsungianus durch katarrhalische Entzündungsprozesse verlegt ist. Letztere bewirken dann in der Regel auch den Abschluß der Galle.

Über die Folgen der Abwesenheit des Pankreassaftes ist Nachstehendes bekannt. Es steht jetzt fest, daß bei völliger Absperrung des Saftes und ungestörtem Abfluß der übrigen Darmsekrete, die Ausnützung der Kohlehydrate wenig oder gar nicht, diejenige des Eiweißes deutlich — mitunter sogar sehr beträchtlich — und diejenige des Fettes sehr stark gestört ist.[3] Es werden bei leicht verdaulicher gemischter Kost 70—80 Proz. (in einem Fall allerdings nur 30 Proz.)[4] des aufgenommenen Stickstoffs, 95—100 Proz. der Kohlehydrate und nur 10—20 Proz. vom Fette verwertet.

---

[1] WICK, Wien. med. Wochenschr. (1898) Nr. 40.

[2] H. RICHARTZ, Über einen Fall von Enterorrhoea nervosa. Münch. med. Wochenschr. (1904) Nr. 3, 105.

[3] P. DEUCHER, Stoffwechseluntersuchungen bei Verschluß des Ductus pancreaticus. Korrespondenzbl. f. Schweizer Ärzte **28**. 321 u. 361 (1898). — V. HARLEY, Absorption and Metabolism in obstruction of the pancreatic duct. Journ. of pathol. and bact. **3**. 245 (1896). — F. HIRSCHFELD, Über eine neue klinische Form des Diabetes. Zeitschr. f. klin. Med. **19**. 325 (1891) und Centralbl. f. d. med. Wissensch. (1890) Nr. 10 u. 11. — W. SCHLESINGER, Über Störungen der Fettresorption und ihre Beziehung zur Ausscheidung von Kalk, Magnesia und Ammoniak. Zeitschr. f. klin. Med. **55**. 214 (1904).

[4] H. SALOMON, Zur Organotherapie der Fettstühle bei Pankreaserkrankung. Berl. klin. Wochenschr. (1902) Nr. 3, 45.

Die am Menschen erhobenen Befunde finden ihre Bestätigung in den Ergebnissen des Tierexperimentes. v. MERING und MINKOWSKI[1] war bei Gelegenheit ihrer Versuche über den experimentellen Diabetes die hochgradige Verschlechterung der Fettresorption bei pankreaslosen Tieren aufgefallen und später hierauf gerichtete Untersuchungen bestätigten ihre Beobachtung in vollem Umfange.[2]

Man fand bei Ablation des Pankreas die Ausnutzung der Kohlehydrate normal oder beinahe normal, die der Proteine deutlich verschlechtert, bloß 50—70 Proz. der Norm oder noch weniger betragend und die der Fette sogar, vorausgesetzt, daß es sich um solche in nicht emulgierter Form handelte, bis auf Null gesunken. Emulgiertes Fett hingegen wurde in beträchtlicher Menge, oft über die Hälfte resorbiert.

Nach ABELMANN sollen bei mangelndem Pankreas auch die Kohlehydrate schlecht verwertet werden, er sah 30—40 Proz. unbenutzt den Darm passieren.

Entsprechend ihrem hohen Fettgehalte haben die Stühle eine silbergraue Farbe; sie werden dünnflüssig entleert und erstarren zu einer fettigen Masse. Der Steatorrhoe[3] kommt eine semiotische Bedeutung zu, sie läßt bei Fehlen von Ikterus und Anwesenheit von Urobilin im Stuhl namentlich bei gleichzeitig defekter Eiweißausnützung („Azotorrhoe") auf Pankreaserkrankung schließen.[4] Die Wahrscheinlichkeit einer solchen wächst, wenn gleichzeitig

---

[1] J. v. MERING u. O. MINKOWSKI, Diabetes mellitus nach Pankreasexstirpation. Arch. f. exp. Pathol. u. Pharm. **26**. 371 (1890). — O. MINKOWSKI, Untersuchungen über den Diabetes mellitus nach Exstirpation des Pankreas. Ebenda **31**. 85 (1893); vgl. auch CL. BERNARD, Mémoire sur le pancréas et sur le rôle du suc pancréatique. Paris (1856).

[2] M. ABELMANN, Über die Ausnützung der Nahrungsstoffe nach Pankreasexstirpation mit besonderer Berücksichtigung der Lehre von der Fettresorption. Inaug.-Dissertat. Dorpat (1890). — O. MINKOWSKI, Zur Lehre von der Fettresorption. Berl. klin. Wochenschr. (1890) Nr. 15, 333. — W. SANDMEYER, Über die Folgen der partiellen Pankreasexstirpation beim Hund. Zeitschr. f. Biol. **31**. 12 (1895). — V. HARLEY, The normal absorption of fat and the effect of exstirpation of the pancreas on it. Journ. of physiol. **18**. 1 (1896). — S. ROSENBERG, Über den Einfluß des Pankreas auf die Resorption der Nahrung. PFLÜGERS Arch. **70**. 371 (1898). — Derselbe, Die physiologischen Folgen der Gastroenterostomie. Ebenda **73**. 403 (1898).

[3] Kasuistische Literatur siehe bei ABELMANN, Siehe Anm. 2 und hauptsächlich bei L. OSER, Die Erkrankung des Pankreas. NOTHNAGELS Handb. **18**. II. Teil 87 (1898).

[4] Vgl. den Fall von T. BRUGSCH u. F. KÖNIG, Beitrag zur Klinik der Pankreasentzündungen. Berl. klin. Wochenschr. (1905) Nr. 52.

Diabetes besteht.[1] Es muß aber hervorgehoben werden, daß bei Diabetes eine schlechte Fettausnützung als Folge der Pankreaserkrankung keineswegs die Regel ist. HIRSCHFELD[2] hat sie in mehreren Fällen beobachtet, dagegen konnten WEINTRAUD, PAUTZ und andere[3] bei zahlreichen daraufhin untersuchten Diabetikern keine oder eine nur geringe Verminderung der Fettausnützung nachweisen. Umgekehrt ist (pankreatische) Steatorrhoe durchaus nicht immer mit Diabetes kombiniert. In dem Falle SALOMONS[4] trat Glykosurie nur schwach und vorübergehend auf und bei einem Kranken FR. MÜLLERS[5] konnte niemals Zucker im Harn gefunden werden, selbst nicht nach sehr kohlehydratreicher Kost. Es weist dieser Befund daraufhin, daß in diesen Fällen die Pankreasdrüse nicht in allen ihren Teilen funktionsunfähig gewesen ist.

Das bei fehlender Pankreasverdauung mit dem Kot ausgestoßene Fett erweist sich qualitativ wesentlich anders zusammengesetzt, als das normale Kotfett. Während dieses aus rund 25 Proz. Neutralfett und 75 Proz. freien Fettsäuren und Seifen zu bestehen pflegt, enthält das Kotfett bei Pankreasmangel 50—90 Proz. Neutralfett und nur 10—50 Proz. Spaltfett.[6] Die Spaltung kann zwar auffallenderweise auch eine gute und sogar eine vorzügliche sein, so ausgiebig wie im gesunden Zustande, d. h. 80 Proz. des Fettes können gespalten sein.[7] Es bleibt aber auch dann die Ausnutzung

[1] In der Literatur sind etwa $2^1/_2$ Dutzend solcher Fälle beschrieben.

[2] Siehe S. 85 Anm. 3.

[3] W. WEINTRAUD, Untersuchungen über den Stoffwechsel im Diabetes mellitus und zur diätetischen Therapie der Krankheit. Biblioth. med. Abt. D (1893). — W. PAUTZ, Zur Kenntnis des Stoffwechsels Zuckerkranker. Zeitschr. f. Biol. **22**. 197 (1895). — v. NOORDEN, Die Zuckerkrankheit. III. Aufl. 88. — L. STRAUSS, Ein Beitrag zur Kenntnis der Fettresorption im Diabetes mellitus. Inaug.-Dissertat. Straßburg (1893). — M. BORCHARDT u. H. FINKELSTEIN, Beitrag zur Lehre vom Stoffwechsel der Zuckerkranken. Deutsche med. Wochenschr. (1893) Nr. 41.

[4] Siehe S. 85 Anm. 4.

[5] FR. MÜLLER, v. LEYDENS Handb. d. Ernährungstherap. 2. Aufl. 259.

[6] FR. MÜLLER, siehe Anm. 5. — v. NOORDEN u. W. ANSCHÜTZ, Über den Diabetes mit Bronzefärbung der Haut, zugleich ein Beitrag zur Lehre von der allgemeinen Hämochromatose und der Pankreasschrumpfung. Deutsch. Arch. f. klin. Med. **62**. 461 (1899). — WEINTRAUD, Die Bedeutung des quantitativen Stoffwechselversuches für die Diagnostik innerer Krankheiten, insbesondere von Pankreaserkrankungen. Heilkunde **3**. 67 (1898). — KATZ, Semiotische Bedeutung der Zusammensetzung des Kotfettes. Wien. med. Wochenschr. (1899) Nr. 4—6.

[7] P. DEUCHER, siehe S. 85. — G. VANNINI, Di un caso di pancreatite cronica indurativa ecc. Nuovo raccoglitore medico. November (1902). — L. ZOJA,

eine schlechte und die Qualität des gespaltenen Fettes ist nicht dieselbe wie bei normaler Verdauung. Die Menge der Seifen ist eine wesentlich geringere und beträgt meist nur 10 Proz. des gesamten Fettes gegen 30—50 Proz. der Norm.[1] Man geht wohl nicht fehl, wenn man das auf einen Mangel an Alkali bezieht.

Zweifellos steht die geringe Spaltung in ursächlichem Zusammenhange mit der schlechten Resorption. Das erscheint uns besonders durch den Umstand erwiesen, daß bei Abschluß des Pankreassaftes emulgierte Fette sehr gut ausgenützt werden. Diese werden eben, wie wir im vorigen Abschnitt gesehen haben, schon im Magen in ihre Komponenten zerlegt, und bei Fehlen des Pankreassaftes dürfte wohl das Magensteapsin im Darme fortwirken. Es kann dann die Spaltung durch das Magenferment weit größere Dimensionen annehmen, als das unter normalen Umständen bei Zufluß des alkalischen Pankreassafts der Fall ist.

Die bei Fehlen von Bauchspeichel erfolgende Spaltung des nicht emulgierten Fettes dürfte wohl eine Wirkung des Steapsins des Darmsaftes sein. Außerdem spalten auch Bakterien, besonders im Dickdarme, Fett. Fr. Müller schlägt die Menge des so zersetzten Fettes auf ca. 10 Proz. an.

Wie die mitunter beobachtete vorzügliche Fettspaltung zu erklären ist, beispielsweise bei dem einen Kranken Deuchers, wo bei sicher erwiesenem gänzlichen Ausschluß des Pankreassaftes 80 Proz. des Fettes gespalten waren, ist noch fraglich. Sollte das auch eine Wirkung des Darmsaftes sein?

Die Spaltung allein scheint für die Resorption nicht zu genügen. Es erscheint auch die Bildung von Seifen dazu erforderlich. Wenigstens möchte man die spärliche Seifenbildung in dem eben erwähnten Falle (10 Proz. des gesamten Fettes) mit der schlechten Aufsaugung in Zusammenhang bringen. Die Beobachtung Vanninis,[2] welcher durch Zugabe von Alkali zur Nahrung eine bedeutende Besserung der Fettausnutzung erzielte, ist dazu angetan, diese Auffassung zu stützen.

Die gute Ausnutzung der emulgierten Fette erlegt uns die Pflicht auf, bei Untersuchungen, die den Zweck haben sollen, den

---

Note cliniche sull'assorbimento del grasso. Morgagni. (1899) 1. — Hédon et Ville, Sur la digestion des graisses après fistule biliaire et extirpation du pancréas. Compt. rend. de la soc. d. biol. **44**. 308.

[1] G. Vannini, siehe S. 87 Anm. 7, Fr. Müller, siehe S. 87 Anm. 6, Hédon et Ville, siehe obenstehende Anmerkung.

[2] Siehe Anm. 1.

Ausfall der Pankreasfunktion zu studieren, solche Fette nicht zu verwenden. Viele in der Literatur niedergelegte Beobachtungen sind bei Milchnahrung gemacht worden und sind daher für unsere Zwecke nicht verwertbar.

Die Eiweißspaltung scheint bei Pankreassaftmangel, wenn wir uns an die einzigen hierüber existierenden, leider aber nur sehr kurz dauernden Versuche von ZUNZ und MEYER[1] am Hunde halten, keine qualitativen Veränderungen zu erfahren, denn das Mischungsverhältnis der Spaltprodukte entsprach dem auch sonst gefundenen.

Der Mangel des Pankreas läßt sich, soweit er die Verdauung betrifft, durch Beigabe von roher Pankreassubstanz oder -präparaten zur Nahrung bis zu einem gewissen Grade ersetzen und namentlich im Tierexperiment lassen sich dann für die Eiweiß- und Fettresorption beinahe normale Werte erhalten.[2] Am Krankenbette ist dagegen der Erfolg weniger glänzend, wenn auch befriedigende Resultate nicht ausbleiben sollen,[3] insbesondere läßt sich eine günstige Einwirkung auf die Steatorrhoe nicht immer nachweisen.[4]

Wir erwähnen noch, daß auch nach Gastroenterostomie, wenn die Anastomose in der Nähe der VATERschen Papille angelegt ist und so die Vermischung von Chymus und Pankreassaft (und Galle) eine gute ist, die Fettverdauung auf normaler Höhe bleibt.[5]

Wie in den Speichel- und anderen Drüsen kann es im Pankreas resp. in seinen Ausführungsgängen zur Konkrementbildung kommen. Solche **Pankreassteine** sind vielfach beobachtet.[6]

---

[1] E. ZUNZ et L. MEYER, Recherches sur la digestion de la viande chez le chien après ligature des canaux pancréatiques. Mém. de l'Acad. royale de méd. de Belgique **18**. fasc. 7 (1904).

[2] W. SANDMEYER, siehe S. 86 Anm. 2.

[3] H. SALOMON, Zur Organotherapie der Fettstühle bei Pankreaserkrankung. Berl. klin. Wochenschr. (1902) Nr. 2. Daselbst frühere Literatur. — K. GLAESSNER u. J. SIGEL, Organotherapeutische Versuche bei Pankreaserkrankung. Ebenda (1904) Nr. 17. — MASUYAMA, Zeitschr. f. physik. u. diätet. Therapie (1900) 451. — PŘIBRAM, Prag. med. Wochenschr. (1899) Nr. 36 u. 37.

[4] H. SALOMON, Über Fettstühle. Verhandl. d. 20. Kongr. f. inn. Med. 244 (1902).

[5] HEINSHEIMER, Stoffwechseluntersuchungen bei zwei Fällen von Gastroenterostomie. Mitteil. a. d. Grenzgebieten **1**. 348 (1896). — E. JOSLIN, Über Stoffwechseluntersuchungen mit Fleischpepton und Eukasin bei einem Falle von Magengeschwür, bei einer Resektion des Magens und einem Falle von Gastroenterostomie. Berl. klin. Wochenschr. (1897) Nr. 48, 1047.

[6] FREYHAN, Diabetes und Steinbildungen im Pankreas. Berl. klin. Wochenschrift (1893) Nr. 6. — FLEINER, Zur Pathologie der kalkulösen und arteriosklerotischen Pankreaszirrhose und der entsprechenden Diabetesformen. Ebenda

In der Regel werden mehrere, nicht selten zahlreiche Steine gefunden. Mitunter erscheinen die größeren Drüsengänge ganz mit Sand inkrustiert, auch im Parenchym sind Steine gefunden worden. Im Gegensatz zu denen der Mundspeicheldrüsen erreichen die Konkremente des Pankreas im allgemeinen nur eine geringe Größe, welche die einer Kirsche selten übertrifft. Sie bestehen am häufigsten, wie die Mundspeichelsteine, der Hauptsache nach aus kohlen- und phosphorsaurem Kalk, dem sich phosphorsaures Natron, phosphorsaure Magnesia und Chlornatrium beigesellen können. Von organischen Bestandteilen hat man Cholestearin, Leucin, Tyrosin und Xanthin nachgewiesen. In zwei Fällen hat VIRCHOW als Hauptbestandteil eine „eigentümliche, unlösliche, erstarrte Proteinsubstanz" gefunden, die der Konkretion eine halbfette Konsistenz verlieh. Auch FR. MÜLLER[1] ist solchen in der Hauptsache aus „eiweißähnlicher" Substanz bestehenden Steinen begegnet. Ein Unikum stellt der Befund SHATTOKS[2] dar, mehrere aus reinem oxalsaurem Kalk bestehende Steinchen im Inhalte einer Pankreaszyste betreffend.[3]

Bezüglich der Genese der Pankreassteine dürften dieselben Momente maßgebend sein, wie für die Mundspeichel- und Gallensteinbildung, weshalb wir auf die hierauf sich beziehenden Erörterungen verweisen. Wie im Munde befällt im Pankreas die Steinbildung am häufigsten das mittlere Lebensalter.

Die Verdauung bei Störungen der Gallensekretion

Die Leber tritt zunächst mit der Verdauung nur als gallenbereitendes Organ in Beziehung. Weitere wichtige Prozesse spielen sich in ihrem Innern ab, auf die wir einstweilen nicht eingehen.

(1894) Nr. 5. — LICHTHEIM, Zur Diagnose der Pankrasatropehie durch Steinbildung. Ebenda (1894) Nr. 8. — MINNICH, Fall von Pankreaskolik. Ebenda (1894) 187. — HOLZMANN, Zur Diagnose der Pankreassteinkolik. Münch. med. Wochenschrift (1894) Nr. 20. — NIMIER, Lithiase pancréatique. Rev. de méd. (1894). — GIUDICEANDREA, Sulla calcolosi del pancr. Policlinico (1896) 33 u. 126. Ältere Literatur siehe bei L. OSER, Die Erkrankungen des Pankreas. NOTHNAGELS Handb. **18.** II. Teil 87 (1898).

[1] FR. MÜLLER, Untersuchungen über Ikterus. Zeitschr. f. klin. Med. **12.** 84 (1887). Fall XI.

[2] S. SHATTOK, Calculi of calciumoxalate from a pancreat. cyst. Journ. of Pathol. and Bact. **4.** 219 (1896).

[3] Hierzu sei bemerkt, daß ZDAREK, [Wien. klin. Wochenschr. (1889) Nr. 29] aus dem Inhalte einer Pankreaszyste reichliche Mengen von Oxalsäure gewinnen konnte.

Die **Galle** stellt kein verdauendes Sekret dar, sondern befördert nur die Verdauung und die Resorption. Diese Wirkung ist noch bei weitem nicht in allen Teilen aufgeklärt. Es ist anzunehmen, daß alle ihre Bestandteile sich daran beteiligen, doch ist die Rolle jedes einzelnen noch unklar, insbesondere ist die Bedeutung der Farbstoffe noch unbekannt. Des verstärkenden Einflusses der Galle auf den Pankreassaft haben wir schon gedacht. Ihre im Reagensglasversuch erwiesene fördernde Wirkung auf die Fettspaltung[1] wollen wir noch besonders erwähnen.

Welchen Einfluß Abweichungen in der Zusammensetzung der Galle, sowie quantitative Veränderungen ihrer Abscheidung auf die Vorgänge im Darme ausüben, ist nicht untersucht. Eine Darlegung der den pathologischen Verhältnissen der Gallenabscheidung entspringenden Störungen der Darmverdauung muß sich bislang auf die Vorgänge beim Fehlen der Galle beschränken.

Durch die Einklemmung von Steinen im Choledochus, die Kompression des Ganges durch Tumoren oder durch katarrhalische Entzündungsprozesse der Darmschleimhaut im Bereiche der Papille kann der Abfluß der Galle in das Darmrohr teilweise oder vollständig behindert sein. Die Folgen für den Darm sind dann verschieden, je nachdem gleichzeitig der Pankreassaft ausbleibt oder die Galle allein fehlt. Ist ersteres der Fall, dann trifft das ein, was wir bereits geschildert haben, bleibt die Galle allein aus, so gestalten sich die Verhältnisse etwas anders.

Nach Fr. Müller,[2] der die ersten exakten Untersuchungen am Menschen angestellt hat, leidet beim Abschluß der Galle vom Darme die Ausnutzung der Kohlehydrate nicht und wenig nur die des Eiweißes, dagegen ist die der Fette beträchtlich verringert, indem 60—80 Proz. des Nahrungsfettes mit dem Stuhl abgehen, gegenüber höchstens 10 Proz. der Norm. Tierversuche, welche genauen Beobachtungen am Menschen vorausgegangen waren, haben dieselben Ergebnisse geliefert. Schon Bidder und Schmidt,[3] auf welche die ersten eingehenden Untersuchungen zurückreichen, später C. v. Voit[4]

---

[1] M. Nencki, Über die Spaltung der Säureester der Fettreihe und der aromatischen Verbindungen im Organismus und durch das Pankreas. Arch. f. exp. Pathol. u. Pharm. **20**. 367 (1886).

[2] Fr. Müller, siehe S. 90 Anm. 1 (S. 45).

[3] F. Bidder u. C. Schmidt, Verdauungssäfte und Stoffwechsel 220 (1852).

[4] C. v. Voit, Über die Bedeutung der Galle für die Aufnahme der Nahrungsstoffe im Darmkanal. Jubiläumsschrift für Th. v. Bischoff. Stuttgart (1882) 104.

und RÖHMANN[1] haben eine schlechte Ausnützung der Fette bei ungeschwächter Eiweiß- und Amylumresorption nachgewiesen.

Es finden sich also hinsichtlich der Fettverwertung Störungen nach derselben Richtung hin wie beim Ausschluß des Pankreassaftes. Ein wesentlicher Unterschied liegt aber darin, daß dort in der Mehrzahl der Fälle die Spaltung des Fettes notleidet, während sie bei Gallenmangel ungeschwächt vor sich geht.[2] So fand FR. MÜLLER[3] $^5/_6$ des Kotfettes aus freien Fettsäuren und Seifen bestehend. Ungenügende Spaltung ist somit hier nicht Ursache der schlechten Fettausnutzung. Worauf diese beruht ist noch nicht entschieden, dazu ist der Einfluß der Galle auf die Fettresorption noch zu wenig bekannt. Einige Autoren vermuten, daß die Gallensäuren mit den Fettsäuren eine lockere Verbindung eingehen und sie auf diese Weise in saurem Medium in Lösung halten. Sicher erwiesen ist, daß Seifen in Gegenwart von Galle viel rascher resorbiert werden, als beim Fehlen derselben. Man hat das auf eine günstige Beeinflussung der Epithelzellen durch das Lebersekret bezogen. Doch haben MOORE und PARKER[4] den Nachweis erbracht, daß Seifen in Cholatlösung viel leichter löslich sind, als in reinem Wasser.

Bemerkenswert ist, daß Fette mit niedrigem Schmelzpunkt besser ausgenützt werden als höher schmelzende.[5]

Bei Gallenabschluß hat der Kot eine weißgraue bis reinweiße Farbe, er ist zum Unterschied von den pankreatischen Fettstühlen urobilinfrei. Genuß von Fett hat bei Gallenabschluß üble Folgen. Aus den höheren Fettsäuren spalten die Bakterien flüchtige niedere Säuren ab, welche die Darmwand reizen und zu Störungen Anlaß geben können. Bei fettfreier Kost geht die Verdauung glatt vonstatten

---

[1] RÖHMANN, Beobachtungen an Hunden mit Gallenfisteln. PFLÜGERS Arch. **29.** 509 (1882); vgl. auch I. MUNK, Über die Resorption von Fetten und festen Fettsäuren nach Ausschluß der Galle vom Darmkanal. VIRCHOWS Arch. **122.** 302 (1890); vgl. auch DASTRE, Recherches sur la bile. Arch. de physiol. **22.** 315 (1890). — HÉDON et VILLE, Digestion des graisses après fistule biliaire et extirpation du pancréas. Soc. de biol. (9 Avril 1892). — LEVIN, Über den Einfluß der Galle und des Pankreassaftes auf die Fettresorption im Dünndarm. PFLÜGERS Arch. **63.** 171 (1896).

[2] RÖHMANN, siehe Anm. 1. — FR. MÜLLER, Über den normalen Kot des Fleischfressers. Zeitschr. f. Biol. **20.** 366 (1884). — I. MUNK, siehe Anm. 1.

[3] Siehe S. 91 Anm. 2.

[4] MOORE and PARKER, vgl. chem. Centralbl. (1901) **1.** 959.

[5] Siehe Anm. 3.

und der Organismus kann sich mit der gleichen Kostration wie der Gesunde auf seinem Bestande erhalten.

Im Darme spielen sich schon unter physiologischen Verhältnissen **bakterielle Prozesse** ab[1]: Wir führen mit der Nahrung stets eine große Menge Mikroorganismen ein. Ein Teil davon wird im Magen abgetötet, ein anderer geschwächt, andere passieren ihn ohne Schaden zu nehmen. Welche Agentien entwickelungshemmend im Magen wirken, haben wir bereits besprochen. Das wirksamste Mittel ist sicher die rasche Fortschaffung des Inhalts, welche den Mikroorganismen die Zeit zur Vermehrung nicht läßt. Auch der Dünndarm wird ziemlich rasch passiert und dort ist wenigstens in den obern Abschnitten die Reaktion noch sauer. Daher finden sich nur relativ wenig Bakterien vor. Gegen das Ende des Dünndarms hin nehmen sie an Menge zu und im Dickdarm, wo der Inhalt lange Zeit stagniert und die Reaktion gewöhnlich alkalisch ist, wuchern sie in üppiger Weise. Dort ist aber der größte Teil der leicht zersetzbaren Substanzen bereits resorbiert und daher kommt es, daß trotz der großen Anzahl der den Kot durchsetzenden Bakterien die Fäulnis eine relativ beschränkte ist.

Die im Darmrohr sich abspielenden bakteriellen Zersetzungen sind im wesentlichen zweierlei Art: die Kohlehydratgärung und die Eiweißfäulnis, mit welch letzterer auch die Spaltung der Fette und der Abbau der hochmolekularen Fettsäuren zu niederen Säuren Hand in Hand geht. Zwischen beiden besteht ein gewisses Ausschließungsverhältnis. Ausschlaggebend für das Zustandekommen der einen wie der andern ist die Reaktion des Mediums: die Gärung gedeiht besser in saurem, die Fäulnis besser in alkalischem Medium. Erstere findet sich daher vorherrschend im Dünndarm, letztere im Dickdarm.

Die Art der mikrobiotischen Prozesse hängt in ausgesprochener Weise von der Beschaffenheit der Nahrung ab: Kohlehydratreiche Kost fördert die Gärungen und setzt die Eiweißfäulnis herab, eiweißreiche hingegen vermindert die Gärungen und vermehrt die Fäulnis.

Krankhafte Zustände mannigfacher Art, katarrhalische und andere Entzündungen, Stenose und Obliteration des Darmlumens, steigern die bakteriellen Prozesse. Es handelt sich dabei um eine Einwanderung differenter oder um eine Vermehrung autochtoner

---

[1] Ausführliches Referat mit Literaturangaben hierüber siehe D. Gerhardt, Über Darmfäulnis. Ergebnisse der Physiologie 3. I. Abt. 107 (1904).

Bakterien infolge besserer Existenzbedingungen. Anwesenheit oder Fehlen der Magensalzsäure scheint auch hier nur eine untergeordnete Rolle zu spielen.

Wir sind gewohnt, schon seit langem die Intensität der Darmfäulnis nach der Menge der mit dem Harne ausgeschiedenen, vom Darm aus resorbierten Fäulnisprodukte zu bemessen. Zu diesen gehören vornehmlich die Ätherschwefelsäuren und das Indikan, weiterhin die aromatischen Oxysäuren (Paroxyphenylessigsäure, Paroxyphenylpropionsäure [Hydroparacumarsäure] und Oxymandelsäure), die Hippursäure, die flüchtigen Fettsäuren und das Phenol (inklusive Parakresol). Gegen diese Art der Bemessung machen sich jedoch verschiedene Bedenken geltend, und zweifellos haben diejenigen Untersucher[1] Recht, welche für die Beurteilung der wahren Größe der Darmfäulnis die Mitberücksichtigung des mit dem Kot abgehenden Teiles der Fäulnisstoffe nachdrücklich fordern.

Die Größe der Ausscheidung der enterogenen Zersetzungsprodukte durch den Harn hängt eben nicht einzig von der Intensität der Fäulnisprozesse im Darme ab, sondern noch von andern, mit diesen nicht in direkter Beziehung stehenden Faktoren. Zu diesen gehört einmal die Verweildauer des Inhalts im Darme. Je nach der Länge der Dauer nimmt die Menge der Fäulnisstoffe zu und ab. Das ist ohne weiteres klar, weil von ihr die für die Resorption verfügbare Zeit abhängt. Bei Durchfall ist denn auch in der Regel Verminderung der Ätherschwefelsäuren beobachtet worden,[2] bei Obstipation hingegen Vermehrung.[3] Die Abhängigkeit von diesem Moment geht so

---

[1] A. Schmidt, Die Fäces des Menschen (1903); vgl. auch Schütz, Kritischer und experimenteller Beitrag zur Frage gastro-intestinaler Desinfektion. Arch. f. Verdauungskrankh. **7.** 1. u. 2. Heft (1901). — Baumstark, Verwertung der Ehrlichschen Dimethylamidobenzaldehydreaktion usw. Ebenda **9.** (1903).

[2] S. Bartoschewitsch, Zur Frage über das quantitative Verhalten der Schwefelsäure und der Ätherschwefelsäuren im Harn bei Diarrhöen. Zeitschr. f. physiol. Chem. **17.** 35 (1893).

[3] E. Salkowski, Phenolbildende Substanz im Menschenharn. Bericht d. deutsch. chem. Ges. **9.** 1595 (1876). — Derselbe, Über die Entstehung des Phenols im Tierkörper. Ebenda **10.** 842 (1877). — V. Morax, Bestimmung der Darmfäulnis durch die Ätherschwefelsäuren im Harn. Zeitschr. f. physiol. Chem. **10.** 318 (1886). — A. Kast u. H. Baas, Zur diagnostischen Verwertung der Ätherschwefelsäureausscheidung im Harn. Münch. med. Wochenschr. (1888) Nr. 4. — R. v. Pfungen, Beiträge zur Lehre von der Darmfäulnis der Eiweißkörper. Über die Darmfäulnis bei Obstipation. Zeitschr. f. klin. Med. **21.** 118 (1892). — A. Albu, Zur Frage der Desinfektion des Darmkanals. Berl. klin. Wochenschr. (1895) Nr. 44. — R. Baumstark, Bestimmungen der Fäulnisprodukte im Urin und in den Fäces usw. Münch. med. Wochenschr. (1903) Nr. 17.

weit, daß, wie v. TABORA[1] nachwies, bei verlangsamter Stuhlentleerung die Menge der Fäulnisprodukte im Urin auch dann eine Zunahme erfahren kann wenn die Darmfäulnis abnimmt. Es wirkt also auch die Koprostase im Dickdarm vermehrend auf die Fäulnisstoffe des Harns.

Ein fernerer, die Größe der Ausscheidung enterogener Zersetzungsstoffe beherrschender Faktor ist der Zustand der resorbierenden Apparate. Von ihrer Funktionstüchtigkeit hängt es ab, ob mehr oder weniger Stoffe in die Blutbahn übergehen.

Weiterhin scheint der Zustand der Leber einen gewissen Einfluß auszuüben, wenigstens ist bei Lebererkrankungen die Ausscheidung von Fettsäuren und aromatischen Oxysäuren oft gesteigert.[2]

Vollends zu ganz unzuverlässigen Resultaten gelangt man, wenn man nicht die Gesamtheit der Fäulnisprodukte im Harn bestimmt, sondern sich auf einzelne, bzw. einzelne Gruppen beschränkt. Es ist eine vielfach konstatierte Tatsache, daß das Indol und die Ätherschwefelsäuren, die beiden am häufigsten bestimmten Produkte, durchaus nicht immer einander in Menge parallel gehen, daß beispielsweise eine geringe Indikanreaktion eine hochgradige Eiweißfäulnis nicht ausschließt. Umgekehrt kommt starke Indikanreaktion bei anscheinend ganz gesunden Individuen vor.

Der bakterielle Abbau verläuft eben nicht immer in der gleichen Richtung. Je nach der gerade tätigen Bakterienart bildet sich bald viel, bald wenig Indol und ein unberechenbarer Teil des Tyrosins und Phenylalanins geht entweder in Oxysäuren oder in Phenole über, wovon die ersteren im Harn als solche, die letzteren als Ätherschwefelsäuren oder als gepaarte Glykuronsäure erscheinen. Die Oxysäuren hinwiederum werden, wenn sie in die Körpergewebe gelangen, dort zu Benzoesäure oxydiert und diese erscheint dann an Glykokoll gebunden als Hippursäure im Harn. Weiterhin ist bekannt, daß es mitunter bei der Darmfäulnis zur Bildung von Diaminen kommt, während diese Substanzen für gewöhnlich im Harne fehlen. Endlich enthalten die verschiedenen Eiweißstoffe die aromatischen Gruppen in ganz ungleich großer Menge.

Die Berücksichtigung bloß eines Teiles der Fäulnisprodukte

[1] v. TABORA, Die Darmerscheinungen bei Achylia gastrica. Münch. med. Wochenschr. (1904) Nr. 20, 865.

[2] v. JAKSCH, vgl. HUPPERT, Analyse des Harns. 10. Aufl. 176 (1898). — H. STRAUSS u. H. PHILIPPSOHN, Über die Ausscheidung enterogener Zersetzungsprodukte im Urin bei konstanter Diät. Zeitschr. f. klin. Med. **40**. 369 (1900). — v. NOORDEN, Pathologie des Stoffwechsels.

kann somit nur einen bedingten Wert beanspruchen. Freilich wird dennoch im allgemeinen die Gegenwart reichlicher Mengen speziell von Ätherschwefelsäuren im Harn ein Zeichen gesteigerter Darmfäulnis sein. Das umgekehrte trifft aber keineswegs zu.[1]

Der Organismus besitzt verschiedene Vorrichtungen, dem Mikrobenwachstum im Darminnern Einhalt zu tun. Abgesehen von dem schon angezogenen mechanischen Moment galt bis vor kurzem als einer der wirksamsten fäulniswidrigen Faktoren die Salzsäure des Magens. Den Beweis hierzu lieferten die Beobachtungen von Kast,[2] Wasbutzki,[3] Stadelmann,[4] Jawein,[5] Hagedorn,[6] Biernacki,[7] Schmitz,[8] Conti und Vitali[9] und die Tierversuche von Ziemke[10] und Mester.[11] Es geht aus ihren Untersuchungen hervor, daß

[1] Vgl. u. a. A. Albu, Weitere Beiträge zur Lehre von der Darmfäulnis. Berl. klin. Wochenschr. (1902) Nr. 47 u. (1903) Nr. 7. — C. A. Ewald, Über das Verhalten des Fistelsekrets und über Phenol- und Indikan-Ausscheidung be einem an Anus praeternaturalis leidenden Kranken. Virchows Arch. **75**. 409 (1879). — L. Brieger, Über Phenolausscheidung bei Krankheiten und nach Tyrosingebrauch. Zeitschr. f. physiol. Chem. **2**. 241 (1878). — F. Scotti, Untersuchungen über die Ausscheidung der Ätherschwefelsäuren, des Indikans im Harn und das Verhältnis derselben zueinander. La nuova rivista di clinicoterap. (1899) 402.

[2] A. Kast, Über die quantitative Bemessung der antiseptischen Leistung des Magensaftes. Festschrift z. Eröffnung d. allg. Krankenhauses zu Hamburg-Eppendorf 2 (1889).

[3] M. Wasbutzki, Über den Einfluß von Magengärungen auf die Fäulnisvorgänge im Darmkanal. Arch. f. exp. Pathol. u. Pharm. **26**. 133 (1889).

[4] Stadelmann, Über den Einfluß der Alkalien auf den Stoffwechsel (1890).

[5] G. Jawein, Zur Frage über den Einfluß des doppeltkohlensauren resp. zitronensauren Natriums, in großen Dosen gegeben, auf den Stickstoffumsatz, sowie auf die Menge des „neutralen“ Schwefels und der Ätherschwefelsäuren des Harns beim gesunden Menschen. Zeitschr. f. klin. Med. **22**. 43 (1893).

[6] Hagedorn, Inaug.-Dissertat. Dorpat (1890).

[7] E. Biernacki, Über die Darmfäulnis bei Nierenentzündung und Ikterus nebst Bemerkungen über die normale Darmfäulnis. Arch. f. klin. Med. **49**. 87 (1891).

[8] C. Schmitz, Zur Kenntnis der Darmfäulnis. Zeitschr. f. physiol. Chem. **17**. 401 (1893). — K. Schmitz, Die Beziehungen der Salzsäure des Magensaftes zur Darmfäulnis. Ibid. **19**. 401 (1894).

[9] A. Conti ed F. Vitali, Sui processi di putrefazione intestinale nella clorosi. Ann. di chim e farm. **19**. 321 (1894); vgl. auch J. Carles, L'indicanurie dans les affections de l'estomac. Rev. de méd. (1903) 297.

[10] E. Ziemke, Über den Einfluß der Salzsäure des Magensaftes auf die Fäulnisvorgänge im Darm. Inaug.-Dissertat. Halle (1893).

[11] B. Mester, Über Magensaft und Darmfäulnis. Zeitschr. f. klin. Med. **24**. 441 (1894). — E. Rost, Über das Schicksal des O-Oxychinolins und zur Kenntnis der Ausscheidung der geparten Sckwefelsäuren im Hundeharn. Du Bois-Reymonds Arch. (1899).

Perazidität des Magensaftes oder künstliche Zufuhr von Salzsäure die Menge der ausgeschiedenen Ätherschwefelsäuren und des Indikans vermindert, während umgekehrt Sub- oder Inazidität, wie auch Neutralisation der Magensalzsäure mit Alkalien eine Vermehrung der Darmfäulnis zur Folge hat. Bei Achylie[1] ist die Zunahme der Fäulnisprodukte im Harn mehrfach betont worden und die danach oft eintretende Diarrhöe bezieht v. TABORA[2] auf die gesteigerte Darmfäulnis. Auch in den Fäzes hat dieser Autor bei Achylie eine Vermehrung des Indols nachgewiesen.

Gegenüber diesen Beobachtungen, denen allerdings auch einige negative[3] schon längere Zeit gegenüberstanden, ist die Bedeutung der Magensalzsäure als desinfektorischer Kraft in neuerer Zeit durch die Untersuchungen von STRAUSS und PHILIPPSOHN[4] wesentlich eingeschränkt worden. Diese Untersucher konnten in der Regel, d. h. in den Fällen, wo es sich nicht um extreme Verhältnisse handelte, nur einen höchst geringen Einfluß der Salzsäure auf die Ausscheidung der enterogenen Zersetzungsprodukte im Urin vorwiegend der Ätherschwefelsäuren, wahrnehmen. Nur bei ausgesprochener Achlorhydrie einerseits, Superazidität andererseits, war ein deutlicher Unterschied merkbar. Ihren Beobachtungen ist besonders Gewicht beizumessen, weil sie alle an der Hand einer konstanten Kost angestellt wurden, eine Kautele, die von früheren Autoren nicht eingehalten wurde. Es ist gewiß richtig, mit den beiden Autoren aus ihren Versuchen zu schließen, daß der Ablauf der Zersetzungsprozesse im Darmkanal vom Verhalten der Magensekretion deshalb so wenig abhängt, weil in den Fällen, in denen infolge der Subazidität die bakterizide Kraft der Salzsäure fehlt oder gering ist, die sauren Spaltungsprodukte des Zuckers die Entwickelung der Fäulnisbakterien beeinträchtigen.

---

[1] H. STRAUSS, Untersuchungen über die Resorption und den Stoffwechsel bei Apepsia gastrica mit besonderer Berücksichtigung der perniziösen Anämie. Zeitschr. f. klin. Med. **41**. 280 (1900).

[2] Siehe S. 95 Anm. 1.

[3] C. v. NOORDEN, Über die Ausnutzung der Nahrung bei Magenkrankheiten. Zeitschr. f. klin. Med. **17**. 137, 452 u. 514 (1890) — A. HOFMANN, Stoffwechseluntersuchungen nach totaler Magenresektion. Münchener med. Wochenschrift (1898) Nr. 18, 560. — J. STRAUSS, Über die Einwirkung des kohlensauren Kalkes auf den menschlichen Stoffwechsel, ein Beitrag zur Therapie der harnsauren Nierenkonkretionen nebst Bemerkungen über Alloxurkörperausscheidung. Zeitschrift f. klin. Med. **31**. 492 (1897), und die Tierversuche SCHMITZ' siehe S. 96 Anm. 8.

[4] Siehe S. 95 Anm. 2.

Mit den Beobachtungen der beiden Autoren stimmen die neuerlichen Untersuchungsresultate v. TABORAS[1] insofern überein, als auch er einen merklichen Einfluß der bakteriziden Kraft des Magens bloß in extremen Fällen, bei abnorm hohem, bzw. abnorm niedrigem Säuregehalt wahrnehmen konnte. Dem gegenüber messen ROLLY und LIEBERMEISTER[2] der Salzsäure eine große Bedeutung für die Entwickelungshemmung der Bakterien im Dünndarm bei.

Wie wichtig es ist, die Diät bei derartigen Versuchen zu berücksichtigen, ist jetzt, nachdem so zahlreiche Untersuchungen den Einfluß der Kost auf die bakteriellen Vorgänge im Darm und die Art der mit dem Urin ausgeschiedenen Zersetzungsprodukte dargetan haben, ohne weiteres klar. Die Kohlehydrate, welche unter dem Einfluß der Bakterien in Essigsäure, Ameisensäure, Buttersäure und Milchsäure zerfallen, vermehren die Menge der Fettsäuren im Harne[3] und hemmen außerdem die Eiweißfäulnis.[4] Eiweißreiche Nahrung hingegen steigert die Ausscheidung des Indikans,[5] der Ätherschwefelsäuren,[6] des Phenols und der Hippur-

---

[1] D. v. TABORA, Über die Beziehungen zwischen Magensaftsekretion und Darmfäulnis. Deutsch. Arch. f. klin. Med. **87**. 254 (1906).

[2] ROLLY u. G. LIEBERMEISTER, Experimentelle Untersuchungen über die Ursachen der Abtötung von Bakterien im Dünndarm. Deutsch. Arch. f. klin. Med. **83**. 413 (1905).

[3] P. v. ROKITANSKY, Über das Verhalten der flüchtigen Fettsäuren im Harn des gesunden und kranken Menschen. Wien. med. Jahrb. (1887) 205. — F. BLUMENTHAL, Über die klinische Bedeutung einiger Fäulnisprodukte im Harn. Berl. klin. Wochenschr. (1899) 843. — STRAUSS u. PHILIPPSOHN, siehe S. 95 Anm. 2.

[4] L. ORTWEILER, Über die physiologische und pathologische Bedeutung des Harnindikans. Mitteil. aus der med. Klinik zu Würzburg **2**. 153 (1886). — FR. MÜLLER, Über Indikanausscheidung durch den Harn bei Inanition. Ebenda **2**. 341 (1886). — A. HIRSCHELER, Über den Einfluß der Kohlehydrate und einiger anderer Körper der Fettsäurereihe auf die Eiweißfäulnis. Zeitschr. f. physiol. Chem. **10**. 306 (1886). — E. KRAUSS, Über die Ausnützung der Eiweißstoffe in der Nahrung in ihrer Abhängigkeit von der Zusammensetzung der Nahrungsmittel. Ebenda **18**. 167 (1894). — BIERNACKI, Über die Darmfäulnis bei Nierenentzündung und Ikterus, nebst Bemerkungen über die normale Darmfäulnis. Deutsch. Arch. f. klin. Med. **49**. 87 (1891). — W. BACKMANN, Ein Beitrag zur Kenntnis der Darmfäulnis bei verschiedenen Diätformen unter physiologischen Verhältnissen. Zeitschr. f. klin. Med. **44**. 458 (1902).

[5] SALKOWSKI, Ber. d. deutsch. chem. Ges. **9** (1876). — L. ORTWEILER und FR. MÜLLER, siehe Anm. 4. — M. JAFFÉ, Über die Ausscheidung des Indikans unter physiologischen und pathologischen Verhältnissen. VIRCHOWS Arch. **70**. 72 (1877).

[6] G. HOPPE-SEYLER, Über die Ausscheidung der Ätherschwefelsäuren im Urin bei Krankheiten. Zeitschr. f. physiolog. Chem. **12**. 1 (1888). — RÖHMANN, Beobachtungen an Hunden mit Gallenfisteln. PFLÜGERS Arch. **29**. 509 (1882).

säure[1] und fettreiche Nahrung tut dasselbe, indem sie der Eiweißfäulnis Vorschub leistet.[2]

Als ein weiterer, die Fäulnis im Darmkanal herabmindernder Faktor wird seit Bidder und Schmidt[3] die Galle angesprochen. Die Lehre von der antiputriden Wirkung des Lebersekretes hat jedoch zu lebhafter, noch nicht beendeter Kontroverse Anlaß gegeben. Sehen wir zu, wie sie zu verstehen ist.

Daß bei Gallenmangel die Darmfäulnis vermehrt ist, dürfte kaum mehr in Zweifel gezogen werden. Schon der übelriechende Geruch der acholischen Stühle weist darauf hin, noch deutlicher geht das aus dem Verhalten der Fäulnisstoffe des Harns hervor. Die meisten Autoren, wie Brieger,[4] Fr. Müller,[5] Biernacki,[6] Eiger,[7] Schmidt,[8] und Böhm,[9] sind in zahlreichen Untersuchungsreihen bei Acholie

— A. Rovighi, Die Ätherschwefelsäuren im Harn und die Darmdesinfektion. Zeitschr. f. physiol. Chem. **16**. 20 (1892). — A. Cahn, Die Verwendung der Peptone als Nahrungsmittel. Berl. klin. Wochenschr. (1893) Nr. 25. — Schmitz, Zentralbl. f. d. med. Wissensch. (1890) Nr. 49 u. 50. — H. Winternitz, Über das Verhalten der Milch und ihrer wichtigsten Bestandteile bei der Fäulnis. Zeitschr. f. pkysiol. Chem. **16**. 460 (1892). — A. Hirscheler, siehe S. 98 Anm. 4. — E. Krauss, siehe S. 98 Anm. 4. — I. Munk, Beiträge zur Stoffwechsel- und Ernährungslehre. Pflügers Arch. **58**. 309 (1894). — B. Laqueur, Über den Einfluß der Milchnahrung auf die Ausscheidung der gepaarten Schwefelsäuren. Verhandl. d. 16. Kongr. f. inn. Med. 546 (1898) usw.

[1] K. Lewin, Beiträge zum Hippursäurestoffwechsel des Menschen. Zeitschrift f. klin. Med. **42**. 371 (1901).

[2] W. Backmann, siehe S. 98 Anm. 4. Namhafte fäulniswidrige Eigenschaften scheinen Milch und Käse zu haben. — Biernacki, siehe S. 98 Anm. 4; Rovighi, siehe S. 98 Anm. 6; Winternitz, siehe ebenda; K. Schmitz, Die Eiweißfäulnis im Darm unter dem Einfluß der Milch, des Kefyrs und des Käses. Zeitschr. f. physiol. Chem. **19**. 378 (1894). — A. Albu, Über den Einfluß verschiedener Bronchopneumonien auf die Darmfäulnis. Deutsche med. Wochenschr. (1898) Nr. 32. — Eisenstadt, Über die Möglichkeit, die Darmfäulnis zu beeinflussen. Arch. f. Verdauungskrankheiten **3**. 155. — B. Laqueur, siehe S. 98 Anm. 6. — Strauss u. Philippsohn, siehe S. 95 Anm. 2.

[3] Bidder u. Schmidt, Die Verdauungssäfte und der Stoffwechsel (1852).

[4] L. Brieger, Einige Beziehungen der Fäulnisprodukte zu Krankheiten. Zeitschr. f. klin. Med. **3**. 465 (1881).

[5] Fr. Müller, siehe S. 90 Anm. 1.

[6] Biernacki, siehe S. 98 Anm. 4.

[7] Eiger, Inaug.-Dissertat. Petersburg (1893) und: Über das Vorkommen von Ätherschwefelsäuren im Harn bei einigen Krankheiten, insbesondere bei Erkrankungen der Leber usw. St. Petersburger med. Wochenschr. (1893) Nr. 2.

[8] R. Schmidt, Zur Stoffwechselpathologie des Icterus catarrh. und zur Frage der Paracholie. Zentralbl. f. inn. Med. **19**. 113 (1898).

[9] A. Böhm, Zur Frage der Darmfäulnis bei Gallenabschluß vom Darme. Deutsch. Arch. f. klin. med. **71**. 73 (1901).

fast durchwegs hohen, mitunter sogar sehr hohen Werten für die Ätherschwefelsäuren begegnet. Es finden sich in ihren Protokollen Durchschnittswerte von 0,5 g und 0,6 g pro die verzeichnet, mit Maximalwerten bis zu 0,8 g und über 1,0 g (Brieger), während die Grenze der normalen bei ca. 0,3 g liegt.

Umgekehrt sahen Stadelmann sowie Doyon und Dufourt[1] bei vermehrtem Gallenfluß die Darmfäulnis sich wesentlich einschränken, und ebenso beobachtete Singer[2] ein Sinken der Ätherschwefelsäuren nach Applikation von Galle per Clysma oder subkutan.

Diesen positiven Versuchen stehen zwar negative gegenüber. Fr. Müller, Pott[3] und v. Noorden[4] konnten in einigen wenigen Fällen von Stauungsikterus eine Zunahme der gepaarten Schwefelsäure nicht nachweisen. Bei der sehr geringen Zahl dieser Fälle im Vergleich zu der großen Anzahl zu dem entgegengesetzten Resultate führender und bei der Schwierigkeit, bei klinischen Untersuchungen störende Faktoren mit Sicherheit auszuschließen, möchten wir ihnen nicht zu viel Beweiskraft beilegen, vielmehr annehmen, daß besondere Umstände dort obgewaltet haben.

Auch die Beobachtungen Röhmanns[5] an zwei Gallenfistelhunden, bei denen gleichfalls eine Zunahme der gepaarten Schwefelsäuren nicht hat wahrgenommen werden können, dürfte für die menschliche Pathologie nicht schwer ins Gewicht fallen, und ebensowenig dürften die Beobachtungen Strasburgers[6] einen entscheidenden Wert haben, welcher bei Gallenabschluß die Menge der Kotbakterien vermindert fand.

Wenn nun somit als sicher betrachtet werden muß, daß bei Abwesenheit von Galle die Fäulnis vermehrt ist, so beweist das noch nicht, wie manche Autoren daraus schließen zu dürfen glauben,[7] daß der Galle wirklich antiputride Kraft innewohnt. Eine solche hat bisher nicht nachgewiesen werden können. Unseres Erachtens

---

[1] Doyon et Dufourt, Contribution à l'étude de la sécrétion biliaire. Arch. de physiol. **9**. 562 (1897).

[2] H. Singer, Über den Einfluß des Aspirin auf die Darmfäulnis. Zeitschr. f. klin. Med. **44**. 168 (1902).

[3] R. Pott, Stoffwechselanomalien bei einem Falle von Stauungsikterus. Pflügers Arch. **46**. 509 (1890).

[4] v. Noorden, Pathologie des Stoffwechsels (1893) 272.

[5] F. Röhmann, siehe S. 92 Anm. 1.

[6] J. Strasburger, Untersuchungen über die Bakterienmenge in menschlichen Fäzes. Zeitschr. f. klin. Med. **46**. 432 (1902).

[7] In neuerer Zeit S. Talma, Von der bakteriziden Wirkung der Galle. Zeitschr. f. klin. Med. **42**. 354 (1901).

ist vielmehr der Grund anderswo zu suchen. Die Galle beschleunigt, wie wir gesehen haben, die Pankreasverdauung, sie beschleunigt auch die Resorption, sie fördert also, allgemein gesagt, die Eiweißverdauung. Und daß sie das tut, dürfen wir jetzt auch aus dem Umstande rückschließen, daß im Tierexperiment die Berührung der Dünndarmschleimhaut mit Eiweiß- bzw. Peptonlösung die Gallensekretion in Gang bringt,[1] während z. B. eine Kohlehydratlösung unwirksam ist. Fett, das zu seiner Resorption noch weit mehr der Galle bedarf, als das Eiweiß, löst bei der gleichen Versuchsanordnung eine noch stärkere Gallensekretion aus.

Fehlt somit die Galle, so dürfte die Eiweißverdauung irgendwie Not leiden und die Folge wird sein: es bleibt zersetzbares Material länger im Darme liegen als gewöhnlich und dadurch ist dem Fäulnisprozeß Vorschub geleistet.

Ähnliche Verhältnisse bestehen bei Gallenmangel auch für das Fett. Fetthaltige Nahrung fördert die Fäulnis und zwar aus dem Grunde, weil das stagnierende Fett die Eiweißresorption beeinträchtigt.

Diese Erklärungsweise erscheint uns um so plausibler als, wie bemerkt, bakterizide Eigenschaften an der Galle im Reagensglasversuche nicht haben nachgewiesen werden können.[2] Die Galle als solche, d. h. die neutrale Galle, läßt die Mehrzahl der Bakterien unbeeinflußt und ist für viele sogar ein guter Nährboden. Einzelne ihrer Bestandteile, z. B. die freien Gallensäuren, insbesondere die Taurocholsäure, sollen zwar keimtötend wirken[3] und im Dünndarm, wo der Chylus sauer reagiert, ist für die Spaltung der Cholate und das Freiwerden der Gallensäuren Gelegenheit geboten. Doch fragt

[1] J. Pawlow, a. a. O. — G. Bruno, L'excitabilité spécifique de la muqueuse du tube digestif, 6. mémoire. Arch. des sciences biol. de St. Petersbourg **7.** 87 (1899).

[2] R. Maly u. F. Emich, Über das Verhalten der Gallensäuren zu Eiweiß und Peptonen und über deren antiseptische Wirkungen. Monatshefte f. Chem. **4.** 89 (1883). — G. Bufalini, Azione antisettica dei principii biliari. Rivista di chimica med. e farmac. **2.** 385 (1884). — v. Lindberger, Über die Bedeutung der Galle für die Fäulnisprozesse im Dünndarm. (Schwed.). Ref. in Malys Jahresber. **14.** 334 (1884). — G. Leubuscher, Einfluß von Verdauungssekreten auf Bakterien. Zeitschr. f. klin. Med. **17.** 472 (1890). — P. Limbourg, Über die antiseptische Wirkung der Gallensäuren. Zeitschr. f. physiol. Chem. **13.** 196 (1889). — Macfayden, Behaviour of bacteria in the digestive tract. Journ. of anat. and physiol. **21.** 227 u. 413 (1887). — S. Talma, siehe S. 100 Anm. 7.

[3] Vgl. Literatur S. 98 u. 99.

es sich, ob dem Umstande viel Bedeutung beizumessen ist, ob hier die saure Reaktion als solche nicht weit mehr leistet.

Der Galle entgegengesetzt wirkt der Pankreassaft auf die Darmfäulnis, er fördert sie in hohem Grade. Dieser Tatsache ist beim Studium der Folgen des Gallenabschlusses zu gedenken, denn es ist gewiß nicht gleichgültig, ob dann der Ductus pancreaticus mit dem Choledochus verlegt ist oder nicht. Die Fäulnis wird in beiden Fällen wohl nicht gleich stark sein. Vielleicht, daß die widersprechenden Angaben der Autoren zum Teil hierauf beruhen.

Da das Eiweiß die Quelle der Fäulnisprodukte im Darm darstellt, ist es begreiflich, daß bei eiweißreicher Kost ihre Menge im Harn zunimmt.[1] Ein zweckmäßiges Mittel, die Darmfäulnis herabzusetzen, ist die Darreichung kohlehydratreicher Kost, eine Maßnahme, von welcher die Therapie der Darmerkrankungen ausgiebigen Gebrauch macht, wie auch zur Unterdrückung der Kohlehydratzersetzung (Milchsäuregärung) im Darm eiweißhaltige Nahrung mit Erfolg verabreicht wird. Durch Medikamente hingegen läßt sich die Fäulnis wenig oder gar nicht beeinflussen. Von der Milch ist ebenfalls ermittelt, daß sie die Fäulnis eindämmt;[2] diesem Umstand wurde bei einschlägigen Versuchen nicht immer Rechnung getragen.

Wir erwähnten schon den Einfluß der Aufenthaltsdauer der Ingesta im Darm auf die Menge der Fäulnisstoffe im Harn. Bei gekürztem Aufenthalte (Diarrhöe) ist sie im allgemeinen eine geringe.[3] Ob auch die Fäulnis entsprechend abnimmt, scheint noch nicht ausgemacht zu sein, dazu wären eben Bestimmungen im Kote vonnöten. Eine Verminderung der fauligen Zersetzung hat auf jeden Fall in jenen Fällen nicht statt, wo gesteigerte Fäulnis die Diarrhöe verursacht.

Im Gegensatz zu den Fällen rascher Passage der Ingesta sind bei Obstipation die Werte für die enterogenen Fäulnisprodukte meist hohe,[4] und sie werden extrem hoch bei langdauernder Stuhlverhal-

---

[1] Vgl. S. 98.

[2] A. Pöhl, Bestimmung der Darmfäulnis durch Untersuchung des Harns. St. Petersburger med. Wochenschr. (1887) Nr. 50. — Biernacki, siehe S. 98 Anm. 4. — H. Winternitz, siehe S. 98 Anm. 6. — L. Matteoda, Influence du régime lacté sur l'élimination par les urines de l'acide sulfurique, des sels minéraux et des éthers organiques. Inaug.-Dissertat. Genf (1894). — K. Schmitz, siehe S. 99 Anm. 2.

[3] Strauss u. Philippsohn, siehe S. 95 Anm. 2.

[4] Vgl. S. 98 Anm. 4; ferner E. Salkowski, Über das Vorkommen phenolbildender Substanz im Harn bei Ileus. Zentralbl. f. d. med. Wissensch. (1876)

tung, besonders bei Unwegsamkeit im Bereiche des Dünndarms. Die Zunahme betrifft alle Fäulnisstoffe. Strauss und Philippsohn[1] konnten bei der einfachen Obstipation bedeutend höhere Mittelwerte sowohl für die flüchtigen Fettsäuren, die aromatischen Oxysäuren und die Hippursäure, wie für Indikan nachweisen und auffallend häufig war der Befund von Phenol.[2] Exorbitant hohe Werte für die erstgenannten Substanzen fanden sich bei Bleikolik. Erwähnt sei, daß zuweilen bei hochgradiger Koprostase, wenn andere Verdauungsstörungen hinzutreten, der Harn auch acetonhaltig ist.

Die gesteigerten intestinalen Fäulnis- und Gärungsprozesse haben in doppelter Richtung Bedeutung für die Pathologie. Sie üben einen lokalen Reiz auf die Schleimhaut aus und können dadurch Ursache von Darmstörungen allerlei Art werden. Je empfindlicher die Schleimhaut ist, um so leichter wird sie darauf reagieren, darum treten solche Störungen am häufigsten im ersten Kindesalter auf, wo die Schleimhaut dem Ansturm solcher Bakterienwucherungen nicht gewachsen ist. Dann wirkt die enterale Fäulnis dadurch schädlich, daß sie giftige Produkte erzeugt, die auf dem Wege der Resorption in die Körpersäfte gelangen. Wir werden bei der Besprechung der Autointoxikation[3] sehen, daß manche bakterielle Stoffwechselprodukte, wie Phenole, Schwefelwasserstoff, Amine u. a. für den menschlichen Organismus Gifte darstellen und daß man die Resorption solcher Stoffe nicht mit Unrecht für manche krankhafte Zustände verantwortlich macht. Wir wollen vorweg nehmen, daß nicht nur die Produkte der Eiweißfäulnis, sondern, wie das besonders die Beobachtungen am kranken Kinde lehren, auch die der Kohlehydratgärung für den Organismus giftig sein können. Bemerkenswert ist die von Glaessner an Hunden gemachte Beobachtung, wonach bei künstlich hervorgerufener Obstipation die Resorption saurer Produkte zu einer (intestinalen) Acidose Veranlassung geben kann. Auch von andern Verdauungsstörungen ist eine solche Wirkung bekannt, wie das Keller bei Säuglingen nachgewiesen.

---

818. Keine Vermehrung des Indikans resp. der Ätherschwefelsäuren bei Kotstauungen fanden Ortweiler, siehe S. 98 Anm. 4; Fr. Müller, Ebenda. — Jaffé, siehe S. 98 Anm. 5. — Hoppe-Seyler, Über die Ausscheidung der Ätherschwefelsäuren im Urin bei Krankheiten. Zeitschr. f. physiol. Chem. **12**. 1 (1888).

[1] Siehe S. 95 Anm. 2.

[2] Vgl. auch L. Brieger, Über Phenolausscheidung bei Krankheiten und nach Tyrosingebrauch. Zeitschr. f. physiol. Chem. **2**. 241 (1878) und A. Russo, Über Phenolausscheidung. Ref. in Zentralbl. f. klin. Med. **10**. 306 (1889).

[3] Siehe weiter unten.

Die Fäulnis- und Gärungsprozesse geben, wie im Magen, so auch im Darm zu Gasbildungen Anlaß. Die **Darmgase** sind im wesentlichen dieselben wie im Magen, nur in anderem Mengenverhältnis: Sauerstoff, Stickstoff, Kohlensäure, Wasserstoff, Methan, Schwefelwasserstoff. Sauerstoff und Stickstoff rühren von verschluckter Luft, die Kohlensäure, der Wasserstoff und Methan von der Kohlehydratgärung und Schwefelwasserstoff von der Eiweißfäulnis her. Die mitunter in übermäßig großer Menge sich bildenden Gase sind das Produkt abnormer Kohlehydrat- und Eiweißzersetzung, deren Ursache vorwiegend eine Herabsetzung des Tonus der Darmmuskulatur ist.

Im Darm kommt es mitunter zur Bildung von **Konkrementen.** Darunter sind nicht die Kotsteine gemeint, die im wesentlichen aus eingedicktem Kot bestehen, dem Erdsalze (phosphorsaurer und kohlensaurer Kalk, phosphorsaure Ammoniakmagnesia) sich beimengen, auch nicht die Konkretionen, die durch Zusammenballen und -kitten von Fremdkörpern entstehen, welche mitunter ganz sonderbarer Art sein können.[1] Wir meinen vielmehr die Abscheidung mineralischer Bestandteile aus den Sekretflüssigkeiten des Darmes.

Diese Art von Darmkonkrementen ist bisher nur in der Art eines fein- bis grobkörnigen Sandes beobachtet worden; nur Mongour[2] spricht von einem mandelgroßen Stein, der mit den Fäzes entleert wurde. Wie man Grund hat anzunehmen, entsteht der Sand im Dickdarm und findet sich am häufigsten bei Katarrhen dieses Darmabschnittes, und zwar vorwiegend bei der unter dem Namen der Enteritis membranacea bekannten Affektion, wo er anfallsweise in Mengen bis zu einem Teelöffel voll mit dem Stuhl entleert wird.

Solcher Darmgries[3] zeigt eine dunkel- bis hellbraune Farbe.

---

[1] B. Naunyn, Ein Fall von Darmkonkrementen. Deutsch. Arch. f. klin. Med. **84**. 1 (1905).

[2] Mongour, Entérite muco-membraneuse et lithiase intestinale. Sem. méd. (1896) 85.

[3] A. Laboulbène, Sur le sable intestinal. Arch. génér. de méd. (1873) II. 641. — Biaggi, Du sable intestinal. Presse méd. belge (1874) 153. — Marquez, Note sur le sable intestinal. Compt. rend. de l'associat. franç. pour l'avancement des sciences (1879) 878. — S. Delépine, Sable intestinal and some other intestinal concretions. Trans. Pathol. Soc. London (1890) 111. — G. Dieulafoy, Lithiase intestinale et entérocolite sableuse. Clin. méd. de l'Hôtel-Dieu. Paris (1896) 273. — Derselbe, La lithiase intestinale et la gravelle de l'intestin. Bull. de l'Académie de Méd. Paris (1897). — A. Mathieu et A. Richaud, Deux cas de sable intestinal avec entérite muco-membraneuse. Bull. et Mém. de la soc. méd. des

Die Körner sind opak oder ganz oder teilweise durchsichtig und bestehen aus kohlensaurem und phosphorsaurem Kalk oder phosphorsaurer Ammoniakmagnesia, denen sich in geringen Mengen oder nur in Spuren oxalsaurer Kalk und Kieselsäure beigesellen.[1] Das ganze ist von einem organischen, oft Bakterien einschließenden Gerüst durchzogen. Der Farbstoff, der sie tingiert, ist Urobilin. In Spuren sind auch unveränderte Gallenfarbstoffe, Bilirubin und angeblich Biliverdin nachgewiesen und auch andere nicht bestimmte Farbstoffe will man darin beobachtet haben.[2]

Über die Ätiologie des Darmgrieses ist bisher nichts bekannt. Wir dürfen annehmen, daß hier ähnliche Momente in Frage kommen wie bei der Konkrementbildung in den Ausführungsgängen der Speicheldrüsen und des Pankreas. Als fördernder Faktor wirkt vielleicht die durch den Darmkatarrh bedingte Steigerung der Alkaleszenz des Darminhaltes. Eine vermehrte Ausscheidung von Erdphosphaten braucht selbstverständlich nicht angenommen zu werden.

Die intestinale Lithiasis findet sich meistens bei Erwachsenen, doch ist sie auch bei Kindern in den ersten Lebensjahren beobachtet.

Daß die Sandbildung nicht, wie oft angenommen, Ursache der sie begleitenden Symptome, sondern, wie diese, lediglich Folge des Darmkatarrhs ist, dürfte kaum mehr bezweifelt werden. Auch mit Gicht hat die Affektion nichts zu tun.

---

hôpitaux de Paris (1896) 473. — A. Matthieu, Sable intestinal en dehors de l'entérite muco-membraneuse. Ebenda (1897). 513. — Mongour, Note sur un cas de lithiase intestinale. Compt. rend. de la soc. de biol. (1896) 203. — Oddo, Sable intestinal. Bull. et Mém. de la soc. méd. des hôpit. de Paris (1896) 539. — Shattock, Sable intestinal. Trans Path. Soc. London (1897) 124. — E. Jones, A case of muco-membranous colitis, with deposit of intestinal sand. Med. News (1897) 120. — M. de Langenhagen, L'entérocolite muco-membraneuse, sem. méd. (1898) 4. — A. Mazerau, Calculs de l'intestin. et gravelle intestinale, Thèse de Lyon (1899); Derselbe, La gravelle intestinale, Rev. internat. de méd. et de chirurg. (1899) Sept. — H. Eichhorst, Über Darmgries. Deutsch. Arch. f. klin. Med. **68**. 1 (1900). — E. Deetz, Über Darmgries. Ebenda **70**. 365 (1901). — D. Duckworth and A. Garrod, A contribution to the study of intestinal sand. Medico-chirurg. Transact. **84**. (1902).

[1] Als „Sand" imponieren auch oft sogenannte Steinzellen, nämlich sklerosierte Zellen aus Vegetabilien, namentlich Birnen. Diese haben natürlich mit dem Darmgries nichts gemein, es sind Fremdkörper.

[2] Thomson and Fergusson, An analysis of sandy matter (sable intestinal) from the human intestine, with special reference to a contained pigment of unusual character. Journ. of Pathol. and Bact. (1900) 334.

Wir haben bisher die im Darminnern sich abspielenden Prozesse dargelegt, und sind schon verschiedentlich auf die Störungen der **Resorption** zu sprechen gekommen.

Die Aufsaugung erfolgt im ganzen Dünndarme, doch ist sie am stärksten in den obern Abschnitten desselben, während sie abwärts gegen den Dickdarm zu bedeutend abnimmt; im Dickdarme selbst ist sie nur äußerst gering und dürfte für gewöhnlich nur für Wasser in Betracht kommen.

Wir erwähnten schon, daß die Resorption beim Fehlen der beiden wichtigsten Darmsekrete, des Pankreassaftes und der Galle, vermindert ist, und zwar sind es vorwiegend die Fette, welche nicht hinreichend verwertet werden. Erst in zweiter Linie kommen die Eiweißkörper und noch weniger haben darunter die Kohlehydrate zu leiden.

Betrachten wir das Verhalten der Resorption bei Erkrankungen und Veränderungen der Darmwand, so sehen wir zunächst, daß die Ausnutzung der stickstoffhaltigen Nahrungsmittel sowie der Kohlehydrate in weitaus der Mehrzahl derselben nicht oder nur unbedeutend beeinträchtigt ist und nur bei wenigen und schweren Prozessen eine wesentliche Einschränkung erfährt.

Anämie der Darmwand, wie sie im Verein mit allgemeiner Anämie bei Blutkrankheiten (Chlorose,[1] perniziöser Anämie,[2] Leukämie,[3]

[1] S. Wallerstein, Beiträge zur Kenntnis der Chlorose. Inaug.-Dissertat. Bonn (1890). — Lipman-Wulf, Über Eiweißzersetzung bei Chlorose. In v. Noordens Beitr. z. Lehre v. Stoffwechsel **1.** 24. — Moraczewski, Stoffwechsel bei Karzinom und Chlorose. Zeitschr. f. klin. Med. **33.** 385 (1897).

[2] v. Noorden, Untersuchungen über schwere Anämien. Charité-Annalen (1891) 217. — H. Strauss, siehe S. 97 Anm. 1. — Morazewski, Stoffwechselversuche bei schweren Anämien. Virchows Arch. **159.** 221 (1900). — R. Bernert u. C. v. Stejskal, Ein Beitrag zur Frage nach dem minimalen Stickstoffumsatz bei perniziöser Anämie. Arch. f. exp. Pathol. u. Pharm. **48.** 134 (1902).

[3] May, Über die Ausnutzung der Nahrung bei Leukämie. Deutsch. Arch. f. klin. Med. **50.** 393 (1892). — Spirig, Versuch über die Ausnutzung der Nahrung bei Leukämie. Zeitschr. f. klin. Med. **24.** 187 (1894) und in v. Noordens Beitr. z. Lehre v. Stoffwechsel **2.** 151 (1894). — H. van der Wey, Beiträge zur Kenntnis der Leukämie. Deutsch. Arch. f. klin. Med. **57.** 287 (1896). — Münzer, Die Bedeutung der Ammoniaksalze für die Pathologie, nebst einem Beitrage zum Stoffwechsel bei Leukämie. Prag. med. Wochenschr. (1897) 209. — Moraczewski, Stoffwechselversuche bei Leukämie und Pseudoleukämie. Virchows Arch. **151.** 22 (1898). — Fleischer u. Pentzoldt, Stoffwechseluntersuchungen bei einem Leukämischen. Deutsch. Arch. f. klinische Med. **26.** 368 (1880) und C. v. Stejskal u. F. Erben, Klinisch-chemische Studien. Zeitschr. f. klin. Med. **39.** 151 (1900).

Anchylostomaanämie[1] usw.) vorkommt, vermindert die Resorptionsfähigkeit (für Eiweiß und Kohlehydrat) nicht. Dasselbe gilt auch von venöser Hyperämie im Gefolge von Kreislaufstörungen bei Störungen im Pfortadergebiet,[2] Herzinsuffizienz[3] und auch, wie es scheint, von der Atrophie der Darmschleimhaut[4] und leichten Graden von amyloider Entartung. Dagegen ist sie bedeutend verschlechtert bei ausgedehnter Amyloiddegeneration.[5]

Auch entzündliche Prozesse der Darmschleimhaut lassen die Ausnutzung der Eiweißstoffe unbeeinflußt oder verringern sie nur unbedeutend.[6]

Das tritt namentlich dann deutlich hervor, wenn man den von der Darmwand selbst ausgeschiedenen Stickstoff in Abzug bringt. Letzteres ist aber unbedingt notwendig, wenn man ein richtiges Bild von der Ausnutzung der Nahrung gewinnen will. Wie Roehl[7] und Rieder[8] nachgewiesen haben, werden von der gesunden Darmwand

---

[1] K. Bohland, Über die Eiweißzersetzung bei der Anchylostomiasis. Münch. med. Wochenschr. (1894) Nr. 46, 901. — F. Battistini u. F. Micheli, Contributo allo studio del ricambio materiale nell' anchilostomoanemia. La settimana medica dello sperimentale (1897) **17**. 341. — G. Vannini, Il ricambio materiale nell' anchilostomo-anemia. Il Policl. **7**. sez. med. (1900). In den Fällen des letztgenannten Autors war die N-Ausnutzung vermindert (ca. 80 Proz.), doch liegen eben bei der Anchylostomaanämie ganz besondere Verhältnisse vor.

[2] Fr. Müller, Über Nahrungsresorption bei einigen Krankheiten. Verhandl. d. 6. Kongr. f. inn. Med. 404 (1887). — Fawitzki, Über den Stickstoffumsatz bei Leberzirrhose. Deutsch. Arch. f. klin. Med. **45**. 429 (1889). — Schapiro, Zur Frage von der Prognose bei der Leberzirrhose. Petersburger med. Wochenschr. (1891) 241. — Münzer, Die harnstoffbildende Funktion der Leber, nebst Untersuchungen über den Stickstoffwechsel bei Lebererkrankungen. Arch. f. exp. Pathol. u. Pharm. **33**. 164 (1894). — A. Calabrese, Ricerche sul ricambio materiale nella cirrosi epatica. 7. Kongr. f. inn. Med. Rom (1896). Ref. in Malys Jahresber. **27**. 691 (1897). — Ascoli, Zur Pathologie der Lebercirrhose. Deutsch. Arch. f. klin. Med. **71**. 387 (1901).

[3] Grassmann, Über die Resorption der Nahrung bei Herzkrankheiten. Zeitschr. f. klin. Med. **15**. 183 (1888). — Husche, Über die Stickstoffbilanz in den verschiedenen Stadien der Herzkrankheiten. Ebend **26**. 44 (1894).

[4] Strauss, siehe S. 97 Anm. 1. — Bernert u. Stejskal, siehe S. 106 Anm. 2.

[5] Fr. Müller, siehe Anm. 2. — Derselbe, Stoffwechseluntersuchungen bei Krebskranken. Zeitschr. f. klin. Med. **16**. 496 (1889). — v. Noorden, siehe S. 106 Anm. 2.

[6] Lemberger, Ein Beitrag zur Resorption im Verdauungstraktus im Verlaufe des subakuten Intestinalkatarrhs. Ref. in Malys Jahresber. **27**. 378 (1897) — W. Roehl, Über die Ausnutzung stickstoffhaltiger Nahrungsmittel bei Störungen der Verdauung. Deutsch. Arch. f. klin. Med. **83**. 523 (1905).

[7] Siehe Anm. 6.

[8] H. Rieder, Bestimmung der Menge des im Kote befindlichen, nicht von der Nahrung herrührenden Stickstoffs. Zeitschr. f. Biol. **20**. 378 (1884).

täglich 0,5 bis 0,9 g Stickstoff abgesondert, und im Darmkatarrh kann diese Menge auf das dreifache steigen, d. h. also auf beinahe 3 g. Über die Natur dieses Stickstoffes läßt sich nichts sicheres aussagen, vermutlich handelt es sich um Schleim, Epithelien, Bakterien, Sekretreste und dergleichen. Es ist aber nicht ausgeschlossen, daß einzelne Darmsekrete in tieferen Abschnitten des Darmes schlechter resorbiert werden, wenigstens kann man das Auftreten von Lezithin und unverändertem Gallenfarbstoff in dünnen Entleerungen in diesem Sinne auslegen.

Selbst solche die Schleimhaut tief schädigenden, allerdings nur fleckweise auftretenden Prozesse, wie typhöse und tuberkulöse Geschwüre,[1] verringern die Resorptionsfähigkeit für Eiweiß nicht oder kaum. Doch müssen wir bemerken, daß Entzündungszustände auch schlechte Ausnützung herbeiführen können. Das ist für chronische Darmkatarrhe und chronische Dysenterie, auch für Pädatrophie nachgewiesen, bei welch letzterer Heubner[2] enorme Stickstoffverluste (bis zu 50 Proz.) gefunden hat. Ebenso gehen schwere Enterokatarrhe bei Säuglingen[3] mit beträchtlichen Stickstoffverlusten (30—40 Proz. des aufgenommenen Stickstoffs) einher, während bei einfachen dyspeptischen Zuständen die Stickstoffverwertung normal ist.

Wir erwähnen noch, daß auch bei fieberhaften Zuständen[4] die Darmresorption im allgemeinen ungestört vor sich geht.

Welches bei gewissen entzündlichen Zuständen die Gründe für die Resorptionsstörungen sind, ist nicht sicher ermittelt. Doch hat man sie wohl in einer Schädigung der Darmepithelien zu suchen,

---

[1] v. Hösslin, Experimentelle Beiträge zur Frage der Ernährung fiebernder Kranker. Virchows Arch. **89.** 95 u. 303 (1882). — Puritz, Reichliche Ernährung bei Abdominaltyphus. Ebenda **131.** 327 (1893).

[2] O. Heubner, Zur Kenntnis der Säuglingsatrophie. Jahrb. f. Kinderheilk. **53.** 35.

[3] Lange, Über den Stoffwechsel des Säuglings bei Ernährung mit Kuhmilch. Jahrb. f. Kinderheilk. **39.** 216 (1895). — Bendix, Beiträge zum Stoffwechsel des Säuglings. Ebenda **43.** 137 (1896). — Lange u. Berend, Stoffwechselversuche an dyspeptischen Säuglingen. Ebenda **44.** 339 (1897). — Freund, Chlor und Stickstoff im Säuglingsorganismus. Ebenda **48.** 137 (1898). — Keller, Phosphor und Stickstoff im Säuglingsorganismus. Arch. f. Kinderheilk. **29.** 1.

[4] Sassetzky, Über den Einfluß fieberhafter Zustände und antipyretischer Behandlung auf den Umsatz der stickstoffhaltigen Substanzen und die Assimilation stickstoffhaltiger Bestandteile der Milch. Virchows Arch. **94.** 485 (1883). — v. Noorden, Pathologie des Stoffwechsels 195 u. 208 (1893). — Moraczewski, Stoffwechsel bei Lungenentzündung und Einfluß der Salze auf denselben. Zeitschrift f. klin. Med. **39.** 44 (1900).

denn der raschen Fortbewegung der Ingesta scheint keine oder wenigstens keine wesentlich hemmende Wirkung zuzukommen, da die meisten Verdauungsstörungen auch mit Durchfall einhergehen. Dasselbe ergibt sich auch aus dem Verhalten nach dem Gebrauch von salinischen Abführmitteln.[1] Die Steigerung der Stickstoffausfuhr überschreitet auch dann nicht die physiologische Breite oder wenigstens nicht die Werte, die man bei Katarrhen auf Rechnung der Darmausscheidungen beziehen kann. Mit der guten Ausnutzung des Stickstoffs beim Durchfall steht im Einklang der Umstand, daß diarrhoische Entleerungen nur selten gelöstes Eiweiß enthalten, und wenn solches darin vorkommt, seine Menge nur eine geringe ist.

Ganz mangelhaft sind unsere Kenntnisse über den Einfluß funktioneller Darmstörungen auf die Resorption.

Eine namhafte Verschlechterung der Resorption findet sich bei ausgedehnten Resektionen des Dünndarms,[2] doch ist das nicht immer der Fall. Lexer[3] beobachtete bei seinem Patienten nach einer Resektion von 2 m Dünndarm einen Stickstoffverlust von bloß 10 Proz.[4] Es kommt eben wesentlich auf den Ort der Resektion an; unter sonst gleichen Verhältnissen sind die Folgen einer Resektion

---

[1] Stadelmann, Über den Einfluß der Alkalien auf den menschlichen Stoffwechsel. Verhandl. d. 9. Kongr. f. inn. Med. (1890). — Katz, Einfluß der Harzburger Crodoquelle auf den Stoffwechsel im menschlichen Körper. Dissertat. Berlin (1894). — Dapper, Über den Einfluß der Kochsalzquellen (Kissingen, Homburg) auf den Stoffwechsel des Menschen und die sogenannte „Kurgemäße Diät". Zeitschr. f. klin. Med. **30**. 371 (1896) u. **31**. 382. — Ludwig, Über den Einfluß des Karlsbader Wassers auf den Stoffwechsel. Zentralbl. f. inn. Med. (1896). — M. Jacoby, Über den Einfluß des Apentawassers auf den Stoffwechsel einer Fettsüchtigen. Berl. klin. Wochenschr. (1897) Nr. 12, 248. — Brandenburg, Beiträge zur Wirkung von Bestandteilen des Karlsbaderwassers. Therap. Monatshefte (1899) 633. — Allard, Über den Einfluß eines natürlichen Bitterwassers (Mergentheimer Karlsquelle) auf den Stoffwechsel bei Diabetes mellitus und Fettsucht. Zeitschr. f. klin. Med. **45**. 340 (1902).

[2] C. Schlatter, Über die Verdauung nach einer Dünndarmresektion von ca. 2 Meter Länge. Korrespondenzbl. f. Schweizer Ärzte (1899) Nr. 14. — Derselbe, Über die Darmfunktion nach ausgedehnten Dünndarmresektionen. Beiträge z. klin. Chirurgie **49**. (1906). — Albu, Über die Grenzen der Zulässigkeit ausgedehnter Darmresektionen. Berl. klin. Wochenschr. (1901) 1248. Ausführliche Literaturangaben.

[3] Untersucht von Albu, siehe Anm. 2.

[4] Hunde ertragen die Resektion des Dünndarms bis zu 80 Proz. und nutzen fettarme Kost vollständig aus [Erlanger u. Hewlett, A study of the metabolism in dogs with shortened small intestines. Amer. Journ. of Physiol. **6**. 1 (1901).

am proximalen Teile des Jejunum schwerer als weiter abwärts gegen die Ileocoecalklappe zu.[1]

Daß Stuhlverhaltung keine bessere Ausnutzung der Nahrung bewirkt, ist ohne weiteres verständlich, da die Stauung zumeist nur im Dickdarm erfolgt, dessen Resorptionsfähigkeit gering ist; es wird nur mehr Wasser aufgesaugt. Nach LOHRISCH[2] soll eine zu ausgiebige Ausnutzung der Nahrung oft bereits im Dünndarm erfolgen und sekundär das Bild der chronischen habituellen Obstipation hervorrufen, dadurch, wie LOHRISCH meint, daß der von den Gärungs- und Fäulnisprodukten ausgehende Reiz in Wegfall kommt.

Die Resorption der Kohlehydrate haben wir schon besprochen und gesehen, daß sie sich im allgemeinen wie die der Eiweißkörper verhält, also nur in wenigen und zwar schweren Erkrankungen leidet. Wir wollen nur eine Störung leichter Art hervorheben, welche insofern eine Sonderstellung einnimmt, als sie scheinbar am empfindlichsten die Stärkeverdauung betrifft, während die Ausnutzung von Fett und Eiweiß in ungestörter Weise vor sich geht. Nur letzteres wird mitunter auch schlechter verwertet. Es ist die von SCHMIDT mit dem Namen der „intestinalen Gärungsdyspepsie" bezeichnete Verdauungsstörung.[3] Die Insuffizienz der Stärkeverdauung äußert sich durch die Gegenwart vergärbarer Kohlehydrate im Kot. Über die Ursache dieser Affektion, die SCHMIDT mit Recht in den Dünndarm verlegt, ist nichts Näheres bekannt, auch ist ihre Natur in Dunkel gehüllt. Eine motorische Störung scheint ihr nicht zugrunde zu liegen. Es bleibt somit nur die Möglichkeit einer sekretorischen oder resorptiven Insuffizienz bestehen, wovon das erstere wahrscheinlicher ist, da für die Annahme einer Störung seitens der Resorption, die dazu nur die Kohlehydrate betreffen würde, kein Anhaltspunkt vorliegt.

Im Gegensatz zu den beiden besprochenen Arten von Nahrungsstoffen ist die Aufsaugung (und Spaltung) der Fette leicht Störungen ausgesetzt und die Regel ist, daß bei Beeinträchtigung der Resorptionsfähigkeit bei den meisten Erkrankungen die Fettausnutzung in erster Linie betroffen wird. Es kommt dann zur Bildung von Fett-

---

[1] TRZEBICKY, LANGENBECKS Arch. **48**. (1894).

[2] H. LOHRISCH, Die Ursache der chronischen habituellen Obstipation im Lichte systematischer Ausnutzungsversuche. Deutsch. Arch. f. klin. Med. **79**. 383 (1904).

[3] A. SCHMIDT und STRASBURGER, Experimentelle und klinische Untersuchungen über Funktionsprüfung des Darmes. Deutsch. Arch. f. klin. Med. **69**. 570 (1901). Siehe auch dieselben, ebenda **61**. 280, 545, 571; **65**. 229 usw. — Dieselben, Die Fäzes des Menschen. Berlin (1901).

stühlen, wie wir sie bei Abschluß des Pankreassaftes vom Darm kennen gelernt haben.[1] Eine solche Steatorrhöe findet sich bei Darmkatarrhen, wo man sie namentlich bei (mit fettreicher Nahrung genährten) Säuglingen häufig zu beobachten Gelegenheit hat, außerdem wird sie bei Anämien,[2] starker Chlorose,[3] bei Störungen des Blutkreislaufes im intestinalen Gefäßbezirk (bei inkompensierten Herzfehlern),[4] Störungen im Portalgebiet[5] und namentlich auch bei der Versperrung der das Fett transportierenden mesenterialen Lymphbahnen (Verkäsung der Mesenterialdrüsen, chronische Peritonitis) beobachtet.

Wir haben bisher den Darm als resorbierendes und sezernierendes Organ kennen gelernt. Es ist aber bekannt, daß er auch exkretorische Funktionen besitzt. So weiß man, daß das Eisen zum größten Teil, der Kalk und die Phosphorsäure in erheblicher Menge ihren Weg nach außen durch den Darm nehmen.[6] Über allfällige Veränderungen dieser Funktionen ist sehr wenig bekannt. Sie sind von den Pathologen kaum berücksichtigt worden. Ob die Ausscheidung des Eisens vermehrt oder vermindert sein kann, ist nicht untersucht. Vom Kalk ist erst in der neuesten Zeit nachgewiesen, daß seine Elimination unter Umständen Störungen erfährt, Verhältnisse, auf die wir in einem der folgenden Kapitel näher eingehen werden. Die Phosphorsäureausscheidung durch den Darm ist unter Umständen gesteigert gefunden worden, nämlich laut Schiffs[7] und Scholz'[8] Beobachtungen nach Schilddrüsen- sowie Hypophysenfütterung. Ob in den Fällen verstärkter Schilddrüsentätigkeit ähn-

[1] W. Tschernoff, Über Absorbierung des Fettes durch Erwachsene und Kinder während fieberhafter und fieberfreier Erkrankungen. Virchows Arch. **98**. 231 (1884).

[2] v. Noorden, Untersuchungen über schwere Anämien. Charité-Annalen **16**. 229 (1891). — C. v. Stejskal u. F. Erben, siehe S. 106 Anm. 3.

[3] J. Wallerstein, siehe S. 106 Anm. 1.

[4] Grassmann, siehe S. 107 Anm. 3.

[5] Bierems de Haan, Virchows Jahresber. (1896) I. 168.

[6] Nach Hagentorn [in Hadelmanns Einfluß der Alkalien auf den menschlichen Stoffwechsel 101 (1890)] werden 80 Proz. der Phosphorsäure mit dem Urin, 20 Proz. mit den Fäzes eliminiert.

[7] A. Schiff, Über die Beeinflussung des Stoffwechsels durch Hypophysis- und Thyreoideapräparate. Zeitschr. f. klin. Med. **32**. Suppl. 284 (1897).

[8] W. Scholz, Über den Einfluß der Schilddrüsenbehandlung auf den Stoffwechsel des Menschen, insbesondere bei Morbus Basedowi. Zentralbl. f. inn. Med. **16**. 1041 u. 1069 (1895).

liches zu finden ist, entzieht sich einstweilen der Erkenntnis, ebenso ob im athyreotischen Zustande die Phosphorsäureausscheidung durch den Darm gegenüber der Norm vermindert ist. Die Forschung hat sich diesen Dingen noch gar nicht zugewandt.

Auch fettartige Stoffe, wie Cholestearine[1] und Lezithine verlassen den Organismus durch den Darm, aber auch hier schweigt sich die pathologische Literatur aus.

Diese von der Normalphysiologie angeschnittenen Fragen sind der Bearbeitung seitens der Pathologen wert.

[1] St. Bondzynski, Über das Cholesterin der menschlichen Fäzes. Ber. d. deutsch. chem. Ges. **29**. 476 (1896).

IV
Indikanurie

Über die Ausscheidung des Indikans im Harne ist im Zusammenhang mit der Elimination der übrigen Darmfäulnisprodukte schon im vorigen Kapitel berichtet worden. Es sollen hier nur gewisse dort nicht näher berücksichtigte Punkte einer Erörterung unterzogen werden. In betreff seiner Herkunft hat sich ein Streit darüber entsponnen, ob alles Indol der Eiweißfäulnis im Darme entstamme, oder ob es auch in den Körpergeweben durch gesteigerten (nicht bakteriellen) Eiweißzerfall entstehe, in welchem Falle es ein Produkt des intermediären Stoffwechsels darstellen würde.

Unter den Vertretern der letzteren, von SENATOR[1] und SALKOWSKI[2] herrührenden, auch von HOPPE-SEYLER verfochtenen Auffassung ist in neuerer Zeit vor allem BLUMENTHAL[3] zu nennen. Die Argumente, auf die sich die Autoren stützen, sind einmal das Vorkommen von Indikan im Harne im Hungerzustande,[4] insbesondere der Um-

---

[1] H. SENATOR, Indikan- und Kalkausscheidung in Krankheiten. Zentralbl. f. d. med. Wissensch. (1877) Nr. 20, 21 u. 22.

[2] E. SALKOWSKI, Zentralbl. f. d. med. Wissensch. (1878) Nr. 31 u. 42, und Ber. d. deutsch. chem. Ges. **9**. 138 (1876).

[3] F. BLUMENTHAL, Arch. f. Anat. u. Physiol. (1901). Supplbd. 275. — Derselbe, Über die Ausscheidung von Indoxyl, als Zeichen einer Stoffwechselstörung. Internat. Beitr. z. inn. Med. **2**. 267 (1902); vgl. auch: C. LEWIN, Über die Bildung von Phenol und Indoxyl im intermediären Stoffwechsel und deren Beziehung zur Glykuronsäureausscheidung. HOFMEISTERS Beitr. **1**. 472 (1902). — O. ROSENBACH, Die diagnostische Bedeutung der Indigurie. Wien. med. Presse (1893) Nr. 21, 22 u. 23. — L. CONCETTI, Ricerche sull' indicanuria nelle malattie infantili. La pediatria (1898) Nr. 1—2 (Ref. in MALYS Jahresber. **28**. 702). — HENNIGE, Die Indikanausscheidung in Krankheiten. Deutsch. Arch. f. klin. Med. **23**. 271 (1879).

[4] FR. MÜLLER, Über Indikanausscheidung durch den Harn bei Inanition. Mitteil. aus d. med. Klinik zu Würzburg **2**. 341 (1886). — Derselbe, Über das Verhalten der Fäzes und der Produkte der Darmfäulnis im Harn bei

stand, daß hungernde Kaninchen Indikanurie aufweisen, während gut genährte sie vermissen lassen,[1] weiterhin die mehrfach beobachtete Steigerung der Indikanausscheidung bei Phloridzin-[2] und Oxalsäurevergiftung,[3] bei Diabetes melitus und bei verschiedenen andern Erkrankungen, die mit dem Darme anscheinend nichts zu tun haben, wohl aber mit Einschmelzung von Körpersubstanz einhergehen.

An der Hand eingehender und exakter Versuche haben jedoch Ellinger[4] und Scholz[5] am Hunde und Kaninchen dargetan, daß die histogene Entstehungsweise des Indols durch nichts erwiesen ist, daß vielmehr überall, wo der Harn Indikan enthielt, der Kot indolhaltig war und daß das, wie auch Fr. Müller[6] für Hunde und Katzen schon früher festgestellt hatte, speziell auch für die hungernden Tiere gilt. Wir haben daher Grund, die Bildung des Indols einzig von der Fäulnis abhängig zu machen.[7] Im Hungerkot rührt das Indol von zersetzten Epithelien, Verdauungssäften, eventuell von Blut her. Bei Oxalsäure- und Phloridzinvergiftung vermochte Scholz bei seinen Versuchstieren mit Hilfe einer genauen, von ihm ausgearbeiteten Bestimmungsmethode keine Indikanvermehrung nachzuweisen.

Auf Grund dieser Befunde sind wir wohl berechtigt, auch bei den übrigen krankhaften Zuständen, wo gelegentlich gesteigerte Indoxylurie beobachtet wird, bei Diabetes melitus,[8] Tuberkulose,

---

Inanition. Berl. klin. Wochenschr. (1887) Nr. 24. Daselbst auch frühere Literatur. Der Autor führt die Indikanurie zwar richtig auf Darmfäulnis zurück, während Salkowski, v. Jaksch u. a. der Meinung sind, daß das Indol auch das Produkt eines abnormen Zerfalles von Körpereiweiß darstelle.

[1] F. Blumenthal, Über Indoxylurie. Verhandl. d. physiolog. Ges. Berlin. Du Bois-Reymonds Arch. (1902), physiol. Abt. 347. — Derselbe, Zur Frage der klinischen Bedeutung des Auftretens von Fäulnisprodukten im Harne. Charité-Annalen **26**. 3 (1903). — Derselbe u. F. Rosenfeld, Über die Entstehung des Indikans im tierischen Organismus. Ebenda **27**. 46 (1903).

[2] Siehe Anm. 1.

[3] E. Harnack u. E. v. d. Leyen, Über Indikanurie infolge von Oxalsäurewirkung. Zeitschr. f. physiol. Chemie **29**. 205 (1900).

[4] A. Ellinger, Die Indolbildung und Indikanausscheidung beim hungernden Kaninchen. Zeitschr. f. physiol. Chemie **39**. 44 (1903).

[5] H. Scholz, Beiträge zur Frage der Entstehung des Indikans im Tierkörper. Zeitschr. f. physiol. Chem. **38**. 513 (1903).

[6] Fr. Müller, Mitteil. aus d. Würzburger med. Klinik **2**. 341 (1886).

[7] Das Indol entsteht unter dem Einfluß der Fäulnisbakterien aus dem Tryptophan (Indolaminopropionsäure).

[8] Otto, Das Vorkommen großer Mengen von Indoxyl- und Skatoxylschwefelsäure im Harn bei Diabetes melitus. Pflügers Arch. **33**. 607 (1884). — W. Moraczewski, Über die Bedeutung der Indikanreaktion bei Diabetes (poln.). Ref. in Malys' Jahresber. **31**. 854 (1901).

Morbus Addisoni,[1] Anämie,[2] Gicht[3] u. a. die Ursache dieser Erscheinung nicht in einer Konsumption von Körpergewebe, sondern in gesteigerter Darmfäulnis oder vermehrter Resorption von Darmfäulnisprodukten zu suchen. Es sei jedoch bemerkt, daß ROSENFELD[4] neuerdings die Beweiskraft der SCHOLZschen Versuche in Zweifel zieht.

Da Indol ein Produkt der bakteriellen Eiweißzersetzung ist, kann es im Körper auch außerhalb des Darmlumens entstehen, nämlich dann, wenn Bakterien sich in namhafter Menge ansiedeln und Fäulnis hervorrufen.[5] Das ist beobachtet in den Bronchien bei putrider Bronchitis, in fauligen Empyemen usw.[6] Die unter diesen Umständen auftretende gesteigerte Indikanurie nimmt also rücksichtlich ihrer Genese unter den übrigen Fällen vermehrter Indikanausscheidung keine Sonderstellung ein.

Bemerkenswert bleibt das von MORACZEWSKI[7] und WESENER[8] beobachtete häufige Zusammentreffen von Oxalurie und Indikanurie und namentlich das häufige Vorkommen beider bei Diabetes melitus. Indes sind genaue Bestimmungen, in der Art wie sie SCHOLZ am Tier ausgeführt hat, wünschenswert, ehe theoretische Betrachtungen hierüber angeknüpft werden. Beide Erscheinungen können Folge gleicher Ursache sein, ohne direkten Zusammenhang.

Erwähnt sei, daß im Gichtanfall der Harn oft auffallend indikanreich ist[9] und dann häufig so große Mengen davon enthält, wie man sie sonst nur bei schwersten Darmstörungen findet. Weiterhin mag

---

[1] ROSENSTIRN, Die Harnbestandteile bei Morbus Addisoni. VIRCHOWS Arch. **56**. (1872).

[2] v. STARK, Der Indoxyl- und Urobilingehalt des Harns bei der sogenannten Schulanämie. Jahrb. f. Kinderheilk. **52**. 420 (1900).

[3] J. GROSSMANN, Zur Kenntnis des Harnsäurestoffwechsels und des Harnindikans bei Gichtkranken. Berl. klin. Wochenschr. (1903) Nr. 26, 539.

[4] F. ROSENFELD, Die Indolbildung beim hungernden Kaninchen. HOFMEISTERS Beiträge **5**. 83 (1903).

[5] A. KEILMANN, Beobachtungen über die diagnostische Verwertbarkeit der Indikanurie. Ref. in MALYS Jahresber. **23**. 595 (1893). — TESTI, Die Indikanurie bei Eiterungen. Zentralbl. f. inn. Med. **16**. Nr. 51 (1896).

[6] W. BECKMANN, Klinische Untersuchungen über den diagnostischen Wert der vermehrten Indikanausscheidung bei Eiterungen. Ref. in MALYS Jahresber. **24**. 635 (1894).

[7] W. v. MORACZEWSKI, Über das Zusammentreffen von Oxalurie und Indikanurie. Zentralbl. f. inn. Med. (1903) Nr. 1.

[8] J. WESENER, Die Beziehungen der Indikanurie und Oxalurie zur gastrointestinalen Gärung. Arch. f. Verdauungskrankh. **8**. 174 (1903).

[9] A. MAGNUS-LEVY, Über Gicht. Zeitschr. f. klin. Med. **36**. 362 (1899).

angeführt werden, daß nach Einverleibung von Phosphorpräparaten speziell des im Handel unter dem Namen „Protylin" kursierenden Calciummagnesiumdoppelsalzes der Anhydrooxymethylendiphosphorsäure, gelegentlich starke Indikanausscheidung beobachtet wurde.[1] Der Zusammenhang beider Erscheinungen ist nicht näher untersucht, doch stellen diese Fälle in genetischer Beziehung wohl keine Ausnahme dar und es dürfte auch dort die unmittelbare Ursache die gleiche sein, wie bei allen Fällen gesteigerter Indikanurie.

In der französischen Literatur begegnet man wiederholt der Anschauung, daß Indikanurie ein Symptom von Leberinsuffizienz sei.[2] Diese Vorstellung hat etwas Befremdendes, denn, da nach der heutigen Auffassung das vom Darm aus resorbierte Indol in der Leber in Indikan (indoxylschwefelsaures Alkali) umgewandelt wird, spricht das Vorkommen von Indikan weit eher für die Erhaltung der Funktionstüchtigkeit der Leber als für deren Insuffizienz.

Die Verhältnisse der Indikanausscheidung bei pathologischen Zuständen des Darmes sind im Verein mit jenen der übrigen Fäulnisprodukte im vorigen Kapitel gewürdigt worden. Wir wollen nur kurz wiederholen, daß die Indikanausscheidung im allgemeinen eine hohe ist bei intensiver Darmfäulnis, daß jedoch nicht durchwegs eine Kongruenz zwischen der Intensität derselben und der Stärke der Indikanurie besteht, wie das auch für die übrigen Fäulnisprodukte der Fall ist. Die Indikanausscheidung ist gesteigert namentlich bei Stauung des Darminhalts, vornehmlich bei Stauung im Bereiche des Dünndarms.[3] Die Menge des durch Oxydation aus dem Indikan gewonnenen Indigos kann dann bis über 0,2 g in 24 Stunden betragen. Mitunter ist die Ausscheidung eine so große, daß schon beim bloßen Stehen an der Luft der Harn eine blaue Farbe annimmt, oder, wie das Virchow in einem Falle beobachtete, das Indigo in Form kleiner blauer Kristalle sich absondert.[4] Auch sind schon Fälle beschrieben, wo der frisch

[1] J. Gnezda, Über Protylin. Deutsche Ärzte-Zeitung (1903) H. 9.

[2] Siehe u. a. A. Gilbert u. E. Weil, Über die Indikanurie als isoliertes Sympton der Leberinsuffizienz. Comptes-rendus de la Soc. d. Biol. **51**. 131 (1899).

[3] W. Prutz u. A. Ellinger, Über die Folgen der Darmgegenschaltung, zugleich ein Beitrag zur Lehre der Indikanurie. Arch. f. klin. Chirurgie **67**. H. 4 (1902). — Dieselben, Der Einfluß von mechanischen Hindernissen im Dünndarm und Dickdarm auf die Indikanausscheidung beim Hunde. Zeitschr. f. physiol. Chemie **38**. 399 (1903).

[4] Vgl. Litten, Über einen Fall von Melanosarkom der Leber. Deutsche med. Wochenschr. (1889) Nr. 3, 41. Vgl. auch H. Wolff, Über Indigurie. Inaug.-Dissertat. Berlin (1887).

gelassene Harn eine bläuliche[1] oder eine rotbraune, von Indigorot (Indirubin),[2] dem mit dem Indigoblau isomeren Farbstoff, herrührende Farbe besaß.[3] Nach REALE hängt die Bildung des Farbstoffs schon in der Blase von der Gegenwart von Indoxylglukuronsäure im Harne ab, die im Gegensatz zur Indoxylschwefelsäure spontan zerfällt.

Solche Harne sind schon mehrfach bei eitriger Entzündung der Harnblase und des Nierenbeckens beobachtet worden. Dort rührt der Farbstoff von zersetztem Eiter her.

Ablagerungen von Indigofarbstoff finden sich bisweilen in Nierensteinen.[4]

In ganz vereinzelten Fällen will man eine Ausscheidung von Indigo im Schweiß wahrgenommen haben.[5]

---

[1] H. WOLFF, siehe vorhergeh. Anm. und Zentralbl. f. d. med. Wissensch. (1888) Nr. 8. — KAHLER, Ein Fall von Indigurie. Prager med. Wochenschr. (1888) Nr. 50. — F. BETZ, Cholecystitis, verbunden mit spontaner Indigurie. Allgem. Wiener med. Zeitung (1893) Nr. 38. — M. BOGDANOW-BERESOWSKY, Ein Fall von Indigurie. St. Petersburger med. Wochenschr. (1897) Beil. 50. — PHEDRAN und GOLDIE, A case of indigurie. Brit. med. Journ. (1901) Okt. — REALE, Klinischer Fall von Indigurie (Glaukurie). La nuova rivista clin.-terap. **5**. 121 (1902). Ref. in MALYS Jahresber. **32**. 818. — J. MANN, Indigouria. Medic. Chronicle (1905) März, 361. — R. NIGGELER, Über Harnfarbstoffe aus der Indigogruppe. Arch. f. exp. Pathol. u. Pharm. **3**. 67 (1875).

[2] A. GRÖBER, Ein Fall von Indigurie und Auftreten von Indigorot im frisch gelassenen Harn. Münch. med. Wochenschr. (1904) Nr. 2.

[3] Wir sondern in dieser Besprechung das Indigoblau nicht vom Indigorot, da beide Farbstoffe die gleiche Muttersubstanz haben, auf die es hier einzig ankommt. Es hängt von der Art der Oxydation ab, ob aus dem Chromogen mehr von dem blauen oder dem roten Farbstoff entsteht. Vgl. hierüber H. ROSIN, Über das Indigorot (Indirubin). VIRCHOWS Arch. **123**. 519 (1891). Hier ausführliche Literaturangaben.

[4] ORD, Nierenstein aus Indigo. Berl. klin. Wochenschr. (1878) Nr. 25. — H. CHIARI, Über sogenannte Indigosteinbildung in den Nierenkelchen und -becken. Prager med. Wochenschr. (1888) Nr. 50.

[5] E. GANS, Über einen Fall von Indikanausscheidung durch die Haut. Berl. klin. Wochenschr. (1905) Nr. 22, 685. Frühere Literatur daselbst.

V

Phosphaturie

Im Anschluß an die Pathologie der Darmverdauung soll hier ein Zustand besprochen werden, dessen Stellung im pathologischen System vor der Hand, da die eigentliche Ursache des Leidens noch nicht endgültig erschlossen, noch nicht mit Sicherheit zu präzisieren ist, der aber, neueren Ermittlungen zufolge, allem Anschein nach mit einer Affektion des Dickdarms in Zusammenhang steht, die Phosphaturie.

Bekanntlich ist die Phosphaturie als ein selbständiges Leiden angesehen worden, dessen Hauptsymptom die Ausscheidung eines weißlich getrübten, an Erdphosphaten (neutralem und basischem Calcium- und Magnesiumphosphat) reichen Harnes ist. Die trübe Beschaffenheit besitzt er schon bei der Entleerung oder bekommt sie im Verlaufe weniger Minuten nach der Miktion, ohne daß irgendwelche Zeichen alkalischer Zersetzung beständen. Öfter beschränkt sich die Trübung auf einige Tagesportionen, während die übrigen klar sind.

Um dieses Symptom sollen sich, als Sekundärerscheinungen, Störungen von seiten des Nervensystems, des Urogenital- und Zirkulationsapparates, des Digestionstraktus und der allgemeinen Ernährung gruppieren.[1]

Wir hätten also ein vollständiges Analogon zu dem unter dem Namen der Oxalurie bekannten Zustande vor uns, wo auch eine abnorme Beschaffenheit des Harnes, die man als Ausdruck einer eigenartigen Stoffwechselanomalie aufgefaßt hat, im Mittelpunkt eines besonderen klinischen Symptomenkomplexes stehen soll.[2] Wie dort ist aber auch hier der Kausalnexus zwischen den pathologischen Harnverhältnissen und dem klinischen Symptomenbilde nichts weniger

---

[1] Vgl. A. Peyer, Die Phosphaturie. Volkmanns klin. Vorträge Nr. 336 (1889).

[2] Teissier [De la phosphaturie à forme diabétique. Lyon méd. 26 (1875) und: Le diabète phosphatique. Paris (1877)] und Pfeiffer [Pentzoldt-Stintzings Handb. d. Therapie 2. 48 (1897)] betrachten die Phosphaturie als besondere Stoffwechselanomalie. Peyer faßt sie auf als Nierenneurose.

als erwiesen, und es macht den Eindruck, als ob die vielerlei unbestimmten und unsteten Beschwerden, wie bei der Oxalurie, so auch bei der Phosphaturie, neurasthenischer Art seien.

Das dürfte zutreffen für alle Symptome mit Ausnahme der die Mehrzahl der Fälle begleitenden Magendarmerscheinungen. Für diese lassen sich in der Tat Beziehungen zur abnormen Phosphatabscheidung nachweisen, allerdings nicht in dem früher angenommenen, sondern im umgekehrten Sinne, nämlich so, daß das Darmleiden Ursache der Phosphatausscheidung ist.

Vorerst muß bemerkt werden, daß die Entleerung eines durch Phosphate und Karbonate getrübten Harnes, bei intakter Blase, an und für sich nichts Pathologisches darstellt, sie ist der Ausdruck einer verminderten Azidität des Harnes und demgemäß begegnet man ihr vorübergehend immer dann, wenn starke Säureverausgabung oder reichliche Zufuhr alkalischer Stoffe die Alkaleszenz des Blutes und folglich des Harnes erhöht. Wir finden sie bei übermäßiger Magensaftsekretion, z. B. nach kopiösen Mahlzeiten, bei Magensaftfluß, Hyperchlorhydrie,[1] nach wiederholten Magenspülungen (Quincke) oder wiederholtem Erbrechen,[2] dann bei Einverleibung von kohlensauren Alkalien oder nach reichlichem Genusse von Vegetabilien, insbesondere Obst und Gemüse, die reich an fettsauren („pflanzensauren"), im Organismus zu kohlensauren Alkalien verbrennenden Verbindungen sind.

Diese „physiologische" Phosphaturie hat mit der in Frage stehenden Erscheinung ätiologisch nichts gemein. Letztere stellt sich ein, ohne daß eine nachweisbare Säureverausgabung oder eine übermäßige Zufuhr alkalihaltiger, bzw. -bildender Nahrung erfolgt wäre,[3] und außerdem zeigt sie eine mehr oder weniger ausgesprochene Konstanz, während erstere vorübergehenden Charakter besitzt.

Die unmittelbare Ursache des Phosphatniederschlages ist in beiden Fällen die gleiche: eine Abnahme der Harnazidität, bzw. ein Überwiegen der basischen Elemente über die sauren. Der Harn reagiert zu Zeiten der Trübung alkalisch, oder wenigstens neutral oder amphoter. Nicht selten soll er auch sauer befunden worden sein,[4] was vor der Hand noch einer Erklärung entbehrt.

---

[1] G. Klemperer, Die Therapie der Gegenwart (1899) 351.

[2] Siehe auch Ewald, Berl. klin. Wochenschr. (1900) 152.

[3] Klemperer u. Brasch, Berl. klin. Wochenschr. (1900) 152. — H. Leo, Über Alkalinurie. Deutsch. Arch. f. klin. Med. **73**. 604 (1902).

[4] Sendtner, Münch. med. Wochenschr. (1888) Nr. 40. — Peyer, siehe S.118 Anm. 1.

Die Bildung des Phosphatniederschlages bei Phosphaturie hat man durch eine Mehrausscheidung von Phosphorsäure erklären wollen.[1] Indessen abgesehen davon, daß eine solche eher den gegenteiligen Effekt haben würde, nämlich die Vermehrung der sauren Phosphate zu ungunsten der unlöslichen (alkalisch reagierenden) Salze, hat eine Phosphatvermehrung von Leo,[2] Soetbeer,[3] Krieger,[4] und Tobler[5] nicht nachgewiesen werden können. Im Gegenteil haben Soetbeer und Krieger in den trüben Harnportionen stets die geringsten Phosphatwerte gefunden.

Dagegen ist der basische Anteil der den Niederschlag bildenden Stoffe, nämlich der Kalk, gesteigert. Sendtner als erster und nach ihm Panek,[6] Soetbeer, Krieger und Tobler[7] haben eine beträchtliche Mehrausscheidung nachgewiesen. Bei den Patienten der letzteren Autoren betrug die Steigerung der Kalkwerte beinahe das Vierfache der Norm. Es handelt sich somit eigentlich um eine Calcariurie.

Was die Ursache der verstärkten Kalkausscheidung im Harne anbelangt, so könnte sie darin liegen, daß das Nierengewebe für den Kalk durchlässiger wäre, wie das bei Phloridzindiabetes für den Traubenzucker der Fall ist, oder darin, daß ein kalkreiches Gewebe in Zerfall geriete, schließlich aber auch darin, daß bei gleichbleibender Gesamtausfuhr eine größere Menge des Stoffes die Nieren passierte, da ja ein Teil desselben den Organismus durch den Darm verläßt.

Für die erste und zweite Möglichkeit liegen keine Anhaltspunkte vor, speziell haben wir keinen Grund, einen gesteigerten Zerfall von Körpergewebe anzunehmen. Dagegen sind für die dritte Möglichkeit Stützen beigebracht.

---

[1] Ch. Ralfe [The Lancet (1887)] spricht von Phosphatdiabetes.

[2] Siehe Seite 119 Anm. 3.

[3] F. Soetbeer, Über Phosphaturie. Jahrb. f. Kinderheilk. **56**. 1 (1902).

[4] F. Soetbeer u. H. Krieger, Über Phosphaturie. Deutsch. Arch. f. klin. Med. **72**. 553 (1902).

[5] L. Tobler, Phosphaturie und Calcariurie. Arch. f. exp. Path. u. Pharm. **52**. 116 (1904); vgl. auch Lalomia, Über die Phosphaturie. Il Policlinico (1901) H. 5.

[6] K. Panek, Über das Verhältnis des Phosphorsäuregehaltes des Harnes zum Kalk- und Magnesiagehalt bei der sogenannten Phosphaturie (poln.). Ref. in Malys Jahresber. **30**. 772 (1900).

[7] Vgl. auch Iwanoff, Über den Umsatz der Salze der Erdkalien bei Phosphaturie (russ.). Ref. in Biochem. Zentralbl. (1903) Ref. Nr. 1588.

Im gesunden Zustande wird der Nahrungskalk zum weitaus größten Teil (70—95 Proz.) von der Wand des Dickdarmes zum geringsten (5—30 Proz.) durch die Niere ausgeschieden.[1] Bei Phosphaturie fand SOETBEER die Menge des mit dem Kot ausgeschiedenen Kalkes beträchtlich vermindert und den Harnkalk, wie bemerkt, stark vermehrt, und zwar entsprach das Plus des Harnkalkes genau dem im Darm beobachteten Minus. Daraus schloß er mit Recht, daß der als Erdphosphatniederschlag im Harn auftretende Kalk in einer Vermehrung des mit dem Harne ausgeschiedenen Anteils des Nahrungskalkes besteht, der eben gegen die physiologische Gepflogenheit nicht in den Dickdarm, sondern durch die Nieren ausgeschieden wird. Den Befund SOETBEERS konnte TOBLER vollständig bestätigen.

Worauf beruht nun diese Verschiebung? Man geht wohl nicht fehl, wenn man die Ursache in dem die Phosphaturie meist begleitenden Dickdarmkatarrh sucht. Durch denselben dürfte die intestinale Exkretion des Kalkes behindert und der Kalk gezwungen sein, den Weg durch die Nieren einzuschlagen.

Zeitlich scheint die Kalkausscheidung sich verschieden zu verhalten, es wechseln Perioden starker mit solchen geringer Ausscheidung. Bestimmte Regeln haben sich bisher nicht finden lassen, die Kurven sind individuell verschieden. Bei den Patienten SOETBEERS und DE LANGES[2] fielen die Maxima in die Nüchternzeit, in TOBLERS Fällen in die ersten Stunden nach den Mahlzeiten. Das Beobachtungsmaterial ist noch zu gering, um auch nur ein orientierendes Urteil abgeben zu können.

So weit reichen die Beobachtungen. Es frägt sich nun, ob zwischen der verstärkten Kalkausscheidung und dem Erscheinen eines Phosphatniederschlages auch wirklich ein ursächlicher Zusammenhang besteht, ob jene tatsächlich die Ursache der Phosphatausscheidung ist. Bei der Durchsicht der Protokolle der genannten Autoren fällt es auf, daß der Harn der Phosphaturiker oft kaum kalkreicher, in manchen Fällen sogar kalkärmer ist, als der gesunder Kontrollpersonen, und doch war dieser letztere klar, jener aber trüb.

---

[1] C. v. NOORDEN u. K. BELGARDT, Zur Pathologie des Kalkstoffwechsels. Berl. klin. Wochenschr. (1894) Nr. 10. — Die im Urin ausgeschiedene absolute Kalkmenge beträgt bei gewöhnlicher Nahrung durchschnittlich 0,2—0,3 g CaO in 24 Stunden.

[2] C. DE LANGE, Zur Kasuistik der Phosphaturie im Kindesalter. Jahrb. f. Kinderheilk. **57**. 93 (1903).

Auch verursacht der Zusatz von Kalkmengen, wie sie im trüben Urin der Phosphaturiker vorkommen, im normalen Harn keine Trübung. Wir haben allen Grund, noch weiteren Aufschluß über das rätselhafte Leiden zu verlangen, denn es müssen noch andere Momente vermindernd auf die Harnazidität wirken. Derartige Untersuchungen dürfen sich nicht auf den Kalk und die Phosphorsäure allein beschränken, es müssen alle basischen und sauren Elemente gleichzeitig Berücksichtigung finden.

VI

Die Pathologie der Leberfunktionen

Die chemischen Vorgänge, an denen die Leber Anteil nimmt, sind sehr zahlreich. Wir können uns keineswegs rühmen, sie alle schon zu kennen.

Von der Bereitung des Sekretes abgesehen, welches die Leber in den Darm ergießt und dessen Ausfall, wie wir in einem früheren Kapitel dargetan haben, auf die Verdauung und die Resorption nachteilig wirkt, spielen sich im Innern der Leberzellen mannigfache Prozesse ab, die aufs engste mit den wichtigsten Funktionen der Ernährung und des Stoffwechsels verknüpft sind. Die Leber führt die resorbierten, im Blute gelösten Kohlehydrate durch Polymerisation und Deshydratation in eine unlösliche, für die Aufspeicherung geeignete Form über und schützt dadurch den Organismus vor dem Verlust der für die Ernährung so bedeutsamen Kohlehydrate. Die stickstoffhaltigen Bruchstücke des im Stoffwechsel zerfallenen Eiweißes kittet sie zum größten Teil zu dem für den Organismus nicht mehr verwertbaren Harnstoff zusammen. Giftige, von der Darmwand resorbierte und mit dem Pfortaderblut weiter geführte Stoffe prägt sie um und verankert sie mit andern Körpern zu ungiftigen Verbindungen, speichert sie auf oder scheidet sie mit der Galle aus. Weiterhin sondert sie Stoffe ab, welche die Blutkoagulation zu vermindern vermögen und zerstört rote Blutkörperchen. Auch als wärmebildendes Organ kommt sie in Betracht. Wie man sieht, macht sich ihre Tätigkeit nach den verschiedensten Richtungen hin geltend und die von ihr geleistete Arbeit übertrifft an Mannigfaltigkeit und Vielseitigkeit bei weitem die der Mehrzahl der andern Drüsen und verleiht ihr eine hohe Bedeutung im allgemeinen Stoffhaushalt.

Für die meisten Funktionen beschränkt sich unsere Erkenntnis auf die äußeren Umrisse.

Bei der Multiplizität der Leberfunktionen steht zu erwarten, daß Erkrankungen des Organs sich in mancherlei Störungen kundgeben, und die Wichtigkeit ihrer Funktionen läßt vermuten, daß aus

Schädigungen ihres Parenchyms ernste Nachteile für den Organismus erwachsen.

Wir machen zuerst die Störungen der **Gallenabscheidung** zum Gegenstand unserer Besprechung. Sie äußern sich nach mehrfacher Richtung hin.

Was zunächst die Änderungen in der Menge bei Krankheiten anbelangt, so liegen hierüber keine sicheren Daten vor, da das Sekret einer direkten Messung nicht zugängig ist. Die bisherigen Angaben beziehen sich auf Individuen mit Gallenfistel, die als solche normale Verhältnisse darzubieten nicht beanspruchen können. Sollten die Befunde an Gallenfistelhunden auf den gesunden Menschen übertragbar sein, so müßte die Gallenabscheidung großen Schwankungen unterworfen sein (STADELMANN).

Mit Rücksicht darauf, daß die Abscheidung im gesundhaften Zustande zur Zeit der Verdauung zu erfolgen pflegt, ist anzunehmen, daß bei Inanitionszuständen die sezernierte Gallenmenge, absolut genommen, sinkt, eine Tatsache, die im Tierversuche[1] bereits nachgewiesen ist. Indes ist das selbstverständlich keine krankhafte Erscheinung, sondern der Effekt physiologischer Vorgänge. Darüber, ob in direkter Gefolgschaft von Krankheiten durch Nervenreiz oder lokale Schädigung des Leberparenchyms die Gesamtmenge abnimmt, ist nur folgendes Spärliche bekannt.

Bei einem Kranken mit kompleter Gallenfistel konstatierten PATON und BALFOUR[2] während des Fiebers eine Verminderung der Gallenmenge. Desgleichen beobachteten PISENTI[3] und WILISHANIN[4] am fiebernden Hunde, in Bestätigung älterer Angaben von BIDDER und SCHMIDT, sowie von UFFELMANN, eine Verminderung der Gallensekretion auf die Hälfte bis ein Drittel der Norm nebst einem relativen Sinken der festen Bestandteile. Wir können hier eine Beeinträchtigung der Zelltätigkeit durch das Fieber annehmen.

[1] BIDDER u. SCHMIDT, Die Verdauungssäfte und der Stoffwechsel (1852). — P. SPIRO, Über die Gallenbildung beim Hunde. DU BOIS-REYMONDS Arch. (1880). Suppl. 50. — P. WILISHANIN, Materialien zur Physiologie und Pathologie der Gallenabsonderung unter verschiedenen Bedingungen (russ.). Ref. in MALYS Jahresber. **16**. 298 (1886).

[2] PATON and BALFOUR, On the composition, flow and action of the bile in man. Reports from the Laborat. of Roy. College of Physic. Edinbourgh **3**. (1891).

[3] G. PISENTI, Über die Veränderung der Gallenabsonderung im Fieber. Arch. f. exp. Pathol. u. Pharm. **21**. 219 (1886).

[4] Siehe Anm. 1.

Nach gelungenem Zuckerstich nahm NAUNYN[1] eine Verlangsamung der Gallenabscheidung wahr und die Galle wurde dünnflüssiger. Zeigt diese Erscheinung Konstanz, so ist damit die Abhängigkeit der Gallensekretion vom Nervensystem erwiesen, denn mit dem Schwinden des Glykogens dürfte die Abnahme nicht im Zusammenhange stehen.

Ein völliges Versiegen der Gallensekretion ist mit Sicherheit nicht beobachtet.

Wenn zur Verdauungszeit keine Galle in den Darm gelangt, so hängt das immer mit einem Verschluß der Gallengänge zusammen, nicht aber mit einem Unvermögen der Leber, Galle zu bilden.

Der „Suppressionsikterus" der älteren Ärzte existiert nicht. Nach den älteren Autoren sollte die Leber die Gallenfarbstoffe bloß aus dem Blute ausscheiden, nicht aber selbst bilden, und diese Fähigkeit sollte sie beim sogen. Suppressionsikterus einbüßen.

Auch das vollständige Fehlen einzelner Gallenbestandteile, etwa der Farbstoffe oder der Gallensäuren, die „acholie pigmentaire" oder die „acholie des acides gràs" einiger französischer Autoren,[2] die beruhen soll auf der Unfähigkeit der Leber, die Gallenpigmente bzw. -säuren zu erzeugen, ist nicht sicher erwiesen und wir haben keinen Grund, eine solche Sekretionsanomalie anzunehmen.[3]

Dagegen steht fest, daß die Ausscheidung der Gallensäuren bei Erkrankungen der Leber vermindert sein kann. STADELMANN[4] hat

---

[1] B. NAUNYN, Beiträge zur Lehre vom Diabetes melitus. Arch. f. exp. Pathol. u. Pharm. **3**. 85 (1874).

[2] RITTER, Quelques observations de bile incolore. Journ. de l'Anat. et de la Physiol. (1872) 181. — V. HANOT, Notice pour servir à l'histoire de l'acholie. Compt. rend. soc. biol. (1884) 41, 336. — Derselbe, Contribution à l'étude de l'acholie. Arch. gén. de méd. (Janv. 1885). — Derselbe, La bile incolore; acholie pigmentaire. Sem. méd. (1895) 197. — A. ROBIN, De l'acholie pigmentaire. Compt. rend. soc. de biol. (1884). Ref. MALYS Jahresber. (1884) 471.

[3] Der Befund „farbloser Galle" in der Gallenblase dürfte auf sekundäre Veränderungen in der Gallenblase oder auf abnorme Schleimsekretion von seiten der Blasenschleimhaut zurückgeführt werden.

[4] E. STADELMANN, Das Toluylendiamin und seine Wirkung auf den Tierkörper. Beitrag zur Lehre v. Ikterus. Arch. f. exp. Pathol. u. Pharm. **14**. 231 (1881). — Derselbe, Zur Kenntnis der Gallenfarbstoffbildung. Ebenda **15**. 237 (1882). — Derselbe, Weiterer Beitrag zur Lehre vom Ikterus. Ebenda **16**. 118 (1882). — Derselbe, Die Arsenwasserstoffvergiftung, ein weiterer Beitrag zur Lehre vom Ikterus. Ibid. **16**. 221 (1882). — Derselbe, Die chronische Vergiftung mit Toluylendiamin. Ebenda **23**. 427 (1887). — Derselbe, Über den Ikterus bei der akuten Phosphorvergiftung. Ibid. **24**. 270 (1888). — Derselbe, Weitere Beiträge zur Lehre vom Ikterus. Deutsch. Arch. f. klin. Med. **43**. 527 (1888).

bei Tieren eine erhebliche Abnahme der Säuren bei künstlichem Ikterus beobachtet und für den Menschen ist das gleiche bei anhaltender Gallenstauung erwiesen. Die Abnahme der Gallensäuren im Harn und ihr völliges Schwinden nach längerem Bestande des Ikterus beruht auf keinen Fall ausschließlich auf ihrer gesteigerten Verbrennung im Organismus. Yeo und Harroun[1] fanden in der Fistelgalle eines Kranken mit langdauerndem Ikterus infolge Verschlusses des Ductus choledochus durch Karzinom nur ca. 0,2 Proz. gallensaure Salze und in der ganzen Tagesmenge ca. 0,7 g anstatt der normalen 8—12 g und Paton und Balfour[2] sahen bei dem schon erwähnten Patienten mit kompletter Gallenfistel die Gallensäuren während des Fiebers an Menge abnehmen.

Im Gegensatz zu den Säuren scheinen die Gallenfarbstoffe nie merklich unter die Norm zu sinken, wenigstens gibt es keine zuverlässigen Beobachtungen, welche eine solche Annahme gerechtfertigt erscheinen ließen.[3] Selbst bei den schwersten Funktionsstörungen, wie bei der akuten gelben Leberatrophie, werden noch sehr reichliche Mengen von Gallenfarbstoff gebildet.

Sicherer als die Verminderung irgend eines Gallenbestandteiles ist die Vermehrung erwiesen, welche die Farbstoffe unter Umständen erleiden. Unter der Einwirkung gewisser toxischer Agentien, wie Toluylendiamin, Arsenwasserstoff, Phenylhydrazin, Anilin und seiner Derivate, Pyrogallol, chlorsaures Kalium, Glyzerin, Phosphor u. a. nimmt die Galle im Tierexperiment eine tiefbraune, gesättigte Farbe und dicke Konsistenz an und die Analyse ergibt einen bis um das Mehrfache der Norm gesteigerten Pigmentgehalt.[4] Die Ursache dieser Pleiochromie[5] (der Polycholie pigmentaire Chauffards),[6] liegt darin, daß die genannten toxischen Stoffe — mit Ausnahme, wie mehrfach behauptet wird, des Phosphors — die roten Blutkörperchen in der Blutbahn auflösen und einen Austritt des Blutfarbstoffes in das Plasma bewirken.[7] Bei seinem Durchtritt durch

---

[1] G. Yeo and E. Harroun, Note on the composition of human bile obtained from a fistula. Journ. of Physiol. **5.** 116 (1884).

[2] Siehe S. 124 Anm. 2.

[3] Vgl. S. 125.

[4] Siehe S. 125 Anm. 4.

[5] E. Stadelmann, Über Ikterus. Stuttgart (1891).

[6] Chauffard, Maladies du foie, in: Traité de Médicine de Charcot, Bouchard et Brissaud, Paris (1892).

[7] M. Affanassiew, Pflügers Arch. **30.** 424 (1883). — Derselbe, Verhandl. des 2. Kongr. f. inn. Med. 214 (1883). — Derselbe, Über Ikterus und Hämoglobinurie, hervorgerufen durch Toluylendiamin und andere blutkörperchen-

die Leber wird das gelöste Hämoglobin von den Leberzellen beschlagnahmt und, wie das auch physiologischerweise zu geschehen pflegt, in Gallenfarbstoff umgewandelt. Nur der großen Zufuhr von Material ist die gesteigerte Prägung des Gallenpigmentes zuzuschreiben, die übrigen Bestandteile, die Cholate und das Wasser, sind nicht vermehrt, oft sogar vermindert. Den gleichen Effekt, wie die erwähnten Gifte, hat die Einspritzung einer Hämoglobinlösung in den Blutkreislauf,[1] und überhaupt jede Ursache, welche den Hämoglobinaustritt aus den roten Blutkörperchen bewirkt.[2]

Ist die Hämoglobinämie stark ausgebildet, so scheidet die Leber unveränderten Blutfarbstoff in die Galle aus,[3] es tritt „Hämoglobinocholie“ auf, und zwar lange, ehe die Niere den Farbstoff an sich reißt und in den Harn treibt.

Beachtenswert ist, daß die gesteigerte Gallenfarbstoffbildung oft von Ikterus begleitet ist. Man hat dafür die zähe Konsistenz der Galle verantwortlich gemacht und nebenher noch andere Umstände, auf die wir später zurückkehren werden, einstweilen mag die Tatsache des Vorkommens von Ikterus genügen.

---

zerstörende Agentien. Zeitschr. f. klin. Med. **6.** 281 (1883). — Derselbe, Über die pathol.-anat. Veränderungen in Nieren und Leber bei einigen mit Hämoglobinurie und Ikterus verbundenen Vergiftungen. Virchows Arch. **98.** 460 (1884).

[1] J. Tarchanoff, Über die Bildung von Gallenpigment aus Blutfarbstoff im Tierkörper. Pflügers Arch. **9.** 53. — Derselbe, Zur Kenntnis der Gallenfarbstoffbildung. Ebenda **9.** 329 (1874). — Ponfick, Über Hämoglobinämie und deren Folgen. Berl. klin. Wochenschr. (1883) Nr. 26 und Verhandl. d. 2. Kongr. f. inn. Med. (1883) 205. — H. Gorodecki, Über den Einfluß des experimentell in den Körper eingeführten Hämoglobins auf Sekretion und Zusammensetzung der Galle. Inaug.-Dissertat. Dorpat (1889). — E. Stadelmann, siehe S. 125 Anm. 4 und: Über die Folgen subkutaner und intraperitonealer Hämoglobininjektionen. Arch. f. exp. Pathol. u. Pharm. **27.** 93 (1890).

[2] Bettmann, Über eine besondere Form des chronischen Ikterus. Münch. med. Wochenschr. (1900) Nr. 23, 791.

[3] A. Vossius, Bestimmung des Gallenfarbstoffes in der Galle. Arch. f. exp. Pathol. u. Pharm. **11.** 427 (1879). — W. Filehne, Der Übergang von Blutfarbstoff in die Galle bei gewissen Vergiftungen und einigen anderen (blutschädigenden) Eingriffen. Virchows Arch. **117.** 415 (1889). — Derselbe, Der Übergang von Hämoglobin in die Galle. Ebenda **121.** 605 (1890). — Wertheimer und E. Meyer, Sur quelques effets physiologiques et toxiques de l'aniline et des toluidines. Compt. rend. soc. biol. **40.** 843 (1888). — Dieselben, De l'apparition de l'oxyhémoglobine dans la bile. Arch. de physiol. (1889) 438. — Stern, Über das Auftreten von Oxyhämoglobin in der Galle. Virchows Arch. **123.** 33 (1891).

Die vorstehend geschilderten Beobachtungen am Tier berechtigen uns zu der Annahme, daß auch in denjenigen Fällen aus der menschlichen Pathologie, in welchen ein akuter Untergang von Erythrozyten statthat, wie z. B. bei der paroxysmalen Hämoglobinurie, bei Morchelvergiftung, bei akuten Infektionskrankheiten, die Galle pigmentreicher ist, und wir haben besonderen Grund, das dort vorauszusetzen, wo Ikterus sich einstellt.

Kimura,[1] ein Schüler Fr. Müllers, zeigte an der Hand von Analysen, die sich auf die auf dem Sektionstische der Gallenblase entnommene Galle beziehen, daß bei Krankheiten, die mit venöser Stauung einhergehen, die Galle besonders farbstoffreich ist und er bringt diese Erscheinung mit einem gesteigerten Untergang von roten Blutkörperchen in Zusammenhang. Ebenso fand er bei perniziöser Anämie einen hohen Pigmentgehalt. Dagegen wies die Galle bei ausgebildeten akuten wie chronischen Anämien auffallend geringe Farbstoffwerte auf. Die geringsten Werte fand er bei Tuberkulose, dort nimmt er indes noch andere Ursachen als die Anämie an.

Der Grund, warum bei Phosphorintoxikation Pleiochromie, wenigstens im Beginne der Vergiftung, eintritt, soll nicht derselbe sein, wie für die oben erwähnten Gifte, da sowohl Bauer[2] wie später Münzer,[3] Taussig[4] und v. Jacksch[5] beim Menschen nach Phosphorvergiftung einen vermehrten Untergang von roten Blutkörperchen nicht nachweisen konnten. Wir möchten aber trotz dieser negativen Befunde die Möglichkeit einer vielleicht durch gleichzeitigen Wasserverlust verdeckten Hämolyse nicht ausschließen, zumal bei Hühnern Fraenkel und Röhmann[6] wie auch Taussig[4] eine Verminderung der Zahl der Formelemente des Blutes nachgewiesen haben.

Bei Verengerung oder Verschluß des Ductus choledochus und nachfolgendem Ikterus ist die Blasengalle meist sehr farbstoffreich; hier handelt es sich aber nicht um eine Vermehrung der Farbstoff-

---

[1] T. Kimura, Untersuchungen der menschlichen Blasengalle. Deutsches Arch. f. klin. Med. **79**. 274 (1903).

[2] Bauer, Über Stoffumsatz bei der Phosphorvergiftung. Zeitschr. f. Biol. **7**. (1871).

[3] E. Münzer, Beiträge zur Lehre vom Stoffwechsel des Menschen bei akuter Phosphorvergiftung. Zentralbl. f. klin. Med. (1892) Nr. 24.

[4] O. Taussig, Über Blutbefunde bei akuter Phosphorvergiftung. Arch. f. exp. Pathol. u. Pharm. **30**. 161 (1892).

[5] R. v. Jacksch, Beitrag zur Kenntnis der akuten Phosphorvergiftung des Menschen. Deutsch. med. Wochenschr. (1893) Nr. 1.

[6] A. Fraenkel u. F. Röhmann, Phosphorvergiftung bei Hühnern. Zeitschr. f. physiol. Chemie **4**. 439 (1880).

produktion, sondern um eine stärkere Eindickung der fertigen Gall in der Blase.

In einem Falle von Cholelithiasis mit vollständigem Verschlu des Ductus cysticus fand KIMURA[1] in der teerartigen, zähen Gall weder Bilirubin, Biliverdin, Urobilin noch Urobilinogen, dagegen nebe einer geringen Menge von Hämatin einen bis anhin noch nicht b(schriebenen braunen Farbstoff.

Im Gegensatz zu den Gallenfarbstoffen scheint für die Galleı säuren eine Steigerung ihrer Ausscheidung nicht vorzukommeı Bei der experimentellen Pleiochromie waren, wie schon bemerkt, d: Gallensäuren in der Regel vermindert, freilich zum Teil wohl auc durch Resorption infolge Stauung.

Ob die Galle in toto, also auch die Wasserausscheidung, veı mehrt sein kann, d. h. ob es eine eigentliche Polycholie gibt, ähı lich wie wir das von der Speichelsekretion, dem Magen- und Darn saft gesehen haben, entzieht sich der Erkenntnis. Nach Hämoglobiı injektion und Wasserzufuhr durch den Magendarmkanal[2] hat ma beim Tier gesteigerten Gallenfluß beobachtet; doch sei bemerkt, uı einer Mißdeutung vorzubeugen, daß letzterer als reflektorische Eı scheinung aufzufassen sein dürfte. Der osmotische Druck der Gall bleibt der gleiche.[3]

Eines weiteren Bestandteiles der Galle ist noch zu gedenkeı des Cholestearins. Dieses stellt jedoch kein spezifisches Produkt d(Lebersekretion dar, es geht vielmehr, wie das Nukleoalbumin und dε Lezithin der Galle, in der Hauptsache aus dem Zerfall der Epithelie der Gallenwege, vielleicht auch aus dem Untergang von Leberzelle hervor. Eine Zunahme des Cholestearingehaltes findet sich den auch nur bei Erkrankungen der Gallenwege.[4]

---

[1] Siehe S. 128 Anm. 1.

[2] E. PEIPER, Übergang von Arzneimitteln aus dem Blute in die Gal nach Resorption von der Mastdarmschleimhaut aus. Zeitschr. f. klin. Med. · 402 (1882).

[3] H. STRAUSS, Über den osmotischen Druck der menschlichen Galle. Beı klin. Wochenschr. (1903) 261.

[4] L. JANKAU, Über Cholestearin- und Kalkausscheidung mit der Gall Arch. f. exp. Pathol. u. Pharm. **29.** 237 (1891). — R. THOMAS, Über die A hängigkeit der Absonderung und Zusammensetzung der Galle von der Nahrun Inaug.-Dissertat. Straßburg (1890). — W. KAUSCH, Über den Gehalt der Leb und der Galle an Cholestearin unter pathologischen Verhältnissen. Inaug Dissertat. Straßburg (1891). — B. NAUNYN, Klinik der Cholelithiasis 9 (1892). · C. HERTER u. WAKEMAN, On the origin of cholesterin in gall-stones. Proceedin of Soc. for exp. Biol. and Med. New York April (1903).

Es ist noch zu erwähnen, daß wie in andere Drüsensekrete, z. B. den Speichel, den Schweiß, das Sekret der Bronchialschleimhaut, so auch in die Galle leicht diffusible Stoffe mit hinübergehen, welche abnormerweise in der Blutbahn kreisen oder in gesteigerter Menge sich darin befinden, ohne daß hier wie dort irgendwelche Nachteile daraus erwüchsen. Das trifft zu für den Zucker, wenn sein Gehalt im Blut mehr als 0,3 Proz. beträgt und für den Harnstoff (bei manchen Nephritiden). Die Galle enthält dann unter Umständen bedeutende Mengen von diesen Stoffen,[1] wie sie auch bei Vögeln nach der Unterbindung der Ureteren reich an Harnsäure ist. Auch andere Substanzen, Medikamente, z. B. Jodkalium, Quecksilber, Salicylsäure, Alkohol, Terpentinöl oder Gifte wie Blei, Kupfer, gelangen in das Lebersekret.[2] Mitunter soll Eiweiß[3] in der Galle auftreten, so bei Stauungsleber und Nephritis, doch ist das die Ausnahme bei diesen Zuständen und rührt wohl von einer Trans- oder Exsudation her. Bei Alkoholintoxikation begegnete Brauer[4] gerinnbarem Eiweiß in der Galle.

In den Ausführungsgängen der Leber kommt es oft, und zwar weit häufiger als in irgend einer anderen Drüse, zur Bildung von Konkrementen. Nach Naunyn bietet jede zehnte Leiche von Erwachsenen bei der Sektion **Gallensteine** dar und im Alter ist der Befund noch viel kuranter.

Die Steine scheiden sich fast stets in der Blase ab und nur selten in den größeren Gallengängen. Ihre Zahl und Größe sind sehr verschieden. Mitunter bildet sich nur ein Stein, viel häufiger aber entstehen gleichzeitig mehrere bis zahlreiche, sogar Tausende. Die Größe wechselt außerordentlich, von der grobkörnigen Sandes bis zu der eines Hühnereies. Auch in derselben Blase kommen bedeutende Größenunterschiede zwischen den einzelnen Exemplaren vor.

Am Aufbau der Steine beteiligen sich verschiedene Stoffe. Vorwiegend sind es Cholestearin und Bilirubinkalk, meistens beide zusammen, seltener nur einer der beiden Körper. Daneben finden sich in geringer Menge und inkonstant kohlensaurer Kalk, kohlen-

[1] Spuren von Harnstoff kommen bekanntlich schon normalerweise in der Galle vor.

[2] J. Prevost u. P. Binet, Recherches expérimentales relatives à l'action des médicaments sur la sécrétion biliaire et à leur élimination par cette sécrétion. Compt. rend. **106**. 1690 (1889).

[3] A. Flint, American Journ. of the Med. Sciences **5**. 44, 348.

[4] L. Brauer, Über pathologische Veränderungen der Galle. Münch. med. Wochenschr. (1901) Nr. 25, 1003.

saure Magnesia, Schwermetalle (Kupfer, Eisen, Mangan usw.) und Farbstoffe (Biliverdin nebst seinen Derivaten: Bilicyanin, Bilifuscin, Biliprasin, Bilihumin usw.). Reine Kalkkonkremente sind selten.[1]

Die in einer Gallenblase vorgefundenen Steine sind in der Regel gleicher Art und gleichen Baues. Ausnahmen von dieser Regel gehören zu den größten Seltenheiten. Auch ihr Alter ist fast immer das gleiche. Sie zeigen in der Mehrzahl der Fälle deutliche Schichtung.

Über die Entstehungsursache und den Entstehungsmodus der Gallensteine ist viel gestritten worden. Eine befriedigende Erklärung hat sich erst in neuerer Zeit finden lassen, wir verdanken sie den verdienstvollen Arbeiten NAUNYNS[2] und seiner Schüler.

Früher war man vielfach der Ansicht, Cholestearin und Kalk fielen aus, weil sie in vermehrter Menge von der Leber sezerniert würden, und zwar sollte die vermeintliche Steigerung der Cholestearinbildung die Folge irgend einer nicht bewiesenen Stoffwechselanomalie, die erhöhte Kalkausscheidung durch gesteigerte Kalkzufuhr mit der Nahrung bedingt sein. Diese Auffassung ist hinfällig geworden, seitdem NAUNYNS Schüler, JANKAU,[3] den Nachweis erbrachte, daß der Kalkgehalt der Galle von der Art der Ernährung unabhängig ist und der Cholestearingehalt der Körpersäfte (des Blutes) keinen Einfluß auf den Cholestearingehalt der Galle ausübt. Zudem vermißte KAUSCH bei Gallensteinen eine Mehrproduktion von Cholestearin von seiten der Leber.

Wie NAUNYN[2] dargetan hat, stammen das Cholestearin und der Kalk der Hauptsache nach nicht aus dem Leberparenchym, sondern von der Schleimhaut der Gallenwege und zwar aus zerfallenen Epithelzellen.

Verschiedene Autoren neigten sich der Ansicht zu, das Unlöslichwerden des Cholestearins habe seinen Grund in einer Verminderung des Lösungsvermögens der Galle für diesen Körper. Das Cholestearin wird in der Galle durch Seifen, Fette, Lezithin und Gallensäuren in Lösung gehalten. Beim Stagnieren sollten diese Substanzen, insbesondere die Gallensäuren durch Zersetzung an Menge abnehmen und einen Teil des Cholestearins zur Ausfällung nötigen. Diese

[1] Umfassende Analysen von Gallensteinen hat namentlich RITTER vorgenommen (Journ. de l'anatom. et de physiol.) (1872) 60.

[2] B. NAUNYN, Die Gallensteinkrankheiten. 10. Kongreß für inn. Med. 17 (1891). — Derselbe, Über Cholelithiasis. Verhandl. d. 13. internat. med. Kongresses. Paris (1900).

[3] L. JANKAU, siehe S. 129 Anm. 4.

Vorstellung ist jedoch nicht haltbar, da die Galle stets weit größere Mengen von cholestearinlösenden Substanzen enthält, als zu seiner Lösung bei Körperwärme je erforderlich sind.

Nach NAUNYN tritt Cholestearin ungelöst in der Galle nur dann auf, wenn es schon ungelöst in die Galle gelangt oder wenn geeignete Kristallisationspunkte vorhanden sind. Beides ist der Fall, wenn die Galle in den Gallengängen staut und sich infiziert. Dann sind auch die Bedingungen zur Kalkausscheidung gegeben. Die Infektion ist dabei das wichtigere Moment, wenn auch nicht das primäre, denn Stagnation allein genügt nicht zur Heranbildung von Konkrementen, hat doch die bloße Eindickung der Galle eine solche nicht zur Folge. Es ist notwendig, daß Bakterien in die Galle einwandern und das geschieht eben am ehesten bei der Stagnation. Die Galle ist für gewöhnlich steril, hauptsächlich deshalb, weil die fortwährende Strömung die vom Darme eindringenden Mikroorganismen immerfort zurückspült. Bei der Stagnation fällt dieses Moment fort und der Infektion steht nichts mehr im Wege. Im Tierversuche gelingt es, die Galle durch bloße Unterbindung des Ductus choledochus zu infizieren, da dann die Mikroben durch die Ligatur sich fortpflanzen.[1]

Die in die Gallenwege eingedrungenen Bakterien — es scheint eine bestimmte Art besonders in Betracht zu kommen — führen zu katarrhalischer Erkrankung der Schleimhaut und diese zu Epithelabstoßung, und mit dem Zerfall der Epithelzellen gelangt ungelöstes Cholestearin — das in den Zellen in der Form der bekannten Myelintropfen auftritt — in die Galle, wo es sich alsdann zu größeren amorphen Massen zusammenballt. Gleichzeitig verbinden sich die aus den zerfallenen Zellen freigewordenen Kalksalze mit Bilirubin zu unlöslichem Bilirubinkalk, ein Vorgang, dem die Gegenwart von Schleim im entzündlichen Exsudat Vorschub leistet.[2] Damit ist der erste Anstoß zur Steinbildung gegeben. Die einmal vorhandenen Konkremente wirken dann als Kristallisationszentren für weitere Abscheidungen und nehmen bei jedem Nachschub an Umfang zu, wodurch die auf dem Querschnitt nachweisbare Schichtung zustande kommt. Späterhin sich abscheidende Steinmassen lagern sich fast stets an schon vorhandene Anlagen an,[3] nur ausnahmsweise

---

[1] HOMEN, Zentralbl. f. Pathol. (1894) 825.

[2] Genuines Eiweiß scheidet bekanntlich aus Lösungen verschiedener Kalksalze kohlensauren Kalk aus.

[3] A. STOLZ, Über das Wachstum der Gallensteine. 74. Versamml. deutsch. Naturforscher und Ärzte 151 (1902).

geben sie zur Bildung neuer Konkremente Anlaß, daher sind alle in der Blase vorhandenen Steine in der weitaus größten Mehrzahl der Fälle gleichen Alters. Warum es jedoch bald zur Bildung eines einzigen oder nur weniger unter Umständen sehr großer Steine kommt, bald zur Entstehung außerordentlich vieler, ist nicht aufgeklärt.

Die erste Anlage besteht nach dem Geschilderten meist aus Cholestearin und Bilirubinkalk. Die ausgeschiedenen Massen verdichten sich alsbald an der Oberfläche zu einer Schale, während das Innere zunächst noch weich bleibt. In der Folge infiltriert Cholestearin in großer Menge den Kern und lagert sich an der Außen- und Innenfläche der Schale an. Indem es den Bilirubinkalk mehr und mehr verdrängt, führt es zur Bildung der reinweißen Steine. Kommt hingegen mehr Kalk zur Ablagerung, so bilden sich die gemischten Steine mit den charakteristischen Knollen aus kohlensaurem Kalk. Dominiert der Kalk, was dann der Fall sein dürfte, wenn die Schleimhaut stark affiziert ist, dann entstehen die vorwiegend aus kohlensaurem Kalk bestehenden Steine.

Nicht selten kommt es zur Petrifizierung der Gallensteine, d. h. bereits fertige Konkremente werden mit Kalk inkrustiert. Dieser Zustand stellt nichts gleichgültiges dar, denn während Steine aus Cholestearin und Bilirubinkalk der Auflösung zugängig sind, werden verkalkte Steine nicht mehr aufgelöst. Spuren der Auflösung sind beim Menschen an weichen Steinen häufig zu sehen. Beim Hunde werden selbst die härtesten in die Gallenblase eingebrachten Cholestearinsteine allmählich aufgelöst.

Die von Naunyn gegebene Erklärung für die Entstehung der Gallensteine erklärt uns die Sonderheiten in betreff ihres Vorkommens, das viel häufigere Auftreten bei Frauen als bei Männern, die große Seltenheit in der Jugend, ihre Häufigkeit im Greisenalter. Bei den Frauen ist durch die Art der Kleidung, sowie durch manche andere Ursache, wie das Fehlen der abdominalen (diaphragmatischen) Atmung, die Lockerung der Baucheingeweide in ihrer Lage durch überstandene Schwangerschaften, bei den Greisen durch Atonie der Muskulatur der Gallenwege, die Entleerung der Galle aus der Gallenblase erschwert und die Gelegenheit zum Stagnieren gegeben.

Die Richtigkeit der Naunynschen Erklärungsweise ist dadurch verbürgt, daß durch künstliche Schaffung der beiden angeführten ätiologischen Faktoren: Gallenstauung und Infektion, bei Tieren die experimentelle Erzeugung von Gallensteinen gelungen ist.[1] Der Um-

[1] Mignots Zentralbl. f. Chirurgie (1899) 49.

stand, daß nicht in allen Gallensteinen Bakterien nachweisbar sind, darf nicht gegen sie ausgewertet werden.

Bemerken wir noch, daß es wohl kein Zufall ist, wenn, wie neuere Beobachtungen ergeben, Gallensteine mitunter im Anschluß an eine Infektionskrankheit, z. B. einen Typhus, sich entwickeln.

Mit wenigen Worten sei das Schicksal der Galle in der Blase bei längerwährendem Verschluß derselben besprochen. Die Galle erfährt hierbei die Veränderungen, welche alle am Abfluß behinderten Drüsensekrete bzw. vom Verkehr abgeschnittenen Flüssigkeitsansammlungen erleiden. Sie verliert durch Resorption allmählich ihre charakteristischen Bestandteile, die Farbstoffe wie die anderen, und es bleibt schließlich eine beinahe farblose Flüssigkeit übrig[1] (Gallenblasenhydrops). Die hydropische Flüssigkeit zeigt eine visköse Konsistenz, die sie der Gegenwart von Nucleoalbumin[2] bzw. Mucin[3] verdankt, beide von der Blasenwand herstammend, und enthält die Salze des Blutserums in ungefähr der gleichen Konzentration wie dieses,[4] dagegen weder Pigmentstoffe noch Gallensäuren, noch in der Mehrzahl der Fälle Cholestearin. Mitunter nimmt sie Exsudatcharakter an und enthält dann gerinnbares Eiweiß in mäßiger Menge.[5] Auch Kristalle von kohlensaurem Kalk sind dann als Zeugen katarrhalischer Entzündung darin zu finden.[6]

Ist der Abfluß der Galle in den Darm durch irgend einen Prozeß, Katarrh der Dünndarmschleimhaut mit Verschluß der Choledochusmündung, Tumor, Gallenstein oder wie immer gehemmt, so staut sich das Lebersekret in den Ausführungsgängen und unter dem Drucke der nachfließenden Galle werden deren Bestandteile in die Lymph- oder

---

[1] Ausführliche Literatur bei: M. Kleefeld, Über die bei Punktion, Operation und Sektion der Gallenblase konstatierten pathologischen Veränderungen des Inhaltes derselben usw. Inaug.-Dissertat. Strassburg (1894).

[2] In dem Falle H. Winternitz' [Chemische Untersuchung einer hydropischen Gallenblasenflüssigkeit. Zeitschr. f. physiolog. Chemie **21**. 387 (1896)], sowie in dem R. Neumeisters [Über eigentümliche Eiweißsubstanzen in dem Inhalt einer ektatischen Gallenblasse. Sitzungsber. der physik.-med. Ges. zu Würzburg (1890) 41] dürfte es sich nicht um Mucin, sondern um Nucleoalbumin gehandelt haben.

[3] T. Sollmann, Analyses of the fluids from two cases of hydrops cystidis felleae. American Medecine **5**. 416 (1903).

[4] H. Winternitz, siehe Anm. 2. — T. Sollmann, siehe Anm. 3.

[5] E. Köhl, Cholecystektomie bei Hydrops der Gallenblase. Korrespondenzbl. f. Schweizer Ärzte (1886) Nr. 8, 193. — Terrillon, Bullet. et Mém. de la Soc. de Chirurgie de Paris (1890) 272. — Sollmann, siehe Anm. 3.

[6] Fr. Müller, siehe S. 90 Anm. 1.

auch direkt in die Blutgefäße des Organs resorbiert[1] und gelangen von dort in den allgemeinen Kreislauf. Es kommt zum **Ikterus.**

Es bestand lange Zeit ein Streit darüber, ob jeder Ikterus auf diese Weise entsteht, oder ob auch ohne die Mitwirkung der Leber, durch Umwandlung des Hämoglobins in Bilirubin innerhalb der Blutbahn[2] Gallenfarbstoff in hinreichender Menge sich bilden kann, um eine Gelbfärbung der Haut und der Schleimhäute hervorzurufen. Der Streit ist durch die Untersuchungen der NAUNYNschen Schule[3] dahin entschieden worden, daß ersteres der Fall ist und es einen anhepatogenen Ikterus nicht gibt.[4]

Freilich wissen wir, daß auch außerhalb der Leber, in stagnierendem Blut (Blutextravasaten, Thromben und dgl.) Bilirubin (das frühere Hämatoidin) aus Hämoglobin entsteht, aber die Menge des so gebildeten Farbstoffes ist nie eine so große, daß daraus ein Ikterus hervorgehen könnte.

Jeder Ikterus beruht auf einer Störung des Gallenabflusses[5] verbunden mit Resorption von Galle in der Leber.

Indessen darf nicht geleugnet werden, daß es Fälle gibt, in denen eine Undurchgängigkeit der Ausführungsgänge sich nicht direkt nachweisen läßt. Man denke an den Ikterus bei Herzkrankheiten, bei Pneumonie, bei Infektionskrankheiten, bei Leberzirrhose. Man hat zwar auch hier mechanische Momente geltend gemacht

---

[1] FLEISCHL, Arbeiten des physiologischen Instituts zu Leipzig (1875) 24. — V. HARLEY, The pathology of obstructive jaundice. Brit. med. Journ. Aug. (1892). — Derselbe, Leber und Galle während dauerndem Verschluß von Gallen- und Brustgang. Arch. f. (Anat. u.) Physiol. (1893) 291. — KUFFERATH, Ebenda (1880) 92. — v. FREY, Kongreß f. inn. Med. (1892) 115. — D. GERHARDT, Ebenda (1897) 460. — T. BROWICZ, Über die Pathogenese des Ikterus (poln.). Ref. in MALYS Jahresber. f. Tierchemie **30**. 916 (1900).

[2] VIRCHOW u. LEYDEN, Beiträge zur Pathologie des Ikterus. Berlin (1866).

[3] O. MINKOWSKI u. B. NAUNYN, Beiträge zur Pathologie der Leber und des Ikterus. Über den Ikterus durch Polycholie und die Vorgänge in der Leber bei demselben. Arch. f. exp. Path. u. Pharm. **21**. 1 (1886).

[4] Man begegnet noch bis in die neueste Literatur hinein der Bezeichnung: haemato-hepatogener Ikterus, worunter verstanden werden soll, daß ein Zerfall von Blutkörperchen die primäre Veranlassung des Ikterus (durch Pleiochromie) ist. Diese Bezeichnung ist zu verwerfen, da sie nur verwirrend wirkt, weil mit dem Namen „hämatogener Ikterus" die alte Vorstellung von dem anhepatogenen Ikterus verknüpft ist.

[5] Nur HAYEM [Ictère biliphéique; hémophilie. Gazette des hôpitaux de Paris (1889)] berichtet von einem Ikterus, entstanden durch Ruptur der Gallenblase ohne Obliteration des Ductus choledochus und Resorption der Galle von der Peritonealhöhle aus.

und die Resorption zurückgeführt auf eine Verminderung des Blutdruckes oder die Kompression der feineren Gallenwege durch die erweiterten Blutkapillaren (bei Herzkrankheiten), auf die Verringerung der respiratorischen Exkursionen des Zwerchfells (bei Pneumonie), auf komplizierende Darmkatarrhe (bei Infektionskrankheiten), auf eine Kompression der feinsten interlobulären Gallengänge durch schrumpfendes Bindegewebe (bei Leberzirrhose). Für den Ikterus im Anschluß an Hämolyse hat man die Pleiochromie[1] und die sie begleitende, vermehrte Schleimabsonderung,[2] d. h. also die Zähflüssigkeit der Galle, nebst einer Verlegung der Gallenkapillaren durch Zerfallsprodukte von abgestoßenen Epithelien und Leberzellen verantwortlich gemacht.

Doch reichen alle diese Momente oft zur Erklärung nicht aus, dann nämlich, wenn irgendwelche Hindernisse, auch in den kleinsten Gängen, nicht entdeckt werden können oder wenn die Zeichen der Gallenstauung fehlen. Man hat dann Störungen in den Leberzellen selbst angenommen, und zwar hat man sich vorgestellt, daß die Zellen die Fähigkeit verloren hätten, die Diffusion der Galle in die Lymphbahnen zu verhindern[3] oder daß sie infolge krankhafter Veränderungen ihres Gefüges die Galle anstatt wie gewöhnlich in die Gallenkapillaren in die Lymph- bzw. Blutkapillaren hinüberleiten,[4] Hypothesen, die freilich einstweilen auf sich beruhen.

Bei Icterus catarrhalis hat Kimura[5] die Galle viel visköser als in der Norm gefunden, und mit Recht schreibt er diesem Zustande einen Einfluß auf den Ikterus zu. Die Viskositätszunahme mag wohl in der durch den Gallenfarbstoffgehalt des Blutes bedingten Pleiochromie mit begründet sein, da die Leber die im Blute kreisenden Gallenfarbstoffe an sich reißt und sie in die Galle ausscheidet, welche dadurch farbstoffreicher wird. Es wäre zu wünschen, daß auch bei anderen Ikterusformen solche genaue Messungen vor-

---

[1] Stadelmann, siehe S. 126 Anm. 5.

[2] W. Hunter, The action of toluylendiamin, a contribution to the pathology of jaundice. Journ. of Pathol. and Bacteriol. **3**. 259 (1895).

[3] Liebermeister, Zur Pathogenese des Ikterus. Deutsche med. Wochenschrift (1893) Nr. 16.

[4] Minkowskis Icterus per parapedesin. Vgl. O. Minkowski, Diskussion über Leberzirrhose. Verhandl. des 11. Kongr. f. inn. Med. (1892) 127. — Derselbe, Ergebnisse der Pathologie (1897) **2**. 705. — Derselbe, Zur Pathogenese des Ikterus. Zeitschr. f. klin. Med. **25**. 34 (1904). — Pick, Über die Entstehung von Ikterus. Wiener klin. Wochenschr. (1894) Nr. 26—29.

[5] Siehe S. 128 Anm. 1.

genommen würden. Beim hämolytischen Ikterus hat PICK[1] bereits eine Viskositätszunahme festgestellt.

Wir wollen noch hervorheben, daß der Ikterus der Neugeborenen sich auf gleiche genetische Momente zurückführen läßt, wie der der Erwachsenen. Auf jeden Fall stellt er einen Resorptionsikterus dar, denn es sind Gallensäuren in den Körperflüssigkeiten gefunden worden;[2] damit fallen viele Theorien in sich zusammen. Ob ein erhöhter Untergang von Blutkörperchen die Veranlassung der Gelbsucht ist, muß noch als fraglich bezeichnet werden. CZERNY[3] hält es für wahrscheinlich, daß es sich um einen einfachen katarrhalischen Ikterus handelt, ausgehend von einem durch die Invasion von Bakterien verursachten Darmkatarrh.

In der Literatur ist vielfach davon die Rede, daß es eine Ikterusform gebe, die nicht durch Bilirubin, sondern durch das ihm nahestehende, nämlich dessen Reduktionsprodukt darstellende Urobilin (Hydrobilirubin), den normalen Harnfarbstoff, bedingt sei. Die Autoren glaubten diesem „Urobilinikterus", der sich bei Leberzirrhose, Herzfehlern und bei Blutextravasationen (Pneumonie, hämorrhagischen Infarkten usw.) findet, eine massenhafte, direkte Umbildung von Blutfarbstoff in Urobilin in den Extravasaten zugrunde legen,[4] oder aber eine besondere Störung der Leberfunktion annehmen zu müssen, darin bestehend, daß die Leber die Fähigkeit der Bilirubinbildung verloren habe und an seiner Stelle Urobilin produziere[5] oder dessen Bildung auf irgendwelche Weise im Blut veranlasse.[6]

QUINCKE[7] und später D. GERHARDT[8] und FR. MÜLLER[9] wiesen

---

[1] E. PICK, Zur Kenntnis des Toluylendiaminikterus. Wiener klin. Wochenschrift (1892) Nr. 21.

[2] F. V. BIRCH-HIRSCHFELD, Die Entstehung der Gelbsucht neugeborener Kinder. VIRCHOWS Arch. **87**. 1 (1882).

[3] A. CZERNY u. A. KELLER, Des Kindes Ernährung, Ernährungsstörungen usw. 12 (1901).

[4] PONCET, De l'ictère hématique traumatique. Thèse de Paris (1874). — C. GERHARDT, Korrespondenzbl. des ärztl. Vereins in Thüringen (1878) Nr. 11.

[5] HAYEM, Soc. méd. des Hôpit. de Paris. 22 Juillet 1887. — TISSIER, Sur la pathogénie de la sécrétion bilaire. Thèse de Paris (1889) und: De l'urobilinurie. Gaz. méd. des Hôpit. de Paris (1891) Nr. 81.

[6] GUBLER u. DREYFUSS-BRISSAC, De l'ictère hémaphéique. Thèse de Paris (1878). Beide Autoren erachten diese Ikterusform als nicht durch Bilirubin, sondern durch eine nicht näher bestimmte Substanz, das Hämaphaëin, bedingt.

[7] H. QUINCKE, Beitrag zur Lehre vom Ikterus. VIRCH. Arch. **95**. 125 (1884).

[8] D. GERHARDT, Über Hydrobilirubin und seine Beziehungen zum Ikterus. Inaug.-Dissertat. Berlin (1889).

[9] FR. MÜLLER, Verhandl. des 11. Kongr. f. inn. Med. (1892). Diskussion 118; vgl. auch v. JAKSCH, Klin. Diagnostik innerer Krankheiten. 2. Aufl. 389.

jedoch nach, daß die Aufstellung einer solchen Ikterusform nicht haltbar ist, da in allen Fällen von sogen. Urobilinikterus neben dem Urobilin auch Gallenfarbstoff in den Körperflüssigkeiten (im Blute, in Transsudaten) nachweisbar ist. Wie der letztgenannte Autor zeigte, sind es sogar ausschließlich die Gallenfarbstoffe, welche die Verfärbung der Gewebe verursachen, da bei noch so hohem Urobilingehalt des Blutes, bei Abwesenheit von Gallenfarbstoffen, Ikterus ausnahmslos fehlt. Es handelt sich bei dem sogenannten Urobilinikterus um einen gewöhnlichen Ikterus, bei welchem außerdem reichlich Urobilin gebildet wird und dieses ist, wie man jetzt anzunehmen allen Grund hat, einer sekundären Umwandlung des Gallenfarbstoffes in Urobilin zuzuschreiben.

Die Inkongruenz zwischen dem Grade der Gelbfärbung der Gewebe und dem Gehalt der Säfte und des Blutes an Gallenfarbstoff ist dadurch zu erklären, daß die Gewebe den Farbstoff besonders festhalten.

Über den Ort der Umwandlung des Gallenfarbstoffes in Urobilin lauten die Angaben der Autoren verschieden. Während Kunkel,[1] Quincke,[2] sowie Engel und Kiener[3] ihn in die Körpergewebe, Leube[4] sogar in die Nieren verlegen (weil es ihm nicht gelungen war, Urobilin im Schweiße nachzuweisen), ist er nach Fr. Müller[5] im Darme zu suchen. Er zeigte, daß das Vorkommen von Urobilin in den Körpersäften, wie auch im Harn, an die Gegenwart von Galle in dem Darme gebunden ist und daß, bei vollständigem Abschluß der Galle vom Darme, Urobilin im Körper stets fehlt. Das Urobilin entsteht im Darme, wie Maly seinerzeit gezeigt hat, unter dem Einfluß der Bakterientätigkeit.

Von allen Theorien ist jedenfalls die letztere die bestbegründete. Aus ihr erklärt sich ungezwungen die Tatsache, daß Urobilin bei hochgradigem Ikterus ausnahmslos ganz, oder so gut wie ganz fehlt, wohl aber bei geringen Graden von Gelbsucht oder beim Abklingen

[1] A. Kunkel, Über das Auftreten verschiedener Farbstoffe im Harn. Virchows Arch. **79**. 455 (1880).

[2] Siehe S. 137 Anm. 7.

[3] Engel u. Kiener, Sur les conditions pathogéniques de l'ictère et ses rapports avec l'urobilinurie. Arch. de physiol. (1887). — Patella u. Accorimboni, L'urobilinuria nell' itterizia. Rivista clinica (1891) 465.

[4] Leube, Beitrag zur Lehre vom Urobilinikterus. Sitzungsber. d. physik.-med. Ges. Würzburg (1888) 120.

[5] Fr. Müller, siehe S. 137 Anm. 9; vgl. auch Kimura, S. 128 Anm. 1. — A. Riva, Neues über die Genese des Urobilins. Gaz. med. di Torino **47**. (1897); Zentralbl. f. d. med. Wissensch. (1897) 452.

derselben auftritt.[1] Freilich ist die Bildung des Urobilins in den Geweben und im Blute nicht mit Sicherheit widerlegt und namentlich für letztere Entstehungsweise ist ein Befund D. GERHARDTS[2] beachtenswert. GERHARDT fand in einem frischen hämorrhagischen Infarkt der Lunge reichlich Urobilin und gleichzeitig auch im Blute. Damit sollte man die Entstehung in den Geweben für erwiesen halten. Es fragt sich aber, ob eine solche Bildung in größerem Umfange statthat und ob in GERHARDTS Fall nicht nebenher gesteigerte enterogene Urobilinproduktion erfolgte. Außerdem dürfte das Urobilin wohl erst auf dem Umweg des in den Extravasaten sich bildenden Bilirubins[3] entstanden sein. Jedenfalls müssen wir die enterogene Urobilinbildung als die für die weitaus größte Mehrzahl der Fälle zutreffende und allein mit Sicherheit erwiesene hinstellen.[4]

Die Folgen der Gallenstauung geben sich nach verschiedener Richtung hin kund. Einmal leiten sie sich von der Anwesenheit von Galle im Blute ab, zum anderen von ihrem Fehlen im Darm. Letztere haben wir bereits erörtert und verweisen auf das betreffende Kapitel.

Die Gegenwart von Gallenbestandteilen im Blute, die Cholämie im weiteren Sinne, macht sich schon dem bloßen Auge durch die Gelbfärbung der Haut und der Schleimhäute bemerkbar. Die Ablagerung der Gallenfarbstoffe in den Geweben dürfte als eine Funktion des Kolloidzustandes des Bilirubins aufzufassen sein, denn andere, nicht kolloide Stoffe (z. B. Methylenblau) färben Gewebe intra vitam nicht. Das Unvermögen des Urobilin, lebendes Gewebe zu färben, ist wohl in Abhängigkeit von seiner größeren Diffusibilität zu bringen.

---

[1] In letzterem Falle hat man sich das Erscheinen großer Mengen von Urobilin so zu erklären, daß nach Wiedereintritt der Wegsamkeit der Gallengänge namhafte Mengen gestauter Galle in relativ kurzer Zeit in den Darm sich ergießen. Auf vorübergehende Stauungen in den Gallenkapillaren und nachfolgender Ergießung der zurückgehaltenen Galle in den Darm dürfte auch das reichliche Vorkommen von Bilirubin bei Leberzirrhose zu beziehen sein.

[2] Siehe S. 137 Anm. 8.

[3] Siehe Kapitel: Pigmente.

[4] In der Galle werden zwar auch Urobilin und dessen farblose Vorstufe, das Urobilinogen, ausgeschieden. Ihre Menge ist aber sehr gering und wir müssen sie uns so hineingekommen denken, daß Urobilin im Darm resorbiert wird und vom Blut aus in die Galle gelangt. Bei gesteigertem Urobilingehalt im Blute nimmt auch seine Menge in der Galle zu. Eine Bildung von Urobilin in der Leber anzunehmen, wie das vor kurzem LADAGE [A. A. LADAGE, Beitrag zur Kenntnis der Urobilinurie (holl.). Ref. in MALYS Jahresber. 29. 838 (1899)] noch tat, dafür liegt kein Grund vor.

Die im Blute kreisenden Gallenbestandteile erleiden das Schicksal aller blutfremden Stoffe, die Niere eliminiert sie (Cholurie). Der Harn gibt dann die bekannten Reaktionen auf Gallenfarbstoffe und -säuren. Daß bei Ikterus jedoch nicht immer Gallenpigmente im Harne nachweisbar sind, haben wir bereits erwähnt. In diesem Falle enthält das Blut, im Gegensatz zu den Geweben, so wenig Bilirubin, daß die Ausscheidung durch die Nieren sich dem Nachweis entzieht, die Gewebe halten den einmal aufgenommenen Farbstoff sehr fest zurück. Beim Ikterus der Neugeborenen[1] ist das sogar die Regel, denn meistens wird trotz intensivem Hautikterus Gallenfarbstoff im Urin vermißt. Worauf dieser Unterschied gegenüber den Erwachsenen beruht, ist noch nicht bekannt. Interessant ist, daß bei manchen Tieren das Verhältnis ein umgekehrtes ist, so bei Hunden und Kaninchen, wo selbst nach Unterbindung des Ductus choledochus es nicht oder kaum und dann nur langsam, zu einem wahrnehmbaren Gewebsikterus (der Skleren) kommt, während der Gallenfarbstoff mit Leichtigkeit in den Harn übergeht.[2] Beim Meerschweinchen vermißten Charcot und Gombault[3] nach Unterbindung des Ductus choledochus stets Gallenfarbstoffe im Harn und bei Katzen beobachtete sie Legg erst 1—2 Wochen nach der Ligatur. Auch bei Menschen bleibt in seltenen Fällen bei ausgesprochenem und sogar hochgradigem Ikterus längere Zeit jegliche Gallenfarbstoffausscheidung im Urin aus (Hayem, Quincke).

Gallenfarbstoffe gehen außer in den Harn auch in den Schweiß[4] über, dagegen im allgemeinen nicht in andere Drüsensekrete. Speichel-, Magen-, Tränen-, Milchdrüsen scheiden sie für gewöhnlich nicht aus, wohl aber in Ausnahmefällen. Huxham[5] hat einmal bei Speichelfluß nach Kalomelgebrauch grüne und gelbe Farbe des Speichels beobachtet und mitunter ist die Milch gelbsüchtiger Frauen gallenpigmenthaltig. In einem Falle konstatierte Fr. Müller[6]

---

[1] Epstein, Sammlung klin. Vorträge Nr. 180. — Hofmeier, Zeitschrift f. Geburtshilfe und Gynäkologie 8 (1881). — Quincke, siehe S. 137 Anm. 7. — B. Skormin, Über die verschiedenen Formen des Ikterus im Säuglingsalter. Jahrb. f. Kinderheilk. **56**. 210 (1902).

[2] Steiner, Arch. f. Anat. u. Physiol. (1873) 160. — M. Afanassiew, siehe S. 126 Anm. 7 [Zeitschr. f. klin. Med. **6**. 291 (1883)]. — W. Kühne, Beiträge zur Lehre vom Ikterus. Virchows Arch. **14**. 310 (1858).

[3] Charcot u. Gombault, Notes sur les altérations du foie consécutives à la ligature du canal cholédoque. Arch. de physiol. norm. et pathol. (1876) 272.

[4] Fr. Müller, siehe S. 90 Anm. 1. — Leube, siehe S. 138 Anm. 4.

[5] Huxham, zitiert nach Frerichs Klinik der Leberkrankheiten **1** (1858).

[6] Fr. Müller, siehe Anm. 4.

ikterische Färbung des eitrigen Vaginalflusses, während normales Vaginalsekret stets gallenfarbstofffrei ist. Ebenso ist das katarrhalische Sputum bei Gelbsucht farblos, wogegen der pneumonische Auswurf sowohl die Farbstoffe wie die Gallensäuren enthält. Man kann im allgemeinen sagen, daß die Gallenbestandteile mit in die Sekrete übergehen, wenn sie Exsudatcharakter annehmen.

Die Anwesenheit der Galle im Blute gibt zu Funktionsstörungen in verschiedensten Organen und Organsystemen Anlaß und führt zu dem unter der Bezeichnung der cholämischen Intoxikation bekannten Bilde. Als Erreger des Zustandes kommen im wesentlichen die Gallensäuren bzw. die gallensauren Salze in Betracht, da von den anderen Gallenbestandteilen schädliche Wirkungen nicht bekannt sind. Nur für den Juckreiz glaubt man die Ablagerung des Farbstoffes in der Haut verantwortlich machen zu dürfen, doch ist das nicht mit Sicherheit erwiesen. Die Angaben einiger Autoren, wonach die Gallenfarbstoffe giftig seien und an Giftigkeit die gallensauren Salze sogar übertreffen,[1] konnten nicht bestätigt werden.

Die gallensauren Salze wirken in mehrfacher Weise auf den Organismus ein. Sie verursachen (im Tierexperiment) Erscheinungen, denen man bei Ikterus begegnet. Bekannt ist die Verlangsamung der Herzschlagfolge. Diese dürfte die Folge einer unmittelbaren Schädigung des Herzmuskels wie auch einer Erregung der im Vagus verlaufenden Hemmungsnerven, vielleicht auch einer direkten Wirkung auf die intrakardialen Ganglien sein.[2] Dagegen ist die Annahme einer indirekten Schädigung des Herzmuskels durch eine Alteration der Blutmischung nicht erforderlich.

Weiterhin wirken die Gallensäuren in differenter Weise auf das Gefäßsystem ein. So konnte Rywosch eine Lähmung der Vasomotoren beobachten. Mit dieser Erscheinung und der verlangsamten Herztätigkeit dürfte die Herabsetzung der Körpertemperatur zusammenhängen, die mitunter bei Ikterus beobachtet wird.

Des weiteren ist bekannt, daß die Cholate rote Blutkörperchen aufzulösen vermögen. Bei Ikterus ist jedoch die Konzentration der Gallensäuren im Blute wohl nie eine so erhebliche, daß diese Wirkung zur Geltung käme. Wo Hämoglobinämie mit Ikterus sich paart, ist jene die Wirkung anderer hämolytischer Agentien und mit die Ursache, nicht die Folge der Gelbsucht.

---

[1] Bouchard, Literatur siehe bei O. Minkowski. Lubarsch u. Ostertags Ergebnisse der allgemeinen Pathologie und pathol. Anatomie (1897) **2**.

[2] Literatur hierüber siehe bei O. Minkowski Anm. 1.

Dann wirken die Gallensäuren auch auf die Nieren nachteilig ein und führen anatomische Läsionen herbei. Wir gehen hierauf nicht ein.

Einen toxischen Einfluß üben die Gallensäuren des weiteren auf das Nervensystem aus. Sie erzeugen tetanische Krämpfe, allgemeine Konvulsionen und Coma. Die leichteren nervösen Störungen, welche für gewöhnlich den Ikterus begleiten, dürften auf diese Wirkung zu beziehen sein, ob jedoch auch die mitunter bei Ikterus auftretenden schweren Cerebralerscheinungen als direkte Wirkung der Cholate auf das Nervensystem aufzufassen sind, ist zum mindesten fraglich. STADELMANN[1] hat eingehend begründet, daß die Konzentration der gallensauren Salze im Blute bei diesen Zuständen nicht den Grad erreicht, der zur Erzeugung solcher Wirkungen notwendig ist. Wir haben weit mehr Grund anzunehmen, daß diese schweren Erscheinungen die Folge des Ausfalls wichtiger Leberfunktionen sind. Zu dieser Anschauung drängen uns auch die Beobachtungen am entleberten Tiere. Daß der Ikterus als solcher nicht einzige Ursache der nervösen Symptome ist, geht schon daraus hervor, daß ganz ähnliche Erscheinungen auch Leberkrankheiten ohne Ikterus aufweisen können, z. B. atrophische Leberzirrhose, und daß sie stark ausgesprochen sein können bei geringem Ikterus, wie das im ersten Stadium der akuten gelben Leberatrophie der Fall ist. In jüngster Zeit hat denn auch LANDAU[2] gezeigt, daß außer den giftigen Gallenbestandteilen noch intermediäre Stoffwechselprodukte, deren Entstehung gewiß mit Funktionsstörungen der Leber in Zusammenhang zu bringen ist, an dem Zustandekommen der Intoxikation Anteil haben dürften. LANDAU konnte bei ikterisch gemachten Kaninchen eine wenn auch nur mäßige Abnahme der Blutalkaleszenz, verbunden mit einer solchen des CO_2-Gehaltes des Blutes, nachweisen und er sieht darin mit Recht den Ausdruck einer Säurevergiftung der Gewebe, einer Azidose, wie sie im diabetischen Coma vorkommt. Seine Beobachtungen stimmen mit den Befunden am Menschen überein, wo v. JAKSCH[3] und BRANDENBURG[4] bei Ikterus

[1] STADELMANN, Über Ikterus. Stuttgart (1891).

[2] A. LANDAU, Experimenteller Beitrag zur Frage der Cholämie. Deutsch. Arch. f. klin. Med. **79**. 551 (1903).

[3] R. v. JAKSCH, Über die Alkaleszenz des Blutes bei Krankheiten. Zeitschrift f. klin. Med. **13**. 350 (1887). — Derselbe, Über physiol. und pathol. Lipacidurie. Zeitschr. f. physiol. Chemie **10**. 536 (1886).

[4] K. BRANDENBURG, Über das diffusible Alkali und die Alkalispannung des Blutes in Krankheiten. Zeitschr. f. klin. Med. **45**. 157 (1902).

und anderen Lebererkrankungen eine manchmal sehr beträchtliche Verminderung der Blutalkaleszenz bzw. eine erhöhte Ausscheidung der flüchtigen Fettsäuren im Harn beobachteten, und wo HALLERVORDEN,[1] STADELMANN[2] und v. NOORDEN[3] gesteigerte Ammoniakausscheidung nachwiesen. Diese Befunde verdienen um so mehr Beachtung, als auch andere Lebererkrankungen, z. B. Phosphorvergiftung, unter dem Bilde der Azidose verlaufen.[4] Man gewinnt unwillkürlich den Eindruck, als ob die ikterische Leber an Funktionstüchtigkeit einbüße.[5]

Weiterhin ist auch die von STADELMANN[2] aufgestellte Behauptung, daß die vom Darm aus resorbierten giftigen Fäulnisprodukte mit die Ursache der cholämischen Erscheinungen sein können, nicht gänzlich von der Hand zu weisen. Es ist bekannt, daß die Entgiftung der Phenole, d. h. ihre Paarung mit Ätherschwefelsäuren, bei Anwesenheit von Glykogen besser erfolgt als bei dessen Mangel und bei Ikterus nimmt der Glykogengehalt der Leber ab. Es wäre lohnend, nachzuweisen, ob im cholämischen Coma die gepaarten Schwefelsäuren im Harne an Menge abnehmen.

Wir erwähnten eingangs des Kapitels, daß außer der Gallenbildung die Leber zahlreiche andere, nach innen gerichtete, mit der allgemeinen Ernährung und dem Stoffwechsel aufs engste verknüpfte Funktionen hat. Wir wenden uns nunmehr der Erörterung dieses Gegenstandes zu.

Die Verrichtungen der Leber hat man, wie das auch bei anderen Drüsen der Fall gewesen ist, dadurch zu ermitteln gesucht, daß man funktionell oder anatomisch das Organ aus dem Haushalte ausschaltete und die danach auftretenden Störungen studierte.[6] Für uns sind die nach dem Ausfall der Leberfunktion beobachteten Erscheinungen deshalb von Bedeutung, weil sie einen Anhalt dafür abgeben, nach welcher Richtung hin Veränderungen im Stoffwechsel bei Lebererkrankungen zu gewärtigen sind.

---

[1] E. HALLERVORDEN, Über die Ausscheidung von Ammoniak im Urin bei pathologischen Zuständen. Arch. f. exp. Pathol. u. Pharm. **12**. 237 (1880).

[2] E. STADELMANN, Verhandl. d. 11. Kongr. f. inn. Med. 90 (1892).

[3] C. v. NOORDEN, Pathologie des Stoffwechsels 277 (1893).

[4] Siehe S. 142 Anm. 3.

[5] Die Unfähigkeit der ikterischen Leber, Glykogen aufzuspeichern, ist auch als Insuffizienzerscheinung aufzufassen.

[6] Die ältere Literatur hierüber findet der Leser in O. MINKOWSKI [Die Störungen der Leberfunktion, in LUBARSCHS u. OSTERTAGS Ergebnissen der Allgemeinen Pathologie **2**. 679 (1895)] zusammengestellt.

Die Störungen betreffen einmal den Stickstoffumsatz. Wird bei Säugetieren die Leber, durch Verödung ihres Gewebes[1] oder durch direkte Überleitung des Pfortaderblutes in die Vena cava inferior (Eck sche Fistel) oder in eine Nierenvene, aus dem Kreislauf ausgeschaltet, oder, was noch besser ist, exstirpiert, — das ist in neuerer Zeit auch an Hunden gelungen[2] — sieht man alsbald schwere Vergiftungserscheinungen sich einstellen und die Tiere gehen nach kürzerer oder längerer Zeit, je nach der Art der Ernährung, im Coma oder unter Krämpfen zugrunde.[3] Im Blut und den Organen sowie im Harn tritt viel Ammoniak auf (das vorwiegend an Fleischmilchsäure gebunden ist) und die Harnstoffausscheidung sinkt. Diese Erscheinungen stellen sich ein vorwiegend bei Fleischnahrung, außerdem wenn Ammoniaksalze oder Amidosäuren zugeführt werden.[4] Nach partieller Leberexstirpation will Meister[5] ebenfalls eine Herabsetzung der Harnstoffausscheidung, verbunden mit einer relativen Zunahme der stickstoffhaltigen Extraktivstoffe, beobachtet haben.

Man nimmt an, es handle sich bei Ausschaltung der Leberfunktion zum Teil um eine Vergiftung mit Ammoniak oder, wie Nencki und seine Schüler vermuten, mit Carbaminsäure bzw. carbaminsaurem Ammoniak $CO<^{NH_2}_{O \cdot NH_4}$, beides Endprodukte der Eiweißspaltung, die unter gewöhnlichen Umständen in der Leber

[1] E. Pick, Versuche über funktionelle Ausschaltung der Leber bei Säugetieren. Arch. f. exp. Pathol. u. Pharm. **32.** (1893).

[2] S. Salaskin u. J. Zaleski, Über den Einfluß der Leberexstirpation auf den Stoffwechsel bei Hunden. Zeitschr. f. physiol. Chemie **29.** 517 (1900).

[3] O. Minkowski, Über den Einfluß der Leberexstirpation auf den Stoffwechsel. Arch. f. exp. Pathol. u. Pharm. **21.** 40 (1886). Bei Vögeln nimmt in entsprechender Weise die Harnsäure ab. — M. Hahn, O. Massen, M. Nencki und J. Pawlow, Die Eck sche Fistel zwischen der unteren Hohlvene und der Pfortader und ihre Folgen für den Organismus. Arch. f. exp. Pathol. u. Pharm. **32.** 161 (1893). — M. Nencki, J. Pawlow u. J. Zaleski, Über den Ammoniakgehalt des Blutes und der Organe und die Harnstoffbildung bei den Säugetieren. Ebenda **37.** 26 (1896). — M. Nencki u. J. P. Pawlow, Zur Frage über den Ort der Harnstoffbildung bei den Säugetieren. Ebenda **38.** 215 (1897). — Doyon et Dufourt, Contribution à l'étude de la fonction uréopoiétique du foie. Effets de la ligature de l'artère hépatique et de celle de la veine porte. Arch. de Physiol. **30.** 522 (1898). — C. J. Rothberger u. H. Winterberg, Über Vergiftungserscheinungen bei Hunden mit Eck scher Fistel. Zeitschr. f. exp. Pathol. u. Therap. **1.** 312 (1905).

[4] S. Salaskin, Über das Ammoniak in physiologischer und pathologischer Hinsicht und die Rolle der Leber im Stoffwechsel sticksoffhaltiger Substanzen. Zeitschr. f. physiol. Chemie **25.** 449 (1898).

[5] Meister, Zentralbl. f. allgem. Pathol. u. pathol. Anat. (1891) 962.

in Harnstoff übergehen.[1] Zum Teil glaubt man auch eine Vergiftung mit Säuren,[2] eine Azidose, welche sekundär eine vermehrte Ammoniakausscheidung bedingt, annehmen zu dürfen.

Macht sich bei Lebererkrankung eine Insuffizienz der Leberfunktion geltend, so ist auf Grund dieser experimentellen Befunde eine Steigerung des Ammoniakgehaltes im Harne bei gleichzeitiger Abnahme des Harnstoffs zu erwarten.

Angaben über Herabsetzung der Harnstoffausscheidung bei Leberaffektionen sind nicht erst neueren Datums. Schon die ältere Literatur weist solche auf und schon damals führte man sie auf eine Herabsetzung der Leberfunktion zurück.[3] Jene Befunde können jedoch wegen der Fehlerhaftigkeit und Unzulänglichkeit der angewandten Methodik, keinen entscheidenden Wert beanspruchen. Aus der Größe der Harnstoffausscheidung allein ohne gleichzeitige Berücksichtigung des Ammoniakstickstoffes lassen sich, selbst bei Bestimmung des Nahrungsstickstoffes, sichere Schlüsse auf die Harnstoffbildung nicht ziehen, vielmehr müssen auch jene Stoffe mit in Betracht gezogen werden, die man als Vorstufen des Harnstoffes aufzufassen berechtigt ist. Es ist zu diesem Ende notwendig, das Verhältnis des Harnstoffs zur Gesamtstickstoffausscheidung zu ermitteln. Liegt relativ weniger Stickstoff im Harnstoff und relativ mehr in anderen Körpern, z. B. in Ammoniak vor, so ist Grund dazu vorhanden, eine Beeinträchtigung der harnstoffbildenden Funktion der Leber anzunehmen. Diesen Anforderungen ist erst in neueren Arbeiten Rechnung getragen.

Eine Zunahme des relativen und oft auch des absoluten Ammoniakgehaltes und eine gleichzeitige Abnahme des Harnstoffgehaltes im Urin haben zahlreiche Autoren[4] bei verschiedenen

---

[1] E. Hallervorden, Über das Verhalten des Ammoniaks im Organismus und seine Beziehung zur Harnstoffbildung. Arch. f. exp. Pathol. u. Pharm. **10**. 125 (1878). — W. v. Schröder, Über die Bildungsstätte des Harnstoffs. Ebenda **15**. 364 (1882).

[2] Vgl. auch W. Horodynski, S. Salaskin u. J. Zaleski, Über die Verteilung des Ammoniaks im Blute und den Organen normaler und hungernder Hunde. Zeitschr. f. physiol. Chem. **35**. 246 (1902). — S. Lang, Über die Stickstoffausscheidung nach Leberexstirpation. Ebenda **32**. 320 (1901).

[3] Vgl. u. a. Brouardel, Archives de physiologie normale et pathologique (1874). — Parkes, The Lancet (1877) I, 467. — G. Roster, Influenza del fegato nella produzione dell' urea. Lo sperimentale **44**. 153 (1879). — J. Charcot, Oeuvres complètes **6**. 91 (1891).

[4] E. Hallervorden, siehe Anm. 1. — E. Stadelmann, Über Stoffwechselanomalien bei einzelnen Lebererkrankungen. Deutsches Arch. f. klin. Med. **33**. 526 (1883). — Fawitzky, siehe S. 107 Anm. 2. — Moerner u. Sjöqvist,

Lebererkrankungen nachgewiesen. Man könnte also mit Recht auf eine durch diese Erkrankungen bedingte Beschränkung der Harnstoffsynthese denken. Indessen ist von verschiedener Seite mit ebensoviel Recht hervorgehoben worden, daß auch dieser Befund für eine solche Annahme nicht ausreicht, da selbst in Fällen hochgradigen Schwundes des Leberparenchyms, z. B. in vorgeschrittenen Stadien der Leberzirrhose, oder des Leberkrebses, oder bei vorgeschrittener leukämischer Leberdegeneration doch noch erhebliche Mengen von Harnstoff gebildet werden. MÖRNER und SJÖKVIST[1] fanden in einem solchen Falle neben 2,4 g Ammoniak 37 g Harnstoff und v. NOORDEN[2] in einem andern neben 1,8 g Ammoniak 34 g Harnstoff.[3] Ich selbst habe in Fällen extremer Leberkarzinose in den letzten Tagen vor dem Ableben 7—8 g Harnstoff gefunden. Das sind Mengen, die bei den bis zum Skelett abgemagerten Patienten und bei der so gut wie vollständigen Nahrungsenthaltung nicht auf eine Verminderung der Harnstoffbildung schließen lassen. Auch andere Autoren[4] beobachteten eine ganz normale Relation zwischen Harnstoff- und Ammoniakausscheidung, d. h. es waren 80—90 Proz. des Gesamtstickstoffs in Form von Harnstoff-N nachweisbar. WEINTRAUD[5] stellte fest, daß der Zirrhotiker ebenso hohe Dosen künstlich beigebrachten Ammoniaks in Harnstoff umwandelt wie der Gesunde, und WINTERBERG[6] fand bei Zirrhose und andern chronischen Lebererkrankungen den relativen Ammoniakgehalt des Blutes nicht über die Norm gesteigert. Auch

---

Eine Harnstoffbestimmungsmethode. Skand. Arch. f. Physiol. **2.** 438 (1891). — G. GUMLICH, Über die Ausscheidung des Stickstoffs im Harn. Zeitschr. f. physiol. Chemie **17.** 10 (1892). — MÜNZER, Die Erkrankungen der Leber in ihrer Beziehung zum Gesamtorganismus des Menschen. Prag. med. Wochenschr. (1892) 289 u. 405. — Derselbe, Die harnstoffbildende Funktion der Leber. Arch. f. exp. Pathol. u. Pharm. **33.** 164 (1894).

[1] Siehe S. 145 Anm. 4.

[2] v. NOORDEN, Pathologie des Stoffwechsels.

[3] G. STICKER, Beitrag zur Pathologie und Therapie der Leukämie. Zeitschrift f. klin. Med. **14.** 80 (1888). — E. STADELMANN, Über Stoffwechselanomalien bei einzelnen Lebererkrankungen. Deutsch. Arch. f. klin. Med. **33.** 526 (1883). — FAWITZKY, siehe S. 107 Anm. 2. — RIEKE, Harnstoff-, Ammoniak- und Phosphorsäuregehalt des Harnes Leberkranker. Inaug.-Dissertat. Würzburg (1886). — SCHAPIRO, siehe S. 107 Anm. 2.

[4] FAWITZKY, GUMLICH u. v. NOORDEN, siehe S. 145 Anm. 4.

[5] WEINTRAUD, Untersuchungen über den Stickstoffumsatz bei Leberzirrhose. Arch. f. exp. Pathol. u. Pharm. **31.** 30 (1892).

[6] H. WINTERBERG, Über den Ammoniakgehalt des menschlichen Blutes unter physiologischen und pathologischen Verhältnissen. Wien. klin. Wochenschrift (1897) Nr. 14, 330.

bei denjenigen Krankheiten, welche mit deutlich wahrnehmbarer Zerstörung von Leberparenchym einhergehen, bei akuter gelber Leberatrophie und Phosphorvergiftung, ist die Ammoniakausscheidung nur unbedeutend vermehrt, sie beträgt nicht mehr wie 10—15 Proz. des Gesamtstickstoffes[1] und ebenso braucht das Blutammoniak nicht vermehrt zu sein. Nur in den letzten Tagen vor dem Tode macht sich ein Ansteigen der Ammoniakausscheidung bemerkbar und diese ist nicht sehr beträchtlich.

Wir wollen hier die Bemerkung einfügen, daß auch nach der vollständigen funktionellen Ausschaltung der Leber im Versuchstier Lieblein[2] keine merkliche Veränderung im Verhältnis des Ammoniaks zum Gesamtstickstoff und Harnstoff hat beobachten können, erst in den letzten Lebensstunden war eine Verschiebung im Sinne einer relativen Mehrausscheidung von Ammoniak nachweisbar.

Auf Grund des Gesagten sind wir zu der Annahme berechtigt, daß merkliche Störungen der harnstoffbildenden Funktion der Leber überhaupt nicht vorkommen, weil solche mit der Fortdauer des Lebens unvereinbar sind und alsbald zum Tode führen müssen.

Die Steigerung der Ammoniakausscheidung bei Leberaffektionen ist, wie schon bemerkt, auf ganz andere Ursachen zurückzuführen. Sie ist die Folge abnormer Säurebildung im Organismus. Eine Zunahme der Fettsäuren im Harne haben Stadelmann,[3] v. Noorden,[4] v. Jaksch[5] u. a.[6] nachgewiesen. Verschiedentlich ist man der Fleischmilchsäure begegnet. H. Meyer,[7] Kraus[8] und

[1] Engelien, Über das Verhalten der Ammoniakausscheidung bei Phosphorvergiftung. Inaug.-Dissertat. Königsberg (1888). — Rosenheim, Leberatrophie bei einem Kinde. Zeitschr. f. klin. Med. **15.** 441 (1888). — A. Fraenkel, Ein Fall von akuter gelber Leberatrophie. Berliner klin. Wochenschr. (1892) 1235. — P. Richter u. C. Neuberg, siehe S. 12 Anm. 3. — Richter, Stoffwechseluntersuchungen bei akuter gelber Leberatrophie. Berl. klin. Wochenschr. (1896) Nr. 21. — Badt, Kritische und klinische Beiträge zur Lehre vom Stoffwechsel bei Phosphorvergiftung. Inaug.-Dissertat. Berlin (1891).

[2] Lieblein, Die Stickstoffausscheidung nach Leberverödung beim Säugetiere. Arch. f. exp. Pathol. u. Pharm. **33.** 318 (1894).

[3] E. Stadelmann, Über chronische Leberentzündung. Ref. auf d. 11. Kongr. f. inn. Med. 90 (1892).

[4] v. Noorden, siehe S. 146 Anm. 2.

[5] v. Jaksch, siehe S. 142 Anm. 3.

[6] Strauss u. Philippsohn, siehe S. 95 Anm. 2.

[7] H. Meyer, Über die Wirkung des Phosphors auf den tierischen Organismus. Arch. f. exp. Pathol. u. Pharm. **14.** 313 (1881).

[8] Fr. Kraus, Über die Alkaleszenz des Blutes bei Krankheiten. Prager Zeitschr. f. Heilk. **10.** 49 (1889).

v. JAKSCH[1] fanden verminderte Blutalkaleszenz bzw. verminderten Kohlensäuregehalt des Blutes. Auf eine Azidose weisen mit besonderer Deutlichkeit die Beobachtungen MÜNZERS[2] hin, der in einem Falle von Phosphorvergiftung durch Verabfolgung von Natrium bicarbonicum den Gehalt des Ammoniak-N von 16,5 Proz. des Gesamtstickstoffs auf 6,2 Proz. herabzudrücken vermochte. Damit ist bewiesen, daß die gesteigerte Ammoniakausscheidung nicht durch Hemmung der Harnstoffsynthese bedingt ist, sondern einen sekundären Prozeß darstellt. Es ist anzunehmen, daß die gesteigerte Ammoniakausfuhr bei Leberexstirpation gleichfalls als Ausdruck einer Säurevergiftung aufzufassen ist und in der Tat läßt sich bei entleberten Gänsen die Ammoniakmenge durch Verfütterung von doppeltkohlensaurem Natrium verringern und, was von großer Bedeutung ist, die Menge der ausgeschiedenen Harnsäure wird hierdurch nicht gesteigert. Das will so viel sagen, als daß die Störung der Harnsäurebildung bei Vögeln nicht allein durch Ammoniakentziehung bedingt ist. Es wäre interessant, den gleichen Versuch am entleberten Säugetier anzustellen.

Bei den älteren Autoren sind häufig Angaben zu finden, über einen Zusammenhang von Leberaffektionen mit Anomalien der Harnsäurebildung. Man ging von der unrichtigen Voraussetzung aus, daß die Harnsäure eine Vorstufe des Harnstoffes sei. Die angewandten Methoden waren jedoch nach modernen Begriffen nicht exakt.

Genauere Ermittelungen haben ergeben, daß bei Leberkranken der Harnsäuregehalt des Harnes sich innerhalb der normalen Grenzen bewegt.[3] Die bei akuter gelber Leberatrophie und nach experimenteller Leberverödung[4] mitunter beobachteten, mäßigen Steigerungen der Harnsäureausscheidung beruhen wohl auf gesteigertem Zerfall kernhaltigen Gewebes. Auf dieselbe Ursache dürfte die bei akuter gelber Leberatrophie beobachtete Zunahme der Purinkörper sich zurückführen lassen.[5]

---

[1] R. v. JAKSCH, Beitrag zur Kenntnis der akuten Phosphorvergiftung des Menschen. Deutsche med. Wochenschr. (1893) Nr. 1.

[2] E. MÜNZER, Der Stoffwechsel des Menschen bei aktuter Phosphorvergiftung. Deutsch. Arch. f. klin. Med. **52**. 199 (1894).

[3] JACOBS, Beitrag zur Kenntnis des Ikterus mit besonderer Berücksichtigung der Harnausscheidung. VIRCHOWS Arch. **69**. 487 (1877). — POTT, Stoffwechselanomalien bei einem Fall von Stauungsikterus. PFLÜGERS Arch. **46**. 509 (1890). — SCHAPIRO, siehe S. 107 Anm. 2.

[4] BADT, siehe S. 11 Anm. 2. — MÜNZER, siehe Anm. 2.

[5] RÖHMANN, Chemische Untersuchungen von Harn und Leber bei akuter Leberatrophie. Berl. klin. Wochenschr. (1888) Nr. 43 u. 44.

Ebensowenig ist das Auftreten von Leuzin und Tyrosin bei der akuten gelben Leberatrophie mit der Störung der Harnstoffbildung in Zusammenhang zu bringen.[1] Nach experimenteller Ausschaltung der Leber sind sie im Harne nicht gefunden worden und entleberte Gänse zerlegen verfütterte Amidosäuren unter Abspaltung von Ammoniak im gleichen Umfange wie gesunde.

Ein weiterer Vorgang, an dem sich die Leber beteiligt, ist, wie seit CL. BERNARDS klassischen Versuchen bekannt, der **Umsatz der Kohlehydrate.** In der Leber wird der Nahrungszucker durch Polymerisation und Deshydratation in Glykogen übergeführt und dieses nach Bedarf wieder in Zucker zurückverwandelt. Bei Störungen des Kohlehydratstoffwechsels, beim Diabetes melitus und beim Zuckerstich, gibt die Leber ihr Glykogen ab, und ohne die Mitwirkung der Leber kommt nach dem Zuckerstich,[2] nach Pankreasexstirpation,[3] Strychnin-[4] und Kohlenoxydvergiftung[5] weder Hyperglykämie noch Glykosurie zustande. Nach ihrer Ausschaltung bleiben diese Eingriffe wirkungslos, wie denn auch der normale Zuckergehalt des Blutes rasch abnimmt[6] und das Glykogen aus den Muskeln schwindet.[7]

Der Zusammenhang zwischen Leberfunktion und Zuckerumsatz wird durch Beobachtungen der Neuzeit dem Verständnis näher gerückt, die im Pankreas das Vorkommen von Stoffen dargetan haben, welche auf die zuckerzerstörende Funktion der Leber einwirken, Verhältnisse, auf die wir in einem späteren Kapitel näher eintreten werden.

Trotz der bedeutsamen Rolle der Leber im Kohlehydratstoffwechsel haben sich bis zur Stunde bei Störungen des letzteren keine

---

[1] Vgl. Kapitel I.

[2] SCHIFF, Untersuchungen über die Zuckerbildung in der Leber. Würzburg (1859).

[3] KAUFMANN, De l'influence exercée par la suppression partielle et totale de la fonction hépatique sur la glycémie chez les animaux normaux et diabétiques. Arch. de physiol. **8**. 151 (1896). — MARCUSE, Bedeutung der Leber für das Zustandekommen des Pankreasdiabetes. Zeitschrift f. klin. Med. **26**. 225 (1894).

[4] GÜRTLER, Der Strychnindiabetes. Inaug.-Dissertat. Königsberg (1886). — LANGENDORFF, Untersuchungen über die Zuckerbildung in der Leber. Arch. f. (Anat. u.) Physiol. Suppl. 269 (1886).

[5] F. PICK, Über die Beziehungen der Leber zum Kohlehydratstoffwechsel. Arch. f. exp. Pathol. u. Pharm. **33**. 504 (1894).

[6] O. MINKOWSKI, siehe S. 141 Anm. 1.

[7] M. LAVES, Über das Verhalten des Muskelglykogens nach der Leberexstirpation. Inaug.-Dissertat. Königsberg (1886).

konstanten anatomischen Veränderungen an der Leber nachweisen lassen, und unter den organischen Erkrankungen der Leber gibt es keine, welche stets und dauernd Störungen des Kohlehydratumsatzes im Gefolge haben.

Ausgehend von der Beobachtung Cl. Bernards, daß Hunde mit Pfortaderverschluß eine Verminderung der Toleranz gegen Zuckerzufuhr aufweisen, glaubte man bei Leberkrankheiten eine Steigerung der alimentären Glykosurie annehmen und diese als Ausdruck einer Insuffizienz der Leberfunktion auffassen zu müssen. Diese von zwei französischen Autoren, Colrat[1] und Couturier[2] begründete, später von Bouchard[3] und Roger[4] ausgebaute Lehre, ist jedoch nicht haltbar. Bei atrophischer wie hypertrophischer Leberzirrhose ist zwar des öftern eine Steigerung der alimentären Glykosurie beobachtet worden,[5] in der Mehrzahl der Fälle ist aber doch bei diesen Krankheiten, selbst nach Eingabe großer Mengen von Zucker, von einer solchen nichts merkbar.[6] Auch bei sogen. biliärer Zirrhose, Stauungs- und Amyloidleber, Sarkomatose, Karzinose und Echinokokkus wurde gesteigerte alimentäre Glykosurie vermißt. In mehreren Fällen von Leberkarzinose, bei welchen die Leber bei der Sektion sich mit Karzinomknoten so stark durchsetzt fand, daß das Lebergewebe bis auf einen geringen Bruchteil der ursprünglichen Masse geschwunden war, vermochte ich durch einmalige Eingabe von 100 g Traubenzucker keine Glykosurie herbeizuführen. Es ist also auf jeden Fall nicht richtig, von einer Insuffizienz der Zuckerretention in der Leber bei diesen Affektionen zu reden. Eine Herabsetzung der Assimilationsgrenze für Zucker findet sich bei andern Krankheiten,

---

[1] Colrat, De la glycosurie dans les cas d'obstruction partielle ou totale de la veine porte. Lyon médical (1875) 553.

[2] Couturier, De la glycosurie dans les cas d'obstruction partielle ou totale de la veine porte. Thèse de Paris (1875).

[3] Bouchard, Leçons sur les maladies par ralentissement de la nutrition. Paris (1890).

[4] Roger, Action du foie sur les poisons. Thèse de Paris (1887).

[5] Quincke, Symptomatische Glykosurie. Berl. klin. Wochenschr. (1876) 529, 547. — Robineaud, Etude sur la glycosurie alimentaire dans les cirrhoses du foie. Thèse de Paris (1878). — Kraus u. Ludwig, Klinische Beiträge zur alimentären Glykosurie. Wiener klin. Wochenschr. (1891) Nr. 46 u. 48.

[6] Quincke u. Robineaud, siehe Anm. 5. — Valmont, Etude sur les causes de variation de l'urée dans quelques maladies du foie. Thèse de Paris (1879). — Moscatelli, Beiträge über den Zucker- und Allantoingehalt im Harn und in der Aszitesflüssigkeit bei Leberzirrhose. Zeitschr. f. physiol. Chemie **13**. 202 (1889). — Colasanti, Über die Glykosurie, die von der Nahrung abhängen soll. Moleschotts Untersuchungen z. Naturlehre **15**. 12 (1895).

z. B. des Nervensystems (bei Morbus Basedowi) viel häufiger als bei Leberaffektionen, und dort ist bisher von einer Insuffizienz der Leberfunktionen nicht die Rede gewesen. Man muß annehmen, daß bei den erwähnten Lebererkrankungen noch soviel funktionierendes Gewebe übrig bleibt, um den an die Leber gestellten Anforderungen vollauf zu genügen. Bemerken wollen wir noch, daß MINKOWSKI[1] bei seinen völlig entleberten Gänsen von verfüttertem Traubenzucker nur geringe Mengen in den Harn übergehen sah. Die Leber ist also jedenfalls, bei Vögeln, nicht die ausschließliche Stätte der Zuckerumwandlung.

Bei Lebererkrankungen sah STRAUSS[2] auf Lävulosedarreichung leicht alimentäre Lävulosurie eintreten, ein Befund, der auch von andern Autoren bestätigt wurde.[3] Gesunde zeigen zwar auch, wenn auch viel seltener, alimentäre Lävulosurie. Nach REBAUDI[4] soll die Leber bei akuten Infektionskrankheiten leicht insuffizient gegen Lävulose sein. Daß Lebergewebe im Gegensatz zum Gewebe anderer Organe Lävulose zerlegt, hat SEHRT[5] gezeigt.

Was sonstige Störungen des Kohlehydratstoffwechsels anbelangt, so wäre zu erwähnen, daß der Zuckerstich das Glykogen in der Leber mobil macht, ebenso daß die ikterische Leber das Glykogen von sich gibt[6] bzw. keines anzusetzen vermag; doch wird letzteres neuerdings in Abrede gestellt. Indes steht fest, daß nach Unterbindung des Ductus choledochus der Zuckerstich unwirksam ist[7] oder wenigstens nur sehr geringe Glykosurie erzeugt.[8] Die ikterische Leber

[1] O. MINKOWSKI, siehe S. 141 Anm. 1.

[2] H. STRAUSS, Zur Funktionsprüfung der Leber. Deutsche med. Wochenschrift (1901) 757 und 786.

[3] B. CHAJES, Über alimentäre Lävulosurie bei Leberkranken. Deutsche med. Wochenschr. (1904) Nr. 19.

[4] ST. REBAUDI, La levulosuria alimentare nelle malattie infettive. Gazz. d. Osped. **26**. Nr. 97 (1906).

[5] E. SEHRT, Zur Frage der hepatogenen Lävulosurie. Zeitschr. f. klin. Med. **56**. 509 (1905).

[6] v. WITTICH, Über den Glykogengehalt der Leber nach Unterbindung des Ductus choledochus. Zentralbl. f. d. med. Wissensch. (1875) 291. — E. KÜLZ und E. FRERICHS, Über den Einfluß der Unterbindung des Ductus choledochus auf den Glykogengehalt der Leber. PFLÜGERS Archiv **13**. 460 (1876). — F. v. REUSZ, Über den Einfluß experimenteller Gallenstauung auf den Glykogengehalt der Leber und der Muskulatur. Archiv f. exp. Path. u. Pharm. **41**. 19 (1898).

[7] W. LEGG, On the changes in the liver, which follow ligature of the bile ducts. St. Barthol. Hosp. Reports **9**. 175 (1873).

[8] Siehe Anm. 6.

verhält sich somit in betreff des Unvermögens, Glykogen aufzuspeichern, wie die diabetische.

Der Glykogengehalt der Leber sinkt auch im Fieber,[1] sowie bei Hyperthermien. Diese Verhältnisse werden uns später noch näher beschäftigen.

Eine fernere Aufgabe, welche die Leber zu erfüllen hat, besteht darin, vom Darme aus eindringende **Gifte unschädlich zu machen**. Diese Fähigkeit besitzt sie sowohl gegenüber den schon als Gifte in den Magendarmtraktus eingeführten Stoffen, etwa Metallen oder Pflanzenalkaloiden, wie auch bezüglich der unter dem Einfluß der Mikrobien im Darminnern aus den Ingestis sich bildenden Toxine oder sonst giftig wirkender Substanzen.

Héger,[2] Schiff,[3] Lauterbach,[4] Jacques[5] u. a. haben den Nachweis erbracht, daß vegetabilische Alkaloide (Nikotin, Hyoscyamin, Atropin, Strychnin,[6] Morphium usw.) in der Leber zurückgehalten bzw. in ungiftige Substanzen umgewandelt werden. Metallische Gifte, Kupfer, Arsen, Antimon, Quecksilber, Eisen, werden in der Leber abgelagert. Produkte der Bakterientätigkeit gehen entweder, wie die aromatischen Substanzen, mit Schwefelsäure oder Glykuronsäure Verbindungen ein und verlieren hierdurch ihre Giftigkeit, oder sie fallen dem Zerfall anheim, wie das von den Fettsäuren anzunehmen ist. Bakterientoxine erfahren beim Durchtritt durch die Leber eine

---

[1] Cl. Bernard, Leçons sur le diabète. Paris (1877). — Manassein, Chemische Beiträge zur Fieberlehre. Virchows Arch. **56**. 220 (1872). — R. May, Der Stoffwechsel im Fieber. Habilitationsschrift. München (1893). — Kaufmann und Charrin, Compt. rend. de la Soc. de Biol. **5**. 684.

[2] P. Héger, Fixation des alcaloïdes dans certains organes. Compt. rend. **90**. 1226 (1880).

[3] Schiff, Sur une nouvelle fonction du foie et effet de la ligature de la veine porte. Arch. des soc. phys. et natur. Genève (1877) 293.

[4] Lauterbach, On a new function of the liver. Philadelphia med. Times (1877) Mai.

[5] V. Jacques, Essai sur la localisation des alcaloïdes dans le foie. Thèse d'agrégation. Bruxelles (1880). — E. Kotliar, Zur Frage über die den Organismus vor giftigen Substanzen schützende Rolle der Leber. Arch. des sciences biol. Ref. in Malys Jahresber. über Tierchemie **23**. 327 (1893).

[6] Hunde mit Eckscher Fistel gehen bei oraler Applikation von Strychnin schon bei solchen Dosen des Giftes zugrunde, die bei nicht operierten Hunden nur subkutan letal wirken, oral dagegen vertragen werden (vgl. auch Rothberger u. Winterberg, siehe S. 144 Anm. 3). [Vgl. auch dieselben, Die entgiftende Funktion der Leber. Arch. internat. de pharmacodyn. et de thérapeut. **15**. 339 (1905)].

Abschwächung ihrer Wirksamkeit. Auch Medikamente, wie Chloral, Kampfer und zahlreiche andere, werden durch Paarung mit Glykuronsäure ihrer differenten Wirkung beraubt. Es ist noch nicht erwiesen, ob dies spezifische Funktionen der Leberzellen sind oder ob es sich nicht um eine allgemeine Zellfunktion handelt, die nur deshalb in der Leber vornehmlich zur Ausübung kommt, weil die vom Darm aus resorbierten Stoffe zuerst dieses Organ passieren.

Erwähnenswert ist, daß die Schutzwirkung der Leber gegen die oben angeführten Alkaloide an ihren Glykogengehalt gebunden ist.[1]

Ob in Krankheiten das Entgiftungsvermögen der Leber sich ändert, ist noch nicht genügend untersucht. Eine Abschwächung wäre a priori zu erwarten bei Erkrankungen, welche die Drüsenzellen schädigen bzw. den Untergang von Parenchym bewirken; bisher ist aber nichts Positives nach dieser Richtung hin beigebracht und es erscheint uns wahrscheinlich, daß hier dasselbe gilt, wie für die andern schon besprochenen Leberfunktionen: leichte Schädigungen werden durch die vikariierende Tätigkeit des gesund gebliebenen Parenchyms aufgewogen und sobald namhafte Störungen sich geltend machen, ist die Fortdauer des Lebens verunmöglicht.

Man hat Veränderungen des Entgiftungsvermögens der Leber darzutun gesucht durch Bestimmung des Giftigkeitsgrades, welchen der Harn bei subkutaner Injektion aufweist und hat an Kaninchen zahlreiche Versuche dieser Art angestellt. Französische Autoren wollen in der Tat eine Erhöhung des „urotoxischen Koeffizienten" nachgewiesen haben, doch rührt in Wirklichkeit die „Giftigkeit" des Harnes von ganz andern, mit Affektionen der Leber nicht in Zusammenhang stehenden Momenten her, die wir bei einer späteren Gelegenheit darlegen werden. Jedenfalls ist auf diesem Wege nichts Sicheres und Einwandfreies zu erhoffen.

Am genauesten unter allen mit der entgiftenden Funktion der Leber in Beziehung stehenden Vorgängen ist in Krankheiten die Paarung der Darmfäulnisprodukte studiert. Da sie an das Vorhandensein von Glykogen in der Leber gebunden ist, wäre es denkbar, daß sie in Fällen von Glykogenverarmung Not litte. Bei Diabetes ist von einer dauernden Herabsetzung der Ätherschwefelsäuren nichts bekannt. In manchen Fällen von Lebererkrankung, Zirrhose wie andern, ist von einer Abnahme der gepaarten Säuren die Rede gewesen, durchgreifend ist aber der Befund durchaus nicht

---

[1] C. Roger, Action du foie sur la strychnine. Arch. de physiol. **24**. 24 (1893).

und so können wir auch hier nicht von einer nachweisbaren Schwächung der Leberfunktion reden. Da für die gesamte von der Leber geleistete Arbeit der Ausfall eines umfangreichen Teiles des Organs ohne nachweisbare Beeinträchtigung ihrer Tätigkeit statthaben kann, so müssen wir eine in hohem Maße ausgebildete gegenseitige Vertretbarkeit ihrer einzelnen Zellen annehmen, d. h. die physiologische Breite ihrer Leistungsfähigkeit ist eine sehr große und wird nur zum geringen Teil durch den gewöhnlichen Umfang ihrer Leistungen ausgefüllt.

Daß die Leber bei der Erfüllung ihrer Aufgabe, Gifte vom Organismus fern zu halten, der Gefahr unterliegt, selbst Schaden zu nehmen, liegt auf der Hand.

Mit den geschilderten Funktionen ist die Tätigkeit der Leber noch nicht erschöpft. Wir erwähnten eingangs des Kapitels, daß die Leber auch zur Gerinnbarkeit des Blutes in Beziehung steht, insofern sie einen Stoff liefert, welcher diese aufzuheben bzw. zu verzögern vermag. Die Neigung zu Blutungen, denen man bei Leberleiden allerlei Art begegnet, und die zu dem Bilde schwerster hämorrhagischer Diathese führen können, dürfte als eine Folge abnormer Blutmischung mit dadurch bedingter Alteration der Gefäßwände zu deuten sein.

VII

Das Blut

Die Abweichungen, welche das Blut unter pathologischen Verhältnissen in seiner Beschaffenheit erfährt, machen sich nach verschiedener Richtung hin geltend. Einmal kann das gegenseitige Mengenverhältnis der beiden großen Zellgruppen unter sich und zum Plasma sich ändern, die Gesamtheit der Erythro- oder Leukozyten volumprozentisch zu- oder abnehmen. Dann kann die chemische Zusammensetzung der morphologischen Elemente, vornehmlich der Erythrozyten eine Änderung erleiden, die hauptsächlich, was letztere anbetrifft, in einer Abnahme des Blutfarbstoffes besteht. Weiterhin sind auch die das Blutplasma zusammensetzenden Elemente in ihrer relativen Menge Schwankungen unterworfen und hier wiederum sind Verschiebungen im Gehalt der in kolloidaler Lösung darin befindlichen Eiweiß- und verwandten Stoffe, im Gehalt der elektrolytisch dissoziierten Lösungsbestandteile (Salze) und in dem der Nicht-Elektrolyte (Zucker usw.) zu erwarten. Das sind ebenso viele verschiedene Gesichtspunkte, unter denen wir die Blutchemie zu betrachten haben.

Was zunächst die **Gesamtmenge des Blutes** anbelangt, so nimmt man an, daß sie sowohl zu- wie auch abnehmen kann. Im ersteren Fall haben wir die Plethora vera, die Blutfülle, die bei den alten Autoren eine so große Rolle spielte. Letzteres soll bei schweren sekundären Anämien, besonders bei perniziöser Anämie, vorkommen. Genauere Feststellungen fehlen jedoch für den Menschen. Sowohl auf Zu- wie auf Abnahme schließen wir bloß aus Eindrücken am Krankenbette und am Sektionstische. Dagegen fand BOLLINGER[1] bei Tieren beträchtliche Schwankungen der Blutmenge.

Die Veränderungen in der Zahl der korpuskulären Elemente

---

[1] BOLLINGER, Münch. med. Wochenschr. (1886) Nr. 5 u. 6.

lassen wir, weil nicht zu unserem Thema gehörend, beiseite und verweisen in betreff dieses Punktes auf die morphologischen Lehrbücher.

Nur das wollen wir anführen, daß die Abnahme der Blutzellen eine solche der Blutdichte zur Folge hat.[1] Das spezifische Gewicht des Gesamtblutes sinkt bei Anämien bis 1,035 (normal 1,059 mit Schwankungen von 1,045 bis 1,066). Dabei sinkt der Gehalt des Blutes an festen Bestandteilen bis 7 Proz. (normal ca. 22 Proz.).[2]

Wir machen die Änderungen in der chemischen **Zusammensetzung der** morphologischen Elemente zum Gegenstand unserer Besprechung und betrachten zunächst die **roten Blutkörperchen.** Leider ist über sie nur wenig Zuverlässiges bekannt. Unsere Kenntnisse beschränken sich fast ausschließlich auf den Farbstoffgehalt. Außerdem weiß man, daß bei chronischen Anämien zuweilen der Wassergehalt der Erythrozyten vermehrt ist, und zwar geschieht das unabhängig vom Wassergehalt des Plasmas. Auch das Volumen der Blutscheiben soll beträchtlichen Schwankungen unterworfen sein.[3]

Wenden wir uns den Veränderungen des **Blutfarbstoffes** zu, so haben wir uns zunächst mit den quantitativen Schwankungen desselben zu befassen.

Eine Vermehrung des Blutfarbstoffes hat, soweit sie vorkommt, keine pathologische Bedeutung. Physiologisch soll sie beobachtet werden beim Übergang des Menschen in höher gelegene Regionen. Ihr voraus eilt eine Zunahme der Erythrozyten. Die Angaben lauten jedoch darüber noch verschieden, ob in Wirklichkeit

---

[1] L. Devoto, Über die Dichte des Blutes unter pathologischen Verhältnissen. Zeitschr. d. Heilk. **9.** 175 (1890). — E. Peiper, Das spezifische Gewicht des menschlichen Blutes. Zentralbl. f. klin. Med. (1891) 217. — R. Schmaltz, Das Verhalten des spezifischen Gewichtes des menschlichen Blutes bei Krankheiten. Deutsche med. Wochenschr. (1891) Nr. 16 und Deutsch. Arch. f. klin. Med. **47.** 145 (1891). — O. Siegl, Über die Dichte des Blutes. Wiener klin. Wochenschr. (1891) Nr. 33, 606. — A. Hammerschlag, Über das Verhalten des spezifischen Gewichtes des Blutes in Krankheiten. Zentralbl. f. klin. Med. (1891) Nr. 44. — Menicanti, Über das spezifische Gewicht des Blutes und dessen Beziehungen zum Hämoglobingehalte. Deutsch. Arch. f. klin. Med. **50.** 407 (1892).

[2] R. v. Jaksch, Über die Zusammensetzung des Blutes gesunder und kranker Menschen. Zeitschr. f. klin. Med. **23.** 187 (1893).

[3] H. Wendelstadt u. L. Bleibtreu, Beitrag zur Kenntnis der quantitativen Zusammensetzung des Menschenblutes unter pathologischen Verhältnissen. Zeitschrift f. klin. Med. **25.** 204 (1894).

eine Zunahme des Gesamthämoglobins statthat oder ob sie nicht bloß vorgetäuscht wird.[1]

Es fragt sich, ob in jenen Krankheitszuständen, wo die Blutscheiben zunehmen, auch der Hämoglobingehalt wächst. So soll Phosphor- und Kohlenoxydvergiftung eine Zunahme der Erythrozytenzahl bewirken. Daß dem aber in Wirklichkeit so ist, bedarf noch des Beweises, die Tatsache erscheint uns unwahrscheinlich. Nach neueren Untersuchungen von Welsch[2] handelt es sich nur um eine relative Vermehrung in der Volumeinheit des Blutes infolge Eindickung desselben, während Blutkörperchenzahl und Hämoglobingehalt im ganzen Organismus sogar geringer sein sollen als bei gesunden Individuen. Wie sich die Gesamthämoglobinmenge bei der neuerdings mehrfach beschriebenen Polyzythämie als selbständiger Krankheit verhält, entzieht sich der Erkenntnis.

Bei diesem Zustande fand Abeles[3] das Harneisen vermehrt (von normal 1 mg pro die auf 2—3 mg). Auch leicht abspaltbares („locker gebundenes") Eisen, das im normalen Harn fehlt, ist bei dieser Erkrankung von Abeles gefunden worden.

Ein weit größeres Interesse beansprucht die Verminderung des Blutrotes in der Pathologie.

Der Farbstoffgehalt des Gesamtblutes kann abnehmen gleichzeitig mit der Zahl der roten Blutkörperchen, es handelt sich dann um eine relative Abnahme, d. h. die einzelnen Blutkörperchen besitzen den gleichen Farbstoffgehalt wie normal, oder aber er kann stärker abnehmen als die Zahl der Erythrozyten, dann hat man es mit einer absoluten Abnahme zu tun, die Blutkörperchen sind jedes einzelne farbstoffärmer als im gesunden Zustande.

Die Verarmung an Blutfarbstoff in Abhängigkeit von einer Verringerung der Blutkörperchenzahl findet sich in ihrer einfachsten

---

[1] J. Weiss, Über den angeblichen Einfluß des Höhenklimas auf die Hämoglobinbildung. Zeitschr. f. physiol. Chemie **22**. 526 (1896). — E. Abderhalden, Über den Einfluß des Höhenklimas auf die Zusammensetzung des Blutes. Dissertat. Basel (1902). — Derselbe, Weitere Beiträge zur Frage nach der Einwirkung des Höhenklimas auf die Zusammensetzung des Blutes. Zeitschr. f. Biol. **43**. 443 (1902). — A. Jaquet, Höhenklima und Blutbildung. Arch. f. exp. Pathol. u. Pharm. **45**. 1 (1900). — Jaquet u. Suter, Über Veränderungen des Blutes im Hochgebirge. Korrespondenzblatt f. Schweizer Ärzte (1898) Nr. 4, 104.

[2] H. Welsch, Modifications du sang dans l'intoxication phosphorée. Arch. internat. de Pharm et de thérap. **14**. 197 (1905).

[3] R. Abeles, Das Verhalten des Harneisens bei Hyperglobulie. Zeitschr. f. klin. Med. **59**. 510 (1906). Hier Literatur über das Harneisen.

Form bei der akuten Anämie verwirklicht. Ein Bruchteil des Gesamtblutes — bei Verlust der Hälfte der gesamten Blutmenge erfolgt Tod durch Erstickung — strömt aus dem Blutgefäßsystem aus, an seiner Stelle tritt Gewebslymphe und Wasser von der Nahrung in die Blutgefäße ein und das Resultat ist: geringere Körperchenzahl im Blute und entsprechend geringere Hämoglobinmenge. Dieser Zustand ist ein vorübergehender, denn der Organismus hat das Bestreben, die geformten Bestandteile wie auch die übrigen Blutelemente auf ihren ursprünglichen Wert zu bringen. Bei der Regeneration geschieht die Bildung von Blutkörperchen schneller als die von Hämoglobin, die neu entstandenen Blutscheiben sind daher anfangs farbstoffärmer als die voll ausgebildeten.

Eine Abnahme des Hämoglobingehaltes parallel einherschreitend mit Verminderung der Erythrozytenzahl findet sich weiterhin bei zahlreichen chronischen Anämien. Das sind namentlich die meisten Formen jener Anämie, die sich nachgewiesenermaßen im Anschluß an anderweitige Organerkrankungen einstellen, an chronische Nieren- und Leberleiden, chronische Vergiftungen z. B. mit Blei, an Karzinome, Magen- und Darmleiden, Rhachitis, Amyloid, Tuberkulose, an häufig sich wiederholende Blutungen aus Geschwüren und Karzinomen des Magens, aus Darmgeschwüren, aus Nase und Uterus usw. Es wirken hier offenbar ganz verschiedenartige Schädlichkeiten, die für jeden der erwähnten Fälle keineswegs aufgeklärt sind. Auch schlechte hygienische Verhältnisse, ungenügende Ernährung, Mangel an Luft und Licht verursachen solche anämische Zustände. Der kausale Zusammenhang ist sehr schwierig zu ergründen, es fehlen durchaus Anhaltspunkte.

Sicherlich hat auch eisenarme Nahrung (langdauernde Milchkost) Anämie zur Folge, das ist experimentell für das Tier erwiesen.[1] In den oben erwähnten Zuständen dürfte sie aber wohl nicht in Frage kommen, und dort nützt auch, wie die tägliche Erfahrung lehrt, Eisen nicht viel. Dazu kommt Anämie vor bei Leuten in den besten Ernährungs- und hygienischen Verhältnissen. Hier ist die Ursache ganz dunkel.

Wir wollen nicht unterlassen, anzuführen, daß klinisch nachweisbare Anämie sich nicht immer deckt mit wirklicher Hämoglobin-(resp. Erythrozyten-)armut, da blaß aussehende Individuen mit sogar stark ausgesprochenen klinischen Zeichen der Anämie im

---

[1] E. ABDERHALDEN, Zeitschr. f. Biol. **39**. 193 u. 483. — E. HÄUSERMANN, Die Assimilation des Eisens. Zeitschr. f. physiol. Chemie **23**. 555 (1897).

Besitze eines vollwertigen Blutes (in bezug auf Farbstoffgehalt und Blutkörperchenzahl) sein können.

Verarmung der Erythrozytensubstanz an Hämoglobin (Oligochromämie) kommt bei verschiedenen chronischen Anämien vor,[1] bei Chlorose und der großen Gruppe jener Anämien, die man unter dem Namen der perniziösen oder der BIERMERschen Anämie zusammenfaßt. Über die Ursachen der Farbstoffabnahme ist man noch nicht in allen Fällen genügend unterrichtet. Sicherlich sind sie sehr mannigfach, denn man trifft diese Art der schwersten Blutarmut bei den verschiedensten Zuständen, bei Magenkarzinomen und -geschwüren, malignen Neoplasmen, Lebererkrankungen, Syphilis, Knochenmarksaffektionen, Anchylostomiasis usw. Am verständlichsten liegen die Verhältnisse bei jener besonderen Form der perniziösen Anämie, welche durch das Vorhandensein des Bothriocephalus latus[2] hervorgerufen wird, wo vom Darm aus resorbierte Gifte schädlich wirken sollen. SCHAUMANN und TALLQVIST[3] konnten diese Gifte aus den Troglottiden ausziehen, definiert sind sie aber noch keineswegs. Auffallend ist es, warum nicht bei allen Menschen, welche Bothriocephalus beherbergen, die sohweren Symptome auftreten. Man hat das damit erklärt, daß die schweren Erscheinungen erst mit dem Absterben der Parasiten auftreten, und von Giften herrühren, die bei ihrer Zersetzung entstehen.[4] Das ist bestritten,[5] neuerdings aber wieder angenommen worden.[6]

---

[1] A. KOSSLER, Untersuchungen über die chemische Zusammensetzung des Blutes in Krankheiten. Zentralbl. f. inn. Med. (1897) Nr. 26 u. ff. Literatur über die Frage bei F. KRAUS, Ergebnisse der allgemeinen Pathol. **3**. 429 (1896).

[2] G. REIHER, Beiträge zur Ätiologie und Heilbarkeit der perniziösen Anämie. Deutsch. Arch. f. klin. Med. **39**. 31 (1886). — RUNEBERG, Bothriocephalus und perniziöse Anämie. Ebenda **41**. 304 (1887). — H. SCHAPIRO, Heilung der BIERMERschen perniziösen Anämie durch Abtreibung von Bothriocephalus latus. Zeitschr. f. klin. Med. **13**. 416 (1888). — LICHTHEIM, Zur Kenntnis der perniziösen Anämie. 6. Kongreß f. inn. Med. (1887) 84. — FR. MÜLLER, Charité-Annalen **14**. 253 (1889). — ROSENQVIST, Über den Eiweißstoffwechsel bei der perniziösen Anämie, mit spezieller Berücksichtigung der Bothriocephalusanämie. Zeitschr. f. klin. Med. **49**. 193 (1903). — O. SCHAUMANN, Die perniziöse Anämie im Lichte der modernen Gifthypothese. VOLKMANNS klinische Vorträge, N. F. Nr. 287 (1900).

[3] O. SCHAUMANN u. TALLQVIST, Über die blutkörperchenauflösenden Eigenschaften des breiten Bandwurmes. Deutsche med. Wochenschr. (1898) Nr. 20.

[4] SCHAPIRO, siehe Anm. 2. — DEHIO, 11. Kongr. f. inn. Med. (1892) 62. — WILTSCHUR, Deutsche med. Wochenschr. (1893) Nr. 30 u. 31.

[5] S. ASKANAZY, Bothriocephalusanämie und die prognostische Bedeutung der Megaloblasten im anämischen Blute. Zeitschr. f. klin. Med. **27**. 492 (1895).

[6] ROSENQVIST, siehe Anm. 2.

Ob eine Intoxikation vom Darme aus auch bei den anderen Formen der perniziösen Anämie statthat,[1] muß noch dahingestellt bleiben. Viele Beobachtungen sprechen für eine solche Entstehung,[2] indes ist der Beweis dafür noch durchaus nicht erbracht.[3] Die früher so vielfach als Ursache der perniziösen Anämie angesprochene Atrophie der Magendarmschleimhaut dürfte wohl eher Folge als Ursache der Krankheit sein.

Bei malignen Neoplasmen wird eine Resorption von Giften angenommen,[4] während bei der Anchylostomiasis,[5] wie bei Magengeschwüren und -krebsen der chronische Blutverlust ätiologisch in Frage kommt.

Nicht unerwähnt wollen wir lassen, daß sehr häufig bei perniziöser Anämie der Hämoglobingehalt der einzelnen Blutkörperchen (der Färbeindex) nicht nur nicht vermindert, sondern erhöht ist, ähnlich wie im embryonalen Leben. Man faßt das als Rückschlag ins Embryonale auf.[6]

Im Gegensatz zu den eben besprochenen Formen der Anämie nimmt man bei der Chlorose nicht einen gesteigerten Untergang von Blutrot an, sondern eine mangelhafte Bildung, da die bei den übrigen chronischen Anämien an den Erythrozyten zu beobachtenden Degenerationserscheinungen hier fehlen. Indessen ist gerade auf das wichtigste Zeichen für Zerstörung roter Blutscheiben, die Ablagerung anorganischen Eisens in Leber, Milz, Nieren und Knochenmark das Augenmerk nicht gerichtet worden.

In neuerer Zeit nimmt man unter dem Einflusse der Lehre von der inneren Sekretion der Organe einen pathogenetischen Zusammenhang zwischen Genitalfunktion und Chlorose an. Doch entbehrt die für diese Hypothese beigebrachte experimentelle Grundlage[7] einstweilen noch der Beweiskraft.

---

[1] E. Grawitz, Berl. klin. Wochenschr. (1901) Nr. 24, 641.

[2] Sandoz, Korrespondenzbl. f. Schweizer Ärzte 1887. Suppl. 15. — Hunter, The Lancet (1888) 2, 555 u. 608. — G. Dieballa, Zeitschr. f. klin. Med. **31**. 47 (1897). — W. Bussenius, Ebenda **41**. 40 (1900). — Pepper u. Stengel, Kongreß f. inn. Med. (1896) 631.

[3] E. Bloch, Deutsch. Arch. f. klin. Med. **77**. 277 (1903).

[4] Bierfreund, Arch. f. klin. Chirurgie **41**.

[5] O. Wucherer, Arch. f. klin. Med. **10**. 379 (1872). — H. Sahli, ebenda **32**. 421 (1883). — Leichtenstern, Deutsche med. Wochenschr. (1885) Nr. 28. — Derselbe, ebenda (1888) Nr. 42.

[6] E. Meyer u. A. Heineke, Münch. med. Wochenschr. (1906) Nr. 17, 793.

[7] R. Brenner u. R. v. Seiller, Über den Einfluß der Kastration auf den Blutbefund weiblicher Tiere. Wien. klin. Wochenschr. (1903) Nr. 30.

Wie das bei therapeutischen Erfolgen häufig zu geschehen pflegt, hat man aus der Heilwirkung des Eisens, die außer noch bei der akuten traumatischen Anämie, nirgends so augenfällig ist wie bei Chlorose, bei diesem Leiden auf einen Mangel an dem Metall, als ätiologischen Faktor, geschlossen.

An der Tatsache der Heilwirkung des Eisens soll nicht im geringsten gezweifelt werden. Das kann und darf heutzutage nicht mehr geschehen, denn sie ist durch tausendfache Erfahrung gestützt und kein Arzt wird sich ihr mehr verschließen.[1] Daraus aber zu entnehmen, daß Mangel an Eisen schuld sei an dem krankhaften Prozeß, der der Chlorose zugrunde liegt, ist ein großer Fehler. Es können selbstverständlich ebensogut die andern für die Hämoglobinbildung nötigen Bestandteile organischer oder anorganischer Natur fehlen, oder es kann an der Funktionstüchtigkeit der hämoglobinbildenden Apparate gebrechen, die das Eisen nicht zu binden, die Hämoglobinsynthese nicht mehr zu vollbringen vermögen. Dieses letztere ist sogar das wahrscheinlichste. Wo sollte das Eisen fehlen? In der Nahrung wohl nicht, wenigstens in der weitaus größten Mehrzahl der Fälle nicht, genießen doch die Chlorotischen dieselbe Nahrung wie ihre gesunden Tischgenossen. Oder sollte es an der Resorptionstätigkeit im Darmkanal fehlen? Doch sind die Magendarmfunktionen, soweit geprüft, nicht gestört,[2] die Resorption der Nahrungsstoffe zeigt keine Abweichungen von der Norm,[3] wenn auch mitunter die Fettresorption sich als vermindert erwiesen hat. Auch die bei Chlorotischen so häufig beobachtete Obstipation ist kaum als Ursache der Blutarmut anzusehen, die Eiweißfäulnis ist wenigstens nicht merklich erhöht.[4] Zudem kommt Obstipation auch bei anderen Anämien vor. Aus all dem Gesagten ist zu folgern, daß Eisen den Chlorotischen in derselben Menge wie den Gesunden zur Verfügung steht, aber nicht verwertet wird. Gleichwohl wäre es interessant, genaue Versuche über den Eisenstoffwechsel bei Chlorotischen anzustellen.

Wir schließen uns der Meinung jener Autoren an, welche in der Wirkung des therapeutisch zugeführten Eisens nicht bloß die Deckung des normalen Bedarfes, sondern eine Stimulierung der

---

[1] Über den Wert der Eisenbehandlung vgl.: G. Bunge u. H. Quincke, Über die Eisentherapie. Verhandl. des 13. Kongr. f. inn. Med. (1895) 133.

[2] Literatur siehe bei v. Noorden, Die Chlorose 68.

[3] Vgl. Kapitel III.

[4] Rethers, Beiträge zur Pathologie der Chlorose. Inaug.-Dissertat. Berlin (1891).

Blut- resp. Hämoglobin-bildenden Organe, des Knochenmarks,[1] sehen, und erblicken in der gleichsinnigen Wirkung des Arsens eine Stütze unserer Auffassung.

Die Hämoglobinverarmung erreicht bei Anämien sehr verschiedene Grade. Sie schwankt zwischen einer geringen Verminderung bis zu hochgradigem Schwund, der sich auf mehr als $^4/_5$ der gesamten Hämoglobinmenge erstrecken kann.

Abgesehen vom kolorimetrischen und spektrophotometrischen Wege hat man sich durch Bestimmung des Bluteisengehaltes genaue Vorstellungen über den Hämoglobinreichtum des Blutes zu machen gesucht. Man fand hierbei entsprechend der Abnahme des Blutrotes ein Sinken des Eisengehaltes. So haben Becquerel und Rodier[2] in der Trockensubstanz des Blutes Chlorotischer die Hälfte der normalen Eisenmenge (0,03 Proz. Eisen statt 0,06 Proz.) gefunden.

Beim Untergang roten Blutfarbstoffes wird Eisen frei und dieses lagert sich in verschiedenen Organen, in der Leber, Milz, den Nieren und dem Knochenmark ab, wo es dann als anorganisches Eisen nachweisbar ist.[3] Der Eisengehalt dieser Organe kann unter Umständen, bei verstärktem Untergang von Farbstoff, ein sehr hoher sein. Die Ablagerungen des Metalls finden sich naturgemäß nie, wenn Anämie durch Blutverluste entstanden war. Wie Quincke[4] und seine Schüler nachgewiesen haben, mindert sich vielmehr in diesem Falle das Organeisen.

Beim Untergang von Blutrot, beispielsweise bei perniziöser Anämie, findet sich oft in den Erythrozyten mehr Eisen als dem Hämoglobingehalt entspricht und außerdem ein namhafter Eisengehalt des Serums.[5] Es handelt sich hier um eisenhaltige Derivate

---

[1] C. v. Noorden, Altes und Neues über Pathologie und Therapie der Chlorose. Berl. klin. Wochenschr. (1895) Nr. 9, 10. — A. Hofmann, Die Rolle des Eisens bei der Blutbildung. Zugleich ein Beitrag zur Kenntnis des Wesens der Chlorose. Virchows Arch. **160**. 235 (1900).

[2] Becquerel u. Rodier, Untersuchungen über die Zusammensetzung des Blutes. Deutsch von Eisenmann. Erlangen (1845).

[3] H. Quincke, Zur Pathologie des Blutes. Deutsch. Arch. f. klin. Med. **25**. 567 (1880) und **27**. 193 (1881). — Mott, The Lancet (1890) **1**. 287. — Hunter, The Lancet (1888) **2**. 555 u. 608 und Brit. med. Journ. (1890) **2**. 1 u. 81. Literaturübersicht bei A. Stühlen, Über den Eisengehalt verschiedener Organe bei anämischen Zuständen. Deutsch. Arch. f. klin. Med. **54**. 248 (1895).

[4] H. Quincke, Zur Physiologie und Pathologie des Blutes. Deutsch. Arch. f. klin. Med. **33**. 22 (1883).

[5] E. Biernacki, Untersuchungen über die chemische Blutbeschaffenheit bei pathologischen, insbesondere bei anämischen Zuständen. Zeitschr. f. klin. Med.

(Zerfallsprodukte) des Hämoglobins, die sich in den Erythrozyten ablagern oder in das Serum übergehen.

Ein hämoglobinarmes Blut bindet weniger Sauerstoff, als ein vollwertiges und ist daher als physiologisch minderwertig aufzufassen. Hieraus ist von zahlreichen Autoren auf eine Unzulänglichkeit seiner Oxydationskraft im Organismus und weiterhin auf eine Herabsetzung des Gaswechsels geschlossen worden. Dieser Schluß, der als nicht auszurottender Irrtum sich in der Literatur immer weiterpflanzt, ist unrichtig. Wir werden das in einem späteren Kapitel[1] ziffernmäßig belegen. Die Funktionsbreite des Oxydationsmechanismus ist eine so weite, daß sie selbst durch sehr starke Verminderung des Blutrotes nicht eingeschränkt wird. Eine Verminderung der Verbrennungsprozesse in direkter Gefolgschaft einer Abnahme der Sauerstoffträger des Blutes tritt erst bei hochgradigen Blutverlusten auf. Dann ist aber auch der Organismus im höchsten Grade gefährdet.

Das im gesunden Organismus an die roten Blutkörperchen gebundene Hämoglobin tritt unter Umständen aus seinem Verbande aus und teilt sich dem Plasma mit (Hämoglobinämie).[2] In dieser Form geht es seiner Fähigkeit, als Sauerstoffüberträger zu wirken, verlustig, der Zustand der Hämoglobinämie bedeutet somit einen Schaden für den Organismus.

Das Freiwerden von Hämoglobin wird durch verschiedene Faktoren bewirkt. Hierzu gehören einmal wohl charakterisierte Arzneikörper und Gifte, wie chlorsaures Kalium,[3] Glyzerin, Pyrogallus-

---

24. 460 (1893). — H. Rosin u. S. Jellinek, Über Färbekraft und Eisengehalt des menschlichen Blutes. Ebenda **39**. 109 (1900). — F. Erben, Die chemische Zusammensetzung des Blutes bei perniziöser Anämie. Ebenda **40**. 266 (1900).

[1] Siehe Kapitel XI.

[2] Ponfick, Virchows Arch. **62**. 273 (1875) und **88**. 445 (1882). — Derselbe, Über Hämoglobinämie und ihre Folgen. Verhandl. d. 2. Kongr. f. inn. Med. (1883) 205.

[3] v. Mering, Das chlorsaure Kali. Berlin (1885). — B. Stokvis, Die Ursache der giftigen Wirkung der chlorsauren Salze. Arch. f. exp. Pathol. und Pharm. **21**. 169 (1886). — F. Marchand, Über die giftige Wirkung der chlorsauren Salze. Ebenda **22**. 201 (1886). — Derselbe, Über die giftige Wirkung der chlorsauren Salze. Ebenda **23**. 273 u. 347 (1887). — Derselbe, Virchows Arch. **77**. 455 (1879). — Lenhartz, Festschrift f. E. Wagner. Leipzig (1887) 156. — O. Silbermann, Über Hämoglobinämie und ihren Einfluß auf Beschaffenheit und Bewegung des Blutstromes. Zeitschr. f. klin. Med. **11**. 459 (1886). — Derselbe, Über das Auftreten multipler intravitaler Blutgerinnungen nach

säure,[1] Arsenwasserstoff,[2] Nitrobenzol, Anilin, Chinin, Antifebrin,[3] Hydrazin, Karbolsäure,[4] anorganische Säuren (Salz- und Schwefelsäure),[5] gallensaure Salze,[6] das Gift der Morchel und anderer Pilze[7] usw., dann chemisch noch nicht definierte Bakterientoxine, weiterhin die Agentien, welche bei Verbrennungen, in der Schwangerschaft oder bei gewissen besonders disponierten Menschen bei Abkühlungen wirken, endlich die Momente, die bei Transfusion von Blut von einer Tierspezies auf die andere resp. auf den Menschen in Tätigkeit treten.

Die Wirkungsweise all dieser Faktoren ist zweifellos eine sehr verschiedene, sie ist noch für keinen völlig aufgeklärt. Es kommen rein chemische wie auch physikalisch-chemische Momente in Betracht. Bei den ersterwähnten Giften handelt es sich bei den einen um eine direkte Einwirkung auf die roten Blutkörperchen, eine unmittelbare Schädigung der Zellen, bei den andern scheint der Farbstoff der primäre Angriffspunkt zu sein, indem er unter dem Einfluß des schädlichen Agens eine chemische Änderung erfährt. Er geht im Innern der Zelle in das dem Oxyhämoglobin isomere, den Sauerstoff in fester Bindung haltende Methämoglobin über und dieses verläßt dann das Zellplasma. Unter den zahlreichen Giften, für welche dieser letztere Modus in Betracht kommt, nennen wir als die wichtigsten das chlorsaure Kalium und das Antifebrin.

Über die Wirkungsweise der Bakterientoxine ist nichts Näheres bekannt. Es bedarf jedenfalls einer schweren Infektion, denn die Hämolyse findet sich nur in schweren Fällen, dafür kommt sie aber gelegentlich bei jeder Infektionskrankheit vor, bei Typhus, Schar-

---

akuten Intoxikationen durch chlorsaure Salze, Arsen, Phosphor und einige andere Blutgifte. Virchows Arch. **117.** 288 (1889). — Derselbe, Deutsche med. Wochenschr. (1888) Nr. 25. — Lebedeff, Virchows Arch. **91.** 267 (1883). — v. Limbeck, Arch. f. exp. Pathol. u. Pharm. **26.** 39 (1890). — Falkenberg, Inaug.-Dissertat. Marburg (1890).

[1] A. Neisser, Zentralbl. f. d. med. Wissensch. (1881) Nr. 30.

[2] K. Wächter, Vierteljahrschr. f. gerichtl. Med. **28.** 251 (1878).

[3] F. Müller, Deutsche med. Wochenschr. (1887) Nr. 2.

[4] P. zur Nieden, Hämoglobinurie bei einer akuten Karbolvergiftung. Berl. klin. Wochenschr. (1881) Nr. 48, 705.

[5] B. Naunyn, Beiträge zur Lehre vom Ikterus. Arch. f. Anat. u. Phys. (1868) 413. — H. Bamberger, Zentralbl. f. d. med. Wissensch. (1874) 571.

[6] Murri, Zentralbl. f. klin. Med. (1880) Nr. 39.

[7] Ponfick, Virchows Arch. **88.** 445 (1882). — E. Bostroem, Deutsch. Arch. f. klin. Med. **32.** 209 (1882).

lach, Streptokokkeninfektion usw.[1] Besonders häufig tritt sie auf bei manchen Formen tropischer Malaria (fièvre bilieuse hémoglobinurique).[2]

Auf eine Infektion ist wohl auch die unter dem Namen der WINCKELschen[3] Krankheit bekannte Hämoglobinurie der Neugeborenen zurückzuführen.

Bei Verbrennungen scheint es sich, zum Teil wenigstens, um eine Zerbröckelung der Erythrozyten zu handeln,[4] aber auch aus normal geformten Körperchen tritt Farbstoff aus. Aus welchem Grunde das geschieht, ist unbekannt. Wie weit die Blutzerstörung bei Hautverbrennungen vor sich geht, steht noch nicht fest. Nach den Einen sind auch in ihrer Gestalt ganz normal erhaltene Blutkörperchen funktionell lädiert, während Andere sich zu einer solchen Annahme nicht bekennen können,[5] es scheinen in der Tat die nach schweren Verbrennungen morphologisch nicht geschädigten Erythrozyten Sauerstoff in gewohnter Weise aufzunehmen.[6]

Nicht besser sind wir unterrichtet über die Ätiologie der (bis-

---

[1] O. HEUBNER, Hämoglobinurie bei Scharlach. Deutsch. Arch. f. klin. Med. **23**. 288 (1879). — J. STOLNIKOW, Hämoglobinurie. Petersburg. med. Wochenschrift (1880) Nr. 27 u. 28. — O. BOLLINGER, Über Hämoglobinurie („schwarze Harnwinde") beim Pferde. Deutsche Zeitschr. f. Tiermed. **3**. 155 (1877).

[2] P. KOHLSTOCK, Ein Fall tropischer biliöser Malariaerkrankung mit Hämoglobinurie. Berl. klin. Wochenschr. (1892) Nr. 18, 19 u. 42. In der Tierpathologie ist Ähnliches für das Texasfieber bekannt.

[3] F. WINCKEL, Über eine bisher nicht beschriebene endemisch aufgetretene Erkrankung Neugeborener. Deutsche med. Wochenschr. (1879) Nr. 24, 25 u. 33 bis 35; vgl. auch C. SANDNER, Münch. med. Wochenschr. (1886) Nr. 24. — A. BAGINSKY, (Sitzungsber. der Berl. med. Gesellschaft) Deutsche med. Wochenschrift (1898) Nr. 4, 73; über eine ähnliche Erkrankung bei Rindern siehe v. BABES, Die Ätiologie der seuchenhaften Hämoglobinurie des Rindes. VIRCHOWS Arch. **115**. 81 (1889).

[4] PONFICK, Tageblatt der Münch. Naturforscherversammlung (1877) 259. — Derselbe, Berl. klin. Wochenschr. (1876) Nr. 17; (1877) Nr. 46; (1883) Nr. 26. — Derselbe, Zentralbl. f. die med. Wissensch. (1888) Nr. 11. — F. HOPPE-SEYLER, Über die Veränderungen des Blutes bei Verbrennungen der Haut. Zeitschr. f. physiol. Chemie **5**. 1 u. 344 (1881). — WELTI, ZIEGLERS Beiträge **4**. 519. — v. LESSER, Über die Todesursachen nach Verbrennungen. VIRCHOWS Arch. **79**. 248 (1880). — O. SILBERMANN, Untersuchungen über die Krankheitserscheinungen und Ursachen des raschen Todes nach schweren Hautverbrennungen. Ebenda **119**. 488 (1890).

[5] M. WILMS, Studien zur Pathologie der Verbrennung. Die Ursachen des Todes nach ausgedehnter Hautverbrennung. Mitteilungen aus den Grenzgebieten der Mediz. u. Chirurg. **6**. 393 (1901).

[6] HOPPE-SEYLER, siehe Anm. 4.

her nur in seltenen Fällen) bei sonst gesunden Frauen während der Schwangerschaft beobachteten Hämoglobinämie.[1] Es können über das Wesen der in Frage kommenden toxisch wirkenden Stoffe nur Vermutungen ausgesprochen werden, da uns eine positive Grundlage vollständig abhanden geht. Diese Art der Hämoglobinämie hat mit einer andern mit der Gravidität in Zusammenhang stehenden Intoxikation, der Eklampsie, Ähnlichkeit, insofern sie, wie jene, gleich nach der Geburt sistiert.

Weitaus die auffallendste Erscheinung ist die Auflösung der Erythrozyten bei der Transfusion von Blut gewisser Tierarten auf andere und den Menschen. Diese Beobachtung, welche schon weit zurückreicht,[2] ist in der Neuzeit für die Pathologie von besonderer Bedeutung geworden, da sie der Ausgangspunkt zahlreicher für das Verständnis der Immunisierungsvorgänge wichtiger Untersuchungen gewesen ist.

H. Buchner und die Ehrlichsche Schule sehen in der Auflösung der Blutkörperchen durch fremdes Blut einen chemischen Vorgang, ausgehend von spezifischen im Serum vorhandenen Stoffen, die auf die Blutkörperchen einwirken, und zwar sollen es dieselben Substanzen sein, welche die Zerstörung von Bakterien in den Körpersäften einleiten (Buchners Alexine, Ehrlichs Komplement Synon.: Addiment, zu welchen sich noch Ehrlichs Bindestoff [Ambozeptor] gesellt). Über die chemische Natur dieser hypothetischen Körper ist nichts bekannt.

Dieser Erklärungsweise gegenüber wird in jüngster Zeit die Anschauung vertreten, daß bei der Einwirkung fremder Blutarten aufeinander lediglich Störungen physikalisch-chemischer Art sich geltend machen, und daß der ganze Prozeß der Hämolyse im wesentlichen auf Zustandsänderungen der kolloidalen Bestandteile des Plasmas und der Blutkörperchen beruht (vgl. weiter unten). Osmotische Druckschwankungen des ganzen Plasmas[3] sind nicht die Ursache

---

[1] L. Brauer, Über Graviditätshämoglobinurie. Münch. med. Wochenschr. (1902) Nr. 20, 825. — Meinhold, Ein weiterer Fall von Schwangerschaftshämoglobinurie. Ebenda (1903) Nr. 4, 166.

[2] E. Ponfick, Experimentelle Beiträge zur Lehre von der Transfusion. Virchows Arch. **62**. 273 (1875). — Derselbe, Über die Wandlung des Lammblutes innerhalb des menschlichen Organismus. Berl. klin. Wochenschr. (1874) Nr. 28; ebenda (1883) 389.

[3] P. Baumgarten, Die Hämolyse (Ehrlich) vom Gesichtspunkte osmotischer Störungen betrachtet. Chem. u. med. Untersuchungen. Festschrift f. M. Jaffé. Braunschweig (1901) 277. — Derselbe, Mikroskopische Untersuchungen über Hämolyse im heterogenen Serum. Berl. klin. Wochenschr. (1901) 124.

dafür, da so wenig im kranken wie im gesunden Organismus solche extreme Konzentrationsverhältnisse vorkommen, wie sie für die Hämolyse erforderlich sind. Dazu kommt, daß die minimalsten Mengen von Serum genügen, um die Reaktion auszulösen.

Die Annahme ist wohl berechtigt, daß auch die globulizide Wirkung der Bakterientoxine auf ähnlichen Vorgängen beruht.

Um eine Kolloidwirkung dürfte es sich wohl auch bei der merkwürdigen Affektion handeln, die unter dem Namen der paroxysmalen Hämoglobinurie[1] bekannt ist, wo es anfallsweise und zwar unter dem Einflusse der Kälte, zu Hämoglobinämie kommt.[2] Die Annahme, daß auch hier Kolloidwirkung vorliege, ist um so eher gerechtfertigt, als neuere Autoren[3] nachwiesen, daß „Hämolysine" im Bordet-Ehrlichschen Sinne wirksam sind, deren Wirkungsweise als Kolloidreaktionen nun erkannt ist (vgl. weiter unten).

Unerklärt bleibt aber immer noch der Einfluß der Kälte, die als auslösendes Moment von allen Beobachtern angegeben wird. Eine direkte Einwirkung auf die Erythrozyten in dem Sinne, daß die Kälte die Auflösung des Blutfarbstoffes bewirkt, wie man eine Zeitlang angenommen hatte,[4] findet, wie das in vitro zu ersehen ist,[5]

---

[1] L. Lichtheim, Über periodische Hämoglobinurie. Volkmanns klin. Vorträge Nr. 134 (innere Med. Nr. 46) (1877). — O. Rosenbach, Berl. klin. Wochenschrift (1880) Nr. 10 u. 11 und (1884) Nr. 47. — J. Boas, Beitrag zur Lehre von der paroxysmalen Hämoglobinurie. Deutsch. Arch. f. klin. Med. **32**. 355 (1882) und Dissertat. Halle (1881). — R. Fleischer, Berl. klin. Wochenschr. (1881) Nr. 47. — Ponfick, Über Hämoglobinämie und ihre Folgen. Verhandl. des 2. Kongr. f. inn. Med. (1883) 205. — A. Kast, Deutsche med. Wochenschr. (1884) Nr. 52. — St. Mackenzie, Über paroxysmale Hämoglobinurie. Lancet (1884) Jan. u. Febr. — G. Bastianelli, Zentralbl. f. klin. Med. (1889) Nr. 23, 403. — Chvostek, Über das Wesen der paroxysmalen Hämoglobinurie. Leipzig (1894).

[2] B. Küssner, Paroxysmale Hämoglobinurie. Deutsche med. Wochenschr. (1879) Nr. 37.

[3] Kretz, Zur Theorie der paroxysmalen Hämoglobinurie. Wiener klin. Wochenschr. (1903) Nr. 18, 528. — E. Burckhardt, Über paroxysmale Hämoglobinurie. Jahrb. f. Kinderheilk. **57**. 620 (1903). — G. Mattirolo u. E. Tedeschi, Klinische und experimentelle Untersuchungen über zwei Fälle von paroxysmaler Hämoglobinurie. Wien. med. Wochenschr. (1904) Nr. 6 u. ff.

[4] Habersohn, The Lancet (1870). — Ehrlich, Zeitschr. f. klin. Med. 3. (1881). — Murri, Rivista clinica di Bologna (1880—1885). — Boas, siehe Anm. 1. — Leube, Sitzungsber. der physik.-med. Gesellschaft. Würzburg (1886) usw.

[5] L. Lichtheim, siehe Anm. 1. — Ehrlich, Charité-Annalen (1885). — Chvostek, siehe Anm. 1. — J. Donath, Beiträge zur Lehre von der paroxysmalen Kältehämoglobinurie. Zeitschr. f. klin. Med. **52**. 1 (1904). — Luzzatti u. Sorgente, Arch. f. Kinderheilk. (1901).

nicht statt; wohl aber beeinflußt die Kälte das Serum in der Weise, daß es globulizide Eigenschaften (für die eigenen Blutkörperchen) erlangt — wie die Anhänger EHRLICHS sagen, durch Komplementvermehrung. Ein in vitro abgekühltes Blut wird erst lackfarben, nach Erwärmung auf Körpertemperatur.[1]

Es bleibt unentschieden, ob nicht doch eine leichtere Zerstörbarkeit der roten Blutkörperchen dem Leiden zugrunde liegt. Denn zu dieser Annahme würde es vorzüglich passen, daß es sehr häufig nach Infektionskrankheiten auftritt; namentlich ist Syphilis einem ziemlich hohen Prozentsatz der Fälle vorausgegangen.[2] Auch Malaria scheint die Ausbildung der Krankheitsanlage zu fördern. Es bedarf für den Hämoglobinaustritt nur eines sehr geringen Anstoßes, denn das Eintauchen bloß einer Hand in Eiswasser löst einen Anfall aus. In demselben Sinne wirken auch Blutstauungen (Abschnürung eines Gliedes).[3]

Mit der Annahme CHVOSTEKS, daß lokale Blutstauungen das ausschlaggebende für das Zustandekommen der Hämoglobinämieanfälle seien, können wir uns nicht recht befreunden, denn solche Stauungen sind nirgends wirklich nachgewiesen und die vasomotorischen Phänomene sind weit eher Folge als Ursache des Anfalls. Sie dürften mit dem Fieber zusammenhängen, das die Anfälle oft begleitet und das als Giftwirkung seitens der aus dem Stroma der Blutscheiben ausgetretenen Stoffe aufzufassen ist. Die von CHVOSTEK nachgewiesene mechanische Zerstörbarkeit der Erythrozyten, die inzwischen an andern Fällen bestätigt wurde,[4] soll damit nicht in Abrede gestellt werden, sie dürfte aber die Hämoglobinämie nicht allein bedingen, denn auch ohne mechanische Beeinflussung tritt beim Versuche in vitro der Blutfarbstoff aus den Körperchen aus.

Die von CAMUS[5] auf Grund experimenteller Untersuchungen am Hunde aufgestellte These, daß das mit dem Harn ausgeschiedene Hämoglobin nicht den roten Blutkörperchen, sondern den Muskeln

[1] J. DONATH u. K. LANDSTEINER, Über paroxysmale Hämoglobinurie. Münch. med. Wochenschr. (1904) Nr. 36, 1590 und Zeitschr. f. klin. Med. **58**. 173 (1905).

[2] W. STEMPEL, Die Hämoglobinurie. Sammelref. im Zentralbl. f. d. Grenzgebiete d. Medizin u. Chirurgie (1902) Nr. 5 u. 7. — SCHUHMACHER u. LICHTHEIM, Verhandl. des 2. Kongr. f. inn. Med. Diskuss. zu PONFICKS Vortrag 224 (1883). — HAGENBACH, Korrespondenzbl. f. Schweizer Ärzte (1903) 90, usw.

[3] E. BURCKHARDT, siehe S. 167 Anm. 3.

[4] J. MANNABERG u. J. DONATH, Über paroxysmale Hämoglobinurie. Deutsch. Arch. f. klin. Med. **65**. 285 (1900).

[5] J. CAMUS, Les hémoglobinuries. Paris, C. NAUD (1903).

entstamme und daß Muskelschädigungen als eigentliche Ursache für die Hämoglobinämie anzusehen sind, ist auf den Menschen nicht übertragbar, sie steht mit den Beobachtungen an diesem, vor allem mit der tatsächlich nachgewiesenen Hämolyse, nicht im Einklang.

Wir gehen über zur Besprechung der Folgen der Hämoglobinämie im allgemeinen. Daß die Auflösung des Blutfarbstoffes einen Schaden für den Organismus bedeutet, haben wir bereits erwähnt; der freie Farbstoff ist für die Atmung verloren. Ein Teil wandelt sich in Methämoglobin um, der übrige, soweit er im Plasma verbleibt, ist nicht mehr fähig, als Sauerstoffüberträger zu wirken. Im allgemeinen nimmt die Hämoglobinauflösung keinen so großen Umfang an, daß daraus eine Beeinträchtigung der Atmung erwüchse, da, wie bereits bemerkt, auch bei stark vermindertem Hämoglobingehalt der Gaswechsel, wenigstens bei Körperruhe, in ausreichender Weise vor sich geht. Nur in den schwersten Fällen von Chloratvergiftung, wo der Sauerstoffgehalt des Blutes tatsächlich außerordentlich stark verringert ist, dürfte Erstickung die Todesursache sein.

Weit mehr Gefahr bergen in sich die Gerinnungen, denen man innerhalb der Blutbahn bei Hämolyse begegnet, und die man auf die Wirkung fermentartiger, aus dem Zerfall roter und weißer Blutkörperchen hervorgehender Substanzen zurückführt.[1] Was besonders die weißen Blutkörperchen anbelangt, so ist in ihnen das Vorkommen von Fermenten nachgewiesen worden.[2] Die Gerinnselbildung, die eine um so größere Ausdehnung anzunehmen scheint, je mehr Zellen zerfallen, führt zur Thrombosierung von Gefäßen und weiterhin zur Nekrose in den verschiedensten Organen, mit allen ihren Folgen, die natürlich um so schlimmer sind, je höher die Dignität des Organs ist.

Mit der Thrombosenbildung in lebenswichtigen Organen bringt man vielfach den Tod nach Verbrennungen und gewissen Vergiftungen in Zusammenhang. Wir kommen weiter unten hierauf zurück.[3]

Das gelöste Hämoglobin und das aus ihm hervorgehende Methämoglobin wirken als Fremdkörper im Plasma und werden alsbald von jenen Organen entfernt, welche für die Konstanz der Blutzusammensetzung zu sorgen haben. Da Blutkörperchen schon in der Norm zerfallen und ihr Hämoglobin frei wird, so stellt die Entfernung des Farbstoffes schon einen physiologischen Vorgang dar.

[1] H. Conradi, Über die Beziehung der Autolyse zur Blutgerinnung. Hofmeisters Beiträge **1**. 179 (1902).
[2] Vgl. Kapitel I.
[3] Siehe S. 189.

Das Organ, welches das Hämoglobin in erster Linie an sich reißt, ist die Leber. Wie wir im vorigen Kapitel gesehen haben, prägt sie es um zu Bilirubin und behält das Eisen zurück. Bei gesteigertem Untergang roter Blutkörperchen nimmt daher die Gallenfarbstoffbildung zu und die Zunahme kann so weit gehen, daß, entsprechend unseren früheren Darlegungen, Ikterus daraus resultiert. Nicht immer wird jedoch Hämoglobinämie von Ikterus gefolgt, auch nicht in allen Fällen starken Blutkörperchenzufalls. So tritt in der Regel keiner auf bei einem Zustande, wo sehr viel Hämoglobin aus den Blutkörperchen austritt, nämlich bei der paroxysmalen Hämoglobinurie.[1] Unter welchen näheren Bedingungen Ikterus bei Hämoglobinämie auftritt und unter welchen nicht, ist noch nicht ganz ausgemacht.

Nimmt die Auflösung von Erythrozyten und folglich das Freiwerden von Blutfarbstoff einen sehr starken Umfang an, so reicht die Leber zu seiner Entfernung nicht mehr aus, es wird ein anderes Organ zu Hilfe gezogen, die Niere. Es kommt dann zu Hämoglobinurie. Nach PONFICKS[1] Versuchen geschieht das, wenn mehr als $^1/_{60}$ des gesamten Hämoglobins aufgelöst ist.

Nicht jede starke Hämolyse hat den Übertritt von Blutfarbstoff in den Harn zur Folge. Es ist eine große Anzahl tiefgreifender Blutzerstörungen bekannt, wo Hämoglobinurie fehlte. Umgekehrt kann die Ausscheidung des Blutrotes durch die Nieren so rasch erfolgen, daß die Gegenwart freien Farbstoffs im Blutplasma übersehen wird. Das ist bis vor kurzem der Fall gewesen für die paroxysmale Hämoglobinurie.

Die Hämoglobinausscheidung mit dem Harn ist kein gleichgültiges Ereignis für die Nieren; sie versetzt die drüsigen Elemente in einen Reizzustand und führt zur Ausscheidung von Serumeiweiß und zu Zylinderbildung und diese kann so weit gehen, daß Verlegung der Lumina sämtlicher Harnkanälchen und vollständige Anurie resultieren.

Die Tatsache, daß ein Eiweißkörper die Nierenepithelien schädigt, steht nicht ohne Analogie da, denn auch bei der dem Genusse rohen Hühnereiweißes folgenden (alimentären) Albuminurie wird von dem sich ausscheidenden Hühnereiweiß Serumeiweiß mitgerissen. Ob neben dem Hämoglobin noch andere Erythrozytenbestandteile die Nierenepithelien schädigen, ist nicht bekannt.

Wir erwähnten schon, daß eine Reihe von Giften den Blutfarbstoff in der Weise zu verändern vermögen, daß er seinen locker

[1] PONFICK, VIRCHOWS Arch. **62**. 273 und **88**. 445 und siehe S. 166 Anm. 2.

gebundenen Sauerstoff nicht mehr abgeben kann, d. h. sie wandeln das Oxyhämoglobin in das ihm isomere **Methämoglobin**[1] um.

Die noch nicht näher eruierte molekulare Umwandlung geschieht schon im Innern der Erythrozyten oder erst im Blutplasma. Ersteres bewirken u. a. chlorsaures Kali, Antifebrin, Nitrobenzol, Nitroglyzerin;[2] eine nachträgliche Umbildung des im Plasma gelösten Hämoglobins scheint bei Hämoglobinämie stets in mehr oder weniger ausgesprochenem Maße einzutreten, aus welchem Grunde immer die Hämolyse stattgefunden hat.

Hat die Methämoglobinbildung innerhalb der Erythrozyten nur einen geringen Grad erreicht, so vollzieht sich allmählich eine Rückverwandlung des Methämoglobins zu Oxyhämoglobin.[3] Bei schwerer Schädigung hingegen gehen die mit dem abnormen Farbstoff beladenen Blutkörperchen zugrunde.

Die Bildung von Methämoglobin beobachtet man auch in Blutextravasaten, welchen es die braune Farbe verleiht. Ebenso wandelt Harn nach längerer Einwirkung auf Oxyhämoglobin dieses in Methämoglobin um. Es läßt sich daher letzteres in jedem blut- oder hämoglobinhaltigen Harne nachweisen. Je länger die Einwirkung andauert, um so umfangreicher ist die Methämoglobinbildung, daher findet sich im allgemeinen mehr Methämoglobin bei nephritischen Blutungen, als bei solchen in die tieferen Harnwege. Doch ist die Regel nicht durchgreifend.

In betreff der chemischen Eigenschaften und des Spektrums des Methämoglobins verweisen wir auf die Lehrbücher der klinischen Diagnostik.

Das Methämoglobin ist, wie wir schon hervorhoben, für die Sauerstoffabgabe an die Gewebe völlig unbrauchbar und wird als blutfremder Bestandteil von der Niere — auch von der Leber in die Galle — ausgeschieden.

Eine andere pathologische Modifikation des Blutfarbstoffes bzw. dessen Farbstoffkomponente, des Hämatins, ist das **Hämatoporphyrin**,[4]

---

[1] Chemische Literatur: F. Hoppe-Seyler, Die Zusammensetzung des Methämoglobins und seine Umwandlung zu Oxyhämoglobin. Zeitschr. f. physiol. Chemie **2**. 150 (1879). — Derselbe, Über das Methämoglobin. Ebenda **6**. 166 (1882). — G. Hüfner u. R. Külz, Über den Sauerstoffgehalt d. Methämoglobins. Ebenda **7**. 366 (1883).

[2] P. Dittrich, Über methämoglobinbildende Gifte. Arch. f. exp. Pathol. und Pharm. **29**. 247 (1891).

[3] Siehe Anm. 2.

[4] Chemische Literatur: Mulder u. van Gondoever, Journ. f. prakt. Chemie **32**. 186 (1844). — F. Hoppe-Seyler, Med.-chemische Untersuchungen (1871)

ein, im Gegensatz zu letzterem und dem eben besprochenen Methämoglobin, eisenfreier, dem Bilirubin isomerer Farbstoff.

Seine Entstehung verdankt es einmal dem Einflusse gewisser Drogen. Namentlich bei langdauerndem Gebrauche von Sulfonal,[1] Trional[2] und Tetronal ist sein Vorkommen nachgewiesen. Auch unter der Einwirkung von Glyzerin (nach intrauteriner Einspritzung) hat es MÜLLER[3] auftreten sehen.[4] Bei akuter und chronischer Bleiintoxikation[5] kommt es fast konstant vor.

Das Hämatoporphyrin ist gelegentlich vorübergehend bei verschiedenen Erkrankungen getroffen worden, wo einer der oben erwähnten Arznei- oder Giftstoffe nicht in Anwendung kam, bei Magen- und Darmblutungen, Leberzirrhose und andern Leberaffektionen (fettiger Degeneration), bei akuten Infektionskrankheiten, insbesondere Rheumatismus, bei Tuberkulose, Nephritis, Pleuritis, Morbus Addisoni

---

531. — M. NENCKI u. N. SIEBER, Über das Hämatoporphyrin. Monatshefte f. Chemie **9**. 115 (1888) und Arch. f. exp. Pathol. u. Pharm. **24**. 430 (1888). — M. NENCKI und A. ROTSCHY, Zur Kenntnis des Hämatoporphyrins und des Bilirubins. Monatshefte f. Chemie **10**. 568 (1889). — E. SALKOWSKI, Über Vorkommen und Nachweis des Hämatoporphyrins im Harn. Zeitschr. f. physiol. Chemie **15**. 286 (1891). — E. NEBELTHAU, Beitrag zur Lehre vom Hämatoporphyrin des Harns. Ebenda **27**. 324 (1899).

[1] STOKVIS, Nordland. Tijdschrift voor Geneeskunde (1889) **2**. 413. — E. SALKOWSKI, siehe obige Anm. — O. HAMMARSTEN, Über Hämatoporphyrin im Harn. Skand. Arch. f. Physiol. **3**. 319 (1891). — A. E. GARROD, On the occurrence and detection of haematoporphyrin in the urine. Journ. of Physiol. **13**. 598 (1892). — BRESSLAUER, Wien. med. Blätter (1891) Nr. 1—2. — A. JOLLES, Internat. klinische Rundschau (1891) Nr. 49 u. 50. — SCHÄFFER, Therapeutische Monatshefte (1893) 57. — FRIEDLÄNDER, ebenda (1894) 183. — STERN, Deutsche med. Wochenschr. (1894) 221. — MÜLLER, Wien. klin. Wochenschr. (1894) Nr. 14. — B. STOKVIS, Zur Pathogenese der Hämatoporphyrinurie. Zeitschr. f. klin. Med. **28**. 1 (1895). — F. HEARDER, Sulfonalvergiftung in einem Fall von Melancholia agitans. The Lancet (1896) 3820. — SCHULTE, Über Hämatoporphyrinurie. Deutsch. Arch. f. klin. Med. **58**. 313 (1897). Im Blute fanden es A. TAYLOR und J. SAILER, Contributions from the WILLIAM PEPPER Laboratory, Philadelphia (1900) 120.

[2] E. SCHULTZE, Über Hämatoporphyrin im Harn nach Trional. Deutsche med. Wochenschr. (1894) Nr. 7. — HERTING, Bemerkungen zu dem Aufsatz von SCHULTZE. Ebenda (1894) Nr. 15. — BEYER, ebenda (1896) Nr. 1.

[3] MÜLLER, Münch. med. Wochenschr. (1894) Nr. 4.

[4] Vgl. auch KOBERT, Lehrbuch der Intoxikationen 471.

[5] BINNENDIJK, KLUS u. B. STOKVIS, siehe Anm. 1. — NAKARAI, siehe S. 174 Anm. 3. — SCHULTE, siehe Anm. 1. — DEROIDE et LECOMPT, Compt. rend. soc. biol. **50**. 396.

und Basedowi u. a. m.).[1] Auch ohne anderweitige nachweisbare Erkrankung, als einzige abnorme Erscheinung, ist seine Ausscheidung beobachtet worden.[2]

In geringer Menge kommt das Pigment sogar schon im normalen Harn vor, so daß man von einer physiologischen Hämatoporphyrinurie sprechen kann.[3] Auch in den Fäzes und im Mekonium[4] hat man es nachgewiesen, doch ist seine Quantität im Harn des gesunden Menschen nur eine sehr geringe und beträgt meist nur Spuren. Das ist wohl der Grund, warum nicht alle Autoren ein so weit verbreitetes Vorkommen bei gesunden und kranken Menschen feststellen konnten. Es kommt sehr auf die angewandte Methode an, da nicht alle gleichwertig sind.[5]

Über die Entstehungsursache und den Entstehungsort des Hämatoporphyrins ist nicht viel bekannt; STOKVIS glaubt bei Intoxikationen es mit Blutungen, namentlich in den Darm, in Zusammenhang bringen zu sollen, nimmt also eine enterale Umwandlung des Hämatins an. Er stützt seine Auffassung durch experimentelle Beobachtungen an Kaninchen und Hunden, die er mit

---

[1] MAC MUNN, Proceedings Royal Soc. (1880) **31**. 20. — E. NEUSSER, Beitrag zur Lehre von den Harnfarbstoffen. Sitzungsber. d. Wien. Akademie d. Wissensch. **84**. 3. Abt. 560 (1881). — MAC MUNN, Journ. of Physiol. **11**. (1890). — J. RANKING and G. PARDINGTON, Two cases of haematoporphyrin in the urine. Lancet (1890) **2**. Nr. 12, 607. — A. E. GARROD, On haematoporphyrin as a urinary pigment in disease. The Journ. of Pathol. and Bacteriol. (1892) Nr. 2. — LE NOBEL, PFLÜGERS Arch. **40**. 520. — L. ZOJA, Über Uroërythrin und Hämatoporphyrin im Harn. Zentralbl. f. d. med. Wissensch. (1892) Nr. 39, 705. — J. CALVERT u. A. E. GARROD, A case of haematoporphyrin not due to sulphonal. Clinic Soc. Trans. **34**. 41 (1901). — A. E. GARROD, A survey of the recorded cases of haematoporphyrinuria not due to sulphonal. Trans. of the Path. Soc. of London **55**. II (1904).

[2] G. SOBERNHEIM, Ein Beitrag zur Lehre von der Hämatoporphyrinurie. Deutsche med. Wochenschr. (1892) Nr. 24, 566.

[3] B. STOKVIS, siehe S. 172 Anm. 1. — Derselbe, Kurze Notiz über die Pathogenese der Hämatoporphyrinurie. Zentralbl. f. d. med. Wissensch. **7**. 177 (1896). — Derselbe, Mitteilungen über Hämatoporphyrin. Handelingen van het 7. Nederl. Natur- en Geneeskundig Congres (1899) 378 (Jahresber. f. Tierchemie **29**. 841). — A. E. GARROD, Some further observations on urinary haematoporphyrin. Journ. of Physiol. **15**. 108 (1894). — Derselbe, Hämatoporphyrin in normal urine. Ebenda **17**. 349 (1895). — Derselbe, The urinary pigments in their pathological aspects. The Lancet (1900) **2**. 1323.

[4] B. STOKVIS u. A. E. GARROD, siehe Anm. 3; in der Galle kommt es unter pathologischen Verhältnissen vor.

[5] Vgl. hierüber F. N. SCHULZ, Über einige Farbstoffe des Harns, ihre Entstehung und Bedeutung. Ergebnisse der Physiol. **2**. 164 (1903).

Sulfonal und Blei vergiftete und bei welchen er Hämorrhagien in der Schleimhaut des Magens und des Dünndarms fand. Auch gelang es ihm, bei der Digestion von Blut und Sulfonal, bei Gegenwart von Pepsin und freier Salzsäure geringe Mengen von Hämatoporphyrin nachzuweisen. Unseres Erachtens können jedoch STOKVIS' Tierversuche nicht als beweisend angesehen werden, da er sehr hohe Dosen Sulfonal und Blei anwandte, welche wohl die Darmschleimhaut schädigen können, deren Wirkung aber nicht ohne weiteres mit der mehr chronischen Intoxikation, wie sie beim Menschen erfolgt, identifiziert werden darf. Anderseits konnten weder KAST und WEISS[1] noch NEUBAUER[2] die Angabe bestätigen, daß bei der peptischen Verdauung frischen Blutes bei Gegenwart von Sulfonal Hämatoporphyrin sich bilde.

Zugunsten der STOKVISschen Hypothese sprechen zwar die beiden Fälle NAKARAIS,[3] zwei Phthisiker betreffend, bei welchen unmittelbar nach dem Auftreten von Darmblutungen Hämatoporphyrin im Harn erschien, um bald darauf zu verschwinden,[4] doch müssen dagegen die Erfahrungen bei mit Sulfonal vergifteten Menschen geltend gemacht werden, wo bei der Autopsie Blutungen im Intestinaltraktus oft vermißt wurden.[5]

Es ist auch nicht das Hämoglobin der Nahrung oder das dem Hämoglobin chemisch nahestehende Chlorophyll,[6] aus welchen, wie es nach den Beobachtungen KEYZERS[7] den Anschein hat, die geringen Mengen normalen Hämatoporphyrins hervorgehen. KEYZERS Befunde konnten nicht bestätigt werden[8] und GARROD fand Hämatoporphyrin bei reiner Milchdiät im Stuhle, ebenso im Säuglingsstuhl.

Wir haben mehr Grund, anzunehmen, daß das Pigment innerhalb der Blutbahn entstehe und zugunsten dieser Annahme spricht die

[1] A. KAST u. PH. WEISS, Zur Kenntnis der Hämatoporphyrinurie. Berl. klin. Wochenschr. (1896) 621.

[2] O. NEUBAUER, Hämatoporphyrin und Sulfonalvergiftung. Arch. f. exp. Pathol. u. Pharm. **43**. 456 (1900).

[3] NAKARAI, Über Hämatoporphyrinurie. Deutsch. Arch. f. klin. Med. **58**. 165 (1897).

[4] Vgl. auch L. THORNTON, A case of haematoporphyrinuria not due to Sulphonal. The Lancet (1904) **2**. 888.

[5] Vgl. auch A. STERN, Deutsche med. Wochenschr. (1894) 221.

[6] Hämatoporphyrin ist ein normaler Harnbestandteil des Pflanzenfressers.

[7] J. KEYZER, Über Hämatoporphyrin im Harn. Inaug.-Dissertat. Freiburg 1897.

[8] NAKARAI, siehe Anm. 3. — A. G. GARROD, The Lancet (1900) **2**. 1328. — A. G. GARROD and J. HOPKINS, Journ. of Pathol. and Bacteriol. **3**. 434.

Erfahrung, daß es sich bei Hämoglobinämie sehr oft nachweisen läßt. So ist man ihm namentlich bei paroxysmaler Hämoglobinurie(-ämie) in der Zeit zwischen den Anfällen begegnet. Inwiefern Erkrankungen der Leber an der Hämatoporphyrinbildung sich beteiligen, entzieht sich noch unserer Erkenntnis. Sicher ist, daß vermehrte Ausscheidung des Pigments oft mit Leberaffektionen zusammentrifft, wenngleich die gleichen Erkrankungen viel häufiger ohne die Pigmentbildung vorkommen.

Die Tatsache, daß die Galle selbst bei Verschluß des Ductus choledochus Hämatoporphyrin enthält, spricht nicht ohne weiteres für dessen Entstehung in der Leber, da ja auch Urobilin und Hämoglobin unter Umständen in der Galle gefunden werden. Die Leber scheidet sie aus, wenn sie im Blut kreisen. Bei der geringen Hämatoporphyrinmenge läge es gerade nahe, an einen extrahepatischen Ursprung zu denken. Übrigens fand Garrod im Milchstuhl eines an durch die Sektion bestätigter Atresie der Gallengänge leidenden Kindes das Pigment in geringer Menge vor.

Jedenfalls ist die Frage nach dem Orte der Hämatoporphyrinbildung noch nicht entschieden. Sie bedarf noch weiterer Bearbeitung.

Eine ganz eigenartige Stellung nimmt ein von Pal[1] beobachteter Fall ein, wo unter ganz denselben Bedingungen (Kälteeinwirkung), unter denen die paroxysmale Hämoglobinurie auftritt, paroxysmale Hämatoporphyrinurie entstand.

Mit einem Untergang von Hämoglobin hängt auch die häufig mit Hämatoporphyrinurie sich vergesellschaftende starke Urobilinurie zusammen. Auch andere noch nicht definierte Pigmente scheinen gleichzeitig im Harn aufzutreten, welche noch mehr als das Hämatoporphyrin zur Entstehung der dunklen Harnfarbe beitragen, welche aber die Hämatoporphyrinausscheidung nicht notwendigerweise begleiten müssen.

Über die Art der Entstehung des Hämatoporphyrins aus dem Hämoglobin bzw. dem Hämatin ist nichts Näheres bekannt. Nencki[2] veranschaulicht sie, beispielsweise für die Bildung der Substanz unter der Einwirkung von Bromwasserstoff, durch folgende Formel:

$$\overbrace{C_{32}H_{32}N_4O_4Fe}^{\text{Hämatin}} + 2\,H_2O + 2\,HBr = \overbrace{2\,C_{16}H_{18}N_2O_3}^{\text{Hämatoporphyrin}} + FeBr_2 + H_2\,.$$

[1] J. Pal, Paroxysmale Hämatoporphyrinurie. Zentralbl. f. inn. Med. **24**. Nr. 25, 601 (1903).

[2] Nencki u. Sieber, siehe S. 171 Anm. 4.

Doch ist es fraglich, ob es im Organismus tatsächlich auf so einfache Weise entsteht.

Die Ausscheidung des Pigmentes nimmt auch chronischen Charakter an. In mehreren Fällen erstreckte sie sich auf mehrere bzw. über 20 Jahre hinaus oder hatte bestanden, solange sich der Patient erinnern konnte.[1]

Was die Folgen der Hämatoporphyrinbildung für den Organismus betrifft, so ist zu bemerken, daß, trotzdem auf die Dauer beträchtliche Mengen von Hämoglobin dem Blute entzogen werden — Salkowski berechnete in einem Falle einen approximativen Verlust von täglich 18,5 g Hämoglobin (0,87 g Hämatoporphyrin) — in den bisher verfolgten Fällen kein aus dem Blutfarbstoffverlust erwachsender Schaden für den Organismus sich hat nachweisen lassen. Wenn die Pigmentausscheidung bei Sulfonalvergiftung ein prognostisch ungünstiges Zeichen ist, so ist das nicht der Hämatoporphyrinbildung als solcher anzurechnen, sondern einer direkten Wirkung des Giftes auf andere Gewebe, denn bei den übrigen Krankheiten, auch bei Bleiintoxikation, hat sie keine prognostische Bedeutung. Insbesondere besteht bei der Bleivergiftung keine Beziehung zwischen der Intensität der Krankheit und der Pigmentausscheidung. Oft hört die pathologische Hämatoporphyrinurie bei Bleikranken mit der Regelung des Stuhles auf.

Wir haben unsere bisherigen Betrachtungen den Erythrozyten und dem Blutfarbstoff gewidmet und vornehmlich das Verhalten des letzteren bei den ihn in Mitleidenschaft ziehenden verschiedenen pathologischen Prozessen verfolgt. Wir wenden uns nunmehr den **Leukozyten** zu. Über Veränderungen ihrer Zusammensetzung ist nur sehr wenig bekannt. Wie bereits im ersten Kapitel erwähnt,[2] lassen sich in bezug auf den Fermentgehalt die Leukozyten in zwei Gruppen einteilen: die an (proteolytischen, oxydativen und vielleicht noch andern) Fermenten reichen einerseits: die Zellen der Markreihe (neutro-, azido- und basophilgranulierten Zellen); anderseits die fermentarmen: die der Thymus, Milz und Lymphdrüsen entstammenden Lymphozyten. Wir haben an derselben Stelle das verschiedene Verhalten des Blutes bei myelogener und lymphatischer Leukämie gegenüber Guajakonsäure und andern oxydablen Substanzen, sowie in bezug auf das Vorkommen von hydrolytischen Spaltungsprodukten

[1] Nebelthau, siehe S. 171 Anm. 4. — G. Sobernheim, siehe S. 173 Anm. 1. — C. Anderson, Brit. Journ. of Dermatology **10**. 1 (1898).

[2] Siehe S. 20 u. ff.

besprochen und verweisen in betreff dieser Fragen und bezüglich der Berechtigung, die Zellen der Granulozytenreihe von den Lymphozyten vom chemischen Standpunkte aus zu sondern, auf die dortigen Darlegungen.

Außer diesem Unterschiede ist noch bekannt, daß in den beiden Leukozytengruppen die Nukleinsäuren, die für beide die gleichen zu sein scheinen, an verschiedene (eiweißartige) Substanzen gebunden sind.[1]

Wie man sieht, sind unsere Kenntnisse über diese Verhältnisse noch äußerst rudimentär, es dürfte sich aber lohnen, das Augenmerk auf diese Fragen zu richten, denn es ist nicht ausgeschlossen, daß die chemische Analyse zur Klärung der verwirrenden Verhältnisse der Leukozyten beizutragen berufen ist. Speziell sind vielleicht in betreff der Herkunft und der genetischen Verwandtschaft der einzelnen Arten durch sie wertvolle Anhaltspunkte zu gewinnen.

Es scheint jetzt schon sicher zu sein, daß die die Charcot-Leydenschen Kristalle zusammensetzenden Stoffe in naher Beziehung stehen zu den azido-(eosino-)philen Granula der Leukozyten. Über die chemische Struktur der einen wie der andern existieren noch keine endgültigen Vorstellungen.

Seit ihrer Entdeckung im Jahre 1853 durch Charcot und Robin[2] haben die nach ersterem Autor benannten Kristalle bezüglich ihrer chemischen Beschaffenheit zu den verschiedensten Anschauungen Anlaß gegeben. Wir können uns ersparen, sie anzuführen, da eine solche Aufzählung nur historisches Interesse haben könnte.

In neuerer Zeit faßt man sie vielfach als Eiweißsubstanzen auf. Trotz der zahlreichen von Gumprecht[3] ermittelten Reaktionseigenschaften chemischer und physikalischer Art, welche ihre Zugehörigkeit zu den Eiweißstoffen dartun sollen, ist aber ein stringenter Beweis hierfür nicht beigebracht und so lange eine genaue Analyse und schärfere Charakterisierung aussteht, sind Zweifel an ihrer Eiweißnatur gestattet. Es drängen sich diese um so mehr auf, als die Kristalle sich unter Verhältnissen bilden, unter welchen Eiweißstoffe nicht auszukristallisieren pflegen, beispielsweise in zersetztem Eiter, und weiterhin ist bemerkenswert, daß die Kristalle gegen

---

[1] O. Minkowski, Über Leukämie und Leukozytose. Verhandl. des 7. Kongresses f. inn. Med. (1899) 164.

[2] Charcot et Robin, Observation de leucocytémie. Compt. rend. de la Soc. de Biol. (1853) 44.

[3] Gumprecht, Die Eiweißnatur der Charcotschen Kristalle. Verhandl. d. 20. Kongr. f. inn. Med. 210 (1902).

Fäulnis sehr widerstandsfähig sind, sogar monatelang und noch länger in Fäulnisgemischen erhalten bleiben, was von Eiweißkristallen nicht bekannt ist. Noch weniger lassen diese Beobachtungen die Annahme zu, daß die Kristalle eine Art von Reserveeiweiß darstellen, denn sie pflegen in größerer Menge erst nach dem Tode und dort, wo Leukozyten in Zerfall geraten, sich zu bilden.

Mit Rücksicht auf alle diese Momente erscheint es viel wahrscheinlicher, daß sie Abbauprodukte der Eiweißstoffe darstellen, und zwar muß man aus ihrer Fähigkeit, saure Farbstoffe aufzunehmen, auf basische Substanzen schließen. Die Annahme v. LEYDENS,[1] daß es sich um Aminbasen handle, ist zum mindesten gerechtfertigt.

Es soll nicht gesagt sein, daß die Stoffe eigentliche Zerfallsprodukte im engeren Sinne des Wortes seien, wir wollen die Möglichkeit durchaus nicht ausschließen, vielmehr sie einer Prüfung empfehlen, daß es sich um Eiweißbruchstücke handle, welche einer Eiweißneubildung dienen sollen. Ihr Auftreten im Knochenmark nicht leukämischer und ihr Vorkommen in den granulierten Leukozyten macht diese Annahme sehr plausibel und steht im Einklang mit den Anschauungen, die man in neuerer Zeit von der Bestimmung der Leukozyten hegt.

Wir heben noch hervor, daß die CHARCOTschen Kristalle mit den BÖTTCHERschen Sperminkristallen nichts gemein haben.[2]

Was den Ort ihres Vorkommens anbelangt, so hat sie CHARCOT zuerst im Blute, in der Milz und in der Leber von Leukämischen, später in expektorirten fibrinösen Bronchialgerinnseln gefunden.[3] Seither sind sie oftmals im bronchitischen und auch im tuberkulösen Sputum,[4] im Nasensekret[5] und im Blute bei Leukämie[6] gefunden und

[1] E. v. LEYDEN, Über die CHARCOT-LEYDENschen Kristalle. SALKOWSKIS Festschrift **1** (1904).

[2] TH. COHN, Beitrag zur Kenntnis der CHARCOTschen und BÖTTCHERschen Kristalle. Deutsches Arch. f. klin. Med. **54**. 515 (1895). — B. LEWY, Über CHARCOT-LEYDENsche Kristalle und Spermakristalle. Berl. klin. Wochenschrift (1900) Nr. 33, 730.

[3] Vgl. auch FRIEDREICH, VIRCHOWS Arch. **30**. 381 (1864). — F. ZENKER, Über die CHARCOTschen Kristalle in Blut und Geweben Leukämischer und in den Sputis. Deutsch. Arch. f. klin. Med. **18**. 125 (1876).

[4] HARTING u. FÖRSTER, zit. nach ZENKER, siehe Anm. 3. — MEISSEN, Über das Vorkommen der LEYDENschen Asthmakristalle. Berl. klin. Wochenschrift (1883) Nr. 22.

[5] O. VIERORDT, Über das Vorkommen von Spiralenbildung im Bronchialsekrete. Berl. klin. Wochenschr. (1883) Nr. 26.

[6] E. NEUMANN, Arch. f. mikrosk. Anat. **2**. 507 (1886). — F. ZENKER, siehe Anm. 3.

beschrieben worden. Mit ihnen identisch sind die LEYDENschen Asthmakristalle.[1] Im frischen myelämischen Blute hat man sie wiederholt, wenn auch selten, gefunden, ziemlich regelmäßig dagegen trifft man sie in dem längere Zeit feucht aufbewahrten. Auch im Knochenmark Nicht-Leukämischer treten sie nach dem Tode auf und besonders reichlich sind sie im Knochenmark bei myelogener Leukämie zu finden. Des weiteren ist man ihnen in zersetztem Eiter,[2] in Nasenpolypen, in verschiedenen Geschwülsten, in den Fäzes bei Helminthiasis usw. begegnet.[3] Charakteristisch ist, daß sie immer nur mit der einen Leukozytenart vorkommen, nämlich mit den mit acidophilen Granulis beladenen, und daß sie sich nur dann bilden, wenn die Leukozyten untergehen. Das ist auch für das Sputum[4] und die übrigen Fundorte[5] nachgewiesen. Auf das gemeinsame Vorkommen stützt sich die Annahme eines näheren Konnexes zwischen beiden Gebilden. Eine weitere Gemeinsamkeit ist das Lichtbrechungsvermögen und die Färbbarkeit mit sauren Farbstoffen.

Man hat nach dem Vorgange LEYDENS eine zeitlang den CHARCOTschen Kristallen eine pathogenetische Bedeutung für das Zustandekommen des bronchialasthmatischen Anfalles zugeschrieben, indem man eine Reizung der Bronchialschleimhaut durch die Kristalle annahm. Allein das Zusammentreffen von Asthma und Kristallen ist nicht so konstant, daß sich dieser Schluß aufrecht erhalten ließe. Es gibt Asthma ohne Kristalle und Kristalle im Sputum ohne Asthma.

Es liegt weit näher, anzunehmen, und steht auch mit den übrigen Beobachtungen besser im Einklange, daß das Vorkommen der Kristalle im asthmatischen Auswurfe dem Umstande zu danken ist, daß durch die Stagnation des Bronchialsekretes eosinophile Zellen zugrunde gehen, und daß hierdurch die Bedingungen für die Kristallbildung geschaffen werden. Diese ist also Folge, nicht Ursache des

[1] E. LEYDEN, Zur Kenntnis des Bronchialasthmas. VIRCHOWS Arch. **54**. 328 (1872).

[2] H. FLODERER, Über CHARCOT-LEYDENsche Kristalle im Empyemeiter. Wien. klin. Wochenschr. (1903) Nr. 10, 276.

[3] Vgl. B. LEWY, Die Beziehungen der CHARCOT-LEYDENschen Kristalle zu den eosinophilen Zellen. Zeitschr. f. klin. Med. **40**. 59 (1900). Hier frühere Literaturangaben. — NEUBAUER u. STÄUBLI, Münch. med. Wochenschr. (1906) Nr. 49.

[4] GOLLASCH, Zur Kenntnis des asthmatischen Sputums. Fortschritte der Medizin 7. Nr. 10, 361 (1889). — C. v. NOORDEN, Beiträge zur Pathologie des Asthma bronchiale. Zeitschr. f. klin. Med. **20**. 98 (1892).

[5] Vgl. B. LEWY, siehe Anm. 3. — E. MEYER, Beiträge zur Leukozytenfrage. Münch. med. Wochenschr. (1903) Nr. 35.

asthmatischen Anfalles. Zu dieser Deutung stimmt, daß die Kristalle sich vielfach im Innern der CURSCHMANNschen Spiralen finden, welche reich an eosinophilen Zellen sind, und daß auch solche Spiralen, welche frei von Kristallen sind, nach längerem Aufbewahren in der feuchten Kammer kristallhaltig werden.

Wir treten nun in die Besprechung der Plasmabestandteile ein und fassen zunächst die in kolloidaler Lösung darin befindlichen **Eiweißkörper** ins Auge.

Im Blutplasma finden sich unter gewöhnlichen Verhältnissen stets dieselben Eiweißarten, unbeachtet der Qualität des Nahrungseiweißes. Die Konstanz der Zusammensetzung ist darauf zurückzuführen, daß schon die Darmwand aus den Nahrungsproteinen die Bluteiweißkörper bildet. Dem Blute entnehmen die Organe das Eiweiß, das sie zum Aufbau ihrer spezifischen Proteinstoffe und zum eigenen Gebrauche benötigen, geben jedoch in der Norm keines ab, soweit sie nicht eiweißhaltige Sekrete in die Blutbahn ergießen, wie das von der Schilddrüse bekannt ist.

Unter pathologischen Verhältnissen kommt es zum Übertritt eiweißartiger Bestandteile in das Blut, nämlich von Albumosen und Peptonen, die sich dann im Blutserum, besser noch im Harn, in den sie alsbald übergehen, nachweisen lassen.[1] Ebenso findet sich fremdes Eiweiß bei gewissen lymphatischen Geschwülsten. Es tritt dann nämlich ein Eiweißkörper auf, den BENCE JONES zuerst beschrieben hat und der seither mit dessen Namen bezeichnet wird, ein Eiweißkörper, der ebenfalls besser von seinem Vorkommen im Harn her bekannt ist. Wir werden auf diese besonderen Fälle in einem späteren Kapitel näher eingehen.[2]

Weiterhin geht Nahrungseiweiß unter Umständen als solches in das Blut über. Das ist z. B. vom Hühnereiweiß bekannt. Auch hierauf werden wir bei einer späteren Gelegenheit näher eintreten.[3]

Die eben erwähnten Eiweißkörper haben für die Blutchemie keine weitere Bedeutung, ihr Vorkommen im Blute beruht auf extravaskulären Vorgängen, das Blut wirkt nur als Träger, und spielt keine aktive Rolle bei ihrer Entstehung. Uns interessieren momentan die Veränderungen der eigentlichen, spezifischen Bluteiweißstoffe. Ihre Veränderungen können auch von Erkrankungen der Gewebe

[1] Vgl. Kapitel XII.
[2] Vgl. Kapitel XII.
[3] Vgl. Kapitel X.

oder allgemein gesagt von Ursachen herrühren, die außerhalb der Blutbahn ihren Sitz haben. Das ist aber vor der Hand gleichgültig.

Die Angabe, daß im gesunden Blut außer den schon längst bekannten Eiweißstoffen keine eiweißartigen Körper vorkommen, bedarf einer Restriktion, insofern es in neuerer Zeit gelungen ist, auch Albumosen[1] und außerdem ein Nukleoalbumin[2] darin nachzuweisen. Die Bedeutung sowie die Herkunft dieser Stoffe ist noch unklar. Jedenfalls kommen sie im Vergleich zu den übrigen Bluteiweißkörpern nur in äußerst geringer Menge vor.

Wir betrachten zunächst die Gesamtheit der Bluteiweißstoffe und bemerken, daß der totale Eiweißgehalt prozentisch erheblichen Schwankungen unterworfen ist.

Er ist eingehender am Blutserum als am Plasma untersucht. Die folgenden Angaben beziehen sich auf das Serum.

Schon am gesunden Menschen kommen Schwankungen im Eiweißgehalt vor, doch ist noch nicht genügend festgestellt, innerhalb welcher Grenzen das geschieht. In Krankheiten sind die Ausschläge bedeutend größer. Leider müssen wir aber bemerken, daß sehr wenig sichere Angaben bisher vorliegen, da die meisten in der Literatur niedergelegten Untersuchungsergebnisse mittels Methoden gewonnen sind, die modernen Anforderungen nicht genügen. Befunde, die sich aus der Bestimmung des spezifischen Gewichts oder des Gesamtstickstoffgehaltes ergaben, sind nicht als vollgültig anzusehen. Nur die durch Ausflockung mit Neutralsalzen erhaltenen Resultate können zurzeit als maßgebend betrachtet werden und diese sind eben sehr spärlich. Aus der Unzulänglichkeit und Diversität der angewandten Methoden erklärt sich hinlänglich die Verschiedenartigkeit der Befunde.

Die quantitativen Veränderungen des Serumeiweißes werden dadurch bedingt, daß das Blutwasser vermehrt oder vermindert ist, oder es geben die Schwankungen im Eiweißgehalt den Anstoß. Beides kann auch gleichzeitig vorkommen.

---

[1] Das Vorkommen von Albumosen im Blute Gesunder ist noch nicht ganz sichergestellt, wenigstens vermochten ABDERHALDEN u. OPPENHEIMER [Über das Vorkommen von Albumosen im Blute. Zeitschr. f. physiol. Chemie **42.** 155 (1904)] darin keine nachzuweisen. Neuerdings hat F. KRAUS [Über das Vorkommen von Albumosen im normalen Hundeblut. Zeitschr. f. exp. Pathol. **3.** 52 (1906)] beim Hunde stets Albumosen nachweisen können.

[2] Vgl. A. OSWALD, Untersuchungen über das Harneiweiß. HOFMEISTERS Beiträge **5.** 234 (1904).

Primäre Zunahme des Eiweißgehaltes kommt wohl bei keiner Krankheit vor. Dagegen nimmt der Eiweißgehalt oft ab infolge Eiweißverlustes. Es resultiert dann eine relative Wasservermehrung, Hydrämie. Diese findet sich bei starker Herabsetzung der Ernährung, bei Inanition,[1] nach Blutungen, bei Anämien (nicht aber in der Regel bei Chlorose), bei malignen Geschwülsten und chronischen Infektionskrankheiten.[2] Der Eiweißgehalt sinkt dann bis auf 4 Proz. und 3 Proz. gegenüber rund 7—8 Proz. der Norm und das spezifische Gewicht bis 1,020 gegen normal 1,029 und 1,030. Es muß jedoch bemerkt werden, daß diese Erkrankungen nicht immer mit Hydrämie verbunden sind, man vermißt sie recht häufig, sogar in ausgesprochenen Fällen von Kachexie. Am konstantesten wird sie bei akuter Anämie beobachtet. Das Fehlen einer relativen Wasservermehrung bei Kachexie kann natürlich seinen Grund darin haben, daß mit dem Eiweiß auch das Blutwasser abnimmt, folglich das Verhältnis beider gleich bleibt.[3] Beifügen wollen wir noch, daß auch eine kurzdauernde Unterernährung zur Eiweißverarmung des Serums führt.

Die Ursachen der Eiweißverarmung sind mannigfache. Das Blut gibt Eiweiß an die Gewebe ab und erhält nicht genügenden Ersatz. Das ist der Fall bei Inanitionszuständen. Bei chronischer Intoxikation, wie sie die chronischen Infektionskrankheiten, etwa die Tuberkulose oder maligne Geschwülste mit sich bringen, macht sich

---

[1] E. Grawitz, Untersuchungen über den Einfluß ungenügender Ernährung auf die Zusammensetzung des menschlichen Blutes. Berl. klin. Wochenschr. (1895) Nr. 48, 1047.

[2] Becquerel u. Rodier, Untersuchungen über die Zusammensetzung des Blutes im gesunden und kranken Zustand. Erlangen (1845). — A. Hammerschlag, Über Hydrämie. Zeitschr. f. klin. Med. **21.** 475 (1892). — R. v. Jaksch, Über die Zusammensetzung des Blutes gesunder und kranker Menschen. Ebenda **23.** 187 (1893). — R. v. Limbeck, Zur Kenntnis der Eiweißkörper des Blutserums bei Kranken. Prager med. Wochenschr. (1893) Nr. 3. — Derselbe und F. Pick, Über die quantitativen Verhältnisse der Eiweißkörper im Blutserum von Kranken. Ebenda (1893) Nr. 12—14. — L. Bleibtreu, Über die quantitativen Verhältnisse der Eiweißkörper im Blutserum von Kranken. Deutsche med. Wochenschr. (1893) Nr. 46. — H. Wendelstadt u. L. Bleibtreu, siehe S. 156. Weitere Bestimmungen in Krankheiten liegen vor von F. Hoppe-Seyler, Über Blut und Harn eines Falles von melanotischem Sarkom. Zeitschr. f. klin. Med. **15.** 179 (1891). — E. Freund u. F. Obermayer, Über die chemische Zusammensetzung leukämischen Blutes. Ebenda **15.** 310 (1891). — K. v. Stejskal, Über febrile Veränderungen in der chemischen Zusammensetzung des Blutes. Ebenda **42.** 309 (1901).

[3] E. Grawitz, Über die Anämien bei Lungentuberkulose und Karzinose. Deutsche med. Wochenschr. (1893) Nr. 51, 1347.

der allgemein konsumierende Einfluß geltend, den die toxisch wirkenden Stoffe auf das Bluteiweiß in derselben Weise wie auf das Zelleiweiß ausüben. Außerdem scheint sich hier der Eiweißschwund mit einer Wasserzunahme des Blutserums zu kombinieren, wie das GRAWITZ[1] für das Karzinom und die Sepsis wahrscheinlich gemacht hat, während das bei chronischer Tuberkulose oft zu beobachtende Fehlen der relativen Wasserverarmung nach GRAWITZ in einer lymphtreibenden Wirkung des Tuberkulins mit konsekutiver Bluteindickung seinen Grund haben soll.

Die primären Schwankungen im Wassergehalt bedingen sowohl eine Vermehrung wie eine Verminderung des Serumeiweißes, d. h. das Blutwasser kann zu- oder abnehmen.

Wohl das prägnanteste Beispiel für Bluteindickung gibt die asiatische Cholera ab. Hier führen Wasserverluste zu einer Steigerung des Eiweißgehaltes. Dieser beträgt bis über 8 Proz. Auch bei Hitzschlag nimmt man eine Eindickung des Blutes an.

Eine Verwässerung des Serums durch Zunahme des Wassergehaltes tritt in erster Linie bei Nephritis und Herzinsuffizienz ein. Nach CSATÁRYS[2] zuverlässigen Bestimmungen trifft das sowohl für die chronisch parenchymatöse, wie für die interstitielle Nephritis zu, doch scheint nach seinen allerdings nur wenig zahlreichen Fällen zu schließen, die Eiweißabnahme bei ersterer stärker als bei letzterer zu sein. Das Eiweiß sinkt bei der parenchymatösen Form bis auf 4 Proz. und darunter, bei der interstitiellen nicht unter 5 Proz.

Nicht jede Nephritis bewirkt eine Serumverwässerung, sondern nur jene Formen, welche mit ungenügender Wasserausscheidung einhergehen. Bei andern Nephritiden kann sogar das Serum eiweißreicher sein als beim Gesunden, es sind Eiweißwerte von über 8 Proz. gefunden worden.

Die Angaben in der Literatur widersprechen sich noch vielfach, doch dürfte das vor allem von der Ungleichwertigkeit der angewandten Methoden herrühren. Bei Nierenkrankheiten noch weniger als bei andern Zuständen sind sichere Ergebnisse von der Bestimmung des Serumstickstoffes zu erwarten, dort ist die Ausscheidung der nicht eiweißartigen stickstoffhaltigen Stoffe großen Schwankungen unterworfen. Auch von der Bestimmung des spezifischen Gewichts ist nicht viel sicheres zu erfahren. HAMMERSCHLAG[3] fand keine Ab-

---

[1] E. GRAWITZ, siehe vorhergehende Anmerkung.

[2] A. CSATÁRY, Über Globulinurie. Deutsch. Arch. f. klin. Med. **88**. 358 (1891).

[3] A. HAMMERSCHLAG, siehe S. 182 Anm. 2.

nahme des spezifischen Gewichts des Serums bei Schrumpfniere und oft auch nicht bei der chronisch-parenchymatösen Entzündung.

Über die Ursache der Verwässerung des Blutes bei Nephritis ist man noch nicht im reinen. Die Albuminurie mag eine große Rolle spielen, doch ist sie nicht das ausschlaggebende Moment, denn die Intensität der Hydrämie geht ihr nicht parallel. Auch die Wasserretention, die sicherlich in manchen Fällen sich geltend macht, ist nicht stets als wirksamer Faktor anzusehen, da gerade jene Form der chronisch parenchymatösen Nephritis, bei welcher Polyurie besteht, zu den höchsten Graden der Serumverdünnung führt. Es ist noch nicht ausgemacht, was dort den Quellungszustand des Blutes verursacht. Es sind auf jeden Fall tiefere Ursachen dafür verantwortlich zu machen, die uns einstweilen noch verborgen sind. Mit dem Sinken des allgemeinen Ernährungszustandes dürfte er nicht zusammenhängen.

Wir können aber selbstredend nicht eher hoffen, Gesetzmäßigkeiten zu entdecken, ehe nicht ein ausgedehntes, zuverlässiges Beobachtungsmaterial beigebracht ist.

Hydrämie findet sich auch bei einem Teil der Herzkranken mit Herzschwäche. HAMMERSCHLAG[1] und GRAWITZ[2] beobachteten sie häufig. Hier nimmt die Verdünnung des Blutes mit dem Sinken des arteriellen Blutdruckes zu, und macht bei der Besserung der Herztätigkeit wieder normalen Verhältnissen Platz. Das ist zwar nicht immer der Fall, aber häufig beobachtet man dieses Verhalten. Hier handelt es sich um eine eigentliche, scil. eine absolute Zunahme des Blutwassers, eine seröse Plethora, also eine Verwässerung des Blutes mit Vergrößerung der Blutmenge. Die Flüssigkeit stammt aus der Lymphe und rührt außerdem von der verminderten Wasserausscheidung durch die Nieren und vielleicht durch die Haut her.

Eine Verdünnung des Serums findet sich, wie bemerkt, nicht immer bei Herzinsuffizienz. In vielen Fällen ist eine Veränderung

---

[1] A. HAMMERSCHLAG, siehe S. 182 Anm. 2.

[2] E. GRAWITZ, Über die Veränderungen der Blutmischung infolge von Zirkulationsstörungen. Deutsch. Arch. f. klin. Med. **54**. 588 (1895). Vgl. auch STINTZING u. GUMPRECHT, Wassergehalt und Trockensubstanz des Blutes beim gesunden und kranken Menschen. Ebenda **53**. 265 (1894). — S. ASKANAZY, Über den Wassergehalt des Blutes und Blutserums bei Kreislaufstörungen, Nephritiden, Anämien und Fieber nebst Vorbemerkungen über die Untersuchungsmethoden und über den Befund unter physiologischen Verhältnissen. Ebenda **59**. 385 (1897).

in seiner Beschaffenheit nicht zu erkennen und dort stehen wir vorderhand noch vor unaufgeklärten Dingen. Die mitspielenden Momente sind jedenfalls sehr mannigfache und die Untersuchungen werden dadurch kompliziert, daß sie sich notgedrungen auf das Blut einzelner Gefäßprovinzen beschränken. Es sind sichere Resultate nur dann zu erhoffen, wenn das Blut in seiner Totalität berücksichtigt wird und das ist nur am herzkranken Tiere durchzuführen.

Oft ist das Gesamtblut bei Herzinsuffizienz konzentrierter gefunden worden, als im gesunden Zustande. Das hängt jedoch mit einer relativen Zunahme der roten Blutkörperchen zusammen, zumal das Serum sich hierbei verdünnt erwiesen hat. Der abnorm hohe Gehalt an Erythrozyten erklärt sich durch ungleiche Verteilung derselben in den verschiedenen Gefäßbezirken, vor allem durch globulöse Stase in den Kapillaren.

Was die Beziehungen der Hydrämie zu den Ödemen anbelangt, so sind sie noch nicht erkannt. Bei rein kardialen Ödemen läßt sich nichts Konstantes nachweisen, Hydrämie kommt vor, sie kann aber auch fehlen, oft tritt sie auf bei relativ geringen, nicht selten fehlt sie bei hochgradigen Hydropsien. Bei nephritischen Ödemen dagegen kommt Verdünnung des Serums ziemlich konstant vor und man kann im allgemeinen sagen, daß gerade bei jenen Formen der Nephritis Hydrämie besteht, welche mit Ödemen einhergehen. Dort erreicht die Hydrämie mit ihre höchsten Grade, das Serum zeigt dann eine Dichte bis hinunter zu 1,018, gegen 1,030 der Norm. Man ist natürlich versucht, in der Verwässerung des Serums einen Erklärungsgrund für die Ödembildung zu sehen; diese Meinung ist in der Literatur von Bright, Grainger Stewart und andern lebhaft verfochten worden, doch liegen die Dinge nicht so einfach, jedenfalls nicht für alle Formen der Nephritis, vor allem treffen sie nicht zu für jene Fälle von chronisch-parenchymatöser Nephritis, bei welchen die Diurese gesteigert ist. Außerdem geht die Größe der Ödeme dem Grade der Hydrämie durchaus nicht parallel und Hydrämie hat nicht in allen Fällen unbedingt Ödeme zur Folge.[1] Für alle die berührten Fragen fehlt noch die gesicherte Basis: ausgedehntes, einwandfreies Beobachtungsmaterial und solange das der Fall, können alle Erörterungen begreiflicherweise nur einen bedingten Wert haben.

---

[1] B. v. Jaksch, siehe S. 182 Anm. 2. — Wendelstadt u. Bleibtreu, siehe S. 156 Anm. 3.

Mehr als dem Gesamteiweiß wird neuerdings den einzelnen Eiweißarten des Serums bzw. des Plasmas Aufmerksamkeit geschenkt.

In der älteren Literatur ist großes Gewicht auf das Fibrin gelegt, aus dessen Schwankungen man die weitgehendsten Schlüsse zog. Der Grund für die Bevorzugung des Faserstoffes ist in seiner leichten Nachweisbarkeit und Bestimmungsmöglichkeit zu suchen.

Das Blut des gesunden Menschen scheidet bei der Gerinnung 0,1—0,4 Proz. Faserstoff ab. Bei einer Reihe von Krankheiten erhebt sich die Menge auf 1,0—1,3 Proz., bei andern sinkt sie unter die Norm und sogar angeblich bis zum völligen Schwinden, wofür in der menschlichen Pathologie ein Beispiel angeführt ist, nämlich ein Fall von hämorrhagischen Pocken. Die Steigerung des Fibringehaltes, die Hyperinose der alten Hämopathologen, findet sich bei fieberhaften Krankheiten und zwar im wesentlichen bei solchen, die mit entzündlichen Ausscheidungen verlaufen, Pneumonien, Pleuritiden, Phlegmonen, Gelenkrheumatismus, während Hypinose bei anderen Infektionen, wie Abdominaltyphus, Septikämie, langdauernden Eiterungen, myelogener Leukämie,[1] Masern, Scharlach, Malaria, Variola u. a. m.[2] vorkommen soll.[3] Auch bei Anämien wird sie beobachtet. In vielen Fällen trägt sicher der schlechte Ernährungszustand zur Verminderung des Fibrins wie auch des gesamten Bluteiweißes bei. Was dagegen den Grund für die Vermehrung anbelangt, so ist er noch dunkel. Nicht auf Zufall dürfte es aber beruhen, daß gerade jene Zustände zur Steigerung des Fibrins führen, die eine Leukozytose bedingen. Nach Moll[4] soll zwischen beiden Vorgängen ein Parallelismus bestehen.

Was die allgemeine Bedeutung der Faserstoffschwankungen anbelangt, so bringt man die Neigung zu Blutungen mit Hypinose, die zu Gerinnungen mit Hyperinose im Zusammenhang, ohne daß jedoch in allen Fällen die klinischen Beobachtungen hierzu das Recht gäben.

---

[1] Bei lymphatischer Leukämie fand sie F. Erben nicht [Zur Kenntnis der chemischen Zusammensetzung lymphämischen Blutes. Zeitschr. f. klin. Med. **40**. 282 (1900)].

[2] Unter den neuen Arbeiten siehe: Th. Pfeiffer, Über den Fibringehalt des menschlichen Blutes und die Beziehungen desselben zur sogenannten Crusta phlogistica. Zeitschr. f. klin. Med. **33**. 215 (1897).

[3] Auf dem Fibringehalt basierte die alte Einteilung der fieberhaften Erkrankungen in „Pyrexien" und „Phlegmasien", erstere mit normalem oder vermindertem, letztere mit gesteigertem Faserstoffgehalt.

[4] L. Moll, Die blutstillende Wirkung der Gelatine. Wien. klin. Wochenschrift (1903) Nr. 44, 1215.

Die Bestimmung des Fibringehaltes hat in Wirklichkeit nur einen bedingten Wert, da das Fibringerinnsel fremde Einschlüsse, mitgerissenes Serumeiweiß,[1] korpuskuläre Elemente enthält, die sich nur schwer entfernen lassen und eine genaue Ermittlung der Fibrinmenge verunmöglichen. Weiterhin ist auch darauf nicht allzuviel Gewicht zu legen, weil die Fibrinabscheidung von ganz verschiedenen unter sich in keinem Zusammenhange stehenden Faktoren abhängt, wie die Gegenwart von Fibrinogen, von Fibrinferment und von Kalziumsalzen, ganz abgesehen davon, daß es ja auch Stoffe gibt, welche die Gerinnung verhindern oder wenigstens hemmen. Aus dem Ausbleiben der Gerinnung bzw. der Kleinheit des Faserstoffgerinnsels darf man nicht auf die Abwesenheit oder eine Abnahme von Fibrinogen schließen. Es läßt sich daraus überhaupt keine bestimmte Schlußfolgerung ziehen.

Man hat daher in neuerer Zeit das Fibrinogen, die Vorstufe des Fibrins, zur Bestimmung herangezogen. Leider sind, unseres Wissens am Menschen bisher nur sehr wenig Untersuchungen angestellt. Pfeiffer[2] hat solche bei Leukämie vorgenommen. Er fand dort keine Abweichung, trotzdem die Faserstoffausscheidung meist geringer ist als in der Norm, dagegen fand er eine Vermehrung des Fibrinogengehaltes bei Leukozytose und zwar auch bei Zunahme derselben Leukozytenformen, welche die Leukämie bedingten. Im Kaninchenserum fanden Langstein und Mayer[3] eine Vermehrung des Fibrinogens bei Streptokokken- und besonders bei Pneumokokkeninfektion, bei welch letzterer das Fibrinogen die höchsten Werte erreicht, während bei einem Typhustier eine sehr geringe Fibrinogenmenge nachweisbar war. Die Fibrinvermehrung bei Pneumonie ist somit zum Teil wenigstens auf eine Steigerung des Fibrinogens zurückzuführen.

Die beiden Autoren erblicken in der Fibrinvermehrung eine spezifische Eigenschaft des Pneumonieerregers und führen zur Bekräftigung ihrer Ansicht die Beobachtung an, daß unter den Peritonitiden die durch den Pneumococcus bedingten die stärksten Fibrinausschwitzungen zeigen. Es wäre dringend zu wünschen, daß mit

[1] Vgl. auch W. Heubner, Die Spaltung des Fibrinogens bei der Fibringerinnung. Arch. f. exp. Path. u. Pharm. **49**. 229 (1903).

[2] Th. Pfeiffer, Über den Fibrinogengehalt leukämischen Blutes. Zentralbl. f. inn. Med. **25**. 809 (1904).

[3] L. Langstein u. M. Mayer, Über das Verhalten der Eiweißkörper des Blutplasmas bei experimentellen Infektionen. Hofmeisters Beiträge **5**. 69 (1903).

andern Infektionserregern ähnliche Versuche angestellt würden, und lebhaft zu begrüßen wären Untersuchungen am Menschen.

Wir wollen noch erwähnen, daß CORIN und ANSIAUX[1] sowie JACOBY[2] bei phosphorvergifteten Tieren aus dem auf der Höhe der Vergiftung ungerinnbaren Blute kein Fibrinogen darzustellen vermochten. Hier war also die Ungerinnbarkeit vom Fehlen des Faserstoffes abhängig und zwar scheint das Schwinden des Fibrins eine Wirkung des autolytischen Fermentes zu sein.

Auf eine Abnahme des Fibringehaltes hat man die **Hämophilie** zurückführen wollen, jenen durch die schwere Gerinnbarkeit des Blutes sich auszeichnenden Zustand. Eine Verminderung des Fibringehaltes hat jedoch bei genauerer Prüfung nicht nachgewiesen werden können, es haben sich 0,2—0,5 Proz. Fibrin im hämophilen Blut finden lassen, also innerhalb der Norm liegende Werte.[3] Nach SAHLIS[4] ausführlichen Untersuchungen, der den Gerinnungsprozeß bei dieser Erkrankung zuerst einer genauen, modernen Anforderungen entsprechenden Analyse unterwarf, zeigt die Gerinnung ein ganz merkwürdiges Verhalten. In den Intervallen zwischen den Blutverlusten weist das Blut eine hochgradige Verlängerung der Gerinnungszeit auf, während im Verlauf einer Blutung die Gerinnungsgeschwindigkeit rapid zunehmen und sogar die normale Geschwindigkeit übertreffen kann. Dieser letztere Umstand ist wohl der Grund, warum nicht alle Autoren eine Herabsetzung der Gerinnbarkeit haben nachweisen können.[5]

SAHLI schließt aus seinen Beobachtungen, daß die Ursache der verzögerten Gerinnung nicht in einem Mangel an Fibrinogen, sondern in einer ungenügenden Bildung von Fibrinferment zu suchen ist und zwar soll der präzisere Vorgang der sein, daß die Gefäßwand das Vermögen eingebüßt hat, an der Läsionsstelle die hinreichende Menge aktivierender Substanz — Thrombokinase oder zymoplastische Substanz — zu liefern, um aus dem disponiblen Thrombogen bzw.

---

[1] G. CORIN u. G. ANSIAUX, Untersuchungen über Phosphorvergiftungen. Ref. in MALYS Jahresber. **24**. 642 (1894).

[2] M. JACOBY, Über die Beziehungen der Leber- und Blutveränderungen bei Phosphorvergiftung zur Autolyse. Zeitschr. f. physiol. Chemie **30**. 174 (1900).

[3] HEYLAND, GAVOY-RITTER, OTTE, zitiert nach v. RECKLINGHAUSEN, Allgem. Pathologie des Kreislaufs und der Ernährung (1883).

[4] H. SAHLI, Über das Wesen der Hämophilie. Zeitschr. f. klin. Med. **56**. 264 (1905).

[5] Vgl. LITTEN, Hämorrhagische Diathesen. NOTHNAGELS Handbuch d. Path. u. Ther. (1898). — M. SCHMIDT in LUBARSCH u. OSTERTAGS Ergebnissen d. allgem. patholog. Morphol. u. Physiol. (1895) 98.

Prothrombin, der Vorstufe des Fibrinfermentes, das fertige Fibrinferment (Thrombin) zu erzeugen. Im Verlaufe der Blutung erlangt sie diese Fähigkeit wieder zurück. Das würde so viel besagen, als daß, nicht die Beschaffenheit des Blutes, sondern die der Gefäßwand, Schuld an dem hämophilen Zustande sei![1]

Die erwähnten Verhältnisse sind der Hämophilie eigen, denn bei andern mit Schwergerinnbarkeit des Blutes einhergehenden Zuständen, bei sogen. hämorrhagischer Diathese, z. B. bei Skorbut, Barlowscher Krankheit, Sepsis, Leukämie usw. sind sie nicht zu treffen. Dort scheint der Fibringehalt herabgesetzt zu sein.[2] Ob dann auch immer das Fibrinogen verringert ist, entzieht sich der Erkenntnis.

Die Gerinnbarkeit des Blutes vermag man auf indirekte Weise zu erhöhen, und zwar wie seit Lancereaux und Paulesco bekannt, durch Einspritzung von Gelatine unter die Haut oder in die Blutbahn.

Über die Wirkungsweise der Gelatine bestehen verschiedene Theorien. Nach Molls[3] Tierversuchen wird unter der Einwirkung der Gelatine vorübergehend die Fibrinogenmenge vermehrt, während umgekehrt Peptoninjektionen, die bekanntlich die Gerinnungszeit des Blutes verlängert, ein vorübergehendes Sinken der Fibrinogenmenge verursachen. Doch bedürfen diese Verhältnisse noch der Aufklärung. Beachtenswert ist, daß Boggs[4] am Kaninchen sehr oft einen Einfluß der Gelatine vermißte, daß dagegen die Kalksalze sich als bedeutsam erwiesen.[5]

Mit einer vermehrten Gerinnbarkeit des Blutes bzw. mit einer Gerinnung intra vitam in den Kapillarbezirken lebenswichtiger Organe hat man den Tod nach ausgedehnten Hautverbrennungen und gewissen mit Hämolyse einhergehenden Vergiftungen[6] zusammengebracht. Die Ansichten der Histologen in betreff des Vorkommens solcher Thrombosierungen sind zwar geteilt, Silbermann[7] will sie bei

[1] S. Abderhalden, Beitrag zur Kenntnis der Ursachen der Hämophilie. Zieglers Beitr. z. allgem. Pathol. u. pathol. Anatomie **25**. (1903).

[2] Vgl. hierüber T. Carbone, Influenza del grado di coagulabilità del sangue sulle emorragie. Ref. in Biochem. Centralbl. (1903). Ref. Nr. 547.

[3] Moll, siehe S. 186; vgl. auch H. Brat, Über die Einwirkung von Eiweißkörpern auf die Blutgerinnung. Berl. klin. Wochenschr. (1902) Nr. 49 u. 50.

[4] T. Boggs, Über Beeinflussung der Gerinnungszeit des Blutes im lebenden Organismus. Deutsch. Arch. f. klin. Med. **79**. 539 (1903).

[5] Vgl. auch Dastre u. Floresco, Arch. d. Physiol. (1896) 402.

[6] Siehe S. 163.

[7] O. Silbermann, Virchows Archiv **117**. 288 (1889); **119**. 488 (1890). — Welti, Zieglers Beiträge **4**. 519.

Intoxikationen und Verbrennungen gefunden haben, FALKENBERG[1] begegnete ihnen nur selten bei Anilin- und Kalichloricumvergiftung und WILMS[2] vermißte sie stets bei Verbrennungen.

Der vielfach erhobene Befund von schwer gerinnbarem Blute bei Vergiftungen und Verbrennungen darf nicht ohne weiteres als Beweis gegen das Vorkommen von Gerinnungen in der Blutbahn ausgewertet werden, denn es ist jetzt eine bekannte Tatsache, daß die Einwirkung gerinnungsfördernder Stoffe die Entstehung gerinnungshemmender Substanzen erzeugt. Schwer gerinnbares Blut läßt somit gerade auf voraufgegangene Gerinnungen schließen. Man hat denn auch verminderte Gerinnungsfähigkeit in solchen Fällen gefunden, wo Blutgerinnsel in der Blutbahn sich tatsächlich gebildet haben. CONRADI[3] und BOGGS[4] haben nachgewiesen, daß Organsäfte und vor allem das Plasma der Leukozyten und der Erythrozyten gerinnungsfördernde Eigenschaften haben. Bei Verbrennungen ist für den Untergang von Blutkörperchen reichlich Gelegenheit gegeben.

Eine größere Literatur als über das Fibrin bzw. seine Vorstufe, das Fibrinogen, besitzen wir aus der Neuzeit über die Serumeiweiße. Sie lassen sich trennen in Albumin (vielleicht richtiger gesagt Albumine) und Globuline. Man hat sich vielfach namentlich mit dem gegenseitigen Mengenverhältnis beider Gruppen befaßt. Der Eiweißquotient, wie man sich ausdrückt, hat sich als ein variabler erwiesen. Er wechselt außerordentlich von einer Tiergattung zur andern[5] und auch innerhalb der gleichen Spezies und beim Menschen — auch im gesunden Zustande — schwankt er beträchtlich, aus Gründen, die noch nicht ermittelt sind. Im Hungerzustande soll das Globulin auf Kosten des Albumins zunehmen.

Durchschnittlich enthält das normale Blut 3 Proz. Globulin und 4,5 Proz. Albumin, was einem Verhältnis von 40 Globulin zu 60 Albumin auf 100 Gesamteiweiß bzw. dem Quotienten:

$$\frac{\text{Albumin}}{\text{Globulin}} = 1{,}5$$

[1] FALKENBERG, Dissertat. Marburg (1890).

[2] WILMS, siehe S. 165 Anm. 5.

[3] H. CONRADI, Über die Beziehung der Autolyse zur Blutgerinnung. HOFMEISTERS Beiträge 1. 136 (1901).

[4] Siehe S. 189 Anm. 4.

[5] Literatur siehe bei J. JOACHIM, Über die Eiweißverteilung in menschlichen und tierischen Körperflüssigkeiten. PFLÜGERS Arch. **93**. 589 (1903).

gleichkommt.[1] In Krankheiten kann das quantitative Verhältnis beider Eiweißgruppen sich hochgradig ändern,[2] aber Gesetzmäßigkeiten ließen sich bisher nicht nachweisen. Man sieht sowohl das Albumin wie das Globulin an relativer Menge zu- und abnehmen. Es hat daher keinen Zweck, hier mit Ziffern aufzutreten. Es genüge, die Beobachtungsresultate v. LIMBECKS und PICKS[3] anzuführen, die dahin lauten, daß bei verschiedenen Erkrankungen prozentarische Schwankungen von 10—75 Proz. des Gesamteiweißes für das Globulin und 25—90 Proz. für das Albumin vorkommen, allerdings die größten unter den von allen Autoren beobachteten Schwankungen. Die einzige Gesetzmäßigkeit, die vielleicht als durchgreifend angesehen werden darf, ist die, daß ein Quotient unter 1 — d. h. also, daß das Globulin an Menge das Albumin übertrifft — nur bei Krankheiten beobachtet wird. Es ist abzuwarten, ob das wirklich zum Gesetz erhoben werden darf.

Man bringt die Schwankungen des Eiweißquotienten in Zusammenhang mit der Infektion bzw. der Immunisierung,[4] und zwar sinkt der Quotient dabei, d. h. die Globulinmenge steigt. Nach GLAESSNERS Beobachtungen[5] scheint das jedoch nicht mit dem Immunisierungsprozeß als solchem, sondern mit der den Immunisierungsakt meist begleitenden Inanition zusammenzuhängen, da bei vorsichtiger langsamer Anwendung der Immunisierung die Globulinvermehrung nicht aufzutreten braucht.

---

[1] O. HAMMANTEN, PFLÜGERS Arch. **18.** (1878). — G. PATEIN, Die Gehaltsbestimmung der Eiweißstoffe im Blutserum. Ref. in Chemiker Zeitung (Repert.) (1899) 284.

[2] F. A. HOFFMANN, Globulinbestimmungen in Aszitesflüssigkeiten. Arch. f. exp. Path. u. Pharm. **16.** 133 (1883). — G. MYA e A. VIGLEZIO, Ricerche quantitavie sulle sostanze albuminose del siero dei trassudati ed essudati e del siero sanguineo in varie malattie. Rivista clin. (1888) Nr. 4. — A. CSATÁRY, Über Globulinurie. Deutsch. Arch. f. klin. Med. **48.** 358 (1891). — E. FREUND, Über chemische und physikalische Verhältnisse des Blutes bei Morbus Brighti. Wien. klin. Rundschau (1895). — F. ERBEN, siehe S. 162 Anm. 5. — v. LIMBECK u. F. PICK, Über die quantitativen Verhältnisse der Eiweißkörper im Blutserum von Kranken. Prager med. Wochenschr. (1893) Nr. 12—14.

[3] Siehe Anm. 2.

[4] W. SENG, Über die qualitativen und quantitativen Verhältnisse der Eiweißkörper im Diphtherieheilserum. Zeitschr. f. Hygiene **31.** 513 (1899). — J. ATKINSON, Eine vorläufige Notiz über die fraktionelle Ausfällung des Globulins und Albumins aus normalem Pferdeserum und Diphtherieantitoxinserum und die antitoxische Stärke des Niederschlags. Journ. exp. Med. **4.** 649 (1899). Siehe auch folgende Anm.

[5] K. GLAESSNER, Über das Verhalten des Blutglobulins beim Immunisierungsvorgange. Zeitschr. f. exp. Pathol. **2.** H. 1 (1905).

Durch MOLLS[1] Beobachtung, daß Albumin durch rein physikalische Faktoren in Globulin überzugehen vermag, ist die Frage der Bluteiweiße in ein neues Licht gerückt.

Seitdem bekannt ist, daß das „Globulin" sich aufteilen läßt in zwei Fraktionen, das Euglobulin und das Pseudoglobulin, sind auch Untersuchungen unter Berücksichtigung dieses Umstandes vorgenommen worden.[2] Auch hier sind aber Gesetzmäßigkeiten noch nicht gefunden worden. Bald überwiegt das Eu- bald das Pseudoglobulin, ohne daß in diesem Verhalten irgendwelche konstante Beziehungen zu bestimmten Zuständen zu erkennen wären. Man hat auch hier die relative Zunahme der einen wie der andern Fraktion mit dem Immunisierungsprozeß verbunden, die Untersuchungsergebnisse sind aber variabel und hängen von noch ganz unübersehbaren Momenten ab. Im allgemeinen scheint die Euglobulinfraktion bei Infektionszuständen an Menge zuzunehmen.[3] Dort nimmt auch, wie wir gesehen haben, die Fibrinogenmenge zu.

Nach MOLL[4] ist das durch den Immunisierungsprozeß neu entstandene Globulin der Stoff, der bei der Präzipitinreaktion zur Ausfällung kommt. Dort, wo die Präzipitinreaktion fehlt, vermißte er auch die Globulinvermehrung.

Die Kenntnis der quantitativen Variationen der Serumeiweiße hat bisher wenig Bedeutung erlangt, weil wir nur zusammenhanglose Tatsachen besitzen, denen der gemeinsame Faden fehlt. Es sind zahlreiche Schwankungen beobachtet, aber wir wissen nicht, worauf sie beruhen. Zudem beziehen sich die meisten Untersuchungen auf das Serum und dieses ist biologisch dem Plasma nicht gleichwertig. Das dürfen wir nicht vergessen.

---

[1] L. MOLL, Über künstliche Umwandlung von Albumin in Globulin. HOFMEISTERS Beiträge **4**. 563 (1903).

[2] J. JOACHIM, siehe S. 190 Anm. 5. — M. JACOBY, Über Ricinimmunität. HOFMEISTERS Beiträge **1**. 59 (1901). — L. MOLL, Die Blutveränderungen nach Eiweißinjektionen. Ebenda **4**. 578 (1903). — S. WALLERSTEIN, Quantitative Bestimmung der Globuline im Blutserum und in anderen tierischen Flüssigkeiten. Inaug.-Dissertat. Straßburg (1902).

[3] Vgl. auch E. PICK, Zur Erkenntnis der Immunkörper. HOFMEISTERS Beiträge **1**. 351 u. 445 (1902). — J. RODHAIN, Beitrag zur Kenntnis der wirksamen Substanzen des Antistreptokokkenserums. Ebenda **3**. 451 (1903) u. a. Hiergegen vgl. A. WOLFF, Über den Gehalt der einzelnen Eiweißfraktionen des Serums (Globuline, Euglobuline, Albumine usw.) an Choleraimmunkörpern. Zentralbl. f. Bakt. (1903) 703.

[4] Siehe Anm. 1.

Was das Nukleoalbumin des Serums anbetrifft, so hat bisher in pathologischer Beziehung hierüber nichts verlautet. Es erscheint uns wahrscheinlich, daß dieser bisher wenig beachtete, unter normalen Umständen nur in geringer Menge vorkommende Eiweißkörper[1] von zugrunde gegangenen Leukozyten herrührt. Es würde dann der bei Leukämie mitunter in größerer Menge vorkommende phosphorhaltige Eiweißkörper, den man mit Recht zu dem Untergang von Leukozyten in Beziehung bringt, mit dem normalen Serumnukleoalbumin identisch sein.

Bei Leukämie findet man unter Umständen sehr reichliche Mengen von Nukleoalbumin und dieses tritt dann in bedeutender Menge in den Harn über. Wir werden bei der Erörterung der Albuminurie auf die Nukleoalbuminausscheidung ausführlich zu sprechen kommen.

Bei Leukämie werden außerdem im Blute Albumosen (Deuteroalbumosen) und Peptone[2] gefunden. Diese müssen unter der Einwirkung der den Leukozyten entstammenden Zellfermenten entstanden gedacht werden.[3] Man vermißt sie denn auch meistens im frischen Venaesektionsblute, während sie im Leichenblute und noch mehr im bebrüteten Blute regelmäßig vorkommen. Hervorzuheben ist allerdings, daß die Albumosen und Peptone nur bei myelogener Leukämie, nicht aber bei Lymphämie zu treffen sind.[4] Das stimmt vortrefflich zu dem, was wir von den Myelozyten (Granulozyten) wissen; sie sind, wie wir im ersten Kapitel gesehen haben, reich an proteolytischen Fermenten, die Lymphozyten dagegen nicht.

---

[1] Vgl. A. OSWALD, siehe S. 181 Anm. 2. Vgl. auch E. FREUND u. J. JOACHIM, Zur Kenntnis der Serumglobuline. Zeitschr. f. physiol. Chemie **36**. 407 (1902); und HELMBRECHT, Weitere Beiträge zur Kenntnis der Serumglobuline. Inaug.-Dissertat. Würzburg (1897).

[2] E. LUDWIG, Wien. med. Wochenschr. (1881) 122. — R. v. JAKSCH, Über die klinische Bedeutung der Peptonurie. Zeitschr. f. klin. Med. **6**. 413 (1883). — E. FREUND u. F. OBERMAYER, Über die chemische Zusammensetzung leukämischen Blutes. Zeitschr. f. physiol. Chemie **15**. 310 (1891). — R. v. JAKSCH, Über den Nachweis und das Vorkommen von Pepton in den Organen und dem Blute von Leukämischen. Ebenda **16**. 243 (1892). — M. MATTHES, Zur Chemie des leukämischen Blutes. Berl. klin. Wochenschr. (1894) 531 u. 556.

[3] F. ERBEN, Über die Ursachen der Peptonbildung im leukämischen Blut. Zeitschr. f. Heilkunde **24**. 70 (1903). — O. SCHUMM, Über ein proteolytisches Ferment im Blute bei myeologener Leukämie. HOFMEISTERS Beiträge **4**. 442 (1903).

[4] F. ERBEN, Zur Kenntnis der chemischen Zusammensetzung lymphämischen Blutes. Zeitschr. f. klin. Med. **40**. 282 (1900).

Über das Auftreten von Albumosen und Peptonen unter anderen als den erwähnten Umständen werden wir bei einer späteren Gelegenheit berichten.[1]

Wir erwähnten soeben, daß die quantitativen Schwankungen der verschiedenen Eiweißfraktionen des Blutserums mit dem Infektionszustande oder, richtiger gesagt, dem Immunisierungsprozesse in Zusammenhang zu stehen scheinen. Wir werden hiermit zur Besprechung des **Immunisierungsvorganges** bzw. des Substrates, an welchem er sich abspielt, geführt. Dieses Substrat sind zweifellos die Eiweißkörper, oder richtiger ausgedrückt, die Kolloidkörper des Serums.

Bei der Infektion und dem unmittelbar sich anschließenden Immunisierungsprozeß gehen im Blutserum bzw. im Plasma, ganz allgemein gesprochen, Reaktionen vor sich, welche die Wirksamkeit der Infektionserreger paralysieren bzw. aufheben.

Ehrlich und seine Schule und zahlreiche andere Forscher sehen in diesem Vorgang die Äußerung rein chemischer Kräfte, wie sie das auch, wie oben erwähnt, für die Hämolyse tun.

Nach ihnen ist der Vorgang folgender. Die in den Blutstrom eingedrungenen geformten Elemente (Mikroorganismen, einzelne Zellen fremder Tierarten) üben auf das Plasma einen besonderen Reiz aus und dieser gibt Anlaß zur Bildung eigenartiger Stoffe, welche die fremden Eindringlinge unschädlich machen und zwar dadurch, daß sie sie zu Haufen zusammenballen (agglutinieren) und auflösen (Bakteriolyse, Hämolyse[2] usw.). Dieser Vorgang ist bedingt durch das Zusammenwirken zweier Stoffe. Der eine, ein streng spezifischer, der nur auf die Zell- oder Bakterienart einwirkt, die seine Entstehung veranlaßt hat, andere Elemente aber außer acht läßt, fixiert sich auf die zu zerstörenden Gebilde, ohne sie morphologisch oder vital merklich zu beeinflussen. Seine Wirkung wird als eine vorbereitende aufgefaßt, ähnlich derjenigen der Beizen bei Färbeprozessen. Er hat verschiedene Namen von den einzelnen Autoren erhalten, je nach der Vorstellung, die sie sich über seine Wirkungsweise machten: Präparator (Gruber), substance sensibilisatrice (Bordet), Zwischenkörper [Amboceptor] (Ehrlich), Fixateur [Philozytase] (Metchnikoff), Immunkörper (Pfeiffer). Auf diese ver-

[1] Siehe Kapitel XII.

[2] Bakteriolyse: H. Buchner (1890), Pfeiffer (1894); Hämatolyse: Bordet (1895—1898).

schiedenen Vorstellungen können wir uns hier nicht einlassen, da sie uns zu weit von unserem Thema abbringen würden.[1]

Der zweite, nicht spezifische, Stoff (BUCHNERS Alexine, EHRLICHS Komplement) ist das eigentlich zelllösende Agens, er ist für sich allein unwirksam und wirkt nur auf die durch den spezifischen Immunkörper vorbereiteten Zellen und Bakterien ein. Er hat fermentartige Eigenschaften und findet sich im Gegensatz zum ersten in jedem (normalen) Serum vor.

Die beiden Substanzen, Immunkörper und Alexine, gehen gegenseitig keine Verbindung ein.

Die Alexine entstammen den Leukozyten. Der Streit wogt aber noch darüber, ob sie nur beim Absterben derselben frei werden oder ob die lebenden Zellen sie sezernieren. METCHNIKOFF und seine Schüler vertreten erstere, H. BUCHNER die letztere Auffassung.

In ähnlicher Weise wie die geformten körperfremden Elemente, wirken (ungeformte) Bakterien- (und andere) Toxine. Auch sie lösen Reaktionen aus, welche den Zweck haben, den Organismus vor ihrer schädlichen Wirkung zu schützen, d. h. sie unschädlich zu machen. Man erklärt sich das wiederum so, daß spezifische, chemisch wirksame Antikörper entstehen, welche sich mit den Toxinen verbinden und sie neutralisieren. Die Antitoxine sind ebenfalls streng spezifisch, sie verbinden sich nur mit dem Gifte, das ihre Entstehung veranlaßt hat, während sie auf andere wirkungslos sind. Antitoxine finden sich häufig schon im normalen Serum, aber nur in relativ geringen Quantitäten. Unter der Einwirkung des Infektes nehmen sie an Menge außerordentlich zu und zwar in weit größerer Menge — bis zum Hunderttausendfachen — als zur Neutralisation der Gifte erforderlich ist. Hierauf beruht der Immunitätszustand gegen weitere Mengen desselben Giftes.

Endlich lösen nicht giftige, ebenfalls ungeformte Kolloidstoffe, blutfremde Eiweißkörper im gleichen Sinne zu deutende und als Gegenwirkung von seiten des Serums aufzufassende Vorgänge aus. Die Injektion fremder Eiweißstoffe in die Blutbahn hat zur Folge, daß in vitro das Blutserum die gleichen Eiweißstoffe, die zur Injektion gedient haben, zur Ausfällung bringt (Präzipitinbildung). Die Reaktion ist, wie neuere Untersuchungen dargetan haben, streng spezifisch.

Die Fällung geschieht, wie man annimmt, durch Substanzen, deren Entstehung die fremden Eiweißstoffe selbst veranlassen (Präzipitine).

[1] Von Literaturangaben sehen wir hier absichtlich ab.

Beachtenswert ist, daß auch Fermente sie neutralisierende spezifische Antifermente erzeugen und daß sogar Antikörper in einer fremden Tierart die Produktion von sie bindenden neuen Gegenkörpern bewirken.

Auf die Fülle von Beobachtungen, welche nach den eben kurz skizzierten Gesichtspunkten gesammelt wurden, kann hier natürlich nicht eingegangen werden. Sie bilden eine Literatur für sich, die uns von unserem Gebiete zu weit abbringen würde. Wir bleiben bei der Erörterung der prinzipiellen Frage von dem Wesen des Vorganges der Antikörperbildung.

Gegen die eben geschilderte Interpretation der Tatsachen, nach welcher es sich also um die Bildung bestimmter, chemisch wirkender Substanzen, und die chemische Bindung von Gift und Gegengift handelt, sind in jüngster Zeit gewichtige Bedenken erhoben worden. Ganz abgesehen davon, daß die Multiplizität der Reaktionsverhältnisse im Lichte dieser Erklärung auf Schwierigkeiten stößt — Schwierigkeiten die, wir geben es allerdings zu, nicht unüberwindlich wären — stimmt der Verlauf der Antikörperreaktionen in seinen Einzelheiten nicht überein mit demjenigen rein chemischer Vorgänge. Es fehlt vor allem die Konstanz der Proportionen der in Reaktion tretenden Substanzen, bekanntlich ein Grundgesetz der reinen Chemie. Dann ist die Zeit der Zusätze der aufeinander einwirkenden Stoffe von wesentlicher Bedeutung. Wenn z. B. eine Antikörpermenge a bei einmaligem Zusatz zu einer Toxinmenge b, diese neutralisiert, so sättigen sich die beiden Körper nicht mehr vollständig, wenn die Zusätze in folgender Reihenfolge $\frac{a}{2} + b + \frac{a}{2}$ erfolgt, wenn also die halbe Menge a mit der Gesamtmenge b zuerst vermengt, und die andere Hälfte von a nachträglich zugesetzt wird. Es bleibt dann ein Rest; ein Teil des Toxins bleibt ungesättigt.[1] Dieses Verhalten spricht gegen eine einfache chemische Reaktion. Weiterhin ist die Wirksamkeit der Stoffe an eine bestimmte optimale Konzentration gebunden, sie reagieren glatt nur bei dieser, nicht aber bei jeder beliebigen Konzentration. Mit Rücksicht auf dieses Verhalten ist es nun nicht mehr möglich, die Toxin- und Antitoxinbildung als einen rein chemischen Vorgang zu betrachten.

Für unsere Vorstellung über die Wirkungsweise eines Körpers

[1] Danysz, Annales de l'institut Pasteur (1902). — Morgenroth, Berl. klin. Wochenschr. (1904) Nr. 20. — v. Dungern, Beitrag zur Kenntnis der Bindungsverhältnisse bei der Vereinigung von Diphtheriegift und Antiserum. Deutsche med. Wochenschr. (1904) Nr. 8 u. 9. — Sachs, Centralbl. f. Bakt. 37. 251.

ist die Kenntnis seiner Zusammensetzung von Bedeutung. Leider sind uns aber die chemischen Eigenschaften der fraglichen Körper gänzlich unbekannt, das liegt daran, daß sie in reinem Zustande überhaupt noch nicht dargestellt sind, sondern immer nur in Begleitung von Eiweißstoffen. Bemerkenswert ist, daß sie immer an den Globulinen haften, nicht aber stets an dem gleichen; für das eine Gift, die eine körperfremde Zelle oder den einen blutfremden Eiweißstoff ist der Antikörper in der Euglobulin-, für das andere in der Pseudoglobulinfraktion zu finden, und für das gleiche fremde Agens haftet er bei der einen Tiergattung an diesem, bei der andern an jenem Globulin. Das gilt für die Bakterienantitoxine ebensogut wie für die Lysine, Agglutinine und Präzipitine.

Die Untrennbarkeit der fraglichen Substanzen von den Eiweißkörpern legte natürlich den Schluß nahe, ob jene nicht selbst Kolloidstoffe seien, und in der Tat fällt es auf, eine wie große Ähnlichkeit die Antikörperreaktionen mit vom kolloidalen Zustande abhängigen Reaktionen haben.

Schon längst ist die Wirkung der Toxine mit jener der Fermente in Parallele gestellt worden.[1] Das haben schon Roux und Yersin im Jahre 1889, H. Buchner für die Alexine im Jahre 1890 getan. Die Fermentwirkungen werden aber seit Bredig[2] allgemein als Kolloidfunktionen aufgefaßt. Sie gehorchen denselben Gesetzen und werden durch die gleichen Einwirkungen beeinflußt wie die Kolloide.

Es entstand daher die prinzipiell höchst wichtige Frage, ob die Reaktion der als Antikörper bezeichneten Substanzen nicht auch Funktionen ihres Kolloidzustandes seien. Das Verdienst diese Frage zuerst in Erwägung gezogen und einer genauen Prüfung unterworfen zu haben, gebührt Zangger.[3] Er wies mit Schärfe daraufhin, daß

---

[1] Eine Identität besteht nicht.

[2] Vgl. G. Bredig, Die Elemente der chemischen Kinetik, mit besonderer Berücksichtigung der Katalyse und der Fermentwirkung. Ergebnisse der Physiologie. 1. Biochemie 134 (1902).

[3] H. Zangger, Die Abhängigkeit unserer Vorstellung über die Morphologie der lebenden Substanz von den Untersuchungsmethoden. Antrittsvorlesung. Zürich (1902). — Derselbe, Deutungsversuch der Eigenschaften und Wirkungsweise der Immunkörper. Zentralblatt f. Bakt. **34**. 428 (1903). — Derselbe, Korrespondenzbl. f. Schweizer Ärzte (1904) Nr. 3. — K. Landsteiner u. N. Jagić, Über die Verbindungen und die Entstehung von Immunkörpern. Münch. med. Wochenschr. (1903) 764. — Dieselben, Über Analogien der Wirkungen kolloidaler Kieselsäure mit den Reaktionen der Immunkörper und verwandter Stoffe. Wien. klin. Wochenschr. (1904) 63. — W. Biltz, Über die gegenseitige Beeinflussung kolloidal gelöster Stoffe. Ber. d. deutsch. chem. Ges. **37**. Nr. 5,

alle die Antikörper auszeichnenden Eigenschaften Kolloideigenschaften seien und daß die Bindung von Gift und Gegengift nach den die Kolloide beherrschenden Gesetzen verliefen. Diese Auffassung vereinfacht unsere Vorstellungen bedeutend und zahlreiche früher nur durch allerlei Hilfshypothesen erklärbare Einzelheiten werden unserem Verständnis näher geführt.

Von den die Kolloide charakterisierenden Eigenschaften, mit denen auch die Antikörper begabt sind, seien hervorgehoben: die Unkristallisierbarkeit, schwere Dialysierbarkeit, Beeinflußbarkeit ihrer Eigenschaften durch Temperatur und Elektrolyte, Tendenz zum Übergehen, im gelösten Zustande, in inaktive Modifikationen, während sie trocken, bei Luft- und Lichtabschluß, ihre Eigenschaften beibehalten, die Absorbierbarkeit bzw. Absorptionsfähigkeit u. a. m.

Als Beweis dafür, daß die Antikörperreaktionen Kolloidwirkungen sind, ist anzuführen[1] die Tatsache, daß die Reaktionskurven der Antikörper (wie auch der Kolloide) viel genauer mit den Absorptionskurven zu vergleichen sind, als mit den Reaktionskurven der reinen Chemie. Weiterhin die schon hervorgehobene Tatsache von dem Einfluß der fraktionierten Zusätze auf das Endresultat der Reaktion. Ferner gehört hierher der Nachweis, daß alle Beeinflussungen, die auf Kolloidzustände wirken, die Wirksamkeit der Antikörper vollständig parallel verändern. Endlich, daß die Wirksamkeit an gewisse optimale Konzentrationsgrenzen gebunden ist. Als indirekter Beweis mag auch die Analogie mit den Fermenten gelten.

Einen gewissermaßen synthetischen Beweis für die Richtigkeit der neuen Anschauungsweise hat man darin gesehen, daß es gelingt, mit anorganischen Kolloiden chemisch sehr verschiedener Art Immun-

---

1095 (1904). — Henri, Mayer, Lalou et Stodel, Etude générale des propriétés des solutions colloidales. Compt. rend. de la soc. de biol. (1903) 1613. — Henri et Girard-Mangin, Etude du phénomène d'agglutition. Ebenda **56**. 866, 931 (1904); **57**. 33, 65 (1904). — Henri et Malloizel, ebenda. **56**. 1073 (1904). — M. Neisser u. U. Friedmann, Studien über Ausflockungserscheinungen. Münch. med. Wochenschr. (1904) Nr. 11 u. 19. — U. Friedmann, Thermodynamische Betrachtungen über Reaktionen zwischen Kolloiden und über das Wesen der kolloidalen Lösungen. Zeitschr. f. klin. Med. **55**. (1904). — H. Bechhold, Die Bakterienagglutination, ein physikalisch-chemisches Phänomen. Verhandl. der Ges. Deutsch. Naturf. u. Ärzte (1903) II, 2, 487. — Derselbe, Zeitschr. f physikal. Chemie **48**. 385 (1904). Weitere Literatur vgl. H. Zangger, Zeitschr. f. Elektrochemie (1904) Nr. 35.

[1] H. Zangger, siehe S. 197 Anm. 3; vgl. auch Derselbe, Über die Funktionen des Kolloidzustandes bei den Immunkörperreaktionen. Zentralbl. f. Bakt. **36**. 161 u. 225 (1905). Daselbst ausführliche Literaturangaben.

körperreaktionen zu reproduzieren.[1] Das trifft jedoch bisher nur für einige wenige Reaktionen, vor allem für die Agglutination, zu.

Als bemerkenswerte Tatsache ist hervorzuheben, daß durchwegs nur kolloide Stoffe Immunreaktionen bewirken, während kristalloide Substanzen tierischen und pflanzlichen Ursprungs in dieser Hinsicht unwirksam sind.

Wir treten nun in die Besprechung der nicht kolloidalen Bestandteile des Blutplasmas bzw. -serums ein und bemerken gleich, daß wir es hier mit zwei chemisch verschiedenen Gruppen von Stoffen zu tun haben, mit den Salzen (vorwiegend anorganischer Natur) und den organischen Substanzen.

Die physikalische Chemie lehrt uns die Bedeutung der Salze (Elektrolyte) wie auch der Nichtelektrolyte für den physikalischen Zustand der Kolloide. Zunahme nicht ionisierter Salzmengen vermehrt den zähflüssigen Zustand der Kolloide bis zur Ausflockung, während das Überwiegen von Ionen einen mehr dünnflüssigen Zustand begünstigt. Zusatz von Nichtelektrolyten, z. B. einem Teil der Zuckerarten, begünstigt das bloße Gelatinieren (im Gegensatz zur Ausflockung) usw.

Die Salze ermöglichen viele für das Leben und dessen Erhaltung sehr wichtige Kolloidreaktionen, z. B. die soeben geschilderten Antikörperreaktionen. So ist die Spezifizität der Agglutinine an eine bestimmte Konzentration eines bestimmten Elektrolytes gebunden und dergleichen mehr.

Mit Rücksicht auf die große Beeinflußbarkeit der kolloidalen Lösungen durch gelöste Stoffe (Elektrolyte wie Nichtelektrolyte) steht zu erwarten, daß auch in der Blutbahn intra vitam die Kolloide Zustandsänderungen, wenn auch nur innerhalb enger Grenzen, erfahren, und es sind besondere Ausschläge dort zu vermuten, wo Kristalloide — wir denken an Nichtelektrolyte — in extrem hoher Konzentration auftreten (z. B. Zucker). Es ist ja bekannt, daß nicht elektrolytisch dissoziierte Kristalloide die Kolloidreaktionen erheblich zu beeinflussen vermögen.

In dieser Richtung sind jedoch in der Pathologie noch keine Befunde erhoben. Der Erkenntnis dürfte aber von dieser Seite Förderung zuteil werden. Gerade für die geschilderten Antikörperreaktionen dürfte beispielsweise ein hoher Gehalt des Blutes an Zucker nicht gleichgültig sein. Sollte die geringe Widerstandskraft

[1] LANDSTEINER, JAGIĆ, BILTZ u. HENRI, siehe S. 197 Anm. 3.

der Diabetiker gegen Infektionen teilweise mit solchen Dingen in Zusammenhang stehen?

Den Elektrolyten wie Nichtelektrolyten ist gemein der Einfluß auf die **molekulare Konzentration** des Blutes. Sie ist beim gesunden Menschen eine fast konstante Größe. Der ihr entsprechende Gefrierpunkt beträgt — 0,56°, mit Schwankungen von — 0,55° bis — 0,58°.[1] Die Nahrungsaufnahme und auch die Art der Nahrung, sowie die Zufuhr großer Mengen von Flüssigkeit haben nur vorübergehende Abweichungen im Gefolge, da die Nieren alsbald jeden Überschuß des einen oder andern Bestandteils beseitigen.[2] Ebenso ist auch der Hungerzustand und die Unterernährung ohne wesentlichen Einfluß.[3] Ein geringes Sinken der molekularen Konzentration (δ = — 0,54°) fand LANDAU während einer Versuchsreihe mit Schilddrüsenmedikation, welche bekanntlich die gelösten Plasmastoffe in den Harn treibt.

Unter pathologischen Verhältnissen schwankt der osmotische Druck in ziemlich weiten Grenzen. Verschiedene Faktoren wirken auf ihn ein. Schon der Kohlensäuregehalt übt einen Einfluß auf ihn aus. Daher hat das venöse Blut einen niedrigern Gefrierpunkt als das arterielle. Beim Menschen macht die Differenz im gesunden Zustand zwar nur 0,01° bis 0,02° aus.[4] Bei Dyspnoe kann sie aber größer sein und nach LANDAU[5] bis 0,04° betragen.

Einen gewissen Einfluß hat man dem Stoffwechsel resp. dessen Intensitätsgrad zuschreiben wollen, in dem Sinne, daß gesteigerter Körpergewebszerfall durch Überführung löslicher Moleküle in das Blut dessen osmotischen Druck erhöhe.

Bei fieberhaften Erkrankungen, akuten wie chronischen, ist

[1] H. DRESER, Über Diurese und ihre Beeinflussung durch pharmakologische Mittel. Arch. f. exp. Pathol. u. Pharm. **29.** 303 (1892). — A. v. KORÁNYI, Physiologische und klinische Untersuchungen über den osmotischen Druck tierischer Flüssigkeiten. Zeitschr. f. klin. Med. **33.** 1 (1897) u. **34.** 1 (1898). — H. KÜMMEL, Die Gefrierpunktsbestimmung des Blutes und des Urins zur Feststellung der Funktionsfähigkeit der Nieren vor operativen Eingriffen. Münch. med. Wochenschrift (1900) Nr. 44, 1525 u. a.

[2] F. NAGELSCHMIDT, Über alimentäre Beeinflussung des osmotischen Druckes bei Mensch und Tier. Zeitschr. f. klin. Med. **42.** 274 (1901).

[3] A. LANDAU, Klinische Untersuchungen über den osmotischen Druck des Blutes. Deutsch. Arch. f. klin. Med. **78.** 458 (1903) u. a.

[4] J. KOVÁCS, Experimentelle Beiträge über die Wirkung von Sauerstoffinhalationen. Berl. klin. Wochenschr. (1902) Nr. 16 263. Vgl. auch A. LOEWY, Über die Wirkung des Sauerstoffs auf die osmotische Spannung des Blutes. Ebenda (1903) Nr. 2, 23.

[5] Siehe Anm. 3.

jedoch der Gefrierpunkt nur selten tiefer als in der Norm,[1] oft erhöht (durch Wasserretention) und vielfach normal gefunden worden.[2] Der das Fieber oft begleitende abnorm niedrige Kochsalzgehalt des Serums wird kompensiert durch andere Stoffe (Zerfallsprodukte), die in der Regel im Fieber reichlich vorhanden sind. Dieses Verhalten ist durchaus verständlich, denn solange die Nieren ihres Amtes walten, ist eine anhaltende Retention von überschüssigen Abbauprodukten ebensowenig zu erwarten wie bei dem durch reichliche Nahrungsaufnahme bedingten erhöhten Stoffverbrauch im gesunden Zustand. Die bisweilen beobachtete, gesteigerte osmotische Spannung (Hypertonie) bei fieberhaften Krankheiten dürfte wohl auf Störungen in der Nierentätigkeit zurückzuführen sein, die ja bei den dabei eintretenden pathologischen Veränderungen des Nierenparenchyms (trübe Schwellung, Fettdegeneration) leicht erklärlich sind.

Auch von der chronischen Gewebseinschmelzung, wie sie in Begleitung von malignen Tumoren stattfindet, glaubte man aus demselben Grunde wie im Fieber einen Einfluß auf die osmotische Blutspannung annehmen zu dürfen. Einige Autoren wollen Hypertonie bei Karzinom gefunden haben,[3] andere vermißten sie jedoch[4] und letzteres dürfte wohl die Regel sein, denn von der langsamen Einschmelzung ist, solange die Nieren hinreichend funktionieren, gewiß keine erhebliche Beeinflussung zu erwarten. Ebenso will man bei Diabetes[5] den Gefrierpunkt bisweilen herabgesetzt gefunden haben (bis − 0,68°). Doch sind nur wenig Untersuchungen hierüber an-

[1] Die Retention harnfähiger Stoffe wird durch Wasserretention ausgeglichen.

[2] A. v. Korányi, siehe S. 200 Anm. 1. — J. Kovács, Blutuntersuchungen bei fieberhaften Krankheiten und bei Chlorose, mit besonderer Rücksicht auf die osmotischen Verhältnisse (ungar.); vgl. Malys Jahresber. **29**. 202 (1899). — O. Rumpel, Über die Methodik der Gefrierpunktsbestimmungen unter Berücksichtigung des Blutgefrierpunktes bei Typhus abdominalis. Münch. med. Wochenschrift (1901) Nr. 6, 223. — Derselbe, Erfahrungen über die praktische Anwendung der Gefrierpunktsbestimmungen von Blut und Harn bei Nierenerkrankungen. Ebenda (1903) 19, 67, 117. — A. Landau, siehe S. 200 Anm. 3.

[3] Israel, Über funktionelle Nierendiagnostik. Mitteilungen aus d. Grenzgebieten **11**. H. 2. — Engelmann, Beiträge zur Lehre von dem osmotischen Drucke und der elektrischen Leitfähigkeit der Körperflüssigkeiten. Ebenda **12**. H. 3.

[4] K. Engel, Über die Gefrierpunktserniedrigung des Blutes bei Krebskranken. Berl. klin. Wochenschr. (1904) Nr. 31, 828.

[5] M. Senator, Weitere Beiträge zur Lehre vom osmotischen Druck tierischer Flüssigkeiten. Deutsche med. Wochenschrift (1900) Nr. 3, 48. — L. Bernhard, Revue de médecine (1902) Nr. 2.

gestellt und in vielen Fällen ist er sicher normal. Es ist noch nicht ausgemacht, ob die öfters beobachtete Hypertonie nicht durch Störungen in der Nierenfunktion zu erklären ist.

Bei hochgradigen Anämien und Kachexien soll die Blutflüssigkeit hypotonisch sein, ebenso bei Diabetes insipidus.

Namhafte und anhaltende Veränderungen des Blutgefrierpunktes treten nur bei Erkrankungen der Nieren, der für die Plasmabeschaffenheit wichtigsten Regulatoren, ein.

Man hat berechnet,[1] daß bei völligem Ausfall der Nierentätigkeit beim gesunden, in bezug auf Ernährung und Stoffwechsel unter normalen Verhältnissen stehenden Menschen, in 24 Stunden der Gefrierpunkt auf $-1{,}06^0$ bis $-1{,}31^0$ sinken würde. Solche niedere Werte werden allerdings in der Pathologie nie gefunden.[2]

Bei Funktionsstörungen der Nieren und Rentention fester Moleküle sucht der Organismus durch andere ihm verfügbare Mittel einer übermäßigen Erhöhung der molekularen Konzentration seiner Blutflüssigkeit entgegenzuwirken, nämlich durch Retention von Wasser. So kommt es, daß bei unzweifelhaft sonst erwiesener Niereninsuffizienz, normale osmotische Spannungsverhältnisse bestehen können, ein Umstand, welcher der Verwertung des Gefrierpunktes für sich allein zu diagnostischen Zwecken hindernd im Wege steht.

Der Organismus benützt zwar diese Regulationsvorrichtung nicht immer, es findet sich nämlich oft keine Verwässerung des Serums (am Eiweißgehalt gemessen) und in andern Fällen vermag sie nicht das gewünschte Gleichgewicht herzustellen, d. h. trotz Verwässerung des Serums ist δ tief. Die bisher angestellten Beobachtungen sind aber nicht als erschöpfend zu betrachten und auf breiter Basis angelegte Untersuchungen mit genauer, modernen Anforderungen genügender Eiweißbestimmung wären sehr zu wünschen. Freilich ist der Eiweißgehalt auch kein absoluter Maßstab für die Wasserretention im Körper, da gerade bei chronischen Nephritiden die Menge des Serumeiweißes beträchtlich sinkt.

Mit Rücksicht auf das eben Gesagte ist es nicht verwunderlich, wenn bisher noch keine Gesetzmäßigkeiten von allgemeiner Gültigkeit im Verhalten des Gefrierpunktes bei Nierenerkrankungen nachgewiesen sind. Die Verhältnisse sind eben sehr kompliziert und es

[1] J. Kiss, Über den Wert der neueren Untersuchungsmethoden der Niereninsuffizienz. Berl. klin. Wochenschr. (1901) Nr. 47 u. 48.

[2] Die niederen Werte Waldvogels [Das Verhalten des Blutgefrierpunktes bei Typhus abdominalis. Deutsche med. Wochenschrift (1900) Nr. 6] beruhen offenbar auf Versuchsfehlern.

greifen verschiedene, zum Teil noch unbekannte Faktoren ineinander ein.

Bei akuten wie chronischen Nierenentzündungen kann der osmotische Blutdruck gleich bleiben, sinken (δ = bis – 0,76°) oder steigen (δ = bis – 0,49°). Den verhältnismäßig geringsten Veränderungen unterliegt der Gefrierpunkt bei akuter Nierenentzündung. Das hängt wohl mit der diese Form der Nephritis begleitenden Wasserretention (Ödembildung) zusammen.

Am konstantesten sind die Befunde bei gleichzeitig bestehender Urämie. Dort findet man in der Mehrzahl der Fälle eine Steigerung des Druckes (δ = bis – 0,80°).[1]

Wir wollen hier einschalten, daß die Hypertonie aber nicht, wie LINDEMANN[2] meint, ätiologisch mit der Urämie in Verbindung gebracht werden darf.[3] Denn es findet sich Urämie ohne Hypertonie und anderseits hohe Hypertonie ohne urämische Symptome.[4]

Im Gegensatz zur Urämie ist bei der Eklampsie der Schwangeren die molekulare Konzentration nicht gesteigert,[5] was soviel sagen will, als daß es sich dort nicht um eine Retention osmotisch tätiger Substanzen handelt. Die toxische Wirkung muß von Substanzen mit sehr großem Molekül ausgehen.

Bei nicht entzündlichen Erkrankungen der Nieren (Tumoren, Tuberkulose, Amyloid usw.) ist der Blutdruck in der Regel gesteigert, wenn der krankhafte Prozeß sich auf beide Nieren erstreckt, oder, allgemein gesagt, wenn beide Nieren funktionsuntüchtig sind. Aber auch diese Regel erleidet Ausnahmen. Wir werden hierauf ausführlich bei der Besprechung der Nierenfunktion zu sprechen kommen.

Abnorm hoher osmotischer Druck findet sich weiterhin bei Herzinsuffizienz (δ = bis – 0,75°).[6] Der Grund dafür ist auch hier in gestörter Nierentätigkeit zu suchen, welche Folge der Stauungshyperämie ist. Diese Fälle decken sich somit in betreff ihrer un-

---

[1] G. ALLARIA, Über die Molekülkonzentration des Blutserums bei nephritischen und nicht nephritischen Kindern. Jahrb. f. Kinderheilk. **63**. 74 (1906).

[2] L. LINDEMANN, Die Konzentration des Harnes und Blutes bei Nierenkrankheiten mit einem Beitrag zur Lehre von der Urämie. Deutsch. Arch. f. klin. Med. **65**. 1 (1900).

[3] F. NAGELSCHMIDT, siehe S. 200 Anm. 2 u. a.

[4] Vgl. u. a. F. POLY, Bestimmungen der molekularen Konzentration des Blutes und des Urins bei doppelseitigen Nierenerkrankungen. Deutsche med. Wochenschr. (1904) Nr. 23.

[5] A. SZILI, Über die molekuläre Konzentration des Blutes bei Eklampsia gravidarum. Berl. klin. Wochenschr. (1900) Nr. 43, 947.

[6] A. LANDAU, siehe S. 200 Anm. 3.

mittelbaren Entstehungsursache, mit den vorerwähnten. Auch hier ist der Gefrierpunkt nicht immer abnorm niedrig, d. h. er kann normale Werte aufweisen.

In allen Fällen, wo die Ausscheidung harnfähiger Stoffe vermindert ist und Retention im Blute statthat, macht sich (im Gegensatz zum gesunden Menschen) die Art der Nahrung sehr merklich geltend,[1] was diagnostisch (wie auch therapeutisch) berücksichtigt werden muß.

Es ist noch nicht entschieden, welche Stoffe die Veränderungen der osmotischen Blutspannung verursachen. Die bisherigen Untersuchungen lassen keinen engen Zusammenhang zwischen den Schwankungen der Chloride und den Veränderungen der molekularen Konzentration erkennen, da z. B. ein abnorm niederer Gefrierpunkt mit subnormalen Kochsalzmengen sich vergesellschaftet und (bei inkompensierten Herzfehlern) ein Steigen des Chlorgehaltes mit Sinken der molekularen Konzentration einhergehen kann. Ein ähnliches Verhalten zeigt der Retentionsstickstoff,[2] obgleich vielfach ein niedriger Gefrierpunkt mit einem höhern Gehalt an inkoagulablem Stickstoff zusammenfällt.

Es erübrigt, die einzelnen am osmotischen Druck beteiligten Plasmabestandteile zu besprechen. Wir fassen zunächst als die an Menge alle übrigen übertreffenden Stoffe die **Salze** ins Auge. Unter diesen wiederum überwiegen die Chloride.

Der Chloridgehalt unterliegt ziemlich großen Schwankungen. Es ist eine schon alte Erfahrung, daß er im Fieber sehr stark abnehmen kann. In der Norm machen die Chloride 0,5 bis 0,6 Proz. des Serums aus, im Fieber können sie bis auf 0,4 Proz. sinken, bei Nierenläsionen steigen sie und dort finden sich Werte bis 0,8 Proz.[3] Die Chlorverarmung im Fieber erklärt man sich neuerdings so, daß das Blut, um einer durch die Anhäufung von Stoffwechselschlacken bewirkten Erhöhung seiner molekularen Konzentration entgegen-

---

[1] A. v. Korányi, Über die Bedeutung der Kost bei der Diagnose der Niereninsuffizienz auf Grund der Gefrierpunkterniedrigung des Blutes. Berl. klin. Wochenschr. (1899) Nr. 5, 97. — Richter u. Roth, Experimentelle Beiträge zur Frage der Niereninsuffizienz. Ebenda (1899) Nr. 30 und 31.

[2] H. Strauss, Die chronischen Nierenentzündungen in ihrer Einwirkung auf die Blutflüssigkeit (1902).

[3] F. Widal u. A. Javal, La rétention de l'urée dans le mal de Bright, comparée à la rétention des chlorures. Sem. med. (1905) Nr. 27, 313.

zuarbeiten, die Chloride aus dem Plasma in die Gewebszellen drängt.[1] In Übereinstimmung mit dieser Erklärung fand MAGNUS[2] nach intravenöser Einspritzung von Natriumsulfat den Harn zuweilen absolut chlorfrei.

Was die übrigen Salze (kohlensaure, phosphorsaure, schwefelsaure Alkalien und Erden) anbelangt, so zeigen sie ebenso große relative Abweichungen wie das Kochsalz, doch fallen sie weniger ins Gewicht, weil ihre absoluten Werte weit hinter jenen des letzteren stehen.[3]

An die Gegenwart der Salze in der Blutflüssigkeit ist die alkalische Reaktion des Blutes gebunden und zwar hauptsächlich an ihren Gehalt an phosphorsaurem und kohlensaurem Natron. Bei krankhaften Zuständen bestimmter Art gelangen saure Stoffwechselprodukte in das Blut und bedingen eine Abnahme seiner Alkalinität. Wir werden dieses Verhalten bei der Erörterung der Alterationen des Stoffwechsels besprechen.

Von den Salzen (nebst den Basen und Säuren) hängt die **elektrische Leitfähigkeit** des Serums ab. Wie die molekulare Konzentration erweist sie sich bei Gesunden als sehr konstant und beträgt im Mittel $\varkappa$ 18 = 0,0103. Im Gegensatz zu jener behält sie aber auch in pathologischen Zuständen ihre Konstanz bei, und in Fällen, wo der osmotische Druck beträchtlich steigt, bei Niereninsuffizienz und besonders bei Urämie, ändert sie sich so gut wie nicht. Das gleiche ist auch der Fall bei Eklampsie. Die dabei gefundenen Zahlen überschreiten kaum die Norm,[4] was besagt, daß

---

[1] H. VAN DEN BERGH, vgl. H. HAMBURGER, Osmotische Druck- und Ionenlehre. Wiesbaden (1904) 17.

[2] MAGNUS, Arch. f. exp. Pathol. u. Pharm. **44**. 396 (1900).

[3] Siehe die Aschenanalysen u. a. von F. ERBEN, S. 162 Anm. 5, und Derselbe, Zur Kenntnis der chemischen Zusammensetzung lymphämischen Blutes. Zeitschr. f. klin. Med. **40**. 284 (1900).

[4] W. RÓTH, Elektrische Leitfähigkeit tierischer Flüssigkeiten. VIRCHOWS Arch. **154**. 466 (1898). — VIOLA, Ricerche elettrochimiche e crioscopiche sopra alcuni sieri umani normali e patologici. Riv. veneta di scienz. med. (1901) [Zentralbl. f. inn. Med. (1901)]. — BICKEL u. FRAENKEL, Beiträge zur elektrischen Leitfähigkeit des Blutes. Zentralbl. f. Stoffwechsel- u. Verdauungskrankheiten (1902). — A. BICKEL, Zur Lehre von der elektrischen Leitfähigkeit des menschlichen Blutserums bei Urämie. Deutsche med. Wochenschr. (1902) Nr. 28, 501. Daselbst frühere Literatur. — F. ENGELMANN, Die Bestimmung der elektrischen Leitfähigkeit von Körperflüssigkeiten. Münch. med. Wochenschr. (1903) Nr. 41, 1778. — P. RICHTER, Untersuchungen über die Leitfähigkeit des Blutes bei experimenteller Störung der Nierentätigkeit, sowie bei einem Falle von Eklampsie. Charité-Annalen (1903). — A. CECONI, Crioscopia e conduttibilità elettrica del siero del sangue nella nefrite. Scritti medici in onore di C. Bozzolo. Torino (1904).

bei Nephritis und speziell auch bei Urämie das Serum nicht reicher wird an Elektrolyten, also in der Hauptsache an anorganischen Bestandteilen. Bezüglich der daraus ziehbaren Schlüsse gelten dieselben Einschränkungen, die wir bei der Erörterung des osmotischen Blutdruckes gemacht haben.

Mit den Beobachtungen am Menschen stimmen die Ergebnisse der Tierversuche[1] überein, welche bei doppelseitiger Nierenexstirpation ein Gleichbleiben der Leitfähigkeit trotz beträchtlichen Sinkens des Gefrierpunktes dartun.

Um nun auf die im Serum gelösten organischen Stoffe zu kommen, so ist ihre Zahl eine sehr große. Alle in den Stoffwechsel eintretenden Substanzen gelangen zuerst in das Blut und von dort in die verschiedenen Gewebe und diese wiederum geben die von ihnen nicht mehr verwertbaren Produkte ihres eigenen, lokalen Stoffwechsels an das Blut ab. Es handelt sich dann entweder um Stoffe die für den Organismus überhaupt nicht mehr brauchbar sind und die von den exkretorischen Organen aus der Blutbahn eliminiert oder aber um Substanzen, die von anderen Organen weiter verarbeitet werden. Nach der gegenwärtigen Lage unserer Kenntnisse bilden überhaupt viele Organe Substanzen, die für den Stoffwechsel und die normale Funktionierung anderer Organe notwendig sind, und auf dem Wege der Blutbahn an ihren Bestimmungsort gelangen. So ergießt die Schilddrüse Substanzen in das Blut, die für das normale Wachstum, die Entwicklung und das Gedeihen des gesamten Organismus unerläßlich sind. So gibt die Darmschleimhaut eine Substanz (das Sekretin) dem sie durchströmendem Blute ab, welche die Pankreassekretion anregt. So enthält das Pankreas Stoffe, die auf den Leberstoffwechsel Einfluß haben, usw. usw. Aus dem regen Austausch zwischen den Geweben und der Blutflüssigkeit ist zu schließen, daß die Zusammensetzung des Blutes eine sehr mannigfache und in den verschiedenen Gefäßprovinzen verschiedene ist, und im weitern, daß Störungen im Stoffwechsel der Organe ihren Widerhall in Abweichungen der Blutbeschaffenheit finden müssen. Darnach sollten Änderungen in der Blutzusammensetzung sehr häufig, nämlich bei den mannigfachsten Organerkrankungen zu treffen sein. Bei der fortwährenden Elimination nicht mehr brauchbarer Stoffe durch die Nieren und andere Organe und der nur sehr geringen Menge der

[1] A. Bickel, Experimentelle Untersuchungen über den Einfluß der Nierenausschaltung auf die elektrische Leitfähigkeit des Blutes. Zeitschr. f. klin. Med. **47**. 480 (1902) und Verhandl. d. 20. Kongr. f. inn. Med. 465 (1902).

von den Geweben in der Zeiteinheit abgeschiedenen Stoffwechselprodukte, noch mehr aber bei der großen Geschwindigkeit des Blutstromes gleichen sich jedoch die Unterschiede sehr rasch aus und so kommt es, daß selbst bei eingreifenden Störungen sehr oft Veränderungen in der Blutmischung sich bisher nicht haben nachweisen lassen. Auf Veränderungen des Blutes schließen wir oft erst aus der Zusammensetzung des aus ihm hervorgehenden Harnes. Der sich verfeinernden Methodik gelingt es aber, die Zahl der im Blutserum nachweisbaren Stoffe stets zu vermehren.

Wir müßten eine große Reihe aufzählen, wollten wir alle gelegentlich im Blutserum auftretenden Stoffe hier anführen. Ihr Vorkommen hat mit den Vorgängen innerhalb der Blutbahn weiter nichts zu schaffen, das Blut nimmt sie nur auf, weil die krankhaft funktionierenden Organe und Gewebe sie an dasselbe abgeben, es spielt dabei eine passive Rolle. Wir werden sie zweckmäßig, ebenso wie auch die pathologischen Schwankungen der normalen Serumbestandteile bei der Besprechung der sie hervorbringenden Veränderungen des Stoffwechsels der Reihe nach durchnehmen.

Wir wollen nur anführen, daß die Summe der stickstoffhaltigen nicht eiweißartigen Bestandteile, der sogenannte Reststickstoff, bei pathologischen Zuständen Schwankungen unterworfen ist. Er steigt bei raschem Gewebszerfall, z. B. bei Pneumonie, im Fieber und ebenso bei gestörter Ausfuhr, bei Nieren- und Herzleiden.[1] Hier kann seine Menge das Doppelte und Dreifache der Norm und noch mehr betragen (normal N = 0,02 bis 0,05 Proz.). Das stimmt mit den erwähnten kryoskopischen Befunden überein, ein näherer Zusammenhang mit dem osmotischen Drucke besteht zwar, wie schon bemerkt, nicht immer. Nach Schilddrüsendarreichung nimmt der Gehalt an Reststickstoff meist ab.

Eine Substanz wollen wir jedoch an dieser Stelle besprechen, da sie doch einer gesonderten Erörterung bedarf und hier der Ort wohl der geeignetste sein dürfte, das F e t t.

Fett und fettartige Substanzen kommen im Blutserum immer vor, sie entziehen sich aber dem Auge weil sie gelöst sind. Ihre Menge wird beim gesunden nüchternen Menschen verschieden an-

---

[1] K. v. Rzentkowski, Über den Gehalt des Blutes und der Ex- und Transsudate an Trockensubstanz, Gesamt- und Reststickstoff bei verschiedenen Krankheiten. Virchows Arch. **179.** 405 (1905). — H. Strauss, Die chronischen Nierenentzündungen in ihrer Einwirkung auf die Blutflüssigkeit und deren Behandlung. Berlin, Hirschwald (1902).

gegeben, zu 0,1 bis über 1 Proz. des frischen Blutes.[1] Die Differenzen hängen wohl von der Verschiedenheit der angewandten Bestimmungsmethoden ab, die neben Neutralfett andere „fettverwandte“ Substanzen in verschiedener Menge mitbestimmen. Außerdem mögen die Ernährung und der Ernährungszustand nicht ohne Einfluß sein.

In vielen Fällen nimmt der Fettgehalt zu und macht sich dann schon makroskopisch kenntlich, indem er dem Serum eine trübe Beschaffenheit verleiht, die durch eine Emulsion feinster, mikroskopisch nachweisbarer Fetttröpfchen bedingt ist. Man spricht von **Lipämie**. Der Fettgehalt ist dann meist sehr hoch und beträgt 2 bis 6 Proz., oft 15 Proz.[2] und sogar 20 Proz.[3] auf frische Substanz bezogen. In diesen hochgradigen Fällen zeigt das Blut eine graubraune Farbe und beim Stehen scheidet sich eine deutlich abgegrenzte Fettschicht ab.

Für diesen Zustand werden verschiedene Ursachen angegeben, einmal eine Steigerung der Fettzufuhr, worauf namentlich ältere Beobachter viel Gewicht legten. Der Genuß von Fett vermehrt zweifellos das Blutfett.[4] Die physiologische Lipämie ist aber nur von kurzer Dauer, ist nie sehr hochgradig (zirka 1 Proz. mehr Fett als im nüchternen Zustande) und erstreckt sich bloß auf wenige Stunden vom Anbeginn der Verdauung ab. Für die pathologische Lipämie, die zwar auch mehr oder weniger vorübergehenden Charakter besitzt, immerhin aber tage- und auch wochenlang ununterbrochen andauert, kommt dieses Moment, wie ver-

---

[1] M. Engelhardt, Untersuchungen über den Fettgehalt des menschlichen Blutes. Deutsch. Arch. f. klin. Med. **70.** 182 (1901). — M. Bönninger, Über die Methode der Fettbestimmung im Blut und den Fettgehalt des menschlichen Blutes. Zeitschr. f. klin. Med. **42.** 65 (1901). — Th. Rumpf, Über den Fettgehalt des Blutes und einiger Organe des Menschen. Virchows Arch. **174.** 163 (1903).

[2] Rauch, Lipämie bei Diabetes mellitus. Inaug.-Dissertat. Leipzig (1895). — Graupner, Über Lipämie bei Diabetes mellitus. Inaug.-Dissertat. Berlin (1898). — Zaudy, Beiträge zur Lehre von der Lipämie und vom Coma diabeticum usw. Deutsch. Arch. f. klin. Med. **70.** 301 (1901). — Stadelmann, Über Lipämie bei Diabetes mellitus. Deutsche med. Wochenschr. (1902). Vereinsbeilage Nr. 49, 349.

[3] B. Fischer, Über Lipämie und Cholesterämie, sowie über Veränderungen des Pankreas und der Leber bei Diabetes mellitus. Virchows Arch. **172.** 30 (1903). Hier ausführliche Literatur! E. Neisser u. E. Derlin, Über Lipämie. Zeitschr. f. klin. Med. **51.** 428 (1904).

[4] Bleibtreu (Pflügers Arch. **85**) fand im Blut von Mastgänsen 6,1 Proz. Fett.

schiedene Untersucher mit Sicherheit dargetan haben, überhaupt nicht, oder wenigstens nicht ausschließlich in Betracht.[1]

Einige Autoren haben die Möglichkeit einer Herleitung des Blutfettes von fettig degenerierten Körperzellen ins Auge gefaßt. Doch ist die in Wirklichkeit vorgefundene Fettentartung der Organe viel zu gering, um als Quelle für die überaus großen Fettmengen im Blute dienen zu können, und zudem hat diese Annahme wenig Wahrscheinlichkeit für sich.

Dann hat man einen verminderten Fettverbrauch geltend gemacht und diesen auf eine Einschränkung der Oxydationsprozesse zurückgeführt. Auf diese Theorie gehen wir jedoch nicht ein, denn sie steht im Widerspruch mit den elementarsten Regeln des Stoffwechsels und entbehrt jeder tatsächlichen Grundlage.

Weiterhin hat man an eine Einschwemmung von Gewebsfett aus den Fettdepots in die Blutbahn gedacht. Diese Möglichkeit läßt sich diskutieren. Es fragt sich nur, wie man sich den Vorgang des näheren vorstellt. Eine primäre Mobilmachung des Fettes ist nicht denkbar, denn das Fett verläßt die Körperdepots nur bei Bedarf. Dagegen ist unsere Ansicht folgende. Man könnte sich ähnliche Verhältnisse vorstellen, wie wir sie für die fettige Degeneration der Zellen angenommen haben (siehe Kapitel II). Das Fett fällt aus, weil das Medium seine fettlösenden Eigenschaften eingebüßt hat. In den Fettlagern beladet sich die Lymphe wieder mit Fett und dieses, in das Blut gelangt, fällt wieder aus. So ließe sich der hohe Fettgehalt des Blutes erklären. Welche Momente veranlassen nun aber die Herabsetzung des Lösungsvermögens für Fett? Für die Fettdegeneration der Zellen haben wir eine Abnahme der Alkalinität des Zellplasmas angenommen. Überblickt man die Zustände, in welchen Lipämie vorkommt, so fällt auf, daß es vorwiegend solche sind, die mit Schädigungen des Stoffwechsels, und zwar vor allem mit Körpergewebseinschmelzung, einhergehen: Tuberkulose, Alkoholismus[2] und vorzugsweise Diabetes melitus[3] und hier wiederum ganz besonders

[1] W. Ebstein, Über Drüsenepithelnekrosen beim Diabetes melitus, mit besonderer Berücksichtigung des diabetischen Coma. Deutsch. Arch. f. klin. Med. **28**. 143 (1881).

[2] Gumprecht, Über Lipämie. Deutsche med. Wochenschr. (1894) Nr. 39, 754. — E. Wagner, Ein Fall von Lipämie. Inaug.-Dissertat. Jena (1896).

[3] B. Naunyn, Der Diabetes melitus. Nothnagels Handb. **7**. VI. Teil, 239 (1898). — C. Degenhardt, Lipämie bei Diabetes melitus. Inaug.-Dissertat. Göttingen (1899). — C. Martens, Über Lipämie. Inaug.-Dissertat. Rostock (1899); siehe außerdem S. 208 Anm. 2.

das komatöse Stadium. Hier erreicht die Lipämie die höchsten bisher bekannten Grade. Für diese Zustände ist nun das Vorkommen von Säuren im Blut resp. die Verminderung der Alkalinität (Acidosis) erwiesen, ebenso im Fieber, wo ja mitunter (bei Pneumonie) Lipämie auch konstatiert wurde.

Die Möglichkeit einer Säuerung des Blutes als Ursache der Lipämie hat schon Fischer[1] erörtert. Doch weicht seine Auffassung von der unserigen ab. Er glaubt eine Schädigung der fettlösenden Fermente des Blutes (Lipasen) annehmen zu dürfen, da er eine Verminderung oder sogar ein vollständiges Erlöschen der lipolytischen Kraft des Blutes in vitro nachgewiesen hatte. In der Tat hatten Hanriot und Clerc[2] gezeigt, daß Säurezusatz die Lipasen des Blutes in ihrer Wirkung schwächt oder sogar ganz aufhebt. Die Existenz eines lipolytischen Fermentes wird jedoch noch nicht von allen Autoren anerkannt.

Wie wir uns die Wirkungsweise der Säuren auf das Lösungsvermögen für Fette zu denken haben, mag einstweilen noch dahingestellt bleiben. Bei dem jetzigen Zustande der Kolloidchemie ist es nicht ausgeschlossen, daß Systemveränderungen der Kolloide hier in Betracht kommen.

Bemerken wollen wir, daß nicht jedes Coma diabeticum mit Lipämie einhergeht. Fischer fand in mehreren Fällen ganz normale Fettwerte, und bekannt ist auch, daß das Blut bei Diabetes in der Mehrzahl der Fälle kein lipämisches Aussehen darbietet.

Aus dem Geschilderten sehen wir, daß die Genese der Lipämie noch nicht genügend aufgeklärt ist, daß wir aber verschiedene Angriffspunkte besitzen, an denen die Forschung mit Aussicht auf Erfolg ansetzen kann.

Wir fügen noch an, daß die chemische Untersuchung des Fettes bisher keinen Anhalt über seine Herkunft gegeben hat. In einem hierauf untersuchten Falle fanden Neisser und Derlin[3] eine auffallende Ähnlichkeit mit dem Chylusfette. Allzu weittragende Schlüsse wird man jedoch aus diesem einzigen Fall nicht ableiten wollen. Durch Hungernlassen schwindet das Fett allmählich aus dem Blute.

---

[1] Siehe S. 208 Anm. 3.

[2] Hanriot et Clerc, Sur l'apparition de la lipase chez le Foetus. Compt. rend. de la soc. de biol. (1901) 1189.

[3] Siehe S. 208 Anm. 3. Auch die Analysen P. Krauses [Über Lipämie im Coma diabeticum. Verhandl. des 23. Kongr. f. inn. Med. (1906)] geben keinen Anhaltspunkt hierüber.

Was das Vorkommen der Lipämie anbetrifft, so haben wir schon erwähnt, daß sie bei verschiedenen akuten wie chronischen konsumierenden Krankheiten auftritt; auch bei Leukämie, Nephritis und zahlreichen andern Krankheiten ist sie getroffen worden. Sie stellt somit nichts für bestimmte Krankheitsformen Charakteristisches dar, dürfte aber wohl für einen bestimmten Zustand pathognomonisch sein.

Es erübrigt noch zu erwähnen, daß, seltene Ausnahmen abgerechnet, ein Übertritt des Blutfettes in den Urin nicht statthat. Die Lipurie, die bei Chylurie beobachtet wird, hat mit der Lipämie in dem eben besprochenen Sinne nichts gemein. Bei ihr pflegt Lipämie überhaupt zu fehlen. Lipurie bei Fettblut haben nur Neisser und Derlin[1] in ihrem Falle beobachtet, der auch bisher den weitaus höchsten Fettgehalt aufwies.

Nicht jede Trübung des Blutserums ist auf abnorm hohen Fettgehalt zu beziehen. Es scheint mitunter das Serum durch eiweißartige Bestandteile getrübt zu werden.[2] Solche Fälle sind des öftern in neuerer Zeit beobachtet. Genaues über die in Frage kommenden Eiweißstoffe ist aber noch nicht bekannt. Vielleicht handelt es sich um Verbindungen wie sie Bernert[3] und andere in Ergüssen beschrieben haben, und die wir im folgenden Kapitel genauer besprechen werden. Zaudy[4] glaubt, die bei Pneumonie mitunter nachweisbare Trübung des Serums auf abnorm großen Fibrinreichtum zurückführen zu dürfen.

In neuerer Zeit ist die **Viskosität** (innere Reibung) des Blutes mehrfach zum Gegenstand der Prüfung gemacht worden[5] (η für

[1] Siehe S. 208 Anm. 3.

[2] J. Castaigne, Contribution à l'étude du sérum lactescent. Arch. génér. de méd. (1897) I, 666. — D. Rywosch, Über milchig getrübtes nicht fetthaltiges Serum. Wien. med. Wochenschr. (1901). — White, The Lancet (10. Okt. 1903); siehe auch A. Ceconi, Über einen Fall von Ascites chylosus. Münch. med. Wochenschr. (1899) Nr. 15, 477.

[3] Siehe S. 238 Anm. 4.

[4] Siehe S. 208 Anm. 2.

[5] C. Hirsch u. C. Beck, Eine Methode zur Bestimmung des innern Reibungswiderstandes des lebenden Blutes beim Menschen. Münch. med. Wochenschr. (1900) Nr. 49, 1685. — Dieselben, Studien zur Lehre von der Viskosität (inneren Reibung) des lebenden menschlichen Blutes. Deutsch. Arch. f. klin. Med. **69**. 503 (1901). — Dieselben, Studien zur Lehre von der Viskosität (inneren Reibung) des lebenden menschlichen Blutes. Ebenda **72**, 560 (1902). — F. Lommel Über die Viskosität des menschlichen Blutes bei Schwitzprozeduren. Ebenda

normales Blut durchschnittlich = 5,4).[1] Doch haben sich daraus bisher keine für die Pathologie wichtigen Gesichtspunkte ergeben. Die Viskosität des Blutes hängt im wesentlichen von den Blutkörperchen ab,[2] nach HEUBNER[3] verursachen sie $^2/_3$ bis $^3/_4$ der Gesamtviskosität. Sie ist dort gesteigert, wo deren Volumen und Zahl vermehrt sind,[2] also vor allem bei Überladung des Blutes mit Kohlensäure,[4] (bei Zyanose, im Erstickungsblute[5] [durch Quellung der Erythrozyten]) und bei Eindickung des Blutes (bei Polyzythämie). Die Steigerung beträgt bis 50 Proz. der normalen Werte. Wichtig für die Therapie ist der vermindernde Einfluß des Sauerstoffs, der sich auch bei Sauerstoffinhalation deutlich ausprägt. Die abnorm hohe Viskosität und damit auch die Herzarbeit lassen sich hierdurch beträchtlich verringern.

Bei Nephritis ist η fast stets herabgesetzt, so daß von dieser Seite dem Nephritiker keine Überbürdung seines Herzens erwächst.

Wir wollen die Bemerkung nicht unterdrücken, daß Studien, welche es auf eine praktische Verwertung der Viskosität des Blutes absehen, mit großen Schwierigkeiten verbunden sind, da, wie HEUBNER gezeigt hat, die Verhältnisse in Glaskapillaren sich nicht ohne weiteres auf den Kreislauf übertragen lassen und uns über die äußere Reibung des Blutes an der Gefäßwand nichts bekannt ist. Wie HEUBNER bemerkt, ist es nicht statthaft, auf eine Vergrößerung oder Verminderung der Herzarbeit zu schließen, wenn man eine langsamere oder schnellere Strömungsgeschwindigkeit in Glaskapillaren festgestellt hat, es kommen im Gefäßsystem ganz andere Momente in Betracht.[6]

---

80. 308 (1904). — O. MÜLLER u. R. INADA, Zur Kenntnis der Jodwirkung bei Arteriosklerose. Deutsche med. Wochenschr. (1904) Nr. 48, 1751. — R. BURTON-OPITZ, Weitere Studien über die Viskosität des Blutes. PFLÜGERS Arch. **112.** 189 (1906).

[1] η zeigt auch beim Gesunden zeitlich große Schwankungen. [W. HEUBNER, Die Viskosität des Blutes. Arch. f. exp. Pathol. u. Pharm. **55.** 280 (1905)].

[2] J. BENCE, Klinische Untersuchungen über die Viskosität des Blutes. Zeitschr. f. klin. Med. **58.** 203 (1906).

[3] Siehe Anm. 1.

[4] A. v. KORÁNYI u. J. BENCE, Physikalisch-chemische Untersuchungen über die Wirkung der Kohlensäure auf das Blut. PFLÜGERS Arch. **110.** 513 (1905).

[5] C. FERRAI, Viskosimetrische Versuche am Blute der Erstickten. MALYS Jahresber. **34.** 258 (1904).

[6] Eine gute kritische Darlegung unserer Kenntnisse von der innern und äußern Reibung des Blutes findet sich bei HEUBNER (siehe Anm. 1).

VIII
Ergüsse

Unter krankhaften Verhältnissen treten das Blutwasser und die darin gelösten Substanzen aus dem geschlossenen Gefäßsystem durch dessen Wandungen aus und sammeln sich in serösen Höhlen oder dem umliegenden Gewebe an. Ein solcher Vorgang findet statt bei lokalen, entzündlichen Prozessen (Exsudate) und bei allgemeinen Störungen im Kreislaufsystem (renale, kardiale Transsudate). Je nachdem das eine oder das andere Ursache des Blutwasseraustrittes ist, besitzt der Flüssigkeitserguß eine etwas andere Zusammensetzung.

Die Ergießungen weisen im wesentlichen die gleichen Bestandteile auf wie das Blutplasma, also neben mineralischen und organischen, nicht kolloiden Substanzen auch Eiweißkörper.

Während jene, die Salze und die Extraktivstoffe im großen und ganzen in ziemlich der gleichen relativen Menge im Blutplasma und in den Ergüssen vorkommen — genauere Unterschiede hat man erst in neuerer Zeit aufgedeckt — besteht ein beträchtlicher Unterschied in Bezug auf den **Eiweißgehalt**. Er ist in Ergüssen durchwegs niedriger, als im Blutplasma; nur in seltenen Ausnahmefällen nähert er sich der Höhe, die er in letzterem erreicht (7—8 Proz.).

Die Ergüsse verhalten sich bezüglich ihres Eiweißgehaltes unter sich verschieden. Im allgemeinen sind nichtentzündliche, seröse Flüssigkeiten eiweißärmer, entzündliche eiweißreicher.[1] Doch lassen sich beide Gruppen nicht scharf voneinander trennen, sondern gehen ganz allmählich ineinander über. Deshalb sind die Bemühungen

---

[1] F. Hoppe, Über seröse Transsudate. Virchows Arch. **9**. 245 (1856). — L. Wachsmuth, Über die Menge der festen Bestandteile und des Eiweißes in verschiedenen Exsudaten des menschlichen Körpers. Ebenda **7**. 330 (1854). — C. Méhu, Etude sur les liquides épanchés dans la plèvre. Arch. génér. de méd. 1872 I. 641 u. II. 56. — Derselbe, Nouvelles recherches sur les liquides pathologiques de la cavité pleurale. Ebenda 1875 I. 170. — F. A. Hoffmann, Über den Eiweißgehalt der Ascitesflüssigkeit. Virchows Arch. **78** 250 (1879).

zahlreicher, namentlich älterer Autoren, welche auf den Eiweißgehalt die Differentialdiagnose zwischen Trans- und Exsudat gründen wollten, fruchtlos geblieben.[1] Extreme Werte lassen sich praktisch verwerten. So wird ein Eiweißgehalt von weniger als 2 Proz. mit einem hohen Grade von Wahrscheinlichkeit auf ein einfaches Transsudat, ein solcher von über 4 Proz. mit ebensoviel Wahrscheinlichkeit auf eine Entzündung schließen lassen. Dagegen geben Grenzwerte keinen sicheren Anhaltspunkt über den zugrunde liegenden Krankheitsprozeß. Es gilt dann nur die ganz allgemeine Regel, daß die Wahrscheinlichkeit eines entzündlichen Prozesses desto größer ist, je mehr der Eiweißgehalt 3 Proz. überschreitet, während darunter eher an ein Transsudat zu denken ist.[2] Dabei ist aber im Auge zu behalten, daß niedrige Werte eine entzündliche Erkrankung nicht ausschließen.[3]

Die Inkonstanz des Eiweißgehaltes und seine großen Schwan-

---

[1] Vgl. A. Reuss, Beiträge zur klinischen Beurteilung der Transsudate und Exsudate. Deutsch. Arch. f. klin. Med. **24**. 583 (1879). — Derselbe, Das Verhältnis des spezifischen Gewichtes zum Eiweißgehalt in serösen Flüssigkeiten. Ebenda **28**. 317 (1881) (daselbst frühere Literatur). — J. W. Runeberg, Über den Eiweißgehalt der Ascitesflüssigkeiten. Ebenda **34**. 1 (1884). Runeberg kam zu der Auffassung, daß ein Unterschied hinsichtlich des Eiweißgehaltes nicht nur zwischen Trans- und Exsudat bestehe, sondern daß auch innerhalb dieser Gruppen jeder der ätiologisch verschiedenen Formen ein charakteristischer Eiweißgehalt eigen wäre. So sollte ein Eiweißgehalt von ca. 0,2 Proz. auf hydrämischen Hydrops, ein solcher von ca. 0,9 Proz. auf Portalstenose, ein solcher von ca. 1,6 Proz. auf allgemeine venöse Stase hinweisen, während ein Gehalt von rund 3,6 Proz. und darüber auf eine Entzündung hindeutete. Auch will der Autor in dieser Hinsicht einen Unterschied machen zwischen Ascites bei Karzinom und bei chronischer Tuberkulose des Bauchfells. Eine solche Trennung ist jedoch keineswegs gerechtfertigt.

[2] Vgl. hierüber auch Sansoni u. Fornaca, Experimenteller Beitrag zur chemischen Kenntnis der Körperhöhlenflüssigkeiten durch die Stickstoffbestimmung. Ref. in Malys Jahresber. **24**. 640 (1894) — A. Ott, Über den Eiweißgehalt pathologischer Flüssigkeiten. Verhandl. d. 14. Kongr. f. inn. Med. 1896, 437. Auch von sonstigen pathologischen Flüssigkeiten gilt dieser Satz (vgl. L. Hugounenq, Composition chimique de la périostite albumineuse. Compt. rend. soc. biol. **45**. 487 (1893).

[3] E. Neuenkirchen, Über die Verwertbarkeit des spezifischen Gewichts und des Eiweißgehalts pathologischer Trans- und Exsudate zur klinischen Beurteilung derselben. Inaug.-Dissertat. Dorpat 1888. — H. Citron, Zur klinischen Würdigung des Eiweißgehalts und des spezifischen Gewichts pathologischer Flüssigkeiten. Arch. f. klin. Med. **46**. 129 (1890). — A. Bernheim, Beiträge zur Chemie der Exsudate und Transsudate. Virchows Arch. **131**. 274 (1893). — R. v. Jaksch, Über den Eiweißgehalt krankhafter Ergüsse. Zeitschr. f. klin. Med. **23**. 225 (1893).

kungen bei den gleichen Erkrankungen sucht RUNEBERG[1] dadurch zu erklären, daß Transsudation und Exsudation sich nicht ausschließen, sondern sehr häufig einander begleiten, als Folgen verschiedener simultan wirkender Ursachen. Auch sollen Änderungen in der Beschaffenheit des Blutes von Einfluß sein. Diese Erklärung erscheint uns sehr richtig. Dadurch wird aber — wenn wir von extremen Werten absehen — jede an bestimmte Ziffern gebundene Diagnose von vornherein illusorisch, denn die Kombination von Stauung, Entzündung und allen anderen auf den Eiweißgehalt Einfluß habenden Momenten kann sehr mannigfach sein. Es wird von dem gerade im Vordergrund stehenden Prozesse abhängen, ob mehr oder weniger Eiweiß in den Erguß übergeht.

Erfolgt Transsudation durch Stauung in ein bereits bestehendes entzündliches Exsudat, so wird der Eiweißgehalt Neigung zum Sinken zeigen, umgekehrt, stellt sich Entzündung ein in einer mit einem Stauungstranssudat erfüllten Höhle, so wird er Tendenz zum Steigen haben. Aus diesem Grunde erklärt es sich, warum der Eiweißgehalt beispielsweise bei Leberzirrhose, wo er im allgemeinen nur etwa 2 Proz. beträgt, bisweilen bis auf 4 Proz. steigt. Es gesellen sich dort entzündliche Prozesse — von der interstitiellen Hepatitis vielleicht ausgehend (FRERICHS) — hinzu. Die neuere zytologische Untersuchung hat solche Entzündungszustände dargetan.

Einen Einfluß übt weiterhin, wie wir soeben sagten, auch die Blutmischung auf den Eiweißgehalt der Ergüsse aus. Sicher ist das zwar nur in wenigen Fällen erwiesen, denn nur wenige Male sind der Erguß und das ihm zugehörige Blutserum untersucht worden.[2] Aber wir müssen einen solchen Einfluß aus dem Umstande entnehmen, daß in jenen Zuständen, wo der Eiweißgehalt der Blutflüssigkeit im allgemeinen ein geringer zu sein pflegt, die Ergüsse eiweißarm sind. Das gilt für die Transsudate bei chronischen Nephritiden und Amyloiddegeneration der Niere. Dort kann der Eiweißgehalt bis auf 0,1 Proz. sinken. Auch in kachektischen Zuständen sind die Ergießungen arm an Proteinstoffen und zwar sowohl die Stauungstranssudate, wie auch die entzündlichen serösen Flüssigkeiten. So berichtet JOACHIM[3] von

[1] J. W. RUNEBERG, Von der diagnostischen Bedeutung des Eiweißgehaltes in pathologischen Trans- und Exsudaten. Berl. klin. Wochenschr. (1897) 710.

[2] Siehe 2 Fälle bei A. CSATÁRY, Über Globulinurie. Deutsch. Arch. f. klin. Med. **47**. 159 (1891) und J. J. PIEGEAND, Over eiwitstoffen in sereuse vlœistoffen. Ref. in MALYS Jahresber. **16**. 474 (1886).

[3] J. JOACHIM, Über die Eiweißverteilung in menschlichen und tierischen Körperflüssigkeiten. PFLÜGERS Arch. **93**. 558 (1903).

einem Falle von Leberkrebs, wo trotz karzinomatöser Entzündung des Peritoneums aus der Bauchhöhle eine Flüssigkeit entleert wurde, die bloß 1,1 Proz. Eiweiß enthielt. Mit fortschreitender Kachexie nimmt die Eiweißarmut zu.[1]

Auf letzteren Umstand hat sich der Erfahrungssatz gebaut, daß, wenn bei wiederholter Punktion der Eiweißgehalt eines Ergusses abnimmt, dies ein prognostisch ungünstiges Zeichen ist, während das Gleichbleiben desselben oder sogar das Zunehmen als günstig anzusehen ist.[2] Von dieser Regel sind natürlich hämorrhagische Exsudate ausgeschlossen.

Erhöhend wirkt nach RUNEBERG, wie auch einer älteren Angabe HOPPES zufolge, das Alter einer Ergießung auf deren Eiweißgehalt. Verschiedene Ursachen mögen hier wirksam sein. Einmal kann die längere Dauer des gegenseitigen Austausches mit dem eiweißreicheren Blutplasma von Einfluß sein. Dann könnte die Resorption derart stattfinden, daß das Wasser, die Salze und die Extraktivstoffe rascher, die kolloiden Eiweißkörper dagegen langsamer resorbiert würden. Ferner sollen nach RUNEBERG auch Veränderungen in den Druckverhältnissen in Betracht kommen. Bei abnehmender Druckdifferenz soll das Eiweiß besser diffundieren. Durch Abnahme des Druckes von seiten der Blutbahn und Druckzunahme in der serösen Höhle kommt eine solche Verminderung der Druckdifferenz zustande. RUNEBERGS Annahme ist jedoch nicht unbestritten geblieben. Des weiteren sollen nach RUNEBERG auch Veränderungen in der endothelialen Auskleidung der serösen Höhlen, welche bei länger dauernden Ergüssen sich einstellen, auf die Durchlässigkeit der Eiweißstoffe Einfluß haben und zwar sollen sie ähnliche Verhältnisse schaffen, wie sie bei entzündlichen Ergüssen bestehen, d. h. dem Eiweiß den Durchtritt leichter gestatten.

Erhöhend wirkt endlich auch eine Zunahme des Bluteiweißgehaltes auf den Eiweißreichtum der Ergüsse, doch dürfte eine solche Wirkung nur in seltenen Fällen zustande kommen. Daß aber reichliche Eiweißzufuhr den Eiweißgehalt der Transsudate zu vermehren vermag, geht aus dem Falle von SCHULZ und MÜLLER[3] hervor, welcher eine Patientin mit Pfortaderthrombose betraf, wo es gelang,

---

[1] NEUENKIRCHEN, siehe S. 214 Anm. 3.

[2] REUSS, siehe S. 214 Anm. 1; MÉHU, S. 213 Anm. 1; BERNHEIM, S. 214 Anm. 3.

[3] O. SCHULZ u. L. R. MÜLLER, Klinische, physiologische und pathologisch-anatomische Untersuchungen an einem Fall von hochgradigem Ascites bei Pfortaderthrombose. Deutsch. Arch. f. klin. Med. **76**. 544 (1903).

durch reichliche Eiweißzulage die Ascitesflüssigkeit erheblich eiweißreicher zu machen.

Aus der ineinandergreifenden Tätigkeit der erwähnten und wohl noch anderer Faktoren wird schließlich das Bild hervorgehen, das sich im Einzelfall dem Beobachter darbietet. Für dessen richtige Beurteilung ist es daher vor allem notwendig, alle in Betracht kommenden Momente in Erwägung zu ziehen. Freilich hält es schwer, sie alle auseinander zu halten, und im Lebenden dürfte es kaum möglich sein, jedes einzelne in seiner ganzen Tragweite abzuschätzen. Darum ist es klar, daß der Eiweißgehalt allein über die Natur eines Ergusses — einzig mit dem gedachten Vorbehalte über die extremen Werte — nicht entscheiden kann. Es müssen die klinischen Symptome, der ganze Krankheitsverlauf und die anderen Hilfsmittel der Diagnostik mit zur Entscheidung herangezogen werden. Daß aber für die Diagnosestellung die Bestimmung des Eiweißgehaltes nicht ganz ohne Wert ist, das illustrieren vielleicht am besten die Krankengeschichten Runebergs,[1] welche mehrere Fälle betreffen, wo die Höhe des Eiweißgehalts nicht in Übereinstimmung mit der klinischen Diagnose stand, wo aber hinterher die Sektion die aus dem Eiweißgehalt gezogenen Schlüsse bestätigte.

Da die Eiweißkörper diejenigen Bestandteile der Ergüsse sind, deren Menge innerhalb der größten Breite schwankt, hat man vielfach die Veränderungen des spezifischen Gewichts auf Abweichungen im Eiweißgehalt bezogen. Man glaubte hierdurch einen Gewinn für die Diagnostik erzielt zu haben, da man in einfacher Weise von dem spezifischen Gewichte einer serösen Flüssigkeit ihren Eiweißgehalt würde herleiten können. Reuss[1] und Runeberg[1] haben empirische Formeln aufgestellt, welche unter möglichster Berücksichtigung noch anderer mitwirkender Faktoren eine solche Berechnung ermöglichen sollen. Die Erfahrung hat aber gelehrt, daß hierdurch nur approximative Werte gewonnen werden, da das spezifische Gewicht nur annähernd mit dem Eiweißgehalt parallel geht. Es finden sich bei einem und demselben spezifischen Gewicht Eiweißwerte, die um mehr als 1 Proz. voneinander abweichen.[2]

Wir möchten hier auf eine noch nicht gewürdigte Fehlerquelle aufmerksam machen. Fast alle (direkten) Eiweißbestimmungen ge-

[1] Siehe S. 214 Anm. 1.

[2] Citron, siehe S. 214 Anm. 3. — F. A. Hoffmann, Der Eiweißgehalt der Ödemflüssigkeiten. Arch. f. klin. Med. **44**. 313 (1889). — Bernheim, siehe S. 214 Anm. 3. — W. Lunin, Zur Diagnostik der pathologischen Trans- und Exsudate mit Hilfe der Bestimmung des spezif. Gewichts. Inaug.-Dissertat. Dorpat 1892.

schahen durch Hitzekoagulation. Nun kommt aber in den Ergüssen ein Eiweißstoff vor, der bei sauerer Reaktion in der Hitze nicht gerinnt. Ob dieser Körper einen konstanten Teil des Gesamteiweiß ausmacht, oder ob er an Menge schwankt, wissen wir nicht, jedenfalls erhalten wir durch Kochen der Flüssigkeit nicht den richtigen Wert für das Eiweiß.

Außerdem hat YOUNG[1] in einer unter meiner Leitung gemachten Dissertation gezeigt, daß die Eiweißstoffe der Transsudate durch die Siedehitze sehr leicht zersetzt werden und selbst bei kurzem Kochen Albumosen und Peptone abspalten. Auch das gibt eine Fehlerquelle ab zu ungunsten des Eiweißes. Die Menge der so gebildeten Spaltprodukte ist nicht unerheblich. Zur richtigen Beurteilung der Schwankungen der bisher ermittelten Eiweißwerte gegenüber den Werten für das spezifische Gewicht sind jedenfalls die beiden erwähnten Momente im Auge zu behalten. Bekannt ist auch, daß die Extraktivstoffe Schwankungen unterworfen sind; ihre Menge kann von 0,05—1 Proz. variieren.[2]

Will man sich mit approximativen Werten mit einer Fehlergrenze von rund ± 0,5 g begnügen, so reicht zur Ermittelung des Eiweißgehaltes die Bestimmung des spezifischen Gewichtes aus. Es wären dann die von REUSS[3] aufgestellten Zahlen zu berücksichtigen. Er fand, daß spezifisches Gewicht und Eiweißgehalt einander entsprechen ungefähr wie folgt:

Spezif. Gewicht	Eiweißprozente
1008	0,2
1010	1,0
1012	1,7
1014	2,5
1016	3,2
1018	4,0
1020	4,7
1022	5,5
1024	6,2
1026	7,0

usw.

[1] G. YOUNG, Über das Mukoid der Ascitesflüssigkeit. Inaug.-Dissertat. Zürich 1901.

[2] WACHSMUTH, siehe S. 213 Anm. 1. — RUNEBERG, siehe S. 214 Anm. 1. — F. MORITZ, Beiträge zur Lehre von den Exsudaten und Transsudaten. Inaug.-Dissertat. München 1886. — Es ist daher nicht zulässig, aus dem Gesamtstickstoffgehalt den Eiweißprozentsatz zu berechnen, wie das von mehreren Autoren getan wurde.

[3] Siehe S. 214 Anm. 1.

Unter den Transsudaten weisen die Ergüsse in das Unterhautzellgewebe den geringsten Eiweißgehalt auf. Bei Stauungsödemen liegt er meistens zwischen 0,1 und 0,5 Proz. und erreicht nur selten 1 Proz.[1] Nur HOFFMANN hat einige Male darin Werte bis 3,85 Proz. gefunden. Doch dürfte es sich dort, gerade mit Rücksicht auf diese hohen Werte, nicht um reine Anasarkaflüssigkeit gehandelt haben. Werte unter 0,1 Proz. sind in der Regel nur bei ausgesprochener Kachexie und chronischen Nierenleiden, also bei Hydrämie, zu finden. Zeitliche Schwankungen (von 0,1—1 Proz.) sind beobachtet, dagegen bestehen keine Unterschiede in den verschiedenen Kapillargebieten des Unterhautzellgewebes bei der gleichen Person und zu gleicher Zeit.[2]

Einen durchschnittlich noch geringeren Eiweißgehalt als die Ödemflüssigkeit weist die Cerebrospinalflüssigkeit auf.[3]

Die bei Meningitis, progressiver Paralyse, Idiotie oder Epilepsie im Wirbelkanal bzw. in den Hirnventrikeln sich anhäufende Flüssigkeit, sowie der Meningoceleninhalt bei Spina bifida enthalten kaum mehr wie 0,2 Proz. Eiweiß.[4] Für chronischen Hydrocephalus ist meist 0,1—0,2 Proz. angegeben. Ich selbst fand in mehreren darauf untersuchten Fällen nicht mehr als 0,05 Proz. Andere fanden bis 1 Proz.[5] Doch dürfte sich dort die starke Blutstauung geltend gemacht haben, welche dann dem Prozeß mehr Ähnlichkeit mit den Transsudationen in die serösen Höhlen verleiht. Desgleichen ist bei

---

[1] REUSS, siehe S. 214 Anm. 1. — SENATOR, Über Transsudation und über den Einfluß des Blutdruckes auf die Beschaffenheit der Transsudate. VIRCHOWS Arch. **111**. 219 (1888). — HOFMANN, siehe S. 217 Anm. 4. — BERNHEIM, siehe S. 214 Anm. 3. — W. D. HALLIBURTON, Report on pathological effusions. Brit. med. Journ. July 26. 1890. — J. BAYLAC, Composition chimique des liquides d'oedèmes. Compt. rend. soc. biol. **53**. 521.

[2] Einzig BERNHEIM (siehe S. 214) gibt an, die Anasarkaflüssigkeit des Oberschenkels um 0,1 Proz. eiweißreicher als die des Unterschenkels gefunden zu haben.

[3] Literatur hierüber bei E. NAWRATZKI, Zur Kenntnis der Cerebrospinalflüssigkeit. Zeitschr. f. physiol. Chem. **23**. 532 (1897) und bei F. BLUMENTHAL, Über Cerebrospinalflüssigkeit. Ergebnisse d. Physiol. 1902 I. 225. — C. COMBA, Untersuchungen über den Stickstoffgehalt der Cerebrospinalflüssigkeit des Kindes in einigen Krankheiten. Ref. in MALYS Jahresber. **29**. 469 (1899).

[4] E. NAWRATZKY, siehe Anmerk. 3. — SCHAEFER, Über das Verhalten der Cerebrospinalflüssigkeit bei Dementia paralytica und einigen anderen Formen des Schwachsinns. Allgem. Zeitschr. f. Psychiat. u. psych. gerichtl. Med. **59**. 84 (1902). — T. SOLLMANN, The Chemistry of Cerebrospinal fluids. Journ. americ. med. assoc. 6. Juni (1903).

[5] TH. PANZER, Zur Kenntnis der Cerebrospinalflüssigkeit. Wiener klin. Wochenschr. (1899) 805.

der tuberkulösen Meningitis der Vorgang wohl kein einfacher und es dürfte der relativ höhere Eiweißgehalt (bis 1 Proz.) unter dem Einfluß entzündlicher Prozesse zustande kommen.[1] Im übrigen läßt sich, soweit die bisherigen Erfahrungen reichen, aus dem Eiweißgehalt der pathologisch vermehrten Cerebrospinalflüssigkeit nicht viel entnehmen, er weicht von dem der normalen durch Lumbalpunktion erhaltenen Flüssigkeit (0,02—0,1 Proz.)[2] nicht beträchtlich ab.

Höhere Werte weisen die Transsudate in die serösen Höhlen auf. Die weiter oben kurzweg als für die Transsudate charakteristisch angegebenen Ziffern beziehen sich auf diese. Die Ergüsse der verschiedenen Höhlen unterscheiden sich rücksichtlich ihres Eiweißgehaltes voneinander kaum oder nicht, d. h. zwischen den Transsudaten der Pleura- und der Peritonealhöhle ist beim gleichen Individuum und zur gleichen Zeit ein Unterschied meist nicht wahrzunehmen. Einzig die Transsudate der Perikardialhöhle scheinen etwas eiweißreicher zu sein, wenigstens fand Runeberg beim Vergleich von Flüssigkeiten aus verschiedenen Höhlen die des Perikardiums stets etwas eiweißreicher als die der Pleura oder des Peritoneums.[3] Der Unterschied war aber nicht bedeutend, und es dürfte sich fragen, ob er konstant ist.

Die Exsudate zeigen im Gegensatz zu den Transsudaten keinen auffallenden Unterschied unter sich. Die weiter oben für dieselben angeführten Werte sind bei allen Arten von Exsudaten zu treffen, sowohl bei denen der serösen Höhlen als im Inhalte subepidermaler Blasen wie sie bei Verbrennungen,[4] Pemphigus, nach Anlegung von Vesikatoren usw. entstehen. Der Eiweißgehalt schwankt zwischen 3 und 7 Proz. Es sei jedoch bemerkt, daß er bei Brandblasen auch geringer sein kann. Ich fand in einem daraufhin untersuchten Blaseninhalt bloß 0,5 Proz. Eiweiß.

Über den Eiweißreichtum des Blaseninhalts einiger Hautaffektionen geben uns Török und Voss[5] Auskunft. Sie fanden bei

[1] Pfaundler, Über Lumbalpunktion an Kindern. Jahrbuch f. Kinderheilkunde N. F. **49**. 264 (1899). — L. Rénon et L. Tixier, Sur les albumines du liquide cephalo-rhachidien pathologique. Soc. biol. **60**. 639 (1906).

[2] H. Quincke, Über Lumbalpunktion. Berl. klin. Wochenschr. (1895) Nr. 41, 889. — Rieken, Über Lumbalpunktion. Archiv f. klin. Med. **56**. 1 (1895) u. a.

[3] Siehe auch Wachsmuth S. 213 Anm. 1.

[4] K. A. H. Mörner, Untersuchungen der Blasenflüssigkeit nach Verbrennung der Haut. Skand. Arch. f. Physiol. **5**. 272 (1895).

[5] L. Török u. B. Voss, Der Eiweißgehalt des Serums von Hautblasen. Ref. in Malys Jahresber. **30**. 913 (1900).

Pemphigus 4,9 Proz., bei Dermatitis herpetiformis 6,1 Proz., bei Erysipelas 4,7 Proz, bei „Epidermolysis hereditaria bullosa" 7,1 Proz, während bei Urticaria bullosa bloß 2,8 Proz. beobachtet wurden.

Der Hydroceleninhalt zeigt große Schwankungen. Bald enthält er ähnlich wie in Exsudaten 3—7 Proz.,[1] bald nur weniger als 1 Proz.[2] Ich selbst fand ihn mehrere Male (bei Kindern) zwischen 1,2 und 1,4 Proz. liegend. Das weist auf verschiedene Entstehungsweisen hin, auf einfache Stauung bzw. auf Entzündungen.

Die Eiweißstoffe, welche in den serösen Ergüssen vorkommen, sind die Serumglobuline(Eu- und Pseudoglobulin), das Serumalbumin und das Fibrinogen. Erstere [S.-Globulin (generell genommen) und S.-Albumin] sind in allen Ergüssen zu treffen. Nur in Cerebrospinalflüssigkeit haben mehrere Autoren Albumin vermißt. Wir möchten aber vor der Hand die Frage noch offen lassen, ob es ihnen nicht bloß entgangen sei.

Das Fibrinogen findet sich in größeren Mengen nur in den Exsudaten vor. Man hat sein Vorkommen, bzw. das Vorhandensein von Fibrin als Unterscheidungsmerkmal für Exsudate und Transsudate herangezogen. Das Fibrinogen kann schon innerhalb der serösen Höhlen gerinnen, — bei der Punktion kommt es dann in Gestalt von Fibrinflocken zum Vorschein — oder aber, was häufiger der Fall, es gerinnt erst nach der Entleerung der Flüssigkeit. Interessant ist, daß Méhu die Ergüsse bei septischen Infektionen am fibrinreichsten fand, da neuerdings Langstein und Mayer[3] in jenen Fällen das Blutserum auch reich an Fibrinogen gefunden.

Außer den erwähnten Eiweißstoffen ist von Hammarsten[4] noch ein anderer beschrieben worden, der sich vorwiegend in Transsudaten speziell in Ascitesflüssigkeit, nur in geringerer Menge dagegen in Exsudaten findet und von den angeführten sich dadurch unterscheidet, daß er in der Siedehitze bei saurer Reaktion nicht gerinnt, dagegen aus dem Filtrat der koagulablen Eiweißkörper durch Essigsäure ausgefällt wird. Dieser wegen seiner Ausfällbarkeit durch verdünnte Säuren und seinem hohen Gehalt an abspaltbaren Kohlehydraten von Hammersten den Mucinen nahe gestellte und von ihm als Mukoid bezeichnete Körper — der, wie wir beiläufig bemerken

[1] Joachim, siehe S. 215 Anm. 3. — Moritz, siehe S. 218 Anm. 2. — Wachsmuth, siehe S. 213 Anm. 1. — Neuenkirchen, siehe S. 214 Anm. 3.

[2] Vgl. Ott, siehe S. 214 Anm. 2.

[3] Vgl. S. 187 Anm. 3.

[4] Hammarsten, Über das Vorkommen von Mukoidsubstanzen in Ascitesflüssigkeiten. Zeitschr. f. physiol. Chem. **15**. 202 (1891).

wollen, seiner Darstellung nach an das im Eierklar vorkommende Ovomukoid erinnert — ist auch von anderen Autoren mehrfach aufgefunden worden. Wir möchten aber mit Rücksicht auf die schon erwähnten Untersuchungen YOUNGS die Frage offen lassen, ob es sich hier nicht lediglich um einen in der Siedehitze von dem Serumeiweiß abgesprengten Komplex handelt, ist doch der Körper aus ungekochten Transsudaten nicht darstellbar. Das gleichzeitige Auftreten von Albumosen und Peptonen legt einen solchen Schluß sehr nahe.

In den letzten Jahren ist mehrfach von einem ferneren Eiweißstoff die Rede gewesen, welcher, im Gegensatz zu dem eben erwähnten, nicht oder wenigstens nur in sehr geringer Menge in Transsudaten, dagegen reichlich in Exsudaten verschiedenster Herkunft vorkommt. Er zeichnet sich aus durch seine Ausfällbarkeit aus dem weiter nicht vorbehandelten (nicht gekochten) Exsudat durch verdünnte Essigsäure und seine beinahe vollständige Löslichkeit im Überschuß des Reagens.

Auf das Vorkommen dieses Körpers ist schon von MÉHU[1] im Jahre 1877, später von MORITZ im Jahre 1886 aufmerksam gemacht worden, auch STRAUSS, F. MÜLLER und CLOËTTA haben ihn bei Gelegenheit ihrer Untersuchungen über das Harneiweiß erwähnt.[2] MORITZ sprach ihn als globulinartige Substanz an und RUNEBERG[3] wies später, gestützt auf eigene Beobachtungen, auf die differential-diagnostische Bedeutung dieses Körpers hin, welcher in rascher und bequemer Weise gestatte, Exsudat und Transsudat voneinander zu unterscheiden. Seine Angabe ist wenig beachtet geblieben, bis in neuerer Zeit das Interesse der Forscher sich wieder diesem Körper zuwandte.

Ein durch Essigsäure fällbarer, gleichfalls bloß in Exsudaten und nie bei Abwesenheit von entzündlicher Reizung vorkommender Körper wurde von PAIJKULL[4] beschrieben. Dieser scheint aber mit dem vorerwähnten nicht identisch zu sein, da ihn PAIJKULL phosphorhaltig fand,[5] während jener nach den neueren Angaben von

[1] C. MÉHU, Etude sur les liquides pathologiques de la cavité péritonéale. Arch. génér. de méd. (1877) II. 513.

[2] Siehe Kapitel X, 2.

[3] Siehe S. 215 Anm. 1.

[4] L. PAIJKULL, Beiträge zur Kenntnis von der Chemie der serösen Transsudate. Ref. in MALYS Jahresber. **22**. 558 (1893).

[5] Vgl. R. STÄHELIN, Über den durch Essigsäure fällbaren Eiweißkörper der Exsudate und der Urine. Münch. med. Wochenschr. 1902. Nr. 34, 1413 Vgl. auch B. PESCI, Über einen Fall von fadenziehendem Ascites mit Untersuchungen über die Reaktion der Exsudate gegen Essigsäure. Gazz. ospedali. [Ref. im Biochem. Centralbl. (1905), Ref. Nr. 690].

Umber[1] und Stähelin[2] phosphorfrei ist. Es scheint sich also um zwei verschiedene Eiweißkörper zu handeln, um ein Nukleoalbumin und den erst angeführten Körper.

Über die Natur des letzteren gingen die Ansichten der Autoren auseinander. Neuerdings ist er, nachdem ihn schon Moritz und Stähelin als einen den Globulinen nahestehenden Körper angesprochen hatten, von Joachim[3] und Matsmuoto[4] als aus Euglobulin und Fibrinogen bzw. Fibrinoglobulin bestehend erkannt worden. Auf den Einspruch Umbers gegen die Zugehörigkeit des Körpers zu jener Gruppe von Eiweißstoffen wegen seiner Nichtkoagulierbarkeit in der Siedehitze bei neutraler oder „eben ganz schwach saurer" Reaktion, möchten wir nicht zu viel Gewicht legen, da die Gerinnbarkeit der Eiweißkörper zu sehr von äußeren Faktoren, vor allem von der Gegenwart von Neutralsalzen abhängt, um darauf eine Charakteristik zu bauen.

Was das Nukleoalbumin Paijkulls anbelangt, so liegt es nahe, seinen Ursprung in untergegangenen Leukozyten zu suchen. Es ist in der Tat nur in zellenreichen Exsudaten vorgefunden worden. Das würde auch sein Fehlen in einfachen Transsudaten, welche keine oder nur wenig Zellen in sich bergen, erklären. Es scheint nur selten vorzukommen, da Matsmuoto in zahlreichen Exsudaten vergeblich nach ihm gefahndet hat.

Das Mischungsverhältnis der verschiedenen Eiweißkörper in den Ergüssen ist ein sehr verschiedenes, scheinbar ganz regelloses; denn trotz vielfacher Bemühungen ist es bisher nicht gelungen, Gesetzmäßigkeiten aufzudecken. Faßt man die beiden Globuline einerseits — das frühere Serumglobulin — und das Albumin anderseits ins Auge und vergleicht beide miteinander in größeren Untersuchungsreihen, so findet man wenig Charakteristisches. Das Verhältnis beider, der Hoffmannsche Eiweißquotient $\left(\frac{\text{S.-Albumin}}{\text{S.-Globulin}}\right)$ ist bei ganz gleichen Prozessen ein verschiedener oder umgekehrt bei verschiedenen ein gleicher: er ist unabhängig vom Totaleiweiß-

[1] F. Umber, Über autolytische Vorgänge in Exsudaten. Münch. med. Wochenschr. 1902. Nr. 28, 1169 und derselbe, Zum Studium der Eiweißkörper in Exsudaten. Zeitschr. f. klin. Med. **48**. H. 5 u. 6 (1903).

[2] Siehe S. 222 Anm. 5.

[3] J. Joachim, Über die Eiweißverteilung in menschlichen und tierischen Körperflüssigkeiten. Pflügers Arch. **93**. 558 (1903).

[4] Matsumoto, siehe Kapitel X, 2.

gehalt, schwankt in sehr weiten Grenzen (von 0,5—85)[1] und gestattet keinen Schluß auf die Natur der Erkrankung. Praktisch ist er ganz irrelevant. Höchstens wäre von ihm zu sagen, daß er im allgemeinen bei Exsudaten niedriger ist, als bei Transsudaten. Die weitgehenden Schlußfolgerungen, welche Mya und Viglezio[2] bezüglich seiner Bedeutung aus ihren Untersuchungen ziehen, sind jedenfalls nicht gerechtfertigt.

Hervorgehoben mag noch sein, daß bei dem gleichen Kranken der Eiweißquotient in verschiedenen Höhlen nicht der gleiche zu sein braucht, beispielsweise fanden ihn Mya und Viglezio in einem Falle von Herzfehler in der Peritonealhöhle gleich 0,9 und in der Pleuralhöhle 2,5. Ebenso kann er in der Anasarkaflüssigkeit ein anderer sein als im Blutserum.[3] In anderen Fällen dagegen ist er sowohl in subkutanen Ergüssen, wie in der Pleural- und Ascitesflüssigkeit gleich wie im Blutserum.[4] Die Behauptung mancher Autoren, daß bei wiederholter Punktion der Eiweißquotient sinke, hat sich nicht bestätigt, oft findet das Gegenteil statt.[5]

Scheinbar weniger regellos liegen die Dinge, wenn man nicht das Gesamtglobulin mit dem Albumin, sondern die verschiedenen Globuline unter sich vergleicht. Solche Untersuchungen sind von Joachim,[5] in geringerem Umfang von Wallerstein[6] angestellt worden. Es hat sich ergeben, daß in entzündlichen Ergüssen der relative Anteil des Euglobulins am Gesamtglobulin etwas größer ist, als in nicht entzündlichen, und daß die relative Zunahme des Gesamtglobulins bei ersteren gegenüber den einfachen Transsudaten wesentlich auf einer Zunahme des Euglobulins beruht. Der Unterschied ist aber sehr gering, er beträgt nur 10 Proz. des Gesamtglobulins — das Euglobulin war von 31 Proz. auf 41 Proz. des Gesamtglobulins gestiegen — Dazu gilt das nur für Ergüsse der Brusthöhle. In der Bauchhöhle waren die Verhältnisse weit undeutlicher. Dort war überhaupt nichts Konstantes zu finden. Joachim

[1] Fitchner, Globulinbestimmungen in Ascitesflüssigkeiten. Arch. f. klin. Med. **44**. 323 (1889). — F. A. Hoffmann, Globulinbestimmungen in Ascitesflüssigkeiten. Arch. f. exp. Path. u. Pharm. **16**. 133 (1883).

[2] G. Mya ed A. Viglezio, Ricerche quantitative sulle sostanze albuminose del siero dei trasudati ed essudati etc. Arch. ital. di clin. medica 1888.

[3] A. Csatáry, Über Globulinurie II. Arch. f. klin. Med. **48**. 358.

[4] J. J. Pigeand, Über Eiweißkörper in serösen Flüssigkeiten. Ref. in Malys Jahresber. **16**. 474 (1886).

[5] Joachim, siehe S. 223 Anm. 3.

[6] S. Wallenstein, Quantitative Bestimmung der Globuline im Blutserum und in anderen tierischen Flüssigkeiten. Inaug.-Dissertat. Straßburg 1902.

erklärt das damit, daß keine reinen Ergußformen, sondern die oben besprochenen Mischformen ihm vorgelegen hätten. Das mag richtig sein; denn in einer Ascitesflüssigkeit, die als reines Transsudat aufzufassen war, nämlich bei einer Pfortaderthrombose infolge von Echinokokkus der Leber war die Euglobulinmenge sehr gering, sie betrug bloß 7,6 Proz. des Gesamtglobulins, und desgleichen vermochte JOACHIM kein Euglobulin in Ödemflüssigkeit nachzuweisen. Es gilt eben für die Beurteilung des gegenseitigen Mengenverhältnisses der verschiedenen Eiweißarten das, was wir weiter oben für den Gesamteiweißgehalt gesagt hatten. Es können verschiedene Faktoren sich kombinieren, und aus der Multiplizität der Kombinationsmöglichkeiten resultiert die Verschiedenheit der Befunde. Es ist in der Tat nicht anzunehmen, daß eine vollständige Regellosigkeit herrsche und daß es dem Zufall überlassen sei, ob mehr von der einen oder der anderen Eiweißart in den Erguß übergeht. Es muß hinter der Inkonstanz der Befunde eine Gesetzmäßigkeit verborgen sein. Das rechtfertigt das Interesse, welches die Autoren immer wieder der Beschaffenheit der Ergüsse zuwenden. Es wird aber noch vieler und planmäßig angelegter Arbeit bedürfen, um über diese Verhältnisse Licht zu verbreiten.

Nach dem bisher vorliegenden, allerdings nur spärlichen Tatsachenmaterial möchte man eine stärkere Euglobulinausscheidung mit entzündlichen Prozessen in den serösen Membranen in Zusammenhang bringen. Ob der Befund konstant ist, bleibt noch abzuwarten. Wir versagen es uns denn auch, Erörterungen darüber anzuknüpfen. Doch scheinen auch andere Membranen mit Vorliebe bei Entzündung diesem Eiweißstoff Durchtritt zu gewähren. Er findet sich außer in den großen serösen Höhlen im Inhalte von Vesikatorenblasen und in den Gelenkhöhlen.[1] Auch scheidet ihn die Harnblasenschleimhaut bei Cystitis und die Niere bei Nephritis aus. Was letztere anbelangt, so werden wir weiter unten ausführlich darauf zu sprechen kommen.

Erweist sich die Beziehung der Euglobulin- bzw. Fibrinogenausscheidung zur akuten Entzündung als konstant, so wäre zunächst die Frage zu erledigen, ob eine veränderte Durchlässigkeit der Membranen (bzw. der Blutkapillaren) die Hauptrolle spielt, oder ob bei Entzündungen im Blute mehr Fibrinogen bzw. Euglobulin zirkuliert.

---

[1] Der von SALKOWSKI [Zur Kenntnis der Synovia insbesondere des mucinähnlichen Körpers derselben. VIRCHOWS Arch. **131**. 304 (1893)] in einem Fall von Hydarthros nachgewiesene Körper, das Synovin, ist wohl identisch mit dem Euglobulin.

Letzteres stimmte mit den Beobachtungen überein, daß bei Infektionen der Globulingehalt des Blutes vermehrt ist.

Außer den erwähnten sind in pathologischen Ergüssen keine genuinen Eiweißkörper gefunden worden. Dagegen ist wiederholt und von verschiedener Seite auf das Vorkommen von Albumosen und Peptonen aufmerksam gemacht worden, wobei allerdings die älteren Angaben hierüber nicht zu gebrauchen sind.

YOUNG hat in der schon erwähnten Dissertation gezeigt, daß in den durch Siedehitze enteiweißten Ascitesflüssigkeiten sich Albumosen und Peptone nachweisen lassen. Er hat sie aber als Kunstprodukte, entstanden unter der Einwirkung der Säure in der Siedehitze, aufgefaßt. Neuerdings tritt UMBER,[1] welcher die YOUNGschen Befunde im wesentlichen bestätigt, für die Annahme ein, die Albumosen seien in den Ergüssen präformiert und als Produkte der Autolyse anzusehen. Welche dieser beiden Annahmen die richtige ist, lasse ich dahingestellt sein.[2] Da das Blut in der Norm Albumosen führen soll, so hat ihr Vorkommen in den Ergüssen nichts Befremdendes. Doch bemerke ich nochmals, daß YOUNG in den genuinen Transsudaten Peptone vermißte.

Die in den Ergüssen vorhandenen Eiweißkörper sind für den Organismus im großen und ganzen totes Material. Die Spaltung durch autolytische Prozesse ist zu gering, als daß dadurch eine in Betracht kommende Menge leicht in den Säftestrom zurückdiffundierbarer Abbauprodukte entstünde. Wird der Erguß resorbiert, so kommt er dem Organismus wieder zugute; wird dagegen die Flüssigkeit künstlich entleert, so geht ihm wertvolles Nährmaterial verloren. Auf diese Weise können ganz erhebliche Eiweißmengen dem Körper entzogen werden. SCHULZ und MÜLLER[3] berechneten in ihrem Fall einen täglichen Verlust von mehr als 15 g Eiweiß, entsprechend rund 70 g Muskelfleisch.

Im Gegensatz zu den Eiweißkörpern zeigen die nicht kolloidalen Bestandteile der Trans- und Exsudate ziemlich konstante Werte. Die Schwankungen, welchen sie unterworfen sind, dürften denen des Blutplasmas entsprechen. Doch sind auch hier vergleichende Untersuchungen noch nicht vorgenommen.

Die **molekulare Konzentration** der Transsudate und serösen

---

[1] F. UMBER, Zum Studium der Eiweißkörper in Exsudaten. Zeitschr. f. klin. Med. **48**. (1903).

[2] Vgl. hierüber auch W. D. HALLIBURTON and P. C. COLLS, Proteoses in serous effusions. Journ. of pathol. and bacteriol. 1895, 295.

[3] Siehe S. 216 Anm. 3.

(zellenarmen) Exsudate[1] ist meist etwas geringer als die des zugehörigen Blutes. Ihr entspricht eine Gefrierpunktserniedrigung von 0,52°—0,53° gegen 0,55°—0,56° im Blut. Sie erreicht aber auch die Höhe, die sie im Blute innehat und übertrifft sie. Zwischen Ex- und Transsudaten besteht hinsichtlich der molekularen Konzentration kein durchgreifender Unterschied. Hypertonisch sind fast alle zellenreichen (eitrigen) Ergüsse, und zwar rührt das von dem Zerfall von Zellen und dem Übergang löslicher Zerfallsprodukte in die Flüssigkeit her. Je stärker der Zellzerfall, je intensiver die Bakterientätigkeit, um so tiefer sinkt der Gefrierpunkt. Aber auch viele kardiale Transsudate zeigen eine beträchtliche Erhöhung ihrer molekularen Konzentration. Hier handelt es sich wohl um die Wirkung verminderter Nierentätigkeit und die Retention harnfähiger Stoffe.

Die Höhe der molekularen Konzentration steht in gewisser Beziehung zu dem Stadium, in welchem sich der Erguß befindet. Nach den sorgfältigen Untersuchungen H. Meyers[2] unter His' Leitung zeigen sich Differenzen zwischen dem Gefrierpunkte des Exsudates und des Blutes, solange das Exsudat im Steigen oder Fallen begriffen ist. Die Gefrierpunkterniedrigung des Ergusses ist bei steigenden Exsudaten geringer, bei fallenden größer, und nur bei stationären gleich derjenigen des Blutes.

Unter den am osmotischen Drucke der Ergüsse sich beteiligenden Substanzen zeigen die Salze eine besondere Konstanz, sie betragen durchschnittlich 0,85 Gewichtsprozente der Flüssigkeit,[3] wovon

---

[1] F. Tauszk, Beiträge zu den Eigenschaften der Exsudate und Transsudate. Ref. in Malys Jahresber. **26**. 871 (1896). — J. Baylac, Cryoscopie des liquides d'oedèmes. Compt. rend. d. l. soc. d. biol. **53**. 521 (1900). — K. Bodon, Untersuchungen über die molekularen Konzentrationsverhältnisse der pathologischen Flüssigkeiten des Menschen. Pflügers Arch. **104**. 519 (1904). — C. v. Rzentkowski, Beitrag zur Frage des osmotischen Druckes der Ex- und Transsudate. Berl. klin. Wochenschr. (1904) 227. — Derselbe, Über den Gehalt des Blutes und der Ex- und Transsudate an Trockensubstanz, Gesamt- und Reststickstoff bei verschiedenen Krankheiten. Virchows Arch. **179**. 405 (1905). — W. Zangemeister, Über die molekulare Konzentration pathologischer Flüssigkeitsansammlungen usw. Wien. med. Wochenschr. (1904) 1818.

[2] H. Meyer, Physikalisch-chemische Untersuchungen an Ergüssen in Körperhöhlen. Deutsch. Arch. f. klin. Med. **85**. 149 (1905). Vgl. auch Rotschild, Therapie der Gegenwart (1903) Heft 4. — L. v. Kétly u. A. v. Torday, Deutsch. Arch. f. klin. Med. **79**. 563 (1904). — S. Schoenborn, Fortschritte der Medizin (1905) Nr. 4, 101.

[3] Reuss, siehe S. 214 Anm. 1. — Runeberg, Über den Gehalt an festen Bestandteilen mit Abzug des Albumins und an Chloriden in pathologischen Transsudaten. Arch. f. klin. Med. **35**. 266 (1884). — Méhu, siehe S. 218 Anm. 1. — Derselbe, siehe S. 222 Anm. 1. — Derselbe, Des liquides de l'hydrocèle

0,62—0,7 Proz. auf die Chloride entfallen. Die Verhältnisse liegen also ähnlich wie im Blutplasma.

Namhafte Schwankungen weisen die organischen Stoffe auf. Sie sind auf begleitende Umstände zurückzuführen und haben mit dem Trans- bzw. Exsudationsprozeß als solchem nichts zu tun. Eine Zunahme der Extraktivstoffe ist dort zu konstatieren, wo abnorme Substanzen im Blute kreisen, oder wo die normalen Bestandteile vermehrt sind. So fand Runeberg[1] einmal bei Urämie in einem Pleuraexsudat allein 0,5 Proz. Harnstoff und Edlefsen[2] in einem Perikardialtranssudat sogar über 1 Proz., während für gewöhnlich Ergüsse wie auch das Blutplasma nur etwa 0,05—0,08 Proz. Harnstoff[3] und meistens überhaupt nur 0,5—0,7 Proz. Extraktivstoffe enthalten.[4]

Exsudate sind im allgemeinen etwas reicher an Extraktivstoffen als Transsudate. Das dürfte von den darin vorkommenden in Zerfall geratenen Zellen herrühren. Ebenso enthalten die nach dem Tode entnommenen Ergüsse, besonders jene der Bauchhöhle, mehr Extraktivstoffe als intra vitam entleerte. Am reichlichsten lassen sie sich aus den eitrigen und jauchigen Ergußflüssigkeiten gewinnen.

Unter den Extraktivstoffen sind am eingehendsten die Kohlehydrate untersucht. Traubenzucker wurde oft vermißt. Doch mehren sich in den letzten Jahren die Behauptungen, wonach der negative Befund bloß von mangelhafter Untersuchungstechnik herrühre; Pascheles und Reichel,[5] Pickardt,[6] Rotmann,[7]

---

de la tunique vaginale et de l'hydrocèle enkystée de l'épididyme. Arch. génér. de méd. 1875 I. 527. — T. Schilling, Über Echinokokkenflüssigkeit. Centralbl. f. inn. Med. (1904) Nr. 33. — D. Crisafi, Ricerche e considerazioni cliniche sulla quantità di NaCl contenuta nel liquido cefalo-rachideo di bambini malati. Il Morgagni (1904) 1. — Fuchs u. Rosenthal, Physikalisch-chemische, zytologische und anderweitige Untersuchungen der Cerebrospinalflüssigkeit. Wien. med. Presse (1904) Nr. 44—47.

[1] Siehe S. 214 Anm. 1.

[2] v. Ziemsens Handbuch, Nierenkrankheiten 96.

[3] H. Ulrici, Über den Harnstoffgehalt von Transsudaten und Exsudaten. Centralbl. f. inn. Med. (1903) Nr. 16, 393. — G. Carrière, Über die chemische und histologische Zusammensetzung der Exsudate bei akuten sero-fibrinösen Pleuritiden. Compt. rend. soc. Biol. **51**. 467. Ref. in Malys Jahresber. **29**. 819 (1899).

[4] Vgl. Reuss, S. 214 Anm. 1.

[5] W. Pascheles u. O. Reichel, Über den Zuckergehalt pathologischer Flüssigkeiten. Wien. klin. Wochenschr. (1896) Nr. 17, 311.

[6] W. Pickardt, Zur Kenntnis der Chemie pathologischer Ergüsse. Berl. klin. Wochenschr. (1897) Nr. 39, 844.

[7] Rotmann, Untersuchungen über den Zuckergehalt pathologischer Flüssigkeiten. Münch. med. Wochenschr. (1898) Nr. 6, 170.

Baer,[1] Ransom[2] u. a.[3] fanden in allen daraufhin untersuchten serösen Ergüssen, auch in perikardialen, subkutanen und subepidermoidalen, ebenso in der Hydrocelen- und Hydarthrosflüssigkeit, sowie im Liquor cerebrospinalis, stets Traubenzucker; einzig die eitrigen erwiesen sich als zuckerfrei, es scheint, daß die Eiterkörperchen ein glykolytisches Ferment liefern. Auch zellenreiche (nichteitrige) Exsudate enthalten weniger Zucker. Die für gewöhnlich gefundenen Zuckermengen betragen 0,04 bis 0,13 Proz., selten mehr, entsprechen also ziemlich dem Prozentgehalt im Blutplasma. Die Angabe, daß Ascitesflüssigkeiten zuckerreicher seien als Pleural- oder andere Ergüsse, trifft nicht zu; auch bei Pfortaderstasen ist der Zuckergehalt der Ascitesflüssigkeit nicht größer als bei sonstiger Stauung, die Unterschiede betreffen höchstens 0,1—0,2 Proz. und sind nicht konstant. Ebensowenig ist eine Differenz zwischen Transsudaten und Exsudaten, wie sie Mya und Graziadei[4] annehmen, vorhanden.

Pickardt[5] gibt an, in Ergüssen des öfteren Lävulose, entweder allein oder in Begleitung von Traubenzucker nachgewiesen zu haben. Wie jedoch aus Baers[6] Dissertation hervorgeht, ist sie nicht präformiert darin vorhanden, sondern stellt ein Laboratoriumsprodukt dar, entstanden aus Glykose unter dem Einfluß des alkalischen Mediums.[7] Nach neueren Untersuchungen von Neuberg und Strauss[8]

---

[1] J. Baer, Über Vorkommen und Verhalten einiger Zuckerarten im Blut und in pathologischen Flüssigkeiten. Inaug.-Dissertat. Straßburg 1899.

[2] Ransom, The occurence of sugar in patholog. effusions. Ref. im Centralbl f. klin. Med. **12.** 339 (1891). — G. Patein, De la présence du glucose dans le liquide d'hydrocèle. Soc. d. biol. **60.** 303 (1906) und Journ. de pharm. et de chimie **23.** 239 (1906).

[3] C. Bock, Über den Zuckergehalt von Ödemflüssigkeiten. Arch. f. Anat. u. Physiol. (1873). — O. Rosenbach, Über das Vorkommen von Zucker in Ödemflüssigkeit. Ref. in Malys Jahresber. **12.** 465 (1882). — L. Grimbert et V. Couland, Sur la présence du glucose dans le liquide cephalorachidien. Journ. de pharm. etde chim. (6) **17.** 284 (1903). — O. Rossi, Beitrag zur Kenntnis der in der Cerebrospinalflüssigkeit enthaltenen reduzierenden Substanz. Zeitschr. f. physiol. Chem. **39.** 183 (1903).

[4] G. Mya u. B. Graziadei, Über die Gegenwart und Menge der Glykose in serösen und eitrigen Exsudaten und in Zystenflüssigkeiten. Ref. in Malys Jahresber. **20.** 423 (1890).

[5] Siehe S. 228 Anm. 6.

[6] Siehe Anm. 1.

[7] Vgl. Lobry de Bruyn u. van Ekenstein, Einwirkung von Alkalien auf Kohlehydrate. Ber. d. deutsch. chem. Ges. **28.** 3078.

[8] C. Neuberg u. H. Strauss, Über Vorkommen und Nachweis von Fruchtzucker in den menschlichen Körpersäften. Zeitschr. f. physiol. Chem. **36.** 227 (1902).

soll sich jedoch Lävulose in manchen Fällen einwandfrei nachweisen lassen.

Neben den Kohlehydraten begegnet man in den Ergüssen einer ganzen Reihe anderer organischer Substanzen, die vom Blutplasma in sie hinübertreten. Dazu gehören Gallenfarbstoffe, gelöstes Hämoglobin (ohne daß Blutung stattgefunden hätte, nämlich bei Hämoglobinämie), Urobilin,[1] Harnsäure, Purinbasen,[2] Inosit, Kreatin usw. Auch Fleischmilchsäure, Leucin und Tyrosin sind darin gefunden worden. Weiterhin wurden Bernsteinsäure in der Hydrocelenflüssigkeit und Allantoin in der Ascitesflüssigkeit (bei Leberzirrhose)[3] nachgewiesen. In der Ödemflüssigkeit ist das Vorkommen von Harnsäure gemeldet. In alten serösen Exsudaten finden sich gelegentlich als Reste von in Verfettung geratenen Leukozyten und Epithelien Cholestearinkristalle. Burkhart[4] fand bei einem Leukämiker Charcot-Leydensche Kristalle in der Ascitesflüssigkeit.

Mitunter kommen in Exsudaten (z. B. tuberkulösen) Gallenfarbstoffe vor, ohne daß Cholämie besteht,[5] und zwar sogar in erheblicher Menge. Sie verdanken ihren Ursprung der Umsetzung von Blutfarbstoffen in Bilirubin (das frühere Hämatoidin) außerhalb der Leber[6] und stehen nicht mit Leberaffektionen in Zusammenhang. Das Blut ist denn auch frei von Gallensäuren. Das Vorhandensein von Gallenfarbstoff hat unter solchen Umständen keine weitere Bedeutung und weist bloß darauf hin, daß ein Blutaustritt stattgefunden hat und daß dieser schon älteren Datums ist.

In der Cerebrospinalflüssigkeit will Halliburton[7] wiederholt Brenzkatechin vorgefunden haben, ein Befund, der jedoch von anderen

[1] C. Stich, Urobilin in Ascitesflüssigkeit. Münch. med. Wochenschr. (1901) 1751. — C. Ajello, Experimenteller Beitrag zur Genese des Urobilins in Zystenflüssigkeiten, Transsudaten und Exsudaten. Ref. in Centralbl. f. inn. Med. **15.** 502 (1904).

[2] R. v. Jaksch, Über die klinische Bedeutung des Vorkommens von Harnsäure und Xanthinbasen im Blute, den Exsudaten und Transsudaten. Ref. in Malys Jahresber. **21.** 439 (1891).

[3] R. Moscatelli, Beiträge über den Zucker- und Allantoingehalt im Harn und in der Ascitesflüssigkeit bei Leberzirrhose. Zeitschr. f. physiol. Chem. **13.** 202 (1889).

[4] Burkhart, Deutsche med. Wochenschr. (1899). Vereinsbeilage 9.

[5] v. Criegern, Münch. med. Wochenschr. (1902) Nr. 35, 1483.

[6] Vgl. Kapitel: Pigmente.

[7] W. D. Halliburton, Cerebrospinalfluid. The Journal of physiology **10.** 232 (1889). — St. Clair Thomson, L. Hill u. W. D. Halliburton, Beobachtungen über die Cerebrospinalflüssigkeit beim Menschen. Ref. in Malys Jahresbericht **29.** 468 (1899).

Autoren nicht hat können bestätigt werden, wogegen das öfters nachgewiesene Cholin ein konstanter Bestandteil der Hirnhöhlenflüssigkeit zu sein scheint.[1] Auch Traubenzucker[2] wird häufig in derselben gefunden, vielleicht aber nicht in größerer Menge als er im normalen Blutserum vorhanden ist.

Auf seltene, in der Cerebrospinalflüssigkeit nachgewiesene und theoretischen Vorstellungen gemäß ätiologisch mit pathologischen Vorkommnissen zusammenhängende Substanzen, wie etwa die Carbaminsäure bei Eklampsie[3] usw., soll hier nicht eingegangen werden. Ihr Zusammenhang mit diesen Zuständen ist nichts weniger als erwiesen.

Bei Krankheiten, die mit Untergang von Nervengewebe einhergehen (Tumor cerebri, Tabes dorsalis, progressive Paralyse), sollen nach Donath[4] die Phosphate in der Cerebrospinalflüssigkeit vermehrt sein.

Wenn wir noch erwähnen, daß Grünberger[5] in einem Falle von Coma diabeticum Azetessigsäure in der Cerebrospinalflüssigkeit nachgewiesen hat, so haben wir die Reihe aller in den Ergüssen gefundenen Extraktivstoffe erschöpft.

Neben den bisher besprochenen, klaren, durchsichtigen gibt es als relativ seltenere Erscheinung trübe Ergüsse von milchartiger Beschaffenheit und grau- oder grünlichweißer Farbe. Sie verdanken ihr Aussehen entweder einem hohen Gehalt an emulgiertem Fett, oder aber, wie zuerst Quincke[6] gezeigt hat, einer feinsten Suspension

[1] W. Gulewitsch, Chemische Untersuchung einer Meningoceleflüssigkeit. Le physiologiste russe **2**. 35 (1902). — R. W. Allen, Choline in blood and cerebrospinalfluid. Proc. roy. soc. **31**. 56 (1904). — J. Donath, Detection of choline in the cerebrospinalfluid by means of the polarisationmicroscope. Journ. of physiol. **33**. 211 (1905).

[2] Vgl. u. a. O. Rossi, Beitrag zur Kenntnis der in der Cerebrospinalflüssigkeit enthaltenen reduzierenden Substanz. Zeitschr. f. phys. Chem. **39**. 183 (1903); vgl. auch Nawratzki, siehe S. 219 Anm. 3. — Salkowski, Zur Kenntnis der Hydrocephalusflüssigkeit. Festschrift zum 60. Geburtstag von M. Jaffé. L. Langstein, Zur Kenntnis der Cerebrospinalflüssigkeit in einem Fall von chronischem Hydrocephalus. Jahrb. f. Kinderheilkunde **58**. 925 (1903).

[3] Hoffmann, Centralbl. f. inn. Med. **19**. (1897).

[4] J. Donath, Der Phosphorsäuregehalt der Cerebrospinalflüssigkeit bei verschiedenen, insbesondere Nervenkrankheiten. Zeitschr. f. physiol. Chem. **42**. 141 (1904).

[5] V. Grünberger, Über den Befund von Acetessigsäure in der Cerebrospinalflüssigkeit bei Coma diabeticum. Centralbl. f. inn. Med. **25**. (1905).

[6] H. Quincke, Über fetthaltige Transsudate, Hydrops chylosus und Hydrops adiposus. Deutsch. Arch. f. klin. Med. **16**. 121 (1875).

ungelösten Eiweißes. Beide Formen sind der Ausdruck ganz verschiedener pathologischer Vorgänge und beanspruchen daher eine gesonderte Besprechung.

Die **fettreichen Ergüsse**[1] bieten unter dem Mikroskop das charakteristische Bild einer Fettemulsion dar und geben beim Schütteln mit Äther, nach Zusatz von Natronlauge, unter vollständiger Klärung, ihr Fett an den Äther ab. Beim Stehen schwimmt eine mehr oder minder dicke Rahmschicht auf, ein Umstand, auf den man, wegen des dadurch gewährten Schutzes gegen das Eindringen von Mikroorganismen, die große Widerstandsfähigkeit dieser Ergüsse gegen Fäulnis bezogen hat.

Der Fettgehalt ist ein wechselnder, er beträgt meistens 0,1 bis 2,0 Proz., seltener über 3 Proz. (bis auf 5 Proz.),[2] hält sich also in den gleichen Grenzen wie der des Chylus, der nach Fettgenuß auch so hoch steigen kann. Daneben kommen Cholestearin (bis 4 Proz.) und Lecithin[3] vor. Je nach dem Fettreichtum zeigt die Flüssigkeit eine mehr wässerige oder mehr milchige Beschaffenheit. In ihren sonstigen Bestandteilen ist kein Unterschied gegenüber anderen serösen Ergüssen wahrzunehmen. Im allgemeinen ist sie relativ arm an Eiweiß, das meistens 2—3 Proz., seltener weniger (bis 1 Proz.) oder mehr (bis 7 Proz.), entsprechend einem spezifischen Gewicht von 1,010—1,026, ausmacht. Daraus könnte man geneigt sein, auf einfache Transsudation, nicht aber auf entzündliche Vorgänge, zu schließen. Doch sind über diesen Gegenstand die Akten noch keineswegs geschlossen. Über die Entstehungsweise dieser Ergüsse hat

---

[1] Zirka 200 Fälle beschrieben. A. Bargebuhr, Über Ascites chylosus und chyliformis. Arch. f. klin. Med. **51**. 161 (1893). Literaturhinweise. — Derselbe, Chylöse und chyliforme Ergüsse in Pleura- und Pericardialraum. Ebenda **54**. 410 (1895). — Rotmann, Über fetthaltige Ergüsse in den großen, serösen Höhlen. Zeitschr. f. klin. Med. **31**. 416 (1894). — A. Ceconi, Über einen Fall von Ascites chylosus. Münch. med. Wochenschr. (1899) Nr. 15, 477. — E. Hahn, Über Chylothorax. Deutsche med. Wochenschr. (1899) 401. — Kirchner, Ein Fall von rechtsseitigem Chylothorax infolge von Ruptur des Ductus thoracicus, nebst Statistik und Kritik der bisher bekannten einschlägigen Fälle. Arch. f. klin. Chir. **32**. 156 (1885). — O. Heussen, Ein doppeltseitiger traumatischer Chylothorax. Münch. med. Wochenschr. (1898) 628. — Handmann, Zwei Fälle von traumatischem Chylothorax. Ebenda (1899) 181. — C. Strzyzowski, Über die chemische Zusammensetzung einer chylösen Ascitesflüssigkeit. Correspondenzbl. f. Schweizer Ärzte **33**. 618 (1903).

[2] H. Smidt-Guttmann, Über einen Fall von chylösem Ascites. Zeitschr. f. klin. Med. **2**. 199 (1881).

[3] K. Hödlmoser, Chemische Untersuchung einer fetthaltigen Ascitesflüssigkeit. Wien. klin. Wochenschr. (1898) 1149.

es an Mutmaßungen und Erklärungsversuchen, auch an solchen phantastischer Art — die älteren Autoren sprachen von „Milchmetastasen“ — nicht gefehlt. Die Anschauung, daß es sich um einen Erguß von Chylus in die seröse Höhle, mit oder ohne Serumbeimengung handle, wird jetzt fast allgemein — auch von den französischen Autoren, die sich früher dagegen am meisten sträubten — akzeptiert.[1] In einigen Fällen scheint denn auch diese Ätiologie des Hydrops chylosus keinem Zweifel zu unterliegen:[2] sowohl das plötzliche Auftreten der Ergießung nach einem Trauma bei früher gesund gewesenen Personen, wie auch der ganze klinische Verlauf sprechen dafür, daß eine Ruptur eines Chylusgefäßes oder des Ductus thoracicus stattgefunden haben muß. Solche Verletzungen sind jedoch nicht häufig durch die Sektion bestätigt worden und oft ist das Offensein eines Chylusgefäßes bloß ein Postulat geblieben. Neben Verletzungen sind noch andere Ursachen für das Bersten von Chylusgefäßen nachgewiesen worden, wie Stauung in den Chylusbahnen infolge Kompression durch Drüsen, Neoplasmen oder Steinbildung, oder Obliteration großer Venenstämme durch ausgedehnte Thrombosierung.[3] Man findet dann die Chylusgefäße in ihrem ganzen Verlauf prall gefüllt und erweitert, als weiße Stränge. Auch Parasiten, Filarien, liegen dem Übel zugrunde. Am häufigsten trifft man die chylösen Ergüsse im Anschluß an chronische Entzündungen der serösen Häute tuberkulöser oder nicht tuberkulöser Natur,[4] oder bei Affektionen, welche in chronischer Weise die Serosa in Mitleidenschaft ziehen, bei malignen Tumoren, Karzinomen und Sarkomen. Man erklärt sich hier das Zustandekommen des fettigen Ergusses durch Verlegung der Chylusbahnen in ihren ersten Anfängen. Weniger gut läßt sich nach dieser Anschauungsweise der chylöse Ascites bei

---

[1] Die französischen Autoren rechneten alle milchigen Ergüsse zu der nächstfolgenden Kategorie (vgl. weiter unten).

[2] Vgl. hierüber: Hahn, siehe S. 232 Anm. 1. — A. Dietze, Über Chylothorax traumaticus. Deutsche Zeitschr. f. Chirurgie **73**. 450 (1904), woselbst Literaturhinweise. — Krabbel, Ein Fall von rechtsseitigem Chylothorax durch Zerreißung des Duct. thoracicus entstanden. Centralbl. f. Chirurgie (1889) 736. — S. Mutermilch, Die chemischen und morphologischen Eigenschaften der fettigen Ergüsse (Hydrops chylosus et chyliformis). Zeitschr. f. klin. Med. **46**. 123 (1902).

[3] Renvers, Über Ascites chylosus. Berl. klin. Wochenschr. (1890) 320.

[4] L. Secrétan, Cas d'épanchement chyliforme du péritoine. Rev. méd. d. la Suisse rom. 7. 666 (1887). — H. Quincke, Über Ascites. Arch. f. klin. Med. **30**. 569 (1882).

nicht komplizierten Leberkrankheiten, bei Leberzirrhose,[1] erklären; hier müßten dann wohl die häufig sich anschließenden peritonitischen Prozesse die Hauptursache sein. Gerade in dieser Beziehung muß hervorgehoben werden, daß POLJAKOFF[2] in einem von ihm beobachteten Fall von chylösem Ascites bei syphilitischer Leberzirrhose eine „Sklerosierung" des Peritoneum nachgewiesen haben will. Bisher ist aber noch keineswegs aufgeklärt, warum in manchen Fällen von Peritonitis ein chylöser Erguß auftritt, in so vielen dagegen nicht. Ganz auffallend ist, im Lichte dieser Erklärung, daß Tumoren, welche den Ductus thoracicus vollständig obliterieren, keinen milchigen Ascites verursachen,[3] wie ja auch bekannt ist, daß im Experiment der Verschluß des Ductus thoracicus keine Ansammlung von Chylus in der Bauchhöhle zur Folge hat.[4] Von dieser Seite allein kann also der Chylusaustritt nicht herrühren. Es müssen noch Kollateralbahnen versagen. Ausgedehnte histologische Untersuchungen dürften hier den erwünschten Aufschluß bringen. Unaufgeklärt sind die Fälle, wo weder am Ductus thoracicus noch am Peritoneum irgendwelche (makroskopische!) Veränderungen wahrgenommen wurden, ebenso jene, die sich an allgemeine Zirkulationsstörungen mit Ödem- und Transsudatbildung anschließen. Man muß hier, wie auch in vielen anderen Fällen wo eigentliche mechanische Hindernisse nicht mit Sicherheit nachgewiesen werden konnten, an den Durchtritt der Lymphe durch die Gefäßwand infolge deren Schädigung durch Kachexie, Tumormetastasen,[5] oder sonstige Ursachen denken.

Man hat die chylöse Natur der fettigen Ergüsse durch ihren Gehalt an Zucker zu beweisen gesucht. Derjenige, welcher für diese Anschauung zuerst eintrat und sie auch später noch lebhaft verfocht, war SENATOR.[6] Seitdem wir aber wissen, daß das Vorkommen von Zucker in den Transsudaten eine ganz gewöhnliche Erscheinung ist, dürfen wir diesem Befund keine Beweiskraft mehr beimessen. Auch

---

[1] P. MERKLEN, Ascite chyliforme et cirrhose atrophigue du foie à marche rapide. Sem. méd. (1897) Nr. 23, 181.

[2] POLJAKOFF, Über einen Fall von milchweißem Ascites bei syphilitischer Lebercirrhose. Berl. klin. Wochenschr. (1900) 9.

[3] O. LEYDHECKER, Über einen Fall von Karzinom des Duct. thoracicus mit chylösem Ascites. VIRCHOWS Arch. **134**. 143 (1893).

[4] Vgl. LEYDHECKER, Anm. 3.

[5] SOMMER, Über Hydrops chylosus und chyliformis. Deutsch. Arch. f. klin. Med. **87**. 87 (1906).

[6] SENATOR, Charité-Annalen (1885). — Vgl. auch BARGEBUHR, siehe S. 232 Anm. 1.

das Vorkommen „größerer Zuckermengen“, spricht nicht zugunsten eines Chylusergusses, da ja der Chylus nie zuckerreicher ist als Blutserum. Bekanntlich wird der Zucker durch das Pfortadersystem, nicht durch die Chylusbahnen resorbiert. — Mehr Anspruch auf den Wert eines bindenden Beweises dürfte der Zunahme des Fettgehalts eines Bauchfelltranssudates nach reichlichem Fettgenuß zukommen. Eine solche Beobachtung ist schon von mehreren Autoren gemacht worden. STRAUS[1] fand nach täglicher Darreichung von viel Butter, SENATOR[2] nach Eingabe von Olivenöl eine Erhöhung des Fettgehalts. CECONI[3] stellte abwechselungsweise nach Darbietung von fettreicher und fettarmer Nahrung höheren und niedrigeren Fettgehalt der entleerten Punktionsflüssigkeit fest.

Ein besonders interessantes Resultat haben in dieser Beziehung die Beobachtungen MINKOWSKIS[4] zutage gefördert. Er beobachtete, daß nach Eingabe von freier Erucasäure, einer Säure (aus Rübenöl), deren Verbreitung im menschlichen Organismus, wegen ihres Nichtvorkommens daselbst unter gewöhnlichen Umständen, leicht verfolgt werden konnte, der Gehalt des chylösen Ascites an Neutralfett beträchtlich zunahm — ein Beweis, wie beiläufig erwähnt sei, für die synthetische Bildung des Fettes aus Fettsäuren im Tierkörper —, daß aber bloß $^1/_{10}$ des Fettzuwachses auf Erucin (dem Neutralfett der Erucasäure) die übrigen $^9/_{10}$ dagegen auf Rechnung des gewöhnlichen, dem menschlichen Organismus eigenen Fetts zu beziehen seien. Damit ist ein direkter Übergang vom Darm aus in die Bauchhöhle ausgeschlossen. MINKOWSKI erklärt diese Erscheinung mittels der VOITschen Hypothese, wonach das Nahrungsfett leichter zersetzt werde als das Körperfett und jenes dieses vor dem Zerfall schütze. Damit gibt er aber zu, daß der Übertritt vom Darm in die Peritonealhöhle nur ein mittelbarer ist. Da ferner auch bekannt ist, daß nach Einnahme von Erucin, dieses in verschiedenen Körperfettdepots zu treffen ist, und daß Fett auch durch die Pfortader resorbiert wird, so liegt in dem Nachweis eines relativ geringen Prozentsatzes des eingenommenen Erucins im Ascites überhaupt kein Beweis für den direkten Übergang des Fettes aus dem Darm in die Bauchhöhle, er

[1] J. STRAUS, Sur un cas d'ascite chyleuse. Démonstration de la réalité de cette variété d'ascite. Arch. de physiol. **18.** I, 367 (1886).

[2] SENATOR, Ascites chylosus und Chylothorax duplex, Karzinom des Duct. thorac. Charité-Annal. **20.** 264. Ref. in Centralbl. f. inn. Med. (1896) 1056.

[3] Siehe S. 232 Anm. 1.

[4] O. MINKOWSKI, Über die Synthese des Fettes aus Fettsäuren im Organismus des Menschen. Arch. f. exp. Pathol. u. Pharm. **21.** 373 (1886).

kann auch durch Vermittelung der Blutbahnen indirekt erfolgen. Jedenfalls handelt es sich in dem MINKOWSKIschen Fall nicht um eine einfache Chylusstauung. Es dürfte sich lohnen, die MINKOWSKIschen Versuche auch an anderen Fällen, namentlich in solchen wo klinisch eine Ruptur des Ductus thoracicus anzunehmen ist, zu wiederholen. Von ganz besonderer Bedeutung wäre es, gleichzeitig das Blutserum auf seinen Fettgehalt zu prüfen.

Die Behauptung von einem Zusammenhang mit Lipämie hat sich als unrichtig erwiesen.

Chylöse Ergüsse kommen in der Peritoneal- und Pleuralhöhle,[1] wie im Herzbeutel[2] vor, in letzterem allerdings sehr selten.[3]

Was das Lebensalter anbelangt, in dem diese Ergußarten auftreten, so ist chylöser Ascites schon wiederholt bei Kindern, sogar bei einem fünfwöchigen und einem sechsmonatigen Säuglinge beobachtet worden.

In einem Falle bestand neben Ascites chylosus auch Chylurie.

Nicht immer läßt sich die milchige Beschaffenheit in der eben besprochenen Weise erklären. Wie QUINCKE nachgewiesen, der in diese Frage zuerst Klarheit gebracht hat, kommen auch Fettemulsionen zustande dadurch, daß in einem schon bestehenden Exsudate abgestoßene Endothelien oder Zellen von zerfallenden Tumoren (Karzinomen, Tuberkelknötchen) seltener auch Leukozyten (Eiter) und noch seltener Fibringerinnsel in Verfettung geraten. Einen solchen Erguß nennt QUINCKE, im Gegensatz zum vorerwähnten, **Hydrops adiposus**. Neuerdings wird er auch als chyliform (oder chyloid) bezeichnet.

Bei der mikroskopischen Betrachtung fällt es auf, daß die Fettkörnchen nicht so klein und gleichmäßig sind, wie in den schon beschriebenen Ergüssen, sondern von verschiedener Größe und vielfach zu größeren Aggregaten zusammengeklebt und -geschmolzen. Solche Flüssigkeiten sind auch meist reich an Zelldetritus und Formelementen. Sie sind in der Regel eiweißreicher, als die chylösen, ihr Gehalt an Eiweiß übertrifft aber im allgemeinen nicht 5 Proz. Durch bloßen Essigsäurezusatz läßt sich oft ein Eiweißniederschlag darin erzielen. Das spezifische Gewicht ist meist ein höheres (bis 1,026). Beim Stehen scheidet sich nur eine dünne Rahmschicht ab.

---

[1] K. HASEBROECK, Analyse einer chylösen perikardialen Flüssigkeit. Zeitschr. f. physiol. Chem. **12**. 289 (1888).

[2] Bisher 2 Fälle.

[3] E. PAGENSTECHER, Über Ascites chylosus. Arch. f. klin. Med. **72**. 104 (1902). — ROTMANN, siehe S. 128 Anm. 7.

Der Fettgehalt beträgt 0,3 Proz. bis gegen 1 Proz., nur in seltenen Fällen mehr (bis 4 Proz.). Neben dem Fett finden sich Cholestearinkristalle und Fettsäurenadeln.[1]

Es sind Fälle bekannt, wo anfangs der Höhleninhalt klar war, bei einer späteren Punktion aber adipösen Charakter annahm. Einen solchen Fall erwähnt Rotmann[2] bei wahrscheinlich tuberkulöser Pleuritis, ferner Calabrese bei Mitralinsuffizienz.[3]

In ätiologischem Zusammenhang sind am häufigsten tuberkulöse Prozesse der Serosa und der Lymphdrüsen und -gefäße und Neoplasmen beobachtet worden, seltener Lebercirrhose und Herzaffektionen. Der milchige Erguß in die Tunica vaginalis testiculi, die Galaktocele, dürfte in diese Kategorie gehören.

Daß in solchen Fällen die Zufuhr von Fett per os ohne Einfluß auf den Fettgehalt des Exsudates ist, bedarf keiner weiteren Begründung. Ob sich dieses Fett chemisch von jenem der chylösen Transsudate unterscheidet, ist noch nicht hinreichend untersucht.

Die beiden erwähnten Formen fetthaltiger Ergüsse können selbstverständlich auch miteinander kombiniert sein. Solche Mischformen sind nicht selten. Man findet dann neben den feinen Fettkörnchen auch größere Fettkügelchen und in Verfettung begriffene Zellen. In neuerer Zeit treten verschiedene Autoren für die Häufigkeit dieser Mischformen ein.[4] Oft fällt der Entscheid schwer, welcher Kategorie ein gegebener Fall unterzuordnen ist.

Wie in den letzten Jahren, besonders von französischen und italienischen Autoren[5] mehrfach betont, wird die milchige Beschaffenheit, die Lakteszenz, nicht immer durch eine Fettemulsion bedingt. Nicht selten erweisen sich trübe Ergüsse als sehr fettarm, und ent-

---

[1] Auch Kristallen von neutralem phosphorsaurem Kalk ist man darin begegnet, vgl. C. Méhu, Analyse de liquides pleuritiques chargés de matières grasses. Arch. génér. de méd. (1886) II, 5.

[2] Siehe S. 228 Anm. 7.

[3] A. Calabrese, Chylöser und chyliformer Ascites. Ref. in Malys Jahresber. **29**. 819 (1899).

[4] Bargebuhr, siehe S. 232 Anm. 1. — Leydhecker, siehe S. 234 Anm. 3. — Rotmann, siehe S. 228 Anm. 7. — Ceconi, siehe S. 232 Anm. 1.

[5] Lion, Note sur un cas d'ascite non chyleuse. Arch. de méd. exp. **5**. 826 (1894). — Achard, Sur le sérum lactescent et l'ascite laiteuse non chyleuse. Bullet. et mém. de la soc. méd. des hopit. de Paris (1896). — F. Micheli u. G. Mattirolo, Beitrag zur Kenntnis der pseudochylösen Ascitesform. Wien. klin. Wochenschr. (1900) 56. — Sainton, Un cas d'ascite lactescente non chyleuse. Gaz. hebd. de méd. et de chirurg. (1897) 61.

halten bloß 0,01—0,06 Proz. Fett,[1] also unter Umständen nicht mehr als das normale Serum und jedenfalls weniger als notwendig ist, die seröse Flüssigkeit milchig zu trüben.[2] Sie lassen sich nicht klar zentrifugieren, auch durch Schütteln mit Äther, Benzol, Petroläther und Chloroform (nach Zusatz von Kalilauge) nicht klären und beim Stehen schwimmt nicht die bei fettigen Ergüssen meist beobachtete Fettschicht auf, höchstens bildet sich bisweilen eine dünne Haut, die aber nicht aus Fett sondern aus Eiweiß besteht. Nur durch Saugen durch ein Tonfilter, oder durch Ausfällen der Eiweißkörper läßt sich die Flüssigkeit klären.

Wie wiederum Quincke zuerst gezeigt, handelt es sich hier in der größten Mehrzahl der Fälle um eine Suspension von staubförmigen Körnchen, welche sich unter dem Mikroskope kleiner präsentieren, als die bei den oben beschriebenen Flüssigkeiten, das Aussehen von Detritus-ähnlichen Massen haben und alle Eigenschaften des Eiweißes, nicht dagegen die des Fettes besitzen.[3] Im übrigen sehen diese **pseudochylösen Ergüsse**[4] den vorerwähnten ziemlich ähnlich, können auch vollständig opak sein und zeigen in dünner Schicht die gleiche grünliche Opaleszenz.

Betreffs ihres Eiweißgehalts unterliegen sie sehr großen Schwankungen, die höchsten Werte belaufen sich auf 7 Proz., die niedrigsten auf weniger als 1 Proz., meistens schwanken sie um 2—3 Proz. herum. Es läßt sich hieraus nichts charakteristisches entnehmen.

Was die Salze und Extraktivstoffe anbelangt, so begegnet man hier ähnlichen Verhältnissen, wie bei den rein serösen Ergießungen, höchstens daß vielleicht die Sulfate relativ stärker vertreten sind und den Werten nahe kommen, wie sie Erben im Serum bei perniziöser Anämie und Leukämie getroffen hat.

Die pseudochylösen Ergüsse findet man, ebenso wie die vorerwähnten bei malignen Neoplasmen und sich anschließender Ent-

[1] Vgl. u. a. W. Poljakoff, Zur Pathogenese des pseudochylösen Ascites. Fortschr. d. Med. (1903) Nr. 32.

[2] In klaren, serösen Ergüssen kommt 0,01—0,012 Proz. Fett vor. Nach den Angaben Letulles sind mindestens 0,15 Proz. Fett nötig, um die serösen Flüssigkeiten milchig zu trüben. Verdelli [Il Morgagni (1894) Nr. 2] hat gezeigt, daß sich noch größere Quantitäten Fett in den gewöhnlichen, serösen Ergüssen vorfinden können.

[3] H. Quincke, Über die geformten Bestandteile von Transsudaten. Arch. f. klin. Med. **30**. 580 (1882).

[4] Eine vollständige Charakterisierung dieser Ergüsse, mit Literaturverzeichnis bis 1902 bei R. Bernert, Über milchige, nicht fetthaltige Ergüsse. Arch. f. exp. Path. u. Pharm. **49**. 32 (1902).

zündung der serösen Häute; doch ist man ihnen in seltenen Fällen auch bei Saturnismus, Herzaffektionen (Mitralinsuffizienz), Leberzirrhose und auch bei chronisch-parenchymatösen Nephritiden[1] begegnet.

Bemerkenswert ist, daß mitunter die Trübung und Undurchsichtigkeit beim Abkühlen und Stehenbleiben zunimmt. Auch können schon bestehende klare Ergüsse mit der Zeit (in vivo) undurchsichtig werden, wie wir das auch für die adipösen Ergüsse gesehen haben. Man erhält dann bei den ersten Punktionen vollkommen klare, bei den späteren dahingegen milchiggetrübte Flüssigkeit, oder das Umgekehrte kann der Fall sein, daß anfangs trübes, bei den späteren Entleerungen klares Serum abfließt,[2] ein Verhalten, das bei der Beurteilung dieser Art von Ergüssen berücksichtigt werden muß.

Über die Natur des die Trübung verursachenden Körpers gehen die Ansichten auseinander.

Die Annahme der Existenz einer besonderen, mucinähnlichen Substanz, wie dies von seiten Lions[3] und Talmas[4] und auch von Quincke (in einem Fall) geschehen ist, dürfte wohl als nicht zutreffend zurückgewiesen werden, da die von diesen Autoren beschriebenen Substanzen nicht hinlänglich charakterisiert wurden und die geprüften Eigenschaften auch auf die gewöhnlichen Serumeiweißstoffe passen.

Mit der von einigen Autoren[5] aufgestellten Hypothese einer einfachen molekularen Verdichtung der gelösten Eiweißstoffe infolge des langen Verweilens derselben in einem Menstruum, das die Bedingungen ihrer Löslichkeit ändert, ist nicht viel gewonnen.

In neuerer Zeit ist die Aufmerksamkeit vielfach auf einen Körper gelenkt worden, dessen Vorkommen man als die Ursache der Lakteszenz betrachtet, das Lecithin.[6] Zwar darf man sich nicht vorstellen, daß dieses an und für sich die Lösung trübe, es gibt

---

[1] H. Strauss, Zur Entstehung und Beschaffenheit milchähnlicher „pseudochylöser" Ergüsse usw. Charité-Annalen **27.** 217 (1903).

[2] Veil, siehe Secrétan.

[3] Siehe S. 237 Anm. 5.

[4] S. Talma, Chirurgische Öffnung neuer Seitenbahnen für das Blut der Vena portae. Berl. klin. Wochenschr. (1900) Nr. 31.

[5] Ascoli, Sui versamenti lattescenti non adiposi. Clinica nudica 1900.

[6] F. Micheli u. G. Mattirolo, siehe S. 237 Anm. 5. — Dieselben, Sui ons amenti lattescenti non adiposi. Gaz. degli osp. (1901). — A. Gross, Ein Beitrag zur Kenntnis der pseudochylösen Ergüsse. Arch. f. exp. Path. u. Pharm. **44.** 179 (1900). — R. Bernert, siehe S. 238 Anm. 4.

ganz klare lecithinhaltige Ergüsse. JOLLES[1] hat sogar einen fast klaren Ascites mit 0,169 Proz. Lecithin gefunden, während BERNERT aus seinem milchigen nur 0,096 Proz. erhielt. Das Lecithin verhält sich somit in den Ergüssen anders, als in reinem Wasser, wo schon die geringste Menge Trübung verursacht.

Die Milchigkeit in den pseudochylösen Ergüssen wird dadurch bedingt, daß das Lecithin mit dem Eiweiß, und zwar mit dem Globulin, eine lockere Verbindung eingeht. Nach JOACHIMS[2] Untersuchungen ist es ausschließlich an das Pseudoglobulin, und zwar an dessen in salzfreiem Wasser unlöslichen Teil gebunden. Die einfache Verkuppelung beider Substanzen scheint aber zur Ausfällung nicht zu genügen, es müssen noch andere Faktoren mitwirken, denn man findet die Verbindung auch in ganz klaren Ergüssen, und zwar bis zu 1,2 g im Liter.[3]

Nach BERNERT lassen sich durch einfaches Kochen mit Alkohol 10 Proz., nach MICHELI und MATTIROLO[4] 14,6 Proz.[5] Lecithin aus dem getrockneten Eiweißniederschlag abspalten. Es scheint also eine dem Lecithalbumin LIEBERMANNS[6] oder dem Vitellin des Eidotters[7] ähnliche Verbindung vorzuliegen, aus welchen sich auf gleiche Weise 15—30 Proz. Lecithin abspalten lassen. Eine solche globulinartige Substanz hat schon vor langer Zeit HOPPE-SEYLER aus einer Hydrocelenflüssigkeit isoliert und daraus ein Lecithin mit 7,5 Proz. Phosphor gewonnen.

Das Lecithin scheint nicht einzige Ursache der Lakteszenz sein zu können. WOLFF[8] vermochte aus einer milchweißen Ascites-

---

[1] JOLLES, Analyse einer Bauchpunktionsflüssigkeit. Wien. med. Wochenschrift (1894) Nr. 48.

[2] J. JOACHIM, Über die Ursache der Trübung in milchigen Ascitesflüssigkeiten. Münch. med. Wochenschr. (1903) Nr. 44.

[3] T. CHRISTEN, Untersuchungen über Ascites und Liquor pericardii. Centralbl. f. inn. Med. (1905) Nr. 13 u. ebenda (1903) Nr. 7.

[4] Siehe S. 237 Anm. 5.

[5] Diese Zahl läßt sich aus ihren Analysenzahlen berechnen. Die Autoren geben bloß 2—3 Proz. Lecithin an. Es muß ein Rechnungsfehler vorliegen.

[6] LIEBERMANN, Studien über die chemischen Prozesse in der Magenschleimhaut. PFLÜGERS Arch. **50**.

[7] F. HOPPE-SEYLER, Über das Vitellin. Med.-chem. Untersuchungen 4. Heft. — OSBORNE u. CAMPBELL, Die Proteide des Eidotters. Journ. americ. chem. soc. **22**; vgl. auch BING, Skand. Arch. f. Physiol. **11**.

[8] H. WOLFF, Über einen milchweißen Ascites bei Karzinom. HOFMEISTERS Beiträge **5**. 208 (1904).

flüssigkeit (bei Karzinom) eine Cholestearinölsäureestereiweißverbindung darzustellen. Über die Herkunft dieses Stoffes ist nichts bekannt.

Auch über die Herkunft des Lecithins fehlen uns sichere Anhaltspunkte. Wir haben Grund dazu, mit QUINCKE, es von zerfallenen Formelementen abzuleiten, da Zellen lecithinhaltig sind.

Es muß allerdings bemerkt werden, daß auch Blutserum phosphorhaltige Eiweißarten enthält, und die Möglichkeit ist vorhanden, daß das auch Lecithinverbindungen sind. Unseres Wissens sind hierüber keine Untersuchungen angestellt. Es müßte aber dieser Punkt erst erledigt werden, ehe man sich über die Genese der pseudochylösen Ergüsse aussprechen könnte.

Es handelt sich bei letzteren auf jeden Fall um eine lokale Affektion. Freilich könnten auch lokale Prozesse zu einer Verminderung der Löslichkeit der Lecithineiweißverbindung führen.

Man hat zwar auch versucht die pseudochylösen Ergüsse in Beziehung zu dem milchig getrübten Serum zu bringen, und die Lakteszenz der Exsudate bloß als Teilerscheinung einer gleichartigen, allgemeinen Veränderung des Serums hinzustellen. In den letzten Jahren ist von solchen milchig getrübten Seris häufig, besonders seitens französischer Autoren,[1] die Rede gewesen, sie scheinen in der Tat nicht selten zu sein und insbesondere bei Nephritiden, namentlich parenchymatösen vorzukommen. Früher, zur Blütezeit des Aderlasses, wo menschliches Serum häufiger in die Hände des Arztes gelangte, war ihr Vorkommen eine bekannte Erscheinung. Dennoch ist in der ganzen Literatur kein einziger Fall bekannt, wo Blutserum und Transsudate gleichzeitig eine (nicht durch Fett erzeugte) Trübung aufwiesen. SAINTON[2] und POLJAKOFF[3] heben ausdrücklich hervor, daß bei ihren an pseudochylösem Ascites leidenden Patienten das Serum vollständig klar war.

Ein Zusammenhang der pseudochylösen Ergüsse mit dem Zerfall von Gewebselementen stimmt mit den meisten anatomischen und klinischen Beobachtungen überein, trifft man doch diese Art von Ergüssen zumeist bei zerfallenden malignen Tumoren oder entzündlichen Prozessen, und dort, wo Entzündungserscheinungen nicht erwähnt werden, ist Entzündung nicht ausgeschlossen. Es würde sich lohnen, in Zukunft hierauf das Augenmerk zu richten.

---

[1] Siehe Kapitel VIII.
[2] Siehe S. 337 Anm. 5.
[3] Siehe S. 238 Anm. 1.

Mit der QUINCKEschen Erklärungsweise läßt sich die Beobachtung in Einklang bringen, daß bisweilen sehr dickflüssige Ergüsse mit außerordentlich hohem spezifischem Gewicht (bis zu 1,050 und 1,080) vorkommen.

Wie bei den chylösen Ergüssen, so muß auch hier die Frage, warum bei den scheinbar gleichen anatomischen und klinischen Prozessen in der Mehrzahl der Fälle klare, in einigen wenigen Fällen dagegen trübe Exsudate zur Bildung kommen, noch als ungelöst bezeichnet werden. Pseudochylöse Ergüsse können sich auch mit chylösen kombinieren.

Berühren wir nun noch die Entstehungsart (und die Art der Aufsaugung) der Ergüsse in die serösen Höhlen im allgemeinen, so können wir uns kurz fassen, denn sie ist noch nicht ermittelt. Sowohl den entzündlichen Exsudaten wie den einfachen Transsudationen liegt der gleiche mittelbare Prozeß zugrund, nämlich eine größere Durchlässigkeit der ausscheidenden Membran. Die unmittelbare Ursache ist freilich in beiden Fällen eine andere: bei ersteren entsteht sie durch eine Entzündung der Membran, bei der Transsudation durch eine andere noch unbekannte Schädigung. Daß die Zustandsänderung der Membran bei entzündlichen Prozessen das ausschlaggebende ist und nicht etwa die Veränderung des osmotischen Druckes der Blutflüssigkeit, liegt auf der Hand, das erhellt schon aus der Beschränkung des Prozesses auf eine oder wenigstens eine begrenzte Anzahl der serösen Höhlen. Auch bei Transsudationen können wir aber diese Annahme nicht umgehen, denn die Hydrämie allein erklärt sie nicht, desgleichen nicht die Verhältnisse der molekularen Konzentration. Das haben die Untersuchungen H. MEYERS[1] dargetan. Der Prozeß verläuft nicht nach den Gesetzen der Diffusion und der Osmose. Es scheint vielmehr ein selektiv-sekretorischer, also vitaler Vorgang ihm zugrunde zu liegen. Es tritt zunächst Wasser oder eine salzarme Flüssigkeit aus dem Blut in die Höhle ein, die erst nachher mittels Diffusion und Osmose sich mit dem Blut ins Gleichgewicht zu setzen bestrebt ist, und ebenso wird bei der Resorption zuerst Wasser oder eine salzarme Flüssigkeit ans Blut abgegeben. Danach stellt für das Zustandekommen des Vorganges eine Veränderung der Zelle das maßgebende Moment dar.[2]

---

[1] Siehe S. 227 Anm. 2.

[2] W. HIS, Bemerkungen zu der Arbeit H. MEYERS. Deutsch. Arch. f. klin. Med. **85**. 164 (1905).

IX

Das Sputum

Das Sputum nimmt unter gewissen Bedingungen Exsudat- und Transsudatcharakter an. Wir besprechen es darum im Anschluß an die Ergüsse.

Je nach dem zugrunde liegenden Krankheitsprozesse hat der Auswurf eine ganz verschiedene Zusammensetzung. In seiner einfachsten Form stellt er das (in übermäßiger Menge produzierte) Sekret der Schleimhaut der großen und kleinen Respirationswege dar. Dieses, das einfache katarrhalische (nichteitrige) Sputum, wie es sich z. B. bei chronischer Bronchitis findet, hat ein glasiges, durchsichtiges, „schleimiges" Aussehen und enthält neben einer geringen Menge mineralischer Bestandteile, die jedem Sputum eigen ist, an organischen Stoffen vorwiegend Mucin.[1] Nach Wanner,[2] der hierüber eingehende Untersuchungen angestellt, beträgt der Mucingehalt 1—2 Proz. des feuchten Sputums. Daneben kommen noch geringe Mengen bis Spuren gerinnbaren Eiweißes und Albumosen (Deuteroalbumosen) vor. Für letztere, welche wir uns unter der Wirkung des aus zerfallenen Leukozyten herstammenden autolytischen Fermentes entstanden zu denken haben, fand Wanner Werte von 0,1—0,5 Proz.[3] Echtes Pepton ist hier, wie überhaupt im Sputum, nie nachzuweisen. Der in nicht eiweißartiger Bindung vorhandene Stickstoff (Reststickstoff) ist mäßig vertreten (0,05 bis 0,15 Proz.). Außer diesen Substanzen enthält das Sputum Neutralfett, Lecithin und Cholestearin.[4]

---

[1] Fr. Müller, Beiträge zur Kenntnis des Mucins und einiger damit verbundener Eiweißstoffe. Zeitschr. f. Biol. **42**.

[2] F. Wanner, Beiträge zur Chemie des Sputums. Deutsch. Arch. f. klin. Med. **75**. 347 (1903). Ausführliche Literaturangaben.

[3] Diese Ziffern wie auch die folgenden beziehen sich auf das feuchte Sputum.

[4] L. Jacobsohn, Beiträge zur Chemie des Sputums und des Eiters. Inaug.-Dissertat. Berlin (1889).

Nimmt die Entzündung der Luftwege eiterigen Charakter an, so erhält das Sputum ein opakes, graugelbliches Aussehen, sein Gehalt an Mucin sinkt und der an Albumosen steigt. Je mehr Eiterzellen vorhanden, um so reichlicher sind die Albumosen vertreten, und zwar kommen hier, wie auch im Eiter, ausschließlich Deuteroalbumosen[1] vor, während, wie das für die autolytischen Gewebsfermente charakteristisch ist, primäre Albumosen und Peptone fehlen.[2] Außerdem kommen die tiefen, bei der Autolyse des Eiters auftretenden Spaltkörper vor.[3]

Ist der Charakter des Sputums ein exsudativ-fibrinöser, wie z. B. bei kruppöser Pneumonie, so tritt das Mucin ebenfalls an Menge zurück — es beträgt dann $^1/_2$ bis 1 Proz. — und gerinnbares Eiweißerscheint in erheblicher Menge. Letzteres kann dann bis 6 Proz. der feuchten Substanz ausmachen. Auch Albumosen sind reichlich vorhanden. Das pneumonische Sputum enthält außerdem die morphologischen Elemente des Blutes, rote und weiße Blutzellen, nebst ihren Zerfallsprodukten. Auch freiem Blutfarbstoff und allerlei Derivaten desselben, Bilirubin und anderen noch nicht näher bekannten gelblichroten oder gelben Stoffen begegnet man darin.

Bei Blutstauung in den Lungenkapillaren und Austritt von Blutserum in das Gewebe (Lungenödem), weist der Auswurf vorwiegend die den Transsudaten eigene Beschaffenheit auf. Sein Eiweißgehalt kommt dem der nicht entzündlichen Ergüsse nahe. Ein solcher Auswurf enthält nur wenig Mucin.

Die Sputa mit transsudativem und exsudativem Charakter nehmen, wie wir das auch von den übrigen Ergüssen gesehen haben, neben den Proteïnen nicht eiweißartige, in der Blutflüssigkeit gelegentlich vorkommende Substanzen in sich auf. So treffen wir

---

[1] O. Simon, Zur Kenntnis der Albumosen im Sputum Tuberkulöser. Arch. f. exp. Path. u. Pharm. **49**. 449 (1903). — H. Kossel, Beiträge zur Lehre vom Auswurf. Zeitschr. f. klin. Med. **13**. 149 (1887).

[2] E. Stadelmann, Beiträge zur Chemie des Sputums. Deutsch. Arch. f. klin. Med. **75**. 585 (1903).

[3] R. Fischer, Über Leucin im Auswurf einer an Lungengangrän leidenden Kranken. Sitzungsber. d. physikal.-med. Sozietät zu Erlangen (20. Jan. 1879). — Th. Escherich, Über Sputumferment. Deutsch. Arch. f. klin. Med. **37**. 196 (1885). — E. Stadelmann, Untersuchungen über den Fermentgehalt der Sputa. Zeitschr. f. klin. Med. **16**. 128 (1889).

Harnstoff,[1] Zucker,[2] Urobilin, in seltenen Fällen auch Gallenfarbstoffe und -säuren[3] usw.[4]

Dem Auswurf kann sich auch allerlei fremdes Material beimengen: Eiter bei Durchbruch eines im benachbarten Gewebe gelegenen Abszesses, Galle, wenn der Abszeß in der Leber gelegen ist, Blut bei Berstung eines Blutgefäßes usw.

Stagniert der Auswurf längere Zeit in den Luftwegen — bis zu einem gewissen Grade ist das immer der Fall —, z. B. bei Bronchiektasie, so zersetzt er sich. Je nach der Beschaffenheit des Auswurfs und dem Grade der Stagnation finden sich dann die verschiedensten Zerfallsprodukte darin. Ist Lungengewebe lädiert und selbst in Zerfall begriffen, wie das namentlich bei Tuberkulose vorkommt, so mengen sich auch Gewebsbestandteile und deren Zersetzungsprodukte dem Auswurf bei. Unter den Zerfallsstoffen nennen wir: Purinkörper, hydrierte Eiweißstoffe, hämatogene Pigmente (Bilirubinkristalle[5] und andere Derivate des Hämoglobins bzw. Hämatins), Myelintropfen (aus zusammengeflossenem Protagon und Lecithin),[6] Charcot-Leydensche Kristalle (von zerfallenen acidophilen Leukozyten herrührend), Neutralfett, Fettsäurenadeln, Cholestearin- und Phosphatkristalle, oxalsauren Kalk[7] u. a. m.[8]

---

[1] B. Fleischer, Über das Vorkommen von Harnstoff im Sputum bei Nephritis interstitialis. Sitzungsber. des physikal.-med. Sozietät zu Erlangen (20. Jan. 1879).

[2] Bussenius, Zuckergehalt der pneumonischen Sputums. Berl. klin. Wochenschrift (1896) Nr. 33.

[3] Fr. Müller, Untersuchungen über Ikterus. Zeitschr. f. klin. Med. **12.** 83 (1887).

[4] Von inspirierten und mit dem Auswurf entleerten Fremdkörpern (Kohlen-, Eisenstaub usw.) sehen wir ab.

[5] F. Schultze, Über das Vorkommen reichlicher Mengen von Hämatoidinkristallen in den Sputis. Virchows Arch. **61.** 130 (1874).

[6] O. Panizza, Über Myelin, Pigment und Epithelien im Sputum. Deutsch. Arch. f. klin. Med. **28.** 343 (1881). — L. Zoja, Über Lecithin in den Alveolarzellen der Lungen und über die diagnostische Bedeutung der Myelintropfen im Sputum. Ref. in Malys Jahresber. **24.** 694 (1894). — A. Schmidt, Über Herkunft und chemische Natur der Myelinformen des Sputums. Berl. klin. Wochenschr. (1898) 73. — Fr. Müller, Zusatz zu vorstehender Abhandlung. Ebenda 75.

[7] E. Ungar, Kristalle von oxalsaurem Kalk neben den Leydenschen Kristallen im Sputum eines an Bronchialasthma Leidenden. Deutsch. Arch. f. klin. Med. **21.** 435 (1878).

[8] A. Pouchet, Über eine zuckerhaltige Substanz aus den Lungen und dem Sputum der Phthisiker. Ref. in Malys Jahresber. **13.** 402 (1883).

Siedeln sich Fäulnisbakterien in den Luftwegen an, bei Bronchitis putrida und dergleichen, so schreitet die Zersetzung noch weiter vor, dann bilden sich auch Fäulnisprodukte.[1] Solche Kranke verbreiten durch die Respirationsluft einen eigenartigen aromatischen Geruch. Durch die Fäulnis werden auch die den Gewebsfermenten widerstehenden elastischen Fasern des Lungengewebes aufgelöst. Sputa dieser Art enthalten naturgemäß wenig oder gar kein Eiweiß und Mucin.

Bei der verschiedenen Zusammensetzung des Auswurfs und der verschiedenen Intensität der darin vor sich gehenden Zersetzung ist es begreiflich, daß seine molekulare Konzentration ganz verschieden sein muß und daß auch für bestimmte pathologische und klinische Zustände Normen sich nicht aufstellen lassen. Je stärker der molekulare Zerfall, um so höher die osmotische Spannung.

Die höchsten Werte finden sich beim pneumonischen und putriden Auswurf. Sabrazès und Mathis,[2] welche eine größere Untersuchungsreihe anstellten, fanden in rostfarbenen pneumonischen Sputis $\Delta = -0{,}58^{\circ}$. In tuberkulösen Auswürfen war $\Delta = -0{,}40^{\circ}$, in schleimig-eitrigen von Influenza-Bronchopneumonie herrührend $-0{,}35^{\circ}$, und bei der gleichen Art von chronischer Bronchitis herstammend $-0{,}41^{\circ}$ bis $-0{,}47^{\circ}$.

Was den Salzgehalt anbelangt, so schwankt der Chloridgehalt[3] zwischen 0,2 und 0,5 Proz., welch letztere Ziffer er im pneumonischen Auswurf und bei Lungenödem erreicht. Der Erdalkaligehalt ist nach Parádi bei den einzelnen Krankheiten und individuell sehr verschieden und soll mitunter hohe Werte aufweisen.

[1] W. Löbisch u. P. v. Rokitansky, Zur Chemie der bronchiektatischen Sputa. Centralbl. f. klin. Med. **11.** 1 (1890).

[2] Sabrazès u. Mathis, Kryoskopie der Expectorantien. Ref. in Malys Jahresber. **31.** 837 (1901).

[3] F. Parádi, Beiträge zur Kenntnis des spezifischen Gewichtes und der Aschebestandteile des Auswurfs. Ref. in Malys Jahresber. **31.** 864 (1901). — R. Hutchison, Chloride Metabolism in pneumonia and acuts fevers. Journ. of pathol. and bact. **5.** 406 (1899).

X

Pathologie der Nierenfunktionen

1. Die Harnabscheidung

Es handelt sich in diesem Abschnitt nur um den Mechanismus der Harnabsonderung. Auf die einzelnen im Harne erscheinenden pathologischen Stoffwechselprodukte oder die in abweichender Menge abgesonderten normalen Bestandteile gehen wir nicht ein. Wir werden sie später am Orte ihrer Entstehung aufsuchen. Nur insoweit ihre Ausscheidung zum Verständnis der Alterationen der Nierentätigkeit beiträgt, sollen sie uns beschäftigen.

Die Niere ist der Abflußweg für die überwiegende Mehrzahl der festen, im Stoffwechsel nicht mehr verwertbaren Stoffe; durch sie wird auch ein großer Teil des Wassers aus dem Körper eliminiert.

Beschaffenheit und Menge des Urins hängen nicht einzig von dem Zustande, d. h. der Funktionstüchtigkeit der Niere ab. Außer ihr ist die Zusammensetzung des Blutes und die Art der Blutströmung in der Niere von wesentlichem Einfluß. Eine Erörterung der Störungen der Nierenarbeit ist daher nicht denkbar ohne Mitberücksichtigung dieser Momente.

Die Menge des ausgeschiedenen Harnes ist keine physiologische Konstante. Sie hängt beim gesunden Menschen unter gewöhnlichen äußeren Verhältnissen vor allem ab von den aufgenommenen Flüssigkeitsquanten und nimmt mit diesen zu und ab. Sie übersteigt das durchschnittliche Maß (ca. $1^1/_2$ Liter) bei reichlicher Flüssigkeitszufuhr und bei Genuß harntreibender Stoffe; bei Enthaltung vom Trinken und wenn die Wasserausscheidung durch andere Organe gesteigert ist, beim Schwitzen, verringert sie sich. Die Nierentätigkeit ist dann nur sekundär eingeschränkt und erreicht wieder normale Werte, sobald die übrigen Bedingungen sich der Norm nähern. Bei nervösen Individuen sieht man außerdem die Harnmenge unter dem Einflusse psychischer Erregung an Menge zunehmen. Das dürfte eine Brücke zu manchen Polyurien nervöser Art sein.

Die festen Bestandteile machen die großen Schwankungen des Harnwassers nicht mit. Der Harn ist konzentrierter bei steigender Wassermenge, diluierter bei sinkender Wasserausscheidung. Mit dem Grade der Diurese nimmt die Gesamtmenge der gelösten Stoffe etwas zu, ein Zeichen, daß sie sich ausschwemmen lassen.

Unter pathologischen Verhältnissen unterliegt die Größe der Harnwasserausscheidung beträchtlichen Schwankungen. Sie hängt von bestimmten Zuständen ab und ist für diese in gewisser Hinsicht charakteristisch. Wir besprechen zunächst die extrarenalen Faktoren; wir nannten schon den Blutkreislauf und die Beschaffenheit des Blutes.

Die Menge des in der Niere abgesonderten Wassers hängt — die Integrität des Organs und der freie Abfluß des Harnes vorausgesetzt — von der Quantität des in der Zeiteinheit die Nierenarterien durchströmenden Blutes ab. Ist sie vermindert, so sinkt die Wasserelimination, bei ihrer Vermehrung steigt sie. Man wird daher eine Abnahme des Harnwassers in allen Fällen zu erwarten haben, wo der Blutstrom in der Niere verlangsamt ist. Das ist der Fall einmal beim Sinken des arteriellen Blutdruckes (bei allgemeinen vasomotorischen Lähmungen, im Kollapszustande, bei Herzinsuffizienz), dann bei Steigerung des Venendruckes (durch Thrombosen, Tumoren usw.), oder wenn beides gleichzeitig vorhanden ist (bei Herzschwäche). Auch allgemeine vasomotorische Druckerhöhung, wenn die Nierengefäße mit verengt sind (z. B. im epileptischen und eklamptischen Anfall, bei Erstickung usw.), bewirkt eine Verminderung der Blutdurchströmung.

Eine Steigerung der Wasserelimination erfolgt — immer unter der Annahme gesunden Nierengewebes und Intaktheit der Abflußwege — wenn die die Nierenarterien durchfließenden Blutmengen vermehrt sind. Wir sehen das bei Erhöhung des arteriellen Druckes, z. B. unter dem Einfluß der Digitalis bei Herzkranken, und bei zahlreichen chronischen, mit Herzhypertrophie verbundenen Nierenentzündungen. Bei Arteriosklerose und sogenannter idiopathischer Herzhypertrophie ist a priori dasselbe zu erwarten.

Der Boden für gesteigerte Diurese ist weiterhin gegeben, wenn bei unverändertem Drucke der Blutstrom in der Niere breiter wird, bei Erweiterung der Nierenarterien, wie das im Experiment durch die Durchschneidung der Nierennerven zu erzielen ist. Man hat geglaubt auf diese Weise die gesteigerte Diurese beim Diabetes insipidus erklären zu können. Es verlegen aber neuere Untersuchungen, wie wir weiter unten sehen werden, die Genese dieser Erkrankung auf ein ganz anderes Gebiet.

Neben der Art, wie das Blut die Nieren durchströmt, beeinflußt die Beschaffenheit der Blutflüssigkeit die Harnausscheidung. Wird dem Blute viel Flüssigkeit zugeführt, so scheidet die Niere viel Harn aus; das ist, wie bereits erwähnt, schon ein physiologischer Vorgang. Diesem Umstande allein verdanken viele exzessive Polyurien ihren Ursprung: alle die, welche bei Wasserentzug ohne weiteres sistieren. Die Kranken haben ein gesteigertes Durstgefühl, befriedigen dasselbe und scheiden dann viel Harn aus. So sind manche Fälle von Diabetes insipidus — jedoch nicht alle — zu erklären,[1] ebenso die Polyurie bei Diabetes melitus. Vermehrte Harnabscheidung findet sich im weiteren bei der Resorption von Ergüssen.

Bei vermindertem Wassergehalt des Blutes sinkt die Harnmenge. Auch das ist schon eine normale Erscheinung. Zu den physiologischen extrarenalen Wasserabflußwegen (Schweiß usw.) tritt pathologischerweise der Wasserverlust durch den Darm hinzu. Eine hochgradige Abnahme des Harnwassers sehen wir bei profusen wässerigen Entleerungen, wie sie z. B. bei Cholera asiatica vorkommen.

Nicht allein der Wassergehalt des Blutes wirkt harntreibend, auch Stoffe, die im Blute gelöst sind, haben diese Eigenschaft. Hierauf beruht die Wirkung der als (renale) Diuretica bekannten Substanzen, deren Wirkungsweise auf die wasserausscheidenden Zellen durchaus noch nicht genügend aufgeklärt ist. Man muß eine direkte Anregung zur Wassersekretion annehmen.

Für alle diese Zustände gilt die für den Gesunden zutreffende Regel, daß die Summe der festen Bestandteile prozentisch gerechnet in umgekehrtem Sinne variiert wie die Wassermenge, daß also bei reichlicher Abscheidung der Urin diluiert, bei geringer konzentriert ist. Als extremer Wert nach der Seite der Konzentration werden 12 Proz. feste Bestandteile angegeben. Darüber hinaus scheint die Verdichtung nicht zu gehen. Die Verdünnung erreicht erheblichere Grade und sinkt weit unter die des Blutes, es sind Werte bis 0,1 Proz. für gelöste Stoffe bei Fällen extremer Harnflut nachgewiesen. Auch hier trifft das für den gesunden Menschen Gesagte zu, daß die absolute Menge der festen Stoffe bei reichlicher Diurese größer ist, als bei geringerer Wasserabsonderung.

[1] Westphal, Berl. klin. Wochenschr. (1889) Nr. 35.

Die einzelnen festen Bestandteile zeigen Schwankungen unter sich, ihr gegenseitiges Mengenverhältnis ist durchaus nicht konstant. Doch ist hierüber bisher nur wenig bekannt, es dürfte sich aber lohnen, gerade diesen Verhältnissen das Interesse zuzuwenden, denn für das Verständnis der Nierensekretion sind sie nicht ohne Belang. Das zeigen die wenigen Untersuchungen, die bereits in dieser Richtung vorgenommen sind.[1]

v. Korányi hat nachgewiesen, daß der Quotient $\frac{\Delta}{\mathrm{NaCl}}$ von der Strömungsgeschwindigkeit des Blutes in der Niere abhängig ist und zwar derart, daß er bei verminderter Strömungsgeschwindigkeit ansteigt, bei vermehrter dagegen absinkt. Er mißt daher dem Verhalten des Quotienten einen klinischen Wert bei, in der Hinsicht nämlich, daß bei Herzaffektionen ein Absinken des Quotienten eine Besserung des Blutkreislaufes, ein Ansteigen eine Verschlechterung bedeute.

Dem Korányischen Quotienten ist zwar mit Recht der Vorwurf gemacht worden, daß er vom Kochsalzgehalt der Nahrung abhänge und auch bei Gesunden abnorm hohe Werte annehmen könne. Dieser Einwand fällt aber weg, wenn für Konstanz der Nahrung und für Regelung der Lebensweise (Bettruhe) gesorgt ist.[2] Dann sieht man mit der Verbesserung bzw. der Verschlechterung des Blutkreislaufs die eben angeführten Veränderungen eintreten. Hamburger[3] schätzt die klinische Bedeutung des Korányischen Quotienten sehr hoch ein und ihm schließen sich Strauss[4] und Loeb[5] an. Ganz besonders interessante Befunde machte Loeb in dieser Hinsicht bezüglich der orthostatischen Albuminurie. Er hat festgestellt, daß in den Zeiten des Aufrechtstehens (der Eiweißausscheidung), welche mit verminderter Urinabsonderung einhergehen, ein Anwachsen des Korányischen Quotienten stattfindet, und nach dem Autor soll hier ein prinzipieller Unterschied zwischen dem an

[1] A. Loeb, Beiträge zur Physiologie der Niere. Arch. f. exp. Path. u. Pharm. **54.** 314 (1906).

[2] A. Loeb, Klinische Untersuchungen über den Einfluß von Kreislaufstörungen auf die Urinzusammensetzung. Deutsch. Arch. f. klin. Med. **83.** 452 (1905). — H. Strauss, Die Harnkryoskopie in der Diagnostik doppelseitiger Nierenerkrankungen. Zeitschr. f. klin. Med. **47.** 337 (1902). — C. Knecht, Über den Einfluß des Aufstehens auf die Urinausscheidung Herzkranker. Deutsch. Arch. f. klin. Med. **83.** 266 (1905).

[3] Hamburger, Osmotischer Druck und Ionenlehre **2.**

[4] Siehe Anm. 2.

[5] Siehe Anm. 2.

orthostatischer Albuminurie Leidenden und dem Nierenkranken bestehen. Der letztere zeigt, solange wenigstens Herzdekompensation ausbleibt, beim Aufrechtstehen kein Ansteigen des Korányischen Quotienten, wohl aber der erstere. Bei Herzinsuffizienz hingegen zeigt auch der Nephritiker das gleiche Verhalten, wie der „Orthostatiker". Hieraus leitet Loeb den berechtigten Schluß ab, daß eben als Ursache der orthostatischen Albuminurie kardiovaskuläre und nicht nephritische Störungen anzunehmen sind. Damit erscheint nun die alte Streitfrage von dem Wesen dieses rätselhaften Leidens entschieden, und die von klinischen Beobachtungen abgeleitete Auffassung, daß Störungen von seiten des Blutgefäßsystems die ursächliche Rolle spielen, experimentell erwiesen.

Mehr als die extrarenalen Beeinflussungen interessieren uns hier die von der Niere selbst ausgehenden Störungen der Harnsekretion. Erkrankungen des Nierengewebes haben Verminderung und, wie es scheint, auch Vermehrung der Wasserelimination in unmittelbarer Gefolgschaft. Eine Abnahme des Harnwassers wird bewirkt entweder dadurch, daß die feinsten Abflußwege durch allerlei Ausscheidungen verlegt werden; das ist wenigstens vom Hämoglobin (bei Nephritis) bekannt — ob die Eiweiß- und anderen Zylinder dasselbe vermögen, ist noch strittig. — Oder aber die sezernierenden Membranen sind mehr oder weniger undurchlässig für Wasser. Dieser Zustand ist realisiert bei Entzündungen des Nierenparenchyms. Drittens können schrumpfendes Bindegewebe oder auch Tumoren und destruierende Prozesse das Nierengewebe schädigen und zerstören. Endlich beeinträchtigt die Verlegung der größeren Harnwege durch Urinstauung die Diurese. Die Beschränkung der Wasserabscheidung erreicht bei den genannten Prozessen verschiedene Grade und kann bis zur völligen Anurie gehen.

Obschon die Wasserabsonderung und die Elimination der festen Stoffe in weiten Grenzen voneinander unabhängig sind, ist es bei der Erörterung der funktionellen Nierenstörungen nicht zweckmäßig, sie gesondert zu besprechen, weil gerade der Vergleich beider wichtige Einblicke in den Mechanismus der Nierenfunktion gewährt.

Für die Störungen extrarenalen Ursprungs gilt, wie wir gesehen haben, die Regel, daß die Konzentration der festen Bestandteile sich umgekehrt verhält wie die Harnmenge, und daß die Gesamtmenge des Wassers die Summe der festen Bestandteile nur relativ wenig beeinflußt und vice versa. Es besteht also eine gewisse Unabhängigkeit zwischen beiden Funktionen. Bei Erkrankung der sezernierenden Nierenzellen ist das nicht der Fall. Hier sind beide Funktionen weit mehr aufeinander angewiesen, sie zeigen eine gewisse Starrheit in ihrem gegenseitigen Verhalten.

Die gesunde Niere zeigt in eminentem Maße die Fähigkeit, den Bedürfnissen der Ausscheidung sich anzupassen. Ist der Wassergehalt des Blutes gesteigert, so reagiert sie hierauf mit einer Mehrausscheidung von Wasser, beläßt aber die festen Stoffe in dem Blute. Richtet sich an sie die Aufgabe, relativ mehr feste Substanzen zu eliminieren, ist also der Wassergehalt des Blutes und der Gewebe ein relativ geringer, so steigert sie ihre Konzentration ohne gleichzeitig — bis zu einem gewissen Grade — die Wassermenge zu vermehren. Sie besitzt also zwei Mittel, das Blut in seinem osmotischen Gleichgewicht zu erhalten: die Konzentrationsänderung ihres Sekretes und die Veränderung seiner Menge. Dementsprechend variiert die molekulare Konzentration des Harnes bei gesunden Nieren ziemlich beträchtlich. Durchschnittlich entspricht sie, bei gewöhnlichen äußeren Verhältnissen Werten, die einer zwischen 0,9° und 2,7° liegenden Gefrierpunktdepression (Δ) gleichkommen. Bei vermehrter Wasserzufuhr sinkt sie weit über diese Grenze, bei extrarenaler Wasserabgabe steigt sie und mit ihr Δ bis $-3{,}0°$.

Die kranke Niere hat diese Anpassungsfähigkeit mehr oder weniger eingebüßt oder vollständig verloren. Sie vermag nicht mehr sehr verdünnten Harn auszuscheiden und andererseits ist es ihr auch nicht möglich, den Harn über ein gewisses Maß hinaus zu konzentrieren.[1] Es fehlt ihr, wie man sich — einstweilen in Ermangelung eines besseren Begriffes — ausdrückt, die „verdünnende“ und die „konzentrierende Kraft“, was letzteres Korányi auch als

[1] A. v. Korányi, Physiologische und klinische Untersuchungen über den osmotischen Druck tierischer Flüssigkeiten. Zeitschr. f. klin. Med. **33**. 1 (1897) u. **34**. 1 (1898). — G. Kövesi u. W. Róth-Schulz, Über Störungen der wassersezernierenden Tätigkeit diffus erkrankter Nieren. Berl. klin. Wochenschr. (1900) Nr. 15, 321. — P. F. Richter u. W. Róth, Experimentelle Beiträge zur Frage der Niereninsuffizienz. Ebenda (1899) Nr. 30 u. 31. — G. Kövesi und G. v. Illyés, Der Verdünnungsversuch im Dienste der funktionellen Nierendiagnostik. Ebenda (1902) Nr. 15, 321. — F. Straus, Untersuchungen über Physiologie und Pathologie der Ureteren- und Nierenfunktion mit besonderer Berücksichtigung der verdünnenden Nierentätigkeit nach Flüssigkeitszufuhr. Münch. med. Wochenschr. (1902) Nr. 29, 1217. — G. Kövesi u. W. Róth-Schulz, Die Wassersucht der Nierenkranken. Wien. klin. Wochenschr. (1904) Nr. 41, 1075. — A. Steyrer, Über osmotische Analyse des Harns. Hofmeisters Beiträge **2**. 312 (1902). Vgl. auch Literaturangaben, S. 200 u. ff. — L. Casper, Rückblick auf die Nierenchirurgie seit Einführung des Ureterenkatheterismus. Berl. klin. Wochenschr. (1905) Nr. 18, 533.

Hyposthenurie bezeichnet. Eine solche Niere wird auch nach reichlicher Wasserzufuhr einen Harn mit ziemlich gleich bleibendem Gefrierpunkt ausscheiden, und meist ist er dann auch hoch, häufig über dem des Blutes. Da die Wassersekretion auch leidet, so entgehen erhebliche Mengen harnfähiger Stoffe der Ausscheidung, es besteht molekulare Oligurie.[1]

Die geschilderten Verhältnisse finden wir bei parenchymatösen Entzündungen, wie auch bei allen Prozessen, welche die Leistungsfähigkeit der Nierenzellen beeinträchtigen, bei Amyloidentartung, Eiterungen, Tumorenbildung und bei Schrumpfniere. Allerdings kommt es bei allen diesen Fällen auf die Ausdehnung des Krankheitsprozesses an. Ist nur ein kleines Gebiet davon befallen, so macht das restierende gesunde Gewebe den Schaden wieder wett. Mit der Ausdehnung des Leidens nimmt aber diese Möglichkeit ab. Man findet daher alle Übergänge von normalen Verhältnissen bis zu hochgradiger Anpassungsunfähigkeit. Besonders bei Schrumpfniere ist oft das Akkommodationsvermögen lange Zeit erhalten, weil einerseits das schrumpfende Bindegewebe noch gesundes Gewebe in größerem oder geringerem Umfange unversehrt läßt und andererseits der steigende Blutdruck ausgleichend wirkt. Sobald größere Bezirke insuffizient werden, treten die Störungen ein.[2]

Da die Veränderungen in der Sekretion an den Krankheitsprozeß gebunden sind, so erfolgen sie, wenn letzterer bloß auf die eine Niere beschränkt ist, bloß in dieser, während die gesunde Niere dann in der Regel in normaler Weise weiter sezerniert. Durch getrenntes Auffangen des Harns beider Nieren läßt sich dann feststellen, welche Seite Sitz der Erkrankung ist. Dieser Prüfungsmodus hat in der chirurgischen Praxis eine ausgedehnte Anwendung gefunden. Leider ist sein Wert dadurch eingeschränkt, daß die anatomisch gesunde Niere auf bisher nicht erklärte Weise — auf reflektorischem Wege — von der kranken in Mitleidenschaft gezogen werden kann und dann auch funktionell insuffizient ist.

Da die Nieren zeitlich ungleich arbeiten, bald mehr bald weniger sezernieren, ist ein Vergleich in bezug auf Arbeitsfähigkeit zwischen

---

[1] Siehe S. 252 Anm. 1 u. F. Straus, Zur Diagnostik der physiologischen und pathologischen Nierenfunktion. Arch. f. klin. Chirurgie **68**. 451 (1902). — L. Lindemann, Die Konzentration des Harns und Blutes bei Nierenkrankheiten usw. Deutsch. Arch. f. klin. Med. **65**. 1 (1899). — A. v. Korányi, Bemerkungen hierzu. Ebenda **65**. 421 (1899) und zahlreiche andere.

[2] A. Landau, Über die intermittierende Niereninsuffizienz bei Arteriosklerose. Berl. klin. Wochenschr. (1903) Nr. 51.

linker und rechter Niere nur dadurch möglich, daß das gleichzeitig abgeschiedene Sekret beider Organe untersucht wird. Das läßt sich mit den heutzutage zur Verfügung stehenden Apparaten sehr leicht bewerkstelligen. Gesunde Nieren zeigen dann keine oder nur geringe Unterschiede sowohl hinsichtlich der Wassermenge wie aber ganz besonders hinsichtlich der gelösten Stoffe, beispielsweise des Harnstoffs, des Kochsalzes usw. Freilich gibt es viele Ausnahmen von dieser Regel und dazu wirken auch äußerliche Momente schädlich auf die Funktionsleistung der Niere ein, wie z. B. die Einführung der Ureterenkatheter, welche auf reflektorischem Wege die Sekretion zu beeinflussen vermag, so daß nach den Beobachtungen mancher erfahrener Autoren ein ungleicher Befund von links zu rechts nicht immer sicher für das Vorhandensein eines organischen Leidens sprechen muß. Diese und zahlreiche andere noch nicht aufgeklärte Punkte, besonders auch das unbeständige Verhalten der molekularen Konzentration des Blutes bei Nierenleiden sind es, welche bei manchen Chirurgen die anfangs in die funktionelle Nierendiagnostik gesetzte Hoffnung wesentlich geschmälert haben.[1]

In neuerer Zeit wird nicht nur die molekulare Beschaffenheit des Harns, so wie sie sich ohne weiteres bei der gewöhnlichen Lebensweise ergibt, für die Diagnostik herangezogen, sondern man hat auch das Verdünnungvermögen der Niere zu diesem Zwecke zu verwenden gesucht. Man bestimmt nach Zufuhr von Flüssigkeit, ob beide Nieren in gleicher Weise ihren Harn zu verdünnen vermögen und schließt, je nachdem das der Fall ist oder die eine oder die andere Niere dieses Vermögen eingebüßt hat, auf funktionelle Intaktheit oder Erkrankung des betreffenden Organes. Verschiedene Autoren wollen mit diesem Prüfungsmodus zuverlässige Resultate erlangt haben.

---

[1] Vgl. G. Kapsammer, Die Wandlungen in der funktionellen Nierendiagnostik. Münch. med. Wochenschr. (1905) Nr. 17, 798. — Derselbe, Über Kryoskopie und reflektorische Polyurie. Wien. klin. Wochenschr. (1904) 97 u. a. m. Vgl. Literatur S. 200 u. ff. Eine Zusammenstellung der gesamten einschlägigen Literatur findet der Leser in den letzten Bänden von Malys Jahresber. über Tierchemie, Kapitel: Harn. Als neuere Stimmen aus der chirurgischen Literatur nennen wir: Th. Rovsing, Über Indikationen und Resultate der Nierenexstirpation, speziell bei Nierentuberkulose. Arch. f. klin. Chirurgie **77.** 43 (1905). — J. Israël, Welchen Einfluß haben die funktionell-diagnostischen Methoden auf die Sterblichkeit der Nephrektomie wegen Nierentuberkulose gehabt? Ebenda **77.** 57 (1905). — L. Casper, Rückblick auf die Nierenchirurgie seit Einführung des Ureterenkatheterismus. Ebenda **77.** 72 (1905). — E. Glaser, 100 Fälle funktioneller Nierendiagnostik. Ebenda **77.** 99 (1905).

Die gleiche Unfähigkeit, einen konzentrierten Harn zu liefern, wie wir sie bei Entzündungen und anderen Läsionen des Nierenparenchyms kennen gelernt haben, scheint nach den ausführlichen und beachtenswerten Untersuchungen E. Meyers[1] bei Diabetes insipidus zu bestehen. Nach E. Meyer vermag bei diesem Leiden die Niere nur einen sehr dünnen Harn mit einem Gefrierpunkt von oft nur — 0,3° auszuscheiden und bedarf, um der Ausfuhr der festen Stoffe zu genügen, beträchtlicher Mengen von Wasser. Merkwürdigerweise ist es namentlich das Kochsalz, welches zu seiner Ausscheidung großer Mengen Wassers benötigt, während andere Salze sich in dieser Beziehung anders verhalten. Nach Eingabe von nur wenigen Grammen Kochsalz sieht man in ausgesprochenen Fällen den Wasserwert hochgradig steigen; die molekulare Konzentration des Urins bleibt starr auf gleicher Höhe und zeigt keine Neigung, davon abzuweichen, während das Plus von Kochsalz vermittelst gesteigerter Wasserausfuhr eliminiert wird. Die Gesamtheit der festen Stoffe erreicht dabei nicht höhere Ziffern, oder wenigstens nicht wesentlich höhere — es kommt die ausschwemmende Wirkung der gesteigerten Diurese hinzu — als beim gesunden Menschen.

Durch diesen Nachweis sind unsere Vorstellungen über das Wesen der rätselhaften Krankheit umgestaltet worden. Während man früher die Ursache des Übels nach außen von der Niere verlegte[2] und sie vor allem in Veränderungen der Blutströmungsverhältnisse erblickte, ergibt sich aus Meyers Befunden, daß es sich um eine Erkrankung des Nierengewebes selbst handelt. Über das eigentliche Wesen der Krankheit ist hierdurch allerdings noch nicht viel gewonnen. In welcher Weise die Veränderung der „Durchlässigkeit" — wir sagen lieber: Sekretion — zustande kommt, bleibt noch unaufgeklärt.

Mit dieser Entdeckung ist auch die alte Streitfrage, ob das primum Movens gesteigerte Wasserzufuhr oder vermehrte Polyurie sei, entschieden. Es ist klar, daß gewaltsamer Wasserentzug, wie

---

[1] E. Meyer, Über Diabetes insipidus und andere Polyurien. Deutsch. Arch. f. klin. Med. **82**. 1 (1905). Vgl. auch H. Strauss, Zur Kenntnis des Wasserstoffwechsels bei Diabetes insipidus. Zeitschr. f. exp. Path. u. Therap. **1**. H. 2 (1905).

[2] Literatur über Diabetes insipidus bis 1899 siehe bei D. Gerhardt, Der Diabetes insipidus, in Nothnagels Handbuch **7**. III. Teil (1899). — A. Wolff, Über Diabetes insipidus. Münch. med. Wochenschr. (1903) Nr. 23, 988. — H. Strauss, Zur Frage des Wasserstoffwechsels bei Diabetes insipidus. Zeitschr. f. exp. Pathol. u. Therap. **1**. 408 (1905).

ihn besonders STRUBELL[1] durchführte, das Übel nicht an der Wurzel faßt und keinen nachhaltigen therapeutischen Erfolg haben kann.[2] Auch in diagnostischer Hinsicht sind die angeführten Beobachtungen von Wert, denn aus der Untersuchung des Harnes wird sich die Differentialdiagnose zwischen primärer Polydipsie und Diabetes insipidus ergeben.

Diabetes insipidus kommt vielfach im Anschluß an eine Hirnerkrankung vor. Schon CLAUDE BERNARD lernte die Verletzung einer bestimmten Stelle der Rautengrube als Ursache von Polyurie kennen. Man darf an eine Abhängigkeit der Nierenfunktion vom Zentralnervensystem denken. Die Zukunft wird lehren, ob die Polyurie nach Hirnstich den gleichen Charakter wie MEYERS Diabetes insipidus-Fälle hat, und ob der Diabetes insipidus sich mit jener in Parallele setzen läßt. Eine reiche Ernte ist auf diesem fruchtbaren Boden zu gewärtigen, die auch für die Erkenntnis der Nierenfunktion im allgemeinen viel verspricht.

Es besteht somit in bezug auf die Ausscheidung der festen Stoffe bei Diabetes insipidus eine ähnliche Störung wie bei Nephritis: die Unfähigkeit, den Harn über eine bestimmte Grenze hinaus zu konzentrieren, Hyposthenurie. Während aber der parenchymatöse Nephritiker daneben auch das Wassereliminationsvermögen eingebüßt hat und die festen Moleküle im Körper retiniert, vermag der Insipidus-Diabetiker der drohenden Gefahr der Retention durch Steigerung der Wassermenge vorzubeugen.

Die Harnmengen bei Diabetes sind oft erstaunlich groß und erreichen 30 und 40 Liter pro Tag; ja in einigen Fällen soll die Urinmenge bei jugendlichen Individuen dem Körpergewicht gleichgekommen sein.[3] In solchen Fällen sollen auch die Stickstoffzahlen eine außerordentliche Höhe erreicht haben. Man will eine Harnstoffausscheidung von 70 g pro Tag beobachtet haben, doch wollen uns diese Angaben als der Nachprüfung bedürftig erscheinen.

Verfolgt man beim Studium der Nierenkrankheiten nicht die Gesamtheit der ausgeschiedenen löslichen Stoffe, sondern jeden ein-

---

[1] A. STRUBELL, Über Diabetes insipidus. Deutsch. Arch. f. klin. Med. **62**. 89 (1899).

[2] Es gibt, wie bereits berichtet, Fälle von Diabetes insipidus, die auf Wasserentziehung heilen. Ob die nun aber wirklich als Diabetes insipidus aufzufassen sind, lassen wir dahingestellt.

[3] Literatur siehe bei D. GERHARDT, S. 255 Anm. 2.

zelnen, so wird man eine außerordentlich große Variabilität in den Mengenverhältnissen gewahr.[1]

Gerade dort wo die Schädigung des aktiven Nierengewebes am größten ist, bei parenchymatöser Nephritis, zeigen die verschiedenen bisher genauer geprüften Substanzen Harnstoff, Harnsäure, Purinbasen, Kochsalz, Sulfate und Phosphate, ein außerordentlich verschiedenes quantitatives Verhalten, dessen Veränderlichkeit bisher in keinen bestimmten Zusammenhang hat gebracht werden können. Die Autoren bezeichnen die Ausscheidung als „bizarr" und „launenhaft", es ist aber nicht zu verkennen, daß unter dieser scheinbaren Regellosigkeit sich eine Gesetzmäßigkeit verbirgt, die bloß aufzudecken bisher nicht gelungen ist.

Eine besondere Stellung unter allen pathologischen Harnbestandteilen nehmen die Eiweißkörper ein, insofern sie die gesunde Niere überhaupt nicht, oder doch nur in verschwindend kleinen Mengen passieren, dagegen bei Läsionen und Erkrankungen des Nierenparenchyms nie fehlen. Während das kranke Nierengewebe somit

[1] R. Fleischer, Klinische und pathologisch-chemische Beiträge zur Lehre von den Nierenkrankheiten. Deutsch. Arch. f. klin. Med. **29.** 129 (1881). — v. Noorden u. Ritter, Untersuchungen über den Stoffwechsel Nierenkranker. Zeitschr. f. klin. Med. **19.** (Suppl.) 197 (1881). — v. Noorden, Neue Arbeiten über Nephritis und Albuminurie. Berl. klin. Wochenschr. (1891) 543. — Derselbe, Über den Stickstoffhaushalt des Nierenkranken. Deutsche med. Wochenschrift (1892) 35. — J. Mann, Über die Ausscheidung des Stickstoffs bei Nierenkrankheiten im Verhältnis zur Aufnahme desselben. Zeitschr. f. klin. Med. **20.** 107 (1892). — M. Stadthagen, Über das Vorkommen der Harnsäure in verschiedenen tierischen Organen, ihr Verhalten bei Leukämie, und die Frage ihrer Entstehung aus den Stickstoffbasen. Virchows Arch. **109.** 390 (1887). — O. Rommel, Die Ausscheidung der Alloxurkörper bei Gicht und Schrumpfniere. Zeitschr. f. klin. Med. **30.** 200 (1896). — R. Kolisch, Über das Verhalten der Alloxurkörper im Harn bei Nephritis. Wien. med. Blätter (1896) Nr. 8, 117. — G. Zuelzer, Über die Alloxurkörperausscheidung im Harn bei Nephritis. Berl. klin. Wochenschr. (1896) Nr. 4, 72. — A. Baginsky u. Sommerfeld, Über die Ausscheidung von Xanthinkörpern bei Nephritis. Du Bois-Reymonds Arch. (phys. Abhandl.) (1895) 562. — v. Ackeren, Über Harnsäureausscheidung bei einigen Kankheiten, insbesondere Morbus Brighti. Charité-Annal. **17.** 206 (1892). — B. Kam, Beitrag z. Kenntnis d. Harnsäureausscheidung (holl.). Ref. in Malys Jahresber. **28.** 573 (1898). — C. F. Martin, Über das Ausscheidungsverhältnis der Alloxurkörper bei Nephritis. Centralbl. f. inn. Med. **20.** 625 (1899). — G. Ascoli, Sul comportamento dei corpi allossurici nelle nefriti. Clinica med. (1898). — G. Fodor, Über die Rolle der Harnsäure bei Nephritis. Centralbl. f. inn. Med. **16.** 865 (1895). — F. Soetbeer, Die Sekretionsarbeit der kranken Niere. Zeitschr. f. physiol. Chem. **35.** 85 (1902). — L. Mohr, Über das Ausscheidungsvermögen der kranken Niere. Zeitschr. f. klin. Med. **51.** 331 (1903).

sich weniger durchgängig erweist für feste (kristalloide) Stoffe, wie auch für Wasser, läßt es die kolloiden Substanzen des Blutes (das Eiweiß) viel leichter durchtreten, eine bisher noch nicht erklärte Erscheinung. Die renale Eiweißausscheidung soll uns im nächsten Abschnitte besonders beschäftigen.

Wir erwähnten, daß man sich in diagnostischer Hinsicht über die Funktionsfähigkeit der Niere dadurch zu unterrichten sucht, daß man einzelne von ihr ausgeschiedene Stoffe quantitativ verfolgt und namentlich (bei lokalisierten Prozessen) das Verhalten von linker und rechter Niere vergleicht. Zur Funktionsprüfung der Niere verwendet man auch leicht nachweisbare Substanzen, Farbstoffe, die nach ihrer Einführung in den Magen vom Blute in den Harn übergehen. In diesem Sinne sind Methylenblau und Indigokarmin verwendet worden. Kranke Nieren scheiden diese Farbstoffe langsamer (später) aus als gesunde, und schwerkranke scheiden sie überhaupt nicht aus. Leider ist aber auch diese Regel bei weitem nicht ohne Ausnahme.[1] Bard hatte schon 1897 für das Methylenblau nachgewiesen, daß es bei parenchymatöser Nephritis mitunter sogar früher im Harn erscheint als bei gesunder Niere, und selbst äußerst degenerierte Nieren können sowohl den einen wie den anderen Farbstoff mit Leichtigkeit passieren lassen.[2]

Außer dem einfachen Ausscheidungsvermögen für im Blute zirkulierende Substanzen besitzt die Niere die Fähigkeit, auf gewisse Stoffe in besonderer Weise zu reagieren. Nach subkutaner Einverleibung von Phloridzin scheidet sie Glykose in nachweisbarer Menge aus.

Der Vorgang ist vermutlich der, daß die Niere das Phloridzin — ein Glykosid, in welchem Phloretin mit Zucker gepaart ist — in seine beiden Komponenten zerlegt und den Zucker ausscheidet, während das Phloretin sich von neuem mit Zucker verbindet, um immer wieder gespalten zu werden und so fort, so lange, bis alles Phloretin ausgeschieden ist. Den Ort der Zuckerbildung in der Niere hat man das Recht in die Glomerulis zu verlegen; denn in jenen Formen experimentell erzeugter Nephritis, welche hauptsächlich

[1] Beispielsweise: K. Assfalg, Die Verwendung des Methylenblau zur Prüfung der Nierenfunktion. Zeitschr. f. klin. Med. **44**. 228 (1902).

[2] Vgl. A. Landau, Untersuchungen über die Leistungsfähigkeit der Nieren mit Hilfe des Methylenblau. Zeitschr. f. klin. Med. **46**. (1902) (S.-A.). Über den vom Methylenblau eingeschlagenen Weg im Organismus vgl. E. Duse, Über die Bedeutung der Veränderungen in der Methylenblauausscheidung durch die Nieren. Ref. in Biochem. Centralbl. (1896) Ref. Nr. 486.

in den Harnkanälchen lokalisiert sind, läßt sich Phloridzinglykosurie (wenn auch oft verspätet) erzeugen, während bei der durch Kantharidin hervorgerufenen Glomerulonephritis die Zuckerausscheidung ausbleibt. Beobachtungen am Menschen sprechen im gleichen Sinne: man findet den Harn zuckerhaltig bei Nephritiden, welche vornehmlich in den Harnkanälchen lokalisiert sind, dagegen nicht bei den vorzugsweise die Glomeruli befallenden. Dieser Nachweis dürfte die vielfachen Widersprüche über das Verhältnis der Phloridzinzuckerausscheidung bei Nephritis erklären.

Kranke Nieren verhalten sich dem Phloridzin gegenüber anders als gesunde. Sie scheiden Zucker viel später aus oder überhaupt nicht. Aber auch hier kommen Ausnahmen vor, bei parenchymatöser Erkrankung erscheint mitunter der Zucker merkwürdigerweise früher als bei gesunder Niere. Das schränkt natürlich den Wert dieser Reaktion in diagnostischer Hinsicht ein. Israël hat sogar Fälle mitgeteilt, wo die Phloridzinglykosurie bei gesunder Niere vollkommen ausblieb, und ähnliches berichtet Rovsing. Andererseits hat man bei nur sehr geringen, ja minimalen Resten funktionsfähigen Parenchyms die Probe noch positiv ausfallen sehen.

Wir wollen hier noch anführen, daß die Nieren noch andere, mit der Sekretion scheinbar nicht zusammenhängende Funktionen ausübt. Wir nennen die Synthetisierung des Glykokolls und der Benzoesäure zu Hippursäure.

Über die Bedeutung dieser Funktion ist nichts bekannt. In kranken Nieren sollen sich quantitative Unterschiede zeigen, doch lauten die Angaben verschieden. Während ältere Autoren[1] von einer Verminderung der Hippursäurebildung bei parenchymatösen (und auch bei interstitiellen) Nierenerkrankungen sprechen, soll nach neueren Untersuchungen[2] im Gegenteil eine Vermehrung nachzuweisen sein. Wir entnehmen hieraus einstweilen nur das, daß eben Schwankungen vorkommen und, da beim Menschen die Niere durchaus nicht den einzigen Ort der Hippursäuresynthese darstellt, — sie entsteht ja auch, wie wir gesehen haben, durch Fäulnis im Darm — haben solche wechselnde Befunde durchaus nichts auf sich, insbesondere

[1] G. Jaarsfeld u. H. Stokvis, Über den Einfluß von Nierenaffektionen auf die Bildung von Hippursäure. Arch. f. exp. Path. u. Pharm. **10**. 268 (1879). F. Kronecker, Über die Hippursäurebildung beim Menschen in Krankheiten. Ebenda **16**. 344 (1883).

[2] C. Lewin, Beiträge zum Hippursäurestoffwechsel des Menschen. Zeitschr. f. klin. Med. **42**. 371 (1901).

darf man eine vermehrte Ausscheidung nicht auf eine gesteigerte „synthetische Kraft" der Niere oder anderer Organe beziehen.

Weiterhin schreibt man der Niere eine „innere Sekretion" zu,[1] wie so manchem anderen Organ; dann soll sie blutdrucksteigernde Stoffe liefern, usw. usw. Diese und andere Beobachtungen lassen sich zu einer zusammenfassenden Darstellung noch nicht verwerten, und als Einzelbefunde haben sie bisher keinen Wert von allgemeiner Bedeutung erlangt. Sie geben nur Ausblicke in ein bisher verborgenes Dunkel.

Wir kehren zu der zuerst erörterten Funktion der Niere, der Harnsekretion, zurück und wenden uns den Folgen der Retention der Harnbestandteile im Körper zu. Sie äußern sich nach zwei Richtungen hin: nach der der Wasserretention und der der Zurückhaltung fester Stoffe. Unter diesem Gesichtspunkte lassen sich jedoch die Folgen der Niereninsuffizienz nicht erörtern, da die Wasserretention eng zusammenhängt mit der Zurückhaltung einer bestimmten Gruppe fester Stoffe, den Salzen.

Vorerst sei erwähnt, daß eine eigentliche Retention nierenfähiger Stoffe eine doppelseitige Niereninsuffizienz voraussetzt. Denn solange bloß eine Niere erkrankt ist, übernimmt die gesunde die Funktion derselben und leistet doppelte Arbeit, die, wenn sie lange andauert, zur Hypertrophie des Organs führt.

Wenn eine Niere plötzlich durch Nephrektomie entfernt wird, hat man das Schauspiel einer vorübergehenden Retention auch seitens des gesunden Organs, indem in den ersten Tagen nach der Operation die Ausscheidung gegenüber den Vortagen beträchtlich zurückbleibt, um dann nach einigen Tagen einer ausgesprochenen Steigerung der Harnmenge, wie auch der stickstoffhaltigen Stoffe Platz zu machen. Ich habe diese Beobachtung mehrmals nach Nephrektomie machen können. Es stiegen nach 4—5 Tagen die Harnstoffwerte nach einem Absinken auf 4—5 g im Tag bis auf 50 g und darüber im Tag, bei ziemlich knapper Diät. Allmählich stellten sich wieder normale Verhältnisse her und nach etwa einer bis anderthalb Woche war die Stickstoffausscheidung auf der früheren Höhe. Ähnliche Beobachtungen haben auch Andere gemacht und auch im Tierversuch ist eine Beeinflussung der zurückgelassenen Niere nach einseitiger Nephrektomie festgestellt.[2]

---

[1] Brown-Séquard, Importance de la secrétion interne des reins. Arch. de physiol. (1893) 778.

[2] Th. Schilling, Prüfung der Nierenfunktion nach Nephrektomie. Arch. f. exp. Path. u. Pharm. **52**. 140 (1904).

Ihre Sekretion kann eine gesunde Niere lange Zeit vollständig einstellen, ohne daß sie einen nachweisbaren Schaden für ihre Funktionstüchtigkeit davonträgt. Bei Verlegung der größeren Harnwege, eines Ureters beispielsweise, hört die Harnproduktion auf, wenn der Gegendruck des gestauten Urins sich dem Blutdruck nähert. Sie nimmt aber wieder ihren gewöhnlichen Lauf, sobald das Hindernis behoben ist, selbst wenn die Absperrung wochen- und monatelang gedauert hat. Es ist mir ein Fall bekannt, wo infolge narbiger Obliteration eines Ureters die Sekretion der einen Niere mehrere Monate vollständig sistiert hatte, um nach Freimachung der Passage wieder in vollständig normaler Weise von statten zu gehen. Anfangs hatte sich sogar vorübergehend Polyurie eingestellt.

Wie das allmähliche Sistieren der Harnsekretion bei gesund und funktionstüchtig erhaltenem Gewebe zustande kommt, ist noch nicht genügend festgestellt. Im Tierversuch wird der Harn stets dünner[1] und schließlich bleibt auch das Wasser aus. Es scheint eine Rückresorption stattzufinden. Ob die Sekretion immer weiter dauert und die Rückresorption ihr die Wage hält, oder ob die Niere ihre Arbeit ganz einstellt, ist noch nicht entschieden.

Wir erwähnen ganz beiläufig im Anschluß hieran, daß die einfache Stauung des Harnes nicht genügt, eine Hydronephrose mit Atrophie des Nierengewebes herbeizuführen, daß zu deren Entstehung vielmehr die Mitwirkung infektiöser Prozesse notwendig ist.[2]

Bei Erkrankungen des Nierenparenchyms tritt Wasser aus der Blutbahn aus und sammelt sich im Unterhautzellgewebe und in den serösen Höhlen an. Über die Ursache dieser Erscheinung stritten und streiten sich noch die Pathologen. Es stehen sich schon lange zwei Ansichten gegenüber. Nach Bartels ist verminderte Diurese, Hydrämie Ursache des Wasseraustrittes. Nach Cohnheim hingegen ist die Ödembildung das Primäre und ihr zufolge vermindert sich die Diurese. Eine abnorme Durchlässigkeit der Wand der Blutkapillaren, herrührend von einer Reizung derselben durch harnfähige Stoffe, soll den Austritt des Wassers vermitteln.

In neuerer Zeit hat die Bartelssche Theorie einen weiteren

[1] M. Pfaundler, Über die durch Stauung im Ureter zustande kommende Veränderung der Harnsekretion. Hofmeisters Beitr. **2**. 336 (1902). — L. Schwarz, Über Harnveränderung nach Ureterbelastung. Centralbl. f. Physiol. **16**. 281 (1902).

[2] Vgl. M. O. Wyss, Nierenchirurgie. Beiträge zur klin. Chirurgie **32**. Heft 1.

Ausbau erfahren. Nach den Beobachtungen der französischen Schule,[1] der sich unter den Autoren deutscher Zunge Kövesi und Roth-Schulz[2] anschließen, soll die Retention von Wasser immer mit einer solchen von Salzen einhergehen und umgekehrt die Zurückhaltung bzw. Einverleibung von Salzen, namentlich Kochsalz, bei Nierenkranken, Wasserretention nach sich ziehen. Die Autoren machen daher die Salze für die Zurückhaltung des Wassers und weiterhin für die Entstehung der Hydropsien verantwortlich.

Trotz der lebhaften Befürwortung französischer Autoren hat diese Theorie nicht Anerkennung gefunden. Denn es hat sich herausgestellt, daß Salzretention durchaus nicht in allen Fällen Ödembildung zur Folge hat. Nach Richters[3] Beobachtungen an künstlich mit Urannitrat nephritisch und hydropisch gemachten Tieren soll die nach Salzzufuhr beobachtete Wasserretention ihren Grund nicht in einer Zurückhaltung von Salzen und insbesondere auch nicht von Kochsalz haben, sondern in einer durch vermehrten Durst gesteigerten Wasserzufuhr.

Auch die Annahme, daß einfache Retention von Wasser im Blut Ödembildung bewirke, hat sich nicht als haltbar erwiesen. Wäre das der Fall, dann müßte die Größe der Ödeme dem Grade der Hydrämie parallel gehen, das trifft aber tatsächlich nicht zu.[4] Dann gelingt es auch nicht durch Wasserinjektion in die Blutbahn Ödem zu erzeugen.[5] Ausnahmen hiervon will man freilich beobachtet haben.[6] Im Grunde sind es aber nur scheinbare; dort wo es zu

[1] Vgl. u. a. F. Widal u. Lemierre, Pathogénie de certains oedèmes brightiques: action du chlorure de sodium ingéré. Sem. méd. (1903) 199. — F. Widal u. Javal, La cure de déchloruration etc. Ebenda (1903) 219. — F. Widal, La cure de déchloruration dans le mal de Bright. Arch. génér. de méd. **81**. I. 292 (1904) und zahlreiche andere Publikationen. Dem gegenüber vgl. L. Ambard u. E. Beaujard, La rétention chlorurée sèche. Sem. médic. (1905) Nr. 12, 133. — A. Ferranini, Die Bedeutung der Chlorretention bei den Nephritikern. Medicina italiana (1904) Nr. 28.

[2] G. Kövesi u. W. Roth-Schulz, Die Therapie der Nierenentzündungen. Berl. klin. Wochenschr. (1904) Nr. 24—26.

[3] P. Richter, Experimentelles über die Nierenwassersucht. Berl. klin. Wochenschr. (1905) Nr. 14, 384.

[4] Vgl. Kapitel VII S. 185. Vgl. auch T. Rumpf, Über chemische Befunde bei Nephritis. Münch. med. Wochenschr. (1905) Nr. 9.

[5] J. Cohnheim u. L. Lichtheim, Über Hydrämie und hydrämisches Ödem. Virchows Arch. **69**. 106 (1877).

[6] Gärtner, Wien. med. Presse (1883). — Magnus, Arch. f. exp. Path. u. Pharm. **42**. 250 (1899). — Albu, Zur experimentellen Erzeugung von Ödemen und Hydropsien. Virchows Arch. **166**. 87 (1901).

Anasarka kam, spielten immer noch andere Faktoren mit. . Ganz besonders deutlich gegen die BARTELSsche Auffassung sprechen die Beobachtungen von langdauernder vollständiger Anurie infolge Verlegung der Harnabflußwege bei gesund erhaltenem Nierenparenchym. Einen solchen Fall hat in jüngerer Zeit wieder PÄSSLER[1] beschrieben. Dort war es bei 11 Tage andauernder totaler Harnsperre, trotzdem die Patientin, von heftigem Durst geplagt, große Mengen von Getränk zu sich nahm und ihr Körpergewicht dementsprechend um mehrere Kilo zunahm, nicht zur Ausbildung von Ödemen gekommen, obgleich das Blut hydrämische Beschaffenheit zu besitzen schien.[2] Man darf aus diesem wie aus ähnlichen früheren Fällen, wo die Anurie noch länger andauerte, entnehmen, daß noch ein weiteres Moment als die bloße Wasserzurückhaltung für die Entstehung von Anasarka notwendig ist, und gewiß geht man nicht fehl, wenn man das Ausbleiben der Ödeme im eben angeführten Falle auf den Umstand zurückführt, daß die Nieren gesund waren. Man muß COHNHEIM Recht geben, wenn er eine Schädigung der Wand der Blutkapillaren und Lymphbahnen annimmt. Doch sind nicht die gewöhnlichen harnfähigen Stoffe dafür verantwortlich zu machen, denn dann wäre nicht begreiflich, warum einfache (mechanische) Harnsperre wirkungslos bliebe. Daß die Erkrankung des Nierengewebes dafür beschuldigt werden darf, scheint auch daraus hervorzugehen, daß durch künstliche Erzeugung von Nephritis bei Tieren es RICHTER gelang, Hydropsie hervorzurufen, während einfache Hydrämie bei gesunder Niere Wasseraustritt aus der Blutbahn nicht zur Folge hat.

Bei Schädigung des Nierenparenchyms tritt außer einer Zurückhaltung von Wasser eine Retention fester Stoffe auf. Ihr folgt eine Erhöhung der molekularen Konzentration der Blutflüssigkeit. Diese kann sehr beträchtlich werden. Das haben wir schon bei einer früheren Gelegenheit[3] erwähnt, wir kommen hierauf nicht zurück.

Eine Steigerung des osmotischen Druckes deutet meistens auf eine Insuffizienz beider Nieren. Doch kann auch bei einseitiger Nierenerkrankung der Gefrierpunkt erheblich sinken (bis $-0{,}69^0$).[4]

[1] H. PÄSSLER, Beitrag zur Pathologie der Nierenkrankheiten nach klinischen Beobachtungen bei totaler Harnsperre. Deutsch. Arch. f. klin. Med. **87.** 568 (1906).

[2] Eine genaue Analyse des Blutes wurde nicht vorgenommen.

[3] Siehe Kapitel VII.

[4] ISRAËL, Mitteilungen aus den Grenzgebieten **11.** 171 (1903). — BARTH, Deutsch. Arch. f. klin. Med. **71.** 754 (1903). — A. LOEB u. C. ADRIAN, Recht-

Andererseits ist nicht in jedem Falle von Niereninsuffizienz eine Zunahme der osmotischen Spannung nachweisbar, denn wenn Wasser zugleich retiniert wird, gleicht sich die Differenz aus. Sogar bei tödlich verlaufender Urämie wird mitunter δ zwischen — 0,55° und – 0,57° liegend, also völlig normal gefunden. Außerdem scheinen aber auch kranke Nieren suffizient sein zu können.[1] Diese und ähnliche Gründe sind es, warum die Kryoskopie nicht einen entscheidenden diagnostischen Wert erlangt hat.

Es wogt der Streit noch darüber, welche Stoffe es sind, welche die im Anschluß an Nephritis auftretende Urämie erzeugen. Nachdem in früheren Zeiten die Meinung dahin ging, daß dem Harnstoff die Urheberschaft an diesem Zustande zuzuschreiben sei, haben spätere Beobachtungen die Unrichtigkeit dieser Auffassung dargetan. Bei darniederliegender Harnsekretion steigt der Harnstoffgehalt des Blutes beträchtlich und erreicht das Mehrfache der Norm (bis 0,4 Proz. und darüber gegen 0,06 Proz. der Norm).[2] Nichtsdestoweniger bleiben in vielen Fällen urämische Symptome vollständig aus und auch Einführung relativ großer Mengen von Harnstoff in die Blutbahn ist nicht imstande, Urämie zu erzeugen. Auch für keine der gewöhnlichen stickstoffhaltigen Stoffwechselschlacken[3] ist eine solche Wirkung erwiesen. Welche Substanzen und welche Momente hier bestimmend sind, ist noch nicht entschieden. Die von verschiedener Seite, namentlich von Ascoli[4] gemachte Annahme, daß das „Urämiegift" Nephrolysine darstellen, ist von Fr. Müller[5] widerlegt. Die soeben erwähnte Beobachtung, welche eine Patientin betraf, wo 11 Tage lang völlige Anurie bestand ohne daß Urämiesymptome sich einstellten — in der Literatur sind übrigens Fälle bekannt, wo die Anurie 25 Tage andauerte —, während bei Nephritis das Bild der Urämie schon auftreten kann bei bloß herabgesetzter Harnausscheidung, legt auf jeden

---

fertigt erhöhte molekulare Blutkonzentration bei Nierenerkrankung immer den Schluß auf Kranksein beider Nieren? Berl. klin. Wochenschr. (1904) Nr. 39, 1021.

[1] Kümmell, siehe S. 200 Anm. 1. — Rumpel, siehe S. 201 Anm. 2. — Kapsammer, Wien. klin. Wochenschr. (1904) Nr. 28, 786 u. Münch. med. Wochenschr. (1905) Nr. 17, 798.

[2] B. Schöndorff, Der Harnstoffgehalt einiger tierischer Flüssigkeiten. Pflügers Arch. **74**. 358 (1899). — F. Umber, Chemische Untersuchungen des Blutes bei Anurie durch akute Quecksilbervergiftung. Charité-Annal. **27**. (S.-A.).

[3] Vgl. u. a. F. Erben, Studien über Nephritis II. Zeitschr. f. klin. Med. **57**. 39 (1905).

[4] G. Ascoli, Vorlesungen über Urämie. Jena (1903).

[5] Fr. Müller, Verhandl. der deutsch. pathol. Gesellsch. **9**. 80 (1905).

Fall den Schluß nahe, daß nicht einer der normalen Harnbestandteile das auslösende Moment ist, sondern dieses mit der Erkrankung des Organs in Zusammenhang steht.

Auch mineralische Bestandteile können nicht schuld an der Intoxikation sein. Denn während die molekulare Konzentration des Blutes bei Harnretention wächst, bleibt die elektrische Leitfähigkeit auf normaler Höhe; der Organismus schützt sich gegen eine Zunahme der Ionenkonzentration durch Retention von Wasser.

Bei einem anderen mit Zurückhaltung von Harngiften in Zusammenhang gedachten Zustande, der Eklampsie, bleibt sowohl die osmotische Spannung wie auch die elektrische Leitfähigkeit unverändert. Auch hier ist noch nicht bekannt, in welcher Weise die Insuffizienz der Nierenfunktion sich geltend macht. Daß man auch Toxine im EHRLICH-BORDETschen Sinne als ätiologische Faktoren anspricht, liegt im Zuge der Zeit.

2. Albuminurie

Wir erwähnten im vorigen Kapitel, daß Erkrankungen und Läsionen des Nierenparenchyms den Durchtritt der Bluteiweißstoffe durch das Nierengewebe nach sich ziehen. Im nachstehenden soll diese Erscheinung des näheren erörtert werden.

Ehe wir auf eine Darlegung eingehen, ist es notwendig, den Begriff der Albuminurie zu präzisieren.

Es galt lange Zeit als ausgemacht, daß der Harn des gesunden Menschen eiweißfrei ist. In dem Maße aber, wie die Nachweismethoden sich verfeinerten, fand man Eiweiß auch im normalen Harn. Die Mengen sind freilich nur sehr gering, mit den üblichen klinischen Reagentien, unter Einhaltung der gewöhnlichen Vorschriften nicht nachweisbar. Den Angaben MÖRNERS[1] zufolge betragen sie 20—40 mg, höchstenfalls 150 mg im Liter[2] und fordern,

[1] K. A. H. MÖRNER, Untersuchungen über die Proteïnstoffe und die eiweißfällenden Substanzen des normalen Menschenharnes. Skand. Arch. f. Physiol. **6**. 332 (1895).

[2] Nach BRANDBERG [Approximative Eiweißbestimmung im Harn. Upsala Läkaref. förh **15**. (1880). Ref. in MALYS Jahresber. **10**. 265] und DRESER [Physiolog. Korreferat über physiologische Albuminurie. Verhandl. der Gesellsch. deutsch. Naturf. u. Ärzte. **74**. Versamml. (1902) I. 239] ist Eiweiß mit Hilfe der HELLERschen Probe, die unter den klinisch angewandten qualitativen Eiweißreaktionen mit Recht als eine der empfindlichsten gilt, in einer Verdünnung von 1:30000 entsprechend 30 mg auf einen Liter nachweisbar. Der Umstand,

was wenigstens die niedereren unter ihnen anbetrifft, zu ihrem Nachweise die Verarbeitung größerer Harnmengen.

Eine viel umstrittene Frage ist die, ob jeder normale Menschenharn diese geringen Eiweißmengen enthält, oder ob es nicht auch ganz eiweißfreie Harne gebe. Halten wir uns an die zuverlässigsten Angaben, so ist sie zweifellos dahin zu beantworten, daß der Harn stets eiweißhaltig ist. SENATOR,[1] POSNER,[2] DUDEN,[3] v. NOORDEN,[4] PLÒSZ[5] und MÖRNER[6] vermochten Eiweiß in jedem Harne nachzuweisen. Einzig LEUBE[7] und WINTERNITZ[8] vermißten es bisweilen, doch ist die von letzterem angewandte Methode nicht einwandfrei,[9] und die wenigen Fälle LEUBES mit negativem Eiweißbefund sind jedenfalls sehr seltene Ausnahmen.

Was die Natur dieses normalen Harneiweißes anbelangt, so ist die Frage von MÖRNER,[10] dem wir die zuverlässigsten und eingehendsten Beobachtungen über diesen Gegenstand verdanken, dahin entschieden worden, daß es durch die Nieren ausgeschiedenes Serumeiweiß darstellt. Seine Fällbarkeit durch verdünnte Essigsäure, die es früher für eine mit den Mucinen verwandte Substanz halten ließ,[11] verdankt es dem Umstande, daß im Harn Substanzen (vor-

---

daß im Harne 40 mg und sogar 100 mg Eiweiß auf einen Liter sich dem Nachweise mit dieser Probe entziehen, ist in den besonderen Verhältnissen des Harnes (Salzgehalt usw.) begründet.

[1] H. SENATOR, Die Albuminurie. 2. Aufl. (1890).

[2] C. POSNER, Über physiologische Albuminurie. Berl. klin. Wochenschr. (1885) 654. — Derselbe, Über Eiweiß im normalen Harn. VIRCHOWS Arch. **104**. 497 (1886). — Derselbe, Arch. f. (Anat. u.) Physiol. (1887) 495.

[3] DUDEN, Centralbl. f. d. med. Wissensch. (1887) 238.

[4] C. v. NOORDEN, Über Albuminurie bei gesunden Menschen. Berl. klin. Wochenschr. (1886) Nr. 11, 166.

[5] P. PLÒSZ, Orvosi hetilap (1890) (ung.).

[6] K. A. H. MÖRNER, siehe S. 265 Anm. 1.

[7] W. LEUBE, Über physiologische Albuminurie. Zeitschr. f. klin. Med. **13**. 1 (1888).

[8] H. WINTERNITZ, Über Eiweiß im normalen Harn. Zeitschr. f. physiol. Chem. **15**. 189 (1891). — Derselbe, Über die Verwendbarkeit von Farbenreaktionen zur Prüfung von Ferrocyankalium-Eiweißniederschlägen. Ebenda **16**. 439 (1892).

[9] H. MALFATTI, Über den Schleim des Harns. Wien. klin. Wochenschr. (1892) Nr. 46.

[10] Siehe S. 265 Anm. 1.

[11] F. HOFMEISTER, Zur Lehre vom Pepton. I. Über den Nachweis von Pepton im Harn. Zeitschr. f. physiol. Chem. **4**. 252 (1880). — Derselbe, Über die durch Phosphorwolframsäure fällbaren Substanzen des Harnes. Ebenda **5**. 73 (1881). — POSNER, siehe Anm. 2. — LEUBE, siehe Anm. 7.

wiegend Chondroitinschwefelsäure, daneben auch nukleinsaure Salze) vorkommen, welche sich bei saurer Reaktion mit dem Eiweiß zu unlöslichen Verbindungen umsetzen. Mit dem die Nubecula des Harnes bildenden Harnmukoid, einer Substanz von mucinähnlichem Charakter, die der Schleimhaut der Harnwege entstammt, hat es nichts gemein.

Es muß ausdrücklich hervorgehoben werden, daß die erwähnten geringen Eiweißmengen nicht unter den Begriff der (klinischen) Albuminurie fallen.[1] Unter dieser ist nur die Ausscheidung von Eiweiß in einer mit den üblichen klinischen Untersuchungsmethoden nachweisbaren Menge zu verstehen, als welche wir nennen die Hellérsche Schichtprobe mit konzentrierter Salpetersäure (in der üblichen Weise angestellt!), die Fällung mit Ferrocyankalium und Essigsäure und die Kochprobe. Bei Gebrauch feinerer Reagentien ist stets ihr Verhalten gegenüber jenen im Auge zu behalten.

Wir haben es bei der Eiweißausscheidung mit ähnlichen Verhältnissen wie bei der Ausscheidung von Zucker, Oxalsäure und anderen Substanzen zu tun; es werden auch für gewöhnlich geringe, binnen enger Grenzen schwankende Mengen ausgeschieden, und nur bei Steigerung über dieses normale Maß hinaus erlangt die Ausscheidung einen pathologischen Charakter.

Der Albuminurie begegnet man einmal bei den verschiedenen Formen der Nephritis und bei Amyloidentartung der Niere, dann vorübergehend unter dem Einfluß verschiedener direkt oder indirekt auf die Niere einwirkender Reize, ferner bei gewissen Zuständen, über deren Wesen erst in jüngster Zeit sich Licht zu verbreiten beginnt. Man hat vielfach angenommen, daß es sich dort um eine physiologische Albuminurie handle. Wir werden sehen, mit welchem Recht das geschah.

Proteinstoffe werden auch im Harn getroffen unter solchen Umständen, wo sie (Albumosen, Bence-Jonesscher Körper, gelöstes Hämoglobin, körperfremde Eiweißstoffe usw.) abnormerweise im Blute kreisen, wo also eine Veränderung der Blutmischung statthat. Diese Formen der Eiweißausscheidung gehören nicht zur Albuminurie sensu strictiori. Zu dieser, der (renalen) Albuminurie im klinisch-pathologischen Sinne, ist nur die Eiweißausscheidung zu rechnen, welche auf abnorme Vorgänge im Nierenparenchym zurückzuführen ist. Die Niere ist bei der Ausscheidung jener Stoffe völlig gesund

---

[1] Vgl. A. Oswald, Gibt es eine physiologische Albuminurie? Münch. med. Wochenschr. (1904) Nr. 15, 654.

und gehorcht physiologischen Gesetzen. Sie werden nur deshalb ausgeschieden, weil sie für gewöhnlich im Blutplasma nicht — bzw. nicht in so hohem Maße — vorkommen und die Niere die Tendenz hat, blutfremde Eiweißkörper zu eliminieren.[1] Man hat diese Form der Albuminurie als „dyskrasische" oder „hämatogene Albuminurie" (ROSENBACHS „regulatorische Albuminurie") bezeichnet.[2] Die eigentliche Ursache dieser Art der Eiweißausscheidung liegt in Prozessen, die ihren Sitz in extrarenalem Gewebe haben. Ihre Besprechung erfolgt daher logischerweise im Zusammenhang mit den genetisch in Betracht kommenden Vorgängen (siehe diese).

Die Eiweißkörper, welche bei der Albuminurie zur Ausscheidung kommen, sind die des Blutplasmas,[3] also das Serumalbumin,[4] die beiden Serumglobuline (Eu- und Pseudoglobulin) und das Fibrinogen, außerdem wie es scheint in Spuren ein Nukleoalbumin. Dieses stellt jedoch, wie wir gleich vorwegnehmen wollen, nicht jenen Körper dar, der irrtümlicherweise vielfach als Nukleoalbumin bezeichnet wurde und es mitunter auch noch wird. Das vermeintliche, frühere Nukleoalbumin ist ein Gemenge von Euglobulin und Fibrinogen.[5]

In sehr seltenen Fällen ist auch Fibrin — abgesehen natürlich von Blutgerinnseln — im Harn beobachtet worden. F. MÜLLER[6]

---

[1] Nach neueren Untersuchungen von I. MUNK und M. LEWANDOWSKY [Über die Schicksale der Eiweißstoffe nach Einführung in die Blutbahn. DU BOIS-REYMONDS Arch. (1899) Suppl. 73] erfolgt diese Ausscheidung nicht in dem Umfang, wie früher geglaubt wurde. Von einigen Eiweißkörpern werden bloß 2 Proz. der in die Blutbahn eingeführten Menge durch die Niere ausgeschieden, die übrigen 98 Proz. dagegen im Blute zurückbehalten.

[2] ROSENBACH, Zeitschr. f. klin. Med. 8. (1884).

[3] Die Herkunft des Harneiweißes — mit Ausnahme des Nukleoalbumins — aus dem Blute ist auch auf biologischem Wege dargetan worden. [MERTENS, Ein biologischer Beweis für die Herkunft des Albumens im Nephritisharn aus dem Blut. Deutsche med. Wochenschr. (1901) Nr. 11, 161. — M. ASCOLI, Über den Mechanismus der Albuminurie durch Eiereiweiß. Münch. med. Wochenschr. (1902) Nr. 10, 398. — M. MATTHES, Berl. klin. Wochenschr. **31.** 531. (1994) — LECLAINCHE u. VALLÉE, Sem. méd. (1901) Nr. 4. — INOUYE, Deutsch. Arch. f. klin. Med. **75.** 378 (1903). — ERBEN, Zeitschr. f. klin. Med. **50.** 441 (1904)].

[4] Man begegnet in der Literatur vielfach der Bezeichnung Serin für Serumalbumin. Dieser Name ist nicht glücklich gewählt, da man unter Serin im chemischen Sprachgebrauch einen anderen Körper versteht, nämlich die α-Amino-β-oxypropionsäure, ein aus zahlreichen Eiweißkörpern erhältliches Abbauprodukt. Man sollte daher die Bezeichnung Serin für Serumalbumin ganz fallen lassen und auch nicht mehr von Serinurie sprechen.

[5] Siehe weiter unten.

[6] F. MÜLLER, Über einen durch Essigsäure fällbaren Eiweißkörper im Urin. Mitteilg. aus der medizinischen Klinik zu Würzburg **1.** 264 (1885).

spricht von einem Fall von parenchymatöser Nephritis mit Fibrinbildung im Urin sub finem vitae und SENATOR[1] führt einige Fälle von „spontaner Gerinnbarkeit“ des Harns an.[2]

Ob diese „Fibrinurie“ renalen Ursprungs ist und von einer außergewöhnlich reichlichen Ausscheidung von Fibrinogen durch die Niere herrührt, ist noch unentschieden. In manchen Fällen ist es erwiesen, daß sie mit einer Entzündung der Harnwege zusammenhing.

Eine besondere Form der Eiweißausscheidung hat CRAMER[3] beschrieben und als „Emulsionsalbuminurie“ bezeichnet. Sie zeichnet sich dadurch aus, daß Eiweiß in feinster (mikroskopischer) Suspension im Harne verteilt ist und diesem ein trübes Aussehen verleiht, ähnlich wie das bei den pseudochylösen Ergüssen der Fall ist. Diese Art der Eiweißausscheidung fand CRAMER bei Eklamptischen und Urämischen kurz vor dem Tode. Einen ähnlichen Fall beobachtete inzwischen CORIAT.[4] Welche Eiweißart die Trübung verursacht, ist noch nicht untersucht, ebensowenig, welche Störung dem Prozeß zugrunde liegt, ob es sich nur um einen rein physikalischen Vorgang handelt, oder ob vielleicht auch eine Verbindung von Eiweiß mit Lecithin, wie bei den erwähnten Ergüssen, vorliegt.

Die **Menge** des ausgeschiedenen Eiweißes schwankt zwischen Spuren und einigen Prozenten und beträgt insgesamt von Bruchteilen eines Grammes bis 30 g und darüber im Tag. Sie erweist sich vor allem abhängig von der anatomischen Grundlage der Erkrankung. Am geringsten ist sie bei nicht nephritischen Prozessen, bei Zuständen, von denen weiter unten die Rede sein wird. Unter den Nephritiden finden sich im allgemeinen die niedersten Werte bei der chronischen indurativen Form, wo der Eiweißgehalt selten mehr als 0,5 Promille beträgt. Höhere Werte sind zu treffen bei der akuten parenchymatösen Form, dort schwankt der Gehalt meistens zwischen wenigen bis 10 und 20 Promille, und besonders hohe bei der chronischen parenchymatösen Entzündung. Hier sind bis 18 Promille, von BARTELS und BOYD sogar über 70 Promille gefunden worden. Bei Nephritis hält sich, besonders bei längerer, über viele Monate sich hinziehender Krankheitsdauer, der tägliche durchschnittliche Eiweiß-

[1] SENATOR, siehe S. 266 Anm. 1.

[2] Siehe auch A. KLEIN, Zur Kenntnis der Ausscheidung von Fibrin und fibrinartigen Gerinnseln. Wiener klin. Wochenschr. (1896) 701.

[3] H. CRAMER, Über einen eigentümlichen Urinbefund (Emulsionsalbuminurie) bei Eklampsie und Urämie. Münch. med. Wochenschr. (1902) Nr. 3, 101.

[4] J. CORIAT, „Emulsion-Albuminuria“. Med. Rec. (1903) Nr. 14.

verlust auf 4—8 g, ja bis 10 g, kann aber bei parenchymatösen Entzündungen zuweilen 30—40 g betragen,[1] gewiß eine ganz ansehnliche Höhe.

Die Eiweißausscheidung ist sowohl bei Nephritis wie auch bei nicht nephritischen Prozessen täglichen Schwankungen unterworfen, ihr Minimum fällt im allgemeinen in die Vormittagsstunden, ihr Maximum auf den Nachmittag.[2] Auf dieses Verhalten werden wir bei der Besprechung der nicht nephritischen Albuminurie noch näher eingehen.

Von den verschiedenen Eiweißstoffen erscheinen im Harne fast stets mehrere, oft alle zusammen, selten bloß einer. Für sich allein erscheint in der Regel nur das Albumin,[3] während Globulin nur sehr selten allein, und zwar ohne Begleitung von Albumin vorkommt.[4]

Das Mengenverhältnis, in welchem die verschiedenen Eiweißarten im Harne zueinander stehen, ist ein sehr mannigfaches. Es ist das Bestreben zahlreicher Autoren gewesen, die Bedingungen ausfindig zu machen, von welchen diese Schwankungen abhängen. Csatáry,[5] Strauss[3] und Cloëtta[3] glaubten zwischen dem Verhalten des Hoffmannschen Eiweißquotienten $\left(\frac{\text{Albumin}}{\text{Globulin}}\right)$ und bestimmten ana-

---

[1] G. Dieballa u. L. v. Kétly, Über die Wechselbeziehung von Albuminurie, Hydrämie und Hydrops bei Brightikern. Deutsch. Arch. f. klin. Med. **61**. 76 (1898).

[2] G. Peteruti, Die Albuminurie in Beziehung zu diätetischen und medizinischen Kuren. Centralbl. f. inn. Med. **19**. 431 (1898).

[3] F. A. Hoffmann, Über das Verhältnis zwischen Serumalbumin und Globulin im eiweißführenden Harn. Virchows Archiv **89**. 271 (1882). — J. Strauss, Untersuchungen über den Gehalt des eiweißhaltigen Harnes an Serumalbumin, Serumglobulin, Nukleoalbumin und Mucin mit besonderer Berücksichtigung der Frage der Nukleoalbuminurie. Inaug.-Dissertat. Straßburg (1895). — F. D. Boyd, On the question of the secretion or transsudation of albumin in cases of albuminuria. Edinbgh. med. Journ. **40**. I. 229 (1894). — M. Cloëtta, Sur la valeur diagnostique de la globuline dans les urines albumineuses. Arch. génér. de méd. (Nov. 1897). — Derselbe, Über die Genese der Eiweißkörper bei der Albuminurie. Arch. f. exp. Path. u. Pharm. **42**. 453. (1899).

[4] J. Strauss, siehe Anm. 3. — F. Müller, siehe S. 268 Anm. 6. — Maguire, The albumens of the urine. Lancet (1886) 1062. Die Angabe Estelles [Contribution à l'étude des matières albuminoïdes contenues dans l'urine albumineuse. Rev. mens. de méd. et de chirurg. (1880) 704. Thèse de Lyon (1880)], daß das Vorkommen von Globulin allein im Harn nicht selten sei, stimmt mit der allgemeinen Erfahrung nicht überein.

[5] A. Csatáry, Über Globulinurie. Deutsch. Arch. f. klin. Med. **47**. 159 (1891). — Derselbe, Über Globulinurie. Ebenda **48**. 358 (1891).

tomischen Veränderungen des Nierengewebes gesetzmäßige Beziehungen aufgedeckt zu haben.[1] Sie hatten übereinstimmend gefunden, daß bei der chronisch indurativen Nephritis der Eiweißquotient im allgemeinen ein sehr hoher ist und meist 10 und darüber und nur selten unter 5 beträgt. Die Ursache dafür suchen sie in verschiedenen Umständen. Csatáry macht die Zirkulationsverhältnisse in der Niere dafür verantwortlich, auf Grund der Tatsache, daß überall dort, wo die Strömungsgeschwindigkeit des Blutes in den Glomerulis gesteigert ist, er einem hohen Eiweißquotienten begegnete, während dort, wo sie verlangsamt ist, bei Herzmuskelschwäche, Verfall der Kräfte, Ödem, amyloider Degeneration der Glomerulusgefäße, Zylinderbildung usw., er denselben klein fand. Dieses Verhalten sollte so zu erklären sein, daß die erhöhte Zirkulationsgeschwindigkeit und der verstärkte Druck das Globulin leichter als das Albumin durch die Epithelien durchtreten ließen.

Cloëtta[2] wies jedoch — wenigstens für tote tierische Membranen — nach, daß weder der Druck noch die Stromgeschwindigkeit einen Einfluß auf die Durchlässigkeit für Eiweiß hat, daß dagegen die Porenweite der durchlässigen Membran (Pergamentpapier, Schweinsblase) eine entscheidende Bedeutung haben dürfte. Mit zunehmender Verkleinerung der Porenlumina — durch Eintauchen der Membranen in Gelatinelösung erreicht — passierte in seinen Versuchen das Globulin die Membran immer schlechter,[3] bis allmählich nur noch Albumin hindurchfiltrierte und schließlich auch dieses keinen Durchtritt mehr fand, während bei lockeren Membranen das Verhältnis der übergetretenen Eiweißkörper gleich dem der Stammlösung war. Eine solche „Verdichtung des Nierenparenchyms“ nimmt

[1] Mit den Schwankungen des Eiweißquotienten im Blute haben die Veränderungen des Harneiweißquotienten nichts zu tun. Das haben zahlreiche gleichzeitige Bestimmungen in beiden Flüssigkeiten gelehrt. Auch der Umstand, daß Albumin oder Globulin im Harn in einer Weise überwiegen kann, wie das für das Blutserum unter keinen Umständen konstatiert worden ist, daß im Urin der eine wie der andere Eiweißkörper allein vorhanden sein kann, illustriert das deutlich. Der Harnquotient ist vom Quotienten des Blutes auf jeden Fall in sehr weiten Grenzen ganz unabhängig. Das weist darauf hin, daß ein einfaches Filtrieren des Serums durch die Nierenwandungen nicht statthat, sondern daß diese irgendwie passiv oder aktiv an der Eiweißverteilung beteiligt sind. Auch der Quotient der Transsudate des gleichen Individuums weicht vom Harnquotienten ab.

[2] Siehe S. 270 Anm. 3.

[3] Vgl. auch E. Gottwalt, Über die Filtration von Eiweißkörpern durch tierische Membranen. Zeitschr. f. physiol. Chem. 4. 423 (1880).

Cloëtta für die chronisch indurative Nephritis an, und zwar soll dort die Bindegewebswucherung die Porenlumina verengen.

Bei der parenchymatösen Nephritis fanden die oben erwähnten Autoren[1] ganz andere Verhältnisse, als bei der interstitiellen Entzündung. Sowohl bei der akuten wie der chronischen diffusen Nephritis begegneten sie vielfach beträchtlichen Globulinmengen und der Eiweißquotient erwies sich im allgemeinen als ein niedriger, dem des Blutserums ähnlicher; er betrug meistens weniger als 5 und nur selten mehr als 7. Die Autoren nehmen an, es handle sich mehr um eine einfache Transsudation, und machen hierfür den „aufgelockerten" Zustand der frisch entzündeten Nierenepithelien verantwortlich. Diese Annahme stößt jedoch auf Schwierigkeiten, denn sie erklärt nicht das Auftreten von so niedrigen Eiweißquotienten, wie sie im Blut nie vorkommen, nämlich 0,3 und 0,2.[2] Es wirken auf jeden Fall noch andere Faktoren mit. Wir kommen weiter unten hierauf zu sprechen.

Ähnliche Verhältnisse, wie bei einfacher Entzündung, wurden bei amyloider Degeneration der Niere beobachtet,[3] bloß daß dort der Eiweißquotient noch niedriger, oft unter 1 lag. Auch bei Schwangerschaftsniere fand Boyd niedere Quotienten.[4] Als ein prognostisch günstiges Zeichen sahen die Autoren ein andauerndes, graduelles Ansteigen des Quotienten an. Es sank dann in der Regel auch die Gesamteiweißmenge; umgekehrt nahm der Quotient bei Verschlechterung des Zustandes, beim Ansteigen der Eiweißmenge ab. Bei chronischer parenchymatöser Entzündung soll das Ansteigen des Quotienten den Übergang der parenchymatösen in die interstitielle Form anzeigen.

Es war schon den erwähnten Autoren nicht entgangen, daß die von ihnen gefundene Gesetzmäßigkeit nicht ohne zahlreiche Ausnahmen war, daß z. B. gelegentlich bei chronischer Nephritis Quotienten unter 1 oder bei akuter solche bis zu 8 vorkamen, oder daß bei abnehmender Eiweißausscheidung der Quotient stabil blieb oder

---

[1] Hoffmann, Csatáry, Strauss, Cloëtta, vgl. auch G. Meillière et M. Loeper, Variations du rapport des albumines (sérine et globuline) au cours de diverses affections. Compt. rend. d. l. soc. d. biol. **53**. 155 (1901).

[2] Boyd, siehe S. 270 Anm. 3.

[3] Csatáry, siehe S. 270 Anm. 5. — S. Wallerstein, Quantitative Bestimmung der Globuline im Blutserum und in anderen tierischen Flüssigkeiten. Dissertat. Straßburg (1902). — J. Joachim, Über die Eiweißverteilung in menschlichen und tierischen Körperflüssigkeiten. Pflügers Arch. **93**. 558 (1903).

[4] Vgl. auch Hoffmann, S. 270 Anm. 3.

mitunter sogar fiel oder umgekehrt. Auch stündliche Schwankungen waren nicht unbemerkt geblieben. Sie schrieben diese Abweichungen gelegentlich hinzutretenden Beeinflussungen zu, vor allem der Mannigfaltigkeit der anatomischen Veränderungen bei der gleichen Krankheitsform, weiterhin den Veränderungen in der Blutzirkulation. Diese letzteren dürften von ganz besonderer Tragweite sein. Csatáry und Cloëtta hatten beobachtet, daß das Auftreten von Fieber oder einer Herzaffektion oder von Urämie eine Herabsetzung des Eiweißquotienten bewirkt, die nach der Behebung des interkurrenten Leidens wieder schwand; umgekehrt, daß Eingabe von Strophantus und Digitalis ein Ansteigen des Quotienten zur Folge habe. Zweifellos handelt es sich hier um eine Wirkung der Veränderungen im Blutdruck bzw. in den Zirkulationsverhältnissen in der Niere, freilich nicht im Sinne Csatárys, daß die Veränderungen des Blutdruckes und der Zirkulationsgeschwindigkeit die unmittelbare Ursache der Schwankungen des Eiweißquotienten seien, d. h. der gesteigerte Blutdruck als solcher dem Albumin leichter Durchtritt durch die Nierenmembranen gestatte als dem Globulin, sondern in dem Sinne, daß der höhere Blutdruck eine bessere Versorgung der Nieren mit Blut zur Folge habe. Für einen Zusammenhang mit der Blutdurchströmung spricht die Tatsache, daß Herzmittel nicht bei jeder chronischen interstitiellen Nephritis in der eben geschilderten Richtung wirksam sind, sondern nur bei hinzutretenden oder exacerbierenden Herzaffektionen. Nach Beilegung der akuten Erscheinungen hat Digitalis keinen Einfluß mehr.

In gleicher Weise darf man wohl auch die von Csatáry gemachte Beobachtung interpretieren, daß bei chronisch parenchymatöser Nephritis der Eiweißquotient im umgekehrten Verhältnis zur Größe der Ödeme steht, indem er bei deren Zunahme sinkt, bei deren Abnahme ansteigt. Auch der von Hoffmann beobachtete günstige Einfluß warmer Bäder auf den Eiweißquotienten hängt mit Veränderungen der Blutzirkulation und des Blutdruckes zusammen.

Daß im Fieber auch Bakterientoxine die Nierenepithelien lädieren können und auch von dort her eine Beeinflussung der Eiweißausscheidung zu erwarten ist, wollen wir nicht unerwähnt lassen.

Bei der großen Mannigfaltigkeit der einwirkenden Faktoren, die wir übrigens wohl noch nicht alle kennen, ist es begreiflich, daß eine allgemeingültige Regel nicht aufzustellen ist. Je nach dem Vorwiegen der einen oder der anderen Faktoren wird sich die Eiweißausscheidung in diesem oder jenem Sinne modifizieren, genau wie auch bei den Transsudaten und Exsudaten die Eiweißverteilung von den gerade tätigen Faktoren abhängig ist. Unter diesem Vorbehalte mag die von CSATÁRY und CLOËTTA aufgestellte Regel vielleicht ihre Geltung haben.

Freilich sind die aus jüngster Zeit stammenden Beobachtungen GROSS'[1] nicht dazu angetan, uns in der Hoffnung zu stärken, in diese so sehr verwickelten Verhältnisse recht bald einen Einblick zu bekommen. Seine Resultate sind vorwiegend negativer Art. Er fand den Eiweißquotienten bei akuter Nephritis „ganz regellos", „in keiner Weise von der Höhe der Eiweißmenge abhängig und in keinem Verhältnis zur Schwere des Allgemeinbefindens stehend". Bei Verschlechterung des Allgemeinzustandes und zunehmender Eiweißmenge sah er ihn beträchtlich steigen und umgekehrt sinken bei Verminderung des Harneiweißes, bei Schwinden der Ödeme und erheblicher Besserung des Allgemeinbefindens. Dasselbe war auch der Fall bei Stauungsniere. Bei subakuter, subchronischer und chronischer Nephritis fand er nicht so große Schwankungen, er betont aber die Unbeständigkeit des Quotienten und besonders den Umstand, daß bei der letztgenannten Form der Eiweißquotient nicht immer hoch zu sein braucht; er sah ihn sogar bei typischer Granularatrophie 1 betragen. Umgekehrt fand er bei Amyloidniere einen relativ hohen Quotienten (bis 5).

Wir stehen somit gegenüber der Frage nach der Eiweißverteilung im Harn heute noch genau so, wie HOFFMANN vor 25 Jahren, und als einzige bisher gültige Gesetzmäßigkeit können wir nur sagen, daß bei jeder Nierenerkrankung jeder Eiweißquotient vorkommen kann.

Es ist bisher nur über zwei Eiweißkörper berichtet worden, das Albumin und das Globulin. In jüngeren Jahren ist vielfach von einem dritten die Rede gewesen, dem, wegen eines ihn besonders auszeichnenden Merkmales — seiner Fällbarkeit durch verdünnte Essigsäure in der Kälte —, bezüglich sowohl seiner Herkunft als auch seiner Bedeutung von den meisten Autoren eine Sonderstellung unter den Harneiweißstoffen eingeräumt wurde. Zur näheren Charakterisierung dieses von REISSNER[2] zuerst beschriebenen Körpers sei erwähnt, daß seine Fällung besser erfolgt, wenn der Urin zuerst

[1] O. GROSS, Über die Eiweißkörper des eiweißhaltigen Harnes. Deutsch. Arch. f. klin. Med. **86**. 578 (1906).

[2] REISSNER, Über gelösten Schleimstoff im menschlichen Harn. VIRCHOWS Arch. **24**. 191 (1862).

mit Wasser auf das Doppelte oder Dreifache verdünnt ist,[1] daß er in einem geringen Überschuß von Essigsäure nur wenig löslich ist, dagegen sich leicht löst auf Zusatz von starker Essigsäure. Beim Kochen in neutraler Lösung wird er nur zum Teil gefällt. In kohlensauren und kaustischen Alkalien ist er glatt löslich. Salpetersäure fällt ihn, löst ihn aber wieder auf beim geringsten Überschuß. Längeres Kochen mit verdünnten Mineralsäuren spaltet kein Kohlehydrat ab.

Was das Vorkommen des Körpers anbelangt, so findet man ihn bei fieberhaften Erkrankungen,[2] bei parenchymatöser besonders akuter Nephritis, besonders im Beginne der Erkrankung[3] — dagegen nicht bei exquisit chronischer interstitieller Nierenentzündung —, bei inkompensierten Herzklappenfehlern, epileptischen Anfällen, zyklischer Albuminurie,[4] Kachexien, sogenannter „physiologischer Albuminurie"[5] und bei der Albuminurie der Neugeborenen.[6] Schreiber[7] traf ihn auch nach Kompression des Thorax und Pichler und Vogt[8] nach Unterbindung der Nierengefäße. Verschiedene Autoren wollen ihn im Urin für sich allein beobachtet haben, doch traf das für unsere Fälle nie zu, stets fanden wir ihn wie auch die Mehrzahl der

---

[1] Die Harnsalze in der Konzentration, wie sie im Harn vorkommen, wirken lösend auf ihn ein.

[2] Reissner, siehe S. 274 Anm. 2. — Fr. Müller, siehe S. 268 Anm. 6. — W. Werner, Ein Fall von akuter Nephritis, bei welchem der im Harn enthaltene Eiweißkörper nur aus Globulin bestand. Deutsche med. Wochenschr. (1883) Nr. 46, 666. — D. Sarzin, Über Nukleoalbuminausscheidung im Harn. Inaug.-Dissertat. Berlin (1894). — R. Stähelin, Über den durch Essigsäure fällbaren Eiweißkörper der Exsudate und des Urins. Münch. med. Wochenschr. (1902) Nr. 34, 1413. — C. v. Noorden, Über Albuminurie bei gesunden Menschen. Deutsch. Arch. f. klin. Med. **38**. 205 (1886).

[3] J. Strauss, siehe S. 270 Anm. 3. — K. Osswald, Zyklische Albuminurie und Nephritis. Zeitschr. f. klin. Med. **26**. 73 (1894). — M. Cloëtta, Über die Beziehungen zwischen Funktionsleistung der Niere und Albuminurie bei der akuten Nephritis. Arch. f. exp. Path. u. Pharm. **48**. 223 (1902). Cloëtta fand ihn stets bei künstlich mit Aloïn, Chromsäure oder Kantharidin an Tieren erzeugten Nephritiden. — A. Oswald, Untersuchungen über das Harneiweiß. Hofmeisters Beiträge **5**. 234 (1904).

[4] A. Oswald, siehe Anm. 3.

[5] W. v. Leube, Über physiologische Albuminurie. Verhandl. d. Gesellsch. deutsch. Naturf. u. Ärzte. **74**. Versamml. (1902) I. 222.

[6] Flensburg, Nord. med. ark. Neue Folge **4**. Nr. 19, 14 (1894).

[7] J. Schreiber, Über experimentell am Menschen zu erzeugende Albuminurie. Arch. f. exp. Path. u. Pharm. **19**. 237 und **20**. 85 (1885).

[8] Pichler u. Vogt, Zur Lehre von der Nukleoalbuminurie. Centralbl. f. inn. Med. **15**. 377 (1894).

Autoren in Begleitung von Albumin und „Globulin". Endlich begegnete OBERMAYER[1] einem durch Essigsäure fällbaren Eiweißkörper bei Leukämie und bei Ikterus.

Im Laufe der Zeit haben sich die Ansichten über die Natur des fraglichen Körpers vielfach geändert. Dem jeweiligen Stande unserer Kenntnisse über die Eiweißstoffe entsprechend hat man ihn abwechselungsweise als Mucin,[2] Globulin[3] und Nukleoalbumin[4] angesprochen. Seit OBERMAYER in einigen Fällen Phosphor im Essigsäureniederschlag nachgewiesen, ist man allgemein bei der letzten Anschauungsweise stehen geblieben, ohne daß man den Phosphorbefund kontrolliert hätte. Die Mehrzahl der Autoren der Neuzeit waren der Ansicht, daß es unter den durch Essigsäure fällbaren Eiweißkörpern nur zwei gäbe, deren Vorkommen in Betracht käme: Nukleoalbumin und Mucin, und da der in Frage stehende Körper sich dem Magnesiumsulfat gegenüber wie ein Nukleoalbumin und nicht wie Mucin verhielt (er ist in gesättigter Magnesiumsulfatlösung unlöslich, letzteres dagegen löslich), sprach man ihn als Nukleoalbumin an. Wir werden sehen, daß das mit Unrecht geschah, denn die Befunde OBERMAYERS lassen sich nicht verallgemeinern, da sie Zustände besonderer Art betreffen: bei Leukämie zerfällt nukleinhaltiges Material im Blute.

Ebensowenig handelt es sich um Mucin. Wenn MALFATTI[5] aus seinem Niederschlag beim Kochen mit verdünnten Mineralsäuren eine reduzierende Substanz abspalten konnte, so mag sich das daraus erklären, daß er seinen Harn nicht filtriert hatte und das die Nubecula bildende Harnmukoid mit in den Niederschlag bekam. Den Beobachtungen v. NOORDENS[6] und STRAUSS', nach denen das Vorkommen von Mucin im Harne eine häufige Erscheinung wäre, ist entgegenzuhalten, daß schon die Häufigkeit ihres Befundes in grellstem Widerspruch steht zu den Beobachtungen anderer Autoren. Weder

---

[1] F. OBERMAYER, Über Nukleoalbuminausscheidung im Harn. Centralbl. f. inn. Med. **13**. Nr. 1 (1892). — A. JOLLES spricht von Nukleohiston. [Wien. med. Wochenschr. (1897) Nr. 22 und Zeitschr. f. klin. Med. **34**. 53 (1898)].

[2] REISSNER, siehe S. 274 Anm. 2.

[3] FR. MÜLLER, siehe S. 268 Anm. 6.

[4] OBERMEYER, A. JOLLES, siehe Anm. 1.

[5] MALFATTI, Internat. Centralbl. f. d. Physiol. u. Pathol. der Harn- und Sexualorgane **1**. 66, 429 und **3**. 17. — Derselbe, Zur Frage der „physiologischen Albuminurie". Wien. klin. Wochenschr. (1891) 433.

[6] C. v. NOORDEN, Über den Mucingehalt des Harns. Berl. klin. Wochenschr. (1886) Nr. 15, 238.

Senator,[1] noch sein Schüler Citron,[2] noch Cloëtta vermochten Mucin in vielen hundert Urinen, selbst bei Cystitis nicht, nachzuweisen.

Nach Mörner[3] wäre der Körper nichts anderes, als eine Verbindung von Serumalbumin mit den schon erwähnten im normalen Harn vorkommenden eiweißfällenden Substanzen, die jedoch die Eigenschaft der Eiweißfällung erst in saurer Lösung erlangen, nämlich Chondroitinschwefelsäure und Nukleïnsäuren. Im ikterischen Harne sollen außerdem die Gallensäuren in gleicher Weise wirken. Mörner ist jedoch entgegenzuhalten, daß nach seinen eigenen Untersuchungen die Menge der im Harne vorhandenen Chondroitinschwefelsäure und Nukleinsäure zur Fällung von durchschnittlich nur 20—40 mg Eiweiß im Liter, im Maximum von 155 mg ausreichen, also Mengen, die weit hinter den für den in Frage stehenden Körper gefundenen Werten zurückstehen. Bei Ikterus freilich mag es anders liegen, dort reichen die Gallensäuren aus, um 5 Promille Eiweiß zu fällen.

Die Natur der durch Essigsäure fällbaren Substanz ist erst in der letzten Zeit aufgeklärt worden. Durch die Untersuchungen von Rostoski,[4] Matsumoto[5] und von mir[6] ist dargetan worden, daß sie zum größten Teil aus einem Gemenge von Globulin und Fibrinogen (Fibrinoglobulin) besteht und zwar desjenigen Teils des Serumglobulins, der als Euglobulin bezeichnet wird. Durch diese Feststellung sind fast sämtliche früheren Hypothesen über die Herkunft der Substanz überflüssig geworden. Solange man in der Meinung befangen war, daß diese ein Nukleoalbumin sei, bemühte man sich stets, eine Quelle dafür ausfindig zu machen. Man hatte sich denn auch so ziemlich dahin geeinigt, daß diese in der Niere selbst zu suchen sei, da es gelungen war, aus den Nierenzellen ein Nukleoalbumin zu gewinnen,[7] und glaubte, daß das in Degeneration be-

[1] H. Senator, Über den Mucingehalt des Harns und über normale Albuminurie. Berl. klin. Wochenschr. (1886) Nr. 12. Vgl. auch S. Madsen, Über Nukleoalbuminurie. Centralbl. f. inn. Med. **19.** 531 (1898).

[2] Citron, Über Mucin im Harn. Inaug.-Dissertat. Berlin (1886).

[3] K. A. H. Mörner, Bemerkungen zu dem Aufsatze Oswalds: Untersuchungen über das Harneiweiß. Hofmeisters Beiträge **5.** 524 (1904).

[4] Rostoski, Über den durch Essigsäure ausfällbaren Eiweißkörper in pathologischen Harnen. Sitzungsber. d. physik.-med. Gesellsch. Würzbg. (1902).

[5] Matsumoto, Über die durch Essigsäure ausfällbare Eiweißsubstanz in pathologischen Harnen. Deutsch. Arch. f. klin. Med. **75.** 399 (1903).

[6] A. Oswald, siehe S. 275 Anm. 3.

[7] Matsumoto, siehe Anm. 5.

griffene Nierenparenchym dieses aus dem Innern seiner Zellen austreten ließe[1] oder daß die zerfallenden Zellen selbst mit dem Harn fortgeschwemmt würden.[2] Über diesen Gegenstand ist viel diskutiert worden, während die Möglichkeit einer Herstammung aus dem Blut kaum in Erwägung gezogen worden war. Zwar hatten schon früher einige Autoren die Annahme gemacht, daß bei Ikterus „Gallenmucin", ein nukleoalbuminartiger Körper, ins Blut übertrete und von dort aus in den Harn gelange, da OBERMAYER gerade bei Ikterus Phosphor im Harneiweiß nachgewiesen hatte. Der Albuminurie bei Ikterus wurde aber dadurch eine ganz besondere Stellung eingeräumt. Einzig STRAUSS war für eine hämatogene Herkunft der Substanz auch bei nicht ikterischem Harne eingetreten, er war aber der irrtümlichen Meinung, daß der fragliche Körper das von ihm im Blute nachgewiesene phosphorhaltige Eiweiß sei.

Zu ungunsten der Abstammung des essigsäurefällbaren Körpers aus dem Blute schien CLOËTTAS Beobachtung zu sprechen, daß Blutserum auf Essigsäurezusatz keinen Niederschlag gibt. Dem gegenüber muß aber betont werden, daß das Blut Substanzen enthält, Salze, Seifen oder andere,[3] welche die Löslichkeit der Eiweißkörper wesentlich beeinflussen, und daß auf den negativen Befund einstweilen nicht zu viel Gewicht gelegt werden darf; ganz geklärt sind jedoch die Verhältnisse noch nicht.

Wie hoch man die Bedeutung der Zellabstoßung in den Nieren und Nierenwegen für das Zustandekommen der Albuminurie anschlug, läßt sich am besten aus den Arbeiten SENATORS ersehen, welcher dem gesamten Harneiweiß, besonders aber dem Globulin eine Abstammung aus abgestorbenen Zellen vindiziert und sogar die Meinung vertritt, daß diese für eine Ausscheidung von täglich $^1/_2$—1 g Eiweiß aufkommen können. Diese Anschauung schien eine Stütze in einer früheren Beobachtung zu finden, nach welcher Harn bei ammoniakalischer Gärung das in ihm befindliche Zellsediment zum Teil auflöst. Nach neueren Untersuchungen von ROSTOSKI[4] ist aber die Auflösungsfähigkeit des Harnes für darin befindliche Zellen eine kaum nennenswerte, denn zellenreiche Harne, die selbst bei alkalischer Reaktion mehrere Tage unter Fernhaltung der Fäulnis sich selbst überlassen waren, blieben auf Essigsäurezusatz vollkommen klar oder

[1] OBERMAYER, siehe S. 276 Anm. 1.

[2] J. STRAUSS u. a., siehe S. 270 Anm. 3.

[3] H. SENATOR, Die Albuminurie in physiolog. und klinischer Beziehung und ihre Behandlung. Berlin (1890). Hier ausführliche Literatur bis 1890.

[4] Siehe S. 277 Anm. 4.

trübten sich kaum. Übrigens können wir uns kaum vorstellen, daß täglich bis 1 g (Trockengewicht) Niereneiweiß ausgeschieden werde, was einem Gewicht von mehreren Grammen Gewebssubstanz entsprechen würde.

Neben dem Fibrinogen und Euglobulin scheint nach den Untersuchungen Rostoskis und Matsumotos noch ein Nukleoalbumin, jedoch nur in sehr geringer Menge oder nur in Spuren, im Essigsäureniederschlag bisweilen vorzukommen. Dieses soll nicht aus dem Blut herstammen, da seine Fällungsgrenzen gegenüber Ammonsulfat mit keinem der aus dem normalen Blutserum dargestellten phosphorhaltigen Eiweißkörper[1] übereinstimmt, wohl aber mit denen eines aus dem Nierenparenchym extrahierbaren, phosphorhaltigen Körpers;[2] daraus schließen die Autoren auf eine Herkunft des Nukleoalbumins aus der Nierensubstanz. Die alte Theorie der Abstammung des essigsäurefällbaren Eiweißes aus den Nierenzellen würde für diesen allerdings äußerst geringen und oft fehlenden Anteil des Niederschlages Gültigkeit haben.

Die Bedingungen, unter welchen diese Substanz in den Harn gelangt, sind noch nicht festgestellt, ebensowenig ob sich gesetzmäßige Beziehungen zu anatomischen Veränderungen nachweisen lassen. Die Beobachtung Cloëttas, nach welcher sich aus in Entzündung begriffenen Nieren, nicht aber aus gesunden, mit verdünntem Alkali ein essigsäurefällbarer Eiweißstoff ausziehen läßt,[3] bezieht sich wohl auf den gleichen Körper. Doch würde es sich lohnen, über die Eigenschaften und den eventuellen Phosphorgehalt des Körpers nähere Untersuchungen anzustellen.

Aus all dem Gesagten ergibt sich, daß der durch Essigsäure erzeugbare Niederschlag aus mehreren Eiweißstoffen besteht: aus Eu- bzw. Fibrinoglobulin (Fibrinogen) oder aus beiden zusammen und zum weitaus geringen Teil (oft nur in Spuren) aus echtem Nukleoalbumin. In der Minderheit der Fälle, und zwar bei ganz bestimmten Zuständen (Leukämie, Pseudoleukämie) besteht er zum überwiegenden Teil aus Nukleoalbumin.[4] Dort entstammt das phosphorhaltige Eiweiß untergegangenen Leukozyten und ist auch

[1] Literatur siehe S. 193 Anm. 1.

[2] J. Lönnborg, Beiträge zur Kenntnis der Eiweißkörper der Nieren und der Harnblase. Skand. Arch. f. Physiol. **3.** 1 (1892).

[3] Vgl. auch Matsumoto, siehe S. 277 Anm. 5.

[4] Obermayer, siehe S. 276 Anm. 1. — A. Jolles, siehe ebenda und Derselbe, Über das Auftreten und den Nachweis von Nukleohiston im Harn Berichte d. deutsch. chem. Gesellsch. **30.** 172 (1897).

im Blutserum nachweisbar. Über Natur und Herkunft des bei Ikterus nachgewiesenermaßen phosphorhaltigen Eiweißes ist nichts Näheres bekannt.

Auf die Verschiedenartigkeit des durch Essigsäure ausgefällten Eiweißes lassen sich vielleicht die Widersprüche der Autoren bezüglich des Verhaltens des Niederschlages im Überschuß der Säure zurückführen. Einige Autoren bezeichnen ihn als darin löslich, andere dagegen als unlöslich. In der Tat ist das Nukleoalbumin in einem Säureüberschuß nicht oder kaum, das Euglobulin dagegen leicht löslich.

Wir wenden uns nunmehr der Frage zu, in welchem Verhältnis das Euglobulin zu dem von den älteren Autoren beschriebenen „Globulin" steht und was wir nach der heutigen Nomenklatur unter diesem zu verstehen haben. Nach den schon erwähnten Beobachtungen Joachims findet sich bei akuten und chronischen Nephritiden meistens nur Pseudoglobulin und nach meinen eigenen Befunden ist im Harn, sofern er überhaupt globulinhaltig ist und auf Zusatz von Essigsäure keine Trübung zeigt, von den Globulinen nur das Pseudoglobulin zu finden. Das frühere „Globulin" ist daher nichts anderes als Pseudoglobulin und alles was von jenem bisher ermittelt und weiter oben mitgeteilt, bezieht sich auf dieses. Wir verweisen, um Wiederholungen zu vermeiden, auf das schon Gesagte.

Welches die näheren Bedingungen für die Ausscheidung des Euglobulins sind, ist noch nicht ergründet. Sein häufiges Vorkommen bei akuter Nephritis, besonders im Beginne derselben, sein allmähliches Verschwinden bei chronisch parenchymatösen Entzündungen und sein nur seltenes und dann spurenhaftes Auftreten bei indurativer Nephritis, scheinen darauf hinzudeuten, daß es im Zusammenhang mit Entzündungsprozessen im Nierenparenchym steht. Es liegt einstweilen der Annahme nichts im Wege, daß sein Vorkommen bei interstitieller Nephritis nur hinzugekommenen parenchymatösen Prozessen seinen Ursprung verdankt, ist doch seine Menge gesteigert bei nachweisbar frischen Exazerbationen.

Aus seiner Menge und aus dem Mengenverhältnis zum Pseudoglobulin, dem Globulinquotienten $\left(\frac{\text{Euglobulin}}{\text{Pseudoglobulin}}\right)$, läßt sich einstweilen nichts Bestimmtes entnehmen. Nach Gross' Beobachtungen verhält sich der Quotient völlig regellos. „Bald wird mehr Euglobulin wie Pseudoglobulin ausgeschieden, bald überwiegt die Pseudoglobulinausscheidung die des Euglobulins, ohne jeden Zusammenhang mit der gesamten Eiweißmenge oder dem jeweiligen Stande des Allgemeinbefindens, oft von einem Tage zum andern in das gegenteilige Verhältnis umschlagend".

Nach JOACHIM sowie auch nach WALLERSTEIN kommt bei mit Amyloidentartung komplizierter Nephritis im Gegensatz zu der einfachen Entzündung das Euglobulin in ganz besonders großer Menge zur Ausscheidung. Auch dieser Befund scheint aber nicht konstant zu sein, denn GROSS fand mitunter auch niedere Werte, und dort, wo sich eine Globulinvermehrung konstatieren ließ, war sie nicht immer auf Rechnung des Euglobulins zu setzen.

Beachtenswert ist, daß nicht jede akute Nephritis mit Ausscheidung von Euglobulin einhergeht. Es tritt, wie bereits erwähnt, vorwiegend bei Nephritiden nach akuten Infektionskrankheiten auf,[1] ferner bei solchen nach Vergiftung durch chemische Substanzen (Pyrogallol, Sublimat, Naphthol usw.), während es bei nichtinfektiösen Formen seltener ist. Auch vermißt man es meistens trotz oft enormer Eiweißausscheidung bei Eklampsie,[2] und wenn vorhanden, kommt es nie in nennenswerten Mengen vor.

Bemerkenswert ist, daß im Verlauf von Infektionskrankheiten Euglobulin im Harn auftreten kann, ohne daß es zum nachweisbaren Ausbruch einer Nephritis kommt. So beobachtete nämlich FOLTANEK nach einer Mitteilung OBERMAYERS,[3] daß bei Scharlach, ungefähr in der dritten Woche der Erkrankung, im Harn auf Essigsäurezusatz eine intensive Trübung auftritt, gleichgültig, ob sich eine Nephritis einstellt oder nicht. Die Angabe ist von OSSWALD[4] bestätigt worden. Ich muß jedoch bemerken, daß dies nicht immer der Fall ist: ich habe sie bei mehreren darauf hin untersuchten Scharlachfällen vermißt, und dort, wo sie auftrat, konnte ich neben Euglobulin auch Pseudoglobulin und Albumin nachweisen.

Ganz beiläufig sei erwähnt, daß BAGINSKY und STAMM[5] um die gleiche Zeit herum, da nach den erwähnten Autoren Euglobulin auftreten soll, ein Exazerbieren der parenchymatösen Entzündungen in der Niere feststellten.

Es ist bekannt, daß die Funktionstüchtigkeit der Niere unter

[1] Vgl. auch A. CALVO, Über die Eiweißkörper des Urins bei Nierenkranken und Gesunden, mit besonderer Berücksichtigung des durch Essigsäure fällbaren Eiweißkörpers. Zeitschr. f. klin. Med. **51**. 502 (1904).

[2] M. CLOËTTA, siehe S. 270 u. 275.

[3] Siehe S. 276.

[4] K. OSSWALD, siehe S. 275 Anm. 3.

[5] BAGINSKY u. STAMM, Zur Pathologie und Therapie der Scharlachnephritis. Arch. f. Kinderheilkunde **16**. 350 (1893).

den entzündlichen Veränderungen in der Niere leidet. Eine praktisch wichtige Frage ist die, ob sich aus dem Bestehen einer Albuminurie und aus deren Intensität ein Rückschluß auf den Grad der funktionellen Störungen ziehen läßt. Das ist nun tatsächlich nicht der Fall. Direkte Beziehungen zwischen den ausgeschiedenen Eiweißmengen und dem osmotischen Druck des Blutes haben sich nicht nachweisen lassen.[1]

Bisher ist vorwiegend von der Albuminurie bei Nephritis die Rede gewesen. Der Grund liegt darin, daß wir sowohl über die Qualität wie über die gegenseitigen Mengenverhältnisse der Eiweißkörper am genauesten für diese Form der Eiweißausscheidung unterrichtet sind. Es gibt nun aber, wie bereits bemerkt, auch eine **nichtnephritische Albuminurie.** Sie kommt unter dem Einfluß sehr mannigfacher Reize zustande, die mit- oder ohne Hinterlassung pathologisch-anatomischer Veränderungen (trübe Schwellung, fettige Degeneration)[2] direkt oder indirekt die Nierenzellen treffen.

Wir begegnen ihr bei Einverleibung toxischer Substanzen, im Infektionsfieber,[3] in der Schwangerschaft, nach Einreibung der Haut mit differenten Substanzen (Teer, Petroleum usw.),[4] bei Verdauungsstörungen, bei Marasmus, weiterhin in allen Zuständen, wo infolge von Zirkulationsstörungen verschiedenster Art die Ernährung der Nieren notleidet, bei Herzfehlern, Kompression der Aorta und unteren Hohlvene, der Nierengefäße, dann bei starken Blutverlusten,[5] Lungenerkrankungen, Blutkrankheiten, Vergiftungen mit Kohlenoxyd und anderen die Atmung störenden Substanzen, auch bei starker Abkühlung im kalten Bad,[6] ferner bei nicht fieberhaften Erkrankungen des Nervensystems, epileptischen Zuständen,[7] manchen Psychosen, Hirnapoplexien, Delirium tremens,[8] nach Chloroform- und Äther-

[1] Cloëtta, siehe weiter oben.

[2] Nicht jede trübe Schwellung der Nierenepithelien ist von Albuminurie begleitet.

[3] A. Hübener, Über Albuminurie bei Infektionskrankheiten. Inaug.-Dissertation Berlin (1892).

[4] O. Lassar, Über den Zusammenhang von Hautresorption und Albuminurie. Virchows Arch. **77.** 157 (1879).

[5] Quincke, Albuminurie nach Blutverlust. Deutsch. Arch. f. klin. Med. **30.** 399 (1882).

[6] G. Rem-Picci, Über Albuminausscheidung nach kalten Bädern. Fortschritte der Med. (1902) Nr. 25, 853.

[7] M. Huppert, Albuminurie, ein Symptom des epileptischen Anfalls. Virchows Arch. **59.** 367 (1874).

[8] Weinberg, Über transitorische Albuminurie bei dem Delirium tremens. Berl. klin. Wochenschr. Nr. 32.

narkose[1] usw.[2] Für alle diese Zustände dürfte die genetische Grundlage entweder in Störungen des Blutkreislaufs oder in der Reizung der Nierenepithelien durch toxisch wirkende Stoffe zu suchen sein. Erstere dürften auch die Ursache des Eiweißharnens bei der Sektion der die Nierenarterien begleitenden Nervenäste und nach Stich in den Boden des IV. Ventrikels sein.

Albuminurie findet sich nicht selten vorübergehend bei scheinbar völlig gesunden, kräftigen Menschen, wenn sie von noch im Rahmen physiologischer Verhältnisse liegenden Beeinflussungen getroffen werden, nämlich nach starken körperlichen Anstrengungen, wie längeren Märschen, Turnen, Bergsteigen usw. Man spricht von „physiologischer Albuminurie".[3] Diese Bezeichnung und Auffassung hat zu vielfachen Kontroversen Veranlassung gegeben.

Es ist das Verdienst Leubes, zuerst in eingehender Weise auf diese Erscheinung aufmerksam gemacht und die alte Brightsche Lehre, nach welcher jede Albuminurie der Ausdruck einer Entzündung sei, umgestürzt zu haben.

In einer früheren Statistik, die sich auf gesunde Soldaten im Dienst bezog, fand Leube 16 Proz. derselben nach einem anstrengenden Marsche albuminurisch. Andere Autoren und später er selbst fanden noch höhere Ziffern (59—96 Proz.). Auch bei Kindern ist diese Form der Eiweißausscheidung sehr verbreitet. De la Celle de Châteaubourg[4] will sie bei 77 Proz. der von ihm untersuchten Kinder nachgewiesen haben.

Bemerkenswert ist, daß auch bei nicht anstrengender körperlicher Bewegung, wie sie das gewöhnliche Leben mit sich bringt, des Morgens schon vor der Arbeit, eine beträchtliche Anzahl sonst gesunder Menschen (5 Proz. aller Untersuchten) Eiweißharn aufweist.

---

[1] B. J. Stokvis, Über Albuminurie nach Chloroform- und Äthernarkose. Ref. in Malys Jahresber. **23.** 576 (1893).

[2] Literaturzusammenstellung bei O. Rohlfing, Über transitorische Albuminurie. Inaug.-Dissertat. Würzburg (1886).

[3] W. Leube, Über das Vorkommen von Eiweiß im Harn von Gesunden. Sitzungsber. d. physik.-med. Sozietät Erlangen (1877) 187. — Derselbe, Ausscheidung von Eiweiß im Harn des gesunden Menschen. Virchows Arch. **72.** 145 (1878). — Derselbe, Über physiologische Albuminurie. Verhandl. d. Ges. deutsch. Naturf. u. Ärzte. 74. Versamml. I. 222 (1902). — C. Flensburg, Untersuchungen über das Vorkommen und die Art der Albuminurie bei sonst gesunden Soldaten. Ref. in Malys Jahresber. **22.** 524 (1892). — L. Simonelli, Über physiologische Albuminurie. Centralbl. f. inn. Med. **20.** 152 (1898).

[4] De la Celle de Châteaubourg, Recherches sur l'albuminurie physiologique. Thèse. Paris (1883).

Wie die Muskelbewegungen, so begünstigen kalte Bäder, psychische Erregungen, alkoholische Getränke, oder auch ganz physiologische Vorgänge, wie die Menstruation, die Eiweißausscheidung.

Charakteristisch für diese Form der Eiweißausscheidung sind ihr vorübergehendes Auftreten und die außerordentlich großen und raschen Schwankungen im Eiweißgehalt der verschiedenen täglichen Harnportionen. So sind die Portionen des Vormittags meistens eiweißreicher als die des Nachmittags, und gleiche Anstrengungen rufen bei den gleichen Leuten nachmittags eine geringere Ausscheidung hervor, als am Morgen oder überhaupt keine, selbst dann nicht, wenn sie am Vormittag eine solche Wirkung hatten.[1] Die Albuminurie hört scheinbar spontan auf, um nach Tagen oder Wochen sich wieder einzustellen. Man spricht daher auch von **transitorischer Albuminurie.**[2]

Die bei dieser Form der Albuminurie ausgeschiedenen Eiweißkörper sind entweder Serumalbumin und Pseudoglobulin allein, oder, was häufiger der Fall, außerdem, und zwar vorwiegend, Euglobulin.[3] Wann und warum vorwiegend erstere und wann vorwiegend letzteres ausgeschieden wird, ist noch nicht ergründet. Es ist anzunehmen, daß hier ganz bestimmte Ursachen nach der einen oder der anderen Richtung hin wirken, und vermutlich lassen sich bei näherer Prüfung Gesetzmäßigkeiten auffinden, wenn auch die Verhältnisse kompliziert sein dürften. Die prozentische Menge des Eiweißes beträgt nie viel (0,05 – 0,1 Proz., selten bis 0,4 Proz.).

Als „physiologisch" bezeichnet man auch die Eiweißausscheidung, welche nach dem Genuß von Hühnereiweiß, besonders von rohen Hühnereiern, vorübergehend aufzutreten pflegt (**alimentäre Albuminurie**).[4] Sie ist nicht allen Menschen eigen, sondern bloß zirka

[1] C. v. Noorden, siehe S. 275 Anm. 2.

[2] Synonyma: Funktionelle Albuminurie, Albuminurie bei gesunden Nieren, Albuminurie gesunder Menschen.

[3] C. Flensburg, siehe S. 283 Anm. 3. — O. V. Petersson u. L. Paijkull, Weitere Untersuchungen über accidentelle Albuminurie bei sonst gesunden Personen. Ref. in Malys Jahresber. **23.** 575 (1895).

[4] Literatur bei Inouye, Über alimentäre Albuminurie. Deutsch. Arch. f. klin. Med. **75.** 378 (1903) und A. Ott, Beiträge zur Lehre von der Albuminurie. Ebenda **53.** 604 (1894). — Oertel, Therapie der Kreislaufstörungen 106. — Lecorché et Talamon, Traité de l'albuminurie. Paris (1888) 207. — F. Micheli, Sulle albuminurie alimentari. Rivista crit. di clin. med. [Ref. in Fortschritte der Medizin (1905) Nr. 21, 611]. — Stokvis, Recherches expérimentales sur les conditions pathologiques de l'albuminurie. Bruxelles (1867). — Ferret, Etude sur un cas d'albuminurie. Thèse de Paris (1867).

einem Drittel derselben,[1] und zeigt bei dem gleichen Individuum oft ein wechselndes Verhalten, indem sie das eine Mal auftritt, das andere Mal nicht. Auch bei Tieren ist sie zu beobachten; nachgewiesen ist sie für den Hund und das Kaninchen, und auch dort stellt sie keine allgemeine Erscheinung dar, sondern ist nur bei einem Teil derselben zu treffen.[2] Rascher und sicherer erfolgt die Ausscheidung nach subkutaner oder intravenöser Eiweißinjektion.[3]

Streng genommen gehört die alimentäre Albuminurie nicht zu den uns hier beschäftigenden Formen der Eiweißausscheidung, da sie nach dem Ergebnis der biologischen Reaktion auf einer Resorption von nativem Eiweiß vom Darme aus in die Blutbahn und in die Lymphe beruht. Es handelt sich also in letzter Linie um eine Veränderung der Darmresorption und nicht um eine Störung der Nierentätigkeit. Nur weil die Ausscheidung von Hühnereiweiß eine eigentliche (hämatogene) Albuminurie nach sich zieht, wird sie hier erläutert. Dies erklärt uns auch, warum Personen mit nephritischer oder anderer (nicht nephritischer) Albuminurie nicht notwendigerweise zu alimentärer Albuminurie disponiert sind, eine Schwäche der Epithelien braucht hier durchaus nicht zu bestehen.[4] Die alimentäre Eiweißausscheidung dürfte in Beziehung stehen zu Robins „dyspeptischer Albuminurie“.

Nach der Einfuhr per os erscheint das Eiweiß beim Menschen meistens schon nach 2 Stunden im Harn, in der 4. Stunde erreicht es sein Maximum, nimmt dann allmählich ab, um in der 6. Stunde, selten später und dann spätestens in der 12. Stunde vollständig zu verschwinden.

Bei Nierenkranken ist die Insuffizienz der Niere gegenüber im Blut kreisendem Hühnereiweiß (falls sie überhaupt besteht) größer, als bei Gesunden,[5] eine Tatsache, die verständlich ist, wenn man bedenkt, daß nicht einfach das eingeführte Hühnereiweiß ausgeschieden wird, sondern daß dieses noch Bluteiweiß mit sich reißt,[6] und daß letzteres sogar bei Gesunden den größten Teil der eli-

---

[1] Falta [Über einige Fragen des Eiweißstoffwechsels. Verhandl. d. Naturforsch. Ges. in Basel **15.** Heft 2 (1903)] konnte bei einem Patienten selbst nach Verabreichung von 80 g Ovalbumin kein Eiweiß im Harne nachweisen.

[2] Prior, Zeitschr. f. klin. Med. **18.** (1890).

[3] Vgl. S. 268 Anm. 1.

[4] Weidenfeld, Wien. klin. Wochenschr. (1894) Nr. 12—14.

[5] Ascoli, siehe S. 268 Anm. 3 und Inouye, siehe ebenda.

[6] Mertens, siehe S. 268 Anm. 3. — Ascoli, siehe Anm. 5. — Inouye, siehe Anm. 5.

minierten Eiweißmenge ausmacht.[1] Man muß annehmen, daß das artfremde Eiweiß einen gewissen Reiz auf die Nierenepithelien ausübt. Diese Annahme liegt um so näher, als im Harn mitunter hyaline Zylinder erscheinen. Daraus ergibt sich, daß Eierdiät (d. h. der Genuß vorwiegend roher Eier) sowohl bei akuter wie bei chronischer Nephritis nicht ratsam ist.

Wie Hühnereiweiß soll nach Ascoli auch Muskelfleisch wirken.

Wie kompliziert übrigens die Bedingungen dieser Art der Eiweißausscheidung sind, zeigen uns die Versuche Hamburgers,[2] welcher fand, daß Kaninchen nach wiederholter Injektion von Eierklar in die Blutbahn keine mit den üblichen klinischen Methoden nachweisbare Albuminurie mehr aufweisen, trotzdem das Blutserum freies Hühnereiweiß enthält. Der Vorgang ist in verschiedener Weise zu erklären. Es findet eine Art Immunisierung der Nierenzelle gegen die Einwirkung des fremden Eiweißes statt, oder aber, wenn wir uns auf den Standpunkt der chemischen Theorie stellen, es werden alle biologisch wirksamen Valenzen des Eierklars im Blutserum gebunden und können das Nierenparenchym nicht mehr reizen.

Als „physiologisch" gilt weiterhin die bei Schwangeren, in den drei letzten Monaten der Gravidität auftretende Albuminurie (Schwangerschaftsalbuminurie) und ebenso die während oder unmittelbar nach der Geburt sich einstellende Eiweißausscheidung (Geburtsalbuminurie, Albuminurie der Kreisenden). Nach Aufrecht, Friedberg[3] und Zangemeister[4] ist sie bei ca. 40 bis 50 Proz. vorher gesunder Schwangerer bzw. Kreisender zu beobachten. Sie hört meistens schon am zweiten Tage nach der Geburt auf und geht nur in seltenen Fällen mit Zylinderausscheidung einher, die dann mit der Albuminurie verschwindet. Die Ursache dieser Eiweißausscheidung liegt in durch Blutstauung bedingter gestörter Blutversorgung der Nieren. Das ausgeschiedene Eiweiß besteht oft zum überwiegenden Teil aus dem essigsäurefällbaren Eiweißkörper. Die Menge schwankt zwischen 0,05 und 1,2 Proz.[5]

---

[1] F. Sosath, Über künstliche Albuminurie. Inaug.-Dissertat. Würzburg (1880).

[2] F. Hamburger, Zur Frage der Immunisierung gegen Eiweiß. Wien. klin. Wochenschr. (1902) Nr. 45.

[3] Aufrecht u. W. Friedberg, Berl. klin. Wochenschr. (1894) Nr. 4, 81 und Verhandl. der Gesellsch. deutsch. Naturf. u. Ärzte (1902) 263.

[4] Zangemeister, Über Albuminurie bei der Geburt. Arch. f. Gynäk. **66.** 2. Heft (1902).

[5] L. Paijkull, Über Albuminurie bei eben entbundenen Weibern. Ref. in Malys Jahresber. **24.** 666 (1894).

Endlich ist man geneigt, als innerhalb der physiologischen Grenzen liegend, die Albuminurie der Neugeborenen zu betrachten. Diese kommt bei gesunden Kindern sehr häufig vor.[1] Martin und Ruge,[2] Cruse,[3] Hofmeier,[4] Flensburg[5] u. a. fanden sie bei allen oder wenigstens den meisten untersuchten Kindern. Sie dauert am häufigsten vom 1. bis zum 8.—10. Lebenstag, selten darüber hinaus. Auch den allererst gelassenen Urin hat man eiweißhaltig befunden. Die Intensität der Eiweißausscheidung ist individuell und zeitlich sehr verschieden. Bei einigen Kindern können überhaupt nur Spuren an einzelnen Tagen nachgewiesen werden, während andere längere Zeit hindurch deutlich nachweisbare Eiweißmengen ausscheiden — Mensi fand bei einer größeren Anzahl von Neugeborenen 0,01—0,03 Proz. Eiweiß — und wiederum andere weisen einen sehr hohen Eiweißgehalt auf. Diese Ungleichmäßigkeit ist der Grund, warum die Ansichten der Autoren über die Häufigkeit des Vorkommens dieser Albuminurie so sehr differieren, und warum es immer noch, namentlich in Frankreich, Autoren gibt, welche die Albuminurie bei Neugeborenen als etwas Seltenes bezeichnen. Bei derartigen Untersuchungen müssen eben, wenn man sich vor Täuschungen hüten will, der gesamte Tagesharn oder zum wenigsten mehrere Einzelportionen untersucht werden. Erwähnenswert ist, daß Flensburg bei den 150 Kindern seiner Beobachtung in den ersten vier Lebenstagen konstant Eiweiß fand.

Neben dem Eiweiß haben die meisten Autoren überaus häufig hyaline und gekörnte Zylinder und Epithelien gefunden, dagegen nie Veränderungen der Nierensubstanz selbst.

Das Eiweiß, welches von den Neugeborenen ausgeschieden wird, ist nach Flensburg durch Essigsäure fällbar; ob es sich speziell um Euglobulin (Fibrinoglobulin) handelt, oder ob wir es hier mit Rücksicht auf die sehr geringen Mengen mit der Mörnerschen chondroitinschwefelsauren Eiweißverbindung zu tun haben, muß noch geprüft werden.

Im Gegensatz zu den erwähnten Formen der Albuminurie gilt

[1] Historik und gesamte Literatur bis 1901 siehe bei Czerny u. Keller. Des Kindes Ernährung usw. 141 (1901).

[2] Martin u. Ruge, Zeitschr. f. Geburtshilfe u. Frauenkrankheiten **1.** 273 (1875).

[3] Cruse, Jahrbuch für Kinderheilkunde **11.** 393 (1877).

[4] Hofmeier, Virchows Arch. **89.** 493 (1882).

[5] Flensburg, Nord. med. ark. Neue Folge Nr. 9, 14 (1894); vgl. auch Malys Jahresber. **23.** 581 (1893).

die jetzt zu besprechende Art der Eiweißausscheidung heutzutage allgemein als „krankhaft“, trotzdem zwischen ihr und den eben besprochenen sich keine scharfen Grenzen ziehen lassen und die unmittelbare Ursache hier wie dort wohl die gleiche ist.

Sie zeichnet sich vor den anderen dadurch aus, daß scheinbar ohne äußere Veranlassung und bei gewöhnlicher Lebensweise in täglich sich wiederholenden Zyklen Eiweiß im Harn auftritt, um nach kurzer Zeit wieder zu verschwinden. Der Hergang ist meist der, daß die Ausscheidung nachts und in den ersten Morgenstunden ganz fehlt, im Laufe des Vormittags an Menge zunimmt, gewöhnlich um die Mittagszeit oder etwas vorher ihr Maximum erreicht und dann allmählich wieder sinkt, um gegen den Abend völlig zu verschwinden oder am Nachmittag ein zweites Maximum zu erreichen. Man spricht nach dem Vorgang von PAVY[1] von zyklischer Albuminurie.[2]

Durch Liegenbleiben läßt sich die Eiweißausscheidung hintanhalten und der Zyklus entsprechend abändern. Bei konsequenter Bettruhe sistiert sie vollständig, um beim Aufstehen, solange das Bettliegen auch gedauert haben mag, sofort sich wieder einzustellen. Hierin liegt das charakteristische dieser Form der Albuminurie.

Einige Autoren verwerfen die erwähnte Bezeichnung, indem sie darauf hinweisen, daß der Zyklus nicht durch innere Ursachen, wie andere in periodischen Schwankungen auftretende Erscheinungen, etwa die Menstruation, die Fieberbewegungen u. a., sondern durch äußere Umstände zufällig bedingt werden.[3] Das wirklich veranlassende Moment ist in der Tat, wie das schon von einem der ersten Beobachter[4] scharf hervorgehoben wurde, die aufrechte Körperstellung, bei welcher allein Eiweiß im Harn auftritt, während bei

---

[1] F. W. PAVY, On cyclic albuminuria. Lancet (1885) II. 706.

[2] O. HEUBNER, Zur Kenntnis der zyklischen Albuminurie im Kindesalter. HENOCHS Festschrift (1890) 170. — Daselbst ausführliche Literatur bis 1889. — G. KLEMPERER, Über zyklische Albuminurie. Zeitschr. f. klin. Med. **12**. 168. (1897). — TEWES, Über zyklische Albuminurie. Jahrb. f. Kinderheilkunde **36**. 96 (1893). — K. OSSWALD, Zyklische Albuminurie und Nephritis. Ebenda **26**. 73 (1894). — KELLER, Dissertat. Breslau (1896). — POMMEREHNE, Dissertat. Jena (1898). In diesen Abhandlungen Literaturausgaben. — FLENSBURG, Skand. Arch. f. Physiolog. **4**. 416. — L. KUTTNER, Über Albuminuriae minimae und zyklische Albuminurie. Zeitschr. f. klin. Med. **47**. Heft 5 u. 6 (1902). — REEK, Über zyklische Albuminurie. Inaug.-Dissertat. Jena (1888).

[3] SENATOR in der Diskussion zu KLEMPERERS Vortrag: Über zyklische Albuminurie. Berl. klin. Wochenschr. (1889) 864.

[4] ROOKE, Brit. med. Journal (1878) II. 596.

horizontaler Lage es alsbald verschwindet. Sie bezeichnen daher diese Form der Albuminurie mit Recht als **orthostatische** oder orthotische **Albuminurie** (STIRLINGS „postural albuminuria").[1] Die gewöhnlichen Lebensverhältnisse, wo tagsüber der Körper in aufrechter Stellung harrt, sind es, welche den zyklischen Charkter bedingen. Wie HEUBNER[2] hervorhebt, liegt jedoch nicht nur in dem Ansteigen des Albumens während des Tages, sondern auch in dem Wiederabfallen und schließlichen Verschwinden desselben gegen den späteren Abend hin, und auch dort, wo die betreffenden Kranken nicht wieder zur horizontalen Lage übergegangen sind, sondern sich vielfach hin und her bewegt haben, ein wichtiges Charakteristikum. Das will so viel sagen, als daß es vorwiegend der Wechsel von der horizontalen zur aufrechten Körperstellung ist, welcher die Eiweißausscheidung bedingt, das weitere Beharren in aufrechter Haltung verliert allmählich seine schädliche Bedeutung.

Daß die aufrechte Körperstellung und nicht etwa Muskelbewegungen das ursächliche Moment darstellen, geht am besten aus der mehrmals gemachten Beobachtung hervor, daß bei kräftigen Muskelanstrengungen in horizontaler Lage die Eiweißausscheidung ausbleibt.[3] Auch das Verharren in sitzender Stellung genügt zu ihrer Auslösung nicht.

Nach EDEL[4] soll Nahrungsaufnahme einen wesentlichen Einfluß auf die Albuminurie haben, und zwar soll sie sie vermindern oder sogar ganz aufheben. Er vermochte in seinen Fällen durch entsprechende Verteilung der Mahlzeiten den „Zyklus" zu modifizieren und durch ihre gänzliche Aussetzung die Schwankungen sogar vollständig zu beseitigen, d. h. eine gleichmäßige und konstante Eiweißausscheidung zu erzielen.

Die Beobachtungen EDELS konnten von anderen Autoren jedoch nicht oder wenigstens nicht für alle Fälle bestätigt werden. Ein

[1] A. STIRLING, Albuminuria in the apparently health. Lancet (1887) II. 1157. — Derselbe, Cyclic or postural albuminuria. Ebenda (1888) I. 848 u. a. Vgl. auch PAVY, A further contribution on cyclic albuminuria with observations on the effect of various conditions upon the diurnal apparance of albumin. Lancet. March 6. (1886). — G. JOHNSON, On intermittent recurring or so called „cyclic" albuminuria. Ebenda (1888) I. 7.

[2] Siehe S. 288 Anm. 2.

[3] BULL, Zwei Fälle von intermittierender Albuminurie. Berl. klin. Wochenschrift (1886) Nr. 42, 717. — KLEMPERER, siehe S. 288 Anm. 2 und OSSWALD, ebenda.

[4] P. EDEL, „Zyklische" Albuminurie und neue Gesichtspunkte für die Bekämpfung von Albuminurien. Münch. med. Wochenschr. (1901) Nr. 46 u. 47.

Einfluß der Nahrungsaufnahme erscheint uns aber nicht unerklärlich, es wird sich das weiter unten ergeben.

Wir erwähnen noch, daß die Albuminurie zeitweise ganz aussetzen kann, um dann wieder in der gleichen Form aufzutreten.[1] Es fallen dann völlig eiweißfreie Tage und Wochen zwischen die Perioden der Albuminurie.

Die orthostatische Eiweißausscheidung wird relativ am häufigsten im Jünglingsalter um die Pubertätszeit herum getroffen, weshalb sie auch „albuminuria of adolescents",[2] Pubertätsalbuminurie[3] genannt wurde. Es muß indes bemerkt werden, daß sie, wenn auch seltener, sowohl bei Kindern diesseits der Pubertätszeit, wie auch bei Erwachsenen bis über das 40. Lebensjahr hinaus auftritt. Diese Bezeichnung ist also nicht ganz zutreffend.[4]

Die orthostatische Albuminurie befällt durchweg schwächliche Individuen[5] mit den Zeichen der Blutarmut. Nur selten fehlen die klinischen Symptome der Anämie. Sie zeigt eine Tendenz, familiär und zwar bei mehreren Geschwistern, aufzutreten, wobei Mädchen häufiger als Knaben davon betroffen werden. Ich selbst habe mehrfach Gelegenheit gehabt, ganze Familien solcher Kranken zu sehen.

Zur Ausscheidung kommen, wie ich gezeigt habe,[6] die gleichen Eiweißstoffe wie bei der „physiologischen" Albuminurie, nämlich Euglobulin, Pseudoglobulin und Serumalbumin, die entweder alle zusammen oder auch einzeln nachweisbar sind. Ob aber Euglobulin tatsächlich allein vorkommt, scheint mir noch der Nachprüfung bedürftig zu sein; Albumin allein ist schon getroffen worden.[7] Den

---

[1] Heubner, siehe S. 288 Anm. 2. — Bull, siehe S. 289 Anm. 3. — Coupland, A note on cyclic albuminuria. Lancet (1886) II. 63 u. a.

[2] Moxon, On chronic intermittent albuminuria. Guys Hosp. Report III. serie **23.** 233 (1878). — Dukes, The albuminuria of adolescents. Brit. med. Journ. (1878) II. 799.

[3] v. Leube, siehe S. 283 Anm. 3.

[4] Johnson, A discussion on the prognosis of cases of albuminuria with special reference to life assurance etc. Brit. med. Journ. (1889) II. 417. Vgl. auch Kuttner, siehe S. 288 Anm. 2.

[5] v. Leube, siehe S. 283 Anm. 3. Vgl. auch Mery, Dritter franz. Kongreß f. Gynäk., Geburtshilfe u. Kinderheilkunde. Ref. in Münch. med. Wochenschrift (1901) 1812. — Marie, Sem. méd. (1896) 49. — Teissier, ebenda (1899) 425 u. (1885) 288. — O. Jacobsohn, Über orthotische Albuminurie. Berl. klin. Wochenschr. (1903) Nr. 40, 914.

[6] A. Oswald, siehe S. 275 Anm. 3.

[7] Pavy, The Lancet (1888) **1.** 711. — Guiblain, Thèse de Paris (1903). — Archard u. Loeper, Soc. méd. d. hôpit. de Paris (12 juin 1900) u. (14 juin 1901).

Eiweißquotienten fand Gross[1] klein, nämlich nahezu $^1/_2$. Die tägliche Eiweißmenge ist verschieden. Mendel und Hooker[2] fanden bei ihrem Individuum durchschnittlich 0,3 g mit Schwankungen von 0,1—0,6 g. Der relative Eiweißgehalt übersteigt 0,1—0,2 Proz. gewöhnlich nicht.[3] Einzig Kuttner spricht von 0,5—0,9 Proz., ja sogar 1,5 Proz.

Die gleichen, auch sonst eine Steigerung der Eiweißausscheidung hervorrufenden Ursachen machen auch hier ihren Einfluß geltend. So berichten einige Autoren, daß körperliche und geistige Anstrengungen, Erkältung, warme und kalte Bäder, sowohl bezüglich der Dauer wie auch der Höhe der Ausscheidung die Albuminurie steigern, was jedoch nicht bei allen Patienten zutrifft. Erwähnung verdient auch noch das nicht gar seltene Vorkommen hyaliner Zylinder und sogar von Epithelialzellen.

Was die praktische Bedeutung dieser Form der Albuminurie anbelangt, so ist sie als eine relativ unschädliche Erscheinung anzusehen, sie gelangt, vorausgesetzt daß den Erkrankten die nötige Pflege und Schonung (roborierende Diät usw.) zuteil werden, selbst nach sehr langem, mehrjährigem Verlauf zur völligen Heilung.

Daß nicht jede zyklisch verlaufende Albuminurie zu der eben besprochenen Eiweißausscheidung gehört, daß die Eiweißausscheidung auch bei ausklingender oder beginnender Nephritis den gleichen Typus annehmen kann, sei noch besonders erwähnt. Im Anschluß an akute Scharlachnephritis habe ich ein solches Verhalten des öfteren beobachten können. In einem Falle handelte es sich um einen 7jährigen Knaben, der im Tagharn 3 Promille Eiweiß — er hütete das Bett nicht mehr —, im Nachtharn keine Spur davon ausschied.

Indem wir zur Besprechung der Ursache dieser Erkrankung sowie der übrigen oben geschilderten Eiweißausscheidungen übergehen, bemerken wir gleich, daß wir auf die früheren einschlägigen Anschauungen nicht eingehen, da eine solche Aufzählung nur historisches Interesse haben könnte, sondern wir wenden uns gleich dem wichtigsten Punkte zu, der viel diskutierten und für den Arzt wichtigen Frage nach der Verwandtschaft bzw. Nichtverwandtschaft dieser Albuminurien mit nephritischen Erkrankungen.

---

[1] Siehe S. 274 Anm. 1.

[2] L. B. Mendel u. D. Hooker, Observations on a case of cyclic albuminuria. The Journ. of exper. med. 5. Nr. 6 (1901).

[3] F. Lommel, Über Pubertätsalbuminurie. Deutsch. Arch. f. klin. Med. 78. 541 (1903) u. Münch. med. Wochenschr. (1903) Nr. 35, 1527.

Seit die Albuminurien geringen Grades (Albuminuriae minimae) bekannt sind, stehen sich in betreff ihrer Natur zwei Ansichten gegenüber: nach den einen treten sie in irgendwelche Beziehungen zu Nierenentzündungen;[1] entweder stellen sie abklingende, schleichend verlaufende oder beginnende Nephritiden dar, oder sie sind nur gewissermaßen Vorboten einer Parenchymerkrankung. Nach den anderen handelt es sich um etwas grundsätzlich davon verschiedenes, etwas harmloses, „physiologisches“.

Daß beim Abklingen einer akuten oder im Verlauf einer chronischen Nephritis die Albuminurie zeitweise zyklischen Charakter annehmen kann,[2] erwähnten wir soeben, auch intermittierenden und orthostatischen Typus kann sie innehaben. Mit dieser Eiweißausscheidung haben jedoch die besprochene Albuminurie nach körperlichen Anstrengungen und die eigentliche orthostatische Eiweißausscheidung nichts zu tun. Diese können jahrelang bestehen — Symonds[3] erwähnt einen Fall, wo sie nachweislich 25 Jahre gedauert hat —, ohne daß ein Übergang in Nephritis sich bemerkbar machte oder eine Nierenentzündung vorausgegangen wäre, und was noch wichtiger ist, sie verschwindet meistens spurlos nach längerem oder kürzerem Bestande.

Praktisch ist es zwar oft schwierig — bei nur kurzdauernder Beobachtungszeit sogar unmöglich — sich darüber klar zu werden, ob die eine oder die andere Form vorliegt. Daher rät Leube, die Fälle zum mindesten ein Jahr in Beobachtung zu behalten, ehe man ein Urteil darüber abgebe. Selbst nach Verfluß dieser Frist ist man vor Täuschungen nicht gesichert, denn die Erfahrung lehrt, daß auch nach längerer Zeit Nephritis deutlich zum Ausbruch kommen kann.

Bei der Entstehung der uns beschäftigenden Albuminurien spielen zweifellos kardiovaskuläre Momente eine wichtige Rolle. Darin sind sich in neuerer Zeit fast alle Autoren, wenigstens der deutschen Literatur,[4] einig, nur herrscht noch keine Übereinstimmung

---

[1] Siehe hierüber R. W. Raudnitz, Über einige Ergebnisse der Harnuntersuchung bei Kindern. Prag. med. Wochenschr. (1901) Nr. 45—50.

[2] Vgl. u. a. F. Freund, Über intermittierende Albuminurie. Inaug.-Dissertat. Göttingen (1886).

[3] Vgl. Stokvis, siehe S. 284 Anm. 4.

[4] Senator, Deutsche med. Wochenschr. (1904) Nr. 50. — v. Leube, ebenda (1905) Nr. 3. — Krehl, Die Erkrankungen des Herzmuskels. — Lommel, siehe S. 291 Anm. 3. — Edel, siehe S. 289 Anm. 4. — Stokvis, Über Albuminurie mit Rücksicht auf die Lebensversicherung. Wien. med. Wochenschr. (1902) Nr. 19, 910.

darüber, ob nicht auch Nierenläsionen mitbeteiligt sind. SENATOR läßt die Möglichkeit offen, daß parzelläre Entzündungen der Niere dafür verantwortlich zu machen seien, und v. LEUBE nimmt eine größere Durchlässigkeit des „Nierenfilters" an.

In neuerer Zeit hat KREHLS Schüler, LOEB,[1] experimentelle, die genetische Bedeutung kardiovaskulärer Momente dartuende Beobachtungen beigebracht. Er stellte ziffernmäßig fest, daß der an orthostatischer Albuminurie Leidende zu den Zeiten der Eiweißausscheidung (des Aufrechtstehens) in bezug auf die Harnausscheidung — in bezug nämlich auf Menge und Qualität des Harnes — sich wie der an Herzdekompensation Leidende verhält. Der KORÁNYIsche Quotient $\left(\frac{\Delta}{\mathrm{NaCl}}\right)$ erfährt bei beiden eine Steigerung.[2] Hieraus läßt sich, wie auch aus der gleichzeitig verminderten Harnmenge und dessen erhöhten Konzentration, auf eine Verminderung der Durchblutung der Niere folgern, und diese, im Verein mit der (von SENATOR nachgewiesenen) Druckzunahme in der Vena cava inferior und der V. renalis, weist auf eine venöse Hyperämie der Niere hin. Nach LOEB hat man es somit bei der von der Körperhaltung abhängigen Eiweißausscheidung mit einer durch Insuffizientwerden der Zirkulation bedingten venösen Stauung in der Niere und einer dadurch herbeigefügten Durchlässigkeit der Niere für Eiweiß, also einer vorübergehenden Schädigung der Nierenzellen, zu tun.

Mit dieser Erklärungsweise lassen sich alle auf die orthostatische Eiweißausscheidung sich beziehenden Beobachtungen in Einklang bringen, das allmähliche Abklingen der Eiweißausscheidung bei langer aufrechter Körperhaltung, die Erfolglosigkeit der Bettruhe, der schädliche Einfluß exzessiver körperlicher und geistiger Anstrengungen usw. Auch der von EDEL erbrachte Nachweis von dem günstigen Einfluß der Nahrungsaufnahme auf die Eiweißausscheidung ist in ähnlichem Sinne zu erklären, da auch in seinen Versuchen die Diurese zu den eiweißfreien Zeiten eine größere war als zur Zeit des Eiweißharnens.

Wie ohne weiteres ersichtlich, läßt sich eine gleiche Entstehungsursache auch für die übrigen nichtnephritischen Albuminurien annehmen, für die „physiologische", transitorische, die Albumin-

[1] A. LOEB, Klinische Untersuchungen über den Einfluß von Kreislaufstörungen auf die Urinzusammensetzung. Deutsch. Arch. f. klin. Med. **83**. 452 (1905).

[2] Vgl. vorigen Abschnitt.

urie der Kreisenden, der Neugeborenen usw., ebenso für die von SCHREIBER[1] nach Thoraxkompression beobachtete und die traumatische Albuminurie.[2] Die gleichen Faktoren, welche bei der „zyklischen" Albuminurie schädlich wirken, fördern auch hier die Eiweißausscheidung, und bei allen wird mit der Wiederherstellung der normalen Zirkulationsverhältnisse in der Niere die Eiweißausscheidung behoben. Damit fällt für alle diese Zustände die Notwendigkeit der Annahme einer besonderen Schwäche des Nierengewebes dahin.

Die gute Prognose all dieser Arten der Eiweißausscheidung[3] ist unter diesem Gesichtspunkte leicht verständlich, ebenso der günstige Einfluß allgemein roborierender therapeutischer Maßnahmen. Eine besondere Frage ist es, ob man diese Eiweißausscheidung als „physiologisch" auffassen und bezeichnen will. Was zu dieser Auffassung und Bezeichnung führte, ist ihr häufiges Vorkommen bei sonst gesund aussehenden und gesund sich fühlenden Menschen. Mit Recht ist der zyklischen Albuminurie in den letzten Jahren eine Stelle unter den krankhaften Vorgängen angewiesen worden. Das muß unseres Erachtens nun aber auch für sämtliche übrigen nichtnephritischen Albuminurien geschehen. Denn daraus, daß eine Erscheinung häufig ist und keine üblen Folgen hat, darf nicht der Schluß gezogen werden, daß sie etwas Physiologisches darstelle. In der Regel tritt Albuminurie doch nur nach mehr oder weniger ausgesprochenen Strapazen auf, und wenn es auch Fälle gibt, wie jener LEUBES, wo es genügte, daß der Patient aus seinem Bette stieg und durch das Zimmer lief, um in dem Harn Eiweiß auszuscheiden, so sind das extreme Fälle, die um so weniger als physiologisch zu betrachten sind, als sie eben recht selten sind, denn der gesunde, robuste Mensch verhält sich nicht so. Nach gewaltsamen Märschen und körperlichen Anstrengungen stellt sich auch akute Herzdilatation ein,[4] und diese wird gewiß niemand als eine physiologische

---

[1] Siehe S. 275 Anm. 7.

[2] FR. ENGEL, Zur Frage der traumatischen Albuminurie. Berl. klin. Wochenschrift (1903) Nr. 10, 217. — G. EDLEFSEN, Nierenquetschung oder Nierenentzündung? Münch. med. Wochenschr. (1902) Nr. 5, 179 u. Nr. 6, 235.

[3] Vgl. u. a. auch A. C. FLENSBURG, Untersuchungen über die Prognose der transitorischen Albuminurie. Skand. Arch. f. Physiol. **7.** 97 (1897).

[4] Vgl. u. a. A. S. E. HENSCHEN, Skidlauf und Skidwettlauf. Mitteil. aus den med. Kliniken zu Upsala **2.** (1899). — LOMMEL (siehe S. 291 Anm. 3) fand bei 42,2 Proz. seiner an „Pubertätsalbuminurie" leidenden Jünglingen abnormen Herzbefund. Vgl. auch meinen Aufsatz: Gibt es eine physiologische Albuminurie? Münch. med. Wochenschr. (1904) Nr. 15, 654.

Erscheinung bezeichnen. Vorübergehend befindet sich dann der Körper in einem pathologischen Zustand.

Bei allen Formen der Albuminurien nach körperlichen Anstrengungen wird, wie es scheint, vorwiegend das Euglobulin ausgeschieden, also gerade diejenige Eiweißfraktion, die mit Vorliebe bei akuten entzündlichen Prozessen auftritt. Auf Grund dessen möchte man einen gewissen Reizzustand der Nierenzellen annehmen. Doch sind freilich unsere Kenntnisse von der pathognomonischen Bedeutung des Euglobulins noch keineswegs genügend gefestigt.

Einen Reizzustand des Nierenparenchyms ist man aber gewiß unter dem Einfluß oft sich wiederholender Blutstauung anzunehmen berechtigt, und vielleicht erklärt sich dadurch der doch gelegentlich beobachtete Übergang solcher Albuminurien nach vielen Jahren in Nierenentzündung.

Wie wir uns im allgemeinen den Prozeß des Eiweißübertrittes in den Harn zu denken haben, darüber ist nur wenig Positives zu sagen. Abgesehen von dem Nukleoalbumin, welches aus der Niere zu stammen und von zugrunde gegangenen Epithelien herzurühren scheint, das aber, wie wir nun wissen, wenn es überhaupt vorkommt, nur einen ganz minimalen Bruchteil des gesamten Harneiweißes ausmacht, sind unsere Vorstellungen hierüber noch sehr unklar. Die Autoren sprechen von „abnormer Durchlässigkeit“ der Nierenepithelien für das Bluteiweiß, von einem „aufgelockerten Zustande“ der Epithelien, von „Undichtigkeit des Nierenfilters“ und dergleichen mehr, ohne damit einen klaren Begriff verbinden zu können.

Die Theorie, welche annimmt, daß die klinisch nachweisbare Albuminurie auf einer Steigerung eines schon in der Norm in den Glomerulis stattfindenden Eiweißdurchtrittes beruhe, läßt sich nicht mehr aufrecht erhalten, seit bekannt ist, daß nicht nur die Glomeruli,[1] sondern auch die Epithelien der Harnkanälchen sich an der Eiweißausscheidung beteiligen, und diese bei gewissen Nephritisformen sogar, wenn wir uns an die anatomischen Veränderungen halten, die Hauptmenge des Eiweißes durchtreten lassen. Man hat sich auch vorgestellt, daß die Veränderungen des Kreislaufs in erster Linie und unmittelbar die Schuld am Eiweißübertritt tragen, indem man in Anlehnung an die Ludwigsche Theorie glaubte, daß die Blutdruckerhöhung die Permeabilität des Nierenfilters dadurch steigere, daß durch Dehnung der Kapillarwandungen größere Poren entstünden. Hiergegen spricht aber die Tatsache, daß bei experimentell erzeugter

[1] Vgl. H. Ribbert, Nephritis und Albuminurie. Bonn (1881).

Blutdruckerhöhung der Harn eiweißfrei bleibt, sowie daß bei mechanischen Zirkulationsstörungen, bei Herzkrankheiten, trotz auftretender Drucksteigerung, der Nachweis des Eiweißes sehr oft nicht gelingt. Auch da, wo Eiweißausscheidung im Verein mit Blutdrucksteigerung auftritt, braucht, wie v. Leube[1] gezeigt hat, erstere nicht in direktem kausalem Zusammenhang mit der Blutdrucksteigerung zu stehen.

Im Gegensatz hierzu glaubte Runeberg[2] auf Grund eingehender Filtrationsversuche an tierischen Membranen die Verminderung des Blutdruckes als Ursache vermehrter Permeabilität der Wandungen der Gefäßschlingen und der sie überdeckenden Epithelmembranen annehmen zu dürfen, eine Auffassung, die später auch von anderen Forschern geteilt wurde. Diese Theorie krankt jedoch hauptsächlich daran, daß es nicht statthaft ist, an toten Membranen gewonnene Gesetze ohne weiteres auf lebende Gewebe zu übertragen. Hier spielen sich ganz andere Prozesse ab, und wenn auch beide das eine gemein haben, daß sie für Eiweiß durchgängig sind, so geschieht dieser Durchtritt doch in verschiedener Weise. Die tote Membran bietet bloß einen passiven Widerstand, die lebende Nierenzelle beteiligt sich aktiv am Prozeß, das erhellt zur Genüge aus dem Umstande, daß die Nierenepithelien im gesunden Zustande für das eigene Bluteiweiß nicht, dagegen für körper- und artfremde Eiweißstoffe, wie Hühnereiweiß, Bluteiweiß einer fremden Tierart, Albumosen und Peptone, durchgängig sind. Die Nierenzellen besitzen ein selektives Vermögen den Eiweißkörpern gegenüber.[3] Übrigens dürfte das wohl auch daraus zu entnehmen sein, daß in sehr vielen Fällen, wie wir gesehen haben, das schwerer diffusible Euglobulin leichter austritt, als das leichter diffusible Albumin. Eine Theorie der Eiweißausscheidung muß diesem Umstande Rechnung tragen.

---

[1] v. Leube, Über Albuminurie bei Aortenklappeninsuffizienz. Münch. med. Wochenschr. (1903) Nr. 30, 1281.

[2] J. W. Runeberg, Über die pathogenetischen Bedingungen der Albuminurie. Deutsch. Arch. f. klin. Med. **23**. 41 (1879) und Derselbe, Zur Frage des Vorkommens der Albuminurie bei gesunden Menschen. Ebenda **26**. 211 (1880).

[3] Der Vollständigkeit halber erwähnen wir noch, daß man die Albuminurie auch mit der Annahme einer primären Veränderung des Bluteiweißes, und dadurch bedingter größerer Diffusibilität desselben zu erklären versucht hat. Der Standpunkt einer „dyskrasischen" oder „hämatogenen" Albuminurie (in diesem Sinne), der besonders von M. Sommola [Neue experim. Beiträge zur dyskrasischen oder hämatogenen Pathogenese der Brightschen Albuminurie. Wiener med. Blätter (1895) Nr. 3], jedoch ohne die Darbringung genügender Beweise eingenommen wird, ist nicht haltbar.

Es ist klar, daß die Funktionstüchtigkeit der Nierenzellen in hohem Grade von ihrem Ernährungszustande, also von der Blutzufuhr abhängig ist; wo diese vermindert, ist die Zelltätigkeit herabgesetzt. So haben wir den Einfluß der Kreislaufstörungen zu verstehen. Nicht der Blutdruck als solcher ist das Maßgebende, sondern die in der Zeiteinheit die Nieren durchströmende Blutmenge.[1] Eine Schädigung der Nierenzellen wird eintreten, wenn diese unter ein gewisses Maß hinunter sinkt, gleichgültig, ob der Druck hoch oder niedrig ist.[2] Was für eine Art der Schädigung dem Durchtritt des Bluteiweißes zugrunde liegt, ist weder in anatomischer, noch in chemischer bzw. physikalisch-chemischer Beziehung bekannt. Es scheinen in erster Linie entzündete Zellen Eiweiß nicht mehr zurückhalten zu können, denn allenthalben (bei serösen Häuten und Geweben)[3] verbindet sich Entzündung mit Eiweißaustritt (Exsudate), aber auch andere Momente wirken in gleichem Sinne, das zeigen gerade die nicht nephritische Albuminurie und die einfache Transsudation. Wir müssen den Eiweißaustritt als die Funktion eines durch verschiedene Ursachen hervorgerufenen Läsionszustandes der Zellen auffassen. Ob dann die Nierenzelle sich wie andere lädierte Zellen verhält oder ob hier noch besondere Momente hinzukommen, läßt sich einstweilen nicht entscheiden. Nicht auf Zufall dürfte es aber beruhen, daß gerade die Entzündung der Niere wie auch anderer Gewebe im Gegensatz zu anderen Läsionen mit Euglobulinausscheidung einhergeht.

Was den näheren Ort der Eiweißausscheidung anbelangt, so ist seine Bestimmung bisher nur meist auf indirektem Wege, durch den anatomischen Nachweis, gelungen. Erst in neuerer Zeit hat Schmid[4] an der Hand von Versuchen mit diuretisch wirkenden Substanzen den Nachweis erbracht, daß das in die Blutbahn injizierte Hühnereiweiß seinen Weg durch den Glomerulus nimmt.

3. Die Veränderungen des Harnes innerhalb der Harnwege

Es erübrigt, die chemischen Veränderungen zu besprechen, welche die Zusammensetzung des fertigen Harns bei Erkrankungen

[1] Vgl. Heidenhain in Hermanns Handbuch **5**. I. 367 (1880); siehe auch v. Bamberger, Über hämatogene Albuminurie. Wien. med. Wochenschr. **31**. Nr. 6 u. 7 (1881).

[2] Vgl. auch Pichler u. Vogt, siehe S. 275 Anm. 8.

[3] Vgl. Kapitel VIII.

[4] J. Schmid, Über den Ausscheidungsort von Eiweiß in der Niere. Arch. f. exp. Path. u. Pharm. **53**. 419 (1905).

der Harnwege erfährt. Es gibt deren mancherlei. Es kommen fremde Substanzen hinzu oder die normalen Bestandteile verändern sich.

Was erstere anbelangt, so erwähnen wir als Produkte exsudativer Art bei entzündlichen Prozessen: Eiweiß (in geringer Menge), Mucin (bei Entzündungen in den unteren Abschnitten des Harnapparates), Eiter und Blut.

Kommt es bei septischen Prozessen zur Stauung in den oberen Abflußwegen, so finden sich alle im stagnierenden Eiter und bluthaltigen Flüssigkeiten auftretenden Produkte: Blutpigmente (Bilirubin bzw. -verdin), Eiweißspaltprodukte, Fett und Cholestearin.[1] Erfolgt Stauung des Urins bei (durch vorangegangene Infektion oder mangelnde Blutzufuhr [Stieltorsion bei Wanderniere]) geschädigter Nierenbeckenmuskulatur, so wird nicht, wie das bei gesunder Muskulatur zu geschehen pflegt, der Urin in seiner Gesamtheit resorbiert, sondern bloß die festen Bestandteile, und es bleibt schließlich eine nur wenig Harnstoff und andere Harnbestandteile enthaltende, fast wasserklare Flüssigkeit zurück (Hydronephrose). Wir erwähnen ausdrücklich, daß die Schwächung der Nierenbeckenmuskulatur erforderlich zu sein scheint, wie das Wyss[2] gezeigt hat, und daß einmalige akute Harnstauung bei gesunder Muskulatur nicht zur Hydronephrose führt. Dort hält die Muskulatur durch Gegendruck die Nierensekretion zurück. Ob bei Nierenzysten ähnliche Forderungen bestehen, ist nicht ermittelt. Nach den Wyssschen Beobachtungen sind wir berechtigt es anzunehmen, auch dürfte der mitunter beobachtete Gehalt des Zysteninhaltes an Eiweiß, Hämoglobin und Methämoglobin[3] für entzündliche Zustände sprechen.

Wenn bei Entzündungen der Blasenwand oder Harnstauung gewisse Bakterien in die Harnblase eindringen, macht der Harn

---

[1] Vgl. Kapitel I. W. Ebstein, Pyonephrose mit Ausscheidung von flüssigem Fett und Hämatoïdinkristallen durch den Harn. Deutsches Archiv für klin. Med. **23**. 115 (1879). — Schetelig, Archiv für Gynäkol. **1**. 415 (1870). — Murchison, Transact. of the patholog. society **19**. 278. — W. Hirschlaff, Über Cholesterinurie. Deutsches Archiv für klin. Med. **62**. 531 (1899). Auch A. Glinski, Cholesterin im Harne (russ.). Ref. in Malys Jahresber. **23**. 584 (1893).

[2] M. O. Wyss, siehe S. 261 Anm. 2.

[3] T. Sollmann, The chemical charakters of the fluid of a cystic kidney. Cleveland med. Journ. (March 1903) (S.-A.).

eine eigentümliche Veränderung durch, indem der Harnstoff durch Hydratation in Ammoniumkarbonat übergeht.[1]

$$CO\begin{matrix}\diagup NH_2\\ \\ \diagdown NH_2\end{matrix} + 2H_2O = CO_3(NH_4)_2 .$$

Durch diese ammoniakalische Gärung schlägt die saure Reaktion des Harns in eine neutrale oder alkalische um und die in neutralem und alkalischem Medium unlöslichen Harnbestandteile, die Phosphate, fallen aus. Dasselbe ist auch der Fall, wenn aus irgend einem anderen Grunde die Harnazidität abnimmt, z. B. infolge reichlichen Salzsäureverlustes durch anhaltendes Erbrechen, oder im gesunden Zustande bei vorwiegender vegetabilischer Ernährungsweise, weiterhin, wenn die Menge des Kalkes im Harn zunimmt, wie wir das für die sogen. Phosphaturie festgestellt haben.[2]

Bei Diabetikern kann dann (bei alkalischer Harnreaktion) der Harnzucker in der Blase in Gärung übergehen und zur Bildung von Milchsäure und flüchtigen Fettsäuren, z. B. Buttersäure, Anlaß geben.[3]

Unter dem Einfluß bestimmter Bakterien geht in der Harnblase aus dem neutralen Harnschwefel und aus Schwefelsalzen Schwefelwasserstoff hervor.[4]

Als eine Zumischung besonderer Art ist der Chylus zu nennen, der bei Erkrankungen parasitärer Natur,[5] namentlich Filariose, aus den Lymphgefäßen der Wandungen der Harnwege infolge behinderten Abflusses und nachfolgender Fistelgangbildung in den Harn übertritt. Nicht in allen Fällen von **Chylurie** ist jedoch eine parasitäre

---

[1] W. Leube, Über die ammoniakalische Harngärung. Virchows Archiv **100**. 540 (1885). — R. v. Jaksch, Studien über den Harnstoffpilz. Zeitschr. f. physiol. Chem. **5**. 395 (1881).

[2] Vgl. Kapitel V.

[3] Ph. Teschemacher, Über wirkliches und scheinbares Aufhören der Zuckerausscheidung bei Diabetes mellitus. Deutsche med. Wochenschr. (1888) Nr. 11.

[4] F. Müller, Über Schwefelwasserstoff im Harn. Berl. klin. Wochenschr. (1887) Nr. 23 u. 24. — C. Klieneberger u. H. Scholz, Über Nephroparatyphus mit Schwefelwasserstoffbildung im Urin. Deutsch. Arch. f. klin. Med. **86**. Heft 1 (1905).

[5] E. Predtetschensky, Ein Fall europäischer Chylurie. Zeitschr. f. klin. Med. **40**. 84 (1900). — Stuertz, Eustrongylus gigas im menschlichen Harnapparat mit einseitiger Chylurie. Deutsch. Arch. f. klin. Med. **78**. 557 (1903). (Frühere Literatur).

Grundlage nachweisbar[1] und es herrscht noch völliges Dunkel darüber, welches dort die Ursache des Chylusübertrittes in den Harn sein mag. Daß die Nieren das Fett aus dem Blute absondern, wie Cl. Bernard und andere ältere und auch neuere Autoren glaubten annehmen zu dürfen, ist nicht wohl denkbar, denn der Fettgehalt des Blutes ist nicht gesteigert, es besteht keine Lipämie, nur Senator[2] hat in seinem Falle gleichzeitig chylösen Ascites beobachtet. Außerdem wäre mit der renalen Lipurie die Eiweißausscheidung und speziell auch die Fibrinabsonderung nicht erklärt, man müßte denn eine Reizung der Nierengewebe annehmen, was aber alle Einzelheiten immer noch nicht erklären würde. Außerdem pflegt bei Lipämie Eiweiß im Harn nicht vorzukommen. Die Annahme einer „Verfettung der Nierenepithelien“ als ursächlichen Momentes kann ebensowenig ernst genommen werden, wie die der Bildung von Fett aus stickstoffhaltigen Stoffen infolge „Störungen des allgemeinen Stoffwechsels“. Es muß auf eine bisher noch nicht erklärte Art der Inhalt der Chylusgefäße sich in die Harnabflußwege ergießen.

Daß es echter Chylus ist, welcher sich dem Harne beimengt, dürfen wir daraus entnehmen, daß Fälle von „nicht parasitärer“ Chylurie bekannt sind, wo der Urin spontan gallertig gestand.[3] Auf das von allen Beobachtern berichtete Fehlen von Zucker ist wohl nicht soviel Gewicht zu legen, wie es viele Autoren tun.

Der chylöse Harn zeigt eine milchweiße Farbe und enthält bei gewöhnlicher Ernährungsweise, wechselnd von Fall zu Fall 0,1 bis 0,5 Proz. Fett.[4] Durch Zulage von Fett zur Nahrung konnten verschiedene Autoren das Harnfett beträchtlich steigern,[5] während sie bei magerer, fettfreier Kost das Fett bis auf Spuren verschwinden sahen. Auch läßt sich nach Einnahme eines körperfremden Fettes

---

[1] L. Goetze, Die Chylurie, ihre Ursachen und ihr Zustandekommen. Jena (1887). — H. Wolff, Zur Lehre von der Chylurie. Inaug.-Dissertat. Berlin (1891). — R. Waldvogel u. A. Bickel, Beitrag zur Lehre von der Chylurie. Deutsch. Arch. f. klin. Med. **74**. 511 (1902).

[2] Senator, Über Chylurie mit serösem Ascites. Charité-Annalen **10**.

[3] Catrain (zitiert nach Stuertz, siehe S. 299 Anm. 5), Goetze, siehe Anm. 1.

[4] G. Siegmund, Ein Fall von Chylurie. Berliner klin. Wochenschrift (1884) Nr. 10. — A. Slosse, Etude sur la chylurie. La policlinique **11**. 361 (1902).

[5] A. Huber, Beobachtungen über Chylurie. Virchows Arch. **106**. 126 (1886).

dasselbe im Harn nachweisen.[1] Der chylöse Harn enthält außerdem, wie schon bemerkt, Eiweiß, weiterhin bisweilen Cholestearin.[2]

Oft wechseln Portionen klaren mit solchen trüben Urins, und meist scheint dieser Turnus von dem Wechsel der Körperhaltung abhängig zu sein, indem einige Male das Fett bei Bettruhe verschwand, um bei vertikaler Haltung wieder zu erscheinen, andere Male gerade umgekehrt bei Bettruhe auftrat und bei aufrechter Haltung ausblieb. Es sind also im wesentlichen mechanische Momente, welche den Erguß fördern oder hemmen, und das haben wir uns so zu erklären, daß durch den gegenseitigen Lagewechsel der Organe die abnormen Kommunikationswege sich erweitern oder verengern bzw. ganz verschließen.

Wie in allen Drüsengängen kann es in den Abflußwegen des uropöetischen Apparates zur Bildung von Konkrementen kommen, und zwar in der Nierensubstanz selbst wie in den Nierenbecken, den Ureteren und der Harnblase. Die Konkretionen treten auf als feiner Sand, Harngrieß, der die Urethra ohne wesentliche Schwierigkeit passiert oder als eigentliche, die Größe eines Gänseeies erreichende **Harnsteine.**

Die Substanzen, welche am Aufbau der Steine teilnehmen, sind mannigfache: Harnsäure, oxalsaurer Kalk, phosphorsaure und kohlensaure Erden, Zystin, Xanthin, Cholestearin.

Nur selten besteht ein Stein aus einem einzigen Stoff, meistens vereinigt er in sich deren mehrere, und zwar sind dann die einzelnen Materialien deutlich voneinander getrennt, schichtweise und radialfaserig angeordnet oder innig und regellos vermengt. Alle Steine lassen ein organisches Gerüst erkennen,[3] wie das auch bei Speichel- und Gallensteinen der Fall ist, bestehend aus Zelldetritus, Schleim und Eiweißsubstanzen, welches die organischen und anorganischen Stoffe umlagern.

Über die eigentliche Ursache der Steinbildung ist man noch nicht ausreichend unterrichtet. Sicherlich wirken die gleichen Faktoren

---

[1] F. Grimm, Über Chylurie. Arch. f. klin. Chirurgie **32.** 511 (1886). — K. Frantz u. K. v. Stejskal, Über das Wesen der europäischen Chylurie. Zeitschr. f. Heilkunde **23.** 441 (1902). — L. Feuerstein u. K. Panek, Ein Beitrag zu der Lehre von der Chylurie (poln.). Ref. in Malys Jahresber. **33.** 989 (1903).

[2] A. Langgaard, Über das Vorkommen von Cholestearin im Harn. Virchows Arch. **76.** 545 (1879).

[3] Moritz, Verhandl. des Kongr. f. inn. Med. (1896) 523.

wie bei der Galle, vor allem die Infektion, wenn auch die Verhältnisse beim Harn in mancher Beziehung anders liegen als in der Galle. Das chemische Ausfällen gelöster Harnbestandteile, die Niederschlagsbildung als solche mag dabei eine Rolle spielen, die eigentliche Ursache stellt sie nicht dar. Schon physiologischerweise kann die Azidität abnehmen, oder die Reaktion sogar in eine alkalische umschlagen (bei vegetabilischer Kost) und dadurch die Ausfällung mancher Harnbestandteile, Phosphate, Oxalate, gewisser harnsaurer Salze bewirken. Es sind somit die Bedingungen für das Unlöslichwerden löslicher Harnsalze häufig verwirklicht. Dennoch ist Steinbildung eine relativ seltene Erscheinung. Es bedarf demnach der Mitwirkung besonderer Umstände. Daß es die Reaktion allein nicht ausmacht, erhellt schon daraus, daß pflanzenfressende Tiere in der Regel alkalischen und durch Phosphate getrübten Harn entleeren und doch — wenn auch häufiger als der Mensch — Harnsteine nur relativ selten aufweisen. Und wenn in der Blase Fremdkörper so oft Anlaß zu Steinbildung geben, so ist hier die Mitwirkung gleichzeitig eingedrungener Bakterien nicht von der Hand zu weisen.

Für die verschiedenen Steinarten kommen freilich ganz verschiedene ursächliche Momente in Betracht.

Die häufigsten Harnkonkremente sind die Uratsteine, bestehend aus harnsaurem Natron, dem mehr oder weniger freie Harnsäure beigemengt ist. Diese Art von Konkrementen ist es, welche in Form von Grieß oftmals zu treffen ist. Bei Neugeborenen und Föten scheiden sie sich nicht selten in den Nierenkanälchen ab (Harnsäureinfarkt), werden aber in der Folge, ohne irgendwelchen Schaden angerichtet zu haben, ausgeschwemmt. Gleichwohl sind zurückgebliebene Reste als Veranlassungsmomente für die Steinbildung bei Kindern nicht auszuschließen.

Die Lösungsverhältnisse der Harnsäure und harnsauren Salze sind sehr komplizierte, Harnstoff[1] und mineralische Stoffe, wie auch der Gehalt des Urins an Kohlensäure[2] beeinflussen sie, und Veränderungen in Menge und Art der mit dem Harn ausgeschiedenen Substanzen dürften von ausschlaggebender Bedeutung sein.

Seltener als die vorerwähnten sind die Oxalatsteine. Der oxalsaure Kalk wird ebenfalls durch die saure Reaktion des Harns,

---

[1] G. Rüdel, Zur Kenntnis der Lösungsbedingungen der Harnsäure im Harn. Arch. f. exp. Path. u. Pharm. **30.** 469 (1892).

[2] G. Klemperer, Zeitschr. f. physik. Therap. **4.** 48.

also im wesentlichen durch Mononatriumphosphate, in Lösung gehalten, und eine Verminderung der Azidität wird ein Ausfallen des Calciumoxalats verursachen; aber auch hier können wir nicht die Verminderung der Harnazidität als eigentliche und ausschließliche Ursache der Steinbildung ansehen. In vielen Fällen von Oxalatsteinen ist eine Aziditätsabnahme überhaupt nicht zu konstatieren.[1]

Dasselbe gilt auch von den aus phosphorsaurem Calcium bestehenden, oft mit phosphorsaurer Ammoniakmagnesia vermischten Steinen und den aus Calciumkarbonat sich zusammensetzenden beim Menschen allerdings seltenen Konkrementen.

Sehr selten sind Steine aus Zystin und Xanthin, von welchen das letztere schon im normalen Harn vorkommt. Die Gegenwart allein von Zystin im Harn genügt nicht zur Ausbildung von Zystinsteinen, denn Zystinurie ist nicht immer von Steinbildung begleitet. Also auch hier sind besondere Umstände für die Ausscheidung erforderlich.

Weiterhin kommen Cholestearinsteine vor[2] und Konkremente, die vorwiegend aus Fett bestehen, dem Kalk- und Magnesiaseifen und Eiweiß beigemischt sind (Urostealithe),[3] ferner solche, die hauptsächlich Indigo[4] enthalten. Diese Arten von Steinen sind ungemein selten und in ihrer Ätiologie ganz dunkel.

Anhangsweise erwähnen wir, daß auch in den Ausführungsgängen der Vorsteherdrüse Konkremente sich bilden können (Prostatasteine). Sie bestehen im wesentlichen aus oxalsaurem, kohlensaurem und phosphorsaurem Kalk bzw. phosphorsaurer Ammoniakmagnesia.[5]

---

[1] L. Spiegel, Über die Zusammensetzung von Nierensteinen. Ber. d. deutsch. pharm. Ges. **9**. 318 (1899), vgl. Chem. Centralbl. (1900) **1**. 617 u. (1901) **2**. 434.

[2] J. Horbaczewsky, Analyse zweier seltener Harnsteine. Zeitschr. f. physiol. Chem. **18**. 335 (1894). — L. Güterbock, Berl. klin. Wochenschr. (1871) Nr. 49 591 u. Virchows Arch. **66**. 273 (1876).

[3] J. Horbaczewski, siehe Anm. 2.

[4] Vgl. Kapitel IV.

[5] Pnaux, Examen de calculs prostatiques. Journ. de pharm. et de chimie **17**. 428.

XI

Pathologie des Energie- und Stoffverbrauches

Der Organismus, als Ganzes genommen, verbraucht fortwährend Stoffe und macht daraus die lebendige Kraft frei, deren er zur Ausübung seiner Funktionen, zur Erzeugung von Wärme und zur Arbeitsleistung bedarf. Die abgebauten und verbrauchten Stoffe ersetzt er durch neue und so entsteht ein permanenter Stoffwechsel.

Da die organischen Stoffe bei ihrer Oxydation im Organismus dieselben Energiemengen an Wärme gemessen entwickeln, wie bei ihrer Verbrennung außerhalb des Körpers,[1] so gewinnen wir ein genaues Urteil über den Energieverbrauch unseres Körpers, wenn wir die der verbrauchten Materie innewohnenden Energiemengen unserer Berechnung zugrunde legen. Das wird noch dadurch erleichtert, daß die einzelnen Nahrungsstoffe im Krafthaushalt bis zu gewissen Grenzen einander nach Maßgabe ihres Energiegehaltes beliebig vertreten können.

Die energetische Betrachtungsweise ist für das Verständnis unseres Stoffhaushaltes ungemein fruchtbar gewesen; das Studium des Energieverbrauches ist von der Physiologie weithin ausgebaut worden. Nachdem durch die Einführung des Zuntz-Geppertschen Verfahrens die Gaswechselmessungen vereinfacht und am Krankenbette praktisch durchführbar geworden sind, hat in den jüngeren Jahren die Pathologie sich dieser Forschungsweise zugewendet und über eine Reihe von Krankheiten bedeutsame Aufschlüsse erhalten.

Nicht alle Nahrungsstoffe sind Energieträger in dem eben besprochenen Sinne, das Wasser und die anorganischen Salze, deren der Körper bedarf, verlassen denselben, ohne ihm durch Oxydation Kraft abgegeben zu haben. Stoffwechsel ist somit nicht identisch mit Energiewechsel. Dagegen sind Salze in einer andern Richtung

---

[1] Für das Eiweiß kommt der Energiegehalt des Harnstoffs in Abzug.

Kraftquellen. Durch ihre Auflösung und Dissoziation in Wasser ensteht der osmotische Druck. Auch durch die Quellung der nicht löslichen Nahrungsstoffe, durch Oberflächenspannung usw. kommen Kräfte zum Umsatz. Diese heben sich jedoch vielfach gegenseitig auf oder sind so gering, daß sie nicht wesentlich ins Gewicht fallen. Außerdem kommen, wie Rubner mit Recht hervorhebt, viele physikalisch-chemische Prozesse nicht in Betracht, weil sie als intermediäre Vorgänge im Gesamtresultat mit inbegriffen sind.

Bei der Betrachtung des Stoffwechsels in seiner Gesamtheit entgeht natürlich viel der Beobachtung. Wir kennen bloß Ein- und Ausfuhr, während die ganze Kette von Veränderungen, welche die Materie in unserm Körper, zwischen ihrer Aufnahme in den Kreislauf und ihrer Ausscheidung durch Niere, Lunge und die andern Exkretionsorgane durchmacht, uns vorerst noch verborgen ist. Wir kennen nur die sehr kompliziert zusammengesetzten Nahrungsstoffe (Eiweiß- und verwandte Stoffe, Kohlehydrate, Fette usw.) einerseits und die Stoffwechselendprodukte, hauptsächlich Wasser, Kohlensäure und Harnstoff, andererseits. Nun ist zweierlei zu berücksichtigen. Einmal ist der Körper aus vielerlei Zellen und Geweben zusammengesetzt, jede Zell- und Gewebsart verbraucht ihre besonderen Stoffe, die sich nach ihren Leistungen richten; die eine hat bloß Wärme und Bewegung zu erzeugen, die andere muß Stoffe bilden, die für die Funktion anderer Zellen und Gewebe notwendig sind und die dort weiter verarbeitet werden, die dritte hat wiederum ihre eigene, spezifische Funktion, zu der bestimmte Stoffe notwendig sind. Sie nehmen dementsprechend verschiedenes Material aus der Blutflüssigkeit in sich auf und geben verschiedenes in den Blutstrom ab. Den Stoffwechsel unter Berücksichtigung der einzelnen Organe zu erörtern, ist zunächst noch unmöglich, weil unsere Kenntnisse in dieser Richtung noch viel zu wenig weit gediehen sind.

Dann werden die Stoffe nicht einfach oxydiert wie im Verbrennungsofen, es geht der Oxydation Spaltung voraus, die meist unter Aufnahme von Wasser erfolgt. Es findet ein steter, allmählicher Abbau statt, wobei auch wieder Kraft verbraucht wird. Dem intermediären Stoffwechsel ist in den jüngern Jahren viel Aufmerksamkeit zugewendet worden. Trotzdem sind unsere Kenntnisse noch sehr gering. Es liegt dies vor allem in der Vergänglichkeit und Labilität der Produkte, deren es nur sehr schwierig ist, mit den uns zu Gebote stehenden Mitteln habhaft zu werden.

Im intermediären Stoffwechsel machen sich gerade in pathologischer Hinsicht viele Abweichungen geltend. Es treten qualitative Veränderungen auf. Diese sind nicht so zu verstehen, daß der Verlauf der Zersetzungen eine ganz andere Richtung einschlägt, daß Produkte ganz anderer Art als im gesunden Zustande sich bilden, sondern es bleibt der Abbau auf irgend einer Stufe stehen, und Stoffe kommen zum Vorschein und verlassen als Endprodukte den Organismus, die für gewöhnlich im gesunden Zustande vergänglich sind und alsbald nach ihrer Entstehung weiter verarbeitet werden. Der Ausdruck „qualitative Veränderung" des Stoffwechsels ist somit streng genommen unrichtig. Wir behalten ihn aber bequemlichkeitshalber bei.

Von den Eigentümlichkeiten des pathologisch veränderten Stoffwechsels, insbesondere von dem Vorkommen von Stoffen, die im gesunden Organismus sich dem Nachweis entziehen, dürfen wir in mancher Beziehung Aufschluß über den normalen Verlauf der Dinge erwarten, und in diesem Sinne ist das Studium der Pathologie des Stoffwechsels ein wertvolles Hilfsmittel zur Bereicherung unserer Kenntnisse von den normalen Stoffwechselverhältnissen geworden.

Wir werden uns in diesem Kapitel mit dem Gesamtstoffwechsel befassen und in den folgenden Abschnitten die pathologischen Veränderungen, welche der Abbau der einzelnen Komponenten des Stoffumsatzes erleidet, also die qualitativen Veränderungen, soweit uns hierüber etwas bekannt ist, erörtern.

Die Intensität der organischen Verbrennungsprozesse unterliegt schon im gesunden Organismus großen Schwankungen, und da die durch physiologische Einflüsse und Begleiterscheinungen bedingten Abweichungen das Bild der pathologischen Veränderungen trüben, und wie die Geschichte der Pathologie des Stoffwechsels zur Genüge lehrt, denn auch das Wesen krankhafter Stoffwechselstörungen oft lange Zeit verborgen hielten, so ist es notwendig, sich über **die Faktoren** klar zu werden, **welche physiologischerweise den Stoffumsatz beeinflussen.** Außerdem ist für den Arzt die Kenntnis dieser Faktoren und die Übersicht über die Tragweite ihrer Wirkungen notwendig, um sie im gegebenen Fall therapeutisch in richtiger Weise verwenden zu können. Es wird sich aus einer solchen Betrachtung von selbst ergeben, was an den viel gepriesenen Kuren und Kurmitteln, welche auf eine „Anregung des Stoffwechsels" abzielen, richtig und was bloß Reklame ist. Hier wie überall können nur genaue physiologische Kenntnisse die Grundlage rationellen Handelns sein.

Den ausgesprochensten Einfluß auf die Intensität der Stoffwechselvorgänge übt zweifellos die **Muskeltätigkeit**[1] aus. Der erwachsene Mensch von durchschnittlicher Körpergröße und 70 kg Gewicht setzt bei mittlerer Arbeit unter gewöhnlichen äußeren Bedingungen in 24 Stunden 2800—3000 Kalorien, also 40—42 Kalorien pro Kilogramm um.[2] Bei vollständiger Ruhe, in Bettlage, ist dieser Umsatz wesentlich geringer, nämlich 2100—2300 Kalorien oder 30 bis 33 Kalorien pro Kilogramm. Im Schlaf ist er noch geringer, er beträgt nach ATWATER[3] bloß 22,8 Kalorien pro Kilogramm und würde in 24 Stunden bloß 1600 Kalorien ausmachen. Es genügen also die geringen Bewegungen bei Bettruhe im wachen Zustande, den Stoffverbrauch bedeutend zu steigern.[4] Wieviel schon ganz geringfügige Muskelspannungen in dieser Beziehung ausmachen, ergibt sich aus den sorgfältigen Beobachtungen SPECKS,[5] nach welchen kaum zum Bewußtsein kommende Muskelkontraktionen bei etwas gezwungener Körperhaltung oder veränderte Atmungsmechanik den Kalorienverbrauch beträchtlich (um 25—30 Proz.) steigern, sowie aus dem Nachweis KATZENSTEINS,[6] daß militärisches Strammstehen einen um zirka 10 Proz. höheren Kalorienverbrauch erfordert als einfaches

---

[1] C. SPECK, Über Sauerstoffverbrauch und Kohlensäurebildung. Schrift. der Ges. z. Bef. d. ges. Naturwissenschaften zu Marburg **10.** (1871). — Derselbe, Über den Einfluß der Muskeltätigkeit auf den Atemprozeß. Deutsch. Arch. f. klin. Med. **45.** 461 (1889). — ZUNTZ u. LEHMANN, Untersuchungen über den Stoffwechsel des Pferdes bei Ruhe und Arbeit. Landwirtsch. Jahrb. **18.** (1889). — A. LÖWY, Die Wirkung ermüdender Muskelarbeit auf den respirat. Stoffwechsel. PFLÜGERS Arch. **49.** 405 (1891). — JOHANSSON, Untersuchungen über die Kohlensäureausgabe bei Muskeltätigkeit. Skand. Arch. f. Physiol. **11.** 273 (1901). Zusammenfassendes Referat über Physiologie des respirat. Gaswechsels siehe bei A. JAQUET, Ergebnisse der Physiologie **2.** 457 (1903). — HANRIOT et RICHET, Compt. rend. de l'Acad. des sciences **104.** 425 u. **105.** 76.

[2] Die Summe von Kalorien verteilt sich auf die 24stündige Nahrung nach folgendem (dem VOITschen) Kostmaß:

118 g Eiweiß	= 481 Kalorien	(1 g Eiweiß	= 4,1 Kalorien)
56 g Fett	= 520 „	(1 g Fett	= 9,3 „)
500 g Kohlehydrat	= 2050 „	(1 g Kohlehydrat	= 4,1 „)
	3054 Kalorien		

[3] Vgl N. ZUNTZ, Neuere Arbeiten über Stoff- und Kraftbilanz des menschlichen Körpers. Biochem. Centralbl. **1.** 1 (1902).

[4] Vgl. auch J. E. JOHANSSON, Über die Tagesschwankungen des Stoffwechsels. Skand. Arch. f. Physiol. **8.** 85 (1898).

[5] SPECK, Untersuchungen über den Einfluß des Lichtes auf den Stoffwechsel. Arch. f. exp. Pathol. u. Pharm. **12.** 1 (1879).

[6] G. KATZENSTEIN, Über die Einwirkung der Muskeltätigkeit auf den Stoffverbrauch des Menschen. PFLÜGERS Arch. **49.** 330 (1891).

bequemes Stehen. Es zeigt uns dies, wie vorsichtig man bei der Beurteilung jeder Stoffwechselsteigerung sein muß und wie sehr es im gegebenen Fall darauf ankommt, jede Muskelkontraktion mit Sicherheit ausschließen resp. richtig bewerten zu können.[1]

Bei beträchtlicher Arbeitsleistung steigt das Kalorienbedürfnis merklich und beträgt bei angestrengter Arbeit nach RUBNERS Ermittlungen 3360 Kalorien oder 48 Kalorien pro Kilogramm, was gegenüber der völligen Ruhe (im Schlaf) eine Zunahme von etwas mehr als 100 Proz. ausmacht. Bei Arbeit bis zur Ermüdung beobachtete ATWATER eine Steigerung bis zu rund 250 Proz. des Ruhewertes, d. h. in 24 Stunden 4000 Kalorien oder 57 Kalorien pro Kilogramm. Vorübergehend können bei sehr angestrengter Arbeit die Verbrennungsprozesse noch höher ansteigen, auf das Acht- und Neunfache der Ruhe.[2] Auf folgender Tabelle sind die Werte übersichtlich dargestellt.

Zustand des Körpers	Gesamtkalorienverbrauch in 24 Stunden (bei einem Gewicht von 70 kg)	Kalorien pro Kilogramm Körpergewicht in 24 Stunden
im Schlaf[3]	1600	22,8
in der Ruhe in wachem Zustand . .	2200	31
bei geringer körperlicher Arbeit . .	2450	35
bei mittlerer körperlicher Arbeit . .	2870	41
bei angestrengter körperlicher Arbeit .	3360	48
bei Arbeit bis zur Erschöpfung . . .	4000	57

Der ausgesprochene Einfluß, den die körperliche Arbeit auf den Stoffwechsel ausübt, stempelt diese zu einem bedeutsamen, wir können wohl sagen dem bedeutsamsten Faktor, den wir zur Hebung und Förderung des Stoffwechsels besitzen. Das kann im Interesse der Therapie nicht nachdrücklich genug betont werden. Nirgends,

[1] Schon der gewöhnliche Muskeltonus nimmt eine gewisse Anzahl Kalorien für sich in Anspruch, denn nach Curarevergiftung oder Durchschneidung des Halsmarkes sinkt der Gaswechsel bei Tieren. PFLÜGERS Arch. **18**. 247.

[2] A. LÖWY, Stoffwechseluntersuchungen im Fieber und bei Lungenaffektionen. VIRCHOWS Arch. **126**. 232 (1891).

[3] N. SVENSON, Stoffwechselversuche an Rekonvaleszenten. Zeitschr. f. klin. Med. **43**. 86 (1901). — Nach R. TIGERSTEDT [Das Minimum des Stoffwechsels beim Menschen. Nord. med. Arkiv (1897) Festband Nr. 37] beträgt der Verbrauch rund eine Kalorie pro Kilogramm und Stunde ($70 \times 24 = 1680$ Kalorien). Bei einer 50 kg schweren Frau fand er dementsprechend einen Umsatz von rund 1200 Kalorien.

wo es gilt, den Stoffumsatz zu aktivieren, gibt es ein besseres und zugleich natürlicheres Mittel zum erwünschten Ziele zu gelangen, als körperliche Betätigung. Ganz besonders gilt das auch für Anämische und Chlorotische. Freilich müssen wir eingedenk sein, daß bei schwachen Menschen (Kranken, Rekonvaleszenten) wie bei Übermüdeten die gleiche Arbeitsleistung den Sauerstoffkonsum und die Kohlensäureproduktion verhältnismäßig mehr in die Höhe treibt, als bei Gesunden.[1] Mäßige und zielbewußte Leibesübung ist aber auch dort das beste Mittel, den Körper stark und resistent zu machen.

Die Steigerung der Verbrennungsprozesse bei der Arbeit geschieht unter normalen Verhältnissen auf Kosten der stickstofffreien Gewebsbestandteile, der Kohlehydrate und der Fette, während die Eiweißzersetzung dadurch nicht merklich beeinflußt wird. Arbeitsleistung ist daher auch einer der wirksamsten Faktoren bei Entfettungskuren, da der Vorrat an Kohlehydraten ein nur relativ beschränkter ist.

Einschaltend wollen wir bemerken, daß geistige Tätigkeit die Oxydationen nicht wahrnehmbar vermehrt.[2]

Einen weiteren, die Wärmeproduktion steigernden Faktor stellt die stärkere **Abkühlung** der Körperoberfläche z. B. im kalten Bad oder durch kühle Luft dar. Diese von Liebermeister[3] gemachte Beobachtung ist in der Folge von vielen Autoren bestätigt worden.[4] Die Steigerung nimmt mit dem Kältegrad und der Dauer der Einwirkung zu und kann bis das Doppelte der mittleren Wärmeproduktion betragen. Es ist eine viel umstrittene Frage, worauf diese

---

[1] Nach F. Kraus u. F. Chvostek [Über den Einfluß von Krankheiten auf den respiratorischen Gaswechsel usw. Wien. klin. Wochenschr. (1891) Nr. 33, 605] soll bei hochgradig Geschwächten der respiratorische Quotient bei der Arbeit sogar sinken anstatt wie bei Gesunden etwas ansteigen. Betreffs Arbeit bei Übermüdung vgl. auch A. Löwy, siehe S. 307 Anm. 1. — Zuntz u. Schumburg, Deutsche militär.-ärztl. Zeitschr. **24.** (1895). — L. Schnyder, Muskelkraft und Gaswechsel. Zeitschr. f. Biol. **33.** 289 (1896).

[2] C. Speck, Untersuchungen über die Beziehungen der geistigen Tätigkeit zum Stoffwechsel. Arch. f. exp. Pathol. u. Pharm. **15.** (1881).

[3] C. Liebermeister, Über die Kohlensäureproduktion bei der Anwendung von Wärmeentziehungen. Deutsch. Arch. f. klin. Med. **10.** 89 (1872). — Derselbe, Über die Kohlensäureproduktion usw. Fortsetzung. Ebenda **10.** 420 (1872).

[4] Voit, Pflüger, Finkler, Colasanti. — E. Nebelthau, Kalorimetrische Untersuchungen am hungernden Kaninchen im fieberfreien und fieberhaften Zustande. Zeitschr. f. Biol. **31.** 293 (1895).

Steigerung beruht. Nach Löwy,[1] Johansson,[2] besonders aber Speck,[3] kommt sie bloß durch Vermittlung der Muskeltätigkeit zustande. Nur dort, wo unter dem Einfluß des Frostgefühles Muskelspannung und Zittern sich einstellen, sei Steigerung der Oxydationsprozesse zu bemerken. Wo diese fehlen, kann sogar eine geringe Verminderung derselben, bedingt durch Herabsetzung der Körpertemperatur, sich bemerkbar machen. Es scheint also die gesteigerte Wärmeproduktion nach Wärmeabgabe nur auf vermehrte Arbeitsleistung zu beziehen zu sein.

Dem gegenüber nimmt Rubner[4] eine chemische Wärmeregulation im Sinne Liebermeisters an, d. h. es ist die Steigerung der Zersetzungen nicht auf Rechnung von „grobsinnlichen" Muskelbewegungen, wie beschleunigte Atembewegungen, Muskelzittern und dergleichen, sondern auf den direkten Reiz der Abkühlung auf die Zelle zurückzuführen. Nach Rubner muß die Existenz einer chemischen Wärmeregulation bei Abfall der Außentemperatur auch beim Menschen als gesichert betrachtet werden. Doch ist ihr feinerer Mechanismus und die Art der Einwirkung auf die Zelle selbst zunächst noch unaufgeklärt. Es bleibt der Zukunft vorbehalten, hierüber Klarheit zu schaffen. Dagegen steht jetzt schon fest, daß hauptsächlich stickstofffreie Substanz den Stoff zur vermehrten Zersetzung liefert, und zwar soll diese in der Muskulatur erfolgen. Freilich spielt die chemische Wärmeregulation beim Menschen nur eine untergeordnete Rolle. In erster Linie tritt bei ihm die „physikalische" Regulation in Kraft. Beim Säugetier liegen die Verhältnisse anders: dort soll sie eine größere Bedeutung haben.

Es ist hier der Ort, mit einigen Worten der vermeintlichen Einwirkung des Lichtes auf die Verbrennungsprozesse zu gedenken. Entgegen den Anpreisungen der Lichttherapeuten, welche dem Lichte

---

[1] A. Löwy, Über den Einfluß der Abkühlung auf den Gaswechsel des Menschen. Pflügers Arch. **46**. 189 (1890).

[2] J. E. Johansson, Über den Einfluß der Temperatur der Umgebung auf die Kohlensäureabgabe des menschlichen Körpers. Skand. Arch. f. Physiol. **7**. 123 (1897).

[3] C. Speck, Untersuchungen über die Einwirkung der Abkühlung auf den Atemprozeß. Deutsch. Arch. f. klin. Med. **33**. 375 (1883). — Derselbe, Abkühlung, Lichtwirkung und Stoffwechselbeschleunigung. Zeitschr. f. klin. Med. **43**. S.-A.

[4] M. Rubner, Die Gesetze des Energieverbrauches bei der Ernährung. 198 (1902); vgl. auch Wolpert, Über den Einfluß der Luftbewegung auf die Wasserdampf- und Kohlensäureabgabe des Menschen. Arch. f. Hygiene **33**. 206 (1898) u. a.

einen steigernden Einfluß auf die Oxydationen zuschreiben und im Lichte sogar „einen allen andern physikalischen Faktoren überlegenen Stoffwechselanreger" erblicken, geht aus sorgfältigen Untersuchungen, namentlich aus dem gewissenhaften Versuchen SPECKS[1] an seiner eigenen Person, mit Sicherheit hervor, daß die unter dem Einfluß des Lichtes von manchen Autoren[2] besonders an Tieren beobachtete Zunahme des Gaswechsels nur von Muskelkontraktionen herrührt und daß bei Vermeidung jeglicher Muskelarbeit sich die Verbrennungen im grellsten Sonnenlicht nicht anders verhalten als im Dunkeln. Die Erfolge der Lichttherapie dürfen also, wie auch BIE[3] neuerdings ausführte, jedenfalls nicht in einer direkten Einwirkung des Lichtes auf den Stoffwechsel gesucht werden. Sie sind wohl größtenteils einer Hebung der Stimmung und dadurch gesteigerten Lust zur Muskeltätigkeit zu verdanken.[4]

Einen merklichen und nächst der Muskeltätigkeit den größten Einfluß auf den Sauerstoffverbrauch und die Kohlensäureproduktion im Sinne einer Vermehrung übt die **Nahrungsaufnahme** aus.[5] Der durch die frei gewählte Kost bedingte Zuwachs der organischen Verbrennungen wird durchschnittlich für 24 Stunden zu 10—20 Proz.

---

[1] C. SPECK, Untersuchungen über den Einfluß des Lichtes auf den Stoffwechsel. Arch. f. exp. Pathol. u. Pharm. **12.** 1 (1879). — Derselbe, Physiologie des menschlichen Atmens usw. Kap. 11. — J. LOEB, Der Einfluß des Lichtes auf die Oxydationsvorgänge in tierischen Organismen. PFLÜGERS Arch. **42.** 393 (1888). — C. SPECK, siehe S. 310 Anm. 3; auch C. A. EWALD, The influence of light on the gas exchange in animal tissue. Journ. of physiol. **13.** 847 (1893).

[2] J. MOLESCHOTT u. S. FUBINI, Über den Einfluß gemischten und farbigen Lichtes auf die Ausscheidung der Kohlensäure bei Tieren. Ref. in MALYS Jahresber. **10.** 390 (1880).

[3] BIE, Über Lichttherapie. Verhandl. d. 20. Kongr. f. inn. Med. (1902) 138.

[4] Freilich ist nicht ausgeschlossen, daß bei andauernder Sonnenhitze die Körpertemperatur um ein geringes steigt und durch die Überhitzung die Oxydationsprozesse etwas zunehmen, oder daß die Tätigkeit der Schweißdrüsen den Stoffwechsel erhöht. Jedenfalls ist aber die Zunahme nur sehr gering und zudem handelt es sich auch dann nicht um eine direkte Wirkung des Lichtes.

[5] C. SPECK, Experimentelle Untersuchungen über den Einfluß der Nahrung auf Sauerstoffverbrauch und Kohlensäureausscheidung des Menschen. Arch. f exp. Pathol. u. Pharm. **2.** 405 (1874). — A. MAGNUS-LEVY, Über die Größe des respiratorischen Stoffwechsels unter dem Einfluß der Nahrungsaufnahme. PFLÜGERS Arch. **55.** 1 (1893). — PFLÜGER, Über den Einfluß, welchen Menge und Art der Nahrung auf die Größe des Stoffwechsels und der Leistungsfähigkeit ausüben. Dessen Arch. **77.** 425 (1899). — RUBNER, Gesetze des Energieverbrauchs. (1902).

der Nüchternwerte angegeben,[1] bei anhaltend reichlicher Nahrungsaufnahme ist er aber bedeutend höher und kann so groß werden wie bei angestrengter körperlicher Arbeit. Der Einfluß macht sich am meisten in den ersten Stunden nach den Mahlzeiten geltend, in den späteren nimmt er allmählich ab und verschwindet schließlich vollständig.

Die thermische Wirkung der Nahrungszufuhr setzt sich aus zwei Komponenten zusammen. Einmal kommt die Quantität der zugeführten Nahrung in Betracht: je größer die Mahlzeit, um so ausgesprochener die Zunahme der Oxydationen. Nach einer gewöhnlichen Mahlzeit, einem Mittagessen von durchschnittlichem Energiegehalt, beträgt sie in den ersten 2—5 Stunden 30—40 Proz. der Nüchternwerte. Bei abundanter Nahrungszufuhr steigt sie höher und kann unter Umständen bei ganz außerordentlicher Steigerung der Kost, wie dieses Svenson[2] für Rekonvaleszenten nachwies, bis zu einer Höhe von 60—70 und 80 Proz. der Nüchternwerte anwachsen. Freilich walten bei den Rekonvaleszenten besondere Umstände ob. Wir werden das weiter unten sehen.

Wie die Intensität hängt auch die Dauer des Gaswechselzuwachses von der Menge der zugeführten Nahrung ab. Nach einem frugalen Frühstück ist die Steigerung des Sauerstoffkonsums nach 4 Stunden abgeklungen, nach einer kopiösen Mahlzeit erst nach 8—10 Stunden oder noch mehr.[3] Um zuverlässige Nüchternwerte zu erhalten, untersucht man daher stets 12—15 Stunden nach der letzten Nahrungsaufnahme.[4]

Es finden sich in bezug auf die Beeinflussung durch Nahrungszufuhr individuelle Verschiedenheiten. Phlegmatische, fettsüchtige Individuen scheinen eine geringere Zunahme der Oxydationsprozesse darzubieten als gesunde magere Menschen; erregbare Leute, z. B. Rekonvaleszenten, dagegen eine erheblich größere.

Noch mehr als die Quantität ist die Qualität der Nahrung für die Steigerung der Verbrennungsprozesse in der Verdauung von Bedeu-

[1] Nach Zuntz u. Magnus-Levy [Beiträge zur Kenntnis der Verdaulichkeit und des Nüchternwertes des Brotes. Pflügers Arch. **49**. 438 (1891)] beträgt der Zuwachs 10 Proz.; nach v. Hösslin [Einfluß der Nahrungszufuhr auf Stoff- und Kraftwechsel. Virchows Arch. **89**. 333 (1882)] 7 Proz.

[2] Siehe S. 308 Anm. 3.

[3] Siehe Magnus-Levy, S. 311 Anm. 5.

[4] Vgl. Zuntz u. Lehmann, Bericht über die Ergebnisse des an Cetti ausgeführten Hungerversuches. Berl. klin. Wochenschr. 428 (1887). — Magnus-Levy, siehe S. 311 Anm. 5.

tung. Magnus-Levy[1] fand in Erweiterung der Versuche früherer Autoren nach reiner Fettnahrung nur einen unbedeutenden Zuwachs des Gaswechsels, der selbst nach dem Genusse von 200 g Butter oder Speck 10 Proz. der Nüchternwerte nicht überstieg, nach Aufnahme von Amylaceen dagegen eine Steigerung von zirka 30 Proz. und nach einer Fleischmahlzeit eine solche von 40—60 Proz. der Nüchternwerte.[2] Auch durch direkte Kalorimetrie ließ sich ein solcher Einfluß nachweisen.[3] Ebenso ist auch die Dauer der Steigerung je nach der Art der Nahrung verschieden, sie ist am kürzesten nach Fettaufnahme, am längsten nach Fleischnahrung.[4]

Was die Ursache der Gaswechselsteigerung nach Nahrungsaufnahme anbelangt, so herrscht hierüber noch keine Einigkeit unter den Autoren. Zuntz und v. Mering,[5] Speck[6] und Löwy[7] vertreten den Standpunkt, daß sie ausschließlich in der Arbeit der Verdauungsdrüsen und der Magen- und Darmmuskulatur zu suchen sei. Sie stützen sich dabei auf die Tatsache, daß die Zunahme der Oxydationsprozesse sofort nach Einnahme der Nahrung, also mit Beginn der Verdauungstätigkeit einsetzt, hauptsächlich aber darauf, daß direkte Einführung der Nahrungsstoffe (Eiweiß, Pepton und Zucker) in die Blutbahn keine Steigerung der Verbrennungsprozesse im Ge-

---

[1] Siehe S. 311 Anm. 5.

[2] Nach den neuesten Ermittlungen Rubners (siehe S. 310 Anm. 4) steigert Fett die Verbrennungsprozesse mehr als Kohlehydrate.

[3] Rubner, Sitzungsber. d. kgl. bayr. Akad. **15**. 452 (1885).

[4] Es ist bekannt, daß auch das Verhältnis der ausgeatmeten Kohlensäure zum aufgenommenen Sauerstoff, welches durch den von Regnault u. Reiset eingeführten respiratorischen Quotienten $\left(\frac{CO_2}{O_2}\right)$ ausgedrückt wird, von der Art der Nahrung abhängig ist. Bei Eiweißkost beträgt er etwa 0,8, bei vorwiegender Fettkost 0,7, während er bei reichlicher Kohlehydrataufnahme bis nahezu 1 ansteigen kann. Aus der Höhe des respiratorischen Quotienten sich daher ein Schluß darauf ziehen, ob vorwiegend Kohlehydrate oder sauerstoffärmere Stoffe (Eiweiß und Fette) zur Oxydation kommen. Im Hunger (Zuntz u. Lehmann), bei Diabetes (Weintraud u. Laves), im Fieber (Löwy), wo hauptsächlich Fett und Körpereiweiß verzehrt werden, findet man sehr niedrige resp. Quot. (0,6 – 0,48), während man im Gegensatz hierzu bei reichlicher Kost, besonders aber, wenn Eiweiß- und Fettansatz stattfinden (in der Rekonvaleszenz, bei stark wachsenden Kindern) Zahlen begegnet, die 1 überschreiten (Svenson).

[5] Zuntz u. v. Mering, Inwiefern beeinflußt Nahrungszufuhr die tierischen Oxydationsprozesse? Pflügers Arch. **32**. 173 (1883).

[6] C. Speck, siehe S. 311 Anm. 5.

[7] A. Löwy, Über den Einfluß der salinischen Abführmittel auf den Gaswechsel des Menschen. Pflügers Arch. **43**. 515 (1888).

folge hat,[1] während die Anregung der Magen- und Darmtätigkeit durch Glaubersalz[2] und nicht verdauliche Stoffe den Gaswechsel deutlich vermehrt. Gegen diese Auffassung ist aber von verschiedenen Seiten Einsprache erhoben worden.[3] Es ist besonders darauf hingewiesen worden, daß das Ausbleiben der Gaswechselsteigerung bei direkter Injektion der Nahrung in die Blutbahn nicht allgemein sei. Dazu ist eine geringe Steigerung auch aus den Zuntz-Meringschen Zahlen zu ersehen. Ferner ist gegen die obige Auffassung eine von Magnus-Levy[4] an einem Hunde gemachte Beobachtung ins Feld geführt worden, welche ergab, daß eine Knochenmahlzeit den Gaswechsel bloß um 38 Proz. steigerte, während eine Fleischmahlzeit ihn um 50 Proz. in die Höhe trieb. Wir möchten aber letzterem Argument nicht zu viel Gewicht beilegen, denn wenn auch die mechanische Arbeitsleistung für die Fortbewegung der Knochen eine größere war, als für das lösliche Eiweiß, so müssen wir doch mit Rücksicht auf die Pawlowschen Beobachtungen gerade für letzteres eine intensivere sekretorische Arbeitsleistung annehmen als für erstere, insbesondere dürfen wir eine raschere und folglich zeitlich intensivere Verdauung für das Eiweiß voraussetzen.

Die Steigerung des Gaswechsels rührt zweifellos zum großen Teil von der Verdauungsarbeit her, doch ist dieses Moment für den gesamten Mehrverbrauch nicht verantwortlich zu machen. Es wirken noch andere Faktoren mit.[5] Man glaubte, daß der Organismus bei größerem Angebot von Nährmaterial mehr von diesem verbrennt, doch ist diese Vermutung von Rubner widerlegt worden. Dieser Autor[6] glaubt die gesteigerte Kalorienproduktion beziehen zu können auf das Freiwerden von Wärme bei den ersten Umwandlungen, welche die Nahrungsstoffe nach ihrer Resorption erleiden,

---

[1] Zuntz u. v. Mering, siehe S. 313 Anm. 5; vgl. auch J. Wolfers, Untersuchungen über den Einfluß einiger stickstofffreier Substanzen, speziell des Alkohols auf den tierischen Stoffwechsel. Pflügers Arch. **32**. 222 (1883). — J. Potthast, Beiträge zur Untersuchung des Einflusses stickstoffhaltiger Nahrung auf den tierischen Stoffwechsel. Ebenda **32**. 280 (1883).

[2] Siehe Löwy S. 313 Anm. 7.

[3] Rubner, siehe S. 310 Anm. 4. — C. Voit, Physiologie des Stoffwechsels. Hermanns Handbuch **6**. 209. — Fick, Die Zersetzungen des Nahrungseiweißes im Tierkörper. Sitzungsber. d. physik.-med. Ges. zu Würzburg (1890) Nr. 1.

[4] Siehe S. 311 Anm. 5.

[5] Siehe auch N. Zuntz u. O. Hagemann, Untersuchungen über den Stoffwechsel des Pferdes bei Ruhe und Arbeit. Landwirtsch. Jahrb. **27**. Ergänzungsband 1 (1898).

[6] Siehe S. 310 Anm. 4.

insbesondere bei der Spaltung des Eiweißes in einen stickstoffhaltigen und einen stickstoffreien Teil — wir möchten beifügen: auch bei der Aufspaltung des stickstoffhaltigen Teils. Diese Hypothese gewinnt an Gehalt durch die Tatsache, daß gerade das Eiweißmolekül, das durch seine Spaltung im Darm in kristallisierbare Produkte von niederem Molekulargewicht und niederem Brennwert von allen Nährstoffen den tiefsten Zerfall erleidet, den größten Einfluß auf die Verbrennungsvorgänge ausübt. Es wäre interessant, den kalorischen Wert eines Trypsinverdauungsgemisches gegenüber der ursprünglichen Eiweißlösung zu kennen. Es ist uns nicht bekannt, ob solche Untersuchungen angestellt sind.

Als ein weiterer, den respiratorischen Stoffwechsel beeinflussender Faktor ist das **Höhenklima** zu nennen. Alle hierauf gerichteten Untersuchungen[1] haben übereinstimmend ergeben, daß im Hochgebirge der Sauerstoffverbrauch und die Kohlensäureproduktion größer sind als im Tiefland. Die Steigerung, welche schon in der Ruhe, ganz besonders aber bei der Arbeit sich offenbart, und die sich durch eine verstärkte Atemtätigkeit nicht erklären läßt, soll zwar nach Bürgi[2] bei allmählicher Trainierung geringer werden und mit der Zeit ganz verschwinden, allein die Erfahrung lehrt, daß auch auf die Dauer des Organismus im Hochgebirge größerer Nahrungsmengen als in der Ebene bedarf, um sich auf seinem stofflichen Bestande zu erhalten. Ranke[3] brauchte in Arosa (1860 m Höhe) ca. 20 Proz. mehr Kalorien in der Nahrung, um sein Körpergewicht zu erhalten, als in München (500 m Höhe), und es ist bekannt, daß es in Davos (1570 m Höhe) einer viel reichlicheren Ernährung bedarf, um eine Körpergewichtszunahme bei nicht fiebernden

---

[1] Schumburg u. N. Zuntz, Zur Kenntnis der Einwirkungen des Hochgebirges auf den menschlichen Organismus. Pflügers Arch. **63**. 461 (1896). — A. u. J. Löwy u. L. Zuntz, Über den Einfluß der verdünnten Luft und des Höhenklimas auf den Menschen. Ebenda **66**. 477 (1897); vgl. auch L. Zuntz, Über die Wirkung des Hochgebirgsklimas auf den gesunden und kranken Organismus. Kritisches Sammelref. Fortschr. d. Med. (1903) Nr. 19, 631. Daselbst frühere Literatur. Zusammenfassende Darstellung siehe bei N. Zuntz, A. Löwy, Franz Müller, W. Caspari, Höhenklima und Bergwanderungen in ihrer Wirkung auf den Menschen (1906).

[2] E. Bürgi, Über Atmung auf Bergen. Verhandl. d. physiolog. Gesellsch. zu Berlin. Arch. f. Anat. u. Physiol. Physiolog. Abt. (1898) 534. — Derselbe, Der respiratorische Gaswechsel bei Ruhe und Arbeit auf Bergen. Ebenda (1900) 509.

[3] K. E. Ranke, Der Nahrungsbedarf im Hochgebirgswinter. Münch. med. Wochenschr. (1902) Nr. 19, 789.

Lungenkranken zu erzielen, als in den Sanatorien der Ebene.[1] Nach JAQUET und STÄHELIN[2] soll nach der Rückkehr in die Niederungen die Zunahme des Gaswechsels noch einige Zeit andauern und dieser erst nach mehreren Wochen auf seine ursprüngliche Höhe sinken. Dieser Umstand erklärt vielleicht u. a. die nachhaltige Wirkung eines Gebirgsaufenthaltes.

Der steigernde Einfluß des Höhenklimas auf die Stoffwechselvorgänge ist von hoher Bedeutsamkeit in therapeutischer Beziehung und es ist eine erfreuliche Tatsache, daß auch in weiteren Ärztekreisen die Einsicht sich Bahn bricht, daß das Alpenklima einen außerordentlich wichtigen Faktor zur Hebung des Stoffumsatzes darstellt.[3] Das viel mißbrauchte Wort von der „Anregung des Stoffwechsels“ besteht hier, wenn irgendwo zu vollstem Recht.

Worauf diese Wirkung beruht, welche unter den vielen das Höhenklima zusammensetzenden Komponenten hier in Betracht kommt, ist noch nicht ermittelt. Die meisten Autoren erkennen die Luftverdünnung und die Herabsetzung des Sauerstoffpartiardruckes als Ursache nicht an, da im pneumatischen Kabinett und bei Ballonfahrten, selbst bei noch niedrigerem Barometerdruck, ein solcher Effekt nicht bemerkbar ist. Auch ist im pneumatischen Kabinett (dagegen allerdings nicht bei Luftschiffahrten) die Verminderung der Arbeitsfähigkeit, die von allen Forschern im Hochgebirge betont wird und auch eine dem Bergsteiger und Luftschiffer bekannte Erscheinung ist, nicht zu beobachten.

Die Beobachtungen im luftverdünnten Raum dürfen indessen zur Entscheidung dieser Frage nicht ohne weiteres herangezogen werden, da die Mehrzahl solcher Versuche von nur kurzer Dauer war und auch die Erfahrungen der Luftschiffer sich nur auf wenige Stunden erstrecken, während die Untersuchungen im Höhenklima doch mit einem etwas längeren Aufenthalt im Hochgebirge zusammenfielen.[4] Gerade hier liegt aber ein wesentlicher Unterschied, mit dem man in neuerer Zeit das verschiedene Verhalten des Organis-

---

[1] FR. MÜLLER, Allgem. Pathologie der Ernährung in v. LEYDENS Handb. d. Ernährungstherapie **2**. 193 (1903).

[2] A. JAQUET u. STÄHELIN, Stoffwechselversuche im Hochgebirge. Arch. f. exp. Pathol. u. Pharm. **46**. 274 (1901).

[3] A. HÖSSLIN, Chronische Krankheiten und Alpenklima. Therap. Monatshefte (1904) Nr. 1. — Derselbe, Über die Indikation zu Arbeitskuren im Hochgebirge. Med. Klinik (1905) Nr. 29.

[4] ARON, Zur Ursache der Erkrankung in verdünnter Luft. Festschr. f. JUL. LAZARUS, Berlin (1899) 53.

mus in beiden Fällen in Zusammenhang bringt. Man ist geneigt, die Veränderungen des Gaswechsels als eine Reaktion des Organismus auf die veränderten Außenbedingungen, eine Art Anpassung an die Umgestaltung des Mediums zu betrachten, welche sich erst nach Ablauf von einiger, wenn auch vielleicht nur kurzer Zeit zum Ausdruck gelangt und glaubt, für diese Auffassung gewisse experimentelle Belege zu haben. Hierzu gehört die Beobachtung Regnards,[1] welcher bei Tauben, die er längere Zeit (21 Tage) bei vermindertem Druck ununterbrochen im Respirationsapparat ließ, allmählich eine Steigerung der Kohlensäureproduktion wahrnahm.

Inwiefern Einflüsse, welche das Nervensystem oder überhaupt den Organismus treffen, wie Belichtung, Wärmestrahlung, Hautreize (deren Existenz durch die oft schon nach wenigen Stunden entstehenden Dermatitiden und die Pigmentierungen erwiesen ist), Elektrizität der Luft, Temperaturwechsel,[2] Lufttrockenheit usw. mitwirken, ist nicht zu übersehen. Nur soviel steht fest, daß die niedrigere Temperatur keine oder nur eine untergeordnete Rolle spielt.[3] In neuerer Zeit hat man auf eine stärkere Ionisation der Luft in der Höhe und auf das erhebliche Überwiegen der negativen Ionen als mögliche Ursache hingewiesen.[4]

Bemerkenswert ist, daß die Zunahme der Oxydationen nur die stickstoffreien Stoffe betrifft, während der Eiweißverbrauch mitunter sogar eine geringe Abnahme erfährt.[5] Dieser Umstand ist für den Arzt von hohem praktischen Interesse und illustriert die Erfolge der Höhentherapie in besonderer Weise.

In ähnlicher, wenn auch weniger prägnanter Weise steigern das Seeklima und das Seebad den Stoffumsatz. Franz Müller und Löwy[6] konnten bei ihren (drei) Versuchspersonen eine Steigerung

---

[1] P. Regnard, La cure d'altitude. 2me éd. Paris (1898) 188.

[2] Schumburg u. L. Zuntz, siehe S. 315 Anm. 1.

[3] A. u. J. Löwy u. L. Zuntz, siehe S. 315 Anm. 1.

[4] W. Caspari, Beobachtungen über Elektrizitätszerstreuung in verschiedenen Bergeshöhen. Physik. Zeitschr. 3. Nr. 22.

[5] H. Jaquet u. R. Stähelin, siehe S. 316 Anm. 2. — N. Zuntz [Die Einwirkung des Höhenklimas und des Bergsteigens auf den Menschen. Jahresber. d. Sektion Berlin des Deutsch. u. Österr. Alpenvereins (1902) 21] konnte sie nicht nachweisen.

[6] Franz Müller u. A. Löwy, Über den Einfluß des Seeklimas und der Seebäder auf den Stoffwechsel des Menschen. Verhandl. d. Gesellsch. deutsch. Naturforscher u. Ärzte zu Kassel (1903) 2. II. Hälfte 79; und A. Löwy, Die Wirkung des Höhen- und Seeklimas auf den Menschen. Deutsche med. Wochenschrift (1904) Nr. 4.

des Sauerstoffverbrauches und der Kohlensäureproduktion in der Ruhe nachweisen. Dadurch findet die schon längst gemachte klinische Erfahrung von dem anregenden und „appetitsteigernden" Einfluß des Seeklimas eine positive Grundlage. Es verdient diese Tatsache um so mehr Beachtung, als Soolbäder den respiratorischen Stoffwechsel nicht oder kaum beeinflussen.[1]

Wie aus dem Angeführten ersichtlich, hängt der Kraft- und Stoffwechsel von mannigfachen äußeren Bedingungen ab. Auch innere Faktoren beeinflussen ihn. So verbrauchen leichtere und fettarme Personen mehr Sauerstoff und produzieren mehr Kohlensäure im Verhältnis zu ihrem Körpergewicht als schwere und fettreiche, muskelstarke Individuen mehr als schwächliche. In den Jahren der Entwicklung und des Wachstums ist der Stoffwechsel unter gleichen Verhältnissen ein regerer als bei Erwachsenen und im Greisenalter ist er träger als bei Menschen mittleren Alters. Männer verbrauchen mehr Sauerstoff als Frauen[2] und schließlich scheint es auch individuelle Verschiedenheiten zu geben, d. h. es wirken noch andere nicht aufgeklärte Momente mit.

Den Ungleichheiten, die sich bei der Berechnung des Gaswechsels auf das Körpergewicht ergeben, hat man aus dem Wege zu gehen versucht, indem man die Wärmeproduktion auf die Körperoberfläche[3] bezog und zum Vergleich die auf 1 Quadratmeter entfallende Gaswechselwerte heranzog. Das Gesetz der Oberflächenwirkung auf den Stoffverbrauch scheint in der Tat ein durchgreifendes zu sein und insbesondere auch für alle Altersstufen volle Geltung zu haben.[4] Doch hat sich diese Art der Berechnung in der pathologischen Literatur noch nicht eingebürgert.

Die Respirationswerte gesunder erwachsener Menschen im nüchternen Zustande und in der Ruhe betragen pro Minute und Kilo Körpergewicht zumeist 3,5—4,5 ccm Sauerstoff und 2,5 bis

[1] Vgl. H. Winternitz, Über die Wirkung verschiedener Bäder (Sandbäder, Soolbäder, Kohlensäurebäder usw.), insbesondere auf den Gaswechsel. Deutsch. Arch. f. klin. Med. 72. 258 (1902).

[2] Der Sauerstoffverbrauch verhält sich bei Kindern, jüngeren Männern und Greisen wie 125 : 100 : 95; von Mann zu Frau verhält er sich wie 142 : 100.

[3] Vgl. Rubner, Über den Einfluß der Körpergröße auf Stoff- und Kraftwechsel. Zeitschr. f. Biologie **19**. 535 (1883).

[4] Rubner, Beiträge zur Ernährung im Knabenalter. Berlin (1902).

3,5 ccm Kohlensäure mit Schwankungen von 2,6—5,36 ccm für den Sauerstoff und 2,3—3,7 ccm für die Kohlensäure.[1]

Unter krankhaften Verhältnissen kann der Organismus, ohne daß einer der oben angeführten Faktoren auf ihn einwirkt, einen größeren Kalorienverbrauch aufweisen, oder es sinkt dieser unter die gewöhnliche Höhe.

1. Hunger und Unterernährung

Die einfachsten Abweichungen von physiologischen Verhältnissen bilden Hunger und Unterernährung. Sie stehen an der Grenze zwischen Gesundheit und Krankheit und werden sowohl bei Gesunden, wo bittere Not Einschränkung der Nahrung gebietet, als auch häufig genug in Begleitung von Krankheiten getroffen, gelingt es doch in den meisten akuten und zahlreichen chronischen Leiden nicht, die Nahrungszufuhr und die Zersetzung ins Gleichgewicht zu bringen. Die Kenntnis des Stoffwechsels bei Unterernährung und besonders bei der chronischen Form derselben ist daher von größter Bedeutung.

Am Menschen angestellte Beobachtungen und zahlreiche Tierversuche haben ergeben, daß der Organismus im Hungerzustand und bei Unterernährung nur geringe Neigung zeigt, seinen Kalorienbedarf einzuschränken. Im akuten Hunger und auch bei relativ längerer Inanition verlaufen die Oxydationsprozesse, bei gleichen äußeren Bedingungen, ziemlich gleich wie zu Zeiten hinreichender Nahrungsaufnahme und entsprechen bei vollkommener Ruhe fast vollständig den Ruhenüchternwerten des nicht hungernden Menschen. Im Durchschnitte betrug beim Hungerkünstler Cetti der Sauerstoffverbrauch am 3.—6. Hungertag 4,65 ccm pro Kilo und Minute, am

[1] H. Leo, Über den Gaswechsel bei Diabetes melitus. Verhandl. des 8. Kongr. f. inn. Med. 354 (1889) und Zeitschr. f. klin. Med. **19.** (1889). — Löwy, Über den Einfluß der Abkühlung auf den Gaswechsel des Menschen. Pflügers Arch. **46.** 197 (1890). — A. Magnus-Levy, Über den respiratorischen Gaswechsel unter dem Einfluß der Thyreoidea sowie unter verschiedenen pathologischen Zuständen. Berl. klin. Wochenschr. (1895) Nr. 30, 650. — J. Geppert, Die Einwirkung des Alkohols auf den Gaswechsel des Menschen. Arch. f. exp. Pathol. u. Pharm. **22.** 367 (1887). — G. Katzenstein, Über die Einwirkung der Muskeltätigkeit auf den Stoffverbrauch des Menschen. Pflügers Arch. **49.** 330 (1891) und N. Zuntz u. G. Katzenstein, Einwirkung der Muskeltätigkeit auf den Stoffverbrauch des Menschen. Verhandl. d. physiol. Gesellsch. zu Berlin. Du Bois-Reymonds Arch. (1890) 367. — Robin u. Binet, Arch. génér. de méd. (1896) I. 641.

9.—11. Hungertag 4,73 ccm, die Kohlensäureproduktion am 2. Hungertag durchschnittlich 3,1 ccm, am 9.—11. Tag 3,2 ccm.[1] Ähnliches fanden Luciani[2] am Hungerer Succi und neuere Autoren.[3]

Eine Abnahme, die 10—20 Proz. der Oxydationen ausmacht, ergibt sich nur, wenn man nicht die Nüchternwerte, sondern die Sauerstoff- und Kohlensäurewerte des ganzen Tages bei mittlerer Nahrungszufuhr und an Hungertagen vergleicht,[4] welche Abnahme sich durch das Ausbleiben der Verdauungsvorgänge erklären läßt.

Bei protrahierter Inanition macht sich dagegen im Körper eine Tendenz bemerkbar, mit dem Nährvorrat sparsamer umzugehen und den Umsatz einzuschränken. Man sieht dann den Energieverbrauch nicht nur im Verhältnis zur Körpergewichtsabnahme sondern noch mehr sinken.[5] So beobachtete Fr. Müller[6] eine an Ösophagusstenose nach Laugenintoxikation leidende und dadurch bis auf 31 kg abgemagerte Patientin, welche mit einer Nahrungszufuhr von 24 bis 27 Kalorien pro Kilo nicht nur sich auf ihrem Bestande hielt, sondern noch an Körpergewicht zunahm. Buys[7] sah einen älteren noch sehr rüstigen Mann, der sich bei mittelschwerer Arbeit mit 22 Kalorien pro Kilo in der Nahrung erhielt und Nebelthau[8] eine infolge hartnäckigen hysterischen Erbrechens der Inanition verfallene Kranke, die bei einer Zufuhr von zirka 1400 Kalorien ihr Körpergewicht

---

[1] Zuntz u. Lehmann, siehe S. 314 Anm. 4; vgl. auch D. Finkler, Über die Respiration in der Inanition. Pflügers Arch. **23**. 175 (1880).

[2] Luciani, Das Hungern. Hamburg u. Leipzig. 197 (1890).

[3] J. E. Johansson, E. Landergreen, Kl. Sondén u. R. Tigerstedt, Beiträge zur Kenntnis des Stoffwechsels beim hungernden Menschen. Skand. Arch. f. Physiol. **7**. 29 (1896).

[4] Siehe S. 311 Anm. 5.

[5] Beim Tiere macht sich diese Einschränkung des Stoffwechsels schon bei relativ kürzerer Inanition geltend. May [Der Stoffwechsel im Fieber. Zeitschrift f. Biol. **30**. 1 (1894)] und Rubner [Über den Stoffverbrauch im hungernden Pflanzenfresser. Ebenda **27**. 214 (1881)] fanden bei Kaninchen schon in den ersten Karenztagen eine Verminderung des Kalorienverbrauchs. Die Ursache dieses Unterschieds zwischen Mensch und Kaninchen sucht May in der Kleinheit des letzteren im Vergleich zum Menschen, welche ein näheres Zusammenliegen der Verhältnisse mit sich bringe, so daß Veränderungen des Stoffwechsels weniger Zeit brauchen, um zum Ausdruck zu kommen, als beim Menschen.

[6] Fr. Müller, Stoffwechseluntersuchungen bei Krebskranken. Zeitschr. f. klin. Med. **16**. 496 (1889).

[7] E. Buys, Ein bemerkenswerter Fall von gewohnheitsmäßigem, knappem Stickstoffregime. Zentralbl. f. d. med. Wissensch. (1895) 397.

[8] A. Nebelthau, Ein Beitrag zur Kenntnis der Acetonurie. Zentralbl. f. inn. Med. **18**. 977 (1897).

vermehrte. Dergleichen Beispiele ließen sich noch mehr anführen, so die beiden von Voit und Pettenkofer[1] beobachteten, durch Magenkatarrh bzw. ungenügende Nahrungszufuhr heruntergekommenen Männern, welche 29 Kalorien pro Kilo umsetzten, und die von v. Rechenberg[2] untersuchten schlecht genährten sächsischen Weber, welche bei Verrichtung mittelschwerer Arbeit eine Stoffzersetzung von bloß 29 Kalorien pro Kilo aufwiesen. Aus jüngster Zeit liegt eine Beobachtung von Magnus-Levy[3] vor, welche einen 19jährigen, langer Inanition freiwillig verfallenen Mann betrifft, der bloß 23 Kalorien pro Kilo umsetzte und dessen Sauerstoffabsorption im Ruhenüchternzustande bloß 3,33 ccm pro Minute und Kilo betrug, ein für einen „gesunden" Menschen gewiß auffallend geringer Wert! Solche Fälle stellen freilich eine Ausnahme dar, oder sagen wir richtiger, sie betreffen Menschen, die wir nicht als normale Individuen, im Vollbesitze ihrer Kraft und Leistungsfähigkeit bezeichnen können, denn im allgemeinen wird man doch annehmen müssen, daß zur Erhaltung des Bestandes bei nicht geschwächter Leistungsfähigkeit mindestens 30 Kalorien pro Kilo Körpersubstanz notwendig sind. Diese Beispiele sind aber insofern interessant, als sie uns zeigen, daß der Organismus eine Beschränkung der Nahrungszufuhr auf die Dauer erträgt, ohne erheblichen direkten Schaden zu nehmen, daß er bei lange bestehender unzureichender Kost sich an einen verringerten Energieumsatz anpassen und tatsächlich in seinem Wärmehaushalt auf Sparen bedacht sein kann.

Wie wir uns das zu erklären haben, darüber läßt sich noch nicht viel sagen. Mit der Annahme einer „verminderten Vitalität" des Protoplasmas ist nicht viel gewonnen. Doch haben wir den Eindruck, als ob von dieser Seite eine Erklärung möglich sei. Solche unterernährte Menschen sind weniger kräftig und arbeitsfähig und machen den Eindruck, als ob wenigstens ihre körperlichen Funktionen auf ein tieferes Niveau eingestellt wären. Ob einzelne Zellen und Gewebe mehr, oder alle gleichmäßig an dieser Einschränkung beteiligt sind, ist noch nicht zu entscheiden, wahrscheinlich ist ersteres der Fall und erhalten sich die lebenswichtigeren Organe besser als die minder bedeutsamen.

Aus der Fähigkeit des Organismus, seinen Umsatz einzuschränken,

---

[1] Pettenkofer u. Voit, Untersuchungen über den Stoffverbrauch des normalen Menschen. Zeitschr. f. Biol. **2**. 512.

[2] v. Rechenberg, Ernährung der Handweber (1890).

[3] A. Magnus-Levy, Der Einfluß von Krankheiten auf den Energiehaushalt im Ruhezustand. Zeitschr. f. klin. Med. **60**. 177 (1906).

das Recht abzuleiten, den bei Krankheiten oft auftretenden inanitiellen Zuständen gleichgültig gegenüberzustehen, wäre durchaus verfehlt. Denn es ist eine alltägliche Erfahrung, daß der gut genährte Organismus den von außen auf ihn einwirkenden Schädlichkeiten besseren Widerstand leistet, als der in seiner Ernährung geschädigte, und ebenso ist bekannt, daß derjenige, welcher über ein reichliches Fettpolster verfügt, eine schwere mit langdauernder unvermeidlicher Inanition einhergehende fieberhafte Erkrankung, z. B. einen Typhus abdominalis, ceteribus paribus leichter übersteht, als der vorher schlecht genährte.

Die bisherigen Betrachtungen über den Hungerstoffwechsel beziehen sich auf die Gesamtoxydationen, also auf die Summe der Eiweiß- und Fettzersetzung. — Die Kohlehydrate (Glykogen) kommen nicht in Betracht, da ihr Vorrat nur ein geringer und bald aufgezehrt ist. Betrachtet man den Eiweißverbrauch allein, so ergeben sich ganz andere Resultate.

Der Körper geht wesentlich sparsamer mit dem ihm wertvollen Eiweiß um. Schon in den ersten Hungertagen beobachtet man ein Sinken der Stickstoffausfuhr. Die Höhe, auf welche sich dabei die Stickstoffausscheidung einstellt, variiert von Fall zu Fall und läßt sich von vornherein nicht normieren. PRAUSNITZ[1] fand sie in einer größeren Reihe von Versuchen bei mittelschweren Menschen zwischen 10,3 g und 16 g schwankend. Sie hängt in hohem Grade von dem voraufgegangenen Eiweißumsatz und der früheren Art der Ernährung, sowie dem Ernährungszustand des betreffenden Individuums ab. Bei vorher beträchtlichem Eiweißumsatz ist sie höher, bei schon vorher karger Nahrungszufuhr dagegen geringer. Diese Abhängigkeit der Stickstoffausscheidung von dem vorausgegangenen Eiweißumsatz macht sich nur kurze Zeit, 1—3 Tage geltend; nach Ablauf dieser Zeit stellt sich die Eiweißzersetzung auf einen längere Zeit annähernd gleichbleibenden Wert ein.

Wie sich aus den Beobachtungen an den Hungerern Cetti, Breithaupt und Succi[2] ergibt, kann man als Standartzahl für den täglichen Stickstoffverlust in den ersten $1^1/_2$ Wochen des Hungerns bei vorher gut genährten, kräftigen und gesunden Männern 8—11 g

---

[1] W. PRAUSNITZ, Die Eiweißzersetzung beim Menschen während der ersten Hungertage. Zeitschr. f. Biol. **29**. 151 (1893).

[2] C. LEHMANN, FR. MÜLLER, I. MUNK, H. SENATOR, N. ZUNTZ, Untersuchungen an zwei hungernden Menschen. VIRCHOWS Arch. **131**. Suppl. 1 (1893). — LUCIANI, Das Hungern, siehe S. 320 Anm. 2.

annehmen. Wird diese Zahl bei Krankheiten wesentlich überschritten, so ist man berechtigt, auf andere Momente als bloß Inanition zu schließen.

Eine besondere Eigentümlichkeit ist, daß am dritten oder vierten oder einem der folgenden Tage regelmäßig eine Steigerung der Stickstoffausfuhr im Vergleich zum zweiten Tag zu beobachten ist.[1] Diese dürfte in dem Aufbrauch des Glykogenvorrates, d. h. in dem plötzlichen Mangel an den den Eiweißzerfall schützenden Kohlehydraten begründet sein.[2]

Mit der Dauer des Hungers sinkt die Stickstoffausscheidung immer mehr und gelangt allmählich auf ein annähernd konstantes Minimum, das man im allgemeinen in 24 Stunden auf zirka 3,0 bis 5,0 g Stickstoff veranschlagen kann. Diese Zahl ist freilich sehr beträchtlichen individuellen Schwankungen unterworfen[3] und ist namentlich bei Frauen geringer als bei Männern und desgleichen bei älteren Individuen geringer als bei jüngeren. Auch sinkt sie bei abnehmendem Körpergewicht noch tiefer. Es sind Werte bis unter 2,0 g gefunden worden. Ganz besonders hängt es vom Fettreichtum des Individuums ab, wieviel Eiweiß zersetzt wird, da bei reichlichem Fettvorrat die Eiweißeinschmelzung sich bedeutend einschränkt. Der magere Hungerer Cetti bestritt seine Oxydationsprozesse zu $^1/_5$ aus seinem Eiweißbestande, zu $^4/_5$ aus Fett, der fettreiche Ranke[4] dagegen zu $^1/_{10}$ aus Eiweiß und $^9/_{10}$ aus Fett.

Die angeführten Ziffern geben uns einen Begriff von dem Umfang der Zersetzung der stickstoffhaltigen Körperbestandteile im protrahierten Hunger. Es erfolgt aus ihnen, daß, die niedersten Werte abgerechnet, täglich zirka 20—30 g Eiweiß, entsprechend 90—150 g Organsubstanz, eingeschmolzen werden. Da der Organismus dabei auch noch Fett zur Verfügung hat, trotzdem aber das ihm wertvolle Eiweiß verbrennt, so ist daraus zu entnehmen, daß die Eiweißzersetzung mit gewissen Lebensfunktionen verknüpft ist, für welche die Fettverbrennung nicht aufzukommen vermag.

---

[1] Munk u. Müller, siehe S. 322 Anm. 2. — Prausnitz, siehe S. 322 Anm. 1. — May, Zeitschr. f. Biol. **30.** 29.

[2] Prausnitz, siehe S. 322 Anm. 1.

[3] Siehe auch W. Prausnitz, Zur Eiweißzersetzung des hungernden Menschen. Münch. med. Wochenschr. (1891) Nr. 18. — A. Schäfer, Stoffwechseluntersuchungen bei abstinierenden Geisteskranken. Allgem. Zeitschr. f. Psych. **53.** 525 (1897). — Johansson, Landergreen, Sondén u. Tigerstedt, siehe S. 320 Anm. 3.

[4] J. Ranke, Arch. f. Anat. u. Physiol. (1862) 311.

Die Möglichkeit für den Organismus, den Eiweißkonsum einzuschränken, erklärt uns in gewisser Hinsicht seine Fähigkeit, bei außerordentlicher Steigerung der stickstoffreien Nahrung mit sehr geringen Mengen Eiweiß sich im Stickstoffgleichgewicht zu halten. VOIT[1] hat bekanntlich den Satz aufgestellt, daß die Erhaltungskost des erwachsenen Menschen 118 g Eiweiß, d. h. 1,7 g Eiweiß pro Körperkilogramm enthalten muß. In neuerer Zeit haben verschiedene Autoren den Nachweis erbracht, daß der Mensch auch mit bedeutend kleineren Mengen auskommen kann, wenn das Weniger der gereichten Eiweißmenge durch ein Mehr von Kohlehydraten oder Fett ersetzt wird, deren Gesamtinhalt an potentieller Energie das Fehlende bedeutend übertrifft. HIRSCHFELD[2] kam mit 38 g Eiweiß (0,52 g pro Kilo) und 47 Kalorien pro Kilo, PESCHEL[3] mit 37 g Eiweiß (0,49 pro Kilo) ins Stickstoffgleichgewicht und KLEMPERER[4] sah zwei kräftige junge Männer sich mit 33 g Eiweiß (0,51 pro Kilo) aber einer Nahrung, die den enormen Wert von 78,5 Kalorien pro Kilo erreichte, sich auf ihrem Stickstoffbestande erhalten. Nach SIVÉN[5] soll jedoch eine so beträchtliche Steigerung der stickstoffreien Nahrung nicht einmal nötig sein, denn er befand sich mit 28,3 g Eiweiß und 41,6 Kalorien im Stickstoffgleichgewicht. LANDERGREEN[6] fand, daß der Eiweißverbrauch bei reichlicher Zufuhr stickstoffreien Brennmaterials beträchtlich unter den minimalen Eiweißkonsum im reinen Hunger absinkt, und zwar bedeutend mehr bei Darreichung von Kohlehydraten als bei Fettzulage. Er sah bei äußerst eiweißarmer aber fettreicher Kost am 7. Tage den Harnstickstoff auf 9,64 g, bei

[1] C. VOIT, Über die Kost in öffentlichen Anstalten. Zeitschr. f. Biol. **12**. 1 (1876).

[2] F. HIRSCHFELD, Untersuchungen über den Eiweißbedarf des Menschen. PFLÜGERS Arch. **41**. 533 (1887).

[3] O. PESCHEL, Untersuchungen über den Eiweißbedarf des gesunden Menschen. Inaug.-Dissertat. Berlin (1890).

[4] G. KLEMPERER, Untersuchungen über Stoffwechsel und Ernährung in Krankheiten. Zeitschr. f. klin. Med. **16**. 550 (1889); vgl. auch M. KUMAGAWA, Vergleichende Untersuchungen über die Ernährung mit gemischter und rein vegetabilischer Kost mit Berücksichtigung des Eiweißbedarfs. VIRCHOWS Arch. **116**. 370 (1889). — L. BREISACHER, Über die Größe des Eiweißbedarfs beim Menschen. Deutsche med. Wochenschr. (1891) Nr. 48 u. a.

[5] O. SIVÉN, Über das Stickstoffgleichgewicht beim erwachsenen Menschen. Skand. Arch. f. Physiol. **10**. 91 (1899).

[6] E. LANDERGREEN, Untersuchungen über die Eiweißumsetzung des Menschen. Skand. Arch. f. Physiol. **14**. 112 (1903); vgl. auch I. MUNK, Über das zur Erzielung von Stickstoffgleichgewicht nötige Minimum von Nahrungseiweiß. DU BOIS-REYMONDS Arch. (1896) 183.

kohlehydratreicher dagegen am gleichen Tage auf 3,34 g absinken. Er schließt hieraus, daß bei absoluter Karenz Eiweiß in Zersetzung tritt zur Verrichtung von Funktionen, welche durch Verbrennung anderer Stoffe, nämlich Kohlehydrate, nicht aber durch Fett, unterhalten werden können. Es erfolgt aus diesen Beobachtungen LANDERGREENS, daß der Eiweißverbrauch im Hunger nicht als Ausmaß für den absoluten Minimalbedarf an Nahrungseiweiß angesehen werden kann.

Freilich darf in praktischer Beziehung diesen Beobachtungen nicht zuviel Gewicht beigelegt werden. Wie wenig heilvoll eine solche Ernährungsweise auf die Dauer ist, lehrt manche Beobachtung am Menschen; für das Tier haben es MUNK[1] und ROSENHEIM[2] erwiesen. Der Körper macht fortwährend einen Verjüngungsprozeß durch, die eiweißhaltigen Bestandteile der Gewebe nützen sich ab und werden durch neue ersetzt. Je rascher und je ausgiebiger dieser Umsatz, um so qualitätsreicher sind die aktiven Zellbestandteile, um so funktionstüchtiger und widerstandsfähiger der gesamte Organismus. Eine Einschränkung des Eiweißstoffwechsels bedeutet in letzter Linie eine Schwächung des Körpers. Daher bleibt die VOITsche Eiweißnorm, die an arbeitenden, gesunden und kräftigen Menschen gewonnen wurde, praktisch zu Recht bestehen.

Eine Eigentümlichkeit des Organismus, die auf große Zweckmäßigkeit hindeutet, ist, daß sobald nach längerer Unterernährung eine Aufbesserung der Nahrungszufuhr erfolgt, der Körper Stickstoff energisch zurückhält und ansetzt bei Nahrungsmengen, die für den gutgenährten noch nicht ausreichend wären, Stickstoffgleichgewicht herzustellen.[3] Der Hungerer Breithaupt setzte nach Ablauf der Hungerperiode am zweiten Eßtage von 101 g Eiweiß, die ihm mit der Nahrung zugeführt wurden, 40 g an.[4] Ähnliche Fälle sind vielfach beobachtet. Ja, mitunter wird Fett aus den

---

[1] I. MUNK, Über die Folgen lange fortgesetzter eiweißarmer Nahrung. DU BOIS-REYMONDS Arch. (1891) 338. — Derselbe, Über die Folgen einer ausreichenden aber eiweißarmen Nahrung. Ein Beitrag zur Lehre vom Eiweißbedarf. VIRCHOWS Arch. **132**. 91 (1893).

[2] TH. ROSENHEIM, Über den gesundheitsschädigenden Einfluß eiweißarmer Nahrung. DU BOIS-REYMONDS Arch. (1891) 341.

[3] FR. MÜLLER, Stoffwechseluntersuchungen bei Krebskranken. Zeitschr. f. klin. Med. **16**. 594 (1889). — C. v. NOORDEN, Pathologie des Stoffwechsels 156. — ALBU, Über den Eiweißstoffwechsel bei chronischer Unterernährung. Zeitschr. f. klin. Med. **38**. 250.

[4] I. MUNK, Über den Eiweißumsatz beim hungernden Menschen. Zentralbl. f. d. med. Wissensch. (1889) 833 u. S. 322 Anm. 2.

Körperdepots abgegeben, während Eiweiß angesetzt wird. Es gelten also hier ganz andere Gesetze, als im gutgenährten Organismus.

Es bleibt noch zu erörtern übrig, welche Gewebsteile bei Inanition ihre stickstoffhaltigen Bestandteile hergeben. Es ist bekannt, daß die Muskeln am meisten abmagern und zwar die quergestreiften, während die lebenswichtigeren glatten Muskelzellen, wie die drüsigen Organe und das Nervensystem, ihren Bestand hartnäckig behaupten. Die Körpermuskeln stellen also in dieser Beziehung, ähnlich wie das Fett, ein Reservoir für den darbenden Organismus dar. Welche Teile an den Muskelfasern ihr Eiweiß einschmelzen, werden wir später sehen.[1]

Neben den Organelementen sind es aber auch die Säfte, welche eiweißärmer werden. GRAWITZ[2] sah in einem viertägigen Selbstversuche bei Unterernährung und sehr geringer Eiweißzufuhr den Eiweißgehalt des Blutes um 2,19 Proz., den des Serums um 1,84 Proz., auf das Gesamtblut berechnet, abnehmen, also einen Eiweißverlust von rund 110 g und für das Serum allein von 60 g, während die gesamte Stickstoffbilanz im gleichen Zeitraum ein Defizit von 168 g Eiweiß ergab. Der Verlust war also bis beinah zur Hälfte auf Kosten des Blutserums und beinah bis zu $^2/_3$ auf Kosten des Gesamtblutes erfolgt.[3]

2. Überernährung

Bei Zufuhr von mehr Nahrung als dem Bedürfnis des Organismus entspricht, wird nicht die ganze Menge des überschüssigen Kalorienmaterials zum Ansatz verwendet, sondern nur ein Teil davon, während der andere verbrennt und eine Steigerung der Oxydationsprozesse über das notwendige Maß hinaus verursacht. Dabei verhalten sich die verschiedenen Nahrungsstoffe, wie sich aus den früheren Darlegungen ergibt, verschieden, indem das Eiweiß die Verbrennungen stark in die Höhe treibt, während Kohlehydrat- und Fettkost eine geringere thermische Wirkung hat.

Auch die Fähigkeit, sich im Körper abzulagern und dessen Bestand zu vermehren, ist nicht allen Nahrungsstoffen in gleichem

[1] Siehe Kapitel: Muskulatur.

[2] Untersuchungen über den Einfluß ungenügender Ernährung auf die Zusammensetzung des menschlichen Blutes. Berliner klin. Wochenschr. (1895) Nr. 48, 1047.

[3] Vgl. auch v. JAKSCH, Über die Zusammensetzung des Blutes gesunder und kranker Menschen. Zeitschr. f. klin. Med. **32**. 187 (1893).

Maße eigen; sie weisen in dieser Hinsicht merkliche Unterschiede auf. Das Verhältnis ist hier aber umgekehrt wie bei der Verbrennung, indem das Fett und die Kohlehydrate sehr leicht angesetzt werden, während eine Eiweißretention für gewöhnlich nicht zustande kommt. Es folgt hieraus, wie beiläufig erwähnt werden mag, daß der Ansatz nach andern Regeln verläuft als der Kraftstoffwechsel, daß für ihn das Gesetz der Isodynamie, nach welchem die Stoffe ihrem Energiegehalt entsprechend, bis zu gewissen Grenzen einander beliebig vertreten können, nicht gilt. Dasselbe ergibt sich aus dem Nachweis, daß Kohlehydrate und auch der Leim leichter der Oxydation anheimfallen als Fette, folglich auch bessere Eiweißsparer sind als diese. Man muß mit E. Voit[1] eine besondere Affinität der Zellsubstanz für die verschiedenen Nahrungsstoffe annehmen, die am größten ist für das Eiweiß und am geringsten für das Fett, während die Kohlehydrate zwischen beiden liegen.

Vermutlich beruht die Fähigkeit des Nahrungseiweißes, die Wärmeprokuktion in besonders hohem Maße zu steigern, auf seiner geringen Tendenz, im Organismus zurückzubleiben.

Eine Eiweißmast findet nur unter ganz besonderen Bedingungen statt, während in der Regel der gesunde gut genährte Organismus das Bestreben hat, seinen Eiweißbestand nicht zu vermehren und auf eine gesteigerte Eiweißzufuhr sofort mit einer Mehrzersetzung zu antworten.[2] Dieses Verhalten wird durchweg beobachtet und stellt eines der auffallendsten Gesetze der Stoffwechselphysiologie dar.[3] Es erleidet, abgesehen von einigen Fällen, die wir alsbald besprechen werden, nur wenige Ausnahmen, die praktisch nicht in Betracht kommen.

Ganz anders verhält sich der in seiner Ernährung geschädigte Organismus. Kommt nach einer Periode der Unterernährung oder

---

[1] E. Voit u. A. Korkunoff, Über die geringste zur Erhaltung des Stickstoffgleichgewichtes nötige Menge von Eiweiß. Zeitschr. f. Biol. **32**. 58 (1895).

[2] Eine Erklärung hierfür sucht M. Gruber zu geben [Einige Bemerkungen über den Eiweißstoffwechsel. Zeitschr. f. Biol. **42**. 407 (1901)].

[3] Auch die Erfahrung der Tierzüchter geht dahin, daß es nicht gelingt, bei ausgewachsenen, in ihrem Bestande nicht geschädigten Tieren, durch reichliche Nahrungszufuhr eine wirkliche, einigermaßen in Betracht kommende Fleischmast zu erzielen (Henneberg, Mitteil. d. deutsch. landwirtsch. Gesellsch. (1886) u. a.). Nur bei exzessiver Eiweißzufuhr erfolgt erhebliche Stickstoffretention [W. Henneberg u. Th. Pfeiffer, Über den Einfluß eines einseitig gesteigerten Zusatzes von Eiweißstoffen zum Beharrungsfutter auf den Gesamtstoffwechsel des ausgewachsenen Tieres. Journ. f. Landwirtsch. **38**. 215 (1890)], die aber nicht dauernd ist (vgl. weiter unten).

unzureichender Eiweißzufuhr der Körper in bessere Ernährungsverhältnisse, so zeigt er eine ausgesprochene Tendenz, Stickstoff zu retinieren, und zwar geschieht das auch, wenn, wie weiter oben erwähnt, die dargebotenen Eiweißmengen nur sehr gering sind und den Umsatz im normalen Zustande nicht decken würden. Der Stickstoffumsatz hört aber wieder auf, sobald der Organismus seinen früheren, ihm eigenen Bestand erlangt hat.

Läßt sich eine hinreichend eiweiß- und kalorienreiche Nahrung zuführen, so kann die Stickstoffretention sogar erhebliche Dimensionen annehmen. Man hat Ansätze von 5—6 g Stickstoff, entsprechend zirka 30—35 g Eiweiß und noch mehr im Tage beobachtet.[1] Bei einem Diabetiker konnte Lüthje[2] in 34 Tagen 395 g Stickstoff, also zirka 11 g pro die zur Retention bringen, was im ganzen 2,4 Kilo Eiweiß entsprechen würde.

Leichter als bei chronischer Unterernährung läßt sich Stickstoff in der Rekonvaleszenz nach fieberhaften Erkrankungen retinieren, weil dort das Regenerationsbestreben der durch die Unterernährung und den krankhaften Eiweißzerfall geschädigten Gewebe ein außerordentlich großes ist. Das Nahrungsbedürfnis ist in diesem Zustand enorm gesteigert. Es kann die freiwillig gewählte Kost die exorbitante Höhe von 90 Kalorien pro Kilo Körpergewicht erreichen.

Svenson,[3] welcher die Verhältnisse zur Rekonvaleszenzzeit einem eingehenden Studium unterworfen hat, beobachtete bei Typhus- und Pneumonierekonvaleszenten eine tägliche Stickstoffretention von 5,7 bis 8,4 g und sogar von 15,3 g entsprechend zirka 35,0—53,0 bzw. 95,0 g Eiweiß und Lüthje[4] stellte, ebenfalls bei einem Typhus-

[1] L. Bleibtreu, Über die Größe des Eiweißumsatzes bei abnorm gesteigerter Nahrungszufuhr (Weir-Mitchell sche Kur). Pflügers Arch. **41**. 398 (1887). — M. Kaufmann u. L. Mohr, Über Eiweißmast. Berl. klin. Wochenschr. (1903) 162.

[2] H. Lüthje, Stoffwechselversuch an einem Diabetiker, mit spezieller Berücksichtigung der Frage der Zuckerbildung aus Eiweiß und Fett. Zeitschr. f. klin. Med. **39**. 397 (1900). — Derselbe, Kasuistisches zur Klinik und zum Stoffwechsel des Diabetes mellitus. Ebenda **43**. 225 (1901). Ähnliches fand Hirschlaff, Zur Pathologie und Klinik des Morbus Basedowi. Zeitschr. f. klin. Med. **36**. 211 (1899).

[3] N. Svenson, siehe S. 308 Anm. 3; vgl. auch Fr. Müller, siehe S. 325 Anm. 3. — C. v. Noorden, Untersuchungen über schwere Anämien. Charité-Annalen **16**. 229 (1891). — Moraczewski, Zeitschr. f. klin. Med. **39**. (1900). — Engel, Mitteilungen aus d. Würzburger med. Klinik **2**. 93 (1886).

[4] H. Lüthje, Beiträge zur Kenntnis des Eiweißstoffwechsels. Zeitschr. f. klin. Med. **44**. 22 (1902).

rekonvaleszenten, bei sehr reichlicher Kost während der Dauer eines Monats eine Zurückhaltung von 217 g Stickstoff, also durchschnittlich 7 g Stickstoff im Tag (= zirka 45 g Eiweiß) fest.

Physiologisch kommt, wie wir bereits berichteten, Stickstoffretention nur unter ganz bestimmten Umständen vor, nämlich in der Schwangerschaft und in der Wachstumsperiode. Das Kind braucht fortwährend Eiweiß zum Aufbau seines an Umfang und Größe zunehmenden Körpers.[1] Die Attraktionskraft seiner Gewebe für dasselbe ist so groß, daß es stickstoffhaltiges Material selbst dann zurückhält, wenn die Nahrung für den Wärmehaushalt kaum oder überhaupt nicht ausreicht. Es verhält sich also wie der Unterernährte bei Aufbesserung seiner Kost. Was hier das Regenerationsbestreben tut, leistet dort, beim Kinde, die Wachstumsenergie; von dieser, nicht von der Größe der Nahrungszufuhr hängt der Eiweißansatz ab.[2] Sinkt jedoch die Eiweißzufuhr unter ein gewisses Maß, so kann dadurch das Wachstum gehemmt werden.[3]

Dem wachsenden Kinde gleich verhält sich der Fötus im Mutterleibe. Bei ungenügender Ernährung baut er auf Kosten des Eiweißbestandes des mütterlichen Körpers seine Gewebe auf.[4] Die Tendenz, gierig Eiweiß an sich zu reißen, läßt sich überhaupt überall nachweisen, wo junge Zellen sich entwickeln. Das tritt in ganz prägnanter Weise bei malignen Tumoren zutage: unter Eiweißverarmung des ganzen übrigen Körpers wachsen sie mächtig heran.

Endlich begegnet man einem Stickstoffansatz beim Erwachsenen, nämlich dann, wenn sich der Körper an erhöhte Arbeit gewöhnt, bei der sogenannten Arbeitshypertrophie der Muskeln.[5]

Außer diesen Fällen ist bei Erwachsenen für gewöhnlich durch Vermehrung der Eiweißzufuhr ein erheblicher und dauernder Stickstoffansatz nicht zu erzielen. Zahlreiche Beobachtungen, die wir in

---

[1] A. Keller [Zur Frage der Eiweißüberernährung beim Säugling. Zentralbl. f. inn. Med. **19**. 545 (1898)] fand, daß beim Säugling der Stickstoffansatz täglich 1—1,6 g beträgt. Vgl. auch Michel, Untersuchungen über die normale Ernährung des Neugebornen. Malys Jahresber. **28**. 511 (1898).

[2] M. Rubner u. O. Heubner, Die natürliche Ernährung eines Säuglings. Zeitschr. f. Biol. **36**. 1 (1898). — Dieselben, Die künstliche Ernährung eines normalen und eines atrophischen Säuglings. Ebenda **38**. 315 (1899).

[3] Vgl. die Tierversuche von R. Stähelin bei Fr. Müller, v. Leydens Handb. der Ernährungstherapie 203.

[4] O. Hagemann, Über Eiweißumsatz während der Schwangerschaft und der Laktation. Du Bois-Reymonds Archiv (1890) 577.

[5] A. Löwy, Beiträge zum Stoff- und Energieumsatz des Menschen. Du Bois-Reymonds Archiv, Physiol. Abt. (1901) 299.

erster Linie der VOITschen Schule verdanken, haben das aufs deutlichste dargetan.

Es ist indessen in den letzten Jahren von verschiedenen Seiten darauf aufmerksam gemacht worden, daß auch der gesunde erwachsene, gut genährte und im Stickstoffgleichgewicht befindliche Organismus bei sehr abundanter Nahrungszufuhr, in der vor allem die Eiweißstoffe reichlich vertreten sind, einen namhaften und anhaltenden Zuwachs seines Eiweißbestandes erfahren kann. So hat KRUG[1] in einem Selbstversuch bei einem Kostmaß von 4300 Kalorien im Laufe von 15 Tagen täglich 3,3 g Stickstoff, im ganzen also 49,5 g Stickstoff zum Ansatz gebracht. LÜTHJE[2] stellte bei einem Manne bei einer Nahrung, die allerdings an die Grenze des zu Bewältigenden geht (6000 Kalorien und 60 g Stickstoff bei mäßiger Arbeit!), eine tägliche Retention von durchschnittlich 13 g Stickstoff fest und bei einer Frau während einer 33 tägigen Versuchsperiode sogar bis täglich 18 g Stickstoff. Von ähnlichen Beobachtungen berichten ferner BORNSTEIN[3] und DAPPER,[4] und auch von Tieren (Hunden und Katzen) ist bekannt, daß sie bei Überfütterung Stickstoff aufzustapeln vermögen.[5]

Die Entscheidung ist schwierig, in welcher Form und an welchem Orte das Eiweiß[6] sich ablagert. Die Ansichten hierüber gehen noch auseinander. Die allgemein verbreitete Anschauung, es handle sich um eine „Fleischmast", d. h. um Ansatz von Körpergewebe, speziell

[1] KRUG, Über Fleisch- und Fettmästung des Menschen. Deutsche med. Wochenschr. (1893) Nr. 9 und C. v. NOORDEN, Beiträge zur Physiologie und Pathologie des Stoffwechsels (1893) Heft 2.

[2] H. LÜTHJE, siehe S. 328 Anm. 4.

[3] BORNSTEIN, Über die Möglichkeit der Eiweißmast. Berl. klin. Wochenschrift (1898) 791. — Derselbe, Eiweißmast und Muskelarbeit. PFLÜGERS Archiv **83**. 540 (1901).

[4] M. DAPPER, Über Fleischmast beim Menschen. Inaug.-Dissertat. Marburg (1902).

[5] E. PFLÜGER, Über den Einfluß, welchen Menge und Art der Nahrung auf die Größe des Stoffwechsels und der Leistungsfähigkeit ausüben. Sein Archiv **77**. 425 (1899). — B. SCHÖNDORFF, Über den Einfluß der Schilddrüse auf den Stoffwechsel. Ebenda **67**. 406 (1897).

[6] Ob man freilich das Recht hat, allen retinierten Stickstoff als angesetztes Eiweiß zu betrachten und Stickstoffretention schlechtweg mit Eiweißretention zu identifizieren, ist meines Erachtens nicht genügend festgestellt. Es würde sich lohnen, dies bei Tieren endgültig festzustellen. Denn aus dem Umstande, daß Urämiesymptome ausbleiben, darf nicht ohne weiteres auf eine Retention sogenannter Extraktivstoffe geschlossen werden, da letztere die Urämie nicht bedingen (vgl. Kapitel X).

von Muskelfleisch, ist hinfällig geworden seit LÜTHJE[1] an der Hand eigener und früherer Versuchsergebnisse nachgewiesen hat, daß die Körpergewichtszunahme in der Mehrzahl der Fälle geringer ist, als sich unter der Annahme, daß aller Stickstoff in der Form von Muskelfleisch zum Ansatz kommt, aus der Stickstoffretention berechnen läßt. Somit ist höchstenfalls an eine einfache Aufspeicherung von Eiweiß im Körper zu denken und hier gibt es zwei Möglichkeiten. Es kann das „zirkulierende Eiweiß" an Menge zunehmen, oder es bereichern sich die geformten Elemente an Eiweiß. Ersteren Standpunkt vertritt VOIT, letzteren v. NOORDEN[2] und neuerdings auch BORNSTEIN.[3] Soweit genaue Erfahrungen uns hierüber zu Gebote stehen, kommt beides vor. Es ist bekannt, daß das Blutserum — über die Lymphe fehlen Angaben — einen schwankenden Eiweißgehalt aufweist. Aus den von HAMMARSTEN und LIMBECK[4] an gesunden Menschen ermittelten Werten ergeben sich Unterschiede in dem Eiweißgehalt des Blutserums von 2,0—2,8 Proz., woraus sich für die Gesamtblutmenge Differenzen zwischen rund 300 und 500 g Eiweiß im Serum allein berechnen. Noch größere Unterschiede fand v. JAKSCH[5] im Blutserum Kranker. In einem Fall von Diabetes, der sich in sehr schlechtem Ernährungszustande befand, stieg während der Behandlung unter Besserung des Allgemeinbefindens der Eiweißgehalt des Blutes von 14,4 auf 23 Proz., woraus sich eine Zunahme im Gesamtblute von zirka 430 g ergibt. FR. MÜLLER[6] berechnete bei chlorotischen Mädchen eine tägliche Hämoglobinzunahme von 7 g während $1^1/_2$ Monaten.

Es folgt aus diesen Beobachtungen, daß das Blut bei Kranken und Schlechtgenährten eine große Menge von Eiweiß aufnehmen kann. Ob es nun aber bei der Überernährung vorher Gutgenährter in gleichem Maße an der Eiweiß-(Stickstoff-)retention beteiligt ist, bleibt noch zu ermitteln.

Außer den Körpersäften vermögen die Gewebe Eiweiß in sich

[1] Vgl. auch E. ROST, Zur Kenntnis des Stoffwechsels wachsender Hunde. Arbeiten aus dem Kgl. Gesundheitsamt **18**. 206 und Verhandl. d. physiolog. Gesellsch. Berlin. Archiv f. Anat. u. Physiol. Physiol. Abt. (1901). Suppl. 272.

[2] C. v. NOORDEN, Pathologie des Stoffwechsels (1893) 120.

[3] Siehe S. 330 Anm. 3.

[4] R. v. LIMBECK u. F. PICK, Über die quantitativen Verhältnisse der Eiweißkörper im Blutserum von Kranken. Prag. med. Wochenschr. (1893) Nr. 12, 13 u. 14.

[5] R. v. JAKSCH, Über die Zusammensetzung des Blutes gesunder und kranker Menschen. Zeitschr. f. klin. Med. **32**. 187 (1903).

[6] v. LEYDENS Handbuch der Ernährung 200.

aufzuspeichern. Es ist bekannt und soll in einem späteren Kapitel[1] des Näheren auseinandergesetzt werden, daß die atrophische Muskelzelle einen viel geringeren Durchmesser aufweist als die gesunde. Wir dürfen daraus entnehmen, daß bei Inanition die Zelle von ihrem Inhalt, dem Sarkoplasma, abgibt und umgekehrt bei reichlicher Ernährung wieder Eiweiß in sich aufnimmt. Zieht man in Betracht, daß bei heruntergekommenen Kranken der gleiche Muskel fünfmal weniger wiegen kann als bei Gesunden und die gesamte Muskelmasse zirka 30—45 Proz. des Körpergewichtes ausmacht, so ist leicht zu ersehen, für eine wie große Menge von Eiweiß der ausgehungerte Organismus in seiner Muskulatur Raum hat. Ähnlich wie die Muskulatur dürften sich die Zellen der drüsigen Organe verhalten, also einer Hypertrophie im Sinne Virchows fähig sein.

Dürfen wir somit die Ablagerung von Eiweiß sowohl in den Säften als in den gebildeten Elementen als erwiesen betrachten, so bleibt die Frage noch zu beantworten, um wieviel die Zellen und wieviel die Körpersäfte sich an dem Ansatze beteiligen. Das ist nicht leicht zu ermitteln. Man hat die Frage an der Hand des Salzstoffwechsels[2] zu entscheiden gesucht, denn wenn Eiweiß als Organmasse zurückgehalten wird, müssen auch die mineralischen Bestandteile des Protoplasmas im Stoffwechsel retiniert werden. Ob man aber aus dem Verhalten der Salzausscheidungen so weittragende Schlußfolgerungen zu ziehen berechtigt ist, erscheint fraglich, da eben Retention und Assimilation nicht gleichbedeutend sind.

Noch in einer anderen Richtung ist die Frage der Zellmast nicht erledigt. Es bleibt zu wissen übrig, in welcher Form das angemästete Eiweiß aufgespeichert wird, ob es als einfacher, unorganisierter „toter“ Zelleinschluß, analog dem Glykogen, bloßes Reservematerial für die lebenden Teile der Zelle darstellt, wie es v. Noorden, Pflüger, besonders aber Speck[3] wollen (Masteiweiß), oder ob es an den aktiven Prozessen der Zelle teilnimmt, also in die Organisation eintritt.[4] Es ist einstweilen unmöglich, eine Entscheidung hierüber zu treffen[5] und wird es auch bleiben, so lange wir über die Verhältnisse in der normalen Zelle nicht besser orientiert sind und

[1] Siehe Kapitel: Muskulatur.

[2] Siehe Dapper, S. 330 Anm. 4.

[3] C. Speck, Über Kraft- und Ernährungsstoffwechsel. Ergebnisse d. Physiologie **2**. I, 1 (1903).

[4] Vgl. Bornstein, siehe S. 330 Anm. 3.

[5] Vgl. Speck Anm. 3.

uns keine Möglichkeit geboten ist, die Eiweißkörper nach dieser Richtung hin voneinander zu unterscheiden.

Es ist speziell nicht zu übersehen, ob das Eiweiß, welches die unterernährte Zelle in sich aufnimmt, sich anders verhält als dasjenige, das dem schon Gutgenährten durch forcierte Ernährung zugeführt wird, und weiterhin frägt es sich, ob dieses über das Bedürfnis und über den normalen Bestand hinaus angemästete Eiweiß für die Zelle wirklich von Nutzen ist, ob sie dadurch gestärkt wird oder ob ein solcher übermäßiger Eiweißreichtum sie nicht vielleicht schwächt, in ähnlicher Weise wie auch Fettmast zum Schaden der lebendigen Gewebsteile gereicht. Einen Zuwachs an Kraft bedeutet, entgegen Pflügers Annahme, eine solche Eiweißaufstapelung nicht, da die Kraft des gesunden, in seinem Proteinbestande nicht geschmälerten Muskels nicht durch passive Vergrößerung sondern einzig durch aktive, durch Bewegung und Körperarbeit erlangte Hypertrophie vermehrt werden kann. Nur für den heruntergekommenen minderwertigen und leistungsschwachen Organismus bedeutet eine Eiweißanreicherung eine Qualitätsverbesserung.

Mit der Frage, in welcher Form sich das Eiweiß bei vorher Unterernährten ablagert ist die Frage eng verbunden, welches Eiweiß bei der Inanition in den Zellen eingeschmolzen wird, ob dieser Prozeß sich lediglich auf überschüssiges Reserveeiweiß oder auf lebendiges Zelleiweiß ausdehnt. Auch hierüber wissen wir so gut wie nichts.

Beachtenswert an den erwähnten Mastversuchen ist, daß die Stickstoffretention in der Mehrzahl der Fälle kein andauerndes Besitztum darstellt, sondern nur solange erhalten bleibt, als die überreichliche Ernährung fortdauert; sobald der Organismus wieder mäßigere Kost genießt, entledigt er sich allen überschüssigen Eiweißes und büßt seine Körpergewichtszunahme wieder ein.[1] Dadurch geht einer solchen Mästung eine praktische Bedeutung ab. Außerdem erfordern solch enorme Stickstoffansätze, wie wir sie erwähnten, eine so außerordentlich große Nahrungszufuhr, wie sie nicht jedermann bewältigen kann. Praktisch bleibt daher der Satz bestehen, daß eine namhafte und dauernde Eiweißbereicherung des gesunden, erwachsenen, nicht schwangeren und nicht an Eiweiß verarmten Organismus durch Steigerung der Eiweißkost nicht zu erzielen ist.[2]

---

[1] F. Goodbody, N. Barkwell, J. Chapman, Metabolism on ordinary and forced diets, in normal individuals. Journ. of physiol. **28**. 257 (1902).

[2] Albu. Über den Eiweißstoffwechsel. Zeitschr. f. klin. Med. **38**. 251 (1899).

Hieraus darf nicht entnommen werden, daß das im Eiweiß enthaltene Brennmaterial zum Ansatz überhaupt nicht geeignet sei. Es steht jetzt fest, daß im Körper aus Eiweiß, d. h. aus seiner stickstoffreien Komponente Kohlehydrate, entstehen.[1] Daraus ergibt sich, daß ein gewisser, allerdings an Umfang noch nicht bestimmter Bruchteil des Eiweißmoleküls über die Kohlehydratstufe angesetzt werden kann. Unsere Erfahrungen über den Eiweißstoffwechsel fußen leider fast alle nur auf den Ausscheidungsverhältnissen des Stickstoffs; diese sind aber zur Orientierung über das Schicksal des gesamten Eiweißmoleküls keineswegs ausreichend. Der obige Satz gilt nur für das Eiweißmolekül als ganzes, oder besser nur für seinen Stickstoff.

Wie am Eingang des Abschnittes erwähnt, werden die Kohlehydrate und die Fette im Körper leicht aufgespeichert. Die Kohlehydrate werden es hauptsächlich in der Leber und den Muskeln in Gestalt von Glykogen. Da seine Menge aber nur eine beschränkte ist und einige hundert Gramm nicht übersteigt, so kommt nur wenig Kohlehydrat in dieser Form zum Ansatz. Was weiter von den Kohlehydraten der Nahrung nicht verbrennt, wird zu Fett reduziert und als solches angehäuft. Das Fett bildet die größeren Reservedepots des Brennstoffes, seine Menge ist gewissermaßen eine unbegrenzte. Da das Fett der Nahrung auch als solches im Körper zurückbleibt, erfolgt daraus, daß bei Überernährung der gesamte Überschuß an Brennmaterial schließlich in Form von Fett aufgespeichert wird.

Daß die Aufspeicherung von Fett für den Organismus einen Vorteil darbietet, liegt auf der Hand, denn er kann aus den Fettlagern in Zeiten der Not Nahrung für seinen Unterhalt schöpfen. Daraus darf man aber nicht den Schluß ableiten, daß etwa fette Menschen gesünder seien als magere; die Erfahrung lehrt im allgemeinen eher das Gegenteil.

3. Fettsucht

Aus den Erörterungen des vorigen Abschnittes geht hervor, daß, wenn die Zufuhr von Brennmaterial den Bedarf überschreitet, der größte Teil des Überschusses an resorbierter Nahrung im Organismus in Form von Fett zur Ablagerung gelangt. Ist der Fettansatz so groß, daß daraus Nachteile für den Körper erwachsen, so spricht man von Fettsucht.

---

[1] Vgl. M. Cremer, Physiologie des Glykogens. Ergebnisse d. Physiol. **1.** 803 (1902).

Es gilt heute als ausgemachte Tatsache, daß die Mehrzahl der Fälle von Fettsucht auf Überernährung zurückzuführen sind und in der Tat läßt sich diese Ursache anamnestisch meist ohne Schwierigkeit nachweisen. Entweder sind es Menschen, die seit Jahren sich an eine übertriebene Kost gewöhnt oder die wenigstens früher eine üppige Lebensweise geführt haben, oder es handelt sich um Individuen, die den Tafelgenüssen nicht besonders frönen, jedoch im Verhältnis zur aufgenommenen Nahrungsmenge zu wenig körperliche Arbeit leisten. In beiden Fällen schließt das Genossene einen größeren Energievorrat ein, als der Körper für seinen Kraft- und Wärmehaushalt benötigt. Man wird zwar durch die Angaben der Fettleibigen oft irregeleitet, indem sie Vielessen auf das bestimmteste in Abrede stellen und sogar behaupten, daß sie weniger äßen als die Menschen ihrer Umgebung. Bei richtiger Abschätzung der Verhältnisse und Berücksichtigung von alle dem, was sie zwischen den Hauptmahlzeiten genießen, wird aber kaum ein Zweifel darüber bestehen bleiben, daß sie entweder zu viel Nahrung zu sich nehmen, sich zu wenig Bewegung geben, oder, was noch häufiger der Fall, beides zusammen. Man darf nicht vergessen, daß ein großer Teil der Fettleibigen dem Alkoholgenuß zuneigt, und daß mit dem Alkohol ein nicht unbeträchtliches Energiequantum dem Körper zugeführt wird. 1 g Alkohol repräsentiert einen Wert von 7,2 Kalorien und 1 Liter Wein oder $^5/_4$ Liter Bier enthalten zirka 50 ccm Alkohol. Außerdem sind in vielen alkoholischen Getränken nicht unbedeutende Mengen von Kohlehydraten oder anderen Nahrungsstoffen enthalten. HIRSCHFELD[1] berechnet den Wert eines Liters Bier auf 450 Kalorien. Dazu kommt, daß der Alkohol durch seine Einwirkung auf das Nervensystem und die Psyche den Körper zur Untätigkeit verleitet. Ist einmal die Fettleibigkeit ausgebildet, so tritt als unvermeidliche Folge der Körperfülle Einschränkung der Muskeltätigkeit ein und damit sind die Bedingungen zu weiterem Fettansatz gegeben.

Neben den erwähnten Fällen von Fettleibigkeit, deren Entstehung nachweislich in rein äußerlichen Momenten begründet ist, gibt es solche, die scheinbar auf einer anderen inneren Ursache beruhen und es ist die Frage schon vielfach diskutiert worden, ob diesen nicht eine konstitutionelle Anlage, eine Anomalie des Stoffwechsels, charakterisiert durch eine Herabsetzung der Zersetzungs-

---

[1] HIRSCHFELD, Die Behandlung der Fettleibigkeit. Zeitschr. f. klin. Med. **22.** 142 (1893).

energie der Körperzellen zugrunde liege. Der erste, welcher diese Frage aufwarf, war COHNHEIM.[1] Nach ihm hat diese Auffassung viele Vertreter gefunden, unter welchen vor allem Bouchard[2] genannt sei, der ein ganzes System von „Krankheiten durch Stoffwechselverlangsamung" aufstellte, in welchem neben Fettsucht Diabetes, Gicht, Rheumatismus, Oxalurie, Nieren- und Gallensteinkrankheit figurierten, Krankheiten, die in der französischen Literatur unter dem Sammelbegriff des „Arthritisme" zusammengefaßt werden.

Was den Gedanken an eine konstitutionelle Fettleibigkeit aufkommen ließ und auch zugunsten einer solchen Auffassung spricht, ist, daß man Fettsucht im Anschluß an bestimmte Vorkommnisse oder unter ganz bestimmten Verhältnissen auftreten sieht. Man beobachtet sie nach langdauernder Untätigkeit der Geschlechtsdrüsen, und zwar sowohl nach ihrer physiologischen Atrophie (im Klimakterium) wie auch nach ihrer operativen Entfernung. Unter den Viehzüchtern ist es seit altersher bekannt, daß kastrierte Tiere sich besser mästen lassen als unversehrte, und seit alten Zeiten wird die Kastration zu diesem Zwecke geübt.[3] Dann beobachtet man Fettsucht vielfach bei Anämischen, und weiterhin sieht man sie einen hereditären Charakter in gewissen Familien annehmen, wo mitunter Kinder in ganz jungen Jahren daran leiden. Endlich stellt sie eine gewisse Völker- und Rasseneigentümlichkeit dar.

Freilich werden bei näherem Zusehen auch hier oft die gleichen äußerlichen Faktoren sich bemerkbar machen, die weiter oben geschildert wurden. Im Klimakterium fallen die auf die Fortpflanzung sich beziehenden Leistungen des Körpers und die auf sie gerichteten Stoffverluste aus, wodurch Energie gespart wird, während eine entsprechende Kostveränderung nicht eintritt. Dazu pflegen ältere Frauen mehr der Ruhe als die in jüngeren Jahren. Die ihrer Geschlechtsdrüsen Beraubten führen ein ruhigeres apathischeres Leben als die im Vollbesitze ihrer Geschlechtsfunktion stehenden; das tritt

[1] COHNHEIM, Allgemeine Pathologie **1.** 545 (1877).

[2] BOUCHARD, Maladies par ralentissement de la nutrition. 2. éd. (1885). — Vgl. auch A. ROBIN u. M. BINET, Les échanges respiratoires dans les états antagonistes de la tuberculose. L'arthritisme. Arch. génér. de méd. (1904) **1.** 1 u. 70. — Dieselben, Les échanges respiratoires dans l'obésité. Paris (1904). — KISCH, Die Fettleibigkeit. Stuttgart (1888). — C. v. NOORDEN, Die Fettsucht in NOTHNAGELS Handbuch **7.** 4. Teil (1900). Auch EWALD, Die Erkrankungen der Schilddrüse. Ebenda **22.** I, 199 (1896). — E. PFEIFFER, Behandlung der Fettleibigkeit. PENZOLT-STINTZINGS Handbuch der speziellen Therapie. III, 4 (1895).

[3] Vgl. HEGAR, Die Kastration der Frauen. VOLKMANNS klin. Vorträge.

ja in prägnanter Weise bei Tieren zutage. Die Anämischen sind muskelschwach und ermüden leicht, meiden daher jede Muskelarbeit und erhalten obendrein eine „stärkende“ überreichliche Nahrung. Auch die Heredität ist nur eine scheinbare, indem es vor allem die den Fettansatz fördernden Lebensgewohnheiten sind, welche sich von Geschlecht zu Geschlecht fortpflanzen. Endlich kann die im frühesten Kindesalter, oft schon „in der Wiege“ sich kundgebende Fettsucht bei der Leichtigkeit, mit der das junge gesunde Kind Fett anzusetzen vermag, wohl auch von einfacher Überernährung herrühren. Somit dürften sich diese Fälle von Obesität, die auf den ersten Blick ätiologisch von den meisten anderen scheinen getrennt werden zu müssen, auch ohne Zuhilfenahme einer konstitutionellen Ursache erklären lassen.

Bei der prinzipiellen Wichtigkeit dieser Frage, die nicht nur im speziellen Rahmen der Pathogenese der Fettleibigkeit, sondern auch allgemein-biologisch von großer Bedeutung ist, hat man es begreiflicherweise nicht einfach bei der klinischen Beobachtung bewenden lassen, da durch sie der vermeintliche Kausalnexus zwischen einem der angezogenen Faktoren und der Fettleibigkeit eben doch nicht erwiesen war. Die Forschung erforderte exaktere Nachweise.

Die Annahme einer konstitutionellen Fettsucht, als Folge einer Verlangsamung des Stoffwechsels, mußte sich im Experiment durch eine Verminderung des Gaswechsels dokumentieren. Zahlreiche einschlägige, von mehreren Autoren ausgeführte Beobachtungen[1] konnten eine Herabsetzung des Sauerstoffverbrauches und der Kohlensäureabgabe im Ruhenüchternstoffwechsel nicht nachweisen. Wohl sind die meisten gefundenen Minutenkilowerte an der unteren Grenze des Normalen (bis auf 2,1 ccm Sauerstoff und 1,5 ccm Kohlensäure hinunter). Man muß aber bedenken, daß das Fettgewebe nur ein sehr geringes Sauerstoffbedürfnis hat und gegenüber der aktiven Muskel- und Drüsensubstanz einen zu vernachlässigenden Gaswechsel aufweist, mit letzterer also nicht gleichwertig ist. Bringt man daher bei der Berechnung auf das Kilo Körpergewicht das mutmaßliche

[1] O. Thiele u. O. Nehring, Untersuchungen des respiratorischen Gaswechsels unter dem Einfluß von Thyreoideapräparaten und bei anämischen Zuständen des Menschen. Zeitschr. f. klin. Med. **30**. 41 (1896). — Stüve, Untersuchungen über den respiratorischen Gaswechsel bei Schilddrüsenfütterung. Arbeiten aus dem städt. Krankenhaus zu Frankfurt. Festschrift 44 (1896). — C. v. Noorden, Pathologie des Stoffwechsels 448 (1893). — A. Magnus-Levy, Untersuchungen zur Schilddrüsenfrage. Zeitschr. f. klin. Med. **33**. 298 (1897).

Gewicht des Fettgewebes in Abschlag,[1] so erhält man Ziffern, die durchaus normal, ja sogar noch höher als beim gesunden Menschen sind. Die relative Zunahme des Atmungsprozesses im Vergleich zu dem Nicht-Fettleibiger,[2] findet leicht ihre Erklärung darin, daß durch die Vermehrung des Fettgewebes in mehrfacher Hinsicht dem Herz und den Lungen relativ mehr Arbeit aufgebürdet wird.

An eine Verminderung des Gaswechsels ist also nicht zu denken. Durch diese Versuche ist jedoch die Frage nach der Genese der Fettleibigkeit nicht erledigt. Sie lassen einen Schluss nur auf den Ruhenüchternstoffwechsel zu. Es könnte aber möglich sein, daß der Fettleibige zwar in der Ruhe keinen geringeren Stoffverbrauch aufwiese, bei der Arbeit oder bei der Verdauung aber geringerer Mengen Spannkraft bedürfte, als der Durchschnittsmensch.[3] Bei der Arbeitsleistung wird eine große Menge Energie in Form von Wärme in Freiheit gesetzt, aus der der Organismus keinen Nutzen zieht, es werden beim Menschen von der verbrauchten Energie bloß 30—33 Proz. in mechanische Arbeit umgesetzt. Es könnte also möglich sein, daß der zur Fettsucht Disponierte seine Arbeit ökonomischer gestaltete, d. h. einen höheren Nutzeffekt aus der Nahrung erzielte, oder anders ausgedrückt, für die gleiche Arbeit weniger Stoff verbrauchte als der Normale.

Nach Beobachtungen von Jaquet und Svenson[4] ist dies jedoch nicht der Fall. Ihre Fettleibigen zeigten bei der Arbeit sogar eine geringere Vermehrung der Oxydationsprozesse, die sich ohne weiteres aus den durch den Fettansatz veränderten Körperverhältnissen erklären läßt. In einem Fall hochgradigster Fettsucht waren die Verbrennungen während der Arbeit sogar bedeutend erhöht. Die Gaswechselverhältnisse während der Arbeit geben uns also über die uns beschäftigende Frage keinen Aufschluß. Dagegen ergab sich bei den Untersuchungen der gleichen Autoren, daß die durch die Nahrungsaufnahme bedingte Steigerung des Sauerstoffkonsums bei

[1] Bei einem 111 kg wiegenden Fettsüchtigen berechneten E. Meyer und Falta nach dem Sektionsbefunde die Gesamtmenge des Fettgewebes auf 51 kg, entsprechend 43 kg reinen Fettes (Fr. Müller, v. Leydens Handbuch d. Ernährungstherapie 209).

[2] O. Kellner u. A. Kohler [Untersuchungen über den Nahrungs- und Energiebedarf volljähriger Ochsen. Landw. Versuchsstation **50**. 245, siehe Malys Jahresber. (1898) 658] konnten sie auch indirekt bei gemästeten Ochsen nachweisen.

[3] C. v. Noorden, siehe S. 337 Anm. 1.

[4] Jaquet u. Svenson, Zur Kenntnis des Stoffwechsels fettsüchtiger Individuen. Zeitschr. f. klin. Med. **41**. 375 (1900) und Korrespondenzbl. f. Schweizer Ärzte (1901) 135.

Fettleibigen sich anders verhält als bei normalen Individuen, nämlich geringer und von kürzerer Dauer ist als bei letzteren, d. h. also, daß der Fettleibige aus seiner Nahrung einen größeren Nutzen zieht als der Gesunde, oder mit anderen Worten, bei gleicher Kost mehr Fett ansetzt als dieser. Während MAGNUS-LEVY[1] bei Gesunden in den beiden ersten Stunden nach einer Mittagsmahlzeit eine Steigerung der Sauerstoffzehrung um zirka 40 Proz. des Nüchternwertes fand, beobachteten JAQUET und SVENSON bei ihren Fettleibigen eine solche von bloß 21—24 Proz. und in der fünften Stunde nach einer Mahlzeit war der Mehrverbrauch bis auf Spuren verschwunden, während er nach MAGNUS-LEVY beim Gesunden zur gleichen Zeit immer noch 17 Proz. beträgt.

Die „konstitutionelle Veranlagung" der Fettleibigen würde also nach diesen Ergebnissen auf den Umstand hinauslaufen, daß der Fettleibige mit der zugeführten Nahrung ökonomischer umgeht. Es erhellt jedoch ohne weiteres aus diesen Beobachtungen, daß auch hier in letzter Instanz das Mißverhältnis zwischen Nahrungszufuhr und Stoffverbrauch die Ursache der Fettleibigkeit ist, denn wenn der Fettleibige so viel ißt als der Gesunde, aber weniger verbraucht als dieser, ißt er eben zu viel und verhält sich genau so wie jeder überernährte Gesunde. Ein prinzipieller Unterschied in den Oxydationsverhältnissen zwischen dem Normalen und dem Fettleibigen besteht also nicht.

Es bleibt noch zu untersuchen, ob etwa die Fettsucht nach Kastration eine besondere, spezifische Ursache habe, die in dem Ausfall der Geschlechtsfunktionen oder der vielfach angenommenen inneren Sekretion der Keimdrüsen läge. Daß Drüsen einen Einfluß auf die allgemeinen Stoffwechselvorgänge ausüben, ist ja bekannt, man weiß dies in unzweifelhafter Weise von der Schilddrüse, ebenso nimmt man es schon lange von den Geschlechtsdrüsen an, und die Versuche von LÖWY und RICHTER[2] haben diesen Einfluß experimentell dargetan. Es sei aber betont, daß nach diesen Autoren eine Einwirkung sich nur unter ganz bestimmten Bedingungen, nämlich bei kastrierten Tieren, nachweisen läßt, während unversehrte Tiere unter Darreichung von Ovarialsubstanz keine Veränderung des Sauerstoffverbrauches aufweisen. Bemerkenswert ist fernerhin der Befund, daß Produkte der männlichen Genitaldrüsen den Gaswaswechsel der

[1] Siehe S. 311 Anm. 5.

[2] A. LÖWY u. P. F. RICHTER, Sexualfunktion und Stoffwechsel. DU BOIS-REYMONDS Arch. (1899) Suppl. 174.

(männlichen) Tiere nur wenig beeinflussen, daß aber Präparate der weiblichen Drüsen das Oxydationsvermögen auch der männlichen (kastrierten) Tiere mächtig in die Höhe treiben. Die Wirksamkeit der weiblichen Keimdrüsen weist somit eine höhere Potenz auf als die der männlichen. Wie der Einfluß auf den Haushalt zustande kommt, ist nicht ermittelt.

Aus dem Gesagten ergibt sich, daß die Möglichkeit a priori nicht auszuschließen ist, daß die Entfernung der Keimdrüsen die protoplasmatische Zersetzungsenergie der Körperzellen vermindere. In der gleichen oben erwähnten Versuchsreihe beobachteten Löwy und Richter bei Tieren nach der Kastration eine Herabsetzung des Sauerstoffverbrauches, im Vergleich zur Zeit vor der Operation. Die Hunde verbrauchten nach der Kastration 14 bis 20 Proz. weniger Sauerstoff als vorher und durch Darreichung von Ovarialtabletten ließ sich der Sauerstoffkonsum wieder heben. In diametralem Gegensatz hierzu stehen aber die Beobachtungen Lüthjes,[1] welcher bei seinen kastrierten Hunden keinen Unterschied im Gaswechsel nachweisen konnte im Vergleich zu Kontrolltieren von derselben Größe und demselben Wurf. Da Lüthje seine Kontrolltiere genau unter denselben Bedingungen und denselben Ernährungsverhältnissen hielt wie die Versuchstiere und so zufällige, äußerliche Momente ausschalten konnte, dürfen wir einstweilen seinen Versuchsergebnissen mehr Beweiskraft beimessen, als den Löwy-Richterschen, wenngleich die Möglichkeit individueller Unterschiede nicht zurückzuweisen ist.

Aus all dem Gesagten ergibt sich, daß man bisher keinen Anhalt für die Annahme einer konstitutionellen Fettsucht, im Sinne einer Herabsetzung der Oxydationsprozesse hat. Ob nun aber der weitere Schritt, den so viele Autoren machen, eine konstitutionelle Fettsucht überhaupt zu leugnen, statthaft ist, das ist eine andere Frage. Die Restriktionen, welche einige Beobachter[2] bezüglich der Ätiologie gewisser Fälle von Fettsucht machen, sind gewiß nicht unbegründet. Es sind Anomalien des Fettstoffwechsels denkbar, ohne daß sie im respiratorischen Gaswechsel zum Ausdruck kämen, wie auch die Anomalien des Kohlehydratstoffwechsels bei Diabetes ohne Einfluß auf den Kalorienverbrauch sind.

---

[1] H. Lüthje, Über die Kastration und ihre Folgen. Arch. f. exp. Pathol. u. Pharm. **48**. 184 (1902).

[2] C. v. Noorden, siehe S. 336 Anm. 2. — Magnus-Levy, siehe S. 337 Anm. 1. — Kisch, siehe S. 336 Anm. 2.

Die Annahme, daß eine Verminderung der Fettzersetzung mit einem Mindermaß von Oxydationsenergie verbunden sein müsse, fußt auf der Voraussetzung, daß die Fette im Organismus einer einfachen Oxydation anheimfallen. Nun ist aber bekannt, daß der Verbrennung eine hydrolytische, enzymatische Spaltung in den meisten Fällen vorangeht. Sollte bei Fettsucht, besonders bei der schweren Form derselben, nicht eine Alteration dieser enzymatischen Spaltungsvorgänge bei vollständiger Intaktheit des Oxydationsvermögens möglich sein, ähnlich wie auch beim Diabetes melitus dem Organismus die Fähigkeit abhanden geht, bei ungeschwächter Oxydationskraft der Gewebe den Zucker zu zerstören? Vergessen wir diese Möglichkeit nicht, sie erscheint uns der Prüfung wert.

4. Diabetes melitus.

Ähnlich wie die Fettsucht hatte man den Diabetes melitus von einer Herabsetzung der Oxydationsenergie der Gewebe abzuleiten gesucht. Besonderen Nachdruck hatte dieser Auffassung die Autorität PETTENKOFERS und VOITS[1] verliehen, welche in einem Falle von Zuckerharnruhr eine Verminderung des Gaswechsels nachzuweisen geglaubt hatten. Wie VOIT[2] aber später selbst einsah, besteht die von ihm und seinem Mitarbeiter gemachte Annahme einer Einschränkung der Sauerstoffaufnahme und Kohlensäureproduktion im Vergleich zu Nichtdiabetikern nicht zu Recht, sondern rührte nur daher, daß die Respirationswerte ungleich großer Individuen miteinander verglichen wurden, ohne auf die Körpergewichtseinheit reduziert worden zu sein. Wie spätere Forscher feststellten, liegen die Gaswechselwerte bei Zuckerkranken innerhalb der bei gesunden Menschen gefundenen Grenzzahlen.[3] Auch bei einem Hunde, den sie durch

[1] Zeitschr. f. Biol. **3**. 380 (1867).

[2] Handbuch d. Physiol. des Stoffwechsels 226 (1881).

[3] H. LEO, Über den respiratorischen Stoffwechsel bei Diabetes melitus. Zeitschr. f. klin. Med. **19**. Suppl. 101 (1891). — O. NEHRING u. E. SCHMOLL, Über den Einfluß der Kohlehydrate auf den Gaswechsel des Diabetikers. Zeitschrift f. klin. Med. **31**. 59 (1896). — A. MAGNUS-LEVY, Respirationsversuche an diabetischen Menschen. Ebenda **56**. 83 (1905); vgl. auch EBSTEIN, Respiratorischer Gaswechsel bei der Zuckerkrankheit. Deutsche med. Wochenschr. (1898) Nr. 7. Die von W. WEINTRAUD u. E. LAVES [Über den respiratorischen Stoffwechsel im Diabetes melitus. Zeitschr. f. physiol. Chem. **19**. 603 (1894)] sind etwas hoch (5,72 ccm Sauerstoff und 3,65 ccm Kohlensäure pro Minute und Kilo), doch sind sie nicht als Nüchternwerte aufzufassen. LIVIERATOS

Pankreasexstirpation diabetisch machten, beobachteten Weintraud und Laves[1] keinen Unterschied im Gaswechsel vor und nach der Operation.

Der niedrige, von manchen Diabetikern schwerer Art oder im späteren Verlauf der Krankheit aufgewiesene Nahrungsbedarf, den namentlich Naunyn und seine Schule auf Grund klinischer Beobachtung betonen, erstreckt sich nur auf gewisse Perioden und kommt im Gaswechsel nicht — jedenfalls nicht deutlich — zum Ausdruck.

Eine andere Richtung[2] nahm im Gegensatz zu der ersterwähnten eine Steigerung des Stoffwechsels in der Zuckerkrankheit an und zwar deshalb, weil der Diabetiker — bei freier gemischter Kost — einer großen Nahrungszufuhr bedarf oder, wenn diese nicht stattfindet, Körperfett und Körpereiweiß verbraucht.

Einwandfreie Versuche wie die von Lusk,[3] F. Voit,[4] v. Mering,[5] Weintraud,[6] Borchardt und Finkelstein,[7] Pautz[8] haben jedoch dargetan, daß eine solche Annahme durchaus nicht berechtigt ist, und daß die gedachte Mehrzersetzung von Eiweiß und Fett nur eine Folge der Nichtverwendbarkeit der Kohlehydrate ist, an deren Stelle der Körper die für ihn brauchbaren Stoffe zersetzt. Nach den er-

---

Untersuchungen [Über die Schwankungen der vom Diabetiker ausgeschiedenen Kohlensäure bei wechselnder Diät. Arch. f. exp. Pathol. u. Pharm. **25.** 161 (1889)] sind unübersichtlich und die vom Autor daraus gezogenen Schlüsse nicht bindend.

[1] W. Weintraud u. E. Laves, Über den respiratorischen Stoffwechsel eines diabetischen Hundes nach Pankreasexstirpation. Arch. f. exp. Pathol. u. Pharm. **19.** 629 (1894).

[2] In neuerer Zeit vertreten durch Robin u. Binet (Les échanges respiratoires chez les diabètes glycosuriques. Arch. gén. de méd. (1898) Sept. und dieselben, Les échanges respiratoires dans l'arthritisme. Ebenda (1904) I. 77.

[3] G. Lusk, Über den Einfluß der Kohlehydrate auf den Eiweißzerfall. Zeitschr. f. Biol. **27.** 459 (1890).

[4] F. Voit, Über den Stoffwechsel bei Diabetes melitus. Zeitschr. f. Biol. **29.** 129 (1892).

[5] v. Mering, Über experimentellen Diabetes. Verhandl. d. 5. Kongresses f. inn. Med. 185 (1886).

[6] W. Weintraud, Untersuchungen über den Stoffwechsel im Diabetes melitus und zur diätetischen Therapie der Krankheit. Bibliotheca medica Abt. D (1893) und Zentralbl. f. klin. Med. **14.** 737.

[7] Borchardt u. Finkelstein, Beitrag zur Lehre vom Stoffwechsel der Zuckerkranken. Deutsche med. Wochenschr. (1893) Nr. 41, 989. Vgl. auch W. Schlesinger, Über das Nahrungsbedürfnis der Diabetiker. Zeitschr. f. diät. u. physik. Therapie **6.** 259 u. 339 (1902).

[8] W. Pautz, Zur Kenntnis des Stoffwechsels Zuckerkranker. Zeitschr. f. Biol. **22.** 197 (1895).

wähnten Autoren läßt sich der Körper des Diabetikers mit der gleichen Kalorienmenge wie ein gesunder unter gleichen Verhältnissen auf seinem Bestande erhalten, wenn nur die Nahrung aus für ihn verwertbarem Material, also hauptsächlich aus Fett und Eiweiß, besteht. Auch sind alle Eigentümlichkeiten des Stoffwechsels der Diabetiker aus der Unfähigkeit des Organismus, Kohlehydrate zu verbrennen, abzuleiten.[1]

Man hat daher durchaus kein Recht, bei Diabetes eine der Glykosurie analoge „Azoturie" anzunehmen, wie das namentlich von seiten französischer Autoren geschehen ist. Die gesteigerte Ausfuhr von Stickstoff ist nur die Folge des erhöhten Eiweißkonsums, der entweder von der vorwiegend eiweißhaltigen Diät, oder aber daher rührt, daß der Organismus mangels assimilierbarer Nahrung, in einen Inanitionszustand verfällt und von seinem eigenen Eiweiß zehrt. Dieser vermehrte Eiweißumsatz ist dann besonders stark, wenn, wie das bei der schweren Form der Fall ist, der Körper auch nicht mehr den dem Eiweiß entstammenden Zucker, nach Rubner die hauptsächlichste Energiequelle des Eiweißes, verbrennen kann. Dann kommt noch dazu, daß die Kohlehydrate bessere Eiweißsparer sind, als die Fette, so daß wenn einem Diabetiker an Stelle der Kohlehydrate eine isodyname Menge von Fett gereicht wird, er mehr Eiweiß verbraucht als ein Gesunder, der die entsprechende Menge Kohlehydrat verzehrt. Die Verschiebung im Stoffwechsel wird uns dann besonders klar, wenn wir bedenken, daß unter gewöhnlichen Ernährungsverhältnissen dem Organismus die größte Menge von Kalorien in Form von Kohlehydraten zugeführt wird.[2]

Ein wirklich vermehrter Eiweißzerfall, der sich durch den Ausfall der Kohlehydratverbrennung nicht erklären läßt, und als toxogen aufzufassen ist, scheint nur im Koma vorzukommen,[3] und auch dort ist er nicht konstant.[4]

---

[1] Bei manchem Diabetiker der schweren Art übersteigt der Ruhegaswechsel um ein weniges das normale mittlere Maß (bis 5 ccm Sauerstoff und darüber pro Minute und Kilo Körpergewicht). Ob der Befund sich als konstant erweist, bleibt noch abzuwarten. Die Versuche sind zu wenig zahlreich, um Betrachtungen hierüber anzuknüpfen.

[2] Vgl. S. 307 Anm. 2.

[3] E. Münzer u. A. Strasser, Untersuchungen über die Bedeutung der Acetessigsäure für den Diabetes melitus. Arch. f. exp. Pathol. u. Pharm. **32.** 372 (1893).

[4] A. Magnus-Levy, Untersuchungen über die Acidosis im Diabetes melitus und die Säureintoxikation im Coma diabeticum. Arch. f. exp. Pathol. u. Pharm. **45**, 389 (1901).

Mitunter findet man bei Diabetes sogar eine auffallend geringe Stickstoffausscheidung und es befindet sich dann der Diabetiker in demselben Zustande wie der Gesunde, der eine zeitlang eine unzureichende eiweißhaltige Nahrung bei hinreichender Kalorienzufuhr genossen hat.[1]

Entsprechend dem geringen Verbrauch an Kohlehydraten finden sich bei Diabetes melitus sehr niedrige Werte für den respiratorischen Quotienten. Weintraud und Laves[2] begegneten solchen bis zu 0,61. Diese niedrigen Ziffern sind zum Teil wohl auch durch die Bildung von Azeton, Azetessigsäure und Oxybuttersäure zu erklären, von denen letztere allein in einer Menge von über 100 g im Tag ausgeschieden werden kann. Zum Teil sind sie aber wohl auf den Inanitionszustand zu beziehen, bei welchem ja Zuntz und Lehmann[3] auch ein Sinken des respiratorischen Quotienten unter den theoretischen Wert beobachtet haben. Entsprechend der Nichtverwendbarkeit der Kohlehydrate der Dextrosereihe läßt sich in Fällen schweren Diabetes der respiratorische Quotient durch Eingabe von Traubenzucker nicht steigern,[4] wohl aber nach Darreichung von Lävulose,[5] die auch im diabetischen Organismus der Verbrennung anheimfällt.

5. Gicht

Ebensowenig wie bei Fettsucht oder Diabetes melitus werden bei Gicht die Störungen im Stoffhaushalte und die Nichtverwendung sonst glatt sich oxydierender Körpereinschlüsse durch eine Herabsetzung der Oxydationen verschuldet. Entgegen der von vielen Ärzten gehegten Annahme, die nicht aufhört, zur Grundlage weittragender Theorien und zum Ausgangspunkt „rationeller“ Therapien genommen zu werden, ist von Magnus-Levy[6] in sämtlichen darauf untersuchten Fällen von Gicht der Sauerstoffverbrauch und die Kohlensäureproduktion als vollständig innerhalb normaler Grenzwerte liegend gefunden worden. Eine „Verlangsamung des Stoffwechsels“ kann danach nicht als Ursache der gichtischen Diathese angesehen werden, wie das auch aus Analogie mit dem Diabetes von vornherein nicht anzunehmen war.

[1] G. Ajello u. E. Cacace, Über den Stoffwechsel beim traumatischen Diabetes. Wien. med. Wochenschr. (1904) 1754.

[2] Siehe S. 341 Anm. 3; vgl. auch Nehring u. Schmoll, ebenda.

[3] Zuntz u. Lehmann, Virchows Arch. **131**. Suppl.

[4] O. Nehring u. E. Schmoll, siehe S. 341 Anm. 3.

[5] W. Weintraud u. E. Laves, siehe S. 342 Anm. 1.

[6] A. Magnus-Levy, Über Gicht. Zeitschr. f. klin. Med. **36**. 415 (1899).

6. Myxödem und Kretinismus.

Im Gegensatz zu den erwähnten Zuständen ist die Intensität der Verbrennungsvorgänge unzweifelhaft herabgesetzt bei einer Gruppe von Krankheiten, deren gemeinsame Grundlage ein Darniederliegen der Schilddrüsenfunktionen darstellt und die sich dadurch auszeichnen, daß neben dem Stoffwechsel auch eine ganze Reihe von Funktionen eine deutliche Herabsetzung aufweisen. Zu diesen unter dem Namen der Hypo- bzw. Athyreosen zusammengefaßten Krankheiten gehören das Myxödem, sowohl das spontane, wie das postoperative (die Cachexia strumipriva) und der Kretinismus.

Magnus-Levy,[1] der den Gaswechsel der Myxödematösen einer genauen Prüfung unterworfen hat, fand eine namhafte Verminderung der Sauerstoffabsorption und der Kohlensäureexhalation. Die von ihm erhaltenen Minutenkilowerte beziffern sich im nüchternen Zustande auf 2,3—3,0 ccm Sauerstoff und 2,0—2,5 ccm Kohlensäure, was in Anbetracht des geringen Körpergewichts auf 40—60 Proz. der beim Gesunden beobachteten Gaswechselwerte zu veranschlagen ist. Ähnliche Werte erhielt er bei Kretinen und Strumipriven.[2] Auch der Eiweißumsatz liegt darnieder, d. h. es wird weniger Eiweiß verbraucht.[3]

Daß der Ausfall der Schilddrüsenfunktion der Verlangsamung des Stoffwechsels wie auch dem gesamten Leiden zugrunde liegt, geht aus dem Umstande hervor, daß durch Eingabe des Schilddrüsensekretes die myxödematösen Veränderungen behoben werden und solange die Medikation andauert, nicht zurückkehren. Wie Magnus-Levy nachwies, steigt der Gaswechsel bei Myxödematösen unter Thyreoideabehandlung um 60—90 Proz. der Ausgangswerte und

---

[1] A. Magnus-Levy, Untersuchungen zur Schilddrüsenfrage. Zeitschr. f. klin. Med. **33**. 269 (1897). — Derselbe, Gaswechsel und Fettumsatz bei Myxödem und Schilddrüsenfütterung. Verhandl. d. Kongr. f. inn. Med. (1896) 137.

[2] A. Magnus-Levy, Über Myxödem. Zeitschrift für klin. Med. **52**. 201 (1904).

[3] Mendel, Ein Fall von Myxödem. Deutsche med. Wochenschr. (1893) 2. — F. Vermehren, Über die Behandlung des Myxödems. Ebenda (1893) 11. — Derselbe, Stoffwechseluntersuchungen nach Behandlung mit Glandula thyreoidea an Individuen mit und ohne Myxödem. Ebenda (1893) Nr. 43. — W. Scholz, Über den Stoffwechsel bei Kretinen. Zeitschr. f. exp. Pathol. u. Pharm. **2**. Heft 2 (1905). — Über die Stickstoffausscheidung beim Kinde vgl. A. Hougardy u. L. Langstein, Stoffwechselversuch an einem Fall von infantilem Myxödem. Jahrb. f. Kinderheilkunde **61**. 633 (1905).

stellt sich unter mehrmonatlichem Gebrauch des Medikaments auf eine die ursprünglichen Werte um 40—50 Proz. übersteigende Höhe ein. Ebenso vermehren sich der Sauerstoffverbrauch und die Kohlensäureproduktion bei Kretinen und Strumipriven unter Thyreoideagebrauch. Das Bemerkenswerte hierbei ist, daß die Schilddrüsensubstanz per os verabreicht werden kann und ihre Wirksamkeit unter der Einwirkung der Verdauungssekrete nicht einbüßt. Daraus ist zu entnehmen, daß eine in ihr enthaltene Substanz auf chemischem Wege die Oxydationen mittel- oder unmittelbar beeinflußt. Wie wir in einem späteren Kapitel[1] sehen werden, ist das in der Schilddrüse sich bildende und in das Sekret derselben sich ausscheidende Jodthyreoglobulin Träger der spezifischen Thyreoideawirkung.

Die besprochene Wirkung übt die Schilddrüse nicht allein auf Myxödematöse, Strumiprive und Kretinen, sondern auch, wenn auch in geringerem Maße, auf Gesunde aus. Wie aus zahlreichen Versuchen hervorgeht, steigert die Einnahme von Schilddrüsensubstanz bei letzteren den Sauerstoffverbrauch und die Kohlensäureausscheidung um 10—20 Proz. der normalen Ruhenüchternwerte.[2] Eine logische Schlußfolgerung ist, daß das Schilddrüsensekret auch für gewöhnlich, im unversehrten Organismus, die Verbrennungsprozesse anregt, und damit käme zu den schon erwähnten, eingangs des Kapitels ausführlich dargelegten, die Oxydationsprozesse fördernden Momenten noch ein weiteres hinzu, das sich freilich in mancher Beziehung von den übrigen wesentlich unterschiede. Im Schilddrüsensekret kann man ein Mittel sehen, mit dessen Hilfe der Organismus seine organischen Verbrennungsvorgänge leitet, das gewissermaßen den physiologischen Regulator seiner Oxydationsprozesse darstellt. Es bleibt dann immer noch die Frage offen, ob es sich um eine direkte Einwirkung auf das Zellplasma handelt oder ob die Schilddrüsensubstanz bloß vermehrte sicht- oder unsichtbare Arbeitsleistung verursacht, hat doch die Darreichung von Schilddrüsenpräparaten Herzklopfen, verstärkte Atemfrequenz, nervöse Erregung und sonstige motorische Unruhe zur Folge. Dazu stimmte auch, daß nicht alle Individuen auf die Einfuhr von Thyreoidea im er-

---

[1] Siehe Kapitel: Blutgefäßdrüsen.

[2] A. Magnus-Levy, siehe S. 345 Anm. 1 u. 2. — Derselbe, Versuche mit Thyreoantitoxin und Thyrojodin. Deutsche med. Wochenschr. (1896) Nr. 31. — O. Thiele u. O. Nehring, siehe S. 337 Anm. 1. — R. Stüve, siehe ebenda. — Fr. Voit, Stoffwechseluntersuchungen am Hund mit frischer Schilddrüse und Jodothyrin. Zeitschr. f. Biol. **35**. 116 (1897)

wähnten Sinne reagieren.[1] ANDERSSON, BERGMANN[2] und SPECK[3] berufen sich ausschließlich auf eine Mehrleistung von Arbeit. Wie es jedoch unter diesem Gesichtspunkte mit der enormen Steigerung des Gaswechsels bei Myxödem unter Thyreoideagebrauch steht, und wie der Tiefstand der Oxydationen bei Myxödem überhaupt zu erklären ist, ist nicht ohne weiteres klar. Sind hier das apathische Wesen der Patienten und das Darniederliegen der mechanischen Funktionen wirklich einzige Ursache der pathologischen Stoffwechselveränderungen? Man hat, scheint uns, weit mehr Grund, mit MAGNUS-LEVY eine geringere Lebensenergie des Protoplasmas anzunehmen und, wie ich auch schon ausgeführt habe,[4] für einen unmittelbaren Einfluß der Schilddrüse auf die organischen Verbrennungsprozesse, auf den Ruheumsatz in dem oben geschilderten Sinne einzutreten.

Einen prägnanteren Einfluß als auf die Gesamtoxydationen übt die Thyreoidea auf den Stickstoffumsatz aus. Nach den fast übereinstimmenden Beobachtungen aller Autoren[5] bewirkt der Gebrauch

[1] A. MAGNUS-LEVY, siehe S. 345 Anm. 1. — J. ANDERSSON u. P. BERGMANN, Über den Einfluß der Schilddrüsenfütterung auf den Stoffwechsel des gesunden Menschen. Skand. Arch. f. Physiol. **8**. 326 (1898). — A. JAQUET u. N. SVENSON, siehe S. 388 Anm. 4.

[2] Siehe Anm. 1.

[3] SPECK, Abkühlung, Lichtwirkung und Stoffwechselbeschleunigung. Zeitschrift f. klin. Med. **43**. S.-A.

[4] A. OSWALD, Über die Funktion der Schilddrüse. Münch. med. Wochenschrift (1899) Nr. 33.

[5] E. ROOS, Über die Einwirkung der Schilddrüse auf den Stoffwechsel usw. Zeitschr. f. physiol. Chem. **21**. 19 (1895). — Derselbe, Über die Wirkung des Thyrojodins. Ebenda **22**. 18 (1896). — Derselbe, Über Schilddrüsentherapie und Jodothyrin. Habilitationsschrift. Freiburg (1896). — L. BLEIBTREU und H. WENDELSTADT, Stoffwechselversuche bei Schilddrüsenfütterung. Deutsche med. Wochenschr. (1895) 346. — G. TREUPEL, Stoffwechseluntersuchungen bei einem mit Thyrojodin behandelten Falle. Münch. med. Wochenschr. (1896) 117. — P. F. RICHTER, Zur Frage des Eiweißzerfalls nach Schilddrüsenfütterung. Zentralbl. f. inn. Med. **17**. 65 (1896). — A. DENNIG, Über das Verhalten des Stoffwechsels bei der Schilddrüsentherapie. Münch. med. Wochenschr. (1895) Nr. 17. — Derselbe, Eine weitere Beobachtung über das Verhalten des Stoffwechsels bei der Schilddrüsenfütterung. Ebenda (1895) Nr. 20. — M. DINKLER, Über den Stoffwechsel bei innerlichem Gebrauche getrockneter Schilddrüsensubstanz. Ebenda **43**. 513 (1896). — A. ISRAI, B. VAS, G. GARA, Klinische und Stoffwechselversuche an Strumakranken bei Verabfolgung von Thyreoideapräparaten. Deutsche med. Wochenschr. **22**. 439 (1896). — W. SCHOLZ, Über den Einfluß der Schilddrüsenbehandlung auf den Stoffwechsel des Menschen, insbesondere bei Morbus Basedowii. Zentralbl. f. inn. Med. (1895) Nr. 43 u. 44. — A. SCHIFF, Über die Beeinflussung des Stoffwechsels durch Hypophysis- und Thyreoideapräparate. Zeitschrift für klinische Med. **32**. Suppl. 284 (1897). —

von Schilddrüsensubstanz eine erhöhte Stickstoffausfuhr im Harn, die 20—40 Proz., nach meinen Beobachtungen am Tier[1] über 50 Proz. der Normalwerte betragen kann. Wiederum bei Myxödem gibt sich dieser Einfluß in besonders eklatanter Weise kund.[2] VERMEHREN[3] sah die Stickstoffausscheidung eines Myxödemkranken bei gleich bleibender Zufuhr unter Gebrauch von Schilddrüsen sogar um 100 und 200 Proz. in die Höhe steigen. Nach Aussetzen der Medikation sinkt die Stickstoffausfuhr sofort oder bald auf ihre ursprüngliche Höhe und es erfolgt Ansammlung von stickstoffhaltigem Material im Organismus.

Die Steigerung der Stickstoffausfuhr bei der Schilddrüsenbehandlung wird bei unsern derzeitigen Anschauungen über den Stoffumsatz von weitaus der Mehrzahl der Autoren mit einer Erhöhung des Eiweißzerfalls identifiziert, und damit ein Einfluß der Schilddrüse auf den Eiweißstoffwechsel, eine Art von „toxischer" Wirkung auf das Körpereiweiß angenommen. Dem gegenüber meint aber SCHÖNDORFF,[4] welcher bei längerer Ausdehnung der Versuche an Hunden die Beobachtung gemacht hatte, daß die Stickstoffausscheidung nur kurze Zeit andauert und trotz fortgesetzter Schilddrüsendarreichung wieder zur ursprünglichen Höhe herabsinkt, daß nicht der Eiweißzerfall, sondern bloß die Elimination der stets in beträchtlicher Menge angehäuften stickstoffhaltigen Zersetzungsprodukte vermehrt sei, daß also nur eine Auslaugung der Gewebe stattfinde. Gewiß ist nicht zu leugnen, daß mit der meist unter Thyreoideamedikation beobachteten gesteigerten Diurese eine Mehrausscheidung schon fertiger,

---

L. GLYZINSKI u. J. LEMBERGER, Über den Einfluß der Schilddrüsensubstanz auf den Stoffwechsel usw. Zentralbl. f. inn. Med. (1897) 89. — K. BÜRGER, Über die Beeinflussung des Stoffwechsels am gesunden Menschen durch Schilddrüsenfütterung. Dissertat. Halle (1895). — J. BLOCH, Über den Einfluß von Jod, Thyrojodin und Thyraden auf den Stoffwechsel. Inaug.-Dissertat. Würzburg (1896). — ANDERSSON u. BERGMANN, siehe S. 347 Anm. 1 usw.

[1] A. OSWALD, Die Eiweißkörper der Schilddrüse. Zeitschr. f. phys. Chem. **27**. 14 (1899).

[2] W. ORD u. E. WHITE, On certain changes observed in the urine in Myxoedema after the administration of glycerine extract of the thyroid gland. Brit. med. Journ. (1893) 217. — MAGNUS-LEVY, siehe S. 345 Anm. 1. — NAPIER, Diuresis and increased excretion of urea in the thyreoid treatment of myxoedema. Lancet (1893) Suppl. — G. TREUPEL, Stoffwechseluntersuchung bei einem mit Jodothyrin (Thyrojodin) behandelten Falle von Myxödem und Mitteilung einiger Tierversuche mit Jodothyrin. Münch. med. Wochenschr. (1896) 885.

[3] F. VERMEHREN, siehe S. 345 Anm. 3.

[4] B. SCHÖNDORFF, Über den Einfluß der Schilddrüse auf den Stoffwechsel. PFLÜGERS Arch. **67**. 395 (1897).

harnfähiger Abbauprodukte einhergeht, auch das Verhalten des Harnschwefels, dessen Menge relativ weniger ansteigt, als die des Stickstoffs,[1] und die Ausscheidungsverhältnisse der Chloride,[2] die zur Zeit der größten Stickstoffausfuhr ebenfalls vermehrt sind, sprechen in diesem Sinne; ein Zerfall von Eiweiß muß aber dennoch angenommen werden. Das tritt namentlich bei längeren Versuchsreihen hervor, wo der Eiweißzerfall mit der Dauer zunimmt und einen toxogenen Charakter annimmt. LANDAU[3] hat überdies eine Eiweißverarmung direkt nachgewiesen.

Die Beobachtung, daß die Eiweißeinschmelzung durch reichliche Zulage stickstofffreier Nahrungsmittel eingeschränkt werden kann,[4] spricht nicht gegen diese Auffassung; auch beim Fieber, wo Eiweiß unter toxischen Einflüssen zerfällt, ist dieser Befund erhoben worden.

Wie der Stickstoff, erfährt auch die Phosphorsäureausscheidung eine beträchtliche Zunahme,[5] und zwar tritt, wie SCHOLZ[6] nachgewiesen hat, diese Steigerung besonders deutlich bei der BASEDOWschen Krankheit zutage, wo die Ausscheidung durch den Kot unter dem Einfluß der Schilddrüsenfütterung bis das Zehnfache der Norm betragen kann.

Die Steigerung der Oxydationsprozesse kann, wie zahlreiche Versuche dartun, einen Schwund von Fett nach sich ziehen. Diese Eigenschaft der Schilddrüsensubstanz ist auf den Vorschlag von LEICHTENSTERN und DAVIES bei Entfettungskuren zur Anwendung gekommen und hat sich eine Zeitlang einer allgemeinen Beliebtheit erfreut. Eingehende Versuche[7] haben jedoch gelehrt, daß der Körpergewichtsverlust hauptsächlich auf Wasserabgabe zurückzuführen und nach Aussetzen der Medikation bald wieder eingebracht sei. Wegen des damit verbundenen nicht unbeträchtlichen Eiweißverlustes, der bis zu $^1/_6$ der Körpergewichtsabnahme betragen kann, und dem da-

---

[1] J. JAQUET u. N. SVENSON, siehe S. 338 Anm. 4.

[2] E. ROOS, siehe S. 347 Anm. 5 u. a.

[3] A. LANDAU, Klinische Untersuchungen über den osmotischen Druck des Blutes. Deutsch. Arch. f. klin. Med. **78**. 464 (1903).

[4] F. VOIT, siehe S. 346 Anm. 2. — MAGNUS-LEVY, siehe S. 345 Anm. 1. — GLYCINSKY u. LEMBERGER, siehe S. 347 Anm. 5. — BLEIBTREU u. WENDELSTADT, siehe ebenda.

[5] ANDERSSON u. BERGMANN, siehe S. 347 Anm. 1. — ROOS, SCHIFF, SCHOLZ, a. a. O.

[6] W. SCHOLZ, siehe S. 347 Anm. 5.

[7] MAGNUS-LEVY, siehe S. 345 Anm. 1 u. a. Vgl. auch GRAWITZ, Beitrag zur Wirkung des Thyrojodins auf den Stoffwechsel bei Fettsucht. Münch. med. Wochenschr. **43**. 312 (1896).

durch dem Organismus zugefügten Schaden ist man von dieser Methode im allgemeinen abgekommen. Zudem ist die auf diese Weise eingeschmolzene Fettmenge nur relativ gering und übersteigt im Tag 30—40 g nicht, d. h. so viel als bei einem mäßigen Spaziergang verbraucht wird.

7. Basedowsche Krankheit

Die ursächlichen Beziehungen, welche der Struma im Symptomenkomplex des Morbus Basedowi nach dem Vorgang Möbius'[1] zumeist zugeschrieben werden, verleihen nach dem, was eben über die Größe und die Veränderungen des Stoffumsatzes unter dem Einflusse der Schilddrüsensubstanz mitgeteilt wurde, dem Verhalten des Stoffwechsels bei dieser Krankheit eine besondere Bedeutung. Alle Autoren, welche hierüber Untersuchungen angestellt haben, fanden den Gaswechsel gesteigert, bisweilen sogar in außerordentlich hohem Grade. Die Steigerung beträgt 20—50 und sogar 80 Proz.[2] der Norm. Eine Sauerstoffabsorption von 6,5—7,0 ccm und eine Kohlensäureproduktion von 5,0—5,8 ccm pro Kilo und Minute sind bei ausgesprochenen Fällen nichts Seltenes. Auch bei leichten und beginnenden Fällen findet sich mitunter ein ausgesprochener Mehrverbrauch von Sauerstoff, und H. Salomon[3] steht nicht an, der Gaswechselsteigerung einen gewissen diagnostischen Wert beizumessen. Die höchsten bisher beobachteten Werte sind die Hirschlaffs,[4] welcher in einem Falle von schwerer Erkrankung bis 8,0 ccm Sauerstoff und 8,0 ccm Kohlensäure pro Minute und Kilo in nüchternem Zustande, also ziemlich 100 Proz. der Normalwerte fand. Auch der Stickstoffumsatz ist gesteigert,[5] wenn auch nicht durchweg und

[1] Vgl. Kapitel: Blutgefäßdrüsen.

[2] Magnus-Levy, siehe S. 345 Anm. 1. — Stüve, siehe S. 337 Anm. 1.

[3] H. Salomon, Gaswechseluntersuchungen bei Morbus Basedowi und Akromegalie. Berl. klin. Wochenschr. (1904) Nr. 24, 635.

[4] W. Hirschlaff, Zur Pathologie und Klinik des Morbus Basedowi. Zeitschrift f. klin. Med. **36**. 200 (1899). — Derselbe, Über den respiratorischen Gaswechsel unter dem Einfluß der Thyreoidea sowie unter verschiedenen pathologischen Zuständen. Berl. klin. Wochenschr. (1895) Nr. 30, 650.

[5] Fr. Müller, Zur Kenntnis der Basedowschen Krankheit. Deutsch. Arch. f. klin. Med. **51**. 335 (1893). — G. Lustig, Untersuchungen über den Stoffwechsel bei der Basedowschen Krankheit. Inaug.-Dissertat. Würzburg (1890). C. v. Noorden, Über den Stoffverbrauch und den Nahrungsbedarf in Krankheiten. Arbeiten aus d. städt. Krankenhaus Frankfurt a. M. Festschrift (1896). — Lépine [zit. nach Möbius, Die Basedowsche Krankheit. Nothnagels Handb.

konstant, und erreicht dann sehr hohe Ziffern, so daß es oft schwer oder sogar unmöglich ist, trotz reichlicher Nahrungszufuhr Stickstoffgleichgewicht zu erzielen. Der 55 kg schwere Patient MATTHES' brauchte, um ein Beispiel zu nennen, zur Erhaltung seines Stickstoffgleichgewichts bei absoluter Bettruhe 22,2 g Stickstoff bei einer Nahrung von 50 Kalorien pro Kilo, während im normalen Zustande 10 g Stickstoff und 30 Kalorien ausgereicht hätten, und eine Patientin von 60 kg Körpergewicht büßte mit einer Nahrung von 12,9 g Stickstoff und 40 Kalorien pro Kilo fortwährend erheblich an Körpereiweiß ein.

Die Steigerungen des Gaswechsels und des Stickstoffverbrauches gehen oft, wenn auch nicht immer, miteinander annähernd parallel und stehen in direktem Verhältnis zur Intensität der Erkrankung. Schwere Fälle weisen höhere Werte des Stoffkonsums auf, leichte niedrigere, ebenso sinken die Werte mit der Besserung des Krankheitsbildes, und zwar ist es dabei gleichgültig, ob die Besserung durch Strumektomie, eine andere Therapie oder spontan eintritt. Man trifft daher im Verlauf der Krankheit, welche bekanntlich Schwankungen in ihrer Intensität aufweist, auch Schwankungen im Stoffverbrauch[1] und findet zeitweise ganz normale Werte. Nicht selten werden auffallende tägliche Schwankungen in der Stickstoffausscheidung beobachtet.[2] Die Erhöhung des Stoffumsatzes findet sich sowohl bei der chronischen wie bei der akuten Erkrankung.

Über die Phosphorsäureausscheidung im Urin und Kot lauten die Angaben noch verschieden. SCHOLZ[2] beobachtete geringe Werte, andere[3] dagegen hohe für die Darmphosphate.

Der Mehrverbrauch von Eiweiß und von stickstofffreier Substanz scheint auf den Einfluß einer gesteigerten Schilddrüsenfunktion, eine Hyperthyreosis hinzuweisen und die Hypothese der thyreogenen Natur der BASEDOWschen Krankheit zu stützen. Man muß jedoch eingedenk sein, daß Basedowkranke an Tremor leiden und sich in fortwährender motorischer Unruhe befinden und bei dieser konstant geleisteten körperlichen Arbeit ein außerordentlich gesteigertes Kalo-

12. II. Teil 50 (1896)]. — M. MATTHES, Zum Stoffwechsel bei Morbus Basedowi. Verhandl. d. 15. Kongr. f. inn. Med. 232 (1897). — W. SCHOLZ, siehe S. 347 Anm. 5.

[1] Vgl. u. a. P. CLEMENS, Zum Stoffwechsel bei Morbus Basedowi. Zeitschrift f. klin. Med. **59**. Heft 2 u. 4 (1906).

[2] Vgl. W. SCHOLZ, siehe S. 347 Anm. 5.

[3] C. BADUEL, G. DADDI, G. MARCHETTI, Ricerche sul ricambio materiale in un caso di morbo Flaiani-Basedow. La clinica moderna (1904) Nr. 1.

rienbedürfnis haben. Bekannt ist ja auch, daß oft Erhöhung der Körpertemperatur (Basedowfieber) trotz profusen Schweißes sich einstellt. Wohl hebt MAGNUS-LEVY hervor, daß der von ihm untersuchte Kranke sich durchaus ruhig verhielt und keine sichtbaren Bewegungen ausführte, dennoch aber erhöhten Gaswechsel aufwies, wie aber dieser Autor selbst betont und besonders hervorgehoben werden soll, liegt es durchaus im Bereich der Möglichkeit, daß der Tonus der Körpermuskulatur erhöht war.

Was den hohen Stickstoffverbrauch anbelangt, so könnte er auf ungenügender Kalorienzufuhr beruhen und danach eine sekundäre Erscheinung darstellen, während die primäre der erhöhte Sauerstoffkonsum wäre, wobei sich der Basedowkranke wie ein arbeitender Mensch verhielte, welchem zu wenig Nahrung geboten wird, der von seinem Eiweißbestande zehrt. Diese Erklärung paßte allenfalls für die Fälle, wo bei reichlicher Nahrungszufuhr die Stickstoffwerte annähernd normal werden. Doch gibt es der Fälle genug, wo der Stickstoffkonsum sehr hoch ist und durch reichliche Zulage stickstofffreier Nahrung nicht geringer wird, und somit muß die Möglichkeit einer primären Einwirkung auf den Stickstoffverbrauch zugegeben werden. Der oft relativ niedrige Stickstoffumsatz steht hiermit nicht im Widerspruch. Es ist ja bekannt, daß auch nach Schilddrüsenfütterung, wo, wie bereits erörtert, eine primäre Einwirkung auf den Stickstoffkonsum als gesichert gilt, die Eiweißeinschmelzung durch hochgestellte Kalorienzufuhr eingeschränkt und sogar Stickstoffansatz erreicht werden kann.

Aus dem Gesagten erhellt, daß in dem Verhalten des Stoffumsatzes einstweilen ein Beleg weder für noch gegen die Richtigkeit der thyreogenen Hypothese gesucht werden darf, und daß es späteren Arbeiten vorbehalten bleibt, diese Frage in der einen oder anderen Richtung zu entscheiden.[1]

Zugunsten der MÖBIUSschen Theorie ist die Tatsache ausgelegt worden, daß nach der Strumektomie der gesteigerte Eiweißzerfall sistiert. MATTHES sah die Beschränkung bis 25 Proz. des Gesamteiweißumsatzes betragen. Hiergegen ist aber zu betonen, daß diese Beschränkung nicht durchweg beobachtet wird, und daß sie auch, wenn vielleicht auch nicht so stark, im Gefolge der Entfernung einfacher Strumen (ohne Basedowsymptome) eintritt, wie sich aus MATTHES' Versuchsprotokollen ersehen läßt. Dabei wäre es interessant zu erfahren, wie sich die Respirationswerte verhalten. Aus

[1] A. OSWALD, Der Morbus Basedowi im Lichte der neueren experimentellen, chemischen und klinischen Forschung. Wien. klin. Rundschau (1905) Nr. 37.

Magnus-Levys zahlreichen Versuchreihen ergibt sich keine Erhöhung des Gaswechsels bei einfachen Strumen gegenüber normalen Zuständen.

Bei Paralysis agitans kann man die Zitter- und Schüttelbewegungen durch Hyoscineinspritzungen vorübergehend auf Stunden unterdrücken und der weit über die Norm gesteigerte Gaswechsel fällt auf niedrigere, annähernd normale Höhe. Es frägt sich, wie sich bei Morbus Basedowi der Gaswechsel unter solchen Umständen verhielte. Vielleicht ließe sich daraus ein Einblick in die wirklichen Ursachen der Steigerung der Verbrennungsvorgänge gewinnen. Solche Untersuchungen sind, wie es scheint durch Magnus-Levy in Angriff genommen worden, haben aber noch zu keinem bestimmten Resultat geführt.

Die Erkenntnis, daß die Basedowsche Krankheit mit namhaftem Fett- und Eiweißschwund einhergeht, zieht die Notwendigkeit einer reichlichen Ernährung nach sich, ist es doch eine der ersten Pflichten des Arztes, für Ersatz der stets zu Verlust gehenden Substanz zu sorgen. Es läßt sich denn auch oft Besserung durch eine Mastkur herbeiführen; daß dies aber nicht immer gelingt, namentlich in schweren und akuten Fällen, ist bekannt.[1]

Im Anschluß an die Zustände, die mit Veränderungen der Schilddrüsenfunktion in Zusammenhang gebracht werden, soll, im Hinblick auf die verwandtschaftlichen Beziehungen der Hypophyse zur Schilddrüse, der Stoffwechsel bei pathologischen Veränderungen, welche man in Abhängigkeit von Alterationen der Hypophysisfunktion bringt, besprochen werden. Allerdings sind unsere Erfahrungen hierüber sehr dürftig und die experimentellen Untersuchungen äußerst spärlich und unvollständig.

Mit einer Affektion der Hypophyse zusammenhängend wird seit Marie die **Akromegalie** aufgefaßt. Doch ist man sich über die Richtung der Störung hierbei noch nicht klar, indem Magnus-Levy[1] anläßlich der Untersuchung eines Falles dieser Krankheit eine Erhöhung des respiratorischen Gaswechsels nachwies (auf 5,2 ccm Sauerstoff und 4,25 ccm Kohlensäure pro Kilo und Minute im nüchternen Zustand) und die Affektion in Parallele zum Morbus Basedowi setzt, während A. Schiff[2] einen verminderten Stoffumsatz, verbunden mit „myxödemartigen“ Symptomen beobachtet haben will

[1] A. Magnus-Levy, siehe S. 345 Anm. 1.

[2] A. Schiff, siehe S. 347 Anm. 5, und Wien. klin. Wochenschr. (1897) 279.

und auch bei anderen Autoren vielfach von Übergängen zum Myxödem die Rede ist. Eine Einigung ist bei dieser Sachlage nicht gut möglich.

Nach neueren Untersuchungen SALOMONS[1] kann Steigerung der Verbrennungsvorgänge bei Akromegalie vorkommen, ohne daß das immer der Fall zu sein brauchte. SALOMON ist geneigt, die Vermehrung der Kohlensäureproduktion auf konkommittierende Veränderungen in der Funktion der Thyreoidea zurückzuführen und dieser Auffassung schließt sich MAGNUS-LEVY[2] in einer neueren Publikation an. Das stimmt mit den Befunden überein, wonach Hypophysissubstanz auch beim Gesunden den Gaswechsel nicht zu beeinflussen vermag. Auch auf die Stickstoffausscheidung konnte weder SCHIFF[3] noch ich[4] einen Einfluß der Hypophysissubstanz am Hunde nachweisen — freilich wollen neuerdings THOMPSON und JOHNSON[5] einen solchen Einfluß gerade beim Hunde beobachtet haben — dagegen ist nach SCHIFF die Phosphorsäureausscheidung durch den Darm beträchtlich gesteigert. Die Hypophyse verhält sich also in dieser Beziehung wie die Thyreoidea. Eine Neigung zu Stickstoffretention will MORACZEWSKI[6] bei Akromegalie beobachtet haben.

Auch über eine andere Krankheit, welche mit pathologischen Veränderungen eines für den normalen Fortgang des Lebens notwendigen drüsigen Organs, der Nebenniere, verbunden ist, die **Addisonsche Krankheit**, ist, was den Stoffwechsel anbelangt, nicht viel bekannt. Es ist noch nicht ermittelt, ob die diese Krankheit begleitende Abmagerung und der Kräfteverfall die Folge ungenügender Nahrungszufuhr ist, oder, was mit Rücksicht auf die terminale Kachexie wahrscheinlicher ist, Stoffwechselstörungen mit im Spiele sind. Von den vorliegenden äußerst spärlichen einschlägigen Untersuchungen[7] genügen modernen Anforderungen einzig die KOLISCHS und PICHLERS,[8]

---

[1] SALOMON, siehe S. 350 Anm. 3.

[2] Berl. klin. Wochenschr. (1895) Nr. 30.

[3] Siehe S. 353 Anm. 2.

[4] A. OSWALD, Die Chemie und Physiologie des Kropfes. VIRCHOWS Arch. **169**. 444 (1902).

[5] W. S. THOMPSON u. H. M. JOHNSON, Note on the effect of pituitary feeding. Journ. of physiol. **33**. 189 (1905).

[6] A. v. MORACZEWSKI, Stoffwechsel bei Akromegalie unter der Behandlung mit Sauerstoff, Phosphor usw. Zeitschr. f. klin. Med. **43**. 336 (1901).

[7] J. LEVA, Zur Lehre des Morbus Addisoni. VIRCHOWS Arch. **125**. 35 (1891). Daselbst frühere Literatur.

[8] R. KOLISCH u. K. PICHLER, Ein Fall von Morbus Addisoni mit Stoffwechseluntersuchung. Zentralbl. f. klin. Med. **14**. 249 (1893).

welche in einem Fall in nicht sehr vorgeschrittenem Stadium der Krankheit weder die Resorption der Nahrung noch den Eiweißzerfall von der Norm abweichend fanden, vielmehr eine gewisse Neigung zum Eiweißansatz konstatierten. Bestimmungen des respiratorischen Gaswechsels sind unseres Wissens nicht vorgenommen.

8. Anämie

Unter dem Banne der Vorstellung, daß für die Höhe des Sauerstoffverbrauches im Organismus der mit dem Blute zirkulierende Sauerstoff der ausschlaggebende Faktor sei, war man früher der Ansicht, daß bei den verschiedenen Formen der Anämie die Verminderung des Sauerstoffträgers eine Herabsetzung des respiratorischen Gaswechsels bewirke, und glaubte im Tierversuche ziffernmäßige Belege für diese Auffassung gewonnen zu haben.[1]

Durch neuere, genauere Untersuchungen ist die Unhaltbarkeit dieser Lehre erwiesen. Kraus und Chvostek,[2] Bohland,[3] Thiele und Nehring,[4] Magnus-Levy[5] u. a. fanden unter Anwendung des Zuntz-Geppertschen Verfahrens, bei Chlorose, akuter Anämie (nach Blutverlusten), perniziöser Anämie, Bothriocephalusanämie, Leukämie nicht nur keine Verminderung der Sauerstoffabsorption und der Kohlensäureexhalation, in der Ruhe und im nüchternen Zustande auf Körpergewichtseinheit und Minute berechnet, sondern ein beinahe konstantes Verharren der Respirationswerte an der oberen physiologischen Grenze, und nicht selten eine erhebliche Steigerung über diese hinaus.

Ihre Ruhenüchternwerte bewegen sich meistens zwischen 4,0 und 5,0 ccm für den Sauerstoff und 3,0 und 3,5 ccm für die Kohlensäure, steigen aber noch höher. Bei mehreren Leukämiefällen fanden Bohland und R. Meyer[6] sogar

[1] Vgl. Immermann, Handb. der allgemeinen Ernährungsstörungen. 2. Aufl. (1879) 13 in v. Ziemssens Spezieller Pathologie.

[2] Fr. Kraus, Über den Einfluß von Krankheiten, besonders von anämischen Zuständen auf den respiratorischen Gaswechsel. Zeitschr. f. klin. Med. **22.** 449 (1893); (hier ausführliche Angaben früherer Literatur). — Kraus u. Chvostek, Über den Einfluß von Krankheiten auf den respiratorischen Stoffwechsel und über Sauerstofftherapie. Wien. klin. Wochenschr. (1891).

[3] K. Bohland, Über den respiratorischen Gaswechsel bei verschiedenen Formen der Anämie. Berl. klin. Wochenschr. (1893) Nr. 18.

[4] Siehe S. 337 Anm. 1.

[5] A. Magnus-Levy, Berl. klin. Wochenschr. (1895) Nr. 30 und Derselbe, Der Einfluß von Krankheiten auf den Energiehaushalt im Ruhezustand. Zeitschr. f. klin. Med. **60.** 177 (1906).

[6] R. Meyer, Über Sauerstoffverbrauch und Kohlensäureausscheidung bei Anämie. Inaug.-Dissertat. Bonn (1892).

6,5 und 7,9 ccm Sauerstoff und mehr als 6 ccm Kohlensäure, und auch aus den (einen Fall betreffenden) PETTENKOFER-VOIT schen Ziffern[1] berechnen sich auf das Kilo Körpergewicht Werte, die über der Norm stehen, so daß auch in jenem Falle, trotz gegenteiliger Folgerung dieser Autoren eine gewisse Steigerung des respiratorischen Gasaustausches stattgefunden hatte. Überhaupt scheint es, als ob gerade Leukämie, Pseudoleukämie und perniziöse Anämie sich durch ausgesprochene Erhöhung des Gaswechsels vor der einfachen Blutarmut (auch der Chlorose), auszeichneten.

Da die Verminderung des Hämoglobingehalts im Blute in den Versuchen der ersterwähnten Autoren bis beinah auf $^1/_5$ der Norm ging, dürfen wir füglich aus ihren Beobachtungen schließen, daß die Abnahme des Sauerstoffträgers im Blute, wie sie klinisch selbst in extremen Fällen in Betracht kommt, keinen herabmindernden Einfluß auf die Gewebsatmung ausübt und von einem Sauerstoffhunger in den Geweben, Muskelruhe und Nüchternsein vorausgesetzt, nicht die Rede sein kann.

Damit ist eine außerordentlich weitgehende Unabhängigkeit der Verbrennungsprozesse von der Größe des Hämoglobingehaltes im Blute erwiesen und eine weitere Stütze für die Richtigkeit der schon von LAVOISIER aufgestellten, später von PFLÜGER[2] und VOIT aufs neue begründeten Theorie geschaffen, wonach der Umfang der kombustiven Prozesse von Bedingungen abhängt, die in den Zellen, nicht aber im Blute zu suchen sind. Damit ist auch vielen Theorien der Boden entzogen, welche die Größe des Gaswechsels und der Verbrennungsprozesse von der Zufuhr des Sauerstoffs abhängig machen. Da, wie das nach Blutentziehungen bei Versuchstieren[3] und auch bei wachsendem Blutverlust nach wiederholten Aderlässen beim Menschen nachgewiesen ist,[4] die Einschränkung der sauerstoffbindenden Flächen im Blute eine entsprechende Abnahme des Sauerstoffgehaltes des Blutes verursacht, darf aus dem geschilderten Verhalten des Gaswechsels das Vorhandensein eines sehr großen Sauerstoff-

[1] M. v. PETTENKOFER u. C. VOIT, Über den Stoffverbrauch bei einem leukämischen Manne. Zeitschr. f. Biol. **5.** 319 (1869).

[2] Sein Arch. **10.** 251 (1875).

[3] MATTHIEU u. URBAIN, Arch. de physiol. (1872). — NOËL, Etude générale sur les variations des gaz du sang. Thèse. Paris (1876). — REGNARD, Recherches experment. sur les variations pathol. des combustions respirat. Paris (1879). — PAUL BERT, La pression barométrique. Paris (1878). — A. FRÄNKEL u. GEPPERT, Über den Einfluß der verdünnten Luft auf den Organismus. Berlin (1883).

[4] FINKLER [Einfluß der Strömungsgeschwindigkeit und der Menge des Blutes auf die tierische Verbrennung. PFLÜGERS Arch. **10.** 368 (1875)] sah den Sauerstoffgehalt des Aderlaßblutes nach wiederholter Blutentnahme in erstaunlich rascher Weise abnehmen.

überschusses im Blute unter gewöhnlichen Umständen gefolgert werden. Dasselbe ergeben auch die Bestimmungen der respiratorischen Kapazität des Blutes, die bei akuten und chronischen Formen der Anämie (nach Blutungen, bei Chlorose, Anämie der Tuberkulösen, Krebs- und Malariakachexie usw.) vermindert sein soll.[1] Freilich kompensiert der Anämische die geringere Sauerstoffabsorptionsfähigkeit seines Blutes durch Beschleunigung seines Kreislaufes.[2]

Mit den Beobachtungen am klinischen Materiale stimmen die experimentellen Befunde am Tiere überein. BAUER[3] beobachtete bei Hunden erst längere Zeit nach der Vornahme größerer Aderlässe und nachdem die Tiere bereits kachektisch geworden waren, ein mäßiges Sinken der Sauerstoffaufnahme und der Kohlensäureabgabe, und FINKLER,[4] LUKJANOW,[5] GÜRBER[6] und PEMBREY[7] vermochten bei Kaninchen, Ratten und Hunden selbst nach maximalen Blutentziehungen eine Verminderung des respiratorischen Gaswechsels nicht nachzuweisen, weit eher stellte sich, wenn Änderungen vorkamen, eine geringe Vermehrung ein.

Diese auch beim Menschen öfters beobachtete geringe Steigerung sowie das Verharren des Gasaustausches an seiner obersten physiologischen Grenze stellt bei anämischen Zuständen etwas Interessantes dar. Man kann darin zum Teil den Ausdruck der bei Blutarmen bestehenden vermehrten Lungenventilation und verstärkten Herztätigkeit sehen, doch dürfte diese geringe Mehrarbeit für die gesamte Steigerung nicht verantwortlich gemacht werden.

Auch in qualitativer Beziehung ist, wenigstens in der Ruhe, eine Abweichung des Gaswechsels von der Norm nicht nachweisbar,

---

[1] QUINQUAUD, Compt. rendus de l'académie des sciences (1872) und REGNARD, siehe S. 356 Anm. 3.

[2] L. MOHR, Über regulierende und kompensierende Vorgänge im Stoffwechsel des Anämischen. Zeitschr. f. exp. Pathol. **2.** 435 (1906).

[3] J. BAUER, Über die Zersetzungsvorgänge im Tierkörper unter dem Einfluß von Blutentziehungen. Zeitschr. f. Biol. **8.** 567 (1872). BAUER zieht zwar den entgegengesetzten Schluß aus seinen Versuchen, jedoch mit Unrecht.

[4] Siehe S. 356 Anm. 4.

[5] S. LUKJANOW, Über die Aufnahme von Sauerstoff bei erhöhtem Prozentgehalt desselben in der Luft. Zeitschr. f. physiol. Chem. **8.** 315 (1884).

[6] A. GÜRBER, Einfluß großer Blutverluste auf den respiratorischen Stoffwechsel. Sitzungsber. der physik.-med. Gesellsch. Würzburg (1892) Nr. 5. — Derselbe, Einfluß großer Blutverluste auf den Stoffwechsel. Münch. med. Wochenschr. (1892) 416.

[7] M. S. PEMBREY u. A. GÜRBER, On the influence of bleeding and transfusion upon the respiratory exchange. Journ. of physiol. **15.** 449 (1895).

da der respiratorische Quotient sich nicht ändert. Dagegen hat KRAUS[1] an letzterem bei Muskelarbeit eine Tendenz zum Sinken wahrgenommen, während bei gesunden Individuen eher eine Neigung zum Steigen sich kund gibt. KRAUS glaubt daraus folgern zu dürfen, daß die der Spaltung unterworfenen Moleküle nicht in gewöhnlicher Weise zu den normalen Endprodukten weiter oxydiert werden. Doch sind, wie der Autor selbst hervorhebt, seine einschlägigen Versuche nicht zahlreich genug, um einen so weittragenden Schluß mit Sicherheit gestatten zu können. Weitere Untersuchungen sind hier notwendig, wobei die Berücksichtigung des Kohlenstoffgehaltes des Harns von Nutzen sein dürfte.

Das erwähnte Ausharren des Gaswechsels auf hohen Werten bei der Anämie, könnte den Verdacht erwecken, als ob das Sinken des Hämoglobingehaltes im Blute keine nennenswerten Nachteile nach sich zöge. Diese Auffassung muß aber schon vom rein klinischen Standpunkte als eine irrige zurückgewiesen werden. Man darf nicht außer acht lassen, daß die obigen Angaben sich auf den Stoffwechsel in der Ruhe beziehen. Bei körperlicher Arbeit gestalten sich die Verhältnisse ganz anders. Der Gesunde nimmt eben einen Überschuß von Sauerstoff auf und das befähigt ihn zu ausgiebiger Arbeitsleistung, der Anämische hingegen verfügt nur über ein geringes Übermaß und dafür ist er kraftlos und zu keiner Anstrengung fähig. Ermüdung stellt sich bei ihm bald ein.

Mit dem vermeintlichen Sauerstoffmangel in den Geweben brachte man früher allgemein die bei Anämie vielfach betonte Eiweißeinschmelzung und die fast immer vorhandene fettige Degeneration der Organe in ursächlichen Zusammenhang.[2]

Man glaubte, das abgestorbene Zellmaterial zerfiele infolge Sauerstoffmangels und der stickstoffhaltige Teil erschiene im Harn, während der stickstoffreie als Fett liegen bleibe. Daß die fettige Degeneration aber nicht so zu verstehen ist, haben wir schon früher gesehen (Kap. II). Und da anderseits die Energie des Gaswechsels einen solchen Abfall nicht aufweist, muß die Ursache dieser Erscheinungen jedenfalls anderswo gesucht werden.

Was nun die Erhöhung des Eiweißzerfalls anbelangt, so haben neuere Untersuchungen gezeigt, daß sie, im Gegensatz zur früheren Annahme nichts konstantes und auf jeden Fall kein von der Anämie unmittelbar abhängiges Symptom darstellt.

---

[1] Siehe S. 309 Anm. 1.

[2] A. FRAENKEL, Zentralbl. f. d. med. Wissensch. (1875) 739.

J. Bauer[1] hatte bei Hunden nach reichlichen Blutentziehungen eine mehrere Tage währende Zunahme der Stickstoffausscheidung eintreten sehen, und bei Anämien verschiedener Art, bei Anchylostoma-,[2] Bothriocephalus-[3] und perniziöser Anämie,[4] bei Leukämie,[5] schweren Hämorrhagien[6] und nach Aderlässen,[7] ist wiederholt vermehrte Eiweißabschmelzung bzw. gesteigerte Stickstoffausscheidung beobachtet. Indes dürfen wir den pathologischen Protoplasmazerfall und die erhöhte Stickstoffausfuhr nicht auf Rechnung der eigentlichen Anämie, des verminderten Hämoglobingehalts, setzen, denn bei Chlorose[8] und auch nach schweren, lebensgefährlichen Blutverlusten vermißte v. Noorden[9] nicht nur nicht einen Eiweißzerfall, sondern vermochte ohne Schwierigkeit Stickstoffansatz zu erzielen. Ebenso beobachteten Strauss,[10] v. Moraczewski,[11] Steijskal und

---

[1] Siehe S. 357 Anm. 4.

[2] K. Bohland, Über die Eiweißzersetzung bei der Anchylostomiasis. Münch. med. Wochenschr. (1894) Nr. 46. — G. Vannini, Il ricambio materiale nell'anchilostomoanemia. Il Policlinico **7**. 29 (1900).

[3] F. Rosenqvist, Über den Eiweißzerfall bei der perniziösen, speziell durch Bothriocephalus latus hervorgerufenen Anämie. Berl. klin. Wochenschr. (1901) Nr. 25.

[4] B. Kolisch u. R. v. Steijskal, Über die durch Blutzerfall bedingten Veränderungen des Harns. Zeitschr. f. klin. Med. **27**. 446 (1895). — A. Strümpel, Ein Fall von Anaemia splenica. Arch. d. Heilkunde **17**. 547 (1876).

[5] R. Fleischer u. F. Penzoldt, Klinische, pathologisch-anatomische und chemische Beiträge zur Lehre von der lienal-myelogenen, sowie der lymphatischen Form der Leukämie. Arch. f. klin. Med. **26**. 368 (1880). — G. Sticker, Beitrag zur Pathologie und Therapie der Leukämie. Zeitschr. f. klin. Med. **14**. 80 (1888). — A. Magnus-Levy, Über den Stoffwechsel bei akuter und chronischer Leukämie. Virchows Arch. **152**. 107 (1898).

[6] A. Magnus-Levy, siehe Anm. 5.

[7] Kraus u. Jürgensen, Arch. f. klin. Med. **6**. und Notiz in v. Ziemssens Handb. d. allgem. Therapie **2**. 204 u. 880. — A. Fraenkel, Ein Fall von Icterus catarrh. usw. Charité-Annalen **3**. 292.

[8] L. Lipman-Wulf, Über Eiweißzersetzung bei Chlorose. Inaug.-Dissertat. Berlin (1892). — C. v. Noorden, Lehrbuch der Pathologie des Stoffwechsels 338 (1893).

[9] C. v. Noorden, Untersuchungen über schwere Anämie. Charité-Annalen **16**. 217 (1891), siehe auch Anm. 8.

[10] H. Strauss, Untersuchungen über die Resorption und den Stoffwechsel bei „Apepsia gastrica“ mit besonderer Berücksichtigung der perniziösen Anämie. Zeitschr. f. klin. Med. **41**. 280 (1900).

[11] W. v. Moraczewski, Stoffwechselversuche bei schweren Anämien. Virchows Arch. **159**. 221 (1900).

Erben[1] bei perniziöser Anämie, sogar in mit Diarrhoen komplizierten Fällen einen ganz normalen Eiweißverbrauch und konnten mit Leichtigkeit Stickstoffretention erreichen. Neuerdings hat sich auch der Aderlaß im Tierexperiment als wirkungslos auf den Gaswechsel erwiesen.[2] Der steigernde Einfluß des anämischen Zustandes auf den Stickstoffzerfall rührt jedenfalls nicht von der Anämie selbst, sondern von sie begleitenden Schädlichkeiten her. Bei Anämien parasitären Ursprungs (Anchylostoma- und Bothriocephalusanämie) liegt es nahe, an eine toxische Wirkung von seiten der Krankheitserreger zu denken und auch bei perniziöser Anämie (in den Fällen, wo die Eiweißabschmelzung wirklich gesteigert ist) hat man an eine Intoxikation von seiten des Darmes gedacht, doch ohne irgendwelche hinlänglich begründete Anhaltspunkte für diese Auffassung.

Daß eine Hämorrhagie bei gleichzeitiger andersartiger Erkrankung die Stickstoffabgabe fördert,[3] spricht nicht gegen unsere Annahme.

Eine ausgesprochene Schädigung des Stickstoffumsatzes scheint bei der Leukämie zu bestehen, da die meisten Autoren, wenigstens bei den akuten Formen dieser Krankheit negative Stickstoffbilanzen wahrnahmen. Bei chronisch verlaufenden Fällen dagegen kann der Stickstoffumsatz lange Zeit ganz normale Werte innehalten. Es liegt aber auf der Hand, daß man die Leukämie hinsichtlich der hier erwogenen Frage nicht mit einfacher Blutarmut identifizieren darf, und daß die für sie nachgewiesenen Stoffwechselverhältnisse nicht ohne weiteres auf diese übertragbar sind. Wenn irgendwo, sind gewiß hier die oft überaus großen Stickstoffverluste (20 g und darüber pro die) nicht die einfache Folge der Verarmung an Blutrot. Die gesteigerte Stickstoffausfuhr fällt meist mit einer Zunahme der Leukozyten im Blute zusammen. Mit vermehrter Blutkörperchenbildung geht ein Zerfall einher.

---

[1] C. v. Stejskal u. F. Erben, Klinisch-chemische Studien: Stoffwechselversuch bei perniziöser Anämie. Zeitschr. f. klin. Med. **40**. 165 (1900). — — F. Battistini u. F. Micheli [siehe S. 107 Anm. 1] erzielten in einem fünftägigen Versuche an einem allerdings leichten Falle von Anchylostoma-Anämie eine Stickstoffretention.

[2] J. Delchef, Influence de la saignée et de la transfusion sur la valeur des échanges respiratoires. Arch. de physiol. **3**. 408 (1906).

[3] G. Sticker, siehe S. 359 Anm. 5. — May, Über die Ausnützung der Nahrung bei Leukämie. Arch. f. klin. Med. **50**. 393 (1892). — v. Noorden, Lehrbuch d. Pathologie des Stoffwechsels 340. — H. v. d. Wey, Beiträge zur Kenntnis der Leukämien. Arch. f. klin. Med. **57**. 287 (1896).

9. Störungen der äußeren Atmung und des Blutkreislaufes

Aus demselben Grunde wie den verschiedenen Formen der Anämie, glaubte man früher, den mit Behinderung des Sauerstoffzutritts zu den Lungenalveolen oder Verkleinerung der respiratorischen Oberfläche durch Zerstörung, Infiltration oder dergleichen einhergehende Lungenkrankheiten und den die Zirkulation in den Lungenkapillaren erschwerenden Lungen- und Herzaffektionen einen herabmindernden Einfluß auf die oxydativen Prozesse im Organismus vindizieren zu müssen. Was dort die Verminderung des Sauerstoffträgers, sollte hier die mangelhafte Durchlüftung des Blutes verschulden und in beiden Fällen müsse Sauerstoffhunger der Körpergewebe und in weiterer Konsequenz Herabsetzung der Verbrennungsprozesse die Folge sein.

Wie wir aber bereits im vorigen Abschnitt für die Hämoglobinverarmung des Blutes dargetan haben, ist diese Voraussetzung nicht richtig. Es regeln die Zellen ihre Zusetzungen nicht nach der Menge des disponiblen Sauerstoffs, sondern umgekehrt der Umfang des Sauerstoffkonsums richtet sich allein nach ihrem Sauerstoffbedürfnis. Dieses PLÜGER-VOITsche Grundgesetz erleidet auch hier keine Ausnahme. Trotz Behinderung der äußeren Atem- und Zirkulationsmechanik verbraucht unser Körper nicht weniger Sauerstoff als unter normalen Verhältnissen. Um dem Sauerstoffbedürfnis zu genügen, atmet die Lunge rascher und das Herz beschleunigt seine Tätigkeit.

Die Beobachtungen am Menschen sind zwar nicht zahlreich, und extreme Fälle sind aus leicht begreiflichen Gründen nicht mit in die Untersuchung einbezogen, doch genügen sie, uns einen in mancher Hinsicht ausreichenden Einblick in die Stoffwechselverhältnisse bei gestörter äußerer Atmung zu gewähren.

Schon HANNOVER[1] hatte im Jahre 1845 nachgewiesen, daß bei chronischer Bronchitis und Phthisis nicht weniger Kohlensäure als im gesunden Zustande ausgeatmet wird und dasselbe bestätigten später MOELLER[2] und GEPPERT[3] außerdem für Pleuritis mit starker Kompression der Lungen und für Emphysem. Auch bei bestehender

---

[1] A. HANNOVER, De quantitate relativa et absoluta acidi carbonici ab homine sano et aegroto exhalati (1845).

[2] K. MOELLER, Kohlensäureausscheidung des Menschen bei verkleinerter Lungenoberfläche. Zeitschr. f. Biol. **14**. 542 (1878).

[3] GEPPERT, Untersuchungen über die Respiration bei Emphysema pulmonum. Charité-Annalen **9**. 283 (1884).

Dyspnöe ist die Menge der produzierten Kohlensäure nicht geringer als bei unbehinderter Atmung.

Gleiche Ergebnisse liefern die Versuche an durch künstliche Tracheostenose, Pneumothorax oder Durchschneidung der Nervi vagi[1] dyspnoisch gemachten Tieren. Auch dort sinkt die Sauerstoffabsorption nicht unter das vor diesen Eingriffen eingehaltene Niveau. Kommt es nun aber einmal so weit, daß der Sauerstoffverbrauch sich wirklich verringert, so tritt alsbald der Tod ein.

Es ist vielfach zur Aufklärung der erörterten Frage der inneren Atmung der Einfluß der Luftverdünnung oder der Einatmung sauerstoffarmer Gasgemenge auf den Menschen und die Tiere studiert worden. Die Versuche haben ergeben, daß eine bedeutende Herabsetzung des Sauerstoffpartiardruckes den Sauerstoffverbrauch nicht einzuschränken vermag. Erst beim Absinken des Sauerstoffs der Atemluft auf weniger als 10 Vol.-Proz. tritt nach den übereinstimmenden Angaben aller Autoren[2] Abnahme der Sauerstoffzehrung ein. Dann manifestieren sich aber die klinischen Symptome der Atemnot, die dann umso ernsthafteren Charakter annehmen (Schwindel, Ohnmacht), je tiefer der Druck weiter sinkt. A. Löwy[3] zeigte, daß beim Menschen Luftverdünnung bis auf $^1/_2$ Atm., sowohl bei Ruhe als bei Arbeit, die durch Raddrehung am Ergostaten geschah, ohne ersichtlichen Einfluß auf Größe und Art des respiratorischen Gaswechsels war. Unter dieser Grenze dagegen, an dem Punkte, wo subjektive Beschwerden eintreten, änderte sich der Gasaustausch: die Kohlensäureausscheidung nahm zu, während die Sauerstoffabsorption nicht gleichen Schritt hielt, d. h. der respiratorische Quotient stieg, woraus Löwy auf qualitative Veränderungen des Stoffwechsels schloß. In diesem Zustande wird auch Milchsäure[4] durch den Harn ausgeschieden.

---

[1] G. Valentin, Die Einflüsse der Vaguslähmung auf die Lungen- und Hautausdünstung. Frankfurt a. M. (1857). — Rauber, Sitzungsber. d. bayr. Akad. d. Wissensch. **2**. 104 (1868). — Weil u. Thoma, Zur Pathologie des Hydrothorax und Pneumothorax. Virchows Arch. **75**. 483 (1879).

[2] Regnault u. Reiset, Paul Bert, La pression barométrique. Paris (1878). — C. Friedländer u. E. Herter, Über die Wirkung des Sauerstoffmangels auf den tierischen Organismus. — Speck, Zeitschr. f. klin. Med. **12**. 447. Nur Kempner ist zu entgegengesetzten Resultaten gelangt, doch sind seine Versuche nicht beweisend.

[3] A. Löwy, Verhandl. d. physiol. Gesellsch. zu Berlin, Sitzung 13. Mai (1892).

[4] T. Araki, Über die Bildung von Milchsäure und Glykose im Organismus bei Sauerstoffmangel. Zeitschr. f. physiol. Chemie **15**. 335 (1891).

Die Unwirksamkeit der Luftverdünnung bis zu den oben genannten Graden gegenüber der Sauerstoffzehrung der Gewebe, ist umso bemerkenswerter, als nach Versuchen von Paul Bert,[1] A. Fraenkel und Geppert[2] schon das Atmen unter etwa bis zur Hälfte herabgesetztem Atmosphärendrucke einen erheblichen Sauerstoffmangel im arteriellen Blute zur Folge hat, — entsprechend einer Verringerung von über 40 Proz. — während bei einem Drucke von 410 mm Quecksilber (beim Hund) das Blut sich ebensogut sättigt wie normal. Daraus ist zu entnehmen, daß im gesundhaften Zustande das arterielle Blut einen bedeutenden Überschuß an Sauerstoff mit sich führt. Dieser Überschuß dient dem Zwecke, eine ausreichende Versorgung der Körpergewebe mit Sauerstoffgas stets zu sichern. Demselben Ende dienen noch andere Einrichtungen, nämlich die noch vor erfolgtem Sauerstoffmangel stets eintretende Steigerung der Lungenventilation und die Beschleunigung des Blutumlaufs.

So lehrreich die Versuche über den Einfluß der Luftverdünnung auf die innere Atmung auch sind, eine entscheidende Bedeutung erlangen sie, weil stets nur von kürzerer Dauer, nicht für die Verhältnisse bei chronischer Beeinträchtigung des Gasaustausches, wie sie bei Erkrankungen der Atmungs- und Zirkulationsorgane gegeben sind, da sie die Frage offen lassen, ob bei länger währender Erschwerung des Sauerstoffzutrittes unser Körper sich nicht durch Einschränkung seiner Zersetzungen an verminderten Sauerstoffkonsum anzupassen vermag. Die obigen Beobachtungen am Menschen mit chronischen Lungenleiden haben jedoch diese Frage verneint.

Wir kommen hier also zu demselben Resultate, zu dem wir in einem früheren Abschnitte bei Gelegenheit der Erörterung des Stoffverbrauches bei verringerter oder aufgehobener Nahrungszufuhr von einer anderen Seite ausgehend, gelangt sind, daß nämlich der Körper nicht dazu eingerichtet ist, seinen Stoffverbrauch unter das physiologische Niveau herabzusetzen, sondern im Verhältnis zur lebenden Gewebsmasse stets gleich viel Substanz zerstört, der Stoffverbrauch für Verdauungs- und mechanische Arbeit abgerechnet. Eine Eindämmung der Sauerstoffzehrung kann weder durch Nahrungs- noch durch Sauerstoffentziehung geschehen. Es wirken hier innere, von außen nicht unterdrückbare Kräfte.

---

[1] Paul Bert, siehe S. 362 Anm. 2.

[2] A. Fraenkel u. Geppert, Über die Wirkungen der verdünnten Luft auf den Organismus. Berlin (1883).

Erleidet somit bei dyspnoischen Zuständen der respiratorische Gaswechsel keine Einbuße, so verhält es sich ganz anders mit dem Verbrauch des Eiweißes. Hier lassen uns zwar die Beobachtungen am Krankenbette im Stich, da mit Ausnahme einer Versuchsreihe v. NOORDENS[1] an einer mit luetischer Larynxstenose und Dyspnöe behafteten Person, die keine Abweichung von der Norm darbot, keine brauchbaren Untersuchungen vorliegen.[2] Dafür ist der Tierversuch umso ergiebiger gewesen. Es haben sich zahlreiche Experimentatoren[3] mit dieser Frage befaßt und alle sind zu dem Resultate gelangt, daß, während geringe Respirationshindernisse den Eiweißzerfall nicht fördern, starke Behinderung des Sauerstoffzutrittes, wie sie durch Schaffung einer künstlichen Stenose, oder Einsperren in einen luftverdünnten Raum erreicht wird, stets eine mehr oder minder ausgesprochene Steigerung der Stickstoffausfuhr zur Folge hat.

Welches der Grund dieser vermehrten Eiweißeinschmelzung ist — denn um eine bloße Auslaugung der Gewebe, etwa durch vermehrte Diurese, handelt es sich nicht — ist noch gänzlich unbekannt. Auf die hierüber aufgestellten Hypothesen ist wohl nicht nötig einzugehen, sie entbehren einer sicheren Grundlage. Bemerkenswert ist, daß mit der Dauer der Einwirkung die vermehrte Stickstoffausfuhr abzunehmen scheint.

---

[1] C. v. NOORDEN, Pathologie des Stoffwechsels 318 (1893). — H. SENATOR, Experimentelle Untersuchungen über den Einfluß von Respirationsstörungen auf den Stoffwechsel. VIRCHOWS Arch. **42**. 1 (1868).

[2] Die von L. MICHAELIS [Deutsche med. Wochenschr. (1900) Nr. 17] beobachtete vermehrte Ammoniakausscheidung bei respiratorischer Dyspnöe ist wohl als Azidoseerscheinung zu erklären und als solche mit der soeben angeführten Milchsäureausscheidung in Zusammenhang zu bringen.

[3] F. PENZOLDT u. R. FLEISCHER, Experimentelle Beiträge zur Pathologie des Stoffwechsels mit besonderer Berücksichtigung des Einflusses von Respirationsstörungen. VIRCHOWS Arch. **87**. 210 (1882). — A. FRAENKEL u. GEPPERT, siehe S. 363 Anm. 2. — A. FRAENKEL, Einfluß der veränderten Sauerstoffzufuhr auf den Eiweißzerfall. VIRCHOWS Arch. **67**. 273 (1876). — Derselbe, Über den Einfluß der verdichteten und verdünnten Luft auf den Stoffwechsel. Zeitschrift f. klin. Med. **2**. 56 (1881). — KLEMPERER, Stoffwechsel und Ernährung in Krankheiten. Ebenda **16**. 584 (1889). — PRAUSNITZ, Eiweißzersetzung bei Dyspnöe. Sitzungsber. d. Gesellsch. f. Morph. u. Physiol. München **5**. 70 (1890). — H. KOHLER, Über die Kompensation mechanischer Respirationsstörungen und der physiologischen Bedeutung der Dyspnöe. Arch. f. exp. Pathol. u. Pharm. 7. 1. — PAUL BERT, siehe S. 362 Anm. 2. — P. v. TERRAY, Über den Einfluß des Sauerstoffgehalts der Luft auf den Stoffwechsel. PFLÜGERS Arch. **65**. 397 (1897).

Inwieweit diese Versuchsergebnisse auf den Menschen übertragbar sind, steht ebenfalls noch aus und ebenso, wie sich die Verhältnisse bei chronischer Dyspnee gestalten. Es sei erwähnt, daß HARNACK und KLEINE[1] bei an schwerer Dyspnöe leidenden Menschen eine Vermehrung des neutralen Schwefels im Harn nachwiesen. Ob das im Sinne eines gesteigerten Eiweißzerfalls zu interpretieren ist, bleibt einstweilen noch dahingestellt.

10. Das Fieber

Zu den pathologischen Zuständen, bei welchen die Oxydationsprozesse eine Steigerung erfahren, wird schon seit langem das Fieber gerechnet. Präzisere Vorstellungen über den Umfang und die Bedeutung dieser Steigerung stammen jedoch erst aus neuerer Zeit. Nachdem LAVOISIER erkannt hatte, daß die Quelle der tierischen Wärme in der Verbrennung organischer Materie zu suchen ist, hat man allgemein angenommen, daß gesteigerte Verbrennung Ursache der Fieberhitze sei.[2] Diese Anschauung ist später als eine irrige erkannt worden, und in der Tat können bei physiologischen Vorgängen die Oxydationsprozesse weit mehr gesteigert sein als sie es jemals im Fieber sind und trotzdem steigt die Körpertemperatur nicht. Trotz einer überaus großen Literatur, welche sich über diesen Gegenstand angehäuft hat, und trotz ausgedehnter, genauer und sorgfältiger Untersuchungen, sind wir aber über die Grundfrage noch nicht hinausgekommen, ob die Mehrzersetzung von Stoff, die vermehrte Wärmebildung, einen integrierenden Bestandteil des Fiebers ausmacht, speziell ob sie neben anderen Faktoren an der Temperaturerhöhung Anteil nimmt oder ob es ausschließlich an den Verhältnissen der Wärmeabgabe liegt, wenn Fiebertemperatur sich einstellt. Die Frage ist sehr verwickelt und schwierig zu beantworten. Trotzdem wir hier nur auf den Stoffwechsel im Fieber einzugehen haben, wird es sich nicht umgehen lassen, auch diese

[1] E. HARNACK u. K. KLEINE, Über den Wert genauer Schwefelbestimmungen im Harn für die Beurteilung von Veränderungen des Stoffwechsels. Zeitschr. f. Biol. **37**. 417 (1899).

[2] Vgl. z. B. v. BÄRENSPRUNG, MÜLLERS Arch. (1852) 251. — ZIMMERMANN, Deutsche Klinik (1862) 1 und (1863) 43, auch TRAUBE in seinen ersten Arbeiten. Die alte Lehre, wonach die Steigerung der Verbrennungsprozesse die Ursache der Fieberwärme sei, ist von den Physiologen nie voll anerkannt worden, wegen Mangels hinreichender Beweise, besonders seit CLAUDE BERNARDS berühmtem Versuch über die Durchschneidung des Halssympathikus, welcher einen von diesem ausgehenden Tonus der Gefäßmuskulatur dartat.

Frage zu berühren, da die Erkenntnis der Stoffwechselveränderungen für unsere Auffassung von dem Wesen des Fiebers von nicht unwesentlicher Bedeutung ist.

Es steht fest, daß in der großen Mehrzahl aller aus den verschiedensten Ursachen entstehenden Fieber im Beginne derselben die Verbrennungsprozesse gesteigert sind.[1] Auf der Höhe des Fiebers ist die Steigerung geringer und kann auch, namentlich bei langdauernden Fiebern und bei heruntergekommenen Individuen, scheinbar ganz ausbleiben, ja es können die Sauerstoffabsorption und Kohlensäureproduktion unter das gewöhnliche Niveau fallen. Im Stadium der Derferveszenz nimmt gewöhnlich die Wärmeproduktion ab und kann bei raschem Temperaturabfall sogar unter die Norm sinken.

Betrachtet man die Verhältnisse in dieser summarischen Weise,

---

[1] E. Leyden, Untersuchungen über das Fieber. Deutsch. Arch. f. klin. Med. **5**. 273 (1869). — Derselbe, Über die Respiration im Fieber. Ebenda **7**. 536 (1870). — Liebermeister, Untersuchungen über die quantitativen Veränderungen der Kohlensäureproduktion beim Menschen. Ebenda **7**. 75 (1870). — Derselbe, Über die Kohlensäureproduktion im Fieber und ihr Verhältnis zur Wärmeproduktion. Ebenda **8**. 153 und **10**. 89 u. 420 (1872). — Derselbe, Pathologie des Fiebers; Fr. Kraus, Über den respiratorischen Gasaustausch im Fieber. Zeitschr. f. klin. Med. **18**. 160 (1891). — A. Löwy, Stoffwechseluntersuchungen im Fieber und bei Lungenaffektionen. Virchows Arch. **126**. 218 (1891). — Derselbe, Die Wirkung der Kochschen Flüssigkeit auf den Stoffwechsel des Menschen. Berliner klin. Wochenschrift (1891) Nr. 4, 93. — O. Regnard, Recherches expérimentales sur les variations pathologiques des combustions respiratoires. Thèse de Paris (1878). — Fr. Kraus u. F. Chvostek, Über den respiratorischen Gaswechsel im Fieberanfall nach Infektion mit Kochscher Flüssigkeit. Wien. klin. Wochenschr. (1891) Nr. 6, 104. — Dieselben, Über den Einfluß von Krankheiten auf den respiratorischen Gaswechsel und über Sauerstofftherapie. Ebenda (1891) Nr. 33, 605. — O. Riethus, Beobachtungen über den Gaswechsel kranker Menschen und den Einfluß antipyretischer Medikamente auf denselben. Arch. f. exp. Path. u. Pharm. **44**. 239 (1900). — A. Robin u. M. Binet, Études cliniques sur le chimisme respiratoire. Arch. génér. de méd. (1896) II. 385. — Silujanoff, Zur Fieberlehre. Virchows Arch. **52**. 327. — E. Leyden u. A. Fränkel, Über den respiratorischen Gasaustausch im Fieber. Ebenda **76**. 136 (1879). — G. Colasanti, Ein Beitrag zur Fieberlehre. Pflügers Arch. **14**. 125 (1876). — D. Finkler, Über das Fieber. Ebenda **29**. 98 (1882). — A. Lilienfeld, Untersuchungen über den Gaswechsel fiebernder Tiere. Ebenda **32**. 293 (1883). — Senator, Untersuchungen über den fieberhaften Prozeß und seine Behandlung. Berlin (1873). — R. May, Der Stoffwechsel im Fieber. Zeitschr. f. Biol. **30**. 1 (1894). — L. Krehl u. M. Matthes, Wie entsteht die Temperatursteigerung des fiebernden Organismus? Arch. f. exp. Path. u. Pharm. **38**. 284 (1897). — Arloing et Laulanié, Arch. de physiol. **27**. 675.

so könnte man geneigt sein, die Steigerung der Konsumptionen als die unmittelbare Veranlassung der Erhöhung der Körpertemperatur anzusehen, und danach hätten die alten Ärzte Recht. In Wirklichkeit liegen aber die Dinge nicht so einfach. Analysieren wir den fieberhaften Prozeß etwas genauer, so sehen wir, daß in der Zeit des Temperaturanstiegs meist Frostgefühl sich einstellt und auf dieses antwortet der Organismus mit Muskelbewegungen (Zittern, Schlottern usw.). Ein großer Teil der mehrgebildeten Wärme ist auf diese Muskelkontraktionen zurückzuführen. Man findet denn auch den höchsten Sauerstoffverbrauch im Schüttelfrost. Dort kann er das $2^1/_2$fache der Norm betragen. Auch die Atem- und Herztätigkeit verursacht einen Mehrverbrauch; erstere allein kann den Sauerstoffkonsum um 40—50 Proz. erhöhen. Schaltet man den auf die vermehrte sichtbare Arbeitsleistung entfallenden Teil der Wärmeproduktion aus, so bleibt nur ein relativ geringes Plus von Wärmebildung, nämlich durchschnittlich 20—30 Proz. mit Maximalwerten von 60—70 Proz.[1] Oft beträgt er aber auch weniger,[2] bloß 5 bis 10 Proz., d. h. die Oxydationen verharren beinah auf normaler Höhe.[3] Im späteren Verlauf des Fiebers und namentlich bei längerer Dauer desselben ist die Steigerung oft gleich Null. Die Wärmebildung kann also gesteigert sein, sie ist es aber nicht immer. Warum sie es in dem einen Fall ist, in dem anderen nicht, wissen wir nicht. Vielleicht kommt es auf die Infektion an. Was dann die Steigerung zu bedeuten hat, ist uns auch unbekannt, aber soviel müssen wir daraus schließen, daß sie die Ursache der Temperaturerhöhung nicht, oder sagen wir, nicht ausschließlich sein kann.

Wären aber auch die Zersetzungen erheblich gesteigert — und im Initialstadium sind sie es ja oft tatsächlich —, so wäre damit die Fiebertemperatur noch nicht erklärt, denn wir haben ja eingangs des Kapitels gesehen, daß die Oxydationen nach starken Muskel-

---

[1] Krehl, Svenson (bei Typhus, Pneumonie) siehe S. 308 Anm. 3. — N. Zuntz, Über den Stoffwechsel fiebernder Tiere. Arch. f. (Anat. u.) Physiol. (1882) 43.

[2] May, siehe S. 366 Anm. 1. — Kraus u. Chvostek, siehe S. 366 Anm. 1. [Wien. klin. Wochenschr. (1891) Nr. 6]. — A. Löwy, siehe S. 366 Anm. 1.

[3] H. Senator, Beiträge zur Lehre von der Eigenwärme und dem Fieber. Zentralbl. f. d. med. Wissensch. (1868) Nr. 45 und Virchows Arch. **45**. 351 (1870). [Die Beobachtungen beziehen sich auf das Kaninchen.] — J. Rosenthal, Die Wärmeproduktion im Fieber. Berl. klin. Wochenschr. (1891) Nr. 32, 785 und Internationale Beiträge (Virchows Festschrift). Berlin (1891) 413.

anstrengungen um das Mehrfache der Norm, nach kopiösen, namentlich eiweißreichen Mahlzeiten, bei vollständiger Ruhe, um die Hälfte bis 60 Proz.[1] zunehmen können, und doch geht die Körpertemperatur nicht oder höchstenfalls nur um Bruchteile eines Grades in die Höhe. Selbst beim Tetanisieren ist der Temperaturanstieg nur unbedeutend. Es muß also im Fieber noch etwas anderes mitwirken. Übrigens verläuft die Temperaturhöhe mit der Intensität der Verbrennungsprozesse keineswegs parallel, diese können erhöht sein, während jene kaum die Grenzen der Norm überschreitet,[2] und umgekehrt kann es heftiges Fieber geben ohne merkliche Zunahme des Gaswechsels. COLASANTI,[3] FINKLER,[3] LILIENFELD,[3] HENRIJEAN,[4] fanden bei Tieren bei Temperaturen von über 40° einen Sauerstoffmehrverbrauch von bloß 14—22 Proz. und ROBIN und BINET[5] sahen bei einem Typhuskranken wenige Tage vor dem Tode bei einer Temperatur von 39,8° eine Sauerstoffabsorption von nur 2,26 ccm, verbunden mit einer Kohlensäureexhalation von 1,60 bis 0,50 ccm pro Kilo Körpergewicht, also bedeutend geringere Werte als im afebrilen Zustande.

Genauer als die Gesamtoxydationen ist der Eiweißverbrauch im Fieber erforscht. Es ist eine der schon am längsten bekannten und bestbegründeten Tatsachen der Fieberlehre, daß der fiebernde Organismus, bei gleicher Art der Ernährung und unter den gleichen äußeren Verhältnissen mehr Eiweiß zersetzt als der gesunde. Das ist für zahlreiche fieberhafte Krankheiten des Menschen, wie für das experimentelle Fieber der Tiere, sowohl das infektiöse als das aseptische, nachgewiesen.[6] Die Zunahme der Eiweißzersetzung

---

[1] RUBNER, Gesetze des Energieverbrauches.

[2] O. RIETHUS, siehe S. 366 Anm. 1.

[3] Siehe S. 366 Anm. 1.

[4] HENRIJEAN, Recherches sur la pathogénie de la fièvre. Rev. de méd. (1889) nov. 905 (beziehen sich auf mit Pyocyaneuskulturen infizierte Kaninchen).

[5] Siehe S. 366 Anm. 1.

[6] ALFRED VOGEL (1854), TRAUBE u. JOCHMANN, Zur Theorie des Fiebers. Deutsche Klinik (1855) Nr. 46, 511. — H. HUPPERT, Die Beziehung der Harnstoffausscheidung zur Körpertemperatur im Fieber. Archiv d. Heilkunde **7**. 1 (1867). — E. UNRUH, Über die Stickstoffausscheidung bei fieberhaften Krankheiten. VIRCHOWS Arch. **48**. 227 (1869). — HUPPERT u. A. RIESELL, Über den Stickstoffumsatz beim Fieber. Arch. f. Heilkunde **10**. 329 (1869). — NAUNYN, Kritisches und experimentelles zur Lehre vom Fieber und von der Kaltwasserbehandlung. Arch. f. exp. Path. u. Pharm. **18**. 49 (1884). — Derselbe, Für das Tier: Über das Verhalten der Harnstoffausscheidung beim Fieber. Berl. klin. Wochenschr. (1869) Nr. 4, 42. — SENATOR, siehe S. 366 Anm. 1. — MAY,

beginnt mit der Temperaturerhöhung, kann ihr aber auch vorausgehen und hört mit ihr auf oder überdauert sie. Es kommen hier je nach den Fieberursachen ganz bestimmte Unterschiede vor. Präfebriler Eiweißzerfall ist nachgewiesen für das Wechselfieber des Menschen[1] und das septische Fieber des Hundes,[2] dagegen vermißte ihn MAY[3] für die Schweinerotlaufinfektion. Auch die Größe des Eiweißumsatzes während des Fiebers richtet sich nach den Fällen und den Infektionen. Dort, wo Exsudate zerfallen, resorbiert und ausgeschieden werden, z. B. bei Pneumonie, wird er größer sein als wo das nicht der Fall, bei Scharlach oder Abdominaltyphus. Abgesehen von solchen mit dem fieberhaften Zustande als solchem nicht zusammenhängenden Erscheinungen ist der Eiweißzerfall am größten bei akuten Infektionskrankheiten junger gutgenährter Individuen; bei länger dauerndem Fieber nimmt er mit dem Sinken des Ernährungszustandes ab, verhält sich also wie die Gesamtoxydationen. Ebenso wie diese ist die Größe des Eiweißzerfalls der absoluten Höhe der Temperatur nicht proportional. Es finden sich hohe Werte für die Stickstoffausfuhr bei relativ geringer Temperaturerhöhung und umgekehrt niedere bei hoher Fieberhitze. Das kommt auch bei einer und derselben Infektionskrankheit vor, z. B. bei Typhus abdominalis. Bei Eiterungen fand SIMANOWSKY[4] dann die stärkste Harnstoffausscheidung, wenn eine Temperaturerhöhung ausblieb. Es lassen sich denn auch keine allgemeingültigen Ziffern für den Mehrverbrauch von Eiweiß in fieberhaften Zuständen angeben. Er kann 50—70 Proz. der Norm betragen, aber auch weniger. Der Ernährungszustand und die Nahrungszufuhr während des Fiebers sind natürlich von großem Einfluß.[5] Die postfebrile Stickstoffausscheidung ist besonders bei rascher Deferveszenz groß, z. B. bei Pneumonie. Auch bei Erysipel, Typhus exanthematicus ist sie nachgewiesen. Sie dauert meist einige Tage und erreicht mitunter eine

---

siehe S. 366 Anm. 1. — H. SCHIMANSKI, Der Inanitions- und Fieberstoffwechsel der Hühner. Zeitschr. f. physiol. Chemie **3**. 396 (1879). — KREHL u. MATTHES, Untersuchungen über den Eiweißzerfall im Fieber und über den Einfluß des Hungers auf denselben. Arch. f. exp. Path. u. Pharm. **40**. 430 (1898).

[1] S. RINGER, Transact. of the med. and chir. society **42**. 361.

[2] NAUNYN, Arch. f. Physiol. (1870) 159.

[3] MAY, Zeitschr. f. Biol. **30**. 1 (1894).

[4] SIMANOWSKY, Untersuchungen über den tierischen Stoffwechsel unter dem Einfluß einer erhöhten Körpertemperatur. Zeitschr. f. Biol. **21**. 1 (1885).

[5] PIPPING, Skand. Arch. f. Physiol. **2**. (1891). — HIRSCHFELD, Berl. klin. Wochenschr. (1891) Nr. 2 u. 8. — HUPPERT, siehe S. 368 Anm. 6. — LÖWY, siehe S. 366 Anm. 1. [VIRCHOWS Arch. **126**. 218 (1891)].

außerordentliche Höhe. Es können bis über 100 g Harnstoff im Tag ausgeschieden werden. NAUNYN[1] erhielt in einem Falle 168 g in 48 Stunden.

Was veranlaßt nun den vermehrten Körpereiweißzerfall? Die meisten Fiebernden befinden sich im Zustande der Unterernährung. Er könnte also hiervon herrühren. Nun läßt er sich aber durch hinreichende Ernährung nicht aufheben. Freilich durch reichliche Zugabe von Fett und Kohlehydrate gelingt es, ihn bedeutend einzuschränken. MAY[2] und andere[3] konnten ihn um über 40 Proz. herabdrücken. Auch ist bekannt, daß glykogenhaltige Tiere weniger Stickstoff ausscheiden als glykogenfreie. Vergleicht man jedoch das Verhalten eines gesunden Menschen von gleichem Körpergewicht und Ernährungszustande als wie ein Fiebernder, so sieht man, daß jener bei gleicher Kost den Stickstoffumsatz noch bedeutend mehr einschränkt als dieser,[4] und das ist gerade das Wichtige. Der Fiebernde befindet sich in bezug auf seinen Eiweißstoffwechsel in einem anderen Zustande als der Gesunde.

Nun könnte die Temperaturerhöhung als solche steigernd auf den Zerfall von Körpereiweiß wirken. NAUNYN[5] und RICHTER[6] fanden ihn beim künstlich übererwärmten Hunde und Kaninchen und SCHLEICH[7] am überhitzten Menschen gesteigert. Dasselbe stellten ARONSOHN und SACHS für die Wärmestichhyperthermie fest. KOCH[8] und SIMANOWSKI[9] vermißten zwar einen Mehrverbrauch beim überhitzten Menschen, doch hat VOIT[10] den Widerspruch aufgeklärt. Der

[1] Siehe S. 368 Anm. 6 (Arch. f. exp. Path. u. Pharm. **18**).

[2] R. MAY, siehe S. 366 Anm. 1.

[3] BAUER u. KÜNSTLE, Über den Einfluß antipyretischer Mittel auf die Eiweißzersetzung bei Fiebernden. Deutsch. Arch. f. klin. Med. **24**. 53 (1879). — G. KLEMPERER, Zeitschr. f. klin. Med. **16**. 587 (1889). — A. LÖWY, siehe S. 366 Anm. 1 [Berl. klin. Wochenschr. (1891) 93]. — S. WEBER, Arch. f. exp. Path. u. Pharm. **47**. 19 (1902). — HIRSCHFELD, siehe S. 369 Anm. 5. — PIPPING, siehe S. 369 Anm. 5.

[4] Vgl. auch S. WEBER, siehe Anm. 3.

[5] NAUNYN, Berliner klin. Wochenschr. (1869) Nr. 4 und Arch. f. Physiol. (1870) 159; vgl. auch BARTELS, Greifswalder Med. Beitr. (1865) **3**. 1.

[6] P. RICHTER, VIRCHOWS Arch. **123**. 188 (1891).

[7] G. SCHLEICH, Über das Verhalten der Harnstoffproduktion bei künstlicher Steigerung der Körpertemperatur. Arch. f. exp. Path. u. Pharm. **4**. 82 (1875). — TOPP, Über den Einfluß heißer Bäder auf den menschlichen Organismus. Inaug.-Dissertat. Halle (1893) und Therap. Monatshefte (1894).

[8] KOCH, Zeitschr. f. Biol. **19**. 447 (1883).

[9] SIMANOWSKY, siehe S. 369 Anm. 4.

[10] F. VOIT, Sitzungsber. d. Gesellsch. f. Morphol. u. Physiol. in München (1895) Heft 2.

positive Ausfall hängt mit der Unterernährung zusammen. Reichlich gefütterte Tiere schmelzen bei Überhitzung weit weniger Eiweiß ein als unterernährte. — Das ist die eben erwähnte Wirkung des Glykogengehaltes. — Nach den Beobachtungen von LINSER und SCHMIED[1] übt aber beim Menschen die Wärme einen namhaften Einfluß erst von 39° an aus; bis zu dieser Temperatur verläuft der Eiweißverbrauch wie bei normaler Körpertemperatur; erst gegen 40° hin nimmt er beträchtlich zu. Von der Erhöhung der Eigenwärme ist sonach der gesteigerte Eiweißzerfall nicht in hohem Grade abhängig, außerdem ist er im Fieber weit ausgesprochener als bei künstlicher Überhitzung[2] und macht sich schon bei viel niederer Temperatur und, was besonders wichtig ist, oft schon vor der Temperaturerhöhung geltend. Auch bleibt, wenn die Körpertemperatur durch antifebrile Mittel gewaltsam herabgedrückt wird, der gesteigerte Eiweißzerfall bestehen,[3] wie das kürzlich die Beobachtungen DEUCHERS[4] aufs neue dargetan haben.

Als Ursache des febrilen Körpereiweißzerfalls hat man wohl am ehesten das Recht, eine direkte Wirkung der Fiebererreger, eine Schädigung der Körperzellen durch Toxine anzunehmen. Freilich bietet sich hier eine Schwierigkeit, nämlich der herabmindernde Einfluß stickstoffloser Nahrung auf die Stickstoffausscheidung. Wenn Zellen geschädigt werden und ihre Bestandteile dem Zerfall anheimfallen, erscheint es zunächst nicht leicht verständlich, warum die Zufuhr nichteiweißartiger Stoffe dieser Zersetzung entgegenwirken soll. Indessen können wir uns doch vorstellen, daß die mit der

[1] P. LINSER und J. SCHMIED, Über den Stoffwechsel bei Hyperthermie. Deutsch. Arch. f. klin. Med. **79**. 514 (1904).

[2] SCHULTZE, Arch. f. exp. Path. u. Pharm. **43**. 210 (1900). — NAUNYN, Berl. klin. Wochenschr. (1869) Nr. 4. — P. RICHTER, siehe S. 370 Anm. 6. — SCHLEICH, siehe S. 370 Anm. 7. — VOIT, Sitzungsber. d. Gesellsch. f. Morphol. u. Physiol. (1895) Heft 2.

[3] Vorübergehend haben einige Autoren einen Abfall der Stickstoffausscheidung gefunden, doch war er nur von kurzer Dauer. Andere Autoren fanden eine Vermehrung. [BAUER u. KÜNSTLE, siehe S. 370 Anm. 3]. Diese Schwankungen sind wohl von sekundären Momenten [Veränderungen des Kreislaufs und Nierensekretion (?)] abhängig.

[4] P. DEUCHER, Eiweißzerfall und Antipyrese. Zeitschr. f. klin. Med. **57**. 429 (1905). Literatur über Stickstoffzerfall nach Antipyrese: GRIESINGER. Infektionskrankheiten (1864) 36. (Er fand nach Unterdrückung der Fieberanfälle durch Chinin noch eine Zeitlang die Harnstoffausscheidung vermehrt). — L. RIESS, Über Stickstoffausscheidung bei antipyretischer Fieberbehandlung. Arch. f. exp. Path. u. Pharm. **22**. 127 (1886).

Nahrung in die Zirkulation gelangenden Kohlehydrate leichter verbrennen als die in den Gewebszellen noch befindlichen Eiweißstoffe. Das stimmt mit unseren allgemeinen Ansichten über das Verhalten des zirkulierenden Körpermaterials überein. Der Verbrauch des den lädierten Zellen entstammenden Eiweißes wird nicht aufgehoben, sondern nur in die Länge gezogen. Es läßt sich in der Tat die Annahme eines toxogenen Eiweißzerfalls nicht gut umgehen. Auch bei der künstlichen Hyperthermie (durch Überhitzung) übt reichliche Zufuhr stickstofffreien Materials einen solchen Einfluß aus und doch sieht man dort die vermehrte Eiweißeinschmelzung als direkte Wirkung der erhöhten Temperatur an.

Von ganz besonderem Interesse, auch unter der Annahme eines toxischen Eiweißzerfalls, ist die Tatsache der postfebrilen Harnstoffausscheidung. Man muß einen langsamen Zerfall der geschädigten Elemente annehmen, denn von der Nierenarbeit allein kann man sie nicht abhängig machen.

Es ist eine viel diskutierte Frage, ob das gesamte Eiweißmolekül im Fieber zerfällt und den Körper verläßt oder ob das nur für den stickstoffhaltigen Anteil gilt. Das ist freilich vor der Hand noch nicht mit Sicherheit zu beantworten, weil wir eben leider den Eiweißstoffwechsel nur nach der Stickstoffausscheidung beurteilen können. Möglich ist, daß stickstofffreie Gruppen aus dem Eiweißmolekül (als Fett) zum Ansatz kommen, während die stickstoffhaltigen verbraucht und ausgeschieden werden. Doch liegt für eine solche Annahme kein zwingender Grund vor, und ganz gewiß liegt darin nichts typisches für den Fieberstoffwechsel, denn nach unseren derzeitigen Kenntnissen können Eiweißtrümmer immer wieder zum Aufbau neuer Proteïnmoleküle verwendet werden.

Es handelt sich nun um die Frage: Wie haben wir uns das Zustandekommen der fieberhaften Temperaturerhöhung zu denken? Die vermehrten Oxydationen erklären sie nicht, das sahen wir soeben. In letzter Instanz beruht die Erhöhung auf einem Mißverhältnis zwischen Wärmeproduktion und Wärmeabgabe. Solange die Abgabe geregelt ist, übt die Produktion keinen Einfluß aus, je höher diese, um so stärker ist jene. Daher steigt beim Gesunden trotz starker Muskelbewegungen oder beträchtlicher Nahrungszufuhr die Eigenwärme nicht. Im Fieber findet aber tatsächlich eine verminderte Wärmeabgabe statt.[1] Das ist direkt kalorimetrisch

[1] Traube (1863).

nachgewiesen.[1] Sie ist am ausgesprochensten im Initialstadium, zur Zeit des Temperaturanstiegs und besonders stark im Schüttelfrost. Auf der Höhe des Fiebers ist gegenüber dem fieberfreien Zustande die Abgabe zwar vermehrt, doch rührt das nur von der absoluten Temperaturerhöhung, dem größeren absoluten Unterschied zwischen Körperwärme und Außentemperatur her. Der stärker erhitzte Körper gibt durch Leitung und Strahlung bei gleichbleibender Außentemperatur mehr Wärme ab als der minder erwärmte. Trotz ihrer Vermehrung reicht aber die Abgabe nicht zum Ausgleich hin. Beim Absinken der Fiebertemperatur wächst die Wärmeabgabe beträchtlich.[2]

Wir fügen ein, daß die Verminderung der Wärmeabgabe im Fieber vorwiegend durch Einschränkung der Wasserverdunstung erfolgt, weniger durch Leitung und Strahlung.[3] Zur Zeit der Deferveszenz ist die Wasserverdunstung außerordentlich groß.

Warum vermindert sich nun aber die Wärmeabgabe? Zweifellos spielen Veränderungen in der Gefäßinnervation eine Hauptrolle. Die Hautgefäße sind im Initialstadium verengert,[4] und eine relative Blutleere stellt sich an der Körperoberfläche ein, daher auch das Kältegefühl, das Frösteln und Schauern.[5] Durch Verletzung eines bestimmten Hirnteils, des Thalamus opticus, läßt sich die Eigen-

---

[1] Traube, Cl. Bernards Versuche. (Gesammelte Werke). Marey. — C. Rosenthal, Kalorimetrische Untersuchungen über die Wärmeproduktion und Wärmeabgabe des Armes an Gesunden und Kranken. Du Bois-Reymonds Arch. (1888) 1.

[2] Zusammenfassendes Referat: Kraus, Fieberergebnisse der allgem. path. Morphologie und Physiologie von Lubarsch u. Ostertag (1895) 659 und Krehl, Die Lehre vom Fieber auf Grund der neueren Arbeiten. Zeitschr. f. allgem. Physiologie **1.** 29 (1902).

[3] E. Nebelthau, Kalorimetrische Untersuchungen am hungernden Kaninchen im fieberfreien und fieberhaften Zustand. Zeitschr. f. Biol. **31.** 293 (1895). — Krehl u. Matthes, Wie entsteht die Temperatursteigerung des fiebernden Organismus. Arch. f. exp. Path. u. Pharm. **38.** 284 (1897).

[4] Maragliano, Das Verhalten der Blutgefäße im Fieber und bei Antipyrese. Zeitschr. f. klin. Med. **14.** 309 (1888). — F. Kraus, Über die vasomotorischen Phänomene im Fieber. Wien. klin. Wochenschr. (1894) Nr. 13—15.

[5] C. Rosenthal, siehe S. 372 Anm. 2. — J. Rosenthal, Die Wärmeproduktion im Fieber. Berliner klin. Wochenschr. (1891) Nr. 32. — E. Nebelthau, siehe Anm. 3. — Gottlieb, Experimentelle Untersuchungen über die Wirkungsweise temperaturherabsetzender Arzneimittel. Archiv f. exp. Path. u. Pharm. **26.** 419 (1889). — Derselbe, Kalorimetrische Untersuchungen über die Wirkungsweise des Chinins und Antipyrins. Ebenda **28.** 167 (1891).

wärme in die Höhe treiben.[1] Eine solche Hyperthermie zeigt viel Ähnlichkeit mit dem infektiösen Fieber; auch der Eiweißzerfall ist vermehrt, wenn auch nicht so stark wie bei letzterem, sondern nur in dem Maße als der Temperaturerhöhung entspricht. Wir können annehmen, daß im Fieber Reize diese Gehirnteile treffen.

Welches sind nun aber diese Reize? Damit kommen wir zu der uns hier am meisten interessierenden Frage: In welcher Beziehung stehen die Veränderungen des Stoffwechsels zur Temperaturerhöhung? Nach der alten LIEBERMEISTERschen Theorie ist letztere das Hauptsymptom, um welches sich alle übrigen als sekundäre und von ihm abhängige Erscheinungen gruppieren, d. h. also die Temperaturerhöhung ist die Ursache der Stoffwechselveränderungen. Diese Theorie ist nicht annehmbar, weil der Stoffwechsel oft vor der Temperatursteigerung alteriert ist und die Veränderungen des Stoffwechsels den Schwankungen der Fieberhitze nicht parallel gehen. Auch verursacht die Temperaturerhöhung als solche nicht die Störungen im Abbau der eiweißartigen Bestandteile, die im Infektionsfieber beobachtet werden: in der Wärmestichhyperthermie und auch bei Wärmestauung finden sich, im Gegensatz zu jenen, nie Albumosen im Harn.[2]

Nach der Anschauung kompetenter Autoren liegt es viel näher, die Alterationen des Stoffwechsels, und zwar die Abänderungen des Eiweißabbaues, als die Ursache der Temperatursteigerung anzusehen, und zwar auf Grund der Beobachtung, daß im Infektionsfieber in der weitaus größten Mehrzahl der Fälle Eiweißspaltprodukte (Albumosen, speziell Deuteroalbumosen)[3] im Harn ausgeschieden werden und die Einbringung von solchen in die Blutbahn Temperatursteigerung veranlaßt. Freilich möchten wir die Frage aufwerfen, ob nicht sowohl die Alterationen des Stoffwechsels als die Temperatursteigerung korrelative Erscheinungen darstellen, d. h. also beide Wirkungen einer gleichen Ursache, der Infektion, sind. Wie die Infektionserreger bzw. ihre Stoffwechselprodukte (Toxine) die Gewebszellen schädigen und ihre Eiweißbestandteile zum Zerfall bringen,

[1] ARONSOHN u. SACHS, Die Beziehungen des Gehirns zur Körperwärme und zum Fieber. PFLÜGERS Arch. **37.** 232 (1885).

[2] A. MARTIN, Über den Einfluß künstlich erhöhter Körpertemperatur auf die Art des Eiweißzerfalls. Arch. f. exp. Path. u. Pharm. **40.** 453 (1898). — LINSER u. SCHMIED, siehe S. 371 Anm. 1.

[3] L. KREHL u. M. MATTHES, Über die Wirkungen von Albumosen verschiedener Herkunft, sowie einiger diesen nahestehenden Substanzen. Arch. f. exp. Path. u. Pharm. **36.** 437 (1895).

können sie auch die wärmeregulierenden Zentren (unmittelbar) lädieren. Die Frage ist um so näher liegend, als der Eiweißzerfall als solcher und das Zirkulieren von höheren Eiweißtrümmer in den Körpersäften nicht notwendigerweise zu Fieber führt. Als Beispiel führen wir die Phosphorintoxikation an.

Besitzen wir nun eine einigermaßen befriedigende Erklärung für den vermehrten Eiweißverbrauch, so steht es ganz anders mit der Steigerung der Gesamtoxydationen.

In manchen Fällen scheint der vermehrte Eiweißkonsum die gesteigerte Wärmeproduktion ganz zu decken.[1] Dort liegen die Verhältnisse einfach. Der Organismus verhält sich dann gewissermaßen wie der mit Eiweiß überernährte, er steigert seine Verbrennungen, zum Unterschied von ihm gibt er aber die mehr gebildete Wärme nicht ab. Oft scheint sogar weniger stickstofffreies Material verbraucht zu werden als im gesunden Zustand, es wird dann Fett angesetzt. Das hat SENATOR zu dem Ausspruche veranlaßt, im Fieber werde der Organismus eiweißärmer und fettreicher. Auf alle Arten von Fieber paßt das jedoch sicherlich nicht. Bei manchen ist daneben auch der Verbrauch stickstofffreien Materials gesteigert. Sicher ist das für das Glykogen erwiesen. Aber auch Fett muß herhalten. Das müssen wir daraus entnehmen, daß der Sauerstoffverbrauch größer ist, als dem Eiweißkonsum entspricht. Wie wir uns die Verbrennung der stickstofffreien Bestandteile zu erklären haben, entzieht sich unserer Beurteilung. Wir reichen über Hypothesen nicht hinaus. Ob man eine direkte Wirkung der fiebererzeugenden Ursache sehen will, muß dahingestellt bleiben. SPECK und LÖWY vertreten die Ansicht, alle diese Mehrzersetzungen rühren von mechanischen Momenten, von sicht- oder unsichtbarer Arbeitsleistung, von Muskelkontraktionen her, welche Folge von Frost, Schmerz, Abspannung oder Ermattung seien, daß sie also etwas Zufälliges, Akzessorisches, zum Wesen des Fiebers nicht Zugehöriges darstellen. Diese Annahme erscheint uns jedoch nicht genügend begründet. Auch der Kaltblüter reagiert ja auf Infektion mit Steigerung seines Sauerstoffverbrauches.[2]

Im Fieber könnte die Temperaturerhöhung als solche auf die

---

[1] F. KRAUS, siehe S. 366 Anm. 1 [Zeitschr. f. klin. Med. **18**. 160 (1891)]. — A. LÖWY, siehe S. 366 Anm. 1.

[2] L. KREHL u. F. SOETBEER, Wie gestaltet sich die Wärmeökonomie und der Gaswechsel poikilothermer Wirbeltiere unter dem Einflusse bakterieller Infektionen? Arch. f. exp. Path. u. Pharm. **40**. 275 (1898).

Oxydationen vermehrend wirken. Man hat das durch künstliche Stauungshyperthermie im Wärmekasten darzutun versucht. Am Kaninchen sah PFLÜGER[1] die Oxydationen um 6 Proz. steigen für jeden Grad, um den die Eigenwärme zunahm. Für den gesunden Menschen beobachtete WINTERNITZ[2] bei künstlicher Hyperthermie (im heißen Bade) eine Steigerung der Ruherespirationswerte um 30 bis 75 Proz. (die Steigerung auf Kosten der frequenteren Atmung abgezogen). Bei Ichthyotikern, die wegen Verhornung der Schweißdrüsen nicht schwitzen und leicht in den Zustand der Überhitzung zu versetzen sind, sahen LINSER und SCHMIED[3] bei schon mäßiger Erhitzung (auf 38°, d. h. auf eine Höhe, wo, wie wir sahen, der Eiweißzerfall noch nicht gesteigert ist) die Sauerstoffabsorption sogar um 100 Proz. steigen! Diese Werte weisen freilich schon von vornherein darauf hin, daß die Verhältnisse bei künstlicher Hyperthermie (durch Wärmestauung) anders liegen als im Fieber, denn dort steigen bei schon so geringer Temperaturerhöhung die Oxydationen in der Regel nicht so hoch an. Man geht wohl nicht fehl, wenn man für die künstliche Überhitzung einen Hautreiz annimmt, der reflektorisch — auf indirektem Wege — [„thermische Reflexdyspnoe“(?)] die Verbrennungen steigert.

Daß die Temperaturerhöhung als solche aber im Fieber die Vermehrung des Sauerstoffverbrauches allein nicht zu erklären vermag, dürfte schon daraus hervorgehen, daß die Steigerung der Oxydationen, wie schon besprochen, mit jener nicht parallel verläuft, daß sie oft schon bei relativ geringer Temperaturerhöhung beträchtlich und umgekehrt bei hoher Hyperthermie unbedeutend ist. Es sind beide Größen in weiten Grenzen voneinander unabhängig. Der Einfluß der Temperatur würde außerdem die Verhältnisse beim Kaltblüter nicht erklären.

Fassen wir unsere gesamten einschlägigen Erfahrungen zusammen, so müssen wir zugestehen, daß wir über die Ursachen der febrilen Steigerung der Verbrennungsprozesse, speziell der Oxydation der stickstofffreien Stoffe, noch nicht genügend unterrichtet

---

[1] E. PFLÜGER, Wärme und Oxydation der lebenden Materie. Sein Arch. 18. 247 (1878).

[2] WINTERNITZ, Über den Einfluß heißer Bäder auf den respiratorischen Stoffwechsel des Menschen. Klin. Jahrb. 7. 1. Vgl. auch NAUNYN, Beiträge zur Fieberlehre. Arch. f. Anat., Physiol. u. wissenschaftl. Med. (1870) 159. — SCHLEICH, siehe S. 370 Anm. 7.

[3] Siehe S. 371 Anm. 1.

sind. Ganz auffallend ist die Inkonstanz der Befunde. Sie weist darauf hin, daß eben sehr verschiedene Faktoren mitwirken, und diese streng auseinander zu halten und zu präzisieren, wird die Aufgabe der Zukunft sein. Was bisher am meisten not tut, ist ein einheitliches, in allen seinen Komponenten vergleichbares Material. Wir halten dafür, daß nur durch ausgedehnte, auf breiter Basis angelegte Untersuchungen, unter möglichster Gleichgestaltung der äußeren und inneren Verhältnisse, des Ernährungszustandes, der Nahrungszufuhr, der Gleichartigkeit der Infektions, nach Menge, Art und Virulenz der Infektionserreger, also durch vergleichende Untersuchungen im größten Maßstabe die Frage definitiv gelöst werden kann. Hierzu dürfte sich freilich nur das Tierexperiment eignen. Für den Menschen dürfte es schwer halten, in allen ihren Teilen vergleichbare, fiebernde Individuen zu erhalten.

Freilich, etwas kann nicht ausgeschlossen werden, daß nämlich, wie auch die übrigen Fiebersymptome, die vasomotorischen Phänomene, der Blutdruck, die Pulsfrequenz usw. fortwährend Schwankungen durchmachen, so auch die Oxydationskurve Elevationen und Depressionen aufweise. Das würde sich aus lange fortgesetzten Untersuchungen ergeben.

Obschon wir die qualitativen Veränderungen des Stoffzerfalls erst in dem folgenden Kapitel besprechen werden, wollen wir auf einige hierauf sich beziehende Tatsachen hier schon eingehen, weil eine Deutung des Wesens des Fiebers mit ihnen, falls wirklich welche vorkommen, zu rechnen hat. Viele Autoren, vor allem Regnard,[1] Riethus,[2] fanden das Verhältnis der ausgeatmeten Kohlensäure zum aufgenommenen Sauerstoff, den respiratorischen Quotienten $\left(\frac{CO_2}{O_2}\right)$ im Fieber außerordentlich gering, nämlich 0,5 und darunter (normal 0,7—0,8). Von der Inanition hängt das nicht ab, denn solche niedrige Werte kommen bei dieser auch nicht vor, und überdies fanden die Autoren auch so niedere Werte bei gutem Körperbestand. Hieraus schloß man, daß der fiebernde Organismus den Kohlenstoff (und Wasserstoff) der organischen Verbindungen unvollständig verbrennt. Andere Autoren[3] wollen denn auch das Verhältnis des im Harn ausgeschiedenen Kohlenstoffs zu dem auf dem gleichen Wege den Körper verlassenden Stickstoffs vermehrt

---

[1] Siehe S. 366 Anm. 1.
[2] Auch Finkler, A. Löwy, siehe S. 366 Anm. 1.
[3] A. Löwy, May, siehe S. 366 Anm. 1.

gefunden haben. Scholz[1] und Mohr[2] haben jedoch dies an einer Reihe von Fieberkranken nicht bestätigen können. Damit fällt die Annahme gröberer Änderungen im Fieberstoffwechsel dahin. Es ist anzunehmen, daß der niedere respiratorische Quotient von einer veränderten Lungenventilation abhängt und nicht tiefere Ursachen hat. Viele Autoren[3] haben denn auch eine Beeinflussung des resp. Quotienten durch das Fieber nicht nachweisen können. Die von ihnen beobachteten Schwankungen lagen im Bereiche des Normalen.

Der Ort der Wärmebildung scheint im Fieber (wie auch bei künstlichen Hyperthermien) in den Muskeln und besonders in der Leber zu sein. Das mag mit dem Glykogenschwund zusammenhängen, der am stärksten in der Leber ist und dort auch am frühesten auftritt.[4] Soweit jedoch die Wärme aus der Verbrennung stickstoffhaltiger Substanzen hervorgeht, dürften alle proteinhaltigen Zellen in Mitleidenschaft gezogen werden, freilich unter Bevorzugung einzelner Organe.

Eine wie große Rolle die Leber in der Genese des Fiebers spielt, erhellt aus der Beobachtung, daß der Grad der Hyperpyrexie anscheinend in direkter Abhängigkeit vom Glykogengehalt der Leber steht. Glykogenarme Tiere reagieren auf Infektionserreger wie auch auf andere temperaturerhöhende Mittel (Wärmestich, Einbringung von Albumosen in die Blutbahn) schwerer und nicht so stark wie glykogenhaltige.[5]

---

[1] W. Scholz, Über den Kohlenstoffgehalt des Harnes fiebernder Menschen und sein Verhältnis zur Stickstoffausscheidung. Arch. f. exp. Path. u. Pharm. **40.** 326 (1898).

[2] L. Mohr, Über den Stoffzerfall im Fieber. Zeitschr. f. klin. Med. **52.** 371 (1904).

[3] Kraus, A. Löwy u. a.

[4] E. Nebelthau, Experimentelle Beiträge zur Lehre vom Fieber und Diabetes melitus. Archiv f. exp. Path. u. Pharm. **46.** 385 (1901). — K. Hirsch, O. Müller u. F. Rolly, Experimentelle Untersuchungen zur Lehre vom Fieber. Deutsch. Arch. f. klin. Med. **75.** 265 (1903). Vgl. auch Manassein, Virchows Arch. **156.** 222. — May, Zeitschr. f. Biol. **12.** 1. — Cl. Bernard, Gesammelte Werke.

[5] Man hat einen Unterschied statuieren wollen zwischen dem Infektionsfieber und der künstlichen Hyperthermie in bezug auf ihr Verhalten dem Glykogen gegenüber. Glykogenfreie Tiere sollen sowohl auf Wärmestich wie auch auf Einbringung von Albumosen in die Blutbahn nicht mit Temperatursteigerung reagieren, wohl aber auf Bakterientoxine. Doch ist dieser Unterschied nicht durchgreifend, Senator und Richter konnten auch glykogenfreie Tiere mit dem Wärmestich überhitzen. [F. Rolly, Experimentelle Untersuchungen über Wärmestichhyperthermie mit besonderer Berücksichtigung des Glykogenstoffwechsels.

Ein eigentümliches Verhalten zeigt eine im Fieber bestehende Glykosurie (bei Diabetes melitus). Sehr oft schwindet sie, und auch nach überstandenem Fieber ist die Toleranz für Kohlehydrate größer als vorher.[1] Auch im künstlichen Pankreasdiabetes ist das für das Tier beobachtet worden (LEVY und SOCIN). Daran sind theoretische Betrachtungen geknüpft worden. Das Verhalten ist indessen nicht durchweg das gleiche, die Glykosurie schwindet nicht immer oder nimmt nicht immer ab[2] (auch bei Wärmestichhyperthermie nicht), nicht selten nimmt sie sogar zu.[3] Auch ist alimentäre Glykosurie im Fieber meistens leichter zu erzeugen als in der Norm. Jedenfalls sind vorderhand keine weittragenden Schlußfolgerungen hieraus zu ziehen.

Es ist oftmals diskutiert worden, wie das Fieber zur Infektion steht. Vielfach wird es als Reaktion des Organismus gegenüber der eigentlichen Ursache der Infektion betrachtet. Diese Vorstellung hat mit der Schwierigkeit einer Erklärung zu kämpfen, warum die verschiedenen Bakterientoxine ganz bestimmte Fieber erzeugen, verschieden nach Verlauf, Temperaturkurve, Pulsfrequenz, Blutdruck und Stoffwechselveränderungen. Wenn wir uns auf den Standpunkt stellen, daß die Fiebersymptome, die Stoffwechselveränderungen, Temperaturerhöhung usw., unmittelbar durch die Fiebererreger bedingt werden, so fällt diese Schwierigkeit dahin und eine Erklärung für die verschiedenen Fiebertypen ist gegeben. Verschiedene Ursachen haben verschiedene Wirkung.

Gilt es nun zu wissen, was für Stoffe fiebererzeugend wirken, so sind das im allgemeinen Stoffe, über deren Natur nur wenig bekannt ist. Nur soviel weiß man, daß es Substanzen mit kolloidalem Charakter sind. Aber auch andere Produkte nicht bakterieller Herkunft erzeugen Fieber, nämlich Organzerfallsprodukte (aseptisches, Resorptionsfieber). Das zeigt sich am schönsten bei

---

Deutsch. Arch. f. klin. Med. **78**. 250 (1903). Vgl. auch L. KREHL u. M. MATTHES, Untersuchungen über den Eiweißzerfall im Fieber und über den Einfluß des Hungers auf denselben. Arch. f. exp. Path. u. Pharm. **40**. 430 (1898)].

[1] NAUNYN, Der Diabetes melitus, in NOTHNAGELS Handbuch (1898) 141. — POLL, Über alimentäre Glykosurie bei fieberhaften Infektionskrankheiten. Arbeiten aus dem Städt. Krankenhaus zu Frankfurt (1896). — DE CAMPAGNOLLE, Eine Versuchsreihe über alimentäre Glykosurie im Fieber. Deutsch. Arch. f. klin. Med. **60**. 188 (1898).

[2] E. NEBELTHAU, siehe Anm. 2.

[3] P. F. RICHTER, Fieber und Zuckerausscheidung. Berl. klin. Wochenschr. (1903) Nr. 37, 841.

der paroxysmalen Hämoglobinurie, wo das Eintauchen einer Hand in kaltes Wasser indirekt einen Fieberanfall herbeiführt, dadurch nämlich, daß Erythrozyten im Plasma zerfallen. Auch Fermente (Trypsin, Pepsin, Fibrinferment) lösen Fieber aus. Soviel können wir, scheint uns, sagen, daß ein Stoff kolloidaler Natur sein muß, um Fieber zu erzeugen. Die durch kristalloide Substanzen (Kokain usw.) erzeugte Temperaturerhöhungen sind natürlich im allgemein pathologischen Sinne ebensowenig als Fieber aufzufassen, wie die durch Wärmestich erzeugte Hyperthermie.

In den fieberhaften Zuständen zeigt auch der Salzstoffwechsel Abweichungen von der Norm. Bei einer ganzen Reihe von Infektionskrankheiten (Typhus abdominalis, Pneumonie, Masern, Scharlach usw.) findet in der Fieberperiode eine Retention von Chlornatrium statt, welche dann in der Rekonvaleszenzzeit einer beträchtlichen Mehrausscheidung Platz macht. Dem Fieber als solchem ist dieses Verhalten nicht eigen, denn verschiedene Autoren[1] fanden im Malariaanfall sogar eine vermehrte Chloridausscheidung. Die Ursache der Retention ist noch nicht aufgeklärt, es herrschen verschiedene Ansichten darüber. Röhmann glaubt sie in der Umwandlung chloridarmen Organeiweißes zu chloridreichem zirkulierendem Eiweiß, Terray in der febrilen Wasserretention[2] sehen zu dürfen, während andere Autoren[3] annehmen, daß die Chloridausfuhr sich umgekehrt verhalte wie die der Phosphate, und daß Chloride dann retiniert werden, wenn durch vermehrte Phosphatausscheidung der osmotische Druck des Blutes abzunehmen droht.[3] Die bisherigen Beobachtungen wiesen darauf hin, daß die Ausscheidung der Chloride, sowie die der Phosphate[4] im Fieber großen Schwankungen unterworfen ist.

[1] Limbeck, Wien. med. Wochenschr. (1894) Nr. 50. — P. Terray, Die Veränderungen im Chlorstoffwechsel bei akuten febrilen Krankheiten (ung.). [Ref. in Malys Jahresber. **24**. 583 (1894)]. — S. Rem-Picci u. V. Caccini, Beitrag zur Kenntnis des Umsatzes der Chloride in den akuten fieberhaften Krankheiten; Untersuchungen an Malariakranken. Il Policlinico [Ref. in Malys Jahresber. **24**. 571 (1894).

[2] E. Schwarz, Phosphorstoffwechsel bei der Pneumonie. Wiener med. Blätter (1895) Nr. 49—51.

[3] A. Hijmans van den Bergh, Über die Chlorretention bei febrilen Erkrankungen (holl.). Ref. in Malys Jahresber. **31**. 764 (1901).

[4] S. Rem-Picci u. G. Bernasconi, Über die Phosphatausscheidung durch den Harn bei Malariafiebern. Il Policlinico. [Ref. in Malys Jahresber. **24**. 574 (1894).

11. Maligne Neubildungen

Eine Steigerung des Stoffzerfalls findet sich endlich bei bösartigen Neubildungen, unter welchen am genauesten das **Karzinom** untersucht ist. Die Gesamtoxydationen haben sich zwar meist als nicht gesteigert erwiesen,[1] auch bei schwerster Kachexie nicht, doch liegen die Werte hier, wie auch bei anderen Kachexien, meist an der oberen Grenze des Normalen, und auch unzweifelhafte Steigerungen sind beobachtet. SVENSON[2] hat in einem Falle von Magenkarzinom Ruhenüchternwerte von 5,1—5,3 ccm Sauerstoff pro Kilo und Minute nachgewiesen. Es ist bedauerlich, daß bisher nach dieser Richtung hin so wenig Untersuchungen vorgenommen worden sind.

Eingehender ist der Eiweißstoffwechsel untersucht. Wie im Fieber ist er deutlich gesteigert.[3] Wohl läßt er sich hier wie dort durch reichliche Zufuhr von Eiweißsparern herabsetzen, indessen ist auf die Dauer, namentlich in fortgeschrittenen Fällen, ein Eiweißgleichgewicht, geschweige denn ein Eiweißansatz nicht zu erreichen, und auch in jenen Fällen, wo das vorübergehend möglich ist, sind dazu weit größere Mengen von Eiweiß und stickstofffreien Nährstoffen erforderlich als beim Gesunden. Der Eiweißzerfall ist nicht in allen Fällen von Krebskrankheit gleichmäßig nachweisbar, es wechseln Perioden größeren mit solchen geringeren Eiweißschwundes, auch ist er bei rasch wachsenden Tumoren größer als bei langsam zunehmenden.[4]

---

[1] F. KRAUS, Über den Einfluß von Krankheiten, besonders von anämischen Zuständen, auf den respiratorischen Gaswechsel. Zeitschr. f. klin. Med. **22**. 465 (1893). — Derselbe, Wien. med. Wochenschr. (1903) Nr. 1.

[2] SVENSON, siehe S. 308 Anm. 3.

[3] FR. MÜLLER, Stoffwechseluntersuchungen bei Krebskranken. Zeitschr. f. klin. Med. **16**. 496 (1889). — G. KLEMPERER, Über den Stoffwechsel und das Coma der Krebskranken. Berl. klin. Wochenschr. (1889) Nr. 40. — Derselbe, Stoffwechselversuche an Krebskranken. Charité-Annalen **16**. 138 (1891). — H. GÄRTIG, Untersuchungen über den Stoffwechsel in einem Fall von Carcinoma oesophagi. Inaug.-Dissertat. Berlin (1890). — G. CLOWES, W. FRIESBIE und H. GLOSSER, Studies in cancer metabolism. 5. ann. rep., Cancer Lab. New-York State Dept. of health (1903—1904).

[4] In jüngster Zeit hat E. ARONSOHN [Vorkommen und Bedeutung des erhöhten Eiweißumsatzes im Fieber und in fieberlosen Zuständen. - Verhandl. des 23. Kongr. f. inn. Med. 390 (1906) und: Kritische Untersuchungen zur Lehre vom erhöhten Eiweißstoffwechsel. Zeitschr. f. klin. Med. **61**. 153 (1907)] an der Hand der schon vorliegenden Beobachtungen aus der Literatur nachzuweisen

Die Abmagerung der Karzinomkranken rührt außerdem von der gleichzeitig bestehenden Inanition her und diese ist oft eine Folge des Sitzes des Karzinomes, indem dadurch die Nahrungszufuhr behindert wird (Oesophagus-Pyloruskarzinom). Wie sehr die Inanition in Betracht kommt, lehren die Fälle, wo es gelang, das mechanische Hindernis zu beheben und wo dann bei wieder gesteigerter Nahrungszufuhr der Ernährungszustand sich hob.[1] In anderen Fällen ist die Inanition eine Folge des Appetitmangels und der oft hochgradigen Abneigung gegen Nahrung. Auch das die Karzinome oft begleitende Fieber[2] trägt zum vermehrtem Eiweißzerfall bei. Indessen ist die Hauptursache der Eiweißeinschmelzung in dem Karzinom selbst zu suchen. Was die Ursache derselben anbelangt, so hat man an eine toxische Wirkung, ausgehend von den Tumoren entstammenden Stoffwechselprodukten gedacht. Diese Annahme ist wohl nicht zu umgehen, doch ist über die Art dieser Gifte und ihre Wirkungsweise nichts bekannt. Versuche nach dieser Richtung fehlen nicht, indessen haben sie zu keinem sicheren Resultate geführt. FELTZ[3] hat nachgewiesen, daß der Harn von Karzinomatösen, wenn er Tieren subkutan injiziert wird, giftigere Eigenschaften besitzt, als der gesunder Menschen. Doch hängt die „Giftigkeit“ des Harnes bei subkutaner Einspritzung von zu vielerlei Faktoren ab, als daß hierauf viel Gewicht zu legen sei. Auch die Beobachtung KLEMPERERS,[4] welcher das einem Krebskranken durch Aderlaß entnommene Blutserum Hunden injizierte und danach eine viel stärkere Stickstoffausscheidung beobachtete als bei Injektion

---

versucht, daß beim reinen, nicht komplizierten Karzinom der Eiweißzerfall nicht gesteigert sei, und daß die gefundenen Steigerungen von okkulten Fieberbewegungen herrühren. Wir lassen diese Frage zur Diskussion bis eingehendere Untersuchungen hierüber angestellt sind.

[1] HAMPELN, Zur Symptomatologie okkulter visceraler Karzinome. Zeitschr. f. klin. Med. **8**. 221 (1884). — Derselbe, Über intermittierendes Fieber im Verlauf des Magenkarzinoms. Ebenda **14**. 556 (1888). — M. FREUDWEILER, Statistische Untersuchungen über Fiebererscheinungen bei Karzinom innerer Organe. Deutsch. Arch. f. klin. Med. **64**. 544 (1900).

[2] FR. MÜLLER, siehe S. 320 Anm. 6. — v. LEYDEN, Verhandl. des 8. Kongr. f. inn. Med. 408 (1889). — KLEMPERER, Untersuchungen über den Stoffwechsel und die Ernährung in Krankheiten. Zeitschr. f. klin. Med. **16**. 581 (1889).

[3] FELTZ, Essai expérimental sur le pouvoir toxique des urines pathologiques non fébriles. Compt. rend. **104**. (1877).

[4] KLEMPERER, Diskussion zu dem Vortrag FR. MÜLLERS: Stoffwechseluntersuchungen bei Karzinomkranken. Verhandl. des 8. Kongr. f. inn. Med. 404 (1889).

von Blutserum eines Gesunden, dürfte noch weiterer Prüfung bedürftig sein.

Der Ort des krankhaft gesteigerten Eiweißumsatzes ist wie beim Fieber vorwiegend in der Muskulatur zu suchen, darauf weisen die ausgedehnten Verfettungsprozesse in derselben hin.[1] Daß vorwiegend Organeiweiß im Gegensatz zum zirkulierenden Eiweiß eingeschmolzen wird, hat man aus der verminderten Chloridausscheidung entnommen. Doch ist diese bei Karzinomen nicht durchwegs beobachtet worden, mitunter sogar eine Vermehrung. Oft ist gewiß ein Darniederliegen der Nierentätigkeit daran schuld, denn mit vermehrter Wasserausscheidung nimmt die Kochsalzausfuhr zu. In anderen Fällen mag die Ursache im Zerfall des Tumors liegen, an dessen exulzerierender Oberfläche chlorhaltiges Sekret abgeschieden wird. Parallel mit der Stickstoffausscheidung ist die des Phosphors meist gesteigert, als Zeichen vermehrten Gewebszerfalls.

---

[1] Ebstein, Über Magenkrebs. Volkmanns klin. Vortr. Nr. 87, H. v. Millbacher, Deutsch. Arch. f. klin. Med. **30**. 318 (1882), Cohnheim, Vorlesungen über allgemeine Pathologie **1**. 551.

XII

Die Abänderungen des Eiweißauf- und -abbaues

Die genaue Kenntnis der Abänderungen des Eiweißauf- und -abbaues setzt natürlich die des Verlaufs der normalen Prozesse voraus und eine Darlegung der pathologischen Verhältnisse müßte mit diesen beginnen und sie zum Ausgangspunkt nehmen. Mit einer solchen Erörterung wären wir aber bald zu Ende, denn über den normalen Verlauf der Dinge, über die Umwandlung und den allmählichen Abbau des Eiweißes im gesunden Organismus wissen wir so gut wie nichts. Wir schließen sogar vielfach erst von den pathologischen Verhältnissen auf das Normale zurück und gestalten unsere Vorstellungen nach jenen.

Wir haben Grund anzunehmen, daß das Eiweißmolekül in den Geweben einen ähnlichen (nicht identischen) Abbau erfährt, wie unter der Einwirkung der Verdauungssäfte, d. h. daß daraus Albumosen, Peptone und schließlich die einfachen „präformierten" Atomgruppen hervorgehen. Letztere können natürlich auch direkt abgesprengt werden, ohne erst die „Albumosenstufe" durchzulaufen, wie das auch für die Darmspaltung bekannt ist. Lassen sich die Erfahrungen an aseptisch aufbewahrten Gewebsstücken (Autolyse) auf das Leben übertragen, und mit einer gewissen Einschränkung ist das gewiß der Fall, so dürfen wir annehmen, daß die Produkte der Autolyse im normalen intermediären Stoffwechsel auftreten. Tatsächlich begegnet man ihnen im pathologischen Eiweißabbau und aus diesen und ähnlichen Erfahrungen müssen wir entnehmen, daß, wie wir schon einmal hervorgehoben haben, unter qualitativen Veränderungen des Stoffabbaues nicht verstanden werden muß, daß der Abbau in neue qualitativ verschiedene Bahnen geleitet wird, sondern daß auf irgend einer Stufe der Abtragung die analytische Arbeit stehen bleibt und Stoffe als Endprodukte zum Vorschein kommen, die für gewöhnlich vergänglich sind und alsbald nach ihrer Entstehung weiter zerlegt werden. Es handelt sich also nicht um eigentliche qualitative Veränderungen. Da nun aber der Ausdruck sich eingebürgert hat, behalten wir ihn bei.

Bevor wir uns über den Eiweißabbau verbreiten, soll der **Aufbau des Eiweißes** ins Auge gefaßt werden, denn er ist für den Pathologen ebenfalls von Interesse, da Veränderungen auch nach dieser Richtung hin denkbar sind.

Es ist eine der auffallendsten Erscheinungen der Biologie, daß der tierische und menschliche Organismus, trotzdem er sein Eiweiß nicht wie die Pflanze selbst aus seinen Elementen aufbaut, sondern als solches schon fertig aufnimmt und in der Form der verschiedenst zusammengesetzten Nahrungsproteide zugeführt bekommt, stets die gleiche Zusammensetzung aufweist. Die Forschung hat im letzten Dezennium dargetan, daß die zahlreichen Eiweißarten des Tier- und Pflanzenreiches chemisch sehr verschieden aufgebaut sind. Sie lassen sich alle auf hydrolytischem Wege, d. h. unter Wasseraufnahme, in eine relativ geringe Anzahl von Produkten mit niederem Molekulargewicht zerlegen, die in den verschiedenen Eiweißarten in wechselnder Menge vertreten sind und von welchem mitunter einzelne auch ganz fehlen können. Da der Organismus in seinen Säften und Organen stets die gleichen Proteine birgt, so erfolgt hieraus, daß er selbst die genossenen Eiweißarten in seine spezifischen Säfte- und Organeiweiße umwandelt. Und da es nun durch das Experiment erwiesen ist, daß im Innern des Darmkanals die Proteine in die erwähnten „Bausteine“ (Aminokörper) zerfallen, jenseits der Darmwand aber diese Stoffe nicht mehr oder wenigstens nicht in nennenswerter Menge zu treffen sind,[1] nimmt man an, daß schon die Darmwand die spezifischen Bluteiweißstoffe herstellt, d. h. die einzelnen Kerne des abgebauten Nahrungseiweißes in der für das Blut charakteristischen Menge und Anordnung zusammenfügt.

Nicht alle Autoren schließen sich jedoch dieser Meinung an und tatsächlich ist sie direkt nicht erwiesen. Cohnheim,[2] Embden und Knoop[3] konnten eine Rückverwandlung in Eiweiß nicht nach-

[1] F. Kutscher u. J. Seemann, Zur Kenntnis der Verdauungsvorgänge im Dünndarm. Zeitschr. f. physiol. Chem. **34**. 528 (1902); II. Mitteilung ebenda **35**. 432 (1902).

[2] O. Cohnheim, Die Umwandlung des Eiweiß durch die Darmwand. Zeitschrift f. physiol. Chem. **33**. 451 (1901). — Derselbe, Weitere Mitteilungen über das Erepsin. Ebenda **35**. 134 (1902).

[3] G. Embden u. F. Knoop, Über das Verhalten der Albumosen in der Darmwand und über das Vorkommen von Albumosen im Blute. Hofmeisters Beitr. **3**. 120 (1902).

weisen. Kutscher und Seemann[1] machten das Vorkommen von aus mehreren Aminosäuren zusammengesetzten Verbindungen (Polypeptiden) in der Darmwand wahrscheinlich. Man könnte hier an einen synthetischen Prozeß denken, doch ist die Wahrscheinlichkeit nicht ausgeschlossen, daß es sich bloß um die Resorption fertiger, nicht abgebauter Polypeptide aus dem Darminhalt handelt. Ein synthetischer Wiederaufbau in der Darmwand ist dadurch jedenfalls nicht erwiesen. Auch auf das Vorkommen von Albumosen im Blut ist von mehreren Autoren hingewiesen worden.[2] Die Mengen sind freilich klein; bei der Geschwindigkeit des Blutstromes und dem regen Austausch zwischen der Blutflüssigkeit und den Geweben kann aber selbst bei sehr geringem und sogar einem unseren dermaligen Untersuchungsmethoden sich entziehenden Prozentgehalt des Blutes ein namhafter Transport aus der Darmwand in die Gewebe stattfinden. Joachim[3] hat gefunden, daß im Blut 2—16 Proz. des Gesamtstickstoffs in Verbindungen vorkommen, die nicht den Charakter koagulablen Eiweißes haben.

Aus all diesen Beobachtungen ergibt sich, daß die Darmwand, wenn überhaupt, jedenfalls nicht die einzige Stätte der Regeneration von Eiweiß aus dessen Spaltprodukten ist. Man hat daher mit Recht an eine Mitbeteiligung der Leber gedacht. Manche Tatsachen sprechen hierfür. In einem Fall von Pfortaderthrombose, bei dem also das der Darmwand entströmende Blut die Leber nicht passieren konnte, fand Joachim sogar 42 Proz. des Stickstoffs in nicht eiweißartiger Bindung, und bei vollständiger Pfortaderthrombose wiesen Schulz[4] und Müller in der Aszitesflüssigkeit 14—18 Proz. des Stickstoffs in dieser Form nach.

In welchem Umfang der Abbau im Darmkanal erfolgt, d. h. ob das gesamte Eiweißmolekül in seine Spaltprodukte zerfällt, bevor es in den Säftestrom übergeht, oder ob auch höhere Komplexe (Albumosen, Peptone) resorbiert werden, entzieht sich einstweilen unserer Beurteilung. Wäre ersteres der Fall, dann müßte der Organismus auf seinem Eiweißbestande verharren, wenn ihm die Spaltprodukte

---

[1] Siehe S. 385 Anm. 1.

[2] Siehe S. 385 Anm. 3 und L. Langstein, Über das Vorkommen von Albumosen im Blute. Hofmeisters Beiträge **3**. 373 (1902).

[3] J. Joachim, Über die Eiweißverteilung in menschlichen und tierischen Körperflüssigkeiten. Pflügers Arch. **93**. 558 (1903).

[4] O. Schulz u. L. R. Müller, Klinische, physiologische und pathologisch-anatomische Untersuchungen an einem Fall von hochgradigem Aszites bei Pfortaderthrombose. Deutsch. Arch. f. klin. Med. **76**. 544 (1903).

an Stelle des intakten Eiweißes gereicht werden. LÖWI[1] hat bei einem Hunde durch Fütterung mit einem abiureten Trypsinverdauungsgemisch Stickstoffansatz erzielt, wenngleich eine auf den Stickstoffgehalt bezogene größere Menge von Verdauungsprodukten dazu erforderlich war, als von Fleisch. Auch ABDERHALDEN und RONA[2] erreichten Stickstoffansatz unter ähnlichen Bedingungen. Doch ist es durch die Versuche LÜTHJES[3] fraglich geworden, ob diese Stickstoffretention als Eiweißansatz zu betrachten ist, d. h. also, ob Eiweißsynthese im Tierkörper überhaupt zustande kommt. Es scheinen vielmehr, wenn wir uns der Auffassung LÜTHJES anschließen, Amidokörper sich mit Kohlehydraten zu verketten und in dieser Form im Organismus zurückzubleiben. Eine totale Hydrolyse des Eiweißes, d. h. auch der Polypeptide, findet auf jeden Fall nicht statt,[4] denn aus einem solchen Zersetzungsgemisch vermag, nach dem übereinstimmenden Ergebnis aller Versuche, der Organismus seinen Stickstoffbedarf nicht zu bestreiten.

Um auf die Frage der Eiweißsynthese zurückzukommen, hat die Annahme mehr Wahrscheinlichkeit für sich, daß auch höhere Komplexe, Albumosen und Peptone, zur Resorption gelangen, und daß aus ihnen, namentlich aus ersteren, der Organismus seine spezifischen Eiweißarten aufbaut.[5]

Aus dem Blut entnehmen die Zellen das Eiweiß und machen daraus die spezifischen Organproteine. Ob diese Ummodelung wieder

---

[1] O. LÖWI, Über Eiweißsynthese im Tierkörper. Arch. f. exp. Pathol. u. Pharm. **48**. 303 (1902).

[2] E. ABDERHALDEN u. P. RONA, Über die Verwertung der Abbauprodukte des Kaseins im tierischen Organismus. Zeitschr. f. physiol. Chem. **44**. 198 (1905). Siehe auch: Dieselben, Fütterungsversuche mit durch Pankreatin, durch Pepsinsalzsäure plus Pankreatin und durch Salzsäure hydrolisiertem Kasein. Ebenda **42**. 528 (1904). — V. HENRIQUES u. C. HANSEN, Über Eiweißsynthese im Tierkörper. Ebenda **43**. 417 (1905).

[3] H. LÜTHJE, Zur Frage der Eiweißsynthese im tierischen Körper. Verhandl. d. 23. Kongr. f. inn. Med. 440 (1906).

[4] Vgl. E. ABDERHALDEN, Abbau und Aufbau der Eiweißkörper im tierischen Organismus. Zeitschr. f. physiol. Chem. **44**. 17 (1905) (Habilitationsschrift 1904).

[5] Der Körper vermag sowohl mit Protalbumose als auch mit Heteroalbumose [an Ratten dargetan von V. HENRIQUES u. C. HANSEN, Läßt sich durch Heteroalbumosen Stickstoffgleichgewicht im tierischen Organismus herstellen? Zeitschr. f. physiol. Chem. **48**. 383 (1906)] seinen Stickstoffbedarf zu decken. Bezüglich der eiweißparenden Wirkung der einzelnen Eiweißkomponenten vgl. V. HENRIQUES u. C. HANSEN. Weitere Untersuchungen über Eiweißsynthese im Tierkörper. Zeitschr. f. physiol. Chem. **49**. 113 (1906).

auf ähnlichem Wege geschieht wie im Darm resp. in der Darmwand oder der Leber, darüber wissen wir noch nichts.

Es ist nun die Frage erörtert worden, ob es nicht gelingt, auf künstlichem Wege durch einseitige Zufuhr eines körperfremden, in seinem Bau von den Körpereiweißstoffen abweichenden Proteins den Organismus dazu zu führen, die Zusammensetzung seiner Eiweißstoffe zu ändern und dem Nahrungseiweiß entsprechend zu modifizieren, also allgemein gesprochen, ob es nicht möglich sei, den synthetischen Prozeß der Eiweißbildung zu beeinflussen. Eine solche Möglichkeit wäre für die Pathologie von größter Bedeutung. ABDERHALDEN und SAMUELY,[1] welche diese Frage in Angriff nahmen, verfütterten einem Pferde, dem sie ein größeres Quantum Blut durch Aderlaß entnommen hatten, Gliadin, ein durch seinen hohen Gehalt an Glutaminsäure ausgezeichnetes Protein, und prüften danach, ob das Serumeiweiß einen entsprechend höheren Gehalt an Glutaminsäure aufwies. Der Versuch fiel negativ aus. Das Serumeiweiß hatte nach wie vor die gleiche Zusammensetzung.

Wenn nun die Beeinflussung schon der Bluteiweißstoffe nicht möglich ist, so ist auf jeden Fall die der spezifischen Zelleiweiße, die aus dem Blute hervorgehen, noch weit weniger zu erwarten. Wir glauben in der Tat nicht, daß es gelingen dürfte, das an bestimmte Lebensfunktionen so eng angepaßte, mit ganz spezifischen, auf das schärfste zugespitzten Verrichtungen betraute Körpereiweiß, das an Millionen von Individuen durch Generationen hindurch trotz unendlicher Mannigfaltigkeit der Nahrung sich in seiner Eigenart streng erhält, einer nach dieser Richtung tendierenden Veränderung zuzuführen. Wenn das für das Fettgewebe möglich ist, so handelt es sich dort eben um totes Gewebe, einen zum unmittelbaren Verbrauch bestimmten Zelleinschluß, nicht aber um einen mit vitalen Eigenschaften begabten Stoff. Fehlt ein für den molekularen Aufbau des Eiweißes notwendiger Radikal, so dürfte nach unsern chemischen und biologischen Begriffen weit eher die Synthese des gesamten Moleküls ausbleiben und das unfertige Molekül in Zerfall geraten, als daß ein neues, sonst nicht vorhandenes Produkt entsteht.

Nur eine Beobachtung mit positivem Ergebnis gehört hierher. WEISS[2] konnte aus Eiern von Hühnern, die mit Früchten gefüttert

---

[1] E. ABDERHALDEN u. F. SAMUELY, Beitrag zur Frage nach der Assimilation des Nahrungseiweiß im tierischen Organismus. Zeitschr. f. physiol. Chem. **46**. 193 (1905).

[2] O. WEISS, Die Darstellung einer Methylpentose aus Hühnereiweiß. Chem. u. med. Untersuchungen. Festschr. f. JAFFÉ 457 (1901).

waren, welche ein methylpentosanhaltiges Glykosid [Xanthorhamin (Rhamnetinrhamnosid)] enthalten, methylpentosanhaltiges Ovalbumin gewinnen. Hier ist also der fremde Kohlehydratkomplex in das Eiweißmolekül eingetreten. Hat es aber die Stelle des Glukosamins eingenommen? — Aber auch dann bliebe immer noch der Einwand, daß es sich hier um eine „prosthetische“ Gruppe, nicht um den Molekülkörper selbst handelte. Wir möchten hieraus einstweilen nicht zu weitgehende Folgerungen ziehen.

Anderseits hat man versucht, durch einseitigen Abbau die chemische Eigenart des Körpereiweißes abzuändern. Auch das ist in pathologischer Hinsicht von größter Bedeutung. Kraus[1] hat die Frage zuerst in Angriff genommen. Er fand bei mit Phlorhizin vergifteten weißen Mäusen die Körpersubstanz an Leucin verarmt. Wenn nun hiergegen der Einwand gewiß nicht unberechtigt ist, daß die angewandte Methode keineswegs quantitativ arbeitet, und das Auskristallisieren von Leucin von mehr oder minder zufälligen Faktoren abhängt, so dürfte doch der auffallend große Ausschlag keinen Zweifel an der Richtigkeit des Befundes lassen. Einen andern Einwand möchten wir aber erheben. Durch das Gift ist die Leibesmasse in globo verändert worden und in der Tat mag Leucin daraus abgespalten worden sein, es frägt sich aber, ob das nicht bloß einen Teil des Eiweißbestandes betrifft unter Intaktlassen des übrigen Teiles, dessen Integrität dann durch die Vermischung mit der unveränderten Fraktion bei der gewählten Methodik verdeckt wird. Und insbesondere frägt es sich, ob der zurückgelassene Rest der arrodierten Moleküle wirklich dem nativen Eiweiß in biologisch-chemischem Sinne gleichkommt, d. h. ob es mit den Eigenschaften des lebenden (arteigenen) Körpereiweißes als voll ausgestattet zu betrachten ist. Dieser Punkt ist ein sehr wesentlicher. Wenn das Eiweißmolekül in seiner Zusammensetzung so labil wäre und sich in seinem Bau so leicht modifizieren ließe, so wäre es schwer verständlich, wie es an seiner Eigenart durch die ganze Spezies hindurch so streng festhielt. Was wir von der Beeinflussung auf synthetischem Wege soeben gesagt, trifft auch voll für die Beeinflussung in der Richtung des Abbaues zu.

Wir glauben auch nicht, daß eine solche Abartung von bleibendem Bestande sei, vielmehr ist anzunehmen, daß bei Überstehung der (Phlorhizin)-Vergiftung die Tiere ihre ursprüngliche Eigenart wieder-

[1] F. Kraus, Phlorhizindiabetes und chemische Eigenart. Deutsche med. Wochenschr. (1903) Nr. 14, 237.

erlangt hätten. Es dürfte die Spezies und das Individuum ebenso sehr an ihrer chemischen Eigenart festhalten, wie sie an ihrem morphologischen Bau festhalten, und bekanntlich läßt sich dieser nicht durch äußere Einwirkungen, selbst wenn sie Generationen hindurch fortbestehen, beeinflussen. Der Artbildung ist man experimentell noch nicht beigekommen.

Umber[1] hat bei durch Inanition und Fütterung mit benzoesaurem Natrium „glykokollarm" gemachten Tieren das Verhältnis des Kohlenstoffs zum Stickstoff geringer gefunden, als bei gut genährten Individuen und zieht hieraus den Schluß auf eine Verarmung des Eiweißmoleküls „an zuckerbildenden Gruppen". Indessen kann ein Beweis für eine „Entartung des Eiweißes" in diesem Befunde nicht gesehen werden.[2] Wir möchten daraus nur entnehmen, daß die gesamte Tiermasse kohlenstoffärmer geworden, nicht aber der Eiweißbestand selbst. Der wechselnde Gehalt an Glykogen, um nur diesen wichtigsten Bestandteil zu nennen, ist ein zu unübersichtlicher, um von dieser Seite vor Täuschungen gesichert zu sein. Die Untersuchung der Gesamtmasse erscheint uns zu dem gewünschten Aufschluß wenig geeignet, weit sicherere Resultate würde die Beobachtung an einzelnen Eiweißstoffen geben. Auch der Nachweis, daß die Aminosäuren in ungleichem Mengenverhältnis in der Körpermasse der Versuchstiere und der Kontrolltiere verteilt sind, ist nicht eindeutig, da die verschiedenen Körpereiweiße ungleich reich sind an Aminoverbindungen bestimmter Art, und durch das Wegfallen ganzer Moleküle schon allein das Verhältnis verschoben wird.

Nur unter pathologischen Verhältnissen, unter Bedingungen und durch Mittel, die wir noch nicht aufzudecken vermocht haben, ist es dem Organismus möglich, die Bildung abnormer Proteinstoffe zu bewirken. Ein solcher Eiweißstoff ist beispielsweise das **Amyloid.** Dieses stellt ein unter normalen Verhältnissen nicht vorkommendes, in seinem Bau von den übrigen Körperproteinen abweichendes Eiweiß dar, das am ehesten Ähnlichkeit mit den Histonen und Protaminen hat, insofern es reich an basischen Bestandteilen ist.

---

[1] F. Umber, Über Abänderung chemischer Eigenart durch partiellen Eiweißabbau im Körper. Berl. klin. Wochenschr. (1903) Nr. 39, 885.

[2] Desgleichen ist die Abnahme des Kohlehydratgehaltes im Bluteiweiß, welche F. Blumenthal [Zum Abbau der Eiweißkörper im Hunger. Deutsche med. Wochenschr. (1903) Nr. 25, 437] bei Hunger- und Phlorhizintieren beobachtet haben will, nicht genügend gestützt, da der Autor den Gehalt an Zucker nur nach dem Ausfall der Intensität der Farbenreaktion bestimmte.

Die voneinander etwas abweichenden Formen, wie Aorten-, Milz- und Leberamyloid, stellen verschiedene Phasen der Metamorphose dar, die mit der Bildung des typischen, ausgeprägten Leberamyloids ihr Ende erreicht (NEUBERG). Wie der sonst körperfremde Eiweißstoff zustande kommt, welche chemischen Prozesse ihm zur Entstehung verhelfen, ist nicht bekannt. Wir befinden uns hier vor ähnlichen Rätseln, wie die Morphologie, wenn sie der Genese bösartiger Neubildungen nachspürt. Dort handelt es sich um einen morphologischen Auswuchs nach abnormer Seite hin, hier um eine Abweichung chemischer Art von den normalen Bahnen.

Zu dieser Kategorie von Stoffen gehören noch manche in pathologischen Neubildungen vorkommende Eiweiß- und verwandte Stoffe, die jedoch chemisch noch nicht genügend charakterisiert sind. Wir denken an die Proteine der Karzinom-, Sarkom-, Chloromzellen und andere mehr. In Rundzellensarkomen und Karzinomen kommen ebenfalls basische Proteinstoffe vor, ebenso scheint Krebsgewebe nukleoproteidreicher zu sein als andere (normale) Gewebe.[1] Es ist aber auf diesem Gebiet leider noch sehr wenig geforscht.

Als weitere Eiweißabarten sind die Pigmente, nämlich die unter dem Namen der Melanine bekannten, zu nennen. Wir werden sie in einem späteren Abschnitt gesondert besprechen.

Einen ferneren, sonst körperfremden Stoff stellt der von BENCE-JONES[2] im Jahre 1847 im Urin aufgefundene und nach ihm benannte Eiweißkörper, der vielfach für eine Albumose gehalten wurde und in der Tat einige Albumosencharaktere aufweist, der sich aber doch hinreichend von dieser Körperklasse unterscheidet, um nicht als Albumose aufgefaßt zu werden. Wir wollen, da er schon genauer untersucht ist, etwas näher auf ihn eingehen.

Die Gegenwart des **BENCE-JONESschen Körpers** im Blut und im Harn, wo er zuerst und lange Zeit ausschließlich nachgewiesen wurde, ist an Erkrankungen eines bestimmten Gewebes, nämlich des Knochenmarkes, gebunden. In der Mehrzahl der Fälle handelt es sich um multiple Myelome, richtiger myelogene Sarkome, vorwiegend des Rumpfskelettes. Er kommt aber auch bei andern Geschwülsten des Knochenmarkes vor und ebenso ist er bei diffuser lymphoider

[1] C. NEUBERG u. R. MILCHNER, Über das Verhalten der Kohlehydrate bei der Autolyse und zur Frage nach der Bindung der Kohlehydratgruppe in den Eiweißkörpern. Berl. klin. Wochenschr. (1904) 41.

[2] H. BENCE-JONES, Über einen neuen aus dem Harn eines an Knochenerweichung leidenden Mannes. Annalen d. Chem. u. Pharm. (1848) 97. — Derselbe, Philos. transact. of the Royal Soc. London (1848) 1. 55.

Hyperplasie des Knochenmarkes[1] gefunden worden. Bemerkt muß aber werden, daß er bisher nur bei Krankheiten getroffen wurde, die das Knochenmark befielen.[2] Die für Osteomalacie gehaltenen Erkrankungen erwiesen sich bei genauer Untersuchung als Knochenmarkserkrankungen.[3]

Der Körper ist in saurer Lösung in der Siedehitze nicht gerinnbar, dagegen fällt er bei Erwärmung auf 50° bis 60° flockig aus. Erwärmt man die Lösung über diesen Hitzegrad hinaus, so wird sie wieder vollständig klar.[4] Diese Eigenschaft ist es, welche KÜHNE[5] den Stoff für eine Albumose halten ließ, für deren Charakter außerdem sein Verhalten gegenüber andern Fällungsmitteln sprach. So zeigt auch das durch Ferrocyankalium und Essigsäure, Pikrinsäure, Salpetersäure u. a. erhaltene Präzipitat die Fähigkeit, in der Siedehitze sich aufzulösen. Am nächsten glaubte man ihn der Heteroalbumose stellen zu dürfen, doch zeigt er davon, wie aus den analytischen Untersuchungen namentlich MAGNUS-LEVYS[6] hervorgeht, bemerkenswerte Unterschiede, so z. B. die Verteilung des Stickstoffs im Molekül,[7] die den fraglichen Körper weit näher dem Serumglobulin und Eieralbumin rücken, als einer Verdauungsalbumose,

[1] S. ASKANAZY, Über die diagnostische Bedeutung der Ausscheidung des BENCE-JONESschen Körpers durch den Harn. Deutsch. Arch. f. klin. Med. **68**. 34 (1900). — F. VOIT u. H. SALVENDI, Zur Kenntnis der BENCE-JONESschen Albuminurie. Münch. med. Wochenschr. (1904) Nr. 29, 1281.

[2] J. CORIAT, [The occurence of the BENCE-JONES Albumin in a pleuritic effusion. Amer. Journ. of Med. Sciences (Oct. 1903)] will den Körper in einem Falle im Pleuraerguß nachgewiesen haben. Ob hier Knochenmarkserkrankung nebenbei bestanden hat, ist aus dem Referat, dessen Original mir nicht zugänglich war, nicht ersichtlich.

[3] G. JOCHMANN u. O. SCHUMM, Typische Albumosurie bei echter Osteomalacie. Münch. med. Wochenschr. (1901) Nr. 34, 1340 und dieselben, Zur Kenntnis des Myeloms und der sogenannten KAHLERschen Krankheit. Multiple Myelome mit BENCE-JONESscher Albumosurie. Zeitschr. f. klin. Med. **46**. 445 (1902).

[4] Diese Eigenschaft gilt streng nur für eine wäßrige Lösung des Körpers. Im Harne tritt oft nur eine partielle Klärung in der Siedehitze ein (Erklärung siehe weiter unten).

[5] W. KÜHNE, Über Hemialbumose im Harn. Zeitschr. f. Biologie **19**. 209 (1883). — W. KÜHNE u. R. CHITTENDEN, Über Albumosen. Ebenda **20**. 11 (1884).

[6] A. MAGNUS-LEVY, Über den BENCE-JONESschen Eiweißkörper. Zeitschr. f. physiol. Chem. **30**. 200 (1900). Vgl. auch LINDEMANN, Zur Kenntnis des BENCE-JONESschen Eiweißkörpers. Deutsch. Arch. f. klin. Med. **81**. 114.

[7] F. REACH, Ein Beitrag zur Kenntnis der BENCE-JONESschen Albuminurie. Deutsch. Arch. f. klin. Med. **82**. 390 (1905).

dann die Kristallisierbarkeit,[1] die bisher nur für genuine, nicht aber für hydrierte Eiweißstoffe bekannt ist, ferner die Unfällbarkeit durch Kochsalz. MAGNUS-LEVY zeigte auch, daß die Löslichkeit des Körpers bei 100° keine dem Körper inherente und ihn von andern Eiweißstoffen prinzipiell trennende Eigenschaft ist, sondern daß sie von äußeren Faktoren bezw. vom Gehalt des Harns an Chlorammonium und Harnstoff in hohem Maße abhängig ist. Es kommt dementsprechend vor, daß der Körper in der Siedehitze gar nicht löslich ist.[2] In seinem physikalischen Verhalten unterscheidet sich sonach der Körper nicht von andern genuinen Eiweißstoffen, denn auch bei diesen ist sowohl die Koagulationstemperatur wie die Löslichkeit in Wasser bei gewöhnlicher Temperatur von Salzgehalt, Reaktion, Anwesenheit anderer Stoffe usw. abhängig.

Bei der peptischen Verdauung liefert der BENCE-JONESsche Körper Albumosen und Peptone, und zwar Protalbumose und die drei für die typischen Eiweißstoffe (Albumin, Globulin, Fibrin usw.) bekannten Deuteroalbumosen,[3] dagegen keine Substanz vom Verhalten der Heteroalbumose.[4] Dieser letztere Umstand bringt ihn dem Kasein nahe, von diesem trennt ihn aber in analytischer Beziehung das Fehlen von Phosphor und die Anwesenheit eines Kohlehydratkomplexes. Außerdem findet sich unter den Spaltungsprodukten kein Glykokoll, während im Gegensatz hierzu die Heteroalbumose (des Fibrins) reich daran ist.[5] Der Körper ist, wie bemerkt, phosphorfrei.

Der BENCE-JONESsche Eiweißkörper erscheint für gewöhnlich allein im Harn, denn die geringe Trübung, die mitunter beim Kochen zu erkennen ist, hängt auch von ihm ab und wird durch die bereits erwähnten äußeren Faktoren bedingt.[6] Dagegen ist von

---

[1] MAGNUS-LEVY, siehe S. 392 Anm. 6. — A. GRUTTERINK u. C. DE GRAAFF, Über die Darstellung einer kristallisierten Harnalbumose. Zeitschr. f. physiol. Chem. **34**. 393 (1901). — Dieselben, Beitrag zur Kenntnis einer kristallisierten Harnalbumose. Ebenda **46**. 472 (1905).

[2] MAGNUS-LEVY, siehe S. 392 Anm. 6.

[3] Vgl. E. PICK, Untersuchungen über die Proteinstoffe. II. Mitteilung. Zeitschr. f. physiol. Chem. **24**. 246 (1898). — F. UMBER, Die Spaltung des kristallisierten Eieralbumins usw. Ebenda **25**. 258 (1898). — F. ALEXANDER, Zur Kenntnis des Kaseins und seiner peptischen Spaltungsprodukte. Ebenda **25**. 411 (1898).

[4] J. MOITESSIER, Sur la nature de la substance albuminoïde de BENCE-JONES. Compt. rend. de la soc. de biol. **57**. 498 (1904).

[5] K. SPIRO, Über Nachweis und Vorkommen des Glykokolls. Zeitschr. f. physiol. Chem. **28**. 174 (1899).

[6] Vgl. MAGNUS-LEVY, S. 392 Anm. 6.

MATTHES,[1] wie von ELLINGER,[2] in ihren Fällen neben ihm ein Nukleoalbumin gefunden worden.

Die Menge des ausgeschiedenen Stoffes kann $^1/_4$ Promille bis 2,4 Proz. (im BENCE-JONESschen Falle sogar 6,7 Proz.) des Harnes ausmachen, was einem Tagesquantum von einigen Grammen bis 70 g entspricht.

Die Frage nach der Herkunft, d. h. dem Bildungsort und der Entstehungsart des Körpers ist noch nicht entschieden. Daß sein Vorkommen mit der Erkrankung des Knochenmarks in unmittelbarem Zusammenhange steht, dürfte außer Zweifel sein.[3] Am nächstliegenden ist daher die Annahme seiner Bildung in dem pathologisch affizierten Knochenmark selbst. Welches die näheren Bedingungen seiner Entstehung sind, bleibt allerdings noch unbekannt. Es handelt sich um eine noch unergründete Veränderung des Knochenmarkschemismus.

Einige Autoren[4] vermochten den Eiweißkörper oder wenigstens einen „ähnlichen" aus dem erkrankten Knochenmark, dem Blute und der Milz (wo Neubildungen ähnlicher Natur wie im Knochenmark vorhanden waren), wenn auch nur in geringer Menge, abzusondern. Nach MAGNUS-LEVYS approximativer Schätzung scheitert die myelogene Erklärung an den quantitativen Verhältnissen, indem in seinem Falle die täglich ausgeschiedene Eiweißmenge beinahe die Hälfte der Eiweißbestandteile des ergriffenen Knochenmarks ausmachte. Bestimmtes läßt sich aus solchen Überschlagsrechnungen allerdings nicht entnehmen. Wir lassen somit die Frage der Herkunft noch

---

[1] M. MATTHES, Über Eiweißkörper im Urin bei Osteomalacie. Verhandl. d. Kongr. f. inn. Med. (1896) 476.

[2] A. ELLINGER, Das Vorkommen des BENCE-JONESschen Körpers im Harne bei Tumoren des Knochenmarks und seine diagnostische Bedeutung. Deutsch. Arch. f. klin. Med. **62.** 255 (1898).

[3] Vgl. außer der schon erwähnten Literatur: HUPPERT, Über einen Fall von Albumosurie. Prag. med. Wochenschr. (1889) 35 (klin. Beschreibung des Falles durch KAHLER ebenda). — H. RIBBINK, Ein Fall von Albumosurie. Inaug.-Dissertat. Amsterdam (1892) (Ref.). — SEEGELKEN, Über multiples Myelom usw. Deutsch. Arch. f. klin. Med. **58.** 276 (1897). — H. ROSIN, Über einen eigenartigen Eiweißkörper im Harne und seine diagnostische Bedeutung. Berl. klin. Wochenschr. (1897) Nr. 48, 1044. — A. SORGE, Über einen neuen Fall vom BENCE-JONESschen Eiweißkörper bei Erkrankung des Rumpfskelettes. Inaug.-Dissertat. Jena (1900). — L. LINDEMANN, Zur Kenntnis des BENCE-JONESschen Eiweißkörpers. Deutsch. Arch. f. klin. Med. **81.** 114 (1904).

[4] ASKANAZY, vgl. S. 392 Anm. 1. — A. ELLINGER, siehe Anm. 2. — F. REACH, siehe S. 372 Anm. 7. — P. WEBBER, R. HUTCHINSON u. J. MACLEOD, A case of multiple myelome with BENCE-JONES proteid in the urine. Med. chirurg. Transact. **86.** 395 (1903). Vollständige Literaturangaben bis 1903.

offen und bemerken nur das eine, daß eine Abstammung aus dem Nahrungseiweiß, wie es MAGNUS-LEVY vermutet, nicht viel Wahrscheinlichkeit für sich hat. Letzteres haben ABDERHALDEN und ROSTOSKI[1] auf biologischem Wege zu widerlegen gesucht.

Nicht ohne Interesse ist, daß der Körper auch dauernd bezw. zeitweise aus dem Urin verschwinden kann;[2] meist hält aber die Ausscheidung über Wochen und Monate bis zum Tode an. Erwähnenswert ist ebenfalls, daß die Ausscheidung des Körpers den schweren Krankheitssymptomen weit vorauseilen kann und somit unter Umständen einen diagnostischen Wert besitzt.[3] Endlich möchten wir nicht unterlassen, anzuführen, daß keineswegs alle Fälle von multiplen Mylomen mit der Ausscheidung des BENCE-JONESschen Körpers einhergehen.

Eine Sonderstellung nimmt der von BYROM-BRAMWELL und PATON[4] beschriebene Eiweißkörper ein, den die Autoren im Harne eines an unbekannter Krankheit leidenden Mannes sich spontan in Kristallen ausscheiden sahen. Der in einer Menge von 70 g pro die (1,5—7,5 Proz.) im Harn eliminierte, in reiner wässeriger Lösung leicht in makroskopisch sichtbaren, schmalen Tafeln aufschießende Körper zeigt die Eigenschaften eines Globuleins. Er hat nur die leichte Kristallisierbarkeit mit dem BENCE-JONESschen Körper gemein, unterscheidet sich aber von ihm durch seine Unlöslichkeit bei 100°. Wir erwähnen ihn an dieser Stelle, weil seine Pathogenese noch unklar ist, er aber vermutlich von einer Abnormität des Eiweißstoffwechsels irgend eines Organes abhängt. Identisch ist er nicht mit dem BENCE-JONESschen Körper,[5] aber ihm vielleicht analog. Er ist seit PATONS Fall (im Jahre 1892) nicht wieder beschrieben worden.

---

[1] E. ABDERHALDEN u. O. ROSTOSKI, Beitrag zur Kenntnis d. BENCE-JONESschen Eiweißkörpers. Zeitschr. f. physiol. Chem. **46**. 125 (1905).

[2] STOKVIS, Over hemialbumosurie. Weekbl. van het Nederl. tijdschr. voor Geneesk. (1891) II. Nr. 2. — MATTHES, Diskussion zum Vortrag von MAGNUS-LEVY. Kongr. f. inn. Med. (1900).

[3] GRUTTERINK u. GRAAFF, siehe S. 393 Anm. 1. — VOIT u. SALVENDI, siehe S. 392 Anm. 1.

[4] BYROM-BRAMWELL and NOËL PATON, On a crystalline Globuline occurring in human Urine. Laboratory reports of the Royal College of Physicians. Edinburgh **4**. 47 (1892).

[5] Entgegen HUPPERTS Meinung [Über einen Fall von Albumosurie. Zeitschr. f. physiol. Chem. **22**. 500 (1896). — Derselbe, Über den NOËL-PATONschen Eiweißkörper. Zentralbr. f. d. med. Wissensch. (1898) 481].

Wir verbreiteten uns bisher über die pathologischen Veränderungen des Eiweißaufbaus und entnehmen aus dieser Betrachtung, daß solche eigentlich nur mit morphologischen Neubildungen (Amyloid, Tumoren usw.) Hand in Hand gehen, also mehr lokaler Natur sind, somit eine für den allgemeinen Stoffwechsel nur untergeordnete Bedeutung haben. Ganz anders die **Veränderungen des Eiweißabbaues.** Diese können, soweit bekannt, die Gesamtheit der Körperzellen befallen, freilich wohl auch unter Bevorzugung einzelner Gewebsarten.

Das Eiweiß erleidet in den Geweben einen allmählichen, stufenweise fortschreitenden, bis in seine Einzelheiten zwar noch lange nicht erkannten Abbau und wird schließlich zu seinen Endprodukten Kohlensäure, Wasser, Harnstoff, Schwefelsäure und andern noch nicht näher untersuchten schwefelhaltigen Produkten oxydiert, die den Organismus als solche oder in Verbindung mit andern Körpern verlassen. Wir behalten hier absichtlich das einfache, typische Eiweiß im Auge und sehen von den zusammengesetzten Eiweißkörpern, die in ihrem Molekül mit nicht eiweißartigen Substanzen verkettet sind (Nucleo-Glyko-Chromoproteide [Hämoglobin] usw.) ab, da das Schicksal der nicht eiweißartigen Komponente den Gegenstand gesonderter Darlegung bilden soll.

Bei gegebenen abnormen Verhältnissen entgeht das Eiweiß seiner normalen Spaltung und Oxydation, der Zerfall bleibt auf intermediärer Stufe stehen, und es treten Produkte auf, die im gesunden Organismus nicht oder nur unter Anwendung von Kunstgriffen sich nachweisen lassen.

Solchen nicht zu Ende oxydierten Eiweißtrümmern begegnet man in den Ausscheidungsprodukten in jenen Fällen, in denen ein Zerfall von Eiweiß in gesteigerter, d. h. beschleunigter Weise vor sich geht. Der reichlich entstandenen noch spaltbaren Substanzen vermag der Organismus nicht mehr Herr zu werden, sie gelangen in das Blut und werden von dort als Fremdkörper in den Harn abgeschoben.

Die höchstmolekularen Zersetzungsprodukte des Eiweißes stellen die **Albumosen** dar. Sie treten bei mannigfachen Störungen im Blute und weiterhin im Harn auf. Embden und Knoop,[1] sowie Langstein[2] fanden sie zwar in Übereinstimmung mit älteren Autoren schon im normalen Blutserum. Der Befund ist indessen nicht unwidersprochen

---

[1] Siehe S. 385 Anm. 3.

[2] Siehe S. 386 Anm. 2.

geblieben,[1] allein aus neuern Untersuchungen[2] ist zu entnehmen, daß auch das normale Blutserum sie fast konstant, wenn auch in geringer Menge, enthält.[3] Im normalen Harn scheinen sie hingegen zu fehlen.

Bei verschiedenen pathologischen Zuständen nimmt der Albumosengehalt des Blutes beträchtlich zu, so bei den mannigfachsten Körpergewebseinschmelzungen, und zwar sowohl bei mehr umschriebenen als auch bei solchen Prozessen, die sich auf größere Bezirke erstrecken. Je nach dem Grade der Ausdehnung und der Intensität des Vorganges ist der Albumosengehalt des Blutes ein verschiedener.

Das Auftreten von Albumosen bei autolytischen Prozessen erwähnten wir schon im ersten Kapitel. Wir begegneten ihnen bei akuter gelber Leberatrophie, Phosphorintoxikation, Eiterungen[4] und Resorption leukocytenreicher Exsudate, besonders auch des pneumonischen Exsudates. Auch physiologischerweise tritt Albumosurie auf, nämlich bei Wöchnerinnen,[5] als Folge der raschen Involution des Uterus (ebenfalls durch Autolyse).[6] Albumosurie begleitet ferner die meisten

---

[1] E. Abderhalden u. C. Oppenheimer, Über das Vorkommen von Albumosen im Blute. Zeitschr. f. physiol. Chem. **42**. 155 (1904).

[2] G. v. Bergmann u. L. Langstein, Über die Bedeutung des Reststickstoffes des Blutes für den Eiweißstoffwechsel unter physiologischen und pathologischen Bedingungen. Hofmeisters Beiträge **6**. 27 (1904).

[3] Auch in zellenarmen Transsudaten (Stauungsaszites), wo also eine namhafte autolytische Spaltung des Serumeiweißes ausgeschlossen werden kann, sind deutlich nachweisbare Albumosenmengen gefunden worden. Doch frägt es sich, ob sie im genuinen Erguß präformiert waren. Young (siehe S. 218 Anm. 1) fand dort auch echte Peptone, und von diesen dürfen wir annehmen, daß sie erst nachträglich (Kochen zur Entfernung des koagulierbaren Eiweißes) entstanden sind, da sie in der nicht vorbehandelten Lösung nicht nachweisbar waren.

[4] E. Maixner, Über Peptonurie. Zentralbl. f. d. med. Wissensch. **17**. 593 (1879). — Derselbe, Zeitschr. f. klin. Med. **8**. 234 (1884). — F. Hofmeister, Zur Lehre vom Pepton. Über den Nachweis von Pepton im Harn. Zeitschr. f. physiol. Chem. **4**. 253 (1880). — R. v. Jaksch, Über die klinische Bedeutung der Peptonurie. Zeitschr. f. klin. Med. **6**. 413 (1883) u. **8**. 216 (1884). — Senz, Über Albumosurie und Peptonurie. Inaug.-Dissertat. Berlin (1891).

[5] Fischel, Über puerperale Peptonurie. Arch. f. Gynäkol. **24**. 400 (1884). — Derselbe, Untersuchungen über den Peptongehalt der Lochien usw. Ebenda **26**. 120 (1885). Es ist hier von Pepton die Rede, doch ist darunter das alte Brückesche Pepton gemeint. — Ehrström, Ebenda **63**. 695.

[6] L. Langstein u. O. Neubauer, Über die Autolyse des puerperalen Uterus. Münch. med. Wochenschr. (1902) 1249.

fieberhaften Krankheiten[1] (Masern, Scharlach, Abdominaltyphus, akutem Gelenkrheumatismus, Diphtherie, Malaria usw.). Man muß dort einen Zusammenhang mit dem Infekte selbst annehmen, und zwar in dem Sinne, daß die Infektionserreger die Körperzellen lädieren und gesteigerten Eiweißzerfall herbeiführen. Ob dann der Übertritt der hydrierten Spaltungsprodukte in Blut und Harn bloß eine Folge der gesteigerten Eiweißeinschmelzung ist, wie bei autolytischen Prozessen, oder ob die Mikroorganismen bezw. ihre Stoffwechselprodukte (Toxine) die Gewebsfermente derart lädieren, daß sie die Eiweißzerlegung nicht mehr zu Ende führen können, entzieht sich noch unserer Beurteilung. Das beinahe konstante Vorkommen von Albumosen (Deuteroalbumosen) im Harne Fiebernder und die weitere von ihnen gemachte Beobachtung, daß Einbringung von Albumosen verschiedenster Herstammung Temperaturerhöhung bewirkt,[2] veranlaßte Krehl und Matthes, einen ursächlichen Zusammenhang zwischen dem Auftreten von Albumosen und Fieberhitze anzunehmen. Krehl hält es für wahrscheinlich, „daß der Symptomenkomplex des Fiebers einer Vergiftung mit den Produkten eines qualitativ veränderten Eiweißzerfalls entspricht". Wir haben im vorigen Abschnitt gesehen, daß man sich die Fiebertemperatur auch auf andere Weise zustandegekommen denken kann, und daß eben die Gegenwart von Albumosen im Blut nicht immer Temperatursteigerung zur Folge haben muß. Morawitz und Dietschy[3] haben übrigens mit einwandfreier Methodik nur bei 37 Proz. aller Fiebernden Albumosen im Harn nachweisen können. Auch im aseptischen (Resorptions-) Fieber nach Einspritzung von Jod, Sibernitrat und andern chemischen Mitteln erfolgt Albumosurie.[4] Es handelt sich eben dort auch um vermehrten Eiweißzerfall.

---

[1] L. Krehl u. M. Matthes, Über febrile Albumosurie. Deutsch. Arch. f. klin. Med. **54**. 501 (1895). — E. Schultess, Die Beziehungen zwischen Albumosurie u. Fieber. Ebenda **58**. 325 u. **60**. 55 (1897). — Martin, Arch. f. exp. Path. u. Pharm. **40**. 453 (1898). — F. Kraus, vgl. v. Bergmann u. Langstein, siehe S. 397 Anm. 2. — Ter Gregoriantz, Über Hemialbumosurie. Zeitschr. f. phys. Chem. **6**. 537 (1882). — O. Brieger, Über das Vorkommen von Pepton im Harn. Inaug.-Dissertat. Breslau (1888). — B. Naunyn, Arch. f. exp. Pathol. u. Pharm. **18**. 67. — Senator, Deutsche med. Wochenschr. (1895) Nr. 14.

[2] Vgl. auch M. Matthes, Über die Wirkung subkutan einverleibter Albumosen auf den tierischen, insonderheit auf den tuberkulös infizierten Organismus. Deutsch. Arch. f. klin. Med. **54**. 39 (1895).

[3] P. Morawitz u. R. Dietschy, Über Albumosurie, nebst Bemerkungen über das Vorkommen von Albumosen im Blut. Arch. f. exp. Pathol. u. Pharm. **54**. 88 (1905).

[4] E. Haak, Ein Beitrag zur experimentellen Albumosurie. Arch. f. exp. Pathol. u. Pharm. **38**. 175 (1897).

Die Albumosen, welche sich im Fieber im Blut und Harn vorfinden, gehören zu den sogenannten Deuteroalbumosen.[1] Ob diese alle oder nur einzelne davon und welche vertreten sind, ist unseres Wissens nicht bestimmt. Die Menge der täglich ausgeschiedenen Produkte ist nur relativ gering; in der Regel kommen sie im nativen Harn nicht, selbst nicht durch die empfindliche Biuretreaktion, direkt nachgewiesen werden. Die Ausscheidung hat stets nur vorübergehenden Charakter.

Albumosen werden in relativ reichlicher Menge auch im Blute bei Nephritis, vornehmlich bei Schrumpfniere gefunden.[2] Man kann sich das wohl durch eine ungenügende Ausscheidung durch die Niere erklären. Ferner finden sie sich im Blute (bei längerem Stehen) bei Leukämie, und zwar bei der myelogenen Form derselben, wo sie aus zugrunde gegangenen Myelozyten herrühren.[3] Bei denselben Krankheiten ist man auch histonartigen Körpern im Harn begegnet, die den gleichen Ursprung haben. Auch im Fieberharn haben Krehl und Matthes[4] einen histonähnlichen Proteinstoff beobachtet, der ebenfalls zerfallenen Leukozyten entstammen dürfte.

Albumosen sind des weitern zu treffen bei Magen- und Darmerkrankungen,[5] vorwiegend geschwüriger Natur, und zwar soll ihr Vorkommen auf eine direkte Resorption an der geschwürigen Fläche zurückzuführen sein, d. h. man nimmt an, die lädierte Darmwand habe die Fähigkeit der Rückbildung der Albumosen zu Eiweiß verloren. Es handelt sich danach um eine Erscheinung anderer Art als in den vorerwähnten Fällen. Zum Teil, aber sicher nur zum geringsten, mögen die Eiweißabkömmlinge auf die Gewebseinschmelzung in den Entzündungsherden zu beziehen sein.

Nicht unerwähnt wollen wir lassen, daß Lassar[6] im Harn von mit Petroleum gefirnisten Tieren und Jitta[7] bei Kaninchen nach subkutaner Glyzerininjektion Albumosen trafen.

---

[1] Krehl u. Matthes, siehe S. 398 Anm. 1.

[2] O. Schumm, Über das Vorkommen von Albumosen im Blute. Hofmeisters Beiträge **4**. 453 (1903) und G. v. Bergmann u. L. Langstein, siehe S. 397 Anm. 2.

[3] Literatur siehe S. 21 u. 22.

[4] Siehe S. 398 Anm. 1.

[5] E. Maixner, siehe S. 397 Anm. 4. — Schultess, siehe S. 398 Anm. 1. — L. v. Aldor, Über den Nachweis der Albumosen im Harn und über die enterogene Albumosurie. Berl. klin. Wochenschr. (1899) 764 u. 785. — H. Ury u. E. Lilienthal, Über Albumosurie bei Magen- und Darmerkrankungen, speziell Karzinomen. Arch. f. Verdauungskrankh. **11**. 72 (1905).

[6] Lassar, Virchows Arch. **77**. 157.

[7] Jitta, vgl. Rosin. Berl. klin. Wochenschr. (1897) Nr. 48, 1044.

Es ist ein alter Streit, ob neben den Albumosen auch Peptone im KÜHNEschen Sinne im Harn auftreten. Viele Autoren leugnen es,[1] indes ist der Nachweis echter Peptonurie in neuerer Zeit mit Sicherheit erbracht. ITO[2] gelang es, in mehreren Fällen von Pneumonie, bei Lungenphthise, wie auch im Puerperium das tiefe Spaltprodukt nachzuweisen; auch bei Ulcus ventriculi ist sein Nachweis gelungen. Bei Pneumonikern fand es ITO schon vor der Lösung des Exsudates. Das Pepton findet sich nur bei Gegenwart von Albumosen und in noch geringerer Menge als diese vor; mit ihnen verschwindet es aus dem Harn.

Wir gehen nun über zu den tieferen Bruchstücken des Proteinmoleküls. Von den abiureten Eiweißtrümmern werden die **Aminosäuren** (Leucin, Tyrosin, Arginin, Lysin usw.)[3] im allgemeinen unter denselben Bedingungen im Blut und Harn getroffen wie die höheren hydrierten Stoffe, die Albumosen und Peptone, also bei Gewebseinschmelzungen aller Art, nur ist ihr Vorkommen bisher seltener beobachtet als bei letzteren. Das hängt zum Teil mit der Schwierigkeit ihres Nachweises zusammen; in dem Maße, wie sich die Methoden verfeinern, wird in der Tat ihre Verbreitung eine viel allgemeinere, haben doch EMBDEN und REESE[4] und später ABDERHALDEN und SCHITTENHELM[5] sie sogar in normalem Menschenharn aufgefunden. Allerdings erstreckt sich dieser Befund bloß auf das Glykokoll, das nach der Autoren eigener Bemerkung unter den Aminosäuren eine Sonderstellung einnimmt, insofern es zur Bindung mannigfacher exogener, für den Gewebsstoffwechsel nicht brauchbarer bezw. giftiger Stoffe dient und in dieser Eigenschaft einer „entgiftenden" Substanz oft „gepaart" im Harn vorkommt.[6] Es besteht

[1] DEVOTO, Über den Nachweis des Peptons und eine neue Art der quantitativen Eiweißbestimmung. Zeitschr. f. physiol. Chem. **15**. 465 (1891). — STADELMANN, Untersuchungen über Peptonurie. Wiesbaden (1894). — STOKVIS, Zeitschr. f. Biol. N. F. **16**. 466.

[2] M. ITO, Über das Vorkommen von echtem Pepton (KÜHNE) im Harn. Deutsch. Arch. f. klin. Med. **71**. 29 (1901).

[3] Vgl. Kapitel I.

[4] C. EMBDEN u. H. REESE, Über die Gewinnung von Aminosäuren aus normalem Harn. HOFMEISTERS Beiträge **7**. 411 (1905).

[5] E. ABDERHALDEN u. A. SCHITTENHELM, Über den Gehalt des normalen Menschenharns an Aminosäuren. Zeitschr. f. physiol. Chem. **47**. 339 (1906). — F. SAMUELY, Zur Frage der Aminosäuren im normalen und pathologischen Harn. Ebenda **47**. 376 (1906). — C. NEUBERG u. H. STRAUSS, Die Frage der Zusammensetzung des Reststickstoffs im Blut und in serösen Flüssigkeiten. Berl. klin. Wochenschr. (1906) Nr. 9.

[6] Aus den Untersuchungen geht nicht mit Sicherheit hervor, ob das Glykokoll des Harns frei oder gebunden ist.

daher nach wie vor der Satz, daß der normale Harn keine freien Aminosäuren enthält, mit Ausnahme von Glykokoll, das hingegen nicht regelmäßig vorkommt.[1] Nur unter bestimmten Verhältnissen scheidet der gesunde Mensch erhebliche Mengen Aminosäuren (bis 3,7 g im Tag) im Harn aus, nämlich wenn er sich in höheren Regionen aufhält. Löwy,[2] von dem diese Beobachtung stammt, hält diese Erscheinung für eine Folge von Sauerstoffmangel in den Geweben. — Beim Hunde hat v. Bergmann[3] mit dem empfindlichen Naphthalinsulfochlorid im Blute gesunder Hunde geringe Mengen abiureter Produkte nachweisen können.

Leucin und Tyrosin sind bisher mit Sicherheit bei Lebererkrankungen, insbesondere bei Phosphorvergiftung (hier auch Lysin)[4] und bei akuter gelber Leberatrophie[5] gefunden worden, auch in einem Falle von Ikterus (Anderson) ist man ihnen begegnet. Dann fand man sie bei Leukämie und Pneumonie (Zerfall von Leukozyten und des pneumonischen Exsudates). Ebenso beobachtete Mohr[6] bei Diabetes melitus Tyrosin und Glykokoll. Das regelmäßige Vorkommen von Glykokoll bei Gicht[7] ist dagegen nicht bestätigt worden,[8] d. h. die gefundenen Mengen übersteigen dort die des normalen Harnes nicht.[9] Weiterhin hat man Aminosäuren bei akuten Infektionskrankheiten (Erysipel[10] usw.) gefunden, und wenn man die Erfahrungen über die Verteilung des Stickstoffs im Harn (Trennung in Phosphorwolframsäure-fällbare und -unfällbare Verbindungen) herbeizieht, so hat man bei verschiedenen Erkrankungen (akuten Infektionskrank-

---

[1] G. Forssner, Über das Vorkommen von freien Aminosäuren im Harn und deren Nachweis. Zeitschr. f. physiol. Chem. **47.** 15 (1906).

[2] A. Löwy, Über Störungen des Eiweißstoffwechsels beim Höhenaufenthalt. Deutsche med. Wochenschr. (1905) Nr. 48, 1918.

[3] G. v. Bergmann, Notiz über den Befund von Verbindungen im Blute, die mit Naphthalinsulfochlorid reagieren. Hofmeisters Beiträge **6.** 40 (1904).

[4] C. Neuberg u. P. F. Richter, siehe S. 12 Anm. 3.

[5] Literatur siehe Kapitel I.

[6] L. Mohr, Über die Ausscheidung von Aminosäuren im diabetischen Harn. Zeitschr. f. exp. Pathol. u. Therap. **2.** 665 (1906).

[7] A. Ignatowski, Über das Vorkommen von Aminosäuren im Harn, vorzugsweise bei Gicht. Zeitschr. f. physiol. Chem. **42.** 371 (1904).

[8] Siehe Anm. 1.

[9] A. Lipstein, Die Ausscheidung der Aminosäuren bei Gicht und Leukämie. Hofmeisters Beiträge **7.** 527 (1905).

[10] Th. S. Kirkbride, Zentralbl. f. inn. Med. (1897) Nr. 41. — Gent [Über das Vorkommen von Aminosäuren im Harn fiebernder Kranken sowie im Harn Ikterischer. Inaug.-Dissertat. Straßburg (1905)] hat im Fieber größere Mengen von Aminosäuren vermißt.

heiten),[1] bei künstlichen Hyperthermien[2] eine Zunahme der „Aminosäurenfraktion" nachgewiesen. Doch gibt dieses Verfahren nicht unzweideutige Resultate, da auch andere Stoffe mit in die „Aminosäurenfraktion" übergehen.[3] Übrigens sind in verschiedenen krankhaften Zuständen (Leukämie, Karzinom, Tuberkulose usw.) von HALPERN[4] keine wesentlichen Abweichungen von der Norm gefunden worden.

Andere aus „präformierten" Gruppen des Eiweißmoleküls hervorgehende Abbauprodukte (Diamine, Cystin, der aromatische Kern [wir sehen hier natürlich ab von den der Darmfäulnis entstammenden und aus dem Darminhalt durch Resorption in die Blutbahn übergehenden aromatischen Substanzen]) treten unter ganz besonderen, mit den besprochenen nicht näher im Zusammenhang stehenden Bedingungen auf und sollen weiter unten einer gesonderten Erörterung unterzogen werden.

Ein weiteres abnormes Produkt des Eiweißzerfalls stellt das **Ammoniak** dar. Es ist zwar schon ein normales Endprodukt des Stoffwechsels und kommt als solches im gesunden Organismus in Blut und Harn vor, seine Menge ist aber dort eine nur relativ sehr geringe. Der weitaus größte Teil der Ammoniakverbindungen des Intermediärstoffwechsels wird zu Harnstoff verkettet. Zirka 85 Proz. des Harnstickstoffs kommen in dieser Form vor,[5] während bloß 2—5 Proz. auf Ammoniak entfallen.

Das Ammoniak ist vermehrt in Blut und Harn, wenn Säuren in gesteigerter Quantität im Säftestrom zirkulieren und zu ihrer Neutralisation die disponiblen fixen Alkalien nicht mehr ausreichen. Die Gewebe geben dann das sonst zu Harnstoff werdende Ammoniak her. Die Fähigkeit, freie Säuren in relativ großer Menge mit Ammoniak zu neutralisieren und unschädlich zu machen, ist eine für den Menschen und Fleischfresser charakteristische Eigenschaft,

---

[1] R. v. JAKSCH, Zeitschr. f. klin. Med. **47.** (1902), **50.** 249 (1903). — Derselbe, Über die Verteilung des Stickstoffs im Harne bei einem Falle von Phosphorvergiftung nebst vergleichenden Beobachtungen über einige neuere Methoden der Harnstoffbestimmung. Zeitschr. f. physiol. Chem. **40.** 123 (1903).

[2] P. LINSER u. J. SCHMIED, siehe S. 371 Anm. 1.

[3] G. SATTA, Bemerkungen über die Stickstoffverteilung im Harn. HOFMEISTERS Beiträge **6.** 358 (1905).

[4] M. HALPERN, Zur Frage der Stickstoffverteilung im Harn in pathologischen Zuständen. Zeitschr. f. klin. Med. **50.** Heft 5 u. 6.

[5] Freilich sollen nach OVID MOOR [Über den wahren Harnstoffgehalt des menschlichen normalen Harns und eine Methode, denselben zu bestimmen. Zeitschr. f. Biol. **44.** 121 (1902)] nur 50 Proz. des gesamten Stickstoffs im Harn in der Form von Harnstoff vorkommen. Doch wollen wir die Bestätigung dieser Angabe abwarten.

die beide von dem Pflanzenfresser unterscheidet, welcher an relativ geringeren Säuremengen unter Alkaleszenzabnahme seiner Gewebssäfte zugrunde geht.[1]

Es fragt sich nun, ob vermehrtes Auftreten und vermehrte Ausscheidung von Ammoniak immer die Folge einer Säuerung der Organsäfte sind, oder ob seine Menge nicht auch primär gesteigert sein kann durch vermehrte Bildung desselben. Wir haben schon bei der Besprechung der Pathologie der Leberfunktionen gesehen, daß viele Autoren bei Lebererkrankungen eine Vermehrung des Harnammoniaks gefunden haben. Es ist in der Tat experimentell erwiesen, daß die Leber die Fähigkeit hat, aus Ammoniaksalzen Harnstoff herzustellen, und manche Tatsachen sprechen dafür, daß sie im normalen Stoffwechsel tatsächlich Ammoniaksalze in Harnstoff überführt. Es fragt sich danach, ob das Auftreten von vermehrtem Ammoniak bei Lebererkrankung nicht auf eine Beeinträchtigung der Harnstoffsynthese hindeutet. Wir haben an der gleichen Stelle auseinandergesetzt, daß aber auch in diesen Fällen eine gesteigerte Säurebildung als das Primäre anzusehen ist, d. h. daß das Ammoniak nur sekundär, zur Neutralisation gesteigert ist.

Übrigens hätte vermehrte Bildung von Ammoniak, wenn wir von Lebererkrankungen absehen, nicht ohne weiteres eine vermehrte Ausfuhr zur Folge, denn Zufuhr von Ammoniaksalzen organischer Säuren vermehrt nicht oder nur ganz unbedeutend seine Ausscheidung im Harn. Danach können wir auch in jenen Fällen, wo die Säuren bisher noch nicht nachgewiesen sind, an primäre „Säuerung“ denken. Die Annahme gewinnt dadurch an Wahrscheinlichkeit, daß in allen jenen Fällen durch Zufuhr fixer Alkalien (Soda) die Ammoniakausscheidung deutlich eingeschränkt wird. Das ist immer der beste Beweis für die primäre Entstehung der Säuren. Ein solcher Einfluß der fixen Alkalien ist für den Diabetes, die Phosphorvergiftung und Lebererkrankungen nachgewiesen.

Dem Gesagten entsprechend läßt sich aus der Menge des ausgeschiedenen Ammoniaks ein Schluß auf den Umfang der Säureproduktion im Organismus ziehen, sie ist der feinste Gradmesser der **Acidosis**.

Normalerweise besteht zwischen der Gesamtstickstoffausfuhr im Harn und der Ammoniakausscheidung eine konstante Relation, die von der Menge des Nahrungseiweißes unabhängig ist: es steigt mit

[1] WALTER, Arch. f. exp. Pathol. u. Pharm. 7. 148. — HALLERVORDEN, ebenda **12**. 237. Vgl. hierüber eine neuere Arbeit von H. EPPINGER, Beitrag zur Lehre von der Säurevergiftung. Wien. klin. Wochenschr. (1906) Nr. 5.

der Stickstoffausfuhr auch die Ammoniakmenge. Da jedoch einzelne Nahrungsbestandteile (Nukleinsäuren usw.) eine vermehrte relative Ammoniakausfuhr bedingen,[1] ist es zur Beurteilung, ob eine Acidose vorliegt oder nicht, notwendig, sowohl die absoluten Ammoniakmengen als auch die relativen (in bezug auf den Gesamtstickstoff) zu bestimmen.

Eine „Säuerung" der Gewebe tritt ein, wenn Säuren im Säftestrom in abnormer Menge zirkulieren; das kann dadurch geschehen, daß vom Magendarmkanal aus Säuren in größerer Menge resorbiert werden, oder dadurch, daß sie im intermediären Stoffwechsel entstehen. Ersteres kommt für manche Darmstörungen in Betracht (intestinale Acidose); im Tierexperiment ist der Einfluß der enteralen Säureverabfolgung zur Erforschung der Acidose studiert worden. Besondere Bedeutung hat die Entstehung von Säuren in den Geweben selbst erlangt.

Eine Vermehrung des Ammoniaks findet sich im Gefolge von Körpereiweißeinschmelzung, z. B. im infektiösen Fieber, bei Lebererkrankungen z. B. bei akuter gelber Leberatrophie und bei Phosphorintoxikation. Bei jener hat man bis 37 Proz. des gesamten Harnstickstoffs aus Ammoniaksalzen bestehen sehen. Am stärksten ist sie aber bei Darmstörungen, namentlich bei Säuglingen, im Diabetes, und zwar in der schweren Form desselben. Ferner hat man sie bei Leukämie gefunden.

Welches sind nun die Säuren, welche die Ausfuhr von Ammoniak steigern? Wo bloßer Zerfall von Zelleiweiß vorliegt, kann es sich einfach um vermehrte Schwefel- und Phosphorsäure handeln, auch Fleisch- (Para-) milchsäure (d-Äthylidenmilchsäure) kommt in Betracht. Diese entsteht ja schon im gesunden Organismus, bei der Muskelarbeit, doch wird sie dort gleich weiter oxydiert und erscheint nicht in den Ausscheidungen — wenngleich das Blut sie in geringer Menge enthält. — Nur bei angestrengter körperlicher Arbeit findet sie sich im Harn und in gesteigerter Menge auch im Blut. Im Tierexperiment wird sie getroffen, wenn auf irgend eine Weise die innere Atmung beeinträchtigt wird.[2] Beim kranken Menschen begegnet man ihr nur selten, bisher ist sie gefunden bei akuter gelber Leberatrophie, Phosphorvergiftung und anderen Intoxi-

---

[1] A. Schittenhelm u. A. Katzenstein, Über die Beziehungen des Ammoniaks zum Gesamtstickstoff im Urin. Zeitschr. f. exp. Pathol. u. Therap. **2**. 542 (1906).

[2] T. Araki, Über die Bildung von Milchsäure und Glykose im Organismus bei Sauerstoffmangel. Zeitschr. f. physiol. Chem. **15**. 335 u. 546 (1891).

kationen, bei Typhus, perniziöser Anämie, schweren Herzkrankheiten, Trichinose, bei schwerem Diabetes usw. Sicher handelt es sich nicht um Sauerstoffmangel bei allen diesen Zuständen.

Man leitet die Fleischmilchsäure im allgemeinen von der stickstofffreien Komponente bezw. dem stickstofffreien Spaltkörper des Eiweißmoleküls ab, doch ist bei den nahen Beziehungen derselben zu den Kohlehydraten nicht leicht zu entscheiden, inwieweit auch diese an ihrer Entstehung teilnehmen.[1]

In größerer Menge und weit häufiger wird die β-Oxybuttersäure[2] gefunden. Durch Oxydation geht sie in Acetessigsäure und diese in Aceton über.

CH_3	CH_3	CH_3
|CHOH	|CO	|CO
|CH_2	|CH_2	|CH_3
|COOH	|COOH	
β-Oxybuttersäure	Acetessigsäure	Aceton

Die chemische Verwandtschaft der drei Körper und ihre engen Beziehungen im Stoffwechsel erheischen eine gemeinsame Besprechung derselben.[3] Wir gehen etwas näher auf sie ein, weil ihre Bildung und ihr Vorkommen wertvolle Streiflichter auf die Vorgänge des Zwischenstoffwechsels werfen. Ihre Besprechung gehört übrigens auch deshalb hierher, weil sie, wie das wenigstens für das Aceton durch die schönen Untersuchungen Embdens erwiesen ist, nahe Beziehungen zum Eiweißstoffwechsel haben.

Von den drei genannten Körpern gelangt das eine, das Aceton, schon beim Gesunden in die Ausscheidungen. Doch ist dessen Menge beim gut genährten (nicht hungernden) Menschen nur sehr gering:

[1] Vgl. über die Herkunft der Milchsäure: L. Asher u. H. C. Jackson, Über die Bildung der Milchsäure im Blute nebst einer neuen Methode zur Untersuchung des intermediären Stoffwechsels. Zeitschr. f. Biol. **41**. 393 (1901). — Saito u. Katsuyama, Beiträge zur Kenntnis der Milchsäurebildung im tierischen Organismus beim Sauerstoffmangel. Zeitschr. f. physiol. Chem. **32**. 215 (1901).

[2] Im diabetischen Harn zuerst aufgefunden von O. Minkowski [Über das Vorkommen von Oxybuttersäure im Harn bei Diabetes melitus. Arch. f. exp. Pathol. u. Pharm. **18**. 35 u. 147 (1884) und Zentralbl. f. d. med. Wissensch. (1884) Nr. 15, 242] und E. Külz [Über eine neue linksdrehende Säure (Pseudooxybuttersäure). Zeitschr. f. Biol. **20**. 165 (1884). — Derselbe, Zur Kenntnis der linksdrehenden Oxybuttersäure. Arch. f. exp. Pathol. u. Pharm. **18**. 290 (1884)].

[3] Monographische Darstellung unter Berücksichtigung der Literatur bis 1903 bei R. Waldvogel, Die Acetonkörper. Stuttgart (1903).

zirka 0,01—0,02 g in der 24stündigen Harnmenge[1] und das Doppelte in der Atemluft,[2] wobei es für den Urin noch nicht als ganz ausgemacht gelten darf, ob die Gesamtmenge des für Aceton gehaltenen, nämlich mit Jod. reagierenden Körpers, tatsächlich aus solchem besteht. Unter pathologischen Verhältnissen kann die ausgeschiedene Menge des Acetons[3] mehrere Gramm betragen,[4] ebenso die der Acetessigsäure, während β-Oxybuttersäure bis zu 150 g ausgeschieden wird.

Die Zustände, unter welchen die Acetonkörper auftreten, sind mannigfache; man begegnet ihnen im Hunger, im Fieber, bei Karzinom, bei Phosphorvergiftung, bei der Narkose, in vielen Fällen von Diabetes, bei Phlorhizinvergiftung und bei durch Pankreasexstirpation künstlich diabetisch gemachten Tieren.[5] Alle diese Zustände haben das eine gemeinsam, daß sie mit Zerfall von Körpergewebe einhergehen.[6] Über die Rolle, welche die Eiweißeinschmelzung

[1] R. v. Jaksch, Über Acetonurie und Diaceturie. Berlin (1885). — Baginsky, Arch. f. Kinderheilk. **9.** (1887). — Azémar, Compt. rend. de la Soc. de biol. **49.** — v. Engel, Zeitschr. f. klin. Med. **20.** (1892). — Waldvogel, siehe S. 405 Anm. 3.

[2] J. Müller, Arch. f. exp. Phathol. u. Pharm. **40.** 352 (1898). — Rörig, Inaug.-Dissertat. Würzburg (1898). — L. Schwarz, Arch. f. exp. Pathol. u. Pharm. **40.** 168 (1898) und derselbe, Über Acetonausscheidung. Verhandl. d. 18. Kongresses f. inn. Med. 480 (1900).

[3] Die Eisenchlorid-rotfärbende Substanz [Gerhardt, Wien. med. Presse (1865) Nr. 28, 673] wurde von Tollens [Ann. d. Chem. u. Pharm. **209.** 22] als Acetessigsäure erkannt und diese zuerst von R. v. Jaksch [Über das Vorkommen der Acetessigsäure im Harn. Zeitschr. f. physiol. Chem. **7.** 487 (1883)] aus dem Harn gewonnen. Das Aceton wurde 1857 von W. Petters [Untersuchungen über die Honigharnruhr. Prag. Vierteljahrsschr. **55.** 81] im Destillat diabetischer Harne gefunden.

[4] Alkalidarreichung setzt die Ausscheidung des Acetons durch die Atemluft herab. Bei hinreichenden Alkalimengen geht die Ausfuhr durch die Lungen auf sehr geringe Werte herab (Loeb u. Mohr, Zentralbl. f. Stoffwechsel- u. Verdauungskrankh. **3.** 193).

[5] R. v. Jaksch, Über das Vorkommen mit Eisenchlorid sich rotfärbender Harne beim Diabetes und bei akuten Exanthemen. Prag. Zeitschr. f. Heilk. **3.** H. 1 (1882). — Derselbe, Über Acetonurie. Zeitschr. f. physiol. Chem. **6.** 541 (1882). — Derselbe, Über pathologische Acetonurie. Zeitschr. f. klin. Med. **5.** (1882). — H. C. Geelmuyden, Über Acetonurie bei Phloridzinwirkung. Zeitf. physiol. Chem. **26.** 380 (1898). — L. Azémar, Acétonurie expérimentale. Compt. rend. soc. biol. **49.** 781 (1897). — A. Nebelthau, Ein Beitrag zur Kenntnis der Acetonurie. Zentrabl. f. inn. Med. **18.** 977 (1897).

[6] Acetonurie beobachtet man auch bei Schwangeren, Kreisenden und Wöchnerinnen [M. Stolz, Die Acetonurie bei der Schwangerschaft, Geburt und im Wochenbette als Beitrag zur physiologischen Acetonurie. Arch. f. Gynäk. **65.** 531 (1902)]. Sie ist auf gleiche ursächliche Momente zurückzuführen, wie in den übrigen Fällen.

dabei spielt, hat sich in den letzten Jahren Licht zu verbreiten begonnen. Nachdem man früher als Muttersubstanz das Eiweiß angesehen hatte — eine ältere Anschauung sah sogar die Zersetzung des Nahrungseiweißes im Darminnern als die Quelle der Acetonkörper an[1] — war man später zu der Anschauung gelangt, daß sie aus den Fetten hervorgehen, da auch der Gesunde bei reichlicher Fettzufuhr Acetonkörper ausscheidet (alimentäre Acetonurie)[2] und man zwischen Eiweißzerfall und Acetonkörperausscheidung keinen Parallelismus zu konstatieren vermochte,[3] insbesondere auch, da selbst bei scheinbar normalem Eiweißverbrauch, bei Stickstoffgleichgewicht, β-Oxybuttersäure, Acetessigsäure und Aceton im Harn vorkommen können,[4] ja Acetonausscheidung selbst mit Stickstoffansatz einhergehen kann.[5] Von den Bestandteilen des Fettes hatte man als Vermehrer der Acetonkörperausscheidung die Fettsäuren angesehen, denn es war LOEB[6] und SCHWARZ[7] gelungen, für Butter-, Valerian- und Kapronsäure (weniger für die höheren Glieder der normalen Fettsäurereihe, Palmitin- und Stearinsäure) ketoplastische Eigenschaften festzustellen. BAER und BLUM[8] haben jedoch später

[1] Siehe weiter unten.

[2] F. HIRSCHFELD, Beobachtungen über die Acetonurie und das Coma diabeticum. Zeitschr. f. klin. Med. **28.** 176 (1895). — G. ROSENFELD, Die Grundgesetze der Acetonurie und ihre Behandlung. Zentralbl. f. inn. Med. **16.** 1233 (1895). — H. CHR. GEELMUYDEN, Über Aceton als Stoffwechselprodukt. Zeitschr. f. physiol. Chem. **23.** 431 (1897). — Derselbe, Über die Acetonurie bei Phlorhizinvergiftung. Ebenda **26.** 381 (1898). — Derselbe, Untersuchungen über Acetonkörper. Skand. Arch. f. Physiol. **11.** 97 (1900). — WALDVOGEL, Zur Lehre von der Acetonurie. Zeitschr. f. klin. Med. **38.** 506 (1899). — L. SCHWARZ, Über die Ausscheidung und Entstehung des Aceton. Zentralbl. f. Stoffwechsel- u. Verdauungskrankh. **1.** 1 (1900). — Derselbe, Über Acetonausscheidung. Verhandl. d. 18. Kongr. f. inn. Med. (1900) 480.

[3] HIRSCHFELD, siehe Anm. 2. — PALMA, Zeitschr. f. Heilk. **15.** (1895). — WALDVOGEL, siehe S. 405 Anm. 3. — G. SATTA, Studien über die Bedingungen der Acetonbildung im Tierkörper. HOFMEISTERS Beiträge **6.** 1 (1904).

[4] W. WEINTRAUD, Arch. f. exp. Pathol. u. Pharm. **34.** 168 (1894). — Derselbe u. LAVES, Über den respirat. Gaswechsel im Diabetes melitus. Zeitschr. f. physiol. Chem. **19.** 616 (1894). — A. MAGNUS-LEVY, Die Oxybuttersäure und ihre Beziehungen zum Coma diabeticum. Arch. f. exp. Pathol. u. Pharm. **42.** 149 (1899).

[5] D'AMATO, Ricerche e studii, Napoli (1901). Il ricambio materiale in un caso die diabete traumatico grave.

[6] LOEB, Zentralbl. f. Stoffwechsel- u. Verdauungskrankh. **3.** 198.

[7] L. SCHWARZ, Untersuchungen über Diabetes. Deutsch. Arch. f. klin. Med. **76.** 233 (1903).

[8] J. BAER u. L. BLUM, Über den Abbau von Fettsäuren beim Diabetes melitus. Arch. f. exp. Pathol. u. Pharm. **55.** 89 (1906).

gezeigt, daß bloß Isovaleriansäure, nicht aber n-Valeriansäure solche Eigenschaften besitzt. Auch Propionsäure erwies sich als wirkungslos. Die früher gehegte Annahme, daß alle Fettsäuren, wenigstens die niederen, Acetonkörperbildner seien, ist sonach nicht richtig. Wir kommen auf die Bildung aus den Fettsäuren und substituierten Fettsäuren weiter unten nochmals zurück.

In neuerer Zeit haben EMBDEN und seine Mitarbeiter[1] an der Hand von Durchblutungsversuchen an der isolierten Leber und BAER und BLUM durch Fütterungsversuche am diabetischen Menschen dargetan, daß auch Eiweiß als Quelle für die β-Oxybuttersäure und das Aceton in Betracht kommt. Unter den Eiweißzerfallsprodukten und -abkömmlingen erkannten EMBDEN und seine Mitarbeiter als Acetonbildner Leucin, Tyrosin, Phenylalanin und Homogentisinsäure, und machten es wahrscheinlich, daß das Aceton auch aus dem Benzolring selbst, unter Sprengung desselben, hervorgeht, eine sehr wichtige Beobachtung für das Verständnis einer im folgenden Abschnitt uns beschäftigenden, den Benzolkern betreffenden Stoffwechselanomalie. BAER und BLUM erkannten Leucin als Buttersäurebildner.

Für die Kenntnis der Herkunft des Acetons ist von besonderem Interesse, daß es den erstgenannten Autoren in ihren Durchblutungsversuchen nicht gelungen ist, aus andern Aminosäuren als Leucin, nämlich aus Glykokoll, r-Alanin, Glutaminsäure und Asparagin, Aceton zu gewinnen. Auch die dem Leucin isomere α-Aminonormalcapronsäure erwies sich als unwirksam. Es ist sonach die Fähigkeit der Acetonbildung für das Leucin an die Isopropylgruppe gebunden. Doch erwies sich auch die dem Leucin strukturell nahestehende α-Aminoisovaleriansäure als unwirksam. EMBDEN und seine Mitarbeiter nehmen daher an, daß die Spaltung zwischen β- und γ-C-Atom stattfinde. Diese würde beim Leucin, nicht aber bei der Aminovaleriansäure zur Acetonbildung führen.

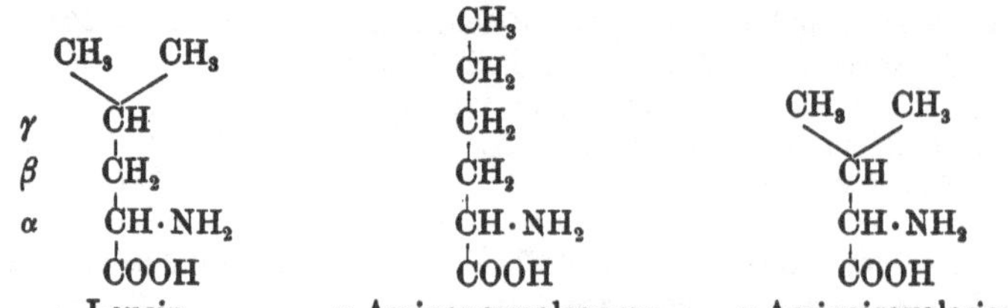

Leucin — α-Aminonormalcapronsäure — α-Aminoisovaleriansäure

[1] M. AMALGIA u. G. EMBDEN, Über das Auftreten einer flüchtigen, Jodoform bildenden Substanz bei der Durchblutung der Leber. HOFMEISTERS Beiträge 6. 59 (1904). — G. EMBDEN u. F. KALBERLAH, Über Acetonbildung in der

Einen anderen, plausibleren Weg des Abbaues nehmen BAER und BLUM[1] an. Da nach EMBDEN die am α-Kohlenstoffatom substituierten (amidierten) Fettsäuren sich im Organismus wie die nächst niederen Fettsäuren verhalten, d. h. also unter CO_2-Abspaltung und Desamidierung in letztere übergehen, so vermuten sie, daß aus Leucin Isovaleriansäure entsteht und dann aus dieser durch Substituierung einer Methylgruppe durch eine Hydroxylgruppe β-Oxybuttersäure hervorgeht.

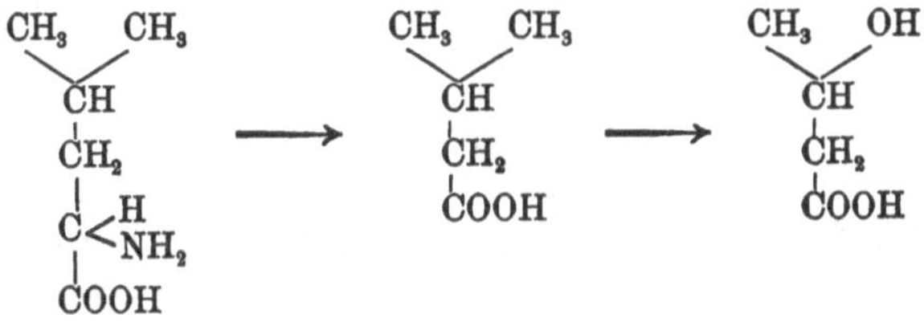

Leucin — Isovaleriansäure = β-Methylbuttersäure — β-Oxybuttersäure

Der Übergang von Leucin in Isovaleriansäure entspricht der von BAUMANN bei der Fäulnis beobachteten Entstehung von Paroxyphenylessigsäure aus Tyrosin und der Bildung von Homogentisinsäure aus Phenylalanin und Tyrosin.

In der Tat war in BAERS und BLUMS Fütterungsversuchen an Diabetikern Isobuttersäure auf die Oxybuttersäureausscheidung wirkungslos, dagegen ging sie in d-Milchsäure über. Der Vorgang war also ein analoger: es erfolgte Abspaltung der einen Methylgruppe unter Eintritt einer Hydroxylgruppe.

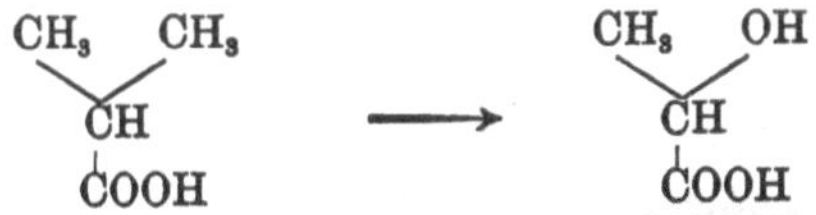

Isobuttersäure = α-Methylpropionsäure — d-Milchsäure = α-Oxypropionsäure

Diese Annahme würde die Unwirksamkeit der α-Aminoisovaleriansäure auf die β-Oxybuttersäureausscheidung erklären. Nach deren Einnahme ist vielmehr die Bildung von d-Milchsäure zu erwarten.

Leber. Ebenda 8. 120 (1906). — G. EMBDEN, H. SALOMON u. FR. SCHMIDT, Über Acetonbildung in der Leber. Ebenda 8. 129 (1906). — Die Versuche wurden später durch BORCHARDT und LANGE [Über den Einfluß der Aminosäuren auf die Acetonkörperausscheidung. HOFMEISTERS Beiträge 9. 116 (1907)] durch Fütterungsversuche am Menschen bestätigt.

[1] Siehe S. 407 Anm. 8.

Wenn wir nochmals rekapitulieren, so sind sonach als β-Oxybuttersäure- bezw. Acetonbildner bisher erwiesen: Leucin (Isokapronsäure), Isovaleriansäure und unter den Säuren mit geraden Ketten: Buttersäure und Kapronsäure.

Außerdem geht nach Baer und Blum auch Äthylmethylessigsäure in β-Oxybuttersäure über.

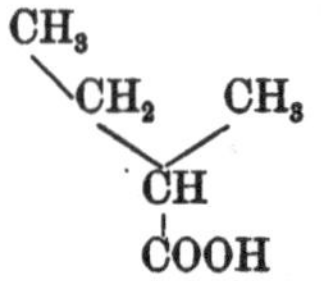

Äthylmethylessigsäure
= α-Methylbuttersäure

Das ist auffallend, denn nach ihrem Befunde an Isovaleriansäure und Isobuttersäure wäre ein Übergang in α-Oxybuttersäure zu erwarten. Wir wollen hieraus einstweilen noch keine weiteren Schlüsse ziehen.

Durch den Nachweis der Bildung der Oxybuttersäure aus den Bestandteilen des Fettes (Buttersäure, Kapronsäure) wie auch denjenigen des Eiweißes (Leucin) rückt die Acetonkörperfrage in ein neues Licht, denn dadurch sind gemeinsame Berührungspunkte im Abbauprozeß beider Nährstoffe aufgedeckt, und eine scharfe Trennung der Quellen wird zurzeit unmöglich sein. Weitere Untersuchungen nach dieser Richtung sind dringend zu wünschen, denn nur von der planmäßigen Verfolgung aller in Betracht kommenden Säuren und verwandten Substanzen ist Aufklärung über die noch dunkle Frage zu erhoffen.

Nach den gegenwärtig herrschenden Anschauungen ist für das Auftreten der Acetonkörper der Mangel an Kohlehydraten im Stoffwechsel das Ausschlaggebende.[1] Wird eine kohlehydratfreie Nahrung auch dem Gesunden gereicht oder enthält er sich ganz der Nahrungszufuhr, so erfolgt alsbald vermehrte Acetonausscheidung durch Niere und Lunge, und auch die übrigen Acetonkörper treten im Harn auf. Nach Zufuhr von Kohlehydraten schwindet ihre Ausscheidung wieder bis auf die normalen Acetonmengen.[2] Beim gesunden Menschen

[1] G. Rosenfeld, F. Hirschfeld, H. Chr. Geelmuyden, siehe S. 407 Anm. 2.

[2] Bemerkenswert ist, daß bei Hunden die Gegenwart von Kohlehydraten ohne Einfluß ist. Im Hunger und bei reichlicher Fleischnahrung ist mit oder ohne Gegenwart von Kohlehydraten die Acetonausscheidung vermehrt [F. Voit, Beitrag zur Lehre von der Acetonausscheidung. Deutsch. Arch. f. klin. Med. **66**. 564 (1900)].

genügen aber kleine Mengen von Kohlehydraten, um vermehrte Acetonkörperausscheidung zu verhindern. Ist diese aber einmal vorhanden, so sind größere Mengen nötig, um sie zum Verschwinden zu bringen.

Die verschiedenen Kohlehydrate weisen in ihrem „antiketogenen" Vermögen Unterschiede auf.[1] Worauf das beruht, ist noch nicht ergründet. Auf Differenzen in ihrer Resorption ist es nicht zurückzuführen. Die Angaben lauten noch widersprechend, indem die gleichen Zuckerarten bei den einen Untersuchern mehr, bei den andern weniger acetonvermindernd wirkten als andere, oder auch in den Händen der gleichen Experimentatoren sich verschieden verhielten.[2] Es scheinen auch individuelle und zeitliche Verhältnisse mitzuwirken. Ein konstantes, gesetzmäßiges Verhalten ist bisher nicht nachgewiesen.

Auch die beiden Oxydationsprodukte des Zuckers, Glukon- und Zuckersäure, und Inulin scheinen eine „antiketoplastische" Wirkung zu besitzen[3] und desgleichen die Pentosen (Xylose).[4] Endlich üben noch andere einfacher gebaute Stoffe den gleichen Einfluß aus, nämlich: Glyzerin,[5] Weinsäure, Milchsäure, Zitronensäure,[6] alles Substanzen mit einer oder mehreren Hydroxylgruppen, also die eine gewisse Verwandtschaft mit den Kohlehydraten haben. Da aber β-Oxybuttersäure auch eine solche Gruppe enthält, so ist das antiketogene Vermögen jedenfalls nicht ausschließlich an die Gegenwart derselben gebunden.

CH_2OH	CH_2OH	CH_2OH	COOH	CH_3	COOH
CHOH	CHOH	CHOH	CHOH	CH.OH	CH_2
CHOH	CHOH	CH_2OH	CHOH	COOH	C<(OH)(COOH)
CHOH	CHOH		COOH		CH_2
CHOH	CHOH				COOH
CH:O	COOH				
Dextrose.	Glukonsäure.	Glyzerin.	Weinsäure.	Milchsäure.	Zitronensäure.

---

[1] Geprüft sind Stärke, Rohrzucker, Traubenzucker, Lävulose, Milchzucker, Mannit, Galaktose.

[2] Hirschfeld, siehe S. 407 Anm. 2. — Waldvogel, Zeitschr. f. klin. Med. **38**. (1899). — A. Jorns, Beiträge zur Lehre von der Entstehung und Ausscheidung des Acetons. Inaug.-Dissertat. Göttingen (1903).

[3] L. Schwarz, siehe S. 407 Anm. 7 u. Prag. med. Wochenschr. (1901). — Derselbe, Deutsch. Arch. f. klin. Med. **76**.

[4] Mohr u. Loeb, Zentralbl. f. Stoffwechsel- u. Verdauungskrankh. **3**. 193 (1902). — F. Bendix u. K. Dreger, Deutsch. Arch. f. klin. Med. **78**.

[5] Hirschfeld, siehe S. 407 Anm. 2. — J. Meyer, Experimentelle Beiträge zur Lehre von der Acetonurie. Inaug.-Dissertat. Straßburg (1895).

[6] G. Satta, Studien über die Bedingungen der Acetonbildung im Tierkörper. Hofmeisters Beiträge **6**. 376 (1905).

Es scheinen nach Baer und Blum auch nichtoxydierte Fettsäuren, n-Valeriansäure, Isobuttersäure, Alanin und andere Aminosäuren[1] (mit Ausnahme des Leucins) antiketoplastische Eigenschaften zu besitzen.

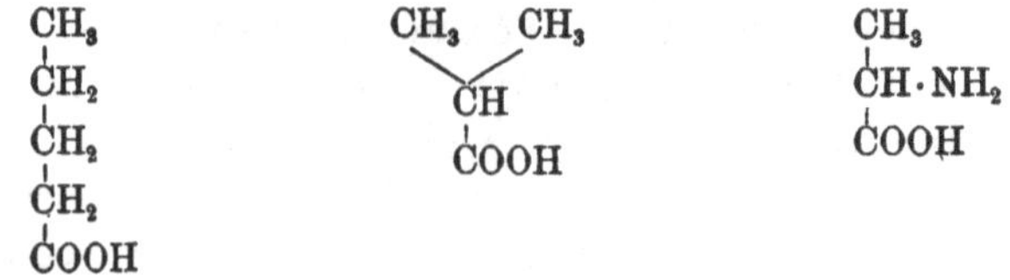

n-Valeriansäure. Isobuttersäure. Alanin.

Doch ist es nicht ausgeschlossen, daß diese Körper im Organismus in hydroxylierte Verbindungen übergehen. Von der Isobuttersäure ist das ja direkt nachgewiesen,[2] und von den Aminosäuren ist bekannt, daß sie Kohlehydratbildner sind.

Der Einfluß der antiketogenen Wirkungen der Kohlehydrate und der eben erwähnten Substanzen macht sich schon in kurzer Zeit geltend.

Worin die spezifische Wirkung der Kohlehydrate auf die Acetonkörperbildung, ihr „antiketoplastisches“ Vermögen, besteht, ist nicht sicher erkannt. Daß Kohlehydratentziehung die Oxydationskraft gegenüber den Acetonkörpern vermindere, ist biologisch nicht denkbar und ebensowenig annehmbar ist die Hypothese, daß der Abbau der Kohlehydrate die Aktivierung des zur Verbrennung der Acetonkörper dienenden Sauerstoffs befördere. Wäre das der Fall, dann wäre zu erwarten, daß auch gegenüber andern Substanzen ein ähnliches Verhalten sich bemerkbar machte. Auch die Hypothese, daß die Kohlehydrate sich mit den Acetonkörpern verbinden, daß letztere eine Paarung mit Glukuronsäure eingehen,[3] ist noch des Beweises

[1] Geelmuyden, siehe S. 407 Anm. 2. — L. Schwarz, Verhandl. d. 18. Kongresses f. inn. Med. (1900). — J. Hagenberg, Über die Acetonvermehrung beim Menschen nach Zuführung niederer Fettsäuren. Zentralbl. f. Stoffwechsel- u. Verdauungskrankh. **1.** 33 (1900). — R. Waldvogel und J. Hagenberg, Über alimentäre Acetonurie. Zeitschr. f. klin. Med. **42.** 443 (1901).

[2] Daß die „antiketogene“ Wirkung an die Anwesenheit eines oder mehrerer Hydroxylgruppen geknüpft ist, dürfte aus der Beobachtung Sattas (s. S. 411 Anm. 6) hervorgehen, nach welcher Malonsäure

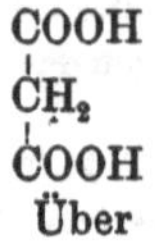

unwirksam ist.

[3] H. Chr. Geelmuyden, Über den Acetongehalt der Organe an Coma diabeticum Verstorbener nebst Beiträgen zur Theorie des Acetonstoffwechsels. Zeitschr. f. physiol. Chem. **41.** 128 (1904).

bedürftig. Wir gehen wohl nicht fehl, wenn wir die fragliche Wirkung auf die leichtere Verwendbarkeit der Kohlehydrate für den Energieumsatz im Vergleich zu Fetten und Eiweiß beziehen. Dadurch wird der Fett- und Eiweißverbrauch eingeschränkt.

Bemerkenswert ist, daß die Gegenwart des Glykogens in den Geweben die Bildung und Nichtverwendung der Ketonkörper nicht verhindert, denn schon in den ersten Tagen oder sogar am ersten Tage der Inanition bezw. Kohlehydratkarenz, also zu einer Zeit, da Leber und Muskeln noch glykogenhaltig sind, tritt Acetonurie auf. Die abgelagerten Kohlehydrate verhalten sich sonach anders, als der resorbierte „zirkulierende" Zucker. Das läßt sich in Einklang bringen mit dem sonstigen Verhalten des Gewebsglykogens, das in der Tat nur für bestimmte Leistungen den Körperdepots entnommen wird, und zwar in ausgiebiger Weise nur durch Muskeltätigkeit, während es durch andere Mittel, z. B. durch Inanition, nicht völlig zu entfernen ist.

Über die Wirkungsweise der übrigen nicht kohlehydratartigen „antiketogenen" Substanzen ist nicht mehr bekannt. Wenn es erwiesen wäre, daß sie direkt oder indirekt in Kohlehydrate übergingen, dann käme ihre Wirkung gleich der der Kohlehydrate. Ein solcher Nachweis steht aber noch aus. Wir können uns vorstellen, daß sie sparend wirken wie der Zucker selbst.

Die biologischen Beziehungen der Acetonkörper haben wir uns so zu denken, daß die β-Oxybuttersäure durch Oxydation in Acetessigsäure und diese in Aceton übergeht. Das ist in der Tat experimentell erwiesen. Nach Verfütterung von optisch-aktivem β-oxybuttersaurem Natron an einen Hund mit Pankreasdiabetes fand Minkowski[1] Acetessigsäure und Aceton in dessen Harn und ebenso fand Waldvogel[2] Acetessigsäure beim diabetischen Kaninchen nach Darreichung von β-Oxybuttersäure. Auf Verabfolgung von Acetessigsäure hinwiederum stellten Schwarz[3] und Geelmuyden[4] beim Tiere sowohl wie beim Menschen Acetonausscheidung fest.

---

[1] Minkowski, Untersuchungen über den Diabetes melitus nach Exstirpation des Pankreas. Arch. f. exp. Pathol. u. Pharm. **31.** 183 (1893). — T. Araki, Beiträge zur Kenntnis der β-Oxybuttersäure und ihres Verhaltens im Organismus. Zeitschr. f. physiol. Chem. **18.** 1 (1894). — Meyer, Inaug.-Dissertat. Straßburg (1895). — A. Magnus-Levy, Arch. f. exp. Pathol. u. Pharm. **42.** (1899).

[2] Ahrens, Inaug.-Dissertat. Göttingen (1899) und Waldvogel, Zentralbl. f. inn. Med. (1898).

[3] Schwarz, Arch. f. exp. Pathol. u. Pharm. **40.** (1898).

[4] Geelmuyden, Skand. Arch. f. Physiol. **11.** (1901).

In den obenerwähnten Zuständen tritt zuerst Aceton auf, dann Acetessigsäure und zuletzt β-Oxybuttersäure, und in umgekehrter Reihenfolge schwinden sie wieder aus den Ausscheidungen, wenn der abnorme Zustand behoben ist.

Wenden wir uns nunmehr dem Orte der Acetonkörperbildung zu, so haben wir durch die Entdeckung Embdens[1] und seiner Mitarbeiter einen bedeutenden Fortschritt in dieser Richtung zu verzeichnen. Daß es sich um intrazelluläre Vorgänge handelt, unterliegt nach all dem Gesagten keinem Zweifel mehr.

Die älteste Anschauung betrachtete den Darmkanal als die Quelle der Acetonkörper und zwar deshalb, weil sie bei Digestionsstörungen in nachweisbar vermehrter Menge auftreten. Lorenz[2] war der erste, welcher diese Beobachtung machte, Kraus,[3] v. Engel,[4] Magnus-Levy[5] bestätigten sie. Besonders scheinen Kinder[6] dazu zu neigen. Regelmäßig ist aber der Befund keineswegs.

Wenn nun auch nicht geleugnet werden soll, daß bakterielle Prozesse Acetonkörperbildung veranlassen können, so handelt es sich doch immer nur um kleine Mengen. Tatächlich sind bei Magendarmstörungen kleinere, bisweilen auch größere Mengen davon im Mageninhalt und Fäzes gefunden, oft wurden sie aber auch vermißt, trotz Bestehens von Acetonurie (Baginsky, bei dyspeptischen Kindern; Savalieff, bei magenkranken Erwachsenen). Übrigens ist der Inhalt des Magendarmtraktus niemals reicher an Ketonkörpern als andere Organe, sondern stets ärmer und es ist gar nicht ausgeschlossen, daß die Ketonkörper des Darminhaltes nicht von der Darmwand ausgeschieden werden. Darmdesinfizientien und Abführmittel haben keinen herabmindernden Einfluß auf die Acetonurie, oft beobachtet man eher eine entgegengesetzte Wirkung. Da nun Erkrankungen des Darmes stets mit inanitiellen Zuständen einhergehen, hat man gewiß keinen Grund, eine Ausnahme für diese Art der Acetonurie zu machen.

Embden[7] und seine Mitarbeiter haben den Beweis geliefert, daß bei künstlicher Durchblutung der isolierten Leber bei Zufügung ketogener Stoffe (siehe S. 408) zum Blute, Aceton in beträchtlicher Menge entsteht, während in genau gleicher Weise vorgenommene Versuche mit andern Organen, Nieren, Lunge, Körpermuskeln, negativ verliefen. Dieser Befund ist ungemein interessant und wirft

---

[1] Siehe S. 408 Anm. 1.

[2] H. Lorenz, Untersuchungen über Acetonurie mit besonderer Berücksichtigung ihres Auftretens bei Digestionsstörungen. Zeitschr. f. klin. Med. **19.** 19 (1891).

[3] F. Kraus, Lubarsch-Ostertags Ergebnisse **1.** II.

[4] v. Engel, Zeitschr f. klin. Med. **20.** (1892).

[5] Magnus-Levy, siehe S. 407 Anm. 4.

[6] Schrack, Jahrb. f. Kinderheilk. **29** (1889). — Vergély, Revue mens. des mal. de l'enf. **16.** (1889) u. A.

[7] Siehe S. 408 Anm. 1.

ein unerwartetes Licht auf den intermediären Stoffwechsel im allgemeinen und auf die Funktionen der Leber im speziellen. Die biologische Bedeutung der größten aller Drüsen tritt immer mehr zutage, und ihre intimen Beziehungen zum Kohlehydratstoffwechsel kommen auch im Acetonkörperumsatz zum Ausdruck. Danach hätten wir die Leber als die Stätte der Acetonbildung anzusehen.

Dieser Befund gibt uns eine Erklärung für die schon lange bekannte Tatsache, daß nichtenteral (subkutan) einverleibte Kohlehydrate eine antiketogene Wirkung nicht besitzen. Die Kohlehydratmenge, welche die Leber passiert, ist dann zu gering, um eine Wirksamkeit zu entfalten.[1] Freilich haben sich auch per Klysma eingeführte Kohlehydrate in dieser Hinsicht als unwirksam erwiesen,[2] doch haben wir allen Grund, anzunehmen, daß in jenem Versuch die Resorption eine ungenügende war. Und in der Tat konnte L. Mayer[3] keinen Unterschied in dem acetonhemmenden Einfluß per os oder per Klysma eingeführten Zuckers nachweisen, wenn das Klysma lange Zeit genug behalten wurde und die Menge des resorbierten Zuckers ausreichend war.

Was die Bedeutung der Acetonkörper für den Organismus anbelangt, so dürfte das Aceton wohl kaum seine narkotischen Eigenschaften zur Geltung bringen, da seine Mengen im allgemeinen doch zu gering sind, während die Acetessigsäure und besonders die β-Oxybuttersäure ganz allgemein vermöge ihrer sauren Eigenschaften wirken dürften.

Die Bedeutung der Säuren für den Organismus ist noch nicht klar ermittelt. Da sie an Alkali oder an Ammoniak gebunden sind und da die vom Organismus zur Verfügung gestellte Menge Ammoniak eine sehr große ist, so ist eigentlich ein Einfluß auf die Reaktion der Gewebssäfte von vornherein nicht sehr plausibel. Trotzdem will man eine Verminderung der Alkaleszenz des Blutes in Fällen von Acidosis nachgewiesen haben, auch der Kohlensäuregehalt ist vermindert gefunden worden.[4] Untersucht man aber den Gehalt

---

[1] Wird eine größere Menge Zucker zur subkutanen Injektion verwendet, so macht sich eine Wirkung geltend (G. Satta, siehe S. 411 Anm. 6).

[2] J. Müller, Über Acetonbildung im menschlichen Organismus. Verhandl. d. 16. Kongr. f. inn. Med. 448 (1898). — Schumann-Leclercq, Wiener klin. Wochenschr. (1901).

[3] Beschrieben bei G. Satta, siehe S. 411 Anm. 6.

[4] Minkowski, Mitteilungen aus der Königsberger Klinik (1888) 174. — F. Kraus, Zeitschr. f. Heilk. **10**. 152.

des Blutes an freien Hydroxylionen, so findet man ihn (selbst im typischen dyspnoischen Koma) unverändert gegenüber der Norm, d. h. er liegt an der Grenze oder wenigstens hart an der Grenze der neutralen Reaktion.[1]

Die Säuerung der Gewebe bringt man mit gewissen bedrohlichen Zuständen des Gesamtorganismus, schweren Erscheinungen namentlich des Nervensystems in Zusammenhang und betrachtet sie als deren ursächliches Moment. Solche komatösen Zustände finden sich am relativ häufigsten bei Diabetes; sie sind auch für die karzinomatöse Kachexie bekannt und treten ferner bei Dyspepsien auf. Ob nun aber die Säuerung der Gewebe wirklich deren Ursache, und speziell deren direkte Ursache ist, wie man das heute fast allgemein annimmt, ist gewiß noch fraglich, wenngleich durch künstliche Zufuhr von Säuren ähnliche Zustände sich erreichen lassen. Durch reichliche Einfuhr von Alkali (doppeltkohlensaures oder zitronensaures Natron) hat man zwar die Gefahr der Acidose beheben können.[2] Indessen ist das doch nur für eine geringe Zahl von Fällen wirklich gelungen, und namentlich bei dem diabetischen Koma ist der Heilerfolg ja nur zu häufig ein negativer. Es frägt sich, ob nicht vielleicht der Verlust an fixem Alkali (wozu wir auch Kalk und Magnesia rechnen), der doch jede Acidose begleiten dürfte,[3] die Ursache der üblen Folgen der „Gewebssäuerung“ darstellt.

Alkaptondiathese

Unter ganz besonderen, noch nicht näher ermittelten Umständen hat der Organismus die Fähigkeit verloren, einzelne Eiweißkerne abzubauen und zu oxydieren. Sie treten dann in die Ausscheidungen über. Einen solchen Zustand stellt die Alkaptondiathese dar. Hier entgeht die aromatische Gruppe des Eiweißmoleküls, das Tyrosin und Phenylalanin, dem Zerfall und tritt in einer besonderen Form, den Alkaptonsäuren, im Harne auf. Von diesen sind zwei be-

---

[1] H. Benedict, Der Hydroxylionengehalt des Diabetikerblutes. Pflügers Arch. **115**. 106 (1906).

[2] A. Magnus-Levy, siehe S. 407 Anm. 4.

[3] D. Gerhardt u. W. Schlesinger, Über die Kalk- und Magnesiaausscheidung beim Diabetes melitus und ihre Beziehung zur Ausscheidung abnormer Säuren (Acidose). Arch. f. exp. Pathol. u. Pharm. **42**. 83 (1899). — Tenbaum, Zeitschr. f. Biol. **33**. 379. — C. A. Herter, Die Säureintoxikation des Diabetes in Beziehung zur Prognose. Malys Jahresber. **31**. 844 (1901).

kannt, die Homogentisinsäure (Dioxyphenyl-[Hydrochinon-]essigsäure)[1] und die Uroleucinsäure (Dioxyphenylmilchsäure).[2]

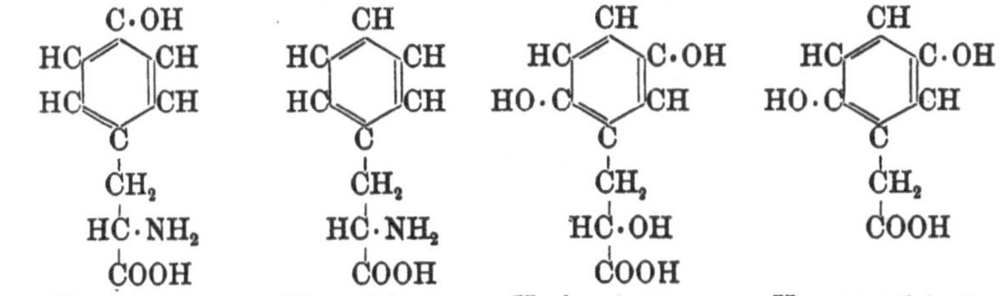

Tyrosin (p-Oxyphenyl-α-Aminopropionsäure). — Phenylalanin (Phenyl-α-Aminopropionsäure). — Uroleucinsäure (Dioxyphenyl-α-Oxypropionsäure). — Homogentisinsäure (Dioxyphenylessigsäure).

Wir gehen auf diese interessante, in den letzten Jahren mehrfach untersuchte Stoffwechselanomalie etwas näher ein.

Die Alkaptonsäuren verleihen als Hydrochinonderivate dem Harne gewisse Merkmale, welche ihre Gegenwart leicht erkenntlich machen. Beim Stehen an der Luft färbt er sich von der Oberfläche her allmählich braun bis schwarz. Rascher erfolgt der Farbenumschlag bei alkalischer Reaktion; bei Luftabschluß bleibt er dagegen aus. Das bedeutende Sauerstoffabsorptionsvermögen gibt sich in einer ausgesprochenen Reduktionsfähigkeit für FEHLINGsche und ammoniakalische Silberoxydlösung kund. Erstere wird schon bei gelindem Erwärmen reduziert, das Silber schon in der Kälte abgeschieden. Auch Gold und Platin werden aus ihren Chloriden gefällt. Dagegen bleibt im Gegensatz zum Zuckerharn die Wismutprobe aus. Ein Tropfen einer stark verdünnten Eisenchloridlösung erzeugt, dem Harne zugesetzt, eine blaugrüne Färbung, welche sofort wieder verschwindet und bei erneutem Zusatz des Reagens noch einige Male auftritt und vergeht.

Diese Eigenschaften sind bedingt durch die zwei in Parastellung zueinander stehenden Hydroxylgruppen. Hydrochinon gibt die gleichen

[1] E. BAUMANN u. WOLKOW, Über das Wesen der Alkaptonurie. Zeitschr. f. physiol. Chem. **15**. 228 (1891). — E. BAUMANN u. S. FRÄNKEL, Über die Synthese der Homogentisinsäure. Ebenda **20**. 219 (1895).

[2] KIRK, On a new acid found in human urine, which darkens with alkalies. Journ. of Anat. and Physiol. **23**. 69 (1889). — V. HUPPERT, Über die Alkaptonsäuren. Zeitschr. f. physiol. Chem. **23**. 412 (1897). — Die „Glykosurie" MARSCHALLS [Cristalline acid in urine possessing more powerful reducing properties than glucose. Amer. Journ. of Pharm. **59**. 131 (1887)] dürfte nach dem Schmelzpunkt zu schließen zum Teil wenigstens aus Uroleucinsäure bestanden haben.

Reaktionen,[1] während Brenzkatechin, in welchem sich die Hydroxylgruppen in Orthostellung zueinander befinden, zwar ähnliche, aber doch abweichende Reaktionen zeigt. Die Bräunung auf Zusatz von Alkalien ist viel geringer und Eisenchlorid erzeugt eine bleibende smaragdgrüne Farbe, die auf Zusatz von ammoniakalischer Weinsäurelösung in Burgunderrot umschlägt. Diese Reaktion hatte EBSTEIN und MÜLLER[2] und noch einige andere ältere Autoren[3] veranlaßt, die grüne aber vorübergehende Färbung des Alkaptonharns auf Zusatz von Eisenchlorid auf die Anwesenheit von Brenzkatechin zurückzuführen.[4]

Das dritte Dioxybenzol, das Resorcin (Metadioxybenzol), zeigt keine der erwähnten Reaktionen.

Schon BAUMANN, der die Homogentisinsäure zuerst identifiziert hatte,[5] erkannte, daß die Quelle derselben im Eiweiß zu suchen ist, da die ausgeschiedene Tagesmenge von der Art der Ernährung, d. h. von ihrem Eiweißreichtum abhing. Fleischdiät erhöhte die Ausscheidung bis auf das Doppelte. Er präzisierte die Muttersubstanz noch näher in Gestalt des Tyrosins, da er nach Eingabe desselben eine der Theorie ziemlich genau entsprechende Menge Homogentisinsäure aus dem Harne gewinnen konnte.[6] BAUMANNS Beobachtung ist später von zahlreichen Autoren voll und ganz bestätigt und in wesentlichen Punkten erweitert worden. So erkannten FALTA und

[1] E. MEYER, Über Alkaptonurie. Deutsch. Arch. f. klin. Med. **70**. 443 (1901).

[2] EBSTEIN u. MÜLLER, Brenzkatechin in dem Urin eines Kindes. VIRCHOWS Arch. **62**. 554 (1875).

[3] R. FLEISCHER, Einwirkung von Salizylsäure auf den Harn und Vorkommen von Brenzkatechin im Harn. Berl. klin. Wochenschr. (1875) Nr. 39 u. 40. — FÜRBRINGER, Beobachtung über einen Fall von Alkaptonurie. Ebenda (1875) 313 u. 330.

[4] Brenzkatechin ist mit Sicherheit nie bei Alkaptonurie gefunden worden, die früheren Angaben über ihr Vorkommen bei letzterer beziehen sich auf die Alkaptonsäuren. Brenzkatechin kommt allerdings sehr häufig in geringer Menge im menschlichen Harn vor. Seine Quelle ist in der Pflanzennahrung, d. h. in der darin vorkommenden Protokatechusäure zu suchen (BAUMANN u. WOLKOW). BAUMANN [Über das Vorkommen von Brenzkatechin im Harn. PFLÜGERS Arch. **12**. 65 (1876)] hat selbst im Harn eines gesunden Knaben vorübergehend erhebliche Mengen Brenzkatechin auftreten sehen.

Was über die Brenzkatechinurie gesagt wurde, gilt auch für das angebliche Vorkommen von Protokatechusäure im Harn [W. SMITH, On the occurrence of protocatechutic acid in urine. Dubl. Journ. of med. science (1882) I, 465)].

[5] Vgl. S. 417 Anm. 1.

[6] Ein Teil des Tyrosins wird durch die Darmfäulnis in Toluhydrochinon und Kohlensäure gespalten, wovon ersteres sich mit Schwefelsäure paart.

Langstein,[1] daß nicht Tyrosin allein als Quelle der Alkaptonsäuren in Betracht kommt, sondern auch der andere in allen Eiweißarten vertretene, nach Emil Fischer das Tyrosin sogar übertreffende homozyklische Kern, das Phenylalanin, als solcher aufzufassen ist. Falta[2] erhielt nach Darreichung zahlreicher Eiweißarten eine dem Tyrosin- und Phenylalaningehalt entsprechende Menge Homogentisinsäure.

Der Übergang von Tyrosin in Homogentisinsäure verursachte den älteren Autoren und vor allem Baumann selbst einiges Kopfzerbrechen, da die Atomgruppierung in beiden Körpern eine wesentlich andere ist. Im Tyrosin steht der aliphatische Rest zur Hydroxylgruppe in Parastellung, in der Homogentisinsäure steht er zu der einen Gruppe in Orthostellung, zu der anderen in Metastellung.

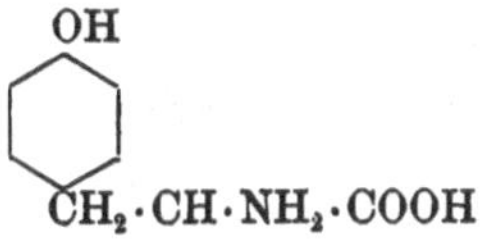

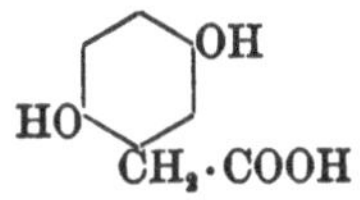

Es muß also eine Reduktion an der einen und eine Oxydation an zwei andern Stellen des Benzolringes statthaben, eine im Tierkörper sonst nicht beobachtete Erscheinung.

In der organischen Chemie sind ähnliche Prozesse bekannt, wenn auch, wie das dort meist der Fall ist, tiefeingreifende Mittel, wie etwa die Kalischmelze, erforderlich sind. Auf einem solchen Vorgang beruht z. B. die Umwandlung von Orthooxybenzoesäure (Salizylsäure) in Paraoxybenzoesäure. Hierher gehört auch die Umwandlung von p-Tolylhydroxylamin in Toluhydrochinon (durch einfaches Behandeln der Substanzen mit heißer verdünnter Schwefelsäure).[3]

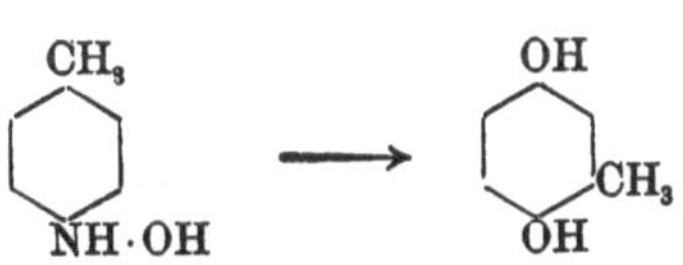

Die Anführung dieser Beobachtungen aus der organischen Chemie soll keineswegs den Zweck haben, uns das Verständnis des in Frage stehenden Umwandlungsprozesses im Tierkörper zu erleichtern, hier wirken ja ganz andere Kräfte als wie dort. Speziell ist eine Reduk-

[1] W. Falta u. L. Langstein, Die Entstehung der Homogentisinsäure aus Phenylalanin. Zeitschr. f. physiol. Chem. **37**. 513 (1903).

[2] W. Falta, Der Eiweißstoffwechsel bei der Alkaptonurie. Deutsch. Arch. f. klin. Med. **81**. 231 (1904).

[3] E. Bamberger, Ber. d. deutsch. chem. Ges. **28**. 245.

tion einer Phenolgruppe im Organismus bisher noch nie beobachtet worden. Sollte es sich nicht um eine Verschiebung der OH-Gruppe bezw. der Seitenkette handeln?

Beachtenswert ist, daß dem Tyrosin und Phenylalanin nahe stehende Verbindungen wie Phenylessigsäure, Phenylaminoessigsäure und Phenylpropionsäure,[1] Zimtsäure (Phenylakrylsäure), ferner Dioxyzimtsäure (Kaffeesäure) und Monoxyzimtsäure (o-Cumarsäure und p-Cumarsäure)[2] im Organismus von Alkaptonproduzenten nicht in Homogentisinsäure übergeführt werden. Das gleiche gilt von der Benzoesäure.[3]

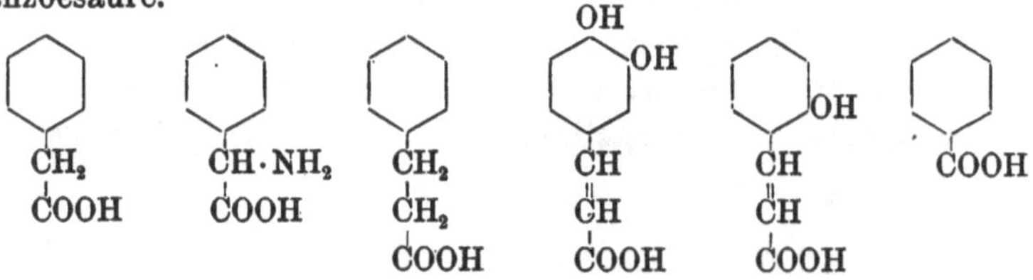

Phenylessigsäure. Phenylaminoessigsäure. Phenylpropionsäure. Dioxyzimtsäure. Monoxyzimtsäure. Benzoesäure.

Es scheint, als ob die im Eiweiß vorgebildeten Benzolderivate der Überführung in Homogentisinsäure leichter zugänglich seien, als die im Organismus sonst nicht vorkommenden.

Wie sich die dem Tyrosin näher stehenden Oxysäuren, die p-Oxyphenylessigsäure und die p-Oxyphenylpropionsäure (Hydropara-

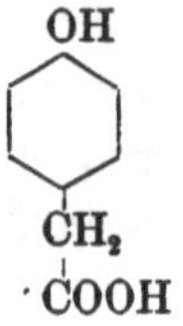

p-Oxyphenylessigsäure.

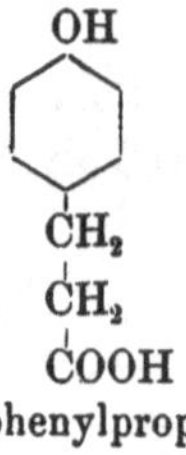

p-Oxyphenylpropionsäure.

---

[1] H. Embden, Beiträge zur Kenntnis der Alkaptonurie. II. Mitt. Zeitschr. f. physiol. Chem. **18**. 304 (1893). — F. Mittelbach, Ein Beitrag zur Kenntnis der Alkaptonurie. Deutsch. Arch. f. klin. Med. **71**. 50 (1901). Nach der Einnahme von Phenylpropionsäure war der Harn reich an Hippursäure. Das Auftreten von Phenacetursäure nach Einführung von Phenylessigsäure konnte Mittelbach nicht bestätigen.

[2] W. Falta, Über einige Fragen des Eiweißstoffwechsels. Verhandl. d. naturforsch. Ges. in Basel **15**. H. 2 (1903) und derselbe u. O. Neubauer, Über das Schicksal einiger aromatischer Säuren bei der Alkaptonurie. Zeitschr. f. physiol. Chem. **42**. 81 (1904).

[3] H. V. Ogden, Ein Fall von Alkaptonurie. Zeitschr. f. physiol. Chem. **20**. 280 (1895).

cumarsäure) verhalten, die leichter oxydierbar sind als die im Benzolkern nicht hydroxylierten Verbindungen und die wie das Tyrosin die Hydroxylgruppe in Parastellung zu dem Säurerest enthalten, ist noch nicht untersucht. Leider sind diese Verbindungen außerordentlich schwer zugänglich.

Im Gegensatz zu den erwähnten Säuren gelang es NEUBAUER und FALTA · Phenyl-α-Milchsäure und Phenylbrenztraubensäure in

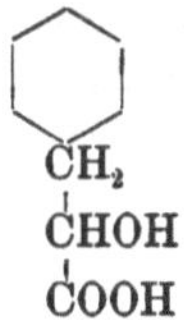

Phenyl-α-Milchsäure.

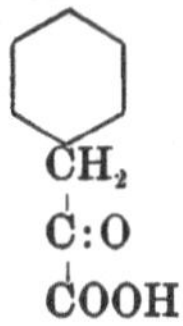

Phenylbrenztraubensäure.

Homogentisinsäure überzuführen, während wiederum Phenyl-β-Milchsäure und Phenylglyzerinsäure ohne Einfluß auf die Homogentisinsäureausscheidung waren.

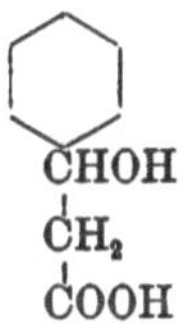

Phenyl-β-Milchsäure.

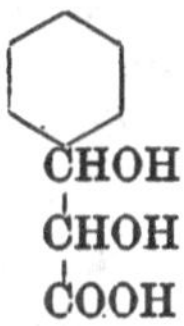

Phenylglyzerinsäure.

Aus diesen Beobachtungen darf man wohl mit den beiden Autoren schließen, daß der Bau der Seitenkette für die Homogentisinsäurebildung von wesentlicher Bedeutung ist und daß die am α-Kohlenstoffatom amidierten und oxydierten Säuren die Vorstufen genannter Säure sind.

Da in den Geweben ein Vorgang wie der Übergang von Tyrosin in Homogentisinsäure vor BAUMANNS Zeiten nicht beobachtet war, in der Alkohol- und Milchsäuregärung des Traubenzuckers aber ein ähnlicher Prozeß (Oxydation und Reduktion innerhalb desselben Moleküls) gegeben war, hat BAUMANN die Umwandlung in das Darminnere verlegt und sie der Tätigkeit einer besonderen Art von Mikroorganismen zugeschrieben.

Gegen diese geistreiche Theorie sind mit Recht verschiedene Einwände erhoben worden. Einmal ist es durch die Herabsetzung der Darmfäulnis mit Hilfe von Desinfizientien, wie β-Naphtol, Salol, Terpentinöl, Kalomel oder durch bakterienverdrängende Mittel wie Kefyr[1] nie gelungen, die Menge der Homogentisinsäure im Harn

[1] EMBDEN, siehe S. 420 Anm. 1.

merklich zu verringern, während doch unter diesen Umständen die Menge der Ätherschwefelsäuren deutlich zurückgeht. Dann wäre unter der Voraussetzung der Richtigkeit der BAUMANNschen Vorstellung, daß die Homogentisinsäurebildung nur im obern Abschnitt des Dünndarms stattfinde, weiter unten und im Dickdarm dagegen durch die dort eintretende Fäulnis zum Stillstand gebracht werde, zu erwarten gewesen, daß nach Darreichung von Laxantien der Stuhl infolge der beschleunigten Peristaltik Homogentisinsäure enthielt. Der Nachweis derselben gelang aber auch nach Verabreichung von Rizinusöl, Magnesia cesta, Karlsbadersalz ebensowenig, wie in den gewöhnlichen Darmentleerungen der Alkaptonuriker.[1]

Ein fernerer Einwand lag darin, daß es nie glückte, Tyrosin in Homogentisinsäure umzuwandeln, dadurch, daß eine wässerige Lösung davon längere Zeit im Brutschrank in Berührung mit Darminhalt von Alkaptonpatienten gelassen wurde.[2]

Endlich ist es noch nie gelungen, homogentisinsäurebildende Mikroorganismen aus dem Darminhalt zu isolieren.

Es ist also die Entstehung der Alkaptonsäuren im Darmkanal nicht nur nicht erwiesen, sondern durch keine Beobachtung gestützt. Die BAUMANNsche Auffassung ist denn auch heutzutage verlassen und allgemein verlegt man die Entstehung der abnormen Säuren in die Körpergewebe selbst, d. h. in den Zellstoffwechsel. Man nimmt an, daß die Alkaptonsäuren ein Produkt des intermediären Stoffwechsels, eine normale Zwischenstufe im Abbau des Eiweißes resp. seiner aromatischen Aminosäuren seien und daß die Alkaptondiathese darin bestehe, daß der Organismus die Fähigkeit eingebüßt habe, diese Säuren zu oxydieren. Die häufiger beobachtete Säure ist die Homogentisinsäure, die Uroleucinsäure ist weit seltener, sie dürfte aber doch häufiger sein als die früheren Autoren angenommen hatten und ihr Mangel nicht selten bloß auf die Unzulänglichkeit der Untersuchungsmethodik zurückzuführen sein. Gleichwohl ist sie in manchen Fällen trotz sorgfältigen Suchens vermißt worden. Wir möchten nun mit NEUBAUER und FALTA[3] uns den Abbau des Tyrosins und Phenylalanins im normalen Organismus folgenderweise denken: durch Desamidierung bildet sich zunächst aus dem Phenyl-

---

[1] P. STANGE, Über einen Fall von Alkaptonurie. VIRCHOWS Arch. **146**. 86 (1896). — E. STIER, Ein neuer Fall von Alkaptonurie. Berl. klin. Wochenschr. (1898) Nr. 9, 185.

[2] A. E. GARROD, A contribution to the study of alkaptonuria. Medicochirurg. Trans. **82**. 367 (1899). — STIER, siehe Anm. 1.

[3] Siehe S. 420 Anm. 2.

alanin auf dem Wege der Ersetzung der NH_2-Gruppe durch eine OH-Gruppe die entsprechende Alkoholsäure (Phenyl-α-Milchsäure),[1] aus dieser entsteht wahrscheinlich durch Eintritt zweier Hydroxylgruppen in der Stellung 2 und 5 die Uroleucinsäure, und diese geht unter Abspaltung von CO_2 und H_2O und Aufnahme von zwei Sauerstoffatomen in Homogentisinsäure über. Diese geht dann unter Sprengung des Ringes in Harnstoff, Kohlensäure und Wasser über,

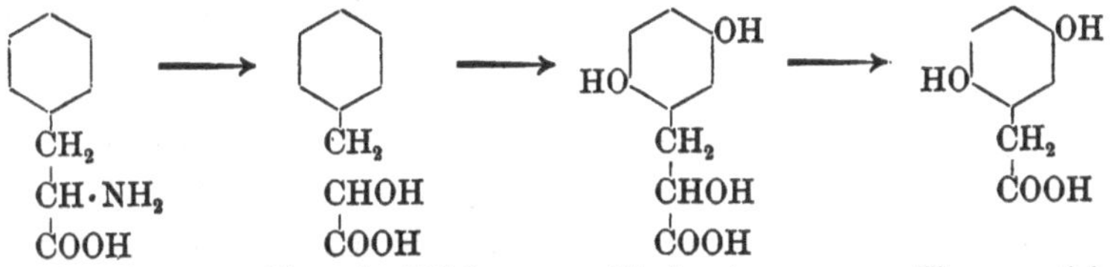

Phenyl-alanin. — Phenyl-α-Milchsäure. — Uroleucinsäure. — Homogentisinsäure.

eventuell nach Embden[2] über die Acetonstufe. Für das Tyrosin erfolgt eine Entfernung der in Parastellung befindlichen Hydroxylgruppe entweder durch Reduktion oder durch Verschiebung.

Beim Alkaptonuriker bleibt der Abbau der aromatischen Aminosäuren bei der Homogentisinsäure stehen. Es handelt sich also nicht um eine abnorme Bildung von Oxysäuren, sondern um eine mangelnde Verarbeitung derselben. Was die weitere Störung des normalen Abbauprozesses anbelangt, so haben Neubauer und Falta gezeigt, daß die der Homogentisinsäure homologe Gentisinsäure (Hydro-

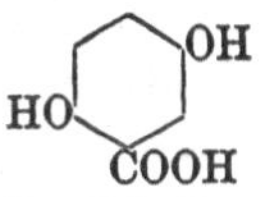

Gentisinsäure.

chinoncarbonsäure) vom Alkaptonuriker ebenfalls nicht verwertet wird.[3] Die Unfähigkeit, die Homogentisinsäure abzubauen, liegt

---

[1] Die Einführung von Phenyl-α-Milchsäure bewirkt, wie wir gesehen haben, Vermehrung der Homogentisinsäureausscheidung (s. S. 421). Desamidierung und darauffolgende Oxydation am selben Kohlenstoff ist im Organismus nachgewiesen. Schotten [Über die Quelle der Hippursäure im Harn. Zeitschr. f. physiol. Chem. **8**. 67 (1883)] zeigte, daß Phenylaminoessigsäure in Phenyloxyessigsäure (Mandelsäure) übergeht und Blendermann [Beiträge zur Kenntnis der Bildung und Zersetzung des Tyrosins im Organismus. Ebenda **6**. 257 (1882)] fand im Harn von Kaninchen, welche große Mengen von Tyrosin erhalten hatten, p-Oxyphenylmilchsäure.

[2] Siehe S. 108.

[3] Der normale Organismus spaltet sie etwa zu drei Viertel.

sonach nicht in der Unangreifbarkeit der Seitenkette, sondern im Unvermögen, den Benzolring selbst zu sprengen.

Die Auffassung, daß eigentlich nur der Abbau gestört ist, schafft eine beträchtliche Schwierigkeit aus dem Wege, auf die Baumann und die Anhänger seiner Lehre wie es scheint nicht geachtet hatten. Nach ersterer Hypothese würde das Tyrosin in das abnorme Produkt schon vor seinem Eintritt in den Stoffwechsel übergeführt, es würde also dem Stoffwechsel von vornherein entzogen. Da nun die Alkaptonbildung in vielen Fällen eine vollständige ist, d. h. alles Tyrosin in Homogentisinsäure umgewandelt wird, so müßte, die Richtigkeit der Baumannschen Auffassung vorausgesetzt, der Organismus, bzw. seine Eiweißstoffe an Tyrosin und Phenylalanin verarmen. Daß dies nicht der Fall ist, haben Abderhalden und Falta[1] gezeigt. Die Erkenntnis, daß der Sitz der Störung im Abbauprozeß liegt, beseitigt diese Schwierigkeit.

Die von uns vertretene Anschauung setzt voraus, daß der gesunde Organismus die Homogentisinsäure restlos oxydiert. Das ist in der Tat der Fall. Baumann hatte zwar nach Verabreichung von Homogentisinsäure an einen Hund sie wieder zum Teil in dessen Harn auftreten sehen, und auch spätere Autoren fanden wieder geringe Mengen in den Ausscheidungen, allein das hing damit zusammen, daß zu große Gaben auf einmal verabreicht wurden. Werden kleinere Mengen dargereicht (0,5 g pro dosi), so erfolgt die Oxydation vollständig und der Harn ist alkaptonfrei.[2] Es kann der Mensch bei enteraler Einführung mehrere Gramm der Säure im Tag oxydieren, auch nach subkutaner Einspritzung erfolgt Ausnützung, freilich wieder mit Unterschied, da dort bei größeren Dosen noch leichter ein Teil der Oxydation entgehen muß.

Alkaptonpatienten haben diese Fähigkeit ganz oder wenigstens teilweise eingebüßt. Die Frage freilich, ob alle Alkaptondiathesen maximal seien, d. h. ob stets alles Tyrosin und Phenylalanin dem Abbau entgeht, oder nur ein Teil davon betroffen sein kann, ist noch nicht entschieden. Es scheinen hier aber doch wenig Unterschiede zu bestehen und die Abstufung in der Toleranz, wie sie gegenüber den Kohlehydraten beobachtet wird, ist nicht nachweisbar. Die Störung scheint gleich eine vollständige zu sein.

Die Unfähigkeit des Alkaptonurikers, Homogentisinsäure zu ver-

---

[1] E. Abderhalden u. Falta, Über Bluteiweißstoffe in einem Falle von Alkaptonurie. Zeitschr. f. physiol. Chem. **39**. 143 (1903).

[2] Embden, Falta, siehe S. 420 Anm. 1 u. 2.

brennen, ist geeignet, die Unhaltbarkeit der BAUMANNschen Hypothese vollauf zu erweisen. Wenn nämlich der normale Organismus eingeführte Homogentisinsäure oxydiert, der Alkaptonuriker dagegen nicht, so müßte, wenn man die Bildung des Alkapton in den Darm verlegte, dem Alkaptonkranken neben der besonderen Eigentümlichkeit der Alkaptonproduktion im Darm noch die Eigentümlichkeit zuerkannt werden, daß seinen Geweben die Zerstörungsfähigkeit für Homogentisinsäure fehlt.

Wenn nun die Alkaptonsäuren normale Übergangsstufen der aromatischen homozyklischen Eiweißkerne darstellen, so sollte man a priori erwarten, daß ihr Nachweis im Intermediärstoffwechsel doch gelingen sollte. In den Geweben ist das bisher nicht gelungen. Ein Argument gegen ihr Vorkommen ist das freilich nicht, denn es will das nur besagen, daß wir eben bisher den Kunstgriff nicht entdeckt haben, der ihren Nachweis gestattet. Bei Pflanzen, nämlich im Saft der Zuckerrübe, will GONNERMANN[1] Homogentisinsäure gefunden haben und nach ihm glaubten auch verschiedene Autoren[2] den gleichen Befund erheben zu können, indes ist die Identifizierung der Homogentisinsäure nicht genügend durchgeführt worden und nicht allen Autoren ist der Nachweis gelungen. In einer sorgfältigen Untersuchungsreihe vermochte SCHULZE[3] die Säure nicht nachzuweisen.[4]

Beim Stehen an der Luft verwandelt sich die Homogentisinsäure unter Sauerstoffabsorption in einen schwarzen Körper. Welcher Natur dieser ist, wissen wir noch nicht. Es liegen keine Untersuchungen hierüber vor. Der Vorgang erinnert lebhaft an die Bildung melaninartiger Produkte, wie sie v. FÜRTH und SCHNEIDER[5] bei der Einwirkung besonderer, im Tier- und Pflanzenreich weit verbreiteter Fermente, der von BERTRAND[6] entdeckten Tyrosinasen, auf Tyrosin und verwandte Substanzen (Brenzkatechin, Hydrochinon, Oxyphenyläthylamin usw.) beobachteten. Die Autoren machten die Wahr-

[1] M. GONNERMANN, Die Homogentisinsäure, die farbbedingende Substanz dunkler Rübensäfte. PFLÜGERS Arch. **82**. 289 (1900).

[2] R. BERTEL, Ber. d. deutsch. bot. Ges. **20**. 454 (1902). — CZAPEK, ebenda **20**. (1902) u. **21**. (1903).

[3] E. SCHULZE, Ist die bei Luftzutritt eintretende Dunkelfärbung des Rübensaftes durch einen Tyrosin- und Homogentisinsäuregehalt dieses Saftes bedingt? Zeitschr. f. physiol. Chem. **50**. 508 (1907).

[4] Die Pflanze soll auch Phenylalanin über Homogentisinsäure abbauen. Diskuss. zu d. Vortr. FALTAS, Verhandl. d. Ges. deutsch. Nat. u. Ärzte (1903) II, 69.

[5] O. v. FÜRTH u. H. SCHNEIDER, Über tierische Tyrosinasen und ihre Beziehungen zur Pigmentbildung. HOFMEISTERS Beiträge **1**. 229 (1901).

[6] G. BERTRAND, Compt. rend. **122**. 1215 (1896).

nehmung, daß unter der Einwirkung dieser Fermente ein noch nicht näher definiertes Chromogen entsteht, welches unter Sauerstoffabsorption in den schwarzen Körper übergeht. Es ist nicht ausgeschlossen, daß dieses Chromogen Homogentisinsäure oder eine ihr ähnliche Verbindung darstellt.

Da die künstlich erzeugten Pigmente Ähnlichkeit haben mit den physiologischen Pigmenten des Organismus (der Haut, Haare, Chorioidea usw.) so drängt sich die Vermutung auf, daß die Bildung der letzteren auf einem ähnlichen Vorgang beruhe, d. h. ihre Entstehung über Homogentisinsäure oder einen verwandten Körper verlaufe. Beobachtungen in dieser Richtung wären sehr willkommen. Eine Pigmentation besonderer Art, die wir später mit den übrigen Pigmenten besprechen werden, hat man mit Alkaptondiathese in Zusammenhang bringen wollen, die Ochronose, doch hat sich das, wie wir sehen werden, nicht bewahrheitet (siehe weiter unten).

Das Schwarzwerden des Rübensaftes an der Luft hat Gonnermann[1] mit dem Auftreten von Homogentisinsäure in Zusammenhang bringen wollen, doch hegen wir einstweilen noch berechtigte Zweifel an dieser Auffassung, da ja, wie wir sahen, Homogentisinsäure von einem Forscher von Name nicht nachgewiesen wurde.

Die Homogentisinsäure ist bisher in keiner andern Körperflüssigkeit als im Harn und im Blut[2] gefunden worden. Stier[3] behauptet, aus Ohrenschmalz seines Patienten eine Substanz mit den Eigenschaften der Homogentisinsäure isoliert zu haben. Sein Befund steht jedoch vereinzelt da, wenngleich E. Meyer[4] angibt, daß sein junger Alkaptonproduzent ein auffallend dunkles, fast schwarzes Ohrenschmalz sezernierte.

Die Menge der täglich ausgeschiedenen Alkaptonsäuren ist eine sehr verschiedene. Bei gemischter Kost beträgt sie durchschnittlich 3—5 g; es sind aber auch höhere Ziffern beobachtet, Schumms[5] Patient schied an einem Tag 16,8 g, und während einer Versuchsreihe von 6 Tagen insgesamt 80 g davon aus. Der weitaus größte Teil entfällt auf Homogentisinsäure, die Uroleucinsäure steht ihr, wo sie überhaupt ausgeschieden wird, beträchtlich nach.

Da die Alkaptonausscheidung vom Eiweißumsatz abhängt, so

[1] Siehe S. 425 Anm. 1.

[2] E. Abderhalden u. Falta, siehe S. 424 Anm. 1.

[3] Stier, siehe S. 422 Anm. 1.

[4] E. Meyer, siehe S. 418 Anm. 1.

[5] O. Schumm, Beiträge zur Kenntnis der Alkaptonurie. Münch. med. Wochenschrift (1904) Nr. 36, 1599.

kommt es ganz auf den Eiweißgehalt der Nahrung an. Sie steigt und sinkt mit ihm. Im Hunger und bei Eiweißkarenz ist ihre Menge eine sehr geringe, sie rührt nur von zerfallenem Körpereiweiß her und ihre Menge gibt uns dort eine sehr gute Übersicht über den Eiweißzerfall bei Inanition bzw. Eiweißkarenz. Ihre Ausscheidung dortselbst ist von um so größerer Bedeutung, als die Homogentisinsäureausscheidung eine sehr prompte ist, d. h. viel rascher erfolgt als die übrigen, speziell die stickstoffhaltigen Eiweißschlacken.[1] Während die auf eine gewisse Eiweißmenge sich beziehende Harnstoffausscheidung sich auf Tage ausdehnen kann, ist die Ausscheidung der Homogentisinsäure in wenigen Stunden nach ihrer Bildung im Stoffwechsel beendigt. Da der Eiweißzerfall nie sistiert, so sinkt auch die Homogentisinsäureausscheidung beim Alkaptonproduzenten (sofern seine Anomalie weiter besteht) nie auf Null.

Die Menge der ausgeschiedenen Homogentisinsäure steht für die meisten Alkaptonuriker in einem auffallend stabilen Verhältnis zu dem ausgeschiedenen Stickstoff, und zwar entspricht das Verhältnis ziemlich genau dem aus dem Eiweiß theoretisch ableitbaren.[2] Dieses Verhalten weist darauf hin, daß die Alkaptonausscheidung eine maximale ist. Da die verschiedenen Eiweißarten verschieden reich an aromatischen Radikalen sind, so ändert sich das Verhältnis mit jeder Eiweißart.[3] Interessant ist, daß mit Brom und Jod substituiertes Tyrosin zu der Alkaptonbildung nicht befähigt ist, desgleichen auch maximal bromierte und jodierte Eiweißkörper. Das beweist, daß die Halogene im Eiweißmolekül sich an den homozyklischen Kern lagern, eine Tatsache, zu der ich auch auf einem andern Wege gelangt bin.[4]

Ähnliche gesetzmäßige Beziehungen wie zwischen Harnstoff- und Homogentisinsäureausscheidung bestehen zwischen letzterer und der Azidität des Harns.[5] Beide nehmen miteinander zu und ab.

---

[1] L. Langstein u. E. Meyer, Beiträge zur Kenntnis der Alkaptonurie. Deutsch. Arch. f. klin. Med. **78.** 161 (1903).

[2] Falta, siehe S. 419 Anm. 2. — A. E. Garrod u. T. S. Hele, The uniformity of the homogentisic acid in Alcaptonuria. Journ. of physiol. **33.** 195 (1905). — Dieselben, A further note on the uniformity of the H:N quotient in cases of Alcaptonuria. Ebenda **35.** (1906).

[3] Falta, siehe S. 419 Anm. 2; vgl. auch Ogden, siehe S. 420 Anm. 3. — Zimnicki, Beobachtung über die Ausscheidung stickstoffhaltiger Stoffe im Harn und der Homogentisinsäure bei Alkaptonurie. Ref. in Malys Jahresber. (1900) 867. — Mittelbach, siehe S. 420 Anm. 1.

[4] A. Oswald, Hofmeisters Beiträge **3.** 391 (1903).

[5] E. Meyer, siehe S. 418 Anm. 1.

Die Erklärung für dieses Zusammengehen liegt darin, daß beide von dem Eiweißabbau abhängen und sonach korrelative Erscheinungen darstellen.

Die Alkaptonsäuren gehen im Organismus nicht wie andere hydroxylierte aromatische Verbindungen eine Paarung mit Schwefel- bezw. Glukuronsäure ein, sondern erscheinen an fixes Alkali gebunden im Harn. Das hängt anscheinend mit ihrer Ungiftigkeit zusammen. Die strukturell ganz ähnliche, ziemlich giftige Gentisinsäure (Hydrochinoncarbonsäure) paart sich zum größten Teil mit Schwefelsäure,[1] das stark giftige Hydrochinon wird vollständig in Ätherschwefelsäure umgewandelt.

Die Verbindung der Alkaptonsäuren mit fixem Alkali bedingt eine Mehrausscheidung von letzterem, trotzdem kommt hier eine Säurewirkung im Sinne einer Acidose nicht oder wenigstens nicht in hohem Grade zur Geltung, denn es folgt in der Regel keine Mehrausfuhr von Ammoniak; selbst bei Vermehrung der Alkaptonsäuren (durch reichliche Eiweißkost) auf das Doppelte der gewöhnlichen Höhe konnte E. Meyer,[2] der hierüber genaue Untersuchungen anstellte, bei seinem Knaben nur eine geringe Vermehrung von Ammoniak nachweisen. Nur wenn die Homogentisinsäureausscheidung abnorm hohe Werte erreicht, wie sie Schumm[3] in seinem Falle beobachtete, ist das Harnammoniak vermehrt. Die abnormen Säureverhältnisse liegen also in der Regel gewissermaßen noch in der physiologischen Breite.

Die Alkaptondiathese verläuft ohne klinische Symptome und wird bis ins Greisenalter ohne üble Folgen ertragen. Sie wurde denn auch meistens nur zufällig entdeckt oder dadurch, daß die Mütter eine Erklärung für die schwarzen Flecke in den Windeln ihrer Kinder haben wollten. In einem einzigen von Stange[4] beobachteten Fall hatten sich dysurische Schmerzen eingestellt und tatsächlich hatten Embden und Stier[5] nach Einnahme größerer Mengen der Säure hochgradigen Tenesmus verspürt. Doch frägt es sich, welche Rolle dabei die Säure spielte.

Bemerkenswert ist, daß der Organismus keinen Schaden daran

---

[1] A. Likhatscheff, Über das physiologische Verhalten der Gentisinsäure. Zeitschr. f. physiol. Chem. 21. 422 (1895).

[2] Siehe S. 418 Anm. 1.

[3] Siehe S. 426 Anm. 5.

[4] Siehe S. 422 Anm. 1.

[5] E. Stier, Ein neuer Fall von Alkaptonurie. Berl. klin. Wochenschr. (1898) 185.

nimmt, daß ihn der beinahe in allen Eiweißkörpern seiner Nahrung und seiner Gewebe und Säfte vorkommende aromatische Kern zum größten Teil, oder, wie man nun anzunehmen das Recht hat, vollständig unzersetzt bleibt. Das ist um so auffallender, als gerade diesem Komplex in der Ernährung eine gewisse Bedeutung zukommt. Vermag doch Leim, der sich von den übrigen Eiweißstoffen durch seinen niedrigen Gehalt an aromatischen Radikalen[1] auszeichnet, als Nährstoff andere Eiweißarten nicht zu ersetzen. Allerdings liegt hier der Sachverhalt etwas anders, indem sowohl Tyrosin wie Phenylalanin in den Körper aufgenommen und zum Bau der Körpereiweiße verwendet werden können, aber auch im Stoffabbau möchte man dem aromatischen Teil des Eiweißmoleküls eine gewisse Bedeutung beimessen. Das Verhalten des Alkaptonurikers belehrt uns des Gegenteils. Solche Experimente der Natur sind für die Physiologie von schätzbarem Werte.

Die Alkaptondiathese ist von eminent chronischem Charakter und besteht meistens, wie neuere Untersuchungen dargetan haben, Zeit des Lebens, schon von Geburt an. Nur einige Male soll sie angeblich erst im späteren Leben erschienen sein oder hatte einen sporadischen oder intermittierenden Charakter.[2] In einem Falle[3] soll sie nur wenige Tage während des Bestehens eines fieberhaften Magendarmkatarrhs aufgetreten und in einem andern Fall[4] sogar nur kurz vor dem Tode bemerkbar gewesen sein; die Möglichkeit, daß sie nicht aber schon früher bestanden habe und nur im Beginne der zum Tode führenden Krankheit vielleicht vorübergehend (?) in irgend einer Weise verdeckt gewesen sei, erscheint uns nicht ganz ausgeschlossen. Geyger[5] hat in seinem Falle nur an einem einzigen Tage Alkaptonurie beobachtet, die sich dann später nochmals, aber wieder nur für einen Tag, zeigte. Neuerdings hat Garrod zwei weitere Fälle mit transitorischem Charakter beschrieben.

Die Alkaptondiathese kommt in der überwiegenden Mehrzahl der Fälle für sich allein vor, die übrigen Stoffwechselprodukte und

---

[1] Vgl. A. Oswald, Über die jodbindende Gruppe der Proteinstoffe. Hofmeisters Beiträge 3. 514 (1903).

[2] Stange, siehe S. 426 Anm. 5. — Zimnicki, siehe S. 427 Anm. 3. — Winternitz, Über Alkaptonurie. Münch. med. Wochenschr. (1899) 749.

[3] C. Hirsch, Ein Fall von Alkaptonurie. Berl. klin. Wochenschr. (1875) Nr. 23 u. 24.

[4] W. v. Moraczewski, Ein Fall von Alkaptonurie. Zentralbl. f. inn. Med. 17. 177 (1896).

[5] A. Geyger, Glykosurinsäure im Harn eines Diabetikers. Pharmaz. Zeit. (1892) 488.

Nahrungsstoffe scheinen in der normalen Weise abgebaut zu werden.[1] In einigen Fällen bestand gleichzeitig Diabetes melitus.[2]

Über die Ursache der Anomalie ist bisher nichts bekannt, wie überhaupt über die aller Störungen, bei denen eine Substanz der Verwertung entgeht, noch nichts ermittelt ist. Halten wir uns an unsere allgemeinen Vorstellungen über den Stoffabbau im Organismus, so müssen wir annehmen, daß ein Ferment seine Tätigkeit versagt. Worin aber diese Hemmung besteht, ob Stoffe auftreten, welche seine Wirkung lähmen, ob ein Proferment nicht aktiviert wird usw., das gehört alles noch in den Bereich der Vermutungen und Spekulationen. Interessant ist, daß die Diathese bei mehreren Mitgliedern einer Familie und vorzugsweise bei Geschwistern vorkommt.[3] Und von ganz besonderem Interesse ist, daß Konsanguinität der Eltern in einem namhaften Teil aller Fälle besteht.[4] Man denkt an eine „Schwächung“ der protoplasmatischen Tätigkeit.

Wir heben noch hervor, daß die Anomalie keineswegs so selten ist, wie man früher vermutete. In den letzten Jahren haben sich gegenüber früher die Beobachtungen bedeutend vermehrt. Bisher sind freilich kaum mehr als 40 Fälle beschrieben.

Cystindiathese

Eine weitere, der Alkaptondiathese analoge Anomalie des Eiweißstoffwechsels stellt die Cystindiathese (Cystinurie) dar. Sie besteht darin, daß der Organismus das im Eiweiß vorkommende und bei seiner Desintegration frei werdende Cystin (α-Diamino-β-Dithiodi-

$$\begin{array}{lcl} CH_2\cdot S & \text{—} & S\cdot CH_2 \\ \mid & & \mid \\ CH\cdot NH_2 & & NH_2\cdot CH \\ \mid & & \mid \\ COOH & & COOH \end{array}$$

---

[1] Vgl. Schumm, siehe S. 426 Anm. 5.

[2] Verschiedene ältere Autoren vermochten, angeregt durch die Beobachtung, daß Alkaptonharn auf Zusatz von Salzsäure nur wenig oder gar keine Harnsäure ausfallen ließ, in demselben nur eine sehr geringe Menge Harnsäure darin nachzuweisen und glaubten darin etwas Charakteristisches gefunden zu haben. Sie hatten sich jedoch bei ihren Bestimmungen der fehlerhaften, heute allgemein verworfenen Fokkerschen Methode bedient. Spätere Untersucher haben durchaus normale Mengen von Harnsäure gefunden.

[3] Kirk, siehe S. 427 Anm. 2. — Embden, siehe S. 420 Anm. 1. — A. E. Garrod, Ein Beitrag zur Kenntnis der kongenitalen Alkaptonurie. Zentralbl. f. inn. Med. **23**. Nr. 2 (1902). — Derselbe, The incidence of Alkaptonuria. The Lancet 13. Dez. (1902).

[4] A. E. Garrod, siehe Anm. 3.

propionsäure) nicht zu verwerten vermag und ähnlich den Alkaptonsäuren in den Harn ausscheidet.

Der Harn zeigt im allgemeinen, sofern eine Entzündung der Harnwege nicht besteht, ein normales Aussehen, setzt aber bald oder erst nach Stunden einen feinen, grauweißen Bodensatz ab, der unter dem Mikroskop als aus durchsichtigen glänzenden Kristallblättchen bestehend sich offenbart. In neutralem oder alkalischem Harne werden die Kristalle größer als in saurem und sind dann oft schon mikroskopisch erkenntlich.

Die Kristalle bestehen aus Cystin und geben die für dasselbe charakteristischen Reaktionen, nämlich Schwarzfärbung bei längerem Kochen mit Natronlauge und Bleiacetat und Violettfärbung mit Nitroprussidnatrium. Die Kristalle sind in Essigsäure unlöslich, dagegen leicht löslich in Ammoniak sowie in Salzsäure. Cystinhaltiger Harn dreht die Ebene des polarisierten Lichts nach links und entwickelt nach mehrtägigem Stehen deutlichen Geruch nach Schwefelwasserstoff.

Die Abstammung des Cystins aus dem Eiweiß unterlag wegen des Schwefelgehalts beider schon lange keinem Zweifel mehr, doch herrschte, solange das Cystin nicht als Eiweißbestandteil nachgewiesen war, noch Unklarheit darüber, wie es von dem Eiweiß abzuleiten war und worin die eigentliche Störung bestand, welche zur Ausscheidung der schwefelhaltigen Verbindung Anlaß gab. Es hatten zwar schon vor einer Reihe von Jahren Autoren unter den Spaltprodukten gewisser Eiweißstoffe Cystin aufgefunden. R. Külz[1] hatte in selbstverdautem, mit Fibrin untermengtem Pankreas vom Rind eine geringe Menge stickstoff- und schwefelhaltiger sechsseitiger Kristallblättchen gefunden, die er, ohne sie jedoch näher zu charakterisieren, für Cystin hielt, und Emmerling[2] hatte einmal Cystin als direktes Spaltungsprodukt der Hornsubstanz nachweisen können. Doch waren dies nur mehr zufällige Befunde, denen ebensoviele negative Beobachtungen gegenüber standen.

Erst K. A. H. Mörner[3] und unabhängig von ihm Embden[4] gelang es vor einigen Jahren, den Nachweis zu liefern, daß Cystin aus Eiweiß durch einfache hydrolytische Spaltung sich gewinnen läßt.

---

[1] Vgl. E. Külz, Zur Kenntnis des Cystins. Zeitschr. f. Biol. **27**. 415 (1890).

[2] Emmerling, Ref. in d. Chemikerzeitung (1894) Nr. 90, 1539.

[3] K. A. H. Mörner, Sur la formation de la cystine par dédoublement des matières protéiques. Compt. rend. du XIII cong. intern. de méd. Paris (1900), Sect. de physiol. 15.

[4] G. Embden, Über den Nachweis von Cystin und Cystein unter den Spaltprodukten der Eiweißkörper. Zeitschr. f. physiol. Chem. **32**. 94 (1901).

MÖRNER erhielt es aus zahlreichen Proteinstoffen[1] und seine Untersuchungen legen die Annahme nahe, daß es ein regelmäßiges Spaltprodukt der Mehrzahl der Eiweißkörper darstellt. Es scheint jedoch nicht der einzige schwefelhaltige Abkömmling derselben zu sein, da FRIEDMANN[2] aus verschiedenen Proteinsubstanzen, unter anderm aus käuflichem Blutalbumin und Hornsubstanzen, eine andere schwefelhaltige Verbindung, die α-Thiomilchsäure abspalten konnte, die sich

$$\begin{array}{l} CH_3 \\ | \\ CH\cdot SH \\ | \\ COOH \end{array}$$

α-Thiomilchsäure.

von dem Cystin dadurch wesentlich unterscheidet, daß sie die Sulfhydrylgruppe in α-Stellung, das Cystein dagegen dieselbe in β-Stellung enthält.

Das aus dem Eiweiß gewonnene Cystin hat die gleiche Konstitution wie das Harncystin,[3] und daß beide die oben mitgeteilte Struktur besitzen, geht aus dem Umstande hervor, daß FRIEDMANN[4] aus ersterem dargestelltes Cystin durch Oxydation in Cysteinsäure (α-Amino-β-Sulfopropionsäure) und weiterhin in Taurin (Amidoäthylsulfosäure) überführen konnte.

$$\begin{array}{lcl} CH_2\cdot SO_3H & \qquad & CH_2\cdot SO_3H \\ | & & | \\ CH\cdot NH_2 & & CH_2\cdot NH_2 \\ | & & \\ COOH & & \end{array}$$

Cysteinsäure. Taurin.

Daß das Cystein die von BAUMANN[5] angenommene Formel einer α-Amino-α-Thiobrenztraubensäure nicht hat, sondern daß die Amino- und die Sulfhydrylgruppe an zwei verschiedene Kohlenstoffatome gebunden sind, hat gleichzeitig mit FRIEDMANN und unabhängig von

[1] K. A. H. MÖRNER, Zur Kenntnis der Bindung des Schwefels in den Proteinstoffen. Zeitschr. f. physiol. Chem. **34**. 207 (1902). — A. J. PATTEN, Einige Bemerkungen über das Cystin. Zeitschr. f. physiol. Chem. **39**. 350 (1903).

[2] E. FRIEDMANN, Beiträge zur Kenntnis der physiologischen Beziehungen der schwefelhaltigen Eiweißabkömmlinge. II. Mitteilung. α-Thiomilchsäure, ein Spaltungsprodukt der Keratinsubstanzen. HOFMEISTERS Beiträge **3**. 184 (1902).

[3] A. LÖWY u. C. NEUBERG, Über Cystinurie. (I. Mitteil.). Zeitschr. f. physiol. Chem. **43**. 338 (1904).

[4] E. FRIEDMANN, Beiträge zur Kenntnis der physiologischen Beziehungen der schwefelhaltigen Eiweißabkömmlinge. I. Mitteil. Über die Konstitution des Cystins. HOFMEISTERS Beiträge **3**. 1 (1902).

[5] E. BAUMANN, Über Cystin und Cystein. Zeitschr. f. physiol. Chem. **8**. 299 (1884).

ihm NEUBERG[1] gezeigt, da es ihm gelang, aus Cystin von Harnsteinen gewonnenes Cystein durch Oxydation in Isäthionsäure umzuwandeln, die zu dem Taurin im Verhältnis von Oxy- zu Aminosäure steht. Auch v. BERGMANN[2] konnte den Übergang von Cystin in Taurin im Organismus dartun. Später gelang dann ERLENMEYER jun.[3] die Synthese des Cystins (aus inaktivem Serin).

Nach NEUBERG und seinen Mitarbeitern LÖWY und MAYER[4] sollte merkwürdigerweise das in den Harnwegen in Form von Konkretionen sich ausscheidende Cystin nicht mit dem Cystin der Eiweißkörper und, wie a priori zu erwarten wäre, mit dem des Harnes identisch sein, sondern sein Isomeres, aus zwei Molekülen α-Cystein (α-Thio-β-Aminopropionsäure) bestehend, darstellen („Steincystin" Isocystin).[5]

$$\begin{array}{l} CH_2 \cdot NH_2 \\ | \\ CH \cdot SH \\ | \\ COOH \end{array}$$

α-Cystein.

Die beiden Cystine verhielten sich, was Kristallform, Drehungsvermögen sowie eine Anzahl anderer Eigenschaften anbelangt, verschieden.

Trotz der bestimmten Angaben und eingehenden Begründungen der Autoren in betreff der Unterschiede zwischen beiden Substanzen treten E. FISCHER und SUZUKI,[6] gestützt auf die Identität der von ihnen dargestellten salzsauren Dimethylester des Cystins beiderlei Provenienz, für die Einheitlichkeit von Harn- und Steincystin ein und schreiben die von den genannten Forschern beobachteten Differenzen Beimengungen von Tyrosin zu, das sich in Steinen in der Tat mit MILLONschem Reagens ohne weiteres nachweisen läßt. Diese Beobachtung behebt die Schwierigkeit einer Erklärung

[1] C. NEUBERG, Über Cystein. I. Ber. d. deutsch. chem. Ges. **35**. 3161 (1902).

[2] G. v. BERGMANN, Die Überführung von Cystin in Taurin im tierischen Organismus. HOFMEISTERS Beiträge **4**. 192 (1903).

[3] E. ERLENMEYER jun., Synthese des Cystins. Chem. Ber. **36**. 2720 (1903).

[4] Siehe Anm. 1 und C. NEUBERG u. P. MAYER, Über Cystein. II. Mitteilung. Zeitschr. f. physiol. Chem. **44**. 472 (1905). — Dieselben, Über d-, l- und r-Proteincystin. Ebenda **44**. 498 (1905). Vgl. auch E. ABDERHALDEN, Familiäre Cystindiathese. Ebenda **38**. 557 (1903).

[5] Isocystin und Isocystein wurden neuerdings von GABRIEL synthetisch dargestellt [C. GABRIEL, Über Isocystein und Isocystin. Chem. Ber. **38**. 630 (1905)].

[6] E. FISCHER u. U. SUZUKI, Zur Kenntnis des Cystins. Zeitschr. f. physiol. Chem. **45**. 405 (1905); vgl. auch C. H. ROTHERA, Versuche über Cystin und sein Verhältnis zum Schwefelstoffwechsel. Journ. of physiol. **32**. 175 (1905).

für die Neubergsche Auffassung. E. Fischers und Suzukis Beobachtung wurde später von Abderhalden[1] bestätigt.

Hinsichtlich der Herkunft des Harncystins bot sich bis vor kurzem eine Schwierigkeit. Es konnte keinem Zweifel unterliegen, daß es ein Produkt des intermediären Stoffwechsels darstellt und dem in regressiver Metamorphose begriffenen Eiweiß entspringt. Doch stimmte damit nicht das Auftreten der Merkaptursäuren von der Formel, wie sie Baumann und Preusse[2] annahmen. Diese Autoren sahen nämlich im Harne von Hunden und Kaninchen, denen sie Chlor-, Brom- oder Jodbenzol verabreichten, eine Substanz auftreten, die mit stark linksdrehenden Eigenschaften ausgestattet war und beim Kochen alkalische Kupferlösung reduzierte, also wahrscheinlich eine Glukuronsäurebildung darstellte. Diese linksdrehende Substanz ist sehr leicht zersetzlich und zerfällt unter der Einwirkung verdünnter Säuren und Alkalien, ebenso schon durch längeres Erhitzen des nativen Harnes auf dem Wasserbade, in einen noch unbekannten Teil und eine gut charakterisierte Säure, die Merkaptursäure, welche eine Verbindung des Halogenbenzols mit einem dem Cystin nahestehenden Körper darstellt, der beim Sieden mit Säuren unter Aufnahme von einem Molekül Wasser, nach Baumann in Halogenphenylcystein und Essigsäure zerfällt.[3] Baumann und Preusse stellten für die Merkaptursäure folgende Formel auf:

$$\begin{array}{c} CH_2 \\ | \\ CH_3\cdot CO\cdot NH{-}C{-}S\cdot C_6H_5X \\ | \\ COOH \end{array}$$

und brachten ihre Entstehung mit der Hippursäurebildung in Analogie. Wie dort auf die Einfuhr von Benzoesäure der Organismus das Glykokoll zur Bildung derselben liefert, so gebe er hier das Cystein her. In beiden Fällen handelt es sich um die Verankerung der eingeführten aromatischen Verbindung mit einem im intermediären Stoffwechsel auftretenden und in Bereitschaft stehenden Atomkomplex, welche Vereinigung bewirke, daß der vom Körper gelieferte Paarling vor weiteren Veränderungen, die er unter normalen Verhältnissen im Organismus erleiden würde, geschützt werde.

Das bedeutet soviel als, daß man das Cystein bezw. Cystin als intermediäres Stoffwechselprodukt aufzufassen berechtigt ist.

---

[1] E. Abderhalden, Beitrag zur Kenntnis des in Harnsteinen vorkommenden Cystins. Zeitschr. f. physiol. Chem. **51**. 391 (1907).

[2] E. Baumann u. C. Preusse, Zur Kenntnis der synthetischen Prozesse im Tierkörper. Zeitschr. f. physiol. Chem. **5**. 309 (1881).

[3] Vgl. auch Jaffé, Chem. Ber. **12**. 1092.

Seitdem aber durch FRIEDMANN[1] für das Eiweißcystin die Formel einer β-Thiosäure ermittelt war — und Eiweiß- und Harncystin erwiesen sich, wie wir gesehen haben, als identisch — während doch BAUMANN für die Merkaptursäuren die α-Stellung für die Sulfhydrylgruppe anzunehmen sich für berechtigt gehalten hatte, konnte im Auftreten der Merkaptursäuren kein Beweis für die Herkunft des Harncysteins aus dem intermediär auftretenden α-Cystein gesehen werden.

CH_3
|
$C<^{SH}_{NH_2}$
|
COOH

α-Cystein.

$CH_2 \cdot SH$
|
$CH \cdot NH_2$
|
COOH

β-Cystein.

Die beiden Cysteine sind voneinander vollkommen verschieden; das α-Cystein stellt ein Derivat der Brenztraubensäure, das β-Cystein ein solches der Glyzerinsäure dar. Sonach konnte das den Merkaptursäuren zugrunde liegende Cystein keinerlei Beziehung zu dem aus dem Eiweiß abspaltbaren, im Harn auftretenden Cystin haben. Der Widerspruch wurde in einer Beziehung, nämlich durch den Umstand behoben, daß es MESTER[2] nicht gelang, beim Menschen nach Darreichung von Chlorbenzol Merkaptursäuren zu erreichen. Es konnten also die Verhältnisse anders liegen beim Menschen. Bemerken wir aber, daß das autolytische Ferment ein β-Cystein aus den Proteinsubstanzen abspaltet.

Vor einigen Jahren hat nun FRIEDMANN[3] den Nachweis geführt, daß das den Merkaptursäuren zugrunde liegende Cystein nicht die von BAUMANN und PREUSSE angenommene Formel zu eigen habe, sondern daß es ebenso wie das Protein- und Harncystein eine Thiosäure der β-Reihe darstellt, d. h. also, daß die Merkaptursäuren Derivate des Eiweißcysteins sind. Es gelang ihm, das Bromphenylcystein synthetisch aufzubauen und weiterhin auch das Eiweißcystein in Bromphenylmerkaptursäure überzuführen. Die Struktur der letzteren gestaltet sich nach folgender Formel:

$CH_2 \cdot S \cdot C_6H_4Br$
|
$CH \cdot NH \cdot CO \cdot CH_3$
|
COOH

[1] FRIEDMANN, siehe S. 432 Anm. 4.

[2] B. MESTER, Beiträge zur Kenntnis der Cystinurie. Zeitschr. f. physiol. Chem. **14**. 108 (1890).

[3] E. FRIEDMANN, Beiträge zur Kenntnis der physiologischen Beziehungen der schwefelhaltigen Eiweißabkömmlinge. III. Mitteil.; Über die Konstitution der Merkaptursäuren. HOFMEISTERS Beiträge **4**. 486 (1903).

Was die aus einigen Proteinen durch Hydrolyse gewonnene α-Thiomilchsäure anbelangt, so ist die Frage nach ihrer unmittelbaren Herstammung noch nicht mit Sicherheit gelöst. Wie FRIEDMANN hervorhebt, ist die Möglichkeit einer sekundären Umwandlung des β-Cysteins in α-Thiomilchsäure unter den Bedingungen, unter denen diese Säure bisher aufgefunden wurde, nicht ausgeschlossen. Jedenfalls möchten wir die Vermutung BAUMANNS[1] nicht für notwendig halten, daß der Schwefel im Eiweiß in einem Asparaginsäureradikal enthalten sei (dem dann allerdings nicht die BAUMANNsche, sondern folgende Formel zukäme):

$$\begin{array}{l} COOH \\ | \\ CH \cdot NH_2 \\ | \\ CH \cdot SH \\ | \\ COOH \end{array}$$

der unter Kohlensäureabspaltung an den verschiedenen Enden in dem einen Fall in eine α-, in dem andern in eine β-Thioverbindung übergeht,

$$\begin{array}{l} \\ CH_2NH_2 \\ | \\ CH \cdot SH \\ | \\ COOH + CO_2 \end{array} \longleftarrow \begin{array}{l} COOH \\ | \\ CH \cdot NH_2 \\ | \\ CH \cdot SH \\ | \\ COOH \end{array} \longrightarrow \begin{array}{l} COOH_2 + CO_2 \\ | \\ CH \cdot NH_2 \\ | \\ CH_2SH \\ \\ \end{array}$$

da bisher α-Thiomilchsäure im Vergleich zu Cystin doch nur in weit geringerer Menge enthalten wurde als die β-Verbindung. Übrigens ist nach neueren Untersuchungen FRIEDMANNS[2] die Bildung von α-Thiomilchsäure aus dem Disulfid der α-Amino-β-Thiomilchsäure erwiesen, so daß die Annahme MÖRNERS[3] von dem Vorkommen eines dem Eiweißcystin strukturisomeren Cystins als Muttersubstanz der α-Thiomilchsäure überflüssig ist.

Im Einklang mit der Annahme, daß das Cystin bzw. das Cystein im normalen Stoffwechsel erscheint, steht der Umstand, daß Cystin im gesunden Organismus zerstört, vorzugsweise oxydiert wird. Sein Schwefel geht, wie die Fütterungsversuche GOLDMANNS[4] an Hunden

[1] E. BAUMANN, Über die schwefelhaltigen Derivate der Eiweißkörper und deren Beziehungen zueinander. Zeitschr. f. physiol. Chem. **20.** 583 (1895).

[2] E. FRIEDMANN u. J. BAER, Beitr. zur Kenntnis der physiol. Beziehungen der schwefelhaltigen Eiweißabkömmlinge. IV. Mitteil. Überführung von Eiweißcystin in α-Thiomilchsäure. HOFMEISTERS Beiträge **8.** 326 (1906).

[3] K. A. H. MÖRNER, Zur Kenntnis der Spaltungsprodukte des Cystins. Zeitschr. f. physiol. Chem. **42.** 349 (1904). — Derselbe, Ist α-Thiomilchsäure ein unmittelbares Spaltungsprodukt der Proteinstoffe? Ebenda **42.** 365 (1904).

[4] E. GOLDMANN, Über das Schicksal des Cysteins und über die Entstehung der Schwefelsäure im Tierkörper. Zeitschr. f. physiol. Chem. **9.** 260 (1885).

und später die von WOHLGEMUTH[1] an Kaninchen dartun, zum größten Teil (zu $^2/_3$) als Sulfat und Thiosulfat in den Harn über. Ein geringer Teil wird als leicht lösliche Sulfosäure (Taurocarbaminsäure) und in noch unbekannter Form ausgeschieden. Ganz gleich verhält es sich im normalen menschlichen Körper. LÖWY und NEUBERG fanden den Harn cystinfrei nach Verabreichung von 8 g Cystin.

Cystin oder wenigstens eine demselben ähnliche Substanz kommt schon im normalen menschlichen Harn vor, wie uns die Versuche BAUMANNS und GOLDMANNS[2] zeigen. Die Menge dieser Verbindung ist aber eine sehr geringe, ihr Schwefel beträgt samt den übrigen in nicht oxydierter Form (Rhodanverbindungen) vorkommende Harnschwefel nach SALKOWSKI,[3] STADTHAGEN,[4] MESTER[5] u. a. bloß etwa $^1/_6$ des Gesamtschwefels, nämlich 0,12—0,15 g in 24 Stunden.

Bei der Cystinurie ist dieses Verhältnis zugunsten des nicht oxydierten Schwefels wesentlich verändert. Dieser macht bis 45 Proz. des Gesamtschwefels aus. Dementsprechend ist auch (im Gegensatz zu den Angaben älterer Autoren) die Menge der Schwefelsäure eine viel geringere. MESTER fand bloß 1,33 g (als SO_3 berechnet) gegenüber 2,0—2,5 g der Norm, und ähnliche Resultate erhielten NIEMANN[6] und STADTHAGEN.[4] Die Differenz entspricht der Höhe der Cystinausscheidung, nimmt letztere wieder ab, dann steigt die der Schwefelsäure[7] an, ein deutlicher Beweis dafür, daß das Cystin die Quelle der letztern ist.

Mit der absoluten Zunahme der Cystinausscheidung kann allerdings bisweilen auch, nach den Beobachtungen von NIEMANN, EBSTEIN u. a., eine absolute Zunahme der Schwefelsäureausscheidung

[1] J. WOHLGEMUTH, Über die Herkunft der schwefelhaltigen Stoffwechselprodukte im tierischen Organismus. I. Mitteil. Zeitschr. f. physiol. Chem. **40**. 81 (1903); vgl. auch C. H. ROTHERA, Versuche über Cystin und sein Verhältnis zum Schwefelstoffwechsel. Journ. of physiol. **32**. 175 (1905).

[2] E. GOLDMANN u. E. BAUMANN, Zur Kenntnis der schwefelhaltigen Verbindungen des Harns. Zeitschr. f. physiol. Chem. **12**. 254 (1888).

[3] E. SALKOWSKI, Über die Entstehung der Schwefelsäure und das Verhalten des Taurins im tierischen Organismus. VIRCHOWS Arch. **58**. 460 (1873).

[4] STADTHAGEN, Zur Kenntnis der Cystinurie. VIRCHOWS Arch. **100**. 416 (1885).

[5] Siehe S. 435 Anm. 2.

[6] A. NIEMANN, Beiträge zur Lehre von der Cystinurie beim Menschen. Deutsch. Arch. f. klin. Med. **18**. 232 (1876).

[7] Vgl. auch W. F. LÖBISCH, Chemische Untersuchungen eines Falles von Cystinurie. LIEBIGS Ann. **182**. 231 (1876).

verbunden sein, nämlich dann, wenn die gesamte Schwefelausfuhr zunimmt, wie nach dem Genusse einer eiweißreichen Nahrung oder nach gesteigertem Eiweißzerfall. Die Cystin- resp. Neutralschwefelfraktion steigt dann relativ mehr an als der Sulfatschwefel.

Solche Vorkommnisse sind schuld daran gewesen, daß die Wechselbeziehungen des Sulfat- und Neutral-(Cystin-)schwefels so oft verkannt wurden.

Die Menge der cystinähnlichen Substanz ist bei gesteigertem Eiweißzerfall, auch in Fällen, wo Cystinurie nicht besteht, oft beträchtlich vermehrt. So fanden sie BAUMANN und GOLDMANN[1] nach Phosphorvergiftung (beim Hund) um das Fünffache gesteigert. Ähnliche Resultate erhielt BENEDICT[2] in Fällen von inanitieller Körpereiweißeinschmelzung oder sonstigem vermehrtem Proteinzerfall, z. B. im Lösungsstadium der kruppösen Pneumonie, bei Karzinom. Der neutrale Schwefel kann dann 40—55 Proz. des Gesamtschwefels betragen. Ebenso fand SAVELIEFF[3] in der Chloroformnarkose (vermehrter Eiweißzerfall) beim Hund die Ausscheidung des neutralen Schwefels wesentlich größer als die des oxydierten Schwefels.

Man hat geglaubt, Beziehungen zwischen der Cystinbildung und der Harnsäureausscheidung nachgewiesen zu haben. NIEMANN,[4] CANTANI[5] und einige andere Autoren haben eine Verminderung der Harnsäure im Vergleich zu den normalen Werten gefunden und glaubten, daß das Cystin für die fehlende Harnsäure vikariierend auftrete. Abgesehen davon, daß für die Annahme einer Entstehung des Cystins aus Harnsäure vom chemischen Standpunkte schwer verständlich wäre, so haben genaue Analysen dieser Hypothese den Boden entzogen. LÖBISCH,[6] EBSTEIN,[7] STADTHAGEN, LEO[8] u. a. m. haben normale, LEWIS und SIMON sogar sehr hohe Harnsäuremengen gefunden.

---

[1] GOLDMANN u. BAUMANN, siehe S. 437 Anm. 1.

[2] H. BENEDICT, Beiträge zum Vorkommen von Cystin im Harn. Orvosi Hetilap (1897) Nr. 30 u. 31; vgl. auch MALYS Jahresber. über Tierchem. **27.** 364 (1897).

[3] N. SAVELIEFF, Über den Einfluß des Eiweißzerfalls auf die Ausscheidung des neutralen Schwefels. VIRCHOWS Arch. **136.** 195 (1894).

[4] NIEMANN, siehe S. 437 Anm. 6.

[5] A. CANTANI, Spezielle Pathologie und Therapie der Stoffwechselkrankheiten. Klinische Vorträge, übersetzt von S. HAHN. Berlin (1880).

[6] Siehe S. 437 Anm. 7.

[7] W. EBSTEIN, Ein paar neue Fälle von Cystinurie. Deutsch. Arch. f. klin. Med. **23.** 138 (1897).

[8] H. LEO, Über Cystinurie. Zeitschr. f. klin. Med. **16.** 325 (1889).

Das gleiche gilt auch von der Harnstoffbildung, die man früher bei der Cystinurie vermindert glaubte.

Über die Ursache der Cystinurie sind wir bisher ebensowenig unterrichtet wie über die der Alkaptondiathese. So viel ist jetzt sicher, daß es sich um eine Hemmung des normalen Abbauprozesses der Proteinstoffe und speziell deren schwefelhaltiger Komponente handelt. Wo, wie und warum diese Hemmung erfolgt, ist eine noch offene Frage. Es treten ähnliche Erwägungen in ihr Recht wie für die Alkaptonanomalie, d. h. wir können nach den heutigen Auffassungen nicht anders, als die Behinderung einer fermentativen Zelltätigkeit annehmen, für deren Zustandekommen aber wir weder die Ursache noch den nähern Mechanismus kennen. Ob hier eine allgemeine Zelltätigkeit Schaden leidet, oder ob die Erkrankung oder Lädierung eines bestimmten Organes in Betracht kommt, etwa der Leber, welche ja übrigens ein Derivat des Cystins (Taurin) unter ihren normalen Sekretionsprodukten ausscheidet, ist für die Cystinebensowenig wie für die Alkaptondiathese bekannt. Bei der im Stoffhaushalt an Bedeutung stets gewinnenden, umfassenden Tätigkeit dieses an Größe alle übrigen „Stoffwechseldrüsen" übertreffenden Organs wäre auf die Lokalisierung der Störungen in die Leber zu achten. Wir bemerken, daß nach Phosphorvergiftung bei Hunden Cystin in normaler Weise oxydiert wird.[1] Doch erscheint uns dieser Versuch nicht beweisend, da nach Phosphorvergiftung auch die Harnstoffbildung und die übrigen Funktionen der Leber in normaler Weise vor sich gehen und wir durch diesen Eingriff überhaupt keine totale Ausschaltung, ja für manche Funktionen nicht einmal eine Einschränkung zu erwarten haben.[2]

Von dem Gedanken ausgehend, daß das Cystin vielleicht gleich andern Produkten des intermediären Stoffwechsels in der Leber weiter verarbeitet wird, hat Benedict[3] den Harn von Leberkranken untersucht. Bei Lebercirrhose und katharrhalischem Ikterus gelang es ihm, durch Benzoylierung ein Produkt zu isolieren, das beträchtliche Mengen bleischwärzenden Schwefels enthielt, doch war er nicht imstande, zu entscheiden, ob es in diesen Fällen, sowie auch nach protrahierter Chloroformnarkose, der auch eine störende Wirkung auf die Leberfunktion zugeschrieben wird, wirklich um eine Ver-

---

[1] L. Blum, Über das Schicksal des Cystins im Tierkörper. Hofmeisters Beiträge 5. 1 (1903).

[2] Siehe Kapitel VI.

[3] Siehe S. 438 Anm. 2.

mehrung von Cystin gehandelt hat. Cystinkristalle hatten sich aus den betreffenden Harnen auch nach dem Ansäuern nicht abgesetzt.

Das Cystin scheint bei der Cystindiathese nicht das einzige Eiweißspaltprodukt zu sein, dessen Verwertung der Organismus eingebüßt hat. Schon BAUMANN[1] hat die Beobachtung gemacht, daß bei Cystinurie **Diamine** im Urin auftreten. Der Befund ist später von andern Autoren (BRIEGER und STADTHAGEN,[2] CAMMIDGE und GARROD[3] u. a.[4]) mehrfach bestätigt worden, freilich nicht für alle Fälle von Cystinurie.[5]

Die beiden einzigen bei Cystindiathese beobachteten Diamine sind das Tetramethylendiamin (Putreszin) und das Pentamethylendiamin (Kadaverin). Sie entstehen, wie ihr Entdecker BRIEGER gezeigt hat, bei gewissen Fäulnisprozessen aus Eiweiß, und zwar gehen sie, wie später von ELLINGER[6] ermittelt wurde, aus den Hexonbasen desselben, dem Lysin und Arginin hervor. Ersteres (I) geht unter einfacher Kohlensäureabspaltung in Pentamethylen über, letzteres (II) spaltet sich unter Aufnahme von einem Molekül Wasser in Harnstoff und Ornithin,[7] das dann unter Kohlensäureabspaltung in Tetramethylen übergeht.

$$\text{I.}\quad \underbrace{NH_2\cdot CH_2\cdot CH_2\cdot CH_2\cdot CH_2\cdot \overset{\overset{\textstyle NH_2}{|}}{C}H\cdot COOH}_{\text{Lysin}} \longrightarrow$$

$$CO_2 + \underbrace{NH_2\cdot CH_2\cdot CH_2\cdot CH_2\cdot CH_2\cdot CH_2\cdot NH_2}_{\text{Pentamethylendiamin.}}$$

[1] BAUMANN, siehe S. 434 Anm. 2.

[2] M. STADTHAGEN u. L. BRIEGER, Über Cystinurie nebst Bemerkungen über einen Fall von Morbus maculosus Werlhofi. Berl. klin. Wochenschr. (1889) Nr. 16.

[3] P. J. CAMMIDGE u. A. E. GARROD, On the excretion of diamines in cystinuria. Journ. of path. and bacteriol. (1900) 327.

[4] RIEGLER, Ein interessanter Fall von Cystinurie und Cystinsteinen. Wien. med. Bl. (1904) Nr. 3. — E. BÖDTKER, Beitrag zur Kenntnis der Cystinurie. Zeitschr. f. physiol. Chem. **45**. 393 (1905). — W. M. MARRIOTT u. C. G. WOLF, Cystinuria. Amer. Journ. of the med. sc. (1906) Febr.

[5] Vgl. A. E. GARROD and W. H. HURTLEY, Concerning Cystinuria. Journ. of Physiol. **34**. Nr. 3, 217 (1906). — C. E. SIMON, Cystinuria and its relationship to diaminuria. Amer. Journ. of med. sc. **119**. 40 (1900). — Derselbe, Über Fütterungsversuche mit Monoaminosäuren bei Cystinurie. Zeitschr. f. physiol. Chem. **45**. 357 (1905).

[6] A. ELLINGER, Bildung von Putreszin (Tetramethylendiamin) aus Ornithin. Chem. Ber. **31**. 3183 (1899). — Derselbe, Zur Konstitution des Lysins. Ebenda **32**. 3542 (1900). — Derselbe, Die Konstitution des Ornithins und des Lysins usw. Zeitschr. f. physiol. Chem. **29**. 334 (1900).

[7] E. SCHULZE u. E. WINTERSTEIN, Bildung von Ornithin bei der Spaltung des Arginins und über die Konstitution dieser beiden Basen. Zeitschr. f. physiol. Chem. **26**. 1 (1898).

$$\text{II.}\quad \underbrace{NH{\cdot}\overset{NH_2}{\overset{|}{C}}{\cdot}NH{\cdot}CH_2{\cdot}CH_2{\cdot}CH_2{\cdot}\overset{NH_2}{\overset{|}{C}H}{\cdot}COOH}_{\text{Arginin}} + H_2O \longrightarrow$$

$$\underbrace{CO(NH_2)_2}_{\text{Harnstoff}} + \underbrace{NH_2{\cdot}CH_2{\cdot}CH_2{\cdot}CH_2{\cdot}\overset{NH_2}{\overset{|}{C}H}{\cdot}COOH}_{\text{Ornithin}} \longrightarrow$$

$$CO_2 + \underbrace{NH_2{\cdot}CH_2{\cdot}CH_2{\cdot}CH_2{\cdot}CH_2{\cdot}NH_2}_{\text{Tetramethylendiamin.}}$$

Die in dem BAUMANNschen Falle gefundene tägliche Diaminmenge betrug 0,07—0,15 g, wovon zirka $^1/_3$—$^1/_4$ auf das Tetramethylendiamin, während der größere Teil, $^2/_3$—$^3/_4$, auf die Pentamethylenverbindung entfiel. Das Verhältnis blieb jedoch so wenig konstant wie die absolute Menge. Zu gewissen Zeiten überwog das Tetramethylendiamin über die andere Base, zu andern gingen beide bis auf Spuren zurück, oder fehlten ganz, oder es trat ausschließlich Tetramethylendiamin auf, unter gleichmäßigem Fortbestehen der Cystinausscheidung.

Da nach dem damaligen Stande der Erkenntnis keine Analogie bestand für eine Bildung der Diamine im Gewebstoffwechsel, so faßte sie BAUMANN als unter der Tätigkeit von Fäulnisbakterien entstanden auf und verlegte den Ort ihrer Entstehung, wie er das auch für die Alkaptonsäuren getan hat, in das Darminnere. In der Tat begegneten er und UDRANSZKY[1] den betreffenden Diaminen in den Fäzes ihres Patienten. In den 24stündigen Entleerungen fanden sie zirka $^1/_2$ g, wovon 80—85 Proz. auf Tetramethylendiamin und 10—15 Proz. auf Pentamethylendiamin entfielen, während allerdings zur gleichen Zeit im Urin das Mengenverhältnis ein umgekehrtes war, nämlich, wie soeben berichtet, $^2/_3$—$^3/_4$ auf Pentamethylendiamin und bloß $^1/_3$—$^1/_4$ auf das Tetramethylendiamin entfielen. BAUMANN erklärte dies allerdings so, daß dort, wo Diamine sich bilden, erfahrungsgemäß zuerst Pentamethylendiamin und erst später, im weiteren Verlauf der Fäulnis, die andere Base auftritt (BRIEGER), daß sonach das Pentamethylendiamin im Dünndarm, wohin er den Beginn der Diaminbildung verlegte, besser zur Resorption gelangt als das Tetramethylendiamin, welches erst bei dem weiteren Fortschreiten des Prozesses im unteren Teile des Darmrohres gebildet und dort unvollständig resorbiert wird.

[1] L. v. UDRANSZKY u. E. BAUMANN, Weitere Beiträge zur Kenntnis der Cystinurie. Zeitschr. f. physiol. Chem. **15**. 77 (1891).

Nach den neueren Untersuchungen von LÖWY und NEUBERG[1] handelt es sich bei der Diaminausscheidung, ähnlich wie für das Cystin, um ein in den Körpergeweben entstandenes, nicht zu Ende oxydiertes Produkt des intermediären Eiweißstoffwechsels, und zwar entstammen sie dort auch den beiden oben erwähnten Eiweißkomponenten. Während der normale Mensch seiner Nahrung superponiertes, freies Lysin und Arginin, wie das im Eiweiß gebunden enthaltene zerlegt und oxydiert, spaltet der Cystinuriker aus den isoliert verabreichten Substanzen bloß Kohlensäure ab, bzw. nach vorheriger Loslösung von Harnstoff und scheidet die so entstandenen Diamine beinahe quantitativ aus. Ein solches Harnstoff abspaltendes Ferment ist von KOSSEL und DAKIN[2] in der Gestalt der Arginase aufgefunden worden, welche Arginin in Harnstoff und α-δ-Diaminovaleriansäure zerlegt.

Die Diamine können sonach einen doppelten Ursprung haben. Einmal ist durch die Beobachtungen von BAUMANN und UDRANSZKY wie auch durch BRIEGER ihre Entstehung im Darminnern unter dem Einfluß gewisser Fäulnisbakterien zur Sicherheit geworden, — man müßte denn die wenig wahrscheinliche Ausscheidung durch die Darmwand annehmen — anderseits ist die Bildung der α-δ-Diaminovaleriansäure in den Geweben dargetan. Die Kohlensäureabsprengung aus einer Aminosäure ist ihrerseits als Funktion von Körperfermenten, nämlich des Pepsins und Trypsins, erwiesen. Bei protrahierter peptischer und tryptischer Verdauung entstehen Oxyphenyläthylamin[3] sowie auch die beiden erwähnten Tetra- und Pentamethylendiamine.[4]

Wir wollen, da wir noch nicht Gelegenheit gehabt haben, von den Diaminen im allgemeinen zu sprechen, hierauf etwas näher eingehen. Im Darminhalt sind sie nur selten gefunden worden. Sie treten außerhalb des Organismus, wie schon bemerkt, bei gewissen Fäulnisprozessen der Eiweißkörper, in faulen Fischen, faulem Leim usw. auf, auch in faulem Pankreas und in den Kulturen bestimmter Bakterien, der KOCHschen Cholerabazillen und des PRIOR-FINKLERschen

---

[1] Siehe S. 432 Anm. 3.

[2] A. KOSSEL u. H. D. DAKIN, Über die Arginase. Zeitschr. f. physiol. Chem. **41**. 321 (1904).

[3] R. EMERSON, Über das Auftreten von Oxyphenyläthylamin bei Pankreasverdauung und über fermentative CO_2-Abspaltung. HOFMEISTERS Beiträge **1**. 501 (1902).

[4] Vgl. u. a. B. WERIGO, Über das Vorkommen des Pentamethylendiamin in Pankreasinfusen. PFLÜGERS Arch. **51**. 362 (1892).

Cholerinevibrios sind sie gefunden worden,[1] woselbst sie als Stoffwechselprodukte der Mikroorganismen aufzufassen sind.

Der eigentümliche spermatische Geruch der frischen Cholerastühle soll nach BRIEGER hauptsächlich durch die Gegenwart von Pentamethylendiamin bedingt sein. Auch an der Atemluft der Kranken soll ein solcher Geruch wiederholt wahrgenommen worden sein. Dem gegenüber ist aber hervorzuheben, daß ROOS[2] in zwei typischen Cholerastühlen, sogenannten Reißwasserstühlen, Diamine nicht hat nachweisen können, trotzdem er sich des zuverlässigen Benzoylierungsverfahrens bediente. Bloß einmal fand er bei Cholera asiatica Tetramethylendiamin. Es handelte sich aber dort nicht um einen typischen Reißwasserstuhl, sondern um einen fäkulenten (Mehlsuppen-) Stuhl; ROOS meint daher, daß Diamine für gewöhnlich im Darm von Cholerakranken nicht entstehen, daß ähnliche Körper nur dann auftreten, wenn gleichzeitig Fäulnis statthat. Der Geruch der Cholerastühle ist daher durch etwas anderes bedingt. In der Tat haben BAUMANN und v. UDRANSZKY nie eine Spur dieses Geruches an den diaminreichen Dejektionen ihres Cystinpatienten beobachtet. Die Autoren glaubten dies darauf zurückführen zu sollen, daß die Entleerungen schwach sauer reagierten, die Base daher sich nicht in freiem Zustand befand.

Trotzdem Diamine bei der Eiweißfäulnis außerhalb des Organismus häufig entstehen, sind sie selten bei der Darmfäulnis. Auch in Fällen vermehrter und veränderter Eiweißfäulnis bei protrahiertem Darmverschluß, bei Typhus, akuten und chronischen Diarrhoen, andauernder Obstipation, tuberkulösen Darmgeschwüren usw. wurde vergebens nach ihnen gefahndet.[3] Vielleicht, daß im Darme der Mangel an Sauerstoff schuld an ihrem Fehlen ist.[4] Dagegen begegnete ihnen ROOS[5] im Stuhl bei Brechdurchfall, Dysenterie und Cholerine. Er fand hierbei entweder Penta- oder Tetramethylen-

---

[1] L. BRIEGER, Zur Kenntnis der Stoffwechselprodukte des Cholerabazillus. Berl. klin. Wochenschr. (1887) Nr. 44.

[2] E. ROOS, Über das Vorkommen von Diaminen (Ptomainen) bei Cholera und Brechdurchfall. Berl. klin. Wochenschr. (1893) Nr. 15, 355.

[3] BAUMANN u. v. UDRANSZKY, siehe S. 441 Anm. 1. — ROOS, siehe Anm. 2. — CAMMIDGE u. GARROD, siehe S. 440 Anm. 3.

[4] BRIEGER [Über die Entstehung des Cholerarotes sowie über Ptomaine aus Gelatine. Deutsche med. Wochenschr. (1887) 469] konnte die Bildung von Putreszin beobachten, wenn er normalen menschlichen Kot mit Gelatine zusammenbrachte.

[5] Siehe Anm. 2 und derselbe, Über das Vorkommen von Diaminen bei Krankheiten. Zeitschr. f. physiol. Chem. **16**. 192 (1891).

diamin, beide jedoch in geringerer Menge als Baumann in seinem Cystinfalle. Der Harn war dabei cystinfrei und aus den Stühlen ließen sich Cholerabazillen nicht züchten. Mit der Abheilung des Prozesses schwanden die Diamine wieder. Ebenso will Hunter[1] aus dem Harn in einem Falle von perniziöser Anämie geringe Mengen von Putreszin gefunden haben. Welche Mikroorganismen hier tätig waren, ist nicht untersucht. Überhaupt ist noch nicht ermittelt, welche Mikrobien hier außer den Cholerabazillen und Cholerinevibrionen bei der Diaminbildung wirksam sind.[2]

Wir kehren nach diesem Exkurs zu der Diaminbildung bei Cystinurie zurück. Daß bei dieser die Herkunft nicht, oder sagen wir, zum größten Teil nicht im Darminnern zu suchen ist, dürfte nun nicht mehr zweifelhaft sein, denn seit Baumann sind in den Fäzes der Cystinuriker Diamine nur sehr selten und niemals mehr in so großer Menge gefunden worden, wie das seitens Baumann geschehen war. Häufig ist übrigens nur einer der beiden Diaminkörper gefunden worden; Garcia[3] fand in dem von Baumann selbst untersuchten Falle 4 Jahre später nur Tetramethylendiamin, das Pentamethylendiamin war vollständig verschwunden, während Brieger und Stadthagen sowie Simon[4] in ihren beiden Fällen nur Pentamethylendiamin nachweisen konnten. Von ganz besonderer Bedeutung dürfte der von Cammidge und Garrod für ihren Fall erbrachte Nachweis, daß die Ausscheidung von Diamin durch den Harn mit ihrem Vorkommen im Stuhl zeitlich nicht zusammenfiel, d. h. sie erfolgte zu Zeiten, da die Fäzes frei davon waren und umgekehrt, oder der Stuhl enthielt nur die eine Base, während zur gleichen Zeit im Urin bloß die andere zugegen war.

Gegen eine Herstammung der Diamine aus dem Darm spricht auch der Umstand, daß Desinfektion des Darmes (Mester) oder ausgiebige Wasserausspülungen (Baumann und v. Udranszky) die Menge der ausgeschiedenen Basen nicht herabmindert. Wenn nach reichlicher Kohlehydratnahrung, wie das Garcia beobachtet hat, die Diaminmenge sich verringert, so ist das nicht in dem von letzterem

---

[1] W. Hunter, Trans. med. soc. London **13**. 386 (1890).

[2] Dabrowski [Über das Vorkommen von Mannit und Ptomainen im normalen Menschenharn. Arch. polon. de biol. et de méd. (1903)] will aus 100 l normalem Harn nach Einengung desselben Spuren von Kadaverin gewonnen haben.

[3] S. A. Garcia, Über Ptomaine. IV. Mitteil. Zeitschr. f. physiol. Chem. **17**. 577 (1893).

[4] Siehe S. 440 Anm. 5.

Autor interpretierten Sinne, nämlich durch Vermittelung verminderter Darmfäulnis, sondern in anderer Weise, nämlich durch die Einschränkung des Eiweißumsatzes, zu verstehen.

Der von BAUMANN konstruierte Zusammenhang zwischen Diamin- und Cystinausscheidung, der dahin gehen soll, daß im Darm gebildete Aminbasen bei ihrem Durchgang durch den Körper die Cystinverbrennung in irgend einer Weise verhindern sollen, ist auch nicht mehr aufrecht zu erhalten, denn abgesehen davon, daß irgendwelche Beziehungen zwischen der Menge der in Harn und Fäzes ausgeschiedenen Basen und der Höhe der Cystinausscheidung nicht bestehen, sind in einer großen Anzahl, ja sogar in der Mehrzahl der Cystinuriefälle Diamine nicht nachweisbar.[1] Anderseits sind auch, wie wir gesehen haben, Diamine in den Exkreten getroffen worden, ohne daß dabei Cystin im Harn gefunden worden wäre.

BAUMANN und v. UDRANSZKY konnten übrigens nach Darreichung von großen Mengen von Diaminen (bis zu 10 g), worunter auch Pentamethylendiamin, beim Hunde nicht den geringsten Einfluß auf die Ausscheidung des neutralen Schwefels wahrnehmen. Die Diamine wurden freilich bis auf etwa 10 Proz. im Organismus verbrannt. Ebensowenig vermochte POHL[2] eine Beeinträchtigung der Oxydation verfütterten Cysteins durch Einführung von Diamin nachzuweisen.

Nach all dem Gesagten ist der Zusammenhang von Cystindiathese und Diaminausscheidung weiter eher derjenige, den wir oben angeführt haben, nämlich der, daß wie der Organismus die Fähigkeit verloren hat, Cystin zu zersetzen, er auch das Vermögen des Abbaues gegenüber den Diaminosäuren, die er bloß zu Diaminen umzuwandeln vermag, eingebüßt hat.

Wie der Cystinuriker enteral verabreichte freie, isolierte Diaminosäuren nicht verwerten kann, so entgeht ihm mitunter auch die Fähigkeit, freie α-Monaminosäuren zu zerstören. Verfütterte α-Aminosäuren — festgestellt ist das für optisch-aktives Tyrosin, Leucin, Asparaginsäure — erscheinen in manchen Fällen fast quantitativ und zwar im Gegensatz zu den Diaminosäuren vollständig unver-

---

[1] Siehe S. 440 Anm. 4 und E. PFEIFFER, Eine neue Cystinfamilie. Zentralbl. f. d. Krankh. d. Harn- u. Sexualorgane **8**. 173 (1897). — BÖDTKER, Ptomainer in urinen under Cystinurie. Norsk Magazin for Laegers denskaben [MALYS Jahresber. **22**. 493 (1892)]. — J. COHN, Über familiäre Cystinurie. Berl. klin. Wochenschr. (1899) 503. — LÖWY u. NEUBERG, siehe S. 432 Anm. 3.

[2] J. POHL, Über Synthesenhemmung durch Diamine. Arch. f. exp. Pathol. u. Pharm. **41**. 97 (1898).

ändert im Harn.[1] Sie verfallen also dem gleichen Geschick, wie das Cystin, das ja eine substituierte α-Aminosäure darstellt.

Warum solche Cystinkranke nicht auch die aus dem Eiweißabbau hervorgehenden Aminosäuren unverändert ausscheiden,[2] sondern nur die freien, als solche eingenommenen Säuren, dafür haben wir noch keinen Anhaltspunkt. Freilich legt diese Beobachtung die Annahme nahe, daß es im Organismus des Menschen nicht zur Aufspaltung des Eiweißes bis zu kristallisierenden Produkten, speziell Aminosäuren, kommt.

Sowohl die Mono- wie die Diaminosäuren entgehen im Organismus des Cystinurikers nicht stets dem Abbau, wir bemerkten das schon, wollen es aber noch ausdrücklich betonen. Mancher Cystinuriker verbraucht glatt und restlos verabfolgtes Tyrosin, Leucin und Asparaginsäure.[3] Man hat Grund, anzunehmen, daß hier ein gradueller Unterschied besteht, und daß die Dinge so aufzufassen sind, daß die einfache Nichtverarbeitung des Cystins, einen milderen Grad der „Stoffwechselstörung", das gleichzeitige Refraktärsein gegenüber Diaminen und Monaminosäuren einen stärkeren Grad derselben darstellt.[4] Ob sich das freilich so schematisieren läßt, ist noch nicht spruchreif, es sind bisher zu wenig Untersuchungen angestellt. Warum nun aber das Cystin leichter der Verwertung entgeht als die übrigen Aminosäuren, ist noch zu erforschen. Löwy und Neuberg nehmen eine lockere Art der Bindung desselben im Eiweißmolekül an. Das wäre noch zu beweisen. Es wäre interessant, zu erfahren, wie sich der Organismus des Cystinurikers von Abderhalden und Samuely[5]

---

[1] A. Löwy u. C. Neuberg, siehe S. 432 Anm. 3; vgl. auch H. Moreigne, Vorkommen von Leucin und Tyrosin in einem Harn bei Cystinurie. Compt. rend. de la soc. de biol. **50**. 1097 (1898).

[2] In einem Falle beobachteten Abderhalden u. Schittenhelm [Ausscheidung von Tyrosin und Leucin in einem Falle von Cystinurie. Zeitschr. f. physiol. Chem. **45**. 468 (1905)] Leucin und Tyrosin ohne besondere Darreichung derselben. Bei dem nicht seltenen Vorkommen beider Aminosäuren im Harn auch bei andern Affektionen ist es einstweilen noch fraglich, ob dem Befunde ein besonderer Wert beigemessen werden soll.

[3] Ch. E. Simon, siehe S. 440 Anm. 5. — C. Alsberg u. O. Folin, Protein metabolism in cystinuria. Amer. Journ. of physiol. **14**. 54 (1905). — A. E. Garrod u. W. H. Hurtley, s. S. 440 Anm. 5.

[4] Ob bei Nichtverwertung der Monaminosäuren stets auch die Diamine dem Verbrauch entgehen, oder ob die Verwertung beider voneinander unabhängig ist, geht aus den bisherigen Daten der Literatur nicht hervor.

[5] E. Abderhalden u. F. Samuely, Das Verhalten von Cystin, Dialanylcystin und Dileucylcystin im Organismus des Hundes. Zeitschr. f. physiol. Chem. **46**. 187 (1905).

dargestellten cystinhaltigen Peptide, dem Dialanyl- und Dileucylcystin, verhält.[1]

Auf eine ganz auffallende, freilich nicht einzig dastehende, sondern in der Kohlehydratpathologie öfters beobachtete, für den Eiweißstoffwechsel aber besonders interessante Erscheinung hat NEUBERG aufmerksam gemacht. Während nach ihm der Cystinuriker Proteincystin nicht verwertet und quantitativ ausscheidet, verbrennt er vollständig das isomere Steincystin unter Vermehrung der Sulfat- und Thiosulfatausscheidung. Es wird also im Leibe des Cystinurikers bloß die α-Aminosäure unverändert ausgeschieden, während er in β-Stellung amidierte Säuren zu verbrennen vermag. Doch muß diese Beobachtung noch zur Diskussion gestellt bleiben, da, wie wir gesehen haben, die Verschiedenheit von Stein- und Proteincystin noch nicht völlig erwiesen ist. Das von NEUBERG beobachtete Verhalten seines Cystinpatienten gegenüber den beiden Cystinen verschiedener Provenienz wäre aber dann noch aufzuklären.

Über die Ursache der Nichtverwertung von Aminosäuren wäre das gleiche zu sagen, wie das, was über die Ursache der Cystindiathese bereits erwähnt wurde, wir verweisen auf die obigen Auseinandersetzungen. Nur das wäre noch beizufügen, daß unter dem Vorbehalt der Bestätigung der erwähnten Befunde die Cystinurie sich als ein Teilstück einer umfassenden, den Eiweißstoffwechsel betreffenden Diathese erwiese.

Die Menge des täglich ausgeschiedenen Cystins ist eine sehr verschiedene, durchschnittlich ist sie zu 0,5—1,0 g angegeben. Doch dürfte sie, wie das auch für die Alkaptonsäuren der Fall ist, von der Nahrung abhängen. Es scheint jedoch das Abhängigkeitsverhältnis nicht so klar zu sein wie bei der Alkaptondiathese. Wenigstens sind die Ausschläge auf die Einfuhr von verschieden eiweißreicher Nahrung nicht so groß und deutlich wie dort. MESTER,[2] ein Schüler BAUMANNS, konnte bei verschiedenartigst zusammengesetzter Nahrung, bei vegetabilischer und animaler Diät, keinen merklichen Unterschied im prozentischen Verhältnis des nicht oxydierten (Cystin-)Schwefels zum Gesamtschwefel (Cystin- und Sulfatschwefel) nachweisen. Es war vielmehr, wie das auch für den Gesunden zutrifft, bei absoluter Fleischnahrung im Vergleich zur Pflanzenkost die Ausscheidung des

[1] Wir wollen noch anführen, daß GARROD u. HURTLEY (s. S. 440 Anm. 5) im Harn eines Cystinurikers eine Substanz fanden, die ähnlich den Diaminen eine unlösliche Benzoylverbindung gibt, und die sie für ein Tryptophanderivat halten.

[2] Siehe S. 435 Anm. 2.

Schwefels in beiderlei Form vermehrt. Daraus möchte man den Schluß ziehen, daß in jenem Falle stets ein annähernd gleich großer Bruchteil des Nahrungs- und Körpereiweißcystins oxydiert wurde, bezw. ein annähernd gleich großer Bruchteil als solches den Körper verließ. Zu ähnlichen Resultaten wie MESTER kam auch LEO.[1] Die absolute Größe der Cystinausscheidung dürfte, abgesehen von der Nahrungszufuhr und von den Verhältnissen des Eiweißabbaues auch davon abhängen, ob die Diathese eine geringere oder eine größere, bezw. eine maximale ist. Ob aber überhaupt in dieser Beziehung Unterschiede vorkommen, ob tatsächlich verschiedene Grade der Störung auftreten oder ob, wie wir das für die Alkaptonurie gesehen haben, die Anomalie stets eine maximale ist, wird noch erst entschieden werden müssen.

Einige Forscher, worunter EBSTEIN,[2] PICCINI und CONTI,[3] haben die Beobachtung gemacht, daß zwischen Tag- und Nachtharn bezüglich des Cystingehaltes ein Unterschied besteht. Insbesondere haben die beiden letzteren Autoren im Tagharn 0,17—0,24 g, im Nachtharn dagegen bloß 0,02—0,04 g Cystin gefunden. Obschon die angewandten Bestimmungsmethoden unzulänglich waren und dementsprechend die Resultate nicht Anspruch auf Genauigkeit erheben dürfen, so wäre ein solches Verhalten mit Rücksicht auf die Nahrungsaufnahme und den Eiweißstoffwechsel wohl denkbar. Immerhin würde es sich lohnen, diese Versuche mit zuverlässigeren Verfahren nachzuprüfen.

Das Cystin ist nicht nur im Harn und dessen Konkrementen, sondern unter pathologischen Verhältnissen auch in Organen schon von älteren Autoren[4] gefunden worden, ohne daß diese Fälle mit Cystinurie anscheinend etwas gemein hatten. Es entstammte dort vermehrtem Eiweißabbau unter abnormen Bedingungen. Bisher vereinzelt steht der Fall ABDERHALDENS[5] da, einen 21 Monate alten, unter den Erscheinungen der Inanition gestorbenen cystinurischen

[1] H. LEO, siehe S. 438 Anm. 8.

[2] W. EBSTEIN, Ein Fall von Cystinurie. Deutsch. Arch. f. klin. Med. **30**. 594 (1882).

[3] PICCINI u. CONTI, Alcune osservazioni sopra un caso di cistinuria. Lo sperimentale (1891) Ottobre.

[4] A. CLOETTA, Ann. d. Chem. u. Pharm. **99**. 300 (1856) [in der Niere eines Rindes]. — J. SCHERER, MALYS Jahresber. (1857) 561 [in der Leber eines an Typhus gestorbenen Menschen]. — F. W. BENEKE, Grundlinien der Pathologie des Stoffwechsels. Berlin (1874) 255. — E. DRECHSEL, Beiträge zur Chemie einiger Seetiere. I. Über einige Bestandteile der Leber des Delphins. Zeitschr. f. Biol. **33**. 85 (1896).

[5] E. ABDERHALDEN, siehe S. 433 Anm. 4.

Knaben betreffend, dessen Organe mit grobsichtbaren Cystinablagerungen vollständig durchsetzt waren.

Die Cystindiathese hat mit der im vorigen Abschnitt besprochenen Alkaptondiathese gemein, daß sie als solche einen den Ernährungszustand und das Allgemeinbefinden nicht beeinflussenden Zustand darstellt. Zum Unterschied von jener gibt sie aber insofern zu Störungen und ärztlichem Eingreifen Anlaß, als sie in den Harnwegen die Bildung von Cystinkonkrementen verursachen kann. Während in Kristallen schon in der Blase abgeschiedenes Cystin bloß bei der Miktion die Harnröhre reizt und Kribbeln und Brennen verursacht, kann es bei Bildung von größeren und kleineren Steinen zu allerlei Komplikationen, als welche sind Cystitis, Pyelitis und Nierenkoliken, kommen.

Man hat die Cystinurie mit allerhand Erkrankungen und abnormen Zuständen in Zusammenhang bringen wollen, beispielsweise mit Gicht, Gelenkrheumatismus, Leberkrankheiten usw. Von der angeblichen Verminderung der Harnsäure und des Harnstoffs ist schon die Rede gewesen. Diese Hypothesen haben einer strengen Kritik nicht standgehalten. Das gleichzeitige Vorkommen anderer Affektionen trägt einen rein zufälligen Charakter, indem die Mehrzahl der cystinausscheidenden Individuen sich außer gelegentlichen, durch Nieren- und Blasensteine hervorgerufenen Beschwerden, wie berichtet, sich eines vollkommenen Wohlbefindens erfreuen.

Die Cystinurie besitzt, ähnlich der Alkaptondiathese, einen eminent chronischen Charakter und besteht meistens das ganze Leben hindurch; sie kann aber auch wie jene nur vorübergehend, und als solche auch als Begleiterin anderer Erkrankungen vorkommen.[1] Das Nichtauftreten von Kristallen im Harn schließt aber keineswegs das Fehlen von Cystin aus, da bei ihrer Auskristallisierung wie auch bei der Ausscheidung von Harnsäure allerlei noch unbestimmte Faktoren mitspielen.

Cystinurie kommt in jedem Lebensalter, vom 1. Lebensjahr bis ins Greisenalter, vor. Wenn sie häufiger bei Männern als bei Frauen gefunden wurde, so hängt dies vermutlich mit den anatomischen Verhältnissen zusammen, welche bei der Frau Konkrementbildungen von geringem Umfang symptomlos den Austritt gestatten und das Übel unbemerkt lassen, während beim Manne der Durchtritt auch

[1] W. Ebstein, Ein paar neue Fälle von Cystinurie. Deutsch. Arch. f. klin. Med. **23**. 138 (1879). — M. W. Lewis u. C. E. Simon, A case of transitory cystinuria associated with diaminuria. Amer. Journ. of med. sc. **123**. 838 (1902).

kleinkalibriger Ausscheidungen mit Schmerzen verbunden ist. Wiederholt hat man, auch eine fernere Ähnlichkeit mit der Alkaptonurie, Cystindiathese bei mehreren Mitgliedern der gleichen Familie, vorzugsweise bei Geschwistern, gefunden.[1] Sie ist von Abderhalden in drei aufeinanderfolgenden Generationen festgestellt worden mit progressiver Vererbung.

In therapeutischer Beziehung wollen wir bemerken, daß Mester[2] bei Darreichung von Schwefel (lac sulfuris) ein beträchtliches Sinken des Neutralschwefels im Verhältnis zum oxydierten Schwefel wahrnahm. Doch erstreckte sich der Einfluß des Schwefels bei Fortführung der Einnahme nur auf kurze Zeit. Ebenso sah Ebstein[3] bei einem Cystinpatienten, der gleichzeitig mit tertiärer Lues behaftet war, auf eine Inunktionskur mit grauer Quecksilbersalbe die Cystinkristalle aus dem Harn schwinden.

Ein solch günstiger Einfluß der Quecksilbertherapie auf die Cystinausscheidung steht nicht im Widerspruch mit der Auffassung der Cystinurie als einer Stoffwechselerkrankung, lassen sich doch auch andere Stoffwechselanomalien durch derartige Eingriffe bisweilen, wenn auch nur vorübergehend, günstig beeinflussen.

Mit den beiden eben besprochenen Zuständen dürfte die Reihe der Anomalien des Eiweißstoffwechsels nicht erschöpft sein. Vergegenwärtigen wir uns, wodurch uns ihre Erkenntnis vermittelt wurde, so müssen wir zugestehen, daß wir sie bloß Äußerlichkeiten und gewissermaßen dem Zufall zu danken haben. Würde die Homogentisinsäure an der Luft sich nicht so leicht zu einem sichtbaren Produkte oxydieren, das Cystin beim Stehen aus dem Harn nicht auskristallisieren oder gelegentlich in Form von Konkrementen in den Harnwegen sich zusammenballen und dadurch zu klinischen Symptomen Anlaß geben, so wären uns weder Alkapton- noch Cystindiathese bekannt. Ganz ähnliche Abweichungen des Stoffwechsels sind aber denkbar, welche sich nicht in so einfacher Weise unseren Sinnen bemerkbar machen.

Von ganz besonderem Interesse ist, daß die erwähnten Zustände auf Jahre hinaus, bzw. das ganze Leben hindurch ohne jeden Schaden ertragen werden, trotzdem in beiden Fällen Verbindungen, d. h. Atomgruppierungen der Verwertung entgehen, welche nach den

---

[1] E. Pfeiffer, J. Cohn, siehe beide S. 445 Anm. 1.
[2] Siehe S. 435 Anm. 2.
[3] W. Ebstein, siehe S. 448 Anm. 2.

Leiren der biologischen Chemie keine unwesentliche Rolle im Stoffhaushalt spielen dürften. Es zeigt das, daß die Bedeutung derselben mehr in ihrer Teilnahme am Aufbau des Eiweißmoleküls als in einer spezifischen Funktion ihres Abbaues liegt. Es handelt sich also praktisch um Abweichungen von der Norm, die (wir sehen von den Komplikationen ab, z. B. durch Cystinkonkremente) gewissermaßen den Wert einer anatomischen Mißbildung von dem Grade einer Hyperdaktylie, eines situs inversus oder der Aplasie eines nicht lebenswichtigen Organs nicht überschreiten. Trotzdem sie aber für die Pathologie keine oder nur eine sekundäre Bedeutung haben, sind sie sowohl für den Pathologen wie für den Physiologen von höchstem Werte, denn sie gewähren Einblicke in den Stoffwechsel, die wir sonst vergeblich zu gewinnen suchten und stellen Abarten des Stoffabbaues dar, die kein künstliches Experiment auch nur annähernd nachzuahmen vermöchte.

Wir sind nicht imstande und werden es wohl noch auf lange Zeit hinaus nicht sein, einzelne biologische Faktoren in gleichem Maße, wie das bei den angeführten Zuständen der Fall ist, zu beeinflussen, bzw. auszuschalten. Die Aufgabe der nächsten Zukunft wird es aber sein, die für den Abbau der erwähnten Stoffe in Frage stehenden Fermente zu isolieren und ihre Anwesenheit bzw. Nichtfunktionierung in den entsprechenden Diathesen festzulegen. Dabei wird auch die Frage des Sitzes der Anomalie sich ihrer Lösung näher bringen lassen, speziell auch die Frage, ob, wie wir schon hervorgehoben haben, es sich um eine Anomalie der allgemeinen Zelltätigkeit handelt oder ob bestimmte Organe und Zellen besonders hervortreten.

Die beschriebenen Zustände beweisen, daß nicht jedes, auch scheinbar tiefgreifende Abweichen vom normalen Verlauf chemischer Vorgänge eine „Krankheit“ im gemeinen Sinne des Wortes zu sein, d. h. nachteilig auf den übrigen Organismus zu wirken braucht. Die Bedeutung solcher Vorkommnisse für die Pathologie fängt erst dann an, wenn sie zu wirklich klinischen Erscheinungen Anlaß geben. Ob man sie daher als pathologische Prozesse oder bloß als Spielarten normaler Vorgänge auffassen will, ist einstweilen mehr Geschmackssache. Daß sie aber mehr bedeuten als eine bloße Entfernung von der Norm, in dem Sinn etwa, wie morphologisch jedes Organ und jedes Individuum von der wirklichen Norm abweicht, scheint uns außer Frage zu stehen, stellen sie doch gewisse, scharf umgrenzte und stets in mehr oder weniger gleicher Form sich wiederholende Abweichungen dar.

Oxalurie

Wir fügen die Besprechung dieses Zustandes hier an, wenngleich die Oxalsäure nicht allein den Proteinen entstammen dürfte und ihre Ausscheidung von den soeben besprochenen Abnormitäten sich grundsätzlich dadurch unterscheidet, daß die Oxalsäure nicht ein primäres Spaltungsprodukt der Eiweißstoffe darstellt, und ihre Elimination in der Regel nicht den chronischen Charakter der angeführten Anomalien trägt.

Wir schicken gleich voraus, daß unter der Bezeichnung der Oxalurie die Ausscheidung einer abnorm großen Menge von Oxalsäure im Harn zu verstehen ist, gleichgültig ob die Säure in Kristallen (als Salz) sichtbar wird oder nicht. Im klinischen Sprachgebrauch wird darunter häufig schlechtweg das Auftreten eines Sedimentes von Kalkoxalat im Harn verstanden. Eine solche Begriffsunterschiebung ist nicht zweckmäßig, denn die Sedimentbildung ist nicht von der Höhe des Oxalsäuregehalts direkt abhängig.[1] Es kann ein Sediment bei einem relativ niedrigen, auch ganz normalen Oxalsäuregehalt des Urins zur Bildung kommen,[2] und umgekehrt kann unter Umständen ein an Oxalsäure relativ reicher Harn selbst nach 24stündigem Stehen keine Oxalatkristalle ausfallen lassen. Maßgebend ist nebst Konzentration und Säuregrad des Harnes das Verhältnis der Magnesiasalze zu den Kalksalzen.

Die richtige Beurteilung von Größe sowie Bedeutung der pathologischen Oxalsäureausscheidung setzt die Kenntnis der physiologischen Verhältnisse voraus. Auch Entstehung und Herkunft der Säure sind zunächst zu besprechen. Über diese Fragen hat sich erst in den jüngeren Jahren Licht zu verbreiten begonnen, während in der früheren Literatur widersprechende Meinungen herrschten.

Es steht jetzt fest, daß die Oxalsäure ein regelmäßiger Bestandteil des menschlichen Urins ist. Ihre Menge beträgt in 24 Stunden bei gewöhnlicher gemischter Nahrung durchschnittlich 15 mg. Doch kommen auch beim gesunden Menschen ziemlich beträchtliche Schwankungen — von Spuren bis zu 20 mg — vor, wofür man unter andern Dingen noch nicht aufgeklärte individuelle Verschiedenheiten verantwortlich macht.

---

[1] P. Fürbringer, Zur Oxalsäureausscheidung durch den Harn. Deutsch. Arch. f. klin. Med. 18. 143 (1876).

[2] G. Klemperer u. F. Tritschler, Untersuchungen über Herkunft und Löslichkeit der im Urin ausgeschiedenen Oxalsäure. Zeitschr. f. klin. Med. 44. 337 (1902).

Die Größe der Ausscheidung erweist sich zunächst als abhängig von der Art der Nahrung. Damit berühren wir gleich den Kern zahlreicher früher und zum Teil jetzt noch lebhaft umstrittener Fragen der Physiologie der Oxalsäure.

Es ist durch die Untersuchungen des letzten Dezenniums mit Sicherheit nachgewiesen, daß, entgegen der Meinung früherer Forscher,[1] ein Bruchteil der mit der Nahrung eingeführten Oxalsäure[2] den Organismus unverändert verläßt[3] (alimentäre Oxalurie). Allein die im Urin ausgeschiedene Oxalsäuremenge beträgt bloß wenige, zirka 3—15 Proz. der eingenommenen Säure. Da mit dem Kote, selbst nach dem Genuß oxalsäurereicher Speisen oder nach der Einnahme von oxalsauren Salzen nur wenig Oxalsäure abgeht, zog man den Schluß, daß der größte Teil der eingeführten Säure im Organismus zersetzt wird, und führte die Zerlegung auf eine Oxydation in den Geweben zurück. Für diese Anschauung traten eine ganze Reihe von Forschern noch bis vor wenigen Jahren ein.[4] Die Möglichkeit einer Zerstörung im Darmkanal wies man von vornherein als unbegründet und wenig wahrscheinlich zurück.

Auf der andern Seite und in diametralem Gegensatze hierzu ergaben die Untersuchungen mehrerer Autoren,[5] daß subkutan ein-

---

[1] Abeles, Über alimentäre Oxalurie. Wiener klin. Wochenschr. (1892) Nr. 19 u. 20 u. a.

[2] Von den gebräuchlichsten oxalsäurehaltigen Nahrungs- und Genußmitteln seien folgende erwähnt: Sauerampfer, Spinat, Rhabarber, Rüben, Kartoffeln, Kakao, Bohnen, Tomaten, Tee, Pfeffer, manche Weine, Fleischextrakt, auch Brot usw. [vgl. die ausführliche Tabelle in O. Minkowski, Oxalurie in v. Leydens Handb. d. Ernährungsther., I. Aufl. **2.** 540 (1899)]. Die Oxalsäure ist darin teils in wasserlöslicher, teils in wasserunlöslicher oder salzsäurelöslicher Form vorhanden.

[3] G. Pierallini, Über alimentäre Oxalurie. Virchows Arch. **160.** 173 (1900). — Dunlop, The excretion of oxalic acid in urine etc. Rep. from the R. C. of Ph. Edinburgh (1897). — Buchheim, zit. bei Leube, Salkowski, Die Lehre vom Harn (1882) 15. — G. Klemperer u. F. Tritschler, siehe S. 452 Anm. 2. — L. Mohr u. H. Salomon, Untersuchungen zur Physiologie und Pathologie der Oxalsäurebildung und -ausscheidung beim Menschen. Deutsch. Arch. f. klin. Med. **70.** 486 (1901).

[4] Marfori, Sulle trasformazioni di alcuni acidi della serie ossalica nell'organismo dell'uomo. Ann. di chimica e di farmacologia **12.** Nr. 5 (1890). — F. Lommel, Über die Herkunft der Oxalsäure im Harne. Deutsch. Arch. f. klin. Med. **63.** 599 (1899). — Buchheim, siehe Anm. 3.— Giunti, Ann. di chim. e di farm. **25.** (1897). — W. Autenrieth u. Barth, Oxalsäure im Harn unter normalen und pathologischen Verhältnissen. Zeitschr. f. phys. Chem. **35.** 335 (1902).

[5] J. Pohl, Über den oxydativen Abbau der Fettkörper. Arch. f. exp. Pathol. u. Pharm. **37.** 413 (1896). — E. S. Faust, Über die Ursachen der Gewöhnung an Morphin. Habilit.-Schrift Leipzig (1900) u. a.

verleibte Oxalsäure in ihrer Gesamtheit in den Harn übergeht, was soviel besagen will, als daß die Säure in den Geweben keinem Zerfall unterliegt. Diese Versuche sind zuerst an Hunden, später von KLEMPERER und TRITSCHLER mit gleichem Ergebnis am Menschen durchgeführt worden.

Der scheinbare Widerspruch beider in der Literatur vertretenen und konsequent verfochtenen Ansichten findet darin seine Erklärung, daß Oxalsäure durch Fäulnisprozesse, wie sie im Darme stattfinden, zerstört wird. In den Versuchen STRADOMSKYS,[1] welcher faulenden Fleischaufguß mit Oxalsäure versetzte, wurden innerhalb 24 Stunden 40—43 Proz. davon zersetzt und nach KLEMPERER und TRITSCHLER[2] zerstören menschliche Fäzes im gleichem Zeitraume bei Bruttemperatur sogar 88—96 Proz. damit in Berührung gelassener Oxalsäure bzw. oxalsaurer Salze.

Diese Versuche zeigen, daß die Oxalsäure im Darm reichlich Gelegenheit zum Zerfall findet und legen die Annahme nahe, daß ihr Verschwinden im Organismus bei ihrer Einverleibung per os auf die Fäulnisvorgänge im Darm zu beziehen ist. Die im Harn ausgeschiedene Menge von Oxalsäure entspräche dann, soweit sie von der Nahrung herrührt, dem resorbierten Anteil,[3] eine Auffassung, welche mit der Tatsache, daß die Oxalsäure in den Geweben nicht oxydiert wird, völlig im Einklang steht.

Die Quelle der Oxalsäure ist nicht einzig in der Nahrungsoxalsäure zu suchen. Schon vor vielen Jahren hat FÜRBRINGER[4] gezeigt, daß bei oxalsäurefreier Nahrung Tiere und Menschen Oxalsäure in nachweisbarer Menge, bis zu 8—10 mg im Tag ausscheiden, ein Befund, den später AUERBACH[5] und WESLEY MILLS[6] u. a. bestätigten. Ferner hat man bei hungernden Tieren Oxalsäure gefunden zu einer Zeit, wo sich der Einfluß der Nahrung nicht mehr geltend machen konnte. LÜTHJE[7] hat

[1] N. STRADOMSKY, Die Bedingungen der Oxalsäurebildung im menschlichen Organismus. VIRCHOWS Arch. **163**. 404. (1901).

[2] Siehe S. 452 Anm. 2.

[3] Die Oxalsäure kann nur im Magen und den obersten Abschnitten des Darmes resorbiert werden. Weiter unten, wo der Darminhalt alkalisch geworden ist, ist er nicht mehr resorptionsfähig, er bleibt dort der Fäulnis lange Zeit ausgesetzt und dort wird die Oxalsäure in großem Umfange zerstört.

[4] Siehe S. 452 Anm. 1.

[5] A. AUERBACH, Zur Kenntnis der Oxydationsvorgänge im Tierkörper. VIRCHOWS Arch. **77**. 226 (1879).

[6] WESLEY MILLS, Über die Ausscheidung der Oxalsäure durch den Harn. VIRCHOWS Arch. **99**. 305 (1885).

[7] H. LÜTHJE, Zur physiologischen Bedeutung der Oxalsäure. Zeitschr. f. klin. Med. **35**. 271 (1898).

bei seinem hungernden Hunde noch am 20. Hungertag Oxalsäure im Harn nachgewiesen. Die Beobachtungen am Tier wurden in neuerer Zeit von Lüthje, Lommel,[1] Mohr und Salomon[2] am Menschen bestätigt.

Es steht also zweifellos fest, daß Oxalsäure im Organismus entsteht. Verschiedene Autoren glauben sogar, daß der größte Teil der ausgeschiedenen Oxalsäure diesen Ursprung habe und nur ein geringer Bruchteil auf die Nahrungsoxalsäure zu beziehen sei (Lommel). Doch bestreiten das wiederum andere.[3] Die Akten hierüber sind noch nicht geschlossen.

In Hinsicht auf die Frage, aus welchem Material die im Stoffwechsel gebildete Oxalsäure hervorgeht, herrschen verschiedene Ansichten. Am ältesten und verbreitetsten ist wohl die Anschauung, daß sie der Harnsäure und andern Purinkörpern entstamme, da außerhalb des Organismus Harnsäure durch Oxydation leicht in Harnstoff und Oxalsäure zerfällt. In der Tat hatten Wöhler und Frerichs[4] bei Individuen, welchen sie harnsaures Ammonium per os eingaben, eine reichliche Ausscheidung von Oxalsäure konstatiert. Der Versuch ist von späteren Autoren wiederholt worden, und zwar einige Male mit positivem Resultat. Doch lassen die neuesten, mit exakten Methoden durchgeführten Untersuchungen einen Einfluß der Harnsäure auf die Oxalsäurebildung nicht erkennen.

Man hat freilich nach Verfütterung von Nuklein, in Form von Thymusdrüsen, vermehrte Oxalsäureausscheidung beobachtet (Lommel[1]). Das Resultat ist jedoch nicht eindeutig, da mit der Thymus, wie wir gleich sehen werden, noch andere differente Substanzen mit eingeführt werden. Außerdem vermißten spätere Forscher[5] einen solchen Einfluß, namentlich bei Verfütterung von reinem Nuklein.[6]

Die Beobachtungen Salkowskis[7] und seines Schülers Cipollina,[8]

---

[1] Siehe S. 453 Anm. 4.

[2] Siehe S. 453 Anm. 3.

[3] Klemperer u. Tritschler, siehe S. 452 Anm. 2.

[4] Frerichs u. Wöhler, Ann. d. Chem. u. Pharm. **65**. 340.

[5] Lüthje, a. a. O. und derselbe, Stoffwechselversuch an einem Diabetiker. Zeitschr. f. klin. Med. **39**. 400 (1900). — Stradomsky, a. a. O. — E. Salkowski, Über ein neues Verfahren zur Bestimmung der Oxalsäure im Harn. Zentralbl. f. d. med. Wissensch. (1899) Nr. 16. — Salomon u. Mohr, a. a. O.

[6] A. M. Luzzatto, Zur Physiologie der Oxalsäure und Oxalursäure im Harn. Zeitschr. f. physiol. Chem. **37**. 225 (1903).

[7] E. Salkowski, Über Entstehung und Ausscheidung der Oxalsäure. Berl. klin. Wochenschr. (1900) Nr. 20, 434.

[8] Cipollina, Über die Oxalsäure im Organismus. Berl. klin. Wochenschr. **38**. (1901) Nr. 20, 544.

welche nachgewiesen haben, daß bei der Digestion von Harnsäure mit Organbrei Oxalsäure entstehe, und diejenige KLEMPERERS und TRITSCHLERS,[1] nach welchen menschliches Blut außerhalb des Körpers aus Harnsäure Oxalsäure zu bilden vermag, beweisen nicht, daß im Organismus ein ähnlicher Prozeß vor sich geht, sieht man doch, wie diese Autoren selbst hervorheben, daß das Blut Gichtkranker extra corpus Harnsäure zu zerstören vermag, während sich dieselbe im Körper im Blute ansammelt.

Nachdem man lange Zeit bald in den Kohlehydraten, bald in den Fetten Oxalsäurebildner erblickte, Anschauungen, die sich vorwiegend auf die Entstehung der Säure aus diesen Substanzen bei der Oxydation in vitro stützten, ist man auf Grund von Versuchen, aus welchen hervorgeht, daß eine kohlehydrat- bzw. fettreiche Nahrung die Oxalsäureausscheidung herabsetzt, eine fleischreiche Kost sie dagegen erhöht,[2] ziemlich allgemein zur Einsicht gekommen, daß weder die Fette noch die Kohlehydrate mit der Oxalsäurebildung in näherer Beziehung stehen, sondern daß dieselbe lediglich aus den Bestandteilen des Fleisches hervorgeht. Einzig P. MAYER[3] hält an dem Übergang von Traubenzucker über die Glukuronsäure in Oxalsäure fest.

Nicht alle Eiweißstoffe sind in ihrer Eigenschaft als Oxalsäurebildner gleichwertig, nach Verabreichung von größeren Mengen reiner Eiweißstoffe (Eucasin, Plasmon) fanden SALKOWSKI[4] und STRADOMSKY[5] normale Oxalsäurewerte. Nur Leim und leimbildende Substanzen (Bindegewebe) besitzen die Eigenschaft in besonderem Maße,[6] und da Leim, soviel bisher bekannt, sich in seinem Bau von andern Eiweißsubstanzen unter anderm durch einen hohen Gehalt an Glykokoll unterscheidet, so liegt es nahe, an die Entstehung der Oxalsäure aus dem Glykokoll zu denken. KLEMPERER und TRITSCHLER haben Versuche angestellt, die zugunsten dieser Anschauung sprechen. Nach Verabreichung von Glykokoll trat eine deutliche Steigerung der Oxalsäureausscheidung auf, besonders stark nach subkutaner Injektion desselben (beim Hund).

---

[1] Siehe S. 452 Anm. 2.
[2] WESLEY MILLS, a. a. O. — LÜTHJE, a. a. O. — STRADOMSKY, a. a. O.
[3] P. MAYER, Zeitschr. f. klin. Med. **47**.
[4] SALKOWSKI, siehe S. 455 Anm. 7.
[5] STRADOMSKY, a. a. O.
[6] LOMMEL, STRADOMSKY, MOHR u. SALOMON, a. a. O., vgl. auch F. KUTSCHER u. M. SCHENK, Zur Kenntnis der Oxalurie. Zeitschr. f. phys. Chem. **43**. 337 (1904).

Es ist somit leicht einzusehen, daß die bei der Fütterung mit an leimgebenden Substanzen reicher Thymus- und Pankreasdrüse eintretende Mehrausscheidung von Oxalsäure nicht ohne weiteres für die Abstammung derselben aus den Nukleinen spricht, sondern daß hier noch ihr hoher Glykokollgehalt mit in die Wagschale fällt. Außer dem Bindegewebe und dem Leim gibt vielleicht auch noch ein anderer Bestandteil des Fleisches, das Kreatinin, ein Derivat des Glykokolls, auf welches zuerst KÜHNE[1] in dieser Beziehung hingewiesen hat, eine Quelle für die Oxalsäure ab. Nach Versuchen von KLEMPERER und TRITSCHLER könnte dies der Fall sein, während STRADOMSKY nur einen undeutlichen Einfluß desselben auf die Oxalsäureausscheidung nachweisen konnte.

Ferner scheint auch das Glykokoll, das bei der Spaltung der Glykocholsäure im Darm entsteht und von dort aus resorbiert wird, in Betracht zu kommen.

In betreff des Ortes ihrer Entstehung wissen wir über die Oxalsäure ebensowenig wie über die andern im intermediären Stoffwechsel auftretenden Substanzen. Es handelt sich hier wohl um eine allgemeine Zelltätigkeit. Ob einzelne Organe bzw. Organzellen mehr daran beteiligt sind als andere, ist unbekannt. CIPOLLINA[2] verlegt ihn in die Milz, die Leber und Muskeln, weil diese Organe am oxalsäurereichsten sind. Inwiefern dieser Schluß berechtigt ist, mag dahingestellt bleiben.

Eine beachtenswerte Beeinflussung der Oxalsäureausscheidung, im Sinne einer Erhöhung, läßt sich durch die Darreichung von Salzsäure oder Milchsäure per os erzielen.[3]

Diese Erscheinung findet darin ihre Erklärung, daß die Resorption der Nahrungsoxalsäure durch die Salzsäure begünstigt wird, was daraus verständlich wird, daß oxalsaurer Kalk sich in Salzsäure löst. MOHR und SALOMON halten zwar diese Erklärung für unzureichend und glauben noch andere unbekannte Faktoren heranziehen zu müssen, weil sie auch bei Individuen, denen sie eine „oxalsäurefreie“ Nahrung (nämlich Brötchen und Milch) verabreichten, nach Salzsäureeinfuhr eine Steigerung der Oxalsäureausscheidung beobachteten. Doch ist hervorzuheben, daß Brot nach den Tabellen von

[1] KÜHNE, Lehrb. d. physiol. Chem. 511.

[2] CIPOLLINA, a. a. O.

[3] J. DUNLOP, Oxaluria and the secretion of oxalic acid in urine. Edinburgh med. Journ. (1896) 634; Zentralbl. f. d. med. Wissensch. (1896) 230; Journ. of Pathol. and Bacteriol. 3. 389. — MOHR u. SALOMON, a. a. O.

Minkowski oxalsäurehaltig ist[1] (0,047—0,13 g Oxalsäure pro kg Brot), so daß einstweilen keine Veranlassung vorliegt, die Steigerung der Oxalsäureausfuhr in irgend einem andern Moment als in einer besseren Resorption der Nahrungsoxalate zu suchen. Zudem kann der Erfolg der Salzsäuredarreichung in bezug auf Vermehrung der Oxalsäureausfuhr auch fehlen. Versuche, welche völlige Beweiskraft zugunsten der Mohr-Salomonschen Auffassung besitzen, könnten nur an Hungernden angestellt werden.

Eine wie große Rolle die Magensalzsäure bei der Resorption und Ausscheidung der Oxalsäure spielt, geht aus der von Minkowski[2] mitgeteilten Beobachtung hervor, wonach bei einem an Achylia gastrica leidenden Individuum selbst nach dem Genusse von großen Mengen von Spinat die Oxalsäure im Harn fehlte, darin aber sofort auftrat, als dem Patienten Salzsäure verabreicht wurde.

Eine der Salzsäure entgegengesetzte Wirkung besitzen Alkalien und Kalksalze. Nach Darreichung von Natriumbicarbonat, kohlensaurem Kalk oder Chlorcalcium sinkt die Oxalsäureausfuhr. Die Ursache hierfür dürfte in der dadurch bedingten Herabminderung des Säuregrades des Magensaftes oder im Falle der Kalkdarreichung in der Bildung von Calciumoxalat liegen.

Die Oxalsäure kommt stets als Calciumsalz im Harn vor mit der einzigen Einschränkung, daß sie in geringer Menge auch an Harnstoff gebunden sich als Oxalursäure im Harn vorfindet. Doch ist nach neueren Untersuchungen noch nicht sicher, ob die Oxalursäure ein genuiner Bestandteil des Harnes ist, oder nicht erst durch die zur Darstellung der Oxalsäure erforderlichen Manipulationen (Einengen auf dem Wasserbade usw.) künstlich erzeugt wird.[3] Diese Frage bietet kein besonderes Interesse für uns, da die Oxalursäure die gleiche Bedeutung hat wie die Oxalsäure. Jene muß nur bei der quantitativen Untersuchung mit berücksichtigt werden.

Die Menge der unter pathologischen Verhältnissen in 24 Stunden im Harn ausgeschiedenen Oxalsäure kann eine beträchtliche Höhe erreichen. Es wird dann die Norm um das Mehrfache übertroffen und Werte von 60—70 mg, bisweilen von 0,1 g, ja sogar in vereinzelten Fällen von 0,6 und 1,2 g[4] gefunden. Der Harn zeigt dabei

---

[1] O. Minkowski, siehe S. 453 Anm. 2.

[2] O. Minkowski, siehe S. 453 Anm. 2.

[3] E. Salkowski, Über die Bestimmung der Oxalsäure und das Vorkommen von Oxalursäure im Harn. Zeitschr. f. physiol. Chem. **29**. 437 (1900).

[4] P. Fürbringer, Zur Lehre vom Diabetes melitus. Beobachtungen über einen mit hochgradiger Oxalurie und Oxaloptyse komplizierten Fall von Diabetes

nichts Abnormes. Besteht Neigung zur Sedimentbildung, so findet man im Bodensatz die mikroskopisch kleinen Quadratoktaeder, die bekannten „Briefkuvertkristalle".

So hohe Werte, wie wir sie eben erwähnten (mehrere Centigramme im Tag) finden sich auch bei alimentärer Oxalurie, nach Genuß oxalsäurereicher Nahrungsmittel, ohne daß dabei irgendwelche krankhafte Störungen sich einstellten. Die mitunter in der Literatur auftauchenden Angaben über „Oxalsäurevergiftungen" nach meistens sogar nicht überreichlichem Genuß von Sauerampfer, Rhabarber oder dergleichen entbehren daher der Begründung, zumal hier meistens die Oxalsäureausscheidungsverhältnisse nicht hinreichend festgestellt wurden.

Das Vorkommen von Oxalurie ist bei zahlreichen Erkrankungen berichtet worden. Die Angaben sind aber meistens älteren Datums und stammen aus einer Zeit, da man aus dem Auftreten von Oxalatkristallen allein auf vermehrte Oxalsäureausscheidung schloß. Seitdem man mit genauen quantitativen Methoden arbeitet, ist die Anzahl der Fälle von Oxalurie und die der Erkrankungen, bei welchen Oxalurie tatsächlich nachweisbar ist, erheblich gesunken.

Ein besonders großes Kontingent unter den mit Oxalurie Behafteten stellen Neurastheniker. Es handelt sich dabei stets um solche mit dyspeptischen Störungen.[1]

In der älteren Literatur legte man der Oxalurie eine besondere Bedeutung bei, indem man sie in den Mittelpunkt eines bestimmten klinischen Symptomenkomplexes versetzte. Eine abnorme Bildung von Oxalsäure im Organismus bzw. eine mangelhafte Verwertung der mit der Nahrung eingeführten Säure sollte die pathologische Grundlage desselben darstellen.[2]

Zu den Krankheitserscheinungen dieser „oxalsauren Diathese" gehörten außer dem reichlichen Auftreten eines Sedimentes von oxalsaurem Kalk im Harn die verschiedensten nervösen Störungen, psychische Verstimmung, Gemütsdepression hypochondrischer und

mellitus. Deutsch. Arch. f. klin. Med. **16.** 499 (1875). — E. Haas, Über Oxalurie usw. Inaug.-Dissertat. Bonn (1894). — Kausch in: Naunyn, Diabetes mellitus. Nothnagels Handb. 7. 175.

[1] H. Kisch, Zur Lehre von der Oxalurie. Wiener med. Wochenschr. (1894) 785.

[2] Prout, On the nature and treatment of stomach and renal diseases. Deutsch von Krupp. Leipzig (1843). — Golding Bird, Lectures on the physical and pathological characters of urinary deposits (1846). Vgl. über die Geschichte der Oxalurie L. Mohr u. H. Salomon, siehe S. 453 Anm. 3 und E. Haas, siehe S. 458 Anm. 4.

melancholischer Natur, Herzklopfen, Schlaflosigkeit, Gefühl der Mattigkeit, Kopfschmerzen, Verdauungsstörungen (Appetitlosigkeit, Schmerzen im Magen, Flatulenz, Diarrhöen mit Verstopfung abwechselnd), Schmerzen in den Extremitäten, in den Lenden usw. usw.[1]

Die Auffassung der Oxalurie als einer Konstitutionskrankheit ist von Anfang an, namentlich von Autoren deutscher Zunge, mit Reserve aufgenommen worden und hat denn auch im Laufe der Zeit vielfachen Widerspruch erlitten. Sie hält in der Tat einer strengen Kritik nicht stand. Ganz abgesehen davon, daß der sichere Nachweis des Zusammenhanges der klinischen Krankheitserscheinungen mit einer wirklich vermehrten Oxalsäureausscheidung niemals erbracht worden ist, bietet der Symptomenkomplex durchaus nichts Charakteristisches dar, sondern wird häufig genug bei neurasthenischen und nervös-dyspeptischen Zuständen gefunden, ohne daß dabei ein vermehrtes Sediment von Kalkoxalat im Urin vorhanden zu sein braucht.

Anderseits sind Fälle von langdauernder, hochgradig gesteigerter Oxalsäureausscheidung bekannt, wo außer gelegentlichen Steinbeschwerden klinische Symptome nicht nachweisbar waren.[2]

Der Begriff der Oxalurie als einer selbständigen Krankheit ist in neuerer Zeit ganz aufgegeben worden, und heutzutage kann man nur sagen, daß bei Neurasthenie, d. h. bei neurasthenisch-dyspeptischen Zuständen vermehrte Oxalsäureausscheidung, oft zwar auch nur vermehrte Bildung von Oxalatkristallen eine häufige Erscheinung ist. Der Grund hierfür ist wohl in der Störung der Magensalzsäuresekretion, d. h. in der nervösen Superazidität zu suchen, welche diese Zustände begleitet.[3] Als der Begriff der Oxalurie in dem oben erwähnten Sinne aufgestellt wurde, war das Syndrom der Neurasthenie noch nicht bekannt, man verwechselte damals Ursache mit Wirkung, ein in medizinischen Dingen nur zu häufiger Irrtum.

Oxalurie findet sich bei Ikterus. SCHULTZEN[4] fand dabei Werte bis zum Fünffachen der Norm, und FÜRBRINGER[5] erhielt in einem mit Diabetes komplizierten Fall über 0,5 g Oxalsäure pro die. Auch MOHR und SALOMON haben bei einem hochgradigen Icterus catarrhalis bei fettfreier gemischter Kost ziemlich hohe Ziffern gefunden, die beim

---

[1] Vgl. in betreff des ausführlichen Krankheitsbildes L. MOHR u. H. SALOMON, a. a. O.

[2] E. HAAS, a. a. O.

[3] DUNLOP, siehe S. 453 Anm. 3.
vgl. auch ESBACH, Bull. gén. de Thérapeut. méd. et chirurg. Paris (1883) 321.

[4] SCHULTZEN, Arch. f. Anat. u. Physiol. (1868) 179 u. 720.

[5] A. a. O.

Verschwinden des Leidens normalen Werten wichen. Es handelt sich zwar nicht um eine konstante Begleiterscheinung, denn in einem andern Fall überschritt die Oxalsäureausfuhr nicht die Norm. Auch bei derartigen Fällen dürfte der Zustand des Magens das ausschlaggebende Moment sein.

In einem Fall von Cholelithiasis fanden die beiden letzterwähnten Autoren an einigen von stärkeren Kolikschmerzen und geringer Zunahme des Ikterus begleiteten Tagen Werte, die für oxalsäurefreie Kost hoch sind und lassen die Frage offen, ob nicht vielleicht ein Teil der Oxalsäure aus der resorbierten Galle stamme. Diese ist nach den Untersuchungen von SALKOWSKI oxalsäurehaltig.[1] Das Auftreten der Oxalurie bei Ikterus könnte daher noch eine andere Ursache haben als bei andern Leiden.

Mit besonderer Vorliebe hat man in früherer Zeit Oxalurie mit zwei Krankheiten des Stoffwechsels in Connex gebracht, mit Diabetes und Fettsucht, und ist auch vor kühnsten Theorien über den Zusammenhang mit denselben nicht zurückgeschreckt. Man hat das Auftreten von Oxalsäure im Harn auf eine „retardierte“ oder „unvollständige Oxydation“ zurückgeführt,[2] infolge deren die Oxalsäure nicht wie beim gesunden Menschen in ihre Endprodukte Kohlensäure und Wasser zerfallen sollte, sondern als solche ausgeschieden werde. Man stützte sich hierbei auf das vermeintlich häufige Vorkommen der Oxalurie bei den beiden erwähnten Krankheiten, bei welchen man ebenfalls eine mangelhafte Oxydation annehmen zu dürfen glaubte. Auch das angebliche Vorkommen von Oxalurie bei Emphysem und andern Respirationsstörungen wurde so interpretiert. Andere Autoren[3] nahmen im Gegenteil eine Steigerung der Oxydationsprozesse an und glaubten, da sie der Meinung waren, daß die Oxalsäure aus der Harnsäure hervorgehe, daß beim Bestehen von Oxalurie die Harnsäure noch weiter oxydiert werde. Daß nun diese Annahme nach dem jetzigen Stande unseres Wissens nicht mehr aufrecht zu erhalten ist und einer experimentellen Begründung durchaus

---

[1] Der Oxalsäuregehalt der Gallensteine spricht nicht ohne weiteres für den Gehalt normaler Galle, und zwar der genuinen, mit Beimengungen nicht vermengter Galle an Oxalsäure, da auch Konkremente in Ausführungsgängen solcher Drüsen, deren Sekret oxalsäurefrei ist, Oxalsäure enthalten können. Diese stellt ein Produkt der entzündeten Schleimhäute dar.

[2] PROUT, a. a. O. — BENECKE, Die Pathologie des Stoffwechsels. Berlin (1874).

[3] GALLOIS, Compt. rend. et mém. de la soc. de biol. (1859) 61. — P. FÜRBRINGER, Deutsch. Arch. f. klin. Med. **18**. 143 (1876).

entbehrt, ist schon dargetan worden. Gegen die Hypothese der unvollständigen Oxydation dahingegen, auf die oft genug auch noch in der neueren Literatur hingewiesen wird, ist einzuwenden, daß, soviel bis jetzt bekannt, Oxalsäure im Organismus überhaupt nicht in Kohlensäure und Wasser zerfällt und demnach eine „Vorstufe der Endoxydationsprodukte" nicht sein kann. Freilich fehlt es nicht an Stimmen, die noch bis in die letzten Jahre für diese Hypothese eintreten und sie auch experimentell zu stützen suchen. So betonen Reale und Boeri[1] und v. Terray,[2] daß sie starke Oxalurie bei Tieren beobachteten, welche sie künstlich, durch Anlegen eines Gipsverbandes und dergleichen in Atemnot versetzten. Abgesehen davon, daß diesen Beobachtungen andere gegenüberstehen, wo der Einfluß des Sauerstoffmangels nach dieser Richtung vermißt wurde, muß man denselben die volle Beweiskraft absprechen, weil bei derartigen Versuchen allerhand andere nicht übersehbare Momente im Spiele sind. Übrigens kann man das Auftreten einer so winzigen Menge Oxalsäure, wie sie bei der Oxalurie meistens vorkommt (50—60 mg in 24 Stunden), ungezwungen wohl kaum als den Ausdruck einer unvollständigen Oxydation anschauen, beträgt doch die im Harn in Form von Oxalsäure ausgeschiedene Kohlenstoffmenge nur einen unendlich kleinen Bruchteil des gesamten Kohlenstoffumsatzes des Körpers.

Wie aus neueren Untersuchungen hervorgeht, ist Oxalurie bei Diabetes keineswegs häufig, vielmehr scheint das Gegenteil der Fall zu sein. Kisch[3] und später Mohr und Salomon[4] haben unter einer größeren Anzahl von Diabetesfällen leichten und schweren Grades nur zweimal, und da nur vorübergehend, nur wenig über die Norm gesteigerte Werte gefunden; auch Autenrieth und Barth[5] fanden bei ihrem Diabetiker normale Werte. Eine Relation zwischen Zucker- und Oxalsäureausscheidung, wie sie von älteren Beobachtern berichtet wird, wie das mehrfach betonte Alternieren von Glycosurie und Oxalurie konnten die Autoren ebenfalls nicht wahrnehmen.

Man hat bisweilen bei Diabetes exzessiv hohe Oxalsäurewerte

[1] Reale u. Boeri, Über die Bildung von Oxalsäure im Organismus bei Sauerstoffmangel. Wien. med. Wochenschr. (1893) Nr. 38, 1545.

[2] v. Terray, Über den Einfluß des Sauerstoffgehaltes der Luft auf den Stoffwechsel. Pflügers Arch. **65**. 393 (1896).

[3] H. Kisch, a. a. O. und derselbe, Über Oxalsäureausscheidung bei Diabetes melitus. Deutsche med. Wochenschr. (1893) Nr. 28 und derselbe, Berl. klin. Wochenschr. (1892) Nr. 15.

[4] A. a. O.

[5] A. a. O.

gefunden. So berichtet FÜRBRINGER[1] über einen Fall mit „enormer Oxalsäureausscheidung", er konnte Kalkoxalatkristalle in überaus großer Menge sogar im Sputum (Oxaloptyse) nachweisen, ein Befund, der wohl vereinzelt in der Literatur dasteht. Ferner hat KAUSCH[2] in einem Fall von leichtem Diabetes, kompliziert mit Lebercirrhose, 1,2 g Oxalsäure im 24stündigen Harn gefunden.

Beachtenswert ist, wie hier einschaltend bemerkt sei, die Beobachtung HILDEBRANDTS,[3] nach welcher bei Tieren nach Verfütterung von Thujon, das als Glykuronsäureverbindung ausgeschieden wird, der Harn einen vermehrten Harnsäuregehalt aufweist. Es hat den Anschein, als ob die Entstehung der Glykuronsäure mit der Bildung von Oxalsäure verbunden sei.

Was dann den Diabetes anbelangt, den man bei Tieren durch Zufuhr von Oxalsäure erzeugt, den sogenannten Oxalsäurediabetes, der vielfach zur Illustration der zwischen vermehrter Oxalsäureausscheidung und Diabetes bestehenden Beziehungen herangezogen wird, so ist zu bemerken, daß der Zusammenhang durchaus nicht konstant ist und in neuerer Zeit von einigen Autoren übrhaupt in Abrede gestellt wird.[4]

Dasselbe, was von der Oxalurie bei Diabetes gesagt wurde, gilt auch von dem Vorkommen derselben bei Fettsucht. Das Auftreten eines Sediments von Kalkoxalat läßt sich öfters beobachten, doch gehört wirkliche Oxalurie zu den Seltenheiten. KISCH[5] hat unter 10 Fällen von hochgradiger Lipomatosis nur zweimal abnorm hohe Mengen von Oxalsäure, nämlich 40 und 53 mg Oxalsäure im Liter Harn gefunden, in den übrigen fand er zum Teil Werte, die sogar unter der Mittelzahl stehen.

Eine andere Stoffwechselanomalie, bei welcher Oxalurie beobachtet wurde, ist die Gicht. GARROD will im Blute Gichtkranker Oxalsäure nachgewiesen haben.[6]

Wegen der vermeintlichen genetischen Beziehungen der Oxalsäure zur Harnsäure ist die Untersuchung von Gichtkranken von

---

[1] Siehe S. 458 Anm. 3.

[2] A. a. O.

[3] H. HILDEBRANDT, Über eine experimentelle Stoffwechselabnormität. Zeitschrift f. physiol. Chem. **35**. 141 (1902).

[4] E. HARNACK u. v. DER LEYEN, Über Indikanurie infolge von Oxalsäurewirkung. Zeitschr. f. physiol. Chem. **29**. 205 (1900).

[5] A. a. O.

[6] SALKOWSKI [vgl. TAUBER, Beiträge zur Kenntnis über das Verhalten des Phenols im tierischen Organismus. Zeitschr. f. phys. Chem. **2**. 366 (1878)] hat Spuren von Oxalsäure im Blut von mit Phenol vergifteten Kaninchen gefunden.

besonderem Interesse. Es liegt darüber nur eine einzige zuverlässige Angabe aus der Neuzeit in der Literatur vor, nämlich von Mohr und Salomon. Diese Autoren fanden bei einem seit mehreren Jahren an Gelenkgicht leidenden Individuum normale Oxalsäurewerte. Eine gesteigerte Bildung der Säure findet also nicht statt. Dasselbe ist auch der Fall für eine andere mit Erhöhung der Harnsäureausscheidung einhergehende Krankheit. Weder Salkowski[1] noch Lüthje,[2] noch Mohr und Salomon fanden gesteigerte Oxalsäureausscheidung.

Nur noch im Hinblick darauf, daß einige ältere Autoren das Auftreten von oxalsaurem Kalk bei chronischer interstitieller Nephritis als etwas Häufiges schilderten, mag erwähnt werden, daß Mohr und Salomon bei zwei daraufhin untersuchten Fällen ganz normale Oxalsäurewerte fanden.

Bei allen den erwähnten pathologischen Zuständen, mit Ausnahme der mit Hyperazidität des Magensaftes verbundenen, stellt, soviel aus dem bisher Eruierten hervorgeht, die Oxalurie etwas Gelegentliches dar, sie bildet die Ausnahme, nicht die Regel. Sie ist nicht die notwendige Folge einer oder mehrerer bestimmter Krankheiten. Die Ursache dafür liegt also nicht in der Krankheit selbst, in deren Begleitung sie kommt, sondern in einem durch die Krankheit hervorgerufenen Zustand.

Irgendwelche gesetzmäßige Beziehungen zu bestimmten pathologischen Vorgängen haben sich bisher nicht aufdecken lassen, doch dürften sich solche ergeben, wenn einmal die Untersuchungen eine größere Ausdehnung angenommen haben werden. Einer gewissen Gesetzmäßigkeit scheint man schon auf der Spur zu sein.

Autenrieth und Barth[3] haben mit Hilfe des von ihnen ausgearbeiteten besonders präzisen Bestimmungsverfahrens in einer Reihe von Krankheiten vermehrte Oxalsäureausscheidung nachgewiesen. Sie fanden als tägliche Ausscheidungsgröße bei Typhus abdominalis, bei tuberkulöser Peritonitis, perniziöser Anämie und schwerer Lungentuberkulose bis zu 37 und 53 mg Oxalsäure. Wenn es gestattet ist, aus diesen spärlichen Daten einen Schluß zu ziehen, so ist es folgender: Diese Krankheiten sind alle mehr oder weniger mit Abmagerung, d. h. mit Schwund von Körpergewebe verbunden, es ist daher nicht unwahrscheinlich, daß das im Zerfall begriffene Gewebe die Quelle für die Oxalurie abgibt, haben wir doch gesehen, daß namentlich

[1] Virchows Arch. **52.**

[2] H. Lüthje, Zeitschr. f. klin. Med. **39.** 400 (1900).

[3] A. a. O.

der Zerfall von Bindegewebe Oxalurie nach sich zieht. Damit stünde im Einklang, daß beim Fieber gelegentlich Oxalurie beobachtet wird, ebenso, daß beim Diabetes und zwar besonders bei der schweren Form, wie in dem Falle Fürbringers, eine bedeutende Ausscheidung von Oxalsäure stattfinden kann, während in den Fällen von leichtem Diabetes Oxalurie bisher nicht beobachtet worden ist. Daß nicht bei jedem schweren Diabetes Oxalurie stattfindet, spricht nicht gegen unsere Auffassung. Es wird eine Aufgabe der Zukunft sein, diese Vermutung einer genauen Prüfung zu unterziehen. Doch wird bei allen künftigen Untersuchungen der Zustand des Magens und die Azidität des Magensaftes in erster Linie Berücksichtigung finden müssen. Auf diese Weise allein wird man eine pathologische histogene Oxalsäurebildung von einer abnorm gesteigerten alimentären Oxalurie unterscheiden und unter Zuhilfenahme von Hungerversuchen die Menge der jeder der beiden Quellen entspringenden Oxalsäure bestimmen können.

Die soeben gegebene Erklärung für den Zusammenhang von gewissen Krankheitsformen und Oxalurie würde, wenn sie sich als richtig herausstellte, uns über manche Schwierigkeit in der Deutung des Wesens der Oxalurie hinweghelfen. Denn wenn letztere, wie man noch vielfach anzunehmen scheint, in Parallele zu bringen wäre mit andern Stoffwechselanomalien, wie Diabetes melitus, Cystinurie, Acetonurie usw., d. h. auf einer unvollständigen Verbrennung eines intermediären Stoffwechselproduktes beruhen würde, so müßte die im Organismus entstehende Oxalsäure in der Norm weiter abgebaut werden. Dies scheint nun aber nicht der Fall zu sein, da der Körper, wie bereits hervorgehoben, das Vermögen, Oxalsäure zu verbrennen, nicht besitzt. Somit kann es sich also nicht um die Ausscheidung eines unter normalen Umständen der Oxydation anheimfallenden Stoffes handeln.

Man könnte sich die Oxalurie so zustande gekommen denken, daß Stoffe unter gewissen noch nicht näher definierten Umständen in ganz anderer Weise abgebaut werden, als dies beim gesunden Menschen der Fall ist, und in Oxalsäure übergehen, d. h. daß eine qualitative Veränderung des Stoffabbaues stattfinde. Dies wäre jedoch ohne Analogie in der Pathologie des Stoffwechsels. Viel richtiger erscheint daher die oben geschilderte Erklärung, welcher sich dann die weitere Annahme anreihen würde, daß die normale endogene Oxalsäure des Harnes dem auch in der Norm im Abbau begriffenen Bindegewebe entspringe. Ob dann das Glykokoll der leimgebenden Stoffe die Muttersubstanz der Oxalsäure ist oder nicht, mag dahingestellt bleiben, Glykokoll kommt ja auch, wenn auch in geringerer Menge, in vielen andern Eiweißarten vor.

Man darf sich nicht verhehlen, daß auch dieser Art der Erklärung viele Mängel anhaften. Vor allem ist uns von diesem Gesichtspunkte aus unerklärlich, warum bisweilen die Oxalsäureausscheidung bis auf Null hinuntersinkt. Die näheren Ursachen der physiologischen und pathologischen Oxalsäureausscheidung entziehen sich einstweilen noch unserer Erkenntnis.

Aus den Beobachtungen der Autoren geht hervor, daß die gesteigerte Ausscheidung von Oxalsäure, wie sie bei manchen pathologischen Zuständen getroffen wird, nachweislich keine klinischen Symptome hervorruft und nur als Nebenbefund und als Ausdruck eines noch näher präzisierten Vorganges bei genauer Prüfung wahrgenommen wird.

Wenngleich die Oxalsäure mit intensiv toxischen Eigenschaften ausgestattet ist, so erscheint ihre Menge im Körper doch zu gering, um eine nachteilige Wirkung auszuüben.

Nur beiläufig soll auf eine Erscheinung die Aufmerksamkeit gelenkt werden. HARNACK[1] hebt hervor, daß subkutane Einspritzung von oxalsaurem Natrium (beim Hund) starke Indikanurie bedingt. Anderseits berichtet KISCH,[2] daß er bei einigen Oxalurie darbietenden Patienten hochgradige Indikanurie beobachtete. Sollte hierfür die Oxalsäure verantwortlich gemacht werden? Es würde sich lohnen, die Beobachtung weiter zu verfolgen.

Aus dem Gesagten ergibt sich, daß nach dem heutigen Stande unseres Wissens die Oxalurie eine pathologische Bedeutung nicht beanspruchen darf. Sie könnte einen diagnostischen Wert erlangen, wenn sie sich bei Gewebseinschmelzung als konstant erwiese.

Auch das Absetzen von Oxalatkristallen ist für die Pathologie im allgemeinen belanglos. Denn aus der Tatsache, daß ein Harn beim Stehen, oft sogar erst nach längerer Zeit, oxalsauren Kalk fallen läßt, darf nicht die Schlußfolgerung gezogen werden, daß auch in den Harnwegen sich Niederschläge bilden und die Bildung von Konkrementen veranlassen. Die Bedingungen für die Steinbildung sind noch sehr unklar, aber so einfach sind sie jedenfalls nicht.

Einzig und allein liegt Bedeutung in denjenigen Momenten, welche noch i n n e r h a l b d e r H a r n w e g e den oxalsauren Kalk im Harn zum Fallen bringen. Dieser ruft krankhafte Erscheinungen

---

[1] HARNACK u. v. DER LEYEN, siehe S. 463 Anm. 4.

[2] KISCH, Wien. med. Wochenschr. (1894).

hervor, wenn er an der Bildung von Konkrementen teilnimmt, wobei nicht auszuschließen ist, daß die Kristalle vielleicht auch schon in den feinsten Harnwegen das Nierenparenchym mechanisch reizen.

Worauf die Neigung zur Steinbildung beruht, ist noch nicht bekannt. Obschon es nicht genügend erforscht ist, ob das Vorkommen von Oxalatsteinen stets, wenigstens vorübergehend, mit vermehrter Ausscheidung von Oxalsäure verbunden ist, so scheint, soviel sich aus dem vorliegenden Beobachtungsmaterial ersehen läßt, dies nicht stets der Fall sein zu müssen. Zuverlässige und auf einwandsfreien Bestimmungsmethoden fußende Angaben gibt es zwar nicht viele. Mohr und Salomon[1] fanden bei zwei Patienten, bei welchen der Abgang von oxalsäurehaltigen Steinen mit Sicherheit nachgewiesen wurde, bei Milchdiät ganz normale Oxalsäureausfuhr; an einem dritten war diese etwas größer, als sie sonst bei Milchdiät getroffen wird, doch waren die Werte keineswegs sehr hoch (17—21 mg).

Es braucht übrigens bei der Steinbildung eine gesteigerte Oxalsäureausscheidung gar nicht zu bestehen. A priori ist es denkbar, daß dieselbe bei den gewöhnlichen und normalen Oxalsäuremengen erfolgt, wenn nur die Bedingungen zum Ausfallen gegeben sind.

Anderseits begegnet man aber bisweilen bei Individuen, die an Oxalatsteinen leiden, sehr hohen Werten. Haas[2] fand bei seinem an Nephrolithiasis leidenden Patienten bis 0,6 g Oxalsäure im 24stündigen Harn.

Die Therapie wird vornehmlich das eine Ziel im Auge haben, die Konkrementbildung bezw. das Ausfallen von Kalkoxalat hintanzuhalten. Erst in zweiter Linie, und nur, wenn gleichzeitig mit Steinbildung Oxalurie vorliegt, wird sie auch die Verringerung der Oxalsäureproduktion bzw. der Oxalsäureeinfuhr zu beschränken suchen.

Die Art, wie man die Ausfällung von Kalkoxalat verzögern, bzw. verhüten kann, hängt natürlich von den Faktoren ab, welche die Löslichkeit des oxalsauren Kalkes bedingen. Unter diesen wird in erster Linie das saure phosphorsaure Natrium nach der alten Angabe von Moddermann[3] genannt. Daß jedoch dieses die Oxalsäure allein in Lösung halten solle, ist nicht gut anzunehmen, da es zahlreiche sehr stark saure Harne gibt, welche trotz hohen Gehaltes an diesem Salz Oxalat fallen lassen. Ebenso ist das Verhältnis zwischen ausgefallenem und gelöstem Oxalat in keiner Weise abhängig vom Gehalt

[1] Siehe S. 453 Anm. 3.
[2] Siehe S. 458 Anm. 4.
[3] Moddermann, Schmidts Jahrb. **104**. 31 (1864).

an saurem Phosphat. Es scheinen nach den Untersuchungen von KLEMPERER und TRITSCHLER[1] neben saurem Natriumphosphat alle sauren Phosphate (Mg-, Ca-Phosphat) und andere Salze, vor allem Magnesiumsalze (Chlorid und Sulfat) die Löslichkeit der Oxalsäure im Harn zu begünstigen, und zwar soll diese am größten sein, wenn der Urin bei geringem Gehalt an Kalksalzen relativ viel Magnesiasalze enthält.

Die Aufgabe der Therapie wird nach diesen Autoren darin zu bestehen haben, daß man durch medikamentöse Darreichung von Magnesiumsalzen den Gehalt des Harns an letzterem zu erhöhen sucht, was durch Darreichung von täglich 2—4 g Magnesiumchlorid oder Magnesiumsulfat genügend geschehen soll, oder schon durch eine magnesiareiche, kalkarme Nahrung, wie sie Fleisch-, Leguminosen- und Mehlspeisennahrung darstellt, erreicht werden können.

Inwiefern die Praxis diese experimentellen Befunde bestätigt, wird die Zukunft lehren.

Nach den gleichen Autoren soll bei der Ausfällung der Oxalsäure aus dem Harn auch die Menge derselben eine Rolle spielen. Wenn 100 cm^3 Harn mehr als 1,8 mg Oxalsäure enthalten, so soll ein Niederschlag entstehen, ungeachtet der übrigen, die Löslichkeit fördernden Faktoren. Danach wäre es geboten, bei Oxalurikern die Harnmenge durch Darreichung reichlicher Getränke zu vermehren.

Kommt es darauf an, die Bildung der Oxalsäure im Organismus zu verringern, so wird man vor allem die Zufuhr oxalsäurereicher Speisen (siehe S. 453) und solcher Nahrungsmittel, welche die Oxalsäurebildung im Organismus begünstigen, einschränken bzw. verbieten.

Ob die vielfach gerühmte und auch experimentell gestützte Wirkung[2] der alkalischen und besonders kalkreichen Mineralwässer auf einer Beeinträchtigung der Resorption der Nahrungsoxalsäure beruht oder auf etwas anderem, ist noch nicht ermittelt.

Bezüglich einer medikamentösen Behandlung sei erwähnt, daß HAAS[3] bei seinem an Oxalurie leidenden Patienten durch Verabfolgung von kohlensaurem Ammonium die Oxalsäureausscheidung auf die Hälfte herabmindern konnte.

---

[1] Siehe S. 452 Anm. 2.
[2] P. FÜRBRINGER, siehe S. 452 Anm. 1.
[3] Siehe S. 458 Anm. 4.

XIII

Die pathologischen Pigmente

In naher Beziehung zum Eiweißabbau steht die Bildung der Pigmente. Sie gehen zum Teil aus dem Eiweiß als solchem, zum Teil aus einer mit Eiweiß verankerten chromatischen Gruppe (Hämatin) hervor. Zu den letzteren gehören das Bilirubin und die in den Blutextravasaten vorkommenden farbigen Körper, die seit NEUMANN vielfach unter dem Namen „Hämosiderin" zusammengefaßt werden, zu den ersteren die eigentlichen Pigmente, die Melanine. Wir besprechen zuerst die erste Gruppe.

Das Bilirubin ($C_{16}H_{18}N_2O_3$), ursprünglich von VIRCHOW[1] als Hämatoidin beschrieben, später aber von ihm selbst noch richtig erkannt, tritt als Gewebsfarbstoff entweder in Form brauner, rhombischer Tafeln, oder auch kleinerer oder größerer Schollen auf, an denen eine Kristallform nicht zu erkennen ist, oder aber es imbibiert diffus Zellen und Gewebe. Man begegnet ihm überall, wo eine größere Menge Blutes von den Gefäßen ausgetreten ist, oder auch eine kleinere aber dann umschriebene Extravasation stattgefunden hat. Man trifft es daher in seiner charakteristischen Kristallform bei Quetschwunden, hämorrhagischen Infarkten nnd dergleichen, auch gelegentlich im Auswurf, in den Fäzes, Cystenflüssigkeiten, Exsudaten,[2] wo dann seine Gegenwart auf einen stattgehabten Blutaustritt hinweist. In Flüssigkeiten, namentlich im Sputum und im Harn erscheint es auch in der Form feiner Nadeln, die zu büschel- oder garbenförmigen Aggregaten angeordnet sind.[3]

In den Geweben kann es eine Oxydation erfahren und in Biliverdin übergehen, wobei es einen ähnlichen Farbenwandel durchmacht, wie dies bei der GMELINschen Reaktion in vitro der Fall ist.

---

[1] R. VIRCHOW, Die pathologischen Pigmente. Dess. Arch. **1**. 379 u. 407 (1847).

[2] E. LEYDEN, Ein ockergelbes subphrenisches Exsudat. Deutsche med. Wochenschr. (1889) Nr. 49.

[3] FRITZ, Das Vorkommen von Hämatoidinkristallen im Urin. Zeitschr. f. klin. Med. **2**. 470 (1881).

Hierauf beruht der bekannte Farbenwechsel, der durch die Haut durchscheinenden subkutanen Blutextravasate.

Über die Art seiner Entstehung aus dem Blutfarbstoff ist noch nichts Näheres ermittelt, namentlich ist noch nicht bekannt, welcher Prozeß sich dabei abspielt. Theoretisch können wir es uns so entstanden denken, wie nach NENCKI und SIEBER[1] das isomere Hämatoporphyrin aus dem Hämatin entstehen soll. Bei Einwirkung von Bromwasserstoff auf letzteres bildet es sich unter künstlicher Abspaltung des Eisens nach folgender Gleichung:

$$\underbrace{C_{32}H_{32}N_4FeO_4}_{\text{Hämatin.}} + 2\,H_2O + 2\,HBr \longrightarrow 2\,\underbrace{C_{16}H_{18}N_2O_3}_{\text{Hämatoporphyrin.}} + FeBr_2 + H_2$$

Es käme dies einer hydrolytischen Spaltung gleich, bei der das Hämatin in zwei Moleküle Bilirubin zerfiele. Doch darf man sich keinen Täuschungen hingeben, in praxi verläuft der Prozeß zweifellos nicht so einfach. Abgesehen von allem andern wäre sonst der Befund von metallischem Eisen in unmittelbarer Nachbarschaft der Bilirubinkristalle weit häufiger als er es tatsächlich ist; man müßte denn die wenig plausible Annahme machen, daß das Eisen sofort weiter transportiert werde, das Bilirubin dagegen nicht, eine Annahme, deren Wahrscheinlichkeit die weiter unten zu besprechenden Befunde noch weit geringer machen. Die Vorstellung ist wohl richtiger, daß das Hämatin in Bilirubin und eine eisenhaltige Substanz zerfällt, etwa von der Zusammensetzung der sogleich zu besprechenden, in der Leber sich bildenden Eisenalbuminate, des SCHMIEDEBERGschen Ferratins. Gegen eine solche Entstehung widersetzt sich NEUMANN.

Das Hämatoporphyrin, das, wie bemerkt, dem Bilirubin isomer ist und wie dieses einen direkten Abkömmling des Hämatins darstellt, kommt nicht als Gewebsfarbstoff vor. Man begegnet ihm nur gelöst im Blut, aus welchem es in den Harn übergeht. (Siehe Kapitel VII.)

Neben dem Bilirubin findet sich in den Blutextravasaten noch ein anderes Pigment oder besser gesagt, eine andere Gruppe von Pigmenten. Diese stellen blaßgelbe bis braune, oder auch farblose Körner dar, welche vorwiegend an der Peripherie der Extravasate zu treffen sind oder auch diffus verbreitet in den Geweben vorkommen.[2] Die gleichen Gebilde und Pigmente trifft man auch vorwiegend im Bindegewebe abgelagert, in den verschiedensten Organen, eine all-

[1] M. NENCKI u. N. SIEBER, Über das Hämatoporphyrin. Arch. f. exp. Pathol. u. Pharm. **24**. 430 (1888).

[2] LANGHANS, VIRCHOWS Arch. **49**.

gemeine Hämochromatose bedingend, bei Bronze-Diabetes.[1] Dagegen hat man sie nie in Kristallform beobachtet. Sie zeichnen sich dadurch aus, daß sie mit metallischem Eisen bezw. Eisensalzen vermengt sind, bezw. mit Eisen eine sehr lockere Verbindung eingegangen sind und daher ohne weiteren chemischen Eingriff die Schwefelammonium-[2] und Berlinerblaureaktion[3] geben. Durch die gemeinsame Darbietung dieser Reaktion hat sich NEUMANN veranlaßt gesehen, sie unter dem Namen Hämosiderin zusammenzufassen.[4] Doch darf man sich durch eine solche Bezeichnung, welche den Verdacht erweckt, als handle es sich um eine Gruppe wohl charakterisierter und gleichartiger Stoffe, nicht irreleiten lassen, da sie aller Wahrscheinlichkeit nach ganz heterogene Substanzen umfaßt, um so mehr, als NEUMANN ihn nicht nur auf die pathologischen, sondern auch auf die physiologischen eisenhaltigen Abkömmlinge des Blutfarbstoffes ausdehnt. Zudem wissen wir nicht einmal, ob das Eisen eine Verbindung mit dem Pigment eingegangen ist oder nicht. Jedenfalls kann dieser Name nur als ein vorläufiger betrachtet werden.

Nach MILNER[5] zerfällt der Blutfarbstoff zunächst in ein Pigment mit intramolekular gebundenem Eisen (das also ähnlich dem Hämatin die Reaktionen auf freies Eisen nicht gibt), und dieses spaltet erst später das Eisen aus organischer Bindung ab, Er nennt ersteres Hämosiderin I, letzteres Hämosiderin II.

Die Bezeichnung „eisenhaltiges Pigment", der man in der anatomischen Literatur so oft begegnet, ist zum mindesten auch keine glückliche, denn sie involviert den Begriff eines Pigmentes mit intramolekularem Eisen. Sie dürfte jedenfalls nur auf MILNERS Hämosiderin II angewendet werden. Nach ABELS[6] Dafürhalten dürfte es sich um ein Eisenalbuminat handeln, oder gar nur um einen mit Eisenoxydhydrat durchtränkten Körper,[7] der vielleicht bloß unter der Einwirkung des letzteren zur Ausscheidung gekommen ist. Einige

[1] Literatur bei R. KUCKEIN, Der Bronze-Diabetes. Zusammenfassendes Ref. in: Fortschritte der Medizin (1903) Nr. 5.

[2] QUINCKE, Deutsch. Arch. f. klin. Med. **25** u. **27**.

[3] PERLS, Nachweis von Eisenoxyd in gewissen Pigmenten. VIRCHOWS Arch. **39**. 42 (1867).

[4] E. NEUMANN, Beiträge zur Kenntnis der pathologischen Pigmente. VIRCHOWS Arch. **111**. 25 (1888).

[5] R. MILNER, Über Pigmentbildung und -organisation, speziell in einem extraduralen Hämatom. VIRCHOWS Arch. **174**. 475 (1904).

[6] J. J. ABEL, Bemerkungen über die tierischen Melanine und das Hämosiderin. VIRCHOWS Arch. **120**. 204 (1890).

[7] KÜNKEL, Über das Vorkommen von Eisen nach Blutextravasation. Zeitschrift f. physiol. Chem. **5**. 40 (1881).

Autoren haben daher geglaubt, die Braunfärbung der Körner ausschließlich auf das Eisenoxydhydrat zurückführen zu dürfen, doch scheint das für die meisten Fälle doch nicht angängig zu sein, da hiergegen schon die sehr erhebliche Widerstandsfähigkeit des braunen Körpers gegenüber Mineralsäuren spricht.[1] Auch läßt das Vorkommen ganz farbloser, die gleichen mikrochemischen Reaktionen darbietender und von Gestalt ganz ähnlicher Gebilde, die zuerst QUINCKE neben dem gefärbten Pigment beobachtet hat, eine solche Deutung nicht zu. Hier muß man das Vorhandensein farbloser Salze annehmen. Anderseits sind auch gelbe Pigmentkörner bekannt, welche keine Eisenreaktion geben (Hämofuscin).

Eisensalze können auch in ganz pigmentfreien Zellen vorkommen. Über die Natur der die Eisenreaktion gebenden Stoffe sind wir sonach noch nicht genügend aufgeklärt. Vorläufig können wir nur sagen, daß wir eine mit Eisen vermengte, gefärbte oder auch farblose Substanz von noch unbekannter Natur vor uns haben, von welcher wir noch nicht einmal wissen, ob sie noch Eiweißcharakter hat oder nicht.

In naher genetischer und wohl auch chemischer Beziehung mit den besprochenen Verbindungen stehen die scholligen und körnigen, dunkeln Körper, welche bei gewissen mit Zerfall roter Blutzellen einhergehenden Krankheiten, namentlich bei Malaria, im Blutplasma vorkommen, ein Zustand, der unter dem Namen der **Melanämie** bekannt ist. Diese Pigmentschollen werden meistens in den Kapillaren, vorwiegend der Milz und der Leber, zurückgehalten. Auch das Pigment der im Sputum auftretenden sogenannten Herzfehlerzellen, welche freies bzw. salzartig gebundenes Eisen enthalten, dürfte hierher gehören.

In welcher Beziehung das eisenführende Pigment zum Hämatin und zum Bilirubin steht, darüber sind die Ansichten noch nicht geklärt. Die Frage ist fast ausschließlich von den pathologischen Anatomen bearbeitet worden, da sich der chemischen Untersuchung außerordentlich große Schwierigkeiten in der Beschaffung hinreichender Menge von Material in den Weg stellen und man beinahe ausschließlich auf mikrochemische Untersuchungen angewiesen ist.

Die Annahme, daß das eisenführende Pigment eine Übergangsstufe zum Bilirubin sei,[2] hat sich nach Aussage histologischer und anatomischer Befunde nicht bewahrheitet, da eine Entstehung von Bilirubin aus dem Pigment in Blutextravasaten mit einiger Wahrscheinlichkeit nie hat beobachtet werden können und oft Bilirubin

[1] E. WIECKLEIN, Untersuchungen über den Pigmentgehalt der Milz bei verschiedenen physiolog. und patholog. Zuständen. VIRCHOWS Arch. **124**. (1891).

[2] PERLS, siehe S. 471 Anm. 3 und Journ. f. prakt. Chem. **21** (1886).

sich bildet ohne vorheriges Auftreten von eisenführenden Farbstoffen. Gegen das simultane Entstehen beider aus Hämatin hat sich vor allem NEUMANN,[1] auf Grund histologischer Untersuchungen, ausgesprochen. Er stützt sich darauf, daß beide Farbstoffe, falls sie durch denselben Prozeß gleichzeitig entstehen sollten, viel häufiger nebeneinander gefunden werden müßten, als dies in der Tat der Fall ist, und kein Grund zu der Annahme vorliegt, daß für alle solche Fälle, wo man den einen derselben vorfindet, der andere früher ebenfalls vorhanden gewesen, später wieder beseitigt worden sei. Wenn diese Befunde auch nicht die Beweiskraft eines chemischen Experimentes besitzen, so muß doch mit ihnen einstweilen gerechnet werden. Nach NEUMANNS Untersuchungen verhalten sich beide Farbstoffe exklusiv zueinander, in dem Sinn, daß entweder bloß der eine oder bloß der andere, nicht aber beide an der gleichen Stelle entstehen, eine Kombination beider vielmehr immer voraussetze, daß ein Teil des Blutfarbstoffs in dieser, ein anderer in jener Weise umgewandelt worden sei. Wie ihn seine Untersuchungen lehrten, gehört zur Entstehung des eisenführenden Pigmentes die Einwirkung der lebenden Zellen und Gewebe auf den Blutfarbstoff, mag derselbe sich in gelöstem Zustand befinden oder an die Substanz der roten Blutzellen gebunden bleiben, während die Bilirubinbildung einen von der vitalen Gewebstätigkeit unabhängigen, rein chemischen Zersetzungsprozeß darstelle. Mit diesen Befunden stimmen diejenigen QUINCKES[2] überein, sowie die Beobachtungen LANGHANS'[3] und dessen Schülers NÄGELI[4] an experimentell erzeugten Blutextravasaten und in Geweben implantierten Blutgerinnseln, ebenso die Erfahrungen an subkutanen Hämoglobininjektionen. Es finden sich in der Tat bei Extravasaten oder Thromben eisenhaltige Körner an deren Peripherie, da wo der Blutfarbstoff im Kontakt mit dem lebenden Gewebe steht, Bilirubinkristalle dagegen im Innern derselben. Aus dem gleichen Grunde ist bei diffusen, in das Gewebe verteilten Blutungen und bei kleinen Extravasationen, kapillaren Hämorrhagien (z. B. beim Morbus maculosus Werlhofi) und Diapedesisblutungen nur eisenführendes Pigment, dagegen nie Bilirubin zu treffen, während in ab-

---

[1] E. NEUMANN, siehe S. 471 Anm. 4 und derselbe, Nochmals die Pigmentfrage. VIRCHOWS Arch. **177.** 401 (1904).

[2] QUINCKE, Beiträge zur Lehre vom Ikterus. VIRCHOWS Arch. **95.** 125 (1884).

[3] LANGHANS, VIRCHOWS Arch. **49.**

[4] NÄGELI, Über den Einfluß der Pilze auf die Bildung von Riesenzellen. Inaug.-Dissertat. Bern (1885); vgl. auch O. SKRZECZKA, Über Pigmentbildung in Extravasaten. Inaug.-Dissertat. Königsberg (1887).

gestorbenen Geweben, z. B. im Innern von Infarkten, oder im Zentrum von Neoplasmen (Sarkomen) oder in Leichen von Kindern, die im mazerierten sogenannten totfaulen Zustande geboren werden, nur Bilirubin, nie aber eisenreaktiongebendes Pigment sich vorfindet. Das Vorkommen von Bilirubinkristallen im Innern von Zellen deutet stets auf eine sekundäre Aufnahme in dieselben (Wanderzellen), nie aber auf ein primäres Entstandensein in den Zellen selbst.

Die Abhängigkeit der Entstehung eisenführender Pigmente von dem vitalen Zustande der Gewebe verleiht der NEUMANNschen Annahme, wonach es sich bei der Bildung der Pigmente um einen Oxydationsprozeß handelt, bewirkt durch den Gewebssauerstoff, einen hohen Grad von Wahrscheinlichkeit.

Das eben Ausgeführte macht uns die Tatsache begreiflich, daß im Blute bei fäulnisfreier Aufbewahrung außerhalb des Körpers Bilirubinkristalle sich bilden.[1] Es würde sich lohnen, diese Versuche weiter auszudehnen und dabei das Schicksal des Eisens und der eisenhaltigen Derivate näher ins Auge zu fassen. Insbesondere wäre auch das Verhalten des Blutes der Autolyse gegenüber genauer zu prüfen, es würden sich hieraus gewiß mancherlei Aufschlüsse über den Abbau des Hämatins in den Geweben ergeben. Vermutlich gelänge es auf diese Weise, der eisenhaltigen Abkömmlinge desselben habhaft zu werden.

Das Pigment bleibt auf die Dauer nicht am Orte der Extravasation liegen, sondern wird mit der Zeit entfernt. Das gleiche Geschick widerfährt dem Eisen, so daß alte Ergüsse ihrer Pigmentierung und ihres Eisens vollständig beraubt sein können. Der Transport des Pigmentes geschieht einmal durch die Lymphbahnen. Wie andere Fremdkörper, welche in die Lymphe gelangen, werden die Körner in den Lymphdrüsen zurückgehalten. Besonders reichlich beladen sie sich mit dem braunen Farbstoff, wenn die Blutungen in präformierte Lymphräume, wie die serösen Höhlen, statthaben. Vorwiegend gelangt aber das Eisen sowohl wie das Pigment, wie dies ganz besonders deutlich bei subkutanen Hämoglobininjektionen[2] wahr-

---

[1] Vgl. v. RECKLINGHAUSEN, Allgemeine Pathologie 434 (1883) und HAUSER, Arch. f. exp. Pathol. u. Pharm. **20.** (1886).

[2] QUINCKE, Zur Physiologie und Pathologie des Blutes. Deutsch. Arch. f. klin. Med. **33.** 22 (1883). — SCHURIG, Über die Schicksale des Hämoglobins im Organismus. Arch. f. exp. Pathol. u. Pharm. **41.** 29 (1898). — K. MORISHIMA, Über die Schicksale des Hämoglobins im tierischen Organismus. Ebenda **41.** 291 (1898). — LASPEYRES, Über die Umwandlung des subkutan injizierten Hämoglobins bei Vögeln. Ebenda **43.** 311 (1900).

zunehmen ist, in die Blutbahn und von dort in Leber, Milz und Knochenmark, außerdem, wenn es sich um umfangreiche Blutaustritte bzw. beträchtlichere Hämoglobininjektionen handelt, in die Epithelien der gewundenen Harnkanälchen. Der positive Ausfall der Eisenreaktion in diesen Organen, sowie auch an der Injektionsstelle, erfolgt schon frühe, meistens schon vor Ablauf von zweimal 24 Stunden nach dem Blutaustritt, auch die Bildung des Bilirubins beansprucht nur wenige Tage. Die Hämoglobinzersetzung findet sonach sehr bald statt

Auffallend ist, daß das vom Globin, dem Eiweißanteil des Hämoglobins getrennte Hämatin, weniger leicht spalt- und resorbierbar ist, als das unveränderte Hämoglobin.[1]

Eisenführende Pigmente finden sich auch physiologisch vor und zwar in der Milz, in der Leber und im Knochenmark, wo sie die Rückstände untergegangener roter Blutzellen darstellen (QUINCKES physiologische Siderosis[2]).

Mit dem Auftreten dieser die Eisenreaktion gebenden Farbstoffe steht die **Pseudomelanose** der Leichen in naher Beziehung. Bekanntlich versteht man hierunter gewisse, an Leichen häufig vorkommende, schiefrige und schwarze Flecken, die auf der Einlagerung schwarzer, durch Säuren leicht angreifbarer Körnchen in die Gewebe, und zwar fast ausschließlich in die zelligen Elemente, beruhen. Diese Körnchen bestehen im wesentlichen aus Schwefeleisen, daneben aber auch aus dem eben besprochenen Pigment.

Während die meisten Autoren, ohne hierfür einen bestimmten Beweis erbracht zu haben, die Schwefeleisenbildung auf eine einfache Fäulniserscheinung beziehen und sich die schwarzen Körnchen so zustande gekommen denken, daß Eisen aus dem postmortal zersetzten Hämatin sich mit ebenfalls durch Fäulnis aus dem Eiweiß hervorgegangenen Schwefelwasserstoff verbindet, so sind doch Stimmen laut geworden, welche sich gegen eine solche Annahme richten. Namentlich ist von NEUMANN hervorgehoben worden, daß die Pseudomelanose nur auf bestimmte Organe beschränkt ist und daß der Blutgehalt auf diese Lokalisation durchaus keinen Einfluß hat, daß vielmehr gerade die blutreichsten Organe sich häufig bei schon ziemlich vorgeschrittener Fäulnis frei davon halten, selbst unter Bedingungen, die die günstigsten Dispositionen für ihre Entstehung abgeben sollten, so z. B. bei starker Hyperämie der Darmwand (bei

---

[1] v. STARK, Die Resorbierbarkeit des Hämatins. Deutsche med. Wochenschrift (1898) Nr. 51, 805.

[2] QUINCKE, siehe S. 474 Anm. 2.

akuten Entzündungen). Ferner muß betont werden, daß die Körnchen sich nur innerhalb der zelligen Elemente in den Geweben finden, was mit der Annahme einer einfachen Fäulnisimbibition nicht in Einklang zu bringen wäre. Endlich finden sich neben den säurelöslichen Körnchen auch solche, die säurebeständig sind, nicht schwarz, sondern braun bis hellbraun aussehen, sich erst auf Zusatz von Schwefelammonium schwarz färben, kurz sich durchaus wie das oben geschilderte Pigment verhalten. Neumann hat es wahrscheinlich gemacht, daß hier nicht ein einfacher kadaveröser Zersetzungsprozeß vorliegt, sondern daß es sich um eine Kombination pathologischer und kadaveröser Vorgänge handle. Die pseudomalanotischen Pigmentierungen der Gewebe treten daher nicht bei jeder Leiche auf, sondern sind an bestimmte Bedingungen gebunden; sie sind nur dort zu treffen, wo schon intra vitam eine Abscheidung des Eisens aus dem Hämoglobin bzw. eine Bildung eisenführender Zersetzungsprodukte stattgefunden hat. So sind der Pigmentierung der Darmschleimhaut ein chronischer Darmkatarrh oder Darmgeschwüre, der Pigmentierung des Peritoneums chronische Peritonitis vorangegangen usw. Hiermit stimmt überein, daß Quincke bei der Fäulnis des Blutfarbstoffs niemals eine Abspaltung metallischen Eisens wahrnehmen konnte.

Welche Bewandtnis es hat mit dem Auftreten von Pseudomelaninkörnern im Blut, der sogenannten **Pseudomelanämie**, d. h. dem Vorkommen von körnigen, mit Eisen durchtränkten Zerfallsprodukten des Blutfarbstoffes im Plasma, ist noch nicht ermittelt. Es ist unentschieden, ob auch hier eine intravitale Zersetzung des Hämoglobins Platz gegriffen hat.[1]

Von der zweiten Kategorie von Pigmenten, welche nach neueren Ermittelungen mit dem Blutfarbstoff chemisch nicht verwandt sind,[2] sind am genauesten die sogenannten **Melanine** untersucht. Unter dieser Bezeichnung faßt man schlechtweg eine große Gruppe von noch wenig bekannten Körpern, wahrscheinlich ganz heterogener Art, zusammen, welche sich alle dadurch auszeichnen, daß sie von brauner bis braunschwarzer Farbe sind, in Wasser und den gebräuchlichen Lösungsmitteln, Alkohol, Äther, Chloroform, Benzol usw., ebenso in Säuren sich nicht lösen, dagegen in Alkalien mehr oder weniger leicht löslich sind. Diese gemeinsamen Eigenschaften sind es wohl, welche hauptsächlich eine Verwandtschaft aller Pigmentkörper ver-

[1] Grohe, Zur Geschichte der Melanämie nebst Bemerkungen über den normalen Bau der Milz und Lymphdrüsen. Virchows Arch. **20**. 306 (1861).

[2] Wir meinen damit: nicht unmittelbar verwandt sind. Eine mittelbare Verwandtschaft besteht ja auch zwischen Hämatin und Eiweiß.

muten ließen, sie bieten aber nichts Charakteristisches dar. Ebensowenig gibt die elementare Zusammensetzung bestimmte Anhaltspunkte an die Hand.

Physiologische Repräsentanten dieser Gruppe sind die Farbstoffe der Haare, das Hautpigment der Neger und das Chorioidalpigment. Die Melanine kommen nicht ausschließlich beim Menschen und den höheren Wirbeltieren vor, der braune Farbstoff der Tintenfische und des Humusbodens, ebenso die bei der künstlichen Säurespaltung des Eiweißes auftretenden, schwarzen Huminsubstanzen, die sogenannten Melanoidine, gehören hierzu.

Die uns hier beschäftigenden pathologischen Melanine kommen, abgesehen von den harmlosen Naevi pigmentosi, am häufigsten in Neoplasmen und zwar dann ausschließlich in malignen Neubildungen vor, die wegen ihres dadurch bedingten charakteristischen schwarzen Aussehens als Melanosarkome bzw. Melanokarzinome bezeichnet werden. Unter dem Mikroskop zeigen diese Gewebe braungelbe bis dunkelbraune Körner in ihren Zellen eingeschlossen. Die melanotischen Geschwülste, welche ihren Ausgang am Bulbus oculi oder häufiger an einem schon lange vorher bestehenden Muttermal nehmen, zeichnen sich durch eine große Neigung zur Metastasierung aus und können zu außerordentlich verbreiteter, mitunter auf beinahe sämtliche Organe sich erstreckender Geschwulstbildung Anlaß geben. Bei subkutanem Sitz verraten sie ihre Gegenwart schon durch das durch die Haut schiefergrau schimmernde Pigment. Auch Körperflüssigkeiten, wie Ergüsse in die serösen Höhlen und das Blutserum können durch gelöstes Pigment braun gefärbt sein.

Individuen mit solchen Pigmentgeschwülsten scheiden meistens einen an der Luft dunkelbraun bis schwarz werdenden Harn aus.[1] Der Harn wird bei der Melanurie[2] normalfarbig entleert und schwärzt sich nur unter Sauerstoffabsorption. Wird der Luftzutritt

[1] Zuerst von Eiselt im Zusammenhang mit melanotischen Tumoren nachgewiesen. Prag. Vierteljahrschr. f. d. prakt. Heilk. **70**. 107 (1861).

[2] B. Stiller, Über Melanurie als Krebssymptom. Deutsch. Arch. f. klin. Med. **16**. 414 (1875). Hier frühere Literatur. — R. v. Jaksch, Beitrag zur Kenntnis des Verhaltens des Harns bei der Melanurie. Zeitschr. f. physiol. Chem. **13**. 385 (1889). — F. Hoppe-Seyler, Blut und Harn eines Falles von Melanosarkom. Ebenda **15**. 179 (1891). — B. J. Stokvis, Über Melanurie. Malys Jahresber. **29**. 843 (1899). — S. Pollak, Untersuchungen über Melanurie. Wien. med. Wochenschrift (1889) Nr. 39, 40, 41. Hier Literatur. — M. Litten, Über einen Fall von Melanosarkom der Leber. Deutsche med. Wochenschr. (1889) Nr. 3, 41. — A. E. Garrod, The diagnostic value of melanuria. St. Bartholomews Hosp. Rep. (1902).

verhindert, so bleibt er unverändert. Er zeigt hierin Ähnlichkeit mit dem Alkaptonharn. Wie bei diesem tritt auch die Schwarzfärbung sofort ein bei Zusatz oxydierender Agentien, wie Chromate, konzentrierter Salpetersäure, Eisenchlorid u. a. Zum Unterschied von diesem fällt aber die Grünfärbung mit Eisenchlorid aus und ebenso fehlen ihm, sofern er zuckerfrei ist, reduzierende Eigenschaften.

Die Schwarzfärbung wird durch das Auftreten von Melanin, demselben Farbstoff, welcher in den Tumoren enthalten ist, bedingt. Dieses geht zwar nicht als solches in den Harn über, sondern in einer farblosen Modifikation, in welche es in den Geweben unter dem Einfluß von Reduktionsprozessen übergegangen ist. Nur selten wird das fertige Melanin ausgeschieden, in welchen Fällen der Harn dann dunkel gelassen wird.[1] Eine Umwandlung des Melanins in sein Chromogen läßt sich auch experimentell erzeugen, einmal direkt im Reagensglas durch Reduktionsmittel,[2] dann durch Einbringung in den Tierleib. So konnte Helman[3] im Harn von Kaninchen, welchen er eine Auflösung von Melanin subkutan beigebracht hatte, Melanogen nachweisen. Nach diesem Autor soll hauptsächlich die Leber die Stätte dieses Umwandlungsprozesses sein.

Das Erscheinen von Melanin bzw. Melanogen setzt einen Zerfall des melanotischen Tumors und eine Resorption des Farbstoffes voraus. Eine sowohl theoretisch wie auch ganz besonders für Diagnostik und Therapie wichtige Frage ist die, von welchem Moment der melanotischen Durchwucherung des Organismus an Melanurie besteht; ob sie auch den primären, noch nicht in Zerfall geratenen Tumor begleitet, oder ob eine größere Ausdehuung und speziell Metastasenbildung dazu erforderlich ist. Soweit bisher ermittelt, bleibt sie aus, solange der Prozeß auf eine kleine Stelle, so z. B. auf den Bulbus oculi lokalisiert ist. Nur Přibram will sie in einem Falle beobachtet haben, wo das Melanosarkom auf den Bulbus beschränkt war. Sobald Metastasen bestehen, tritt in der Regel Melanurie auf. Nach einigen

---

[1] E. C. van Leersum, Zwei Melanogenuriefälle. Malys Jahresber. **31.** 856 (1901). — Finkler, Melanin im Harn. Zentralbl. f. klin. Med. (1880).

[2] Pollak, siehe S. 477 Anm. 2.

[3] D. Helman, Beitrag zur Kenntnis der Melanurie. Zentralbl. f. inn. Med. (1902) Nr. 41. — Derselbe, Beitrag zur Lehre über Melanin und Glykogen in melanotischen Geschwülsten nebst Bemerkungen über Wirkung und physiologisch-chemisches Verhalten einiger Pigmente bei künstlicher Einfuhr. Arch. internat. de Pharmacodyn. et de Thérap. **12.** 271 (1904); Vgl. auch M. Miura, Beitrag zur Kenntnis des Melanins. Virchows Arch. **107.** 250 (1887).

Autoren soll die Melanurie auf das Ergriffensein der Leber hinweisen,[1] doch ist es schwer, hierüber ein klares Urteil zu gewinnen, weil die ersten Metastasen sich meist in der Leber bilden und bei allgemeiner Verbreitung der Melanose die Leber stets mitbeteiligt ist. Wahrscheinlich tritt eben Melanurie auf, wenn eine größere Anzahl von Tumoren vorhanden ist, oder wenn die Knoten zu erweichen beginnen und die zerfallenen Zellen ihr Pigment in den Säftestrom abgeben. Mit dieser Annahme steht nicht in Widerspruch das von einigen Autoren beschriebene bloß zeitweilige Auftreten der Melanurie.

Virchow[2] erachtet es als möglich, daß die Chromaturie nicht direkt mit dem Vorhandensein von melanotischen Tumoren zusammenhänge, sondern darauf beruhe, daß die Leber durch dieselben in ihren Funktionen derart gestört sei, daß abnorme Produkte entstehen, welche in den Harn gelangen. Diese Auffassung ist jedoch nicht wohl haltbar, da sonst auch bei andern Tumoren (Karzinomen) das Vorkommen ähnlicher Stoffe zu erwarten wäre. In dem Falle Ganghofers und Příbrams war die Leber nur wenig ergriffen, es fand sich darin nur ein walnußgroßer Tumor, und doch bestand Melanurie. Ein Zusammenhang von Melanurie und gestörter Leberfunktion ist in diesem Falle wohl nicht annehmbar.

Daß in manchen Fällen, wo die Nieren von dem Neoplasma befallen sind, auch Pigmentkörner im Harn nachzuweisen sind, hat nichts Auffallendes auf sich, es entspricht dies den Fällen, wo auch Pigmentkörper im Blut, von zerfallenen Geschwülsten herrührend, kreisen.

In relativ seltenen Fällen[3] findet sich das Pigment nicht in Neoplasmen, sondern verteilt sich auf schon vorhandene Gewebe, jedoch fast ausnahmslos auf Knorpel, faseriges Bindegewebe und Intima der größeren Gefäße, wobei ein Zustand resultiert, den Virchow,[4] der denselben zuerst beobachtet hat, als **Ochronose** bezeichnete. Die Knorpel weisen auf ihrem Querschnitt ein tintenschwarzes Aussehen auf, während die befallenen Sehnen und bindegewebigen Anteile eine mehr rauchgraue Färbung zeigen. Die übrigen Organe bieten meistens normalen Habitus. Bisweilen sind auch die

---

[1] Ganghofer u. Příbram, Über das Verhalten des Harnes bei Melanosen. Prager Vierteljahrschr. f. d. prakt. Heilk. **80.** 77 (1876). — A. Zeller, Über Melanurie. Arch. f. klin. Chirurg. **29.** (1883).

[2] R. Virchow, Die Geschwülste **2.** 276.

[3] Es sind bisher etwa 10 Fälle beschrieben.

[4] R. Virchow, Ein Fall von allgemeiner Ochronose der Knorpel und knorpelähnlichen Teile. Dessen Arch. **37.** 212 (1866).

Lymphdrüsen mit dem Pigment beladen, ebenso können die Bindegewebszellen der Leber, die KUPFFERschen Sternzellen, das Periost, sogar die Sklera und die Dura mater pigmenthaltig sein. Meistens erstreckt sich der Prozeß über den ganzen Körper und sind alle Knorpel schwarz gefärbt.

Über das Zustandekommen dieser Pigmentierung und besonders die merkwürdige Bevorzugung einzelner Gewebe fehlt noch jede Erklärung. Es unterliegt wohl keinem Zweifel, daß man es mit einem Imbibitionsprozeß zu tun hat. Hierfür spricht schon der Umstand, daß die den Blutgefäßen benachbarten Bezirke, wie das besonders deutlich an den Knorpeln wahrzunehmen ist, intensiver gefärbt sind als entferntere Partien. Daraus darf man freilich nicht auf eine Herstammung des Pigments aus dem Blutfarbstoff schlechtweg schließen. HEILES[1] Versuche weisen mit besonderer Deutlichkeit darauf hin, daß ein Imprägnierungsprozeß der Ochronose zugrunde liegt. Durch Eintauchen von Knorpelstücken in eine Mischung von Blut und Formol erhielt er Präparate, die den ochronotischen Knorpelfärbungen nicht nur für das unbewaffnete Auge, sondern auch unter dem Mikroskop täuschend ähnlich sahen. Es scheint, daß das Bindegewebe und insbesondere der Knorpel eine besondere Affinität für den Knorpel haben. In dieser Beziehung ist besonders lehrreich und interessant, daß HANSEMANN[2] in seinem Fall stecknadelkopfgroße Pigmentflecke in der Niere zerstreut fand, und daß dieselben sich unter dem Mikroskop als narbiges Bindegewebe erwiesen.

VIRCHOW glaubte auf Grund seiner Befunde an dem von ihm beobachteten Patienten annehmen zu sollen, daß es ausschließlich pathologisch veränderte Gewebe sind, welche sich mit Farbstoff imprägnieren. Spätere Fälle, besonders die HEILES und HANSEMANNS, zeigten aber, daß ochronotische Färbungen auch nachweislich völlig intakte Gewebe befallen, wobei allerdings hervorgehoben werden muß, daß alterierte Gewebe sich intensiver und rascher mit dem Stoff imbibieren. Dies konnte auch HANSEMANN experimentell demonstrieren durch Eintauchen von Knorpelstücken in eine Auflösung des einem ochronotischen Knorpel entzogenen Farbstoffes. Die verkalkten Partien desselben tingierten sich rascher als die nicht veränderten.

Der dunkelbraune Farbstoff tritt entweder in Form von Körnern

[1] HEILE, Über die Ochronose und die durch Formol verursachte pseudoochronotische Färbung der Knorpel. VIRCHOWS Arch. **160**. 148 (1900).

[2] D. HANSEMANN, Über Ochronose. Berl. klin. Wochenschr. (1892) Nr. 27, 660.

oder diffus verbreitet auf. Erstere finden sich namentlich im Innern von Zellen, in Bindegewebs- und Knorpelzellen, die diffuse Verbreitung dagegen in der Interzellularsubstanz des Knorpels.

Es ist die Frage aufgeworfen worden, ob die Ochronose nicht durch Alkapton bedingt sei.[1] Eine solche Annahme hat a priori wenig Wahrscheinlichkeit für sich. Es wäre in der Tat auffallend, daß die Knorpel schon innerhalb des Organismus sich schwarz färbten, da doch homogentisin- und uroleucinsäurehaltige Urine sich erst unter Sauerstoffzutritt schwärzen. Man müßte eine Oxydation in den Geweben annehmen, wobei es aber merkwürdig wäre, daß ein so blutarmes Gewebe wie der Knorpel den Ort der maximalen Oxydation abgeben sollte. In den beiden Fällen von Alkaptonurie, welche zur Sektion kamen,[2] ist nichts von ochronotischen Verfärbungen berichtet worden, welche dem Obduzenten gewiß nicht entgangen wären, und in den Fällen von Ochronose, wo auf Alkaptonsäuren gefahndet wurde, war das Resultat ein negatives; insbesondere hat in neuerer Zeit Langstein[3] das Vorkommen von Alkaptonsäuren in dem von ihm untersuchten Falle mit Sicherheit ausgeschlossen.

Der Befund Oslers,[4] zwei Brüder betreffend, die beide an Alkaptonurie litten, und schwarze pigmentierte Flecken in den Skleren und eine partielle Schwarzfärbung der Ohrmuscheln und der Gesichtshaut zeigten, kann nicht zugunsten der Annahme einer Verwandtschaft zwischen Ochronose und Alkaptonurie verwertet werden, da es durchaus nicht festgestellt ist, ob es sich in diesen Fällen tatsächlich um Ochronose handelte. Außerdem wäre ein zufälliges Zusammentreffen beider Affektionen auch in Betracht zu ziehen, da von den übrigen Fällen von Alkaptonurie nichts Ähnliches bekannt ist.

In der Mehrzahl der Fälle von Ochronose ist Melanurie beobachtet worden, und schon dieser Umstand dürfte auf verwandtschaftliche Beziehungen derselben zu der Pigmentbildung in Neoplasmen hinweisen. Freilich wird bei der Ochronose meistens ein schon dunkler Harn entleert, doch kommt dies, obschon relativ seltener, bei melanotischen Tumoren auch vor. Der mit dem Harn entleerte Farbstoff scheint, soviel darüber bekannt ist, den Melaninen ähnlich zu sein, wie diese verhält er sich spektroskopisch indifferent oder zeigt nur eine Verdunkelung nach dem violetten Teil des Spektrums

[1] Albrecht, Zeitschr. f. Heilk. (1902) 366. — Zdareck, ebenda (1902) 377.

[2] Die Fälle Fürbringers und v. Moraczewskis.

[3] L. Langstein, Zum Chemismus der Ochronose. Berl. klin. Wochenschr. (1906) Nr. 19.

[4] W. Osler, Ochronosis. The Lancet (1904) Jan. 2. 10.

hin. Eine Zugehörigkeit des die Ochronose bedingenden Farbstoffs zu den Melaninen nehmen die meisten Autoren an, welche sich mit dieser Erscheinung in der letzten Zeit befaßt haben, wenngleich einige von ihnen auf seinen Eisengehalt ausdrücklich hinweisen.[1] Über den der Ochronose zugrunde liegenden Prozeß ist freilich damit nicht viel gesagt, die Ursache bleibt einstweilen noch dunkel.

Was das ausschließliche Befallensein der bindegewebigen Elemente anbelangt, so darf dies nicht befremden, da auch bei allgemeiner Melanosarkomatosis die Bindegewebszellen vorzugsweise oder ausschließlich pigmenthaltig sind. Von Parenchymzellen scheinen bei Melanosarkomatosis einzig die Epithelien der Nierenkanälchen sich mit Pigment zu beladen.[2] Durch ihre ausscheidenden Funktionen nehmen sie aber unter den übrigen Parenchymzellen eine Sonderstellung ein.

Was die Herkunft des Farbstoffes anbelangt, so dürfte sie die gleiche wie für die Melanine überhaupt sein. Diese Frage ist auf das engste mit der nach ihrer chemischen Zusammensetzung verbunden. Wir gehen nun etwas näher auf diese ein.

Wir erwähnten eingangs des Kapitels, daß die Melanine nach dem Ergebnis neuerer Untersuchungen in genetischer Hinsicht keine Beziehung zum Blutfarbstoff haben. Wir haben sie uns als im Zellplasma durch die metabolische Tätigkeit der Zellen aus Eiweiß entstanden zu denken. Die Frage ist jedoch, wie erwähnt, erst in neuerer Zeit in diesem Sinne entschieden worden, bis noch vor wenigen Jahren war sie lebhaft umstritten, und den Autoren, welche eine Verwandtschaft mit dem Blutfarbstoff negierten, standen ebensoviele gegenüber, welche für eine solche eintraten. Der Streit ist vielfach von Morphologen geführt worden.[3] Doch hat die Morphologie keine Entscheidung herbeiführen können und wird es auch nie tun können, denn wie immer die histologischen Befunde lauten mögen, es wird stets die Frage zu beantworten sein, ob die vermeintliche

---

[1] Boström, Über die Ochronose der Knorpel. Festschrift für Virchow **2**. 179. — Heile, siehe S. 480 Anm. 1. — Hecker u. F. Wolff, Ochronose und Melaninharn. Ref. in Malys Jahresber. **29**. 813 (1899). — L. Langstein, Zur Kenntnis der Ochronose. Hofmeisters Beiträge **4**. 145 (1903).

[2] Hensen u. Nölke, Ein Fall von multiplem Melanosarkom mit allgemeiner Melanose. Deutsch. Arch. f. klin. Med. **62**. 347 (1899).

[3] Es wird hier von der pathologisch-anatomischen Literatur abgesehen. Eine Übersicht über diese findet der Leser bei E. Spiegler, Über das Haarpigment. Hofmeisters Beiträge **4**. 40 (1903); vgl. auch M. B. Schmidt, Hämorrhagie und Pigmentbildung. In Lubarsch u. Ostertag, Ergebnisse der Pathologie und pathologischen Anatomie (1894), (1896).

Muttersubstanz des Farbstoffes in ihrer chemischen Konstitution mit diesem derart übereinstimmt, daß an genetische Beziehungen gedacht werden kann. Ist dies nicht der Fall, so ist eine Verwandtschaft beider ausgeschlossen.

Unter den Vertretern der Lehre von der hämatogenen Abstammung der Melanine nennen wir unter den Chemikern Kunkel,[1] Mörner,[2] Wallach,[3] Brandl und Pfeiffer,[4] Zdarek und Zeynek[5] und Browicz.[6] Sie stützen sich alle darauf, daß ihre Präparate eisenhaltig waren, der Eisengehalt betrug im Maximum 0,5 Proz., meistens jedoch nur 0,2 Proz., also halb soviel als im Hämoglobin, während Hämatin 8,8 Proz. Eisen enthält. Die Anhänger der albuminogenen Theorie heben mit Recht hervor, daß auf den geringen Eisengehalt dieser Präparate in Anbetracht des oft hohen Aschegehaltes (bei Mörner 10 Proz.) bei der außerordentlich großen Verbreitung des Eisens in den Geweben nicht allzuviel Gewicht gelegt werden darf. Es hat in der Tat Langstein in dem aus käuflichem Hühnereiweiß künstlich gewonnenen Melanin Eisen gefunden.

Im Gegensatz zu Mörner vermißten eine Reihe von Autoren, worunter wir Berdez und Nencki,[7] Sieber,[8] Abel und Davis,[9] Hensen und Nölke[10] und Landolt[11] nennen, Eisen in ihren Präpa-

---

[1] Kunkel, Über das Vorkommen von Eisen im Harn und in melanotischen Tumoren. Sitzungsber. d. Würzburg. physiol.-med. Ges. (1881).

[2] K. A. H. Mörner, Zur Kenntnis von den Farbstoffen der melanotischen Geschwülste. Zeitschr. f. physiol. Chem. **11**. 66 (1886).

[3] M. Wallach, Ein Beitrag zur Lehre vom Melanosarkom. Virchows Arch. **119**. 175 (1890).

[4] J. Brandl u. L. Pfeiffer, Beitrag zur Kenntnis des Farbstoffes melanotischer Sarkome nebst Bemerkungen über einige Eigenschaften der sogenannten melanogenen Substanz im Harn. Zeitschr. f. Biol. **26**. 348 (1890).

[5] E. Zdarek u. R. v. Zeynek, Zur Frage über den Eisengehalt des Sarkommelanins vom Menschen. Zeitschr. f. physiol. Chem. **36**. 493 (1902).

[6] T. Browicz, Über die Frage nach dem Ursprung des Melanins in melanotischen Geschwülsten (poln.). Ref. in Malys Jahresber. **30**. 919 (1900).

[7] J. Berdez u. Nencki, Über die Farbstoffe der melanotischen Sarkome. Arch. f. exp. Pathol. u. Pharm. **20**. 346 (1886). — J. Berdez, Recherches chimiques sur deux pigments pathologiques (mélanines). Rev. méd. de la Suisse romande **5**. 341 (1885).

[8] N. Sieber, Über die Pigmente der Chorioidea und der Haare. Arch. f. exp. Pathol. u. Pharm. **20**. 362 (1886).

[9] J. Abel u. W. Davis, On the pigment of the negro's skin and hair. Journ. of exp. med. **1**. 361.

[10] Siehe S. 482 Anm. 2.

[11] H. Landolt, Über das Melanin der Augenhäute. Zeitschr. f. physiol. Chem. **28**. 192 (1899).

raten. Außerdem weisen BERDEZ und NENCKI darauf hin, daß das Phymatorhusin, wie sie das aus melanotischen Tumoren dargestellte Melanin nannten, auf Grund seines hohen Schwefelgehaltes nicht ein Derivat des schwefelfreien Hämatins sein könne, sondern als ein Abkömmling des Eiweißes aufzufassen sei. Sie leiten es von einer chromogenen Gruppe des Eiweißes ab, welche sie auch als Muttersubstanz einer ganzen Reihe tierischer Farbstoffe, sowie der bei der Einwirkung starker Mineralsäuren in der Siedehitze auf Eiweiß sich bildenden dunklen Produkte, der Melanoidine, auffaßten und mit dem bei der pankreatischen Verdauung des Eiweißes entstehenden, durch Brom und Chlor sich färbenden Proteinochromogen identifizierten. Daß jedoch die Identität mit letzterem nur eine partielle sein kann, liegt auf der Hand, da letzteres als — wie wir jetzt wissen — Indolaminopropionsäure[1] schwefelfrei ist.

Bei der uns hier beschäftigenden Frage muß betont werden, daß zwischen der farbigen Komponente des Blutfarbstoffes, dem Hämatin, und dem gesamten Hämoglobin streng unterschieden werden muß, und daß für die Lehre von der hämatogenen Abstammung nur die Bildung aus dem Hämatin in Betracht kommen kann, da, wenn eine Mitbeteiligung des Eiweißanteils, des Globins, angenommen wird, kein Grund mehr vorliegt, die Entstehung aus andern Eiweißkörpern zu verwerfen. Unter diesem Gesichtspunkt erscheint es schon a priori nicht leicht möglich, daß das bis 10 Proz. Schwefel enthaltende Pigment aus dem schwefelfreien Hämatin stamme. Dies gilt freilich nur für die schwefelhaltigen Pigmente, für die schwefelfreien bleibt die Frage noch offen. Doch soll die Bemerkung nicht unterdrückt werden, daß, wie das wenigstens für die künstlichen Melanine bekannt ist, die Darstellungsweise, d. h. die Gegenwart schwefelhaltiger Substanzen bei ihrer Bildung von wesentlicher Bedeutung ist, insofern je nachdem schwefelhaltige Substanzen zugegen sind oder fehlen, schwefelhaltige oder schwefelfreie Produkte aus derselben Muttersubstanz erhältlich sind.

CHITTENDEN und ALBRO kamen bei der Spaltung mittels Schwefelsäure zu höheren Schwefelwerten als bei Anwendung von Salzsäure, und SAMUELY erhielt bei Kochen schwefelfreier Substanzen in Salzsäure bei Gegenwart von Cystin ein über 5 Proz. Schwefel enthaltendes Melanin.

Durch die Feststellung der prozentischen Zusammensetzung der Pigmente hat man vergeblich versucht, der Frage ihrer Herkunft näher zu treten. Es ist eine große Anzahl von Analysen natürlicher

---

[1] A. ELLINGER, siehe S. 48 Anm. 3.

und künstlicher Melanine vorgenommen worden, deren schließliches Ergebnis aber bloß das war, daß unter allen untersuchten pathologischen und physiologischen Melaninen nicht zwei von der gleichen Zusammensetzung sind. Nicht nur, daß verschiedene Pigmente in dieser Hinsicht sich ganz verschieden erwiesen, sondern auch die gleichen Melanine liefern in den Händen verschiedener Autoren weit über die analytischen Fehlergrenzen hinausgehende Abweichungen in ihren Werten. Daß diese Differenzen bei wechselnden Versuchsbedingungen noch größer sind, darf nicht wundernehmen.

Nachfolgend eine Zusammenstellung der wichtigsten analytischen Ergebnisse.

Art des Melanins	Name des Autors	C. in %	H in %	N in %	S in %	Fe in %
Aus der Chorioidea .	SIEBER[1]	59,9	4,61	10,81	0	0
„ „ „ .	LANDOLT[2] a	52,8	3,6	11,5	0	0
„ „ „ .	„ b	58,8	3,47	11,10	0	0
„ „ Negerhaut .	ABEL u. DAVIS[3]	53,56	5,11	15,47	2,53	0
„ schwarz. Roßhaar	SPIEGLER[4]	59,49	5,87	11,18	3,43	0
Phymatorhusin	BERDEZ u. NENCKI[5]	53,5	4,0	10,5	10,2	0
Sarkommelanin	BRANDL u. PFEIFFER[6]	53,87	4,2	10,57	3,6	0,5
„	ZUMBUSCH	51,68	6,46	14,56	1,74	0,47
„	WOLFF[7] a	48,68	6,0	9,75	2,51	2,63
„	„ b	57,28	5,41	9,34	1,67	
Melanin aus Harn . .	HENSEN u. NÖLKE[8]	59,42	6,16	11,16	7,57	

Das Eisen fehlt, wie man sieht, in der Mehrzahl der Präparate und zwar auch in solchen gleicher Herkunft. Außerdem ist sein Gehalt (in den auf der Tabelle nicht angeführten Fällen) sehr schwankend und oft so niedrig (0,2 Proz.), daß man nicht ohne Zwang das Eisen als integrierenden molekularen Bestandteil auffassen kann. In vielen Fällen ist übrigens eine Beimengung mit Blut mit Sicherheit nicht auszuschließen, und weiterhin ist noch zu bedenken daß von dem Sarkommelanin die meisten Präparate aus sekundären

[1] N. SIEBER, siehe S. 483 Anm. 8.
[2] H. LANDOLT, siehe S. 483 Anm. 11.
[3] J. ABEL u. W. DAVIS, siehe S. 483 Anm. 9.
[4] Siehe S. 482 Anm. 3.
[5] Siehe S. 483 Anm. 7.
[6] Siehe S. 483 Anm. 4.
[7] H. WOLFF, Zur Kenntnis der melanotischen Pigmente. HOFMEISTERS Beiträge 5. 476 (1904).
[8] Siehe S. 482 Anm. 2.

Tumoren in der Leber stammen, das Lebergewebe aber schon ohnehin einen hohen Eisengehalt aufweist. Nach ZALESKI[1] enthält die blutfreie Leber zwischen 0,03 und 1,2 Proz. Eisen und nach QUINCKE mitunter sogar 3,6 Proz. (auf Trockensubstanz bezogen). Auch der völlig blutfreie Muskel ist nach ZALESKIS Untersuchungen eisenhaltig.[2] Wie wenig übrigens der Eisengehalt in der Beurteilung, ob eine Substanz von Blutfarbstoff, speziell dem Hämatin, abstammt, zu bedeuten hat, geht wohl am deutlichsten aus der Tatsache hervor, daß unzweideutige Abkömmlinge des Hämatins, das Bilirubin und das Hämatoporphyrin, eisenfrei sind.

Unter diesen Umständen ist es begreiflich, daß man sich in neuerer Zeit nach andern Methoden zur Ermittlung der Herkunft und Zusammensetzung der Melanine umgesehen hat. Man schlug den gleichen Weg ein, der auch sonst in der Chemie zur Eruierung der Konstitution üblich ist und speziell in der Chemie der Eiweißkörper in den jüngeren Jahren so wertvolle Resultate gezeitigt hat: man zersetzte die fraglichen Substanzen und untersuchte ihre Spaltprodukte. Die einfache Säurespaltung führte zwar wegen der Widerstandsfähigkeit des Hämatins nicht zum Ziel und aus den Melaninen ließen sich durch sie Produkte gewinnen, deren Kenntnis kein wesentlich tieferes Eindringen in den Bau der Substanz bedeutete. Dagegen lieferte die Oxydation bzw. Reduktion der Farbstoffe wertvolle Resultate.

KÜSTER[3] erhielt bei der Oxydation des Hämatins eine ätherlösliche ungesättigte Säure von der Formel $C_8H_9O_4N$ und einen in Alkali löslichen eisenhaltigen Rest von noch unbekannter Konstitution. Bei der Verseifung geht die Säure unter Abspaltung von Ammoniak in eine Säure von der Formel $C_8H_8O_5$ über. Diese von KÜSTER als Hämatinsäuren bezeichneten Verbindungen sind Derivate der Maleinsäure und zwar von FITTIGS Methyläthylmaleinsäure bzw. ihrem Anhydrid.

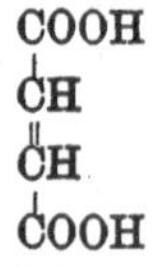

Maleinsäure.

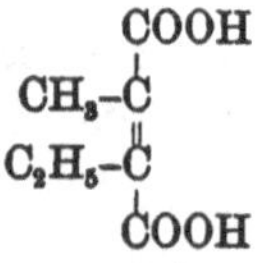

Methyläthylmaleinsäure.

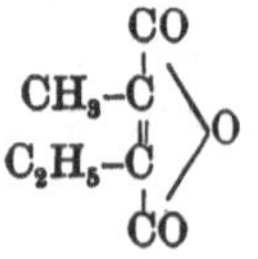

Methyläthylmaleinsäureanhydrid.

---

[1] S. ZALESKI, Studien über die Leber. Zeitschr. f. phys. Chem. **10**. 453 (1886).

[2] Vgl. NENCKI, Entgegnung. Arch. f. exp. Pathol. u. Pharm. **24**. 27 (1888).

[3] W. KÜSTER, Spaltungsprodukte des Hämatins. Zeitschr. f. physiol. Chem. **28**. 1 (1899). — Derselbe, Spaltungsprodukte des Hämatins. II. Mitteil. Ebenda **29**. 185 (1900).

Der Körper $C_8H_8O_5$ ist das Anhydrid der dreibasischen (von einer Pentontricarbonsäure sich ableitenden) Säure

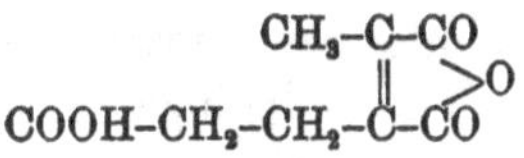

der Körper $C_8H_9O_4N$ als deren Imid[1]

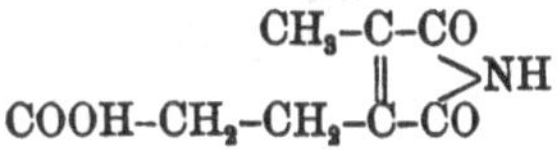

aufzufassen.

Unabhängig von Küster und den entgegengesetzten Weg einschlagend, nämlich durch Reduktion, erhielten Zaleski und Nencki[2] aus Hämin ein Pyrrolderivat, das Hämopyrrol, sehr wahrscheinlich Methylpropylpyrrol. Wie die folgenden Formeln zeigen, steht dieses in naher Beziehung zum Methylätylmaleinsäureanhydrid, bzw. den Küsterschen Hämatinsäuren.

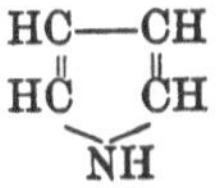

Pyrrol.

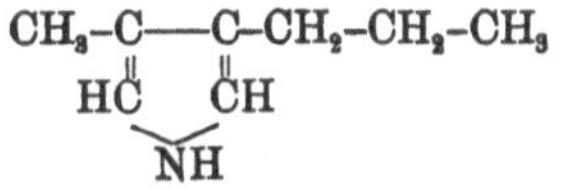

Methylpropylpyrrol.

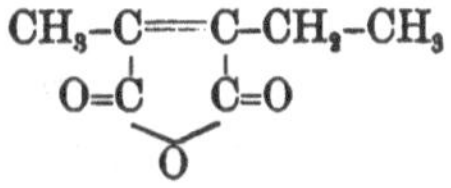

Methyläthylmaleinsäureanhydrid.

Die Hämatinsäuren und das Hämopyrrol entstammen dem gleichen Komplex, der das eine Mal, nämlich bei der Oxydation in die Hämatinsäuren, das andere Mal, bei der Reduktion, in Hämopyrrol übergeht. Die gleichen Körper lassen sich aus den Derivaten des Hämatins, dem Hämatoporphyrin und dem Bilirubin, gewinnen.[3] Das Vorhandensein des Pyrrolringes

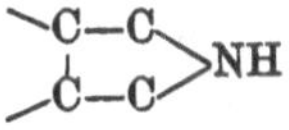

[1] W. Küster, Über die Konstitution der Hämatinsäuren. Chem. Ber. **33.** 302 (1900). — Derselbe, Beiträge zur Kenntnis des Hämatins. Ebenda **35.** 2948 (1902). — Derselbe, Beiträge zur Kenntnis des Hämatins. Zeitschr. f. physiol. Chem. **44.** 391. — Derselbe, Über die Konstitution der Hämatinsäuren. Liebigs Ann. d. Chem. (1906).

[2] M. Nencki u. J. Zaleski, Untersuchungen über den Blutfarbstoff Zeitschrift f. physiol. Chem. **30.** 384 (1900). — Dieselben, Über die Reduktionsprodukte des Hämins durch Jodwasserstoff und Phosphoniumjodid und über die Konstitution des Hämins und seiner Derivate. Chem. Ber. **34.** 997 (1901). — Dieselben, Des produits de réduction de l'hémine sous l'influence d'acide iodhydrique et d'iodure de phosphonium: la structure de l'hémine et de ses dérivés. Arch. des sc. biol. Petersburg (1903) Nr. 4.

[3] W. Küster u. M. Kölle, Über Darstellung und Spaltungsprodukte des Hämatoporphyrins. Zeitschr. f. physiol. Chem. **28.** 34 (1899). — W. Küster,

im Hämatin erklärt uns die verschiedentlich beobachtete Pyrrolbildung bei der Zersetzung des Hämatins.

Die erwähnten Verbindungen lassen sich nun bei gleicher Versuchsanordnung aus den Melaninen nicht gewinnen. Sowohl Spiegler,[1] der von dem Pigment der schwarzen Roßhaare, wie Samuely,[2] der von Melanoidin ausging, kamen zu vollständig negativem Resultat. Dagegen stieß ersterer bei der Oxydation des Haarpigmentes auf einen wohl charakterisierbaren, kristallisierten Körper, der offenbar bei der Zersetzung des Hämatins nicht gebildet wird, und der aller Wahrscheinlichkeit nach Methyldibutylessigsäure ist

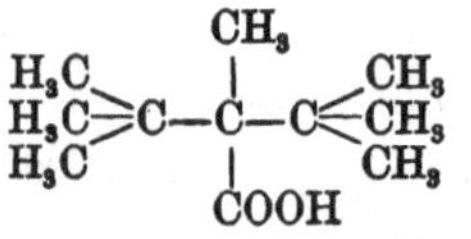

Methyldibutylessigsäure.

Die Säure erhielt Spiegler aus allen von ihm untersuchten Pigmenten, aus weißem und schwarzem Roßhaar und aus weißer und schwarzer Schafswolle.[3]

Die Gewinnung der Hämatinsäuren und des Hämopyrrols aus dem Hämatin und die Nichtentstehung derselben aus den Pigmenten einerseits, das Auftreten der Methylbutylessigsäure bei der Oxydation der Melanine und das offenbare Fehlen derselben bei der Spaltung des Hämatins anderseits legen den Schluß nahe, daß beide Substanzen, das Hämatin und die Melanine in ihrem Bau wesentliche Differenzen aufweisen, daß also eine nähere chemische Verwandtschaft zwischen beiden nicht besteht, folglich eine Abstammung der Melanine aus dem Hämatin nicht wahrscheinlich ist.

Freilich, ganz ohne Beziehungen zueinander stehen die Körper nicht, denn bei geeigneter Behandlung entstehen sowohl aus dem einen wie dem andern gleiche Produkte, nämlich Pyrrol, Indol,

---

Beiträge zur Kenntnis des Gallenfarbstoffs. Ebenda **26**. 314 (1898). — Derselbe, Chem. Ber. **32**. 677 (1899). — Derselbe, Über die Konstitution des Hämopyrrols. Liebigs Ann. d. Chem. (1906).

[1] E. Spiegler, Über das Haarpigment. Hofmeisters Beiträge **4**. 40 (1903).

[2] F. Samuely, Über die aus Eiweiß hervorgehenden Melanine. Hofmeisters Beiträge **2**. 355 (1902).

[3] H. Wolff (siehe S. 485 Anm. 6) erhielt diese Substanz aus einem Sarkommelanin nicht, dagegen einen anderen Körper, den er als Xyliton, ein eigentümliches Acetonkondensationsprodukt, ansieht.

Skatol und Pyridin.[1] Es besitzen also doch beide in ihrer Konfiguration gewisse gemeinsame Grundzüge. Daß aber trotzdem eine direkte Abstammung des einen aus dem andern nicht angenommen werden darf, haben wir soeben wahrscheinlich zu machen gesucht. Es hat die Anschauung NENCKIS viel mehr Wahrscheinlichkeit für sich, daß beide Körper zwei nach verschiedener Richtung hin differenzierte, auf gleicher verwandtschaftlicher Stufe stehende Abkömmlinge eines chromogenen Atomkomplexes des Eiweißmoleküls darstellen.

Fragen wir uns nun, aus welchen Bestandteilen des Eiweißmoleküls die Pigmente hervorgehen, so ist folgendes zu bemerken. Es scheint, daß alle bisher untersuchten Pigmente bei geeigneter Behandlung die oben erwähnten Stoffe (Pyrrol, Indol, Skatol und Pyridin) liefern. Man kann sie daher gewissermaßen als einen allen gemeinsamen Kern ansehen. Die Mutterstoffe der Pigmente können also alle jene Substanzen sein, welche diese Verbindungen in ihrem Gefüge schon fertig einschließen, oder aber welche sie im Gewebschemismus entstehen lassen. Aus dem Eiweiß sind schon mehrfach Verbindungen gewonnen, welche bei weiterer Spaltung die erwähnten Kerne liefern. Hierher gehört der EMERSONsche, Pyrrol leicht abspaltende Körper,[2] die Skatolessigsäure NENCKIS,[3] das Skatosin BAUMS[4] ($C_{10}H_{16}O_2N_2$), das bei der Kalischmelze Indol bzw. Skatol liefert und das Tryptophan HOPKINS' und COLES,[5] nach ELLINGER[6] eine Indolaminopropionsäure ($C_{11}H_{12}O_2N_2$), das beim Erhitzen Indol, Skatol und Pyrrol gibt, ferner LANGSTEINS[7] Base, die

---

[1] W. KÜSTER, Zeitschr. f. physiol. Chem. **28**. 1 (1899). — LANDOLT, siehe S. 483 Anm. 11. — E. HIRSCHFELD, Untersuchungen über die schwarzen Farbstoffe der Chorioidea und verwandter Pigmente. Zeitschr. f. physiol. Chem. **13**. 407 (1889). — W. JONES, Die Chemie der Melanine. MALYS Jahresber. **29**. 49 (1899). — ABEL u. DAVIS, siehe S. 483 Anm. 9. — SAMUELY, siehe S. 488 Anm. 2.

[2] R. L. EMERSON, Über das Auftreten von Oxyphenyläthylamin bei Pankreasverdauung und über fermentative CO_2-Abspaltung. HOFMEISTERS Beiträge **1**. 501 (1902).

[3] M. NENCKI, Monatshefte f. Chem. **10**. 506 (1889).

[4] F. BAUM, Über ein neues Produkt der Pankreasselbstverdauung. HOFMEISTERS Beiträge **3**. 439 (1903) und R. E. SWAIN, Weiteres über Skatosin. Ebenda **3**. 442 (1903).

[5] HOPKINS u. COLE, A contribution to the chemistry of proteins. Journ. of physiol. **27**. 418 (1901).

[6] Siehe S. 48 Anm. 3.

[7] L. LANGSTEIN, Zur Kenntnis der Endprodukte der peptischen Verdauung. HOFMEISTERS Beiträge **1**. 507 (1902).

beim Kochen mit Natronlauge Pyridin abspaltet. E. Fischers[1] Nachweis der Pyrolidincarbonsäure weist auch auf einen Körper mit Pyrrolkern unter den Eiweißspaltungsprodukten hin. Es liegt nichts im Wege, sich diese Körper als direkte Vorstufen der Melanine zu denken.

Zu den Substanzen, welche die erwähnten Grundstoffe der Melanine zwar nicht fertig enthalten, sie aber unter der Einwirkung chemischer Agentien entstehen lassen, gehören das Ornithin[2] und die Glutaminsäure (α-Aminoglutarsäure)

$$\begin{array}{l} \mathrm{COOH} \\ | \\ \mathrm{CH_2} \\ | \\ \mathrm{CH_2} \\ | \\ \mathrm{CH \cdot NH_2} \\ | \\ \mathrm{COOH} \end{array}$$

ebenso das Hexosamin, die Kohlehydratgruppe des Eiweißes.

Auch aus Tyrosin lassen sich melaninartige Körper gewinnen, wie das Ducceschi[3] bei direkter Oxydation mit Chloraten gezeigt hat. Ebenso gewann v. Fürth[4] durch Oxydation von Eiweiß mit Salpetersäure einen von ihm als Xanthomelanin bezeichneten Körper, der zu den Melanoidinen in naher Beziehung steht.

Wir sehen hieraus, daß man auf jeden Fall nicht von einer einzigen chromogenen Gruppe des Eiweißes, von e i n e m Proteinochromogen, reden darf, sondern daß es deren mehrere gibt. Daß sogar an sich nicht chromogene Körper in die Melaninbildung mit einbezogen werden, geht wohl am sichersten aus der Tatsache hervor, daß eben einige Pigmente schwefelhaltig, andere schwefelfrei sind.

Daß Kohlehydrate als Pigmentbildner in Frage kommen, erwähnten wir schon. Stickstofffreie Kohlehydrate vermögen für sich allein bei Gegenwart von Ammoniak schwarzgefärbte, melaninartige Körper (Huminsubstanzen) zu liefern, welche bei der Zersetzung Pyrrol abspalten. Daß man jedoch, wie beiläufig erwähnt, mit dieser Tatsache nicht den Glykogenmangel der Melanosarkome[5] im Gegensatz zu andern nicht melanotischen Tumoren, die glykogenreich

[1] E. Fischer, Über die Hydrolyse des Kaseins durch Salzsäure. Zeitschr. f. physiol. Chem. 33. 151 (1901).

[2] Dessen Zusammensetzung siehe S. 441.

[3] Ducceschi, Über die Natur der Melanine und einiger verwandter Körper. Malys Jahresber. 31. 64 (1901).

[4] O. v. Fürth, Über die Einwirkung von Salpetersäure auf Eiweißstoffe. Habilitat.-Schrift Straßburg (1899).

[5] Helman, siehe S. 478 Anm. 3.

sind, in Zusammenhang bringen darf, wollen wir besonders betonen. Die Ähnlichkeit unserer Reagensglasversuche und der biologischen Vorgänge ist nicht so groß, daß dieser Schluß gestattet wäre.

Über den näheren Vorgang der Pigmentbildung in den Geweben ist zwar nicht viel bekannt. Zieht man die Lehren der Chemie zu Rate, so wird man wohl an einen Oxydationsprozeß denken müssen. Denn bei der Spaltung der Eiweißkörper durch siedende Säuren bleibt die Melanoidinbildung aus bei Gegenwart von naszierendem Wasserstoff. SCHMIEDEBERG[1] nimmt außerdem auf Grund des Ergebnisses der Elementaranalysen seiner Präparate einen Kondensationsprozeß an und ihm stimmt, von einem andern Gesichtspunkte ausgehend, SAMUELY[2] bei. Es ist jedenfalls nicht ausgeschlossen, daß sich ähnliche Vorgänge abspielen, wie bei der Oxydation von Pyrogallol, Hydrochinon und andern hydroxylierten Benzolderivaten, deren schwarze Oxydationsprodukte nachgewiesenermaßen unter Kondensation mehrerer Moleküle sich bilden. In dieser Hinsicht ist an eine Verwandtschaft der Melanine mit dem im Alkaptonharn aus der Oxydation von Homogentisin- bzw. Uroleucinsäure hervorgehenden Farbstoff zu denken.[3]

Die Oxydation ist in den Geweben eine Funktion der Fermente. v. FÜRTH und SCHNEIDER[4] haben in den Larven gewisser Schmetterlinge (Gattung Deiliphila) ein Ferment gewonnen, das Tyrosin fast augenblicklich in ein schwarzes Pigment umwandelt, welches mit den Melaninen die größte äußerliche und anscheinend auch innere Ähnlichkeit hat. Das gleiche tut auch der Gewebsaft des Tintenfischen frisch entnommenen Tintenbeutels.[5]

Für den Organismus der höheren Wirbeltiere und des Menschen müssen wir ähnliche Momente annehmen. Ob dann eine einfache Oxydation (und eventuell Kondensation) statthat, oder ob noch andere Substanzen zugegen sein müssen, entzieht sich vorerst unserer Beurteilung. In dieser Hinsicht ist von Interesse, daß das Chromogen der weißen Roßhaare in ammoniakalischer Lösung sich schwarz färbt.[6] Ob das Ammoniak als farbstoffbildende Komponente in die

---

[1] O. SCHMIEDEBERG, Über die Elementarformeln einiger Eiweißkörper und über die Zusammensetzung der Melanine. Arch. f. exp. Pathol. u. Pharm. **39**. 1 (1897).

[2] Siehe S. 488 Anm. 2.

[3] Siehe S. 425.

[4] O. v. FÜRTH u. H. SCHNEIDER, Über tierische Tyrosinasen und ihre Beziehungen zur Pigmentbildung. HOFMEISTERS Beiträge **1**. 229 (1901).

[5] H. PRIBRAM, siehe O. v. FÜRTH u. H. SCHNEIDER, Anm. 4.

[6] SPIEGLER, siehe S. 482 Anm. 3.

Pigmentvorstufe eintritt oder ob die Alkaleszenz eine Rolle spielt, wissen wir nicht.

Unter dem entwickelten Gesichtspunkte läßt sich die große Variabilität in der Zusammensetzung der Melanine erklären. Durch Verwendung verschiedener Materialien bzw. verschiedener Mengen derselben lassen sich die — elementar-analytisch gesprochen — verschiedenst zusammengesetzten Pigmente herstellen. Daher auch die Erklärung dafür, daß es z. B. schwefelhaltige und schwefelfreie Pigmente gibt, es kommt ganz darauf an, ob Cystin bzw. Cystein mit einbezogen wird oder nicht. In dieser Hinsicht ist interessant, daß Cystin weder im Melanin noch im Globin (aus Hämoglobin) von L. v. Zumbusch[1] hat nachgewiesen werden können.

Es dürfte sich auch ereignen, daß gewisse Stoffe gewissermaßen zufällig mit zur Melaninbildung herangezogen werden. So könnte man sich erklären, warum mitunter eisenhaltige Farbstoffe in Melanosarkomen getroffen werden, welche das Eisen sehr fest gebunden halten. Hier dürften Abkömmlinge des Hämatins mit zum Aufbau verwendet werden.

Der eingenommene Standpunkt findet eine experimentelle Stütze in dem Umstand, daß man bei der Darstellung des Melanoidins aus Eiweiß je nach dem Material, von dem man ausgeht, verschieden zusammengesetzte Produkte erhält. Sie tragen gewissermaßen den Stempel des Ausgangsmaterials an sich. Chittenden und Albro[2] kamen, als sie von der „Antialbumidgruppe“ des Eiweißes ausgingen, zu ganz anders zusammengesetzten Pigmenten als bei der Bearbeitung der „Hemigruppe“. Auch Ausdehnung und Intensität der Spaltung modifiziert Charakter und Zusammensetzung der Produkte.

Ob die Verschiedenheit der Pigmente der Melanosarkome auf einer besonders differenzierten allgemeinen Zelltätigkeit beruht, oder dem Zufall zuzuschreiben ist, etwa darauf, daß in einem Fall mehr von diesem, in dem andern mehr von jenem Spaltprodukt des Eiweißes zur Verfügung steht, ist schwer zu entscheiden. Ersteres ist indes wahrscheinlicher. So scheint es nicht auf Zufall zu beruhen, daß die Melanine in den sekundären Melanosarkomknoten, deren primäre Tumoren im Auge ihren Sitz haben, alle schwefelarm (1,7—3,6 Proz. S)

---

[1] L. v. Zumbusch, Beiträge zur Charakterisierung des Sarkommelanins vom Menschen. Zeitschr. f. physiol. Chem. **36**. 511 (1902).

[2] B. H. Chittenden u. A. Albro, Die Entstehung von Melanin oder melaninähnlichen Pigmenten aus Eiweißkörpern. Americ. Journ. of physiol. **2**. 291. Ref. in Malys Jahresber. **29**. 47 (1899).

oder sogar schwefelfrei[1] sind, während die Metastasen primärer Hautmelanosarkome alle schwefelreich sind (7—10 Proz. S).[2] Wie bekannt, ist das Chorioidalpigment schwefelfrei, das der Haare, bzw. der Negerhaut schwefelhaltig.[3] Die Verschiedenheit der Löslichkeit der Sarkommelanine und ähnlichen Eigenschaften ist hingegen wohl auf sekundäre physikalische Zustandsänderungen, nicht auf primäre Ursachen zurückzuführen.

Über die übrigen Gewebsfarbstoffe, nämlich die, welche bei Hautaffektionen, wie bei Vitiligo, Chloasma uterinum, Xeroderma pigmentosum, oder bei Morbus Addisoni und Basedowi in die Erscheinung treten, ist nichts Näheres bekannt.

Der die sogenannte „Hämochromatose“ der Darmmuscularis und der glatten Muskelfasern bedingende Farbstoff ist den Melaninen zuzurechnen.[4] Er enthält nicht selten, wie das auch für den Farbstoff des braun-atrophischen Herzmuskels nachgewiesen ist, Fett in chemischer (oder physikalischer?) Bindung (fetthaltige Pigmente).[5]

---

[1] Brandl u. Pfeiffer, L. v. Zumbusch, Nencki u. Sieber, a. a. O. und Dressler, Prag. Vierteljahrschr. f. d. prakt. Heilk. **88.** 9 (1865).

[2] Nencki u. Berdez, Mörner, Hensen u. Nölke, Zdarek u. Zeynek, a. a. O.

[3] N. Sieber, siehe S. 483 Anm. 8. — H. Landolt, siehe S. 483 Anm. 11. — E. Hirschfeld, Untersuchungen über die schwarzen Farbstoffe der Chorioidea und verwandte Pigmente. Zeitschr. f. physiol. Chem. **13.** 407 (1889). — W. S. Davis, siehe S. 485 Anm. 3.

[4] M. Rosenfeld, Über das Pigment der Hämochromatose des Darmes. Arch. f. exp. Pathol. u. Pharm. **45.** 46 (1901).

[5] O. Lubarsch, Über fetthaltige Pigmente. Zentralbl. f. allgem. Pathol. u. pathol. Anat. (1902) 883. — E. Sehrt, Zur Kenntnis der fetthaltigen Pigmente. Virchows Arch. **177.** 248 (1904). Daselbst einschlägige frühere Literatur.

XIV

Die Abänderungen des Purinstoffwechsels

Wir haben bisher das Verhalten des Eiweißes im Stoffwechsel behandelt, seinen Auf- und Abbau, soweit etwas darüber bekannt und für die Pathologie von Belang ist, in Berücksichtigung gezogen. Wir führten schon an, daß Eiweiß mit andern Substanzen gepaart auch im Organismus vorkommt. Solche zusammengesetzte Proteide nehmen eine wichtige Stellung im tierischen Haushalt ein. Es sind deren mehrere bekannt: die Nukleo-, Chromo-, Glykoproteide. Es soll nun unsere Aufgabe sein, den nicht eiweißartigen Paarling zu verfolgen und seine Bedeutung für die Pathologie darzutun zu suchen. Auf die chromatische Gruppe des Hämatins (bzw. Hämoglobins) sind wir schon mehrmals zu sprechen gekommen, wir verweisen auf unsere Darlegungen über das Blut und die Pigmente. Den Eiweißzucker (der Glykoproteide) werden wir zweckmäßiger im Zusammenhang mit den Kohlehydraten im nächsten Abschnitt besprechen, da sein Verhalten von dem des nicht gepaarten Zuckers sich im wesentlichen nicht unterscheidet. Es bleibt uns daher an dieser Stelle nur übrig, das Verhalten der Nukleine zu schildern.

Die **Nukleoproteide** bilden den hauptsächlichsten Bestandteil der Zellkerne; sie finden sich aber auch im Zellplasma. Ihre Bedeutung für den Stoffwechsel ist leider noch nicht erkannt. Da es aber keinem Zweifel unterliegt, daß die Zellkerne eine hohe biologische Bedeutung haben, so dürfen wir füglich auch den Nukleoproteiden eine solche im Zellstoffwechsel beimessen. In kernreichen Organen ist ihre Menge eine recht bedeutende, aus dem Pankreas konnten 10 Proz. Nukleoproteide (auf Trockensubstanz bezogen) gewonnen werden.

Die Nukleoproteide bestehen aus Nukleinen und Eiweiß.

Die Nukleine sind, wie die Untersuchungen von MIESCHER und später namentlich von KOSSEL dargetan haben, Verbindungen von Nukleinsäuren mit Eiweiß. Die Eiweißkomponente kann dabei verschieden sein: typisches Eiweiß, Histone, Protamine sind zu finden. Sie soll uns nicht beschäftigen. Die Nukleinsäuren sind wiederum verschieden zusammengesetzt. Sie geben alle bei ihrer Spaltung mit Mineralsäuren Phosphorsäure und Nuklein-(Purin-)basen (Adenin, Guanin, Hypoxanthin, Xanthin usw.). Einige enthalten auch Kohlehydrate — meistens Pentosen, seltener Hexosen — und den Pyrimidinen zugehörige Verbindungen (Uracil, Thymin, Cytosin). In welcher Weise die einzelnen Komponenten untereinander verknüpft sind, wissen wir noch nicht. Je nach dem Vorkommen oder Vorwiegen der einzelnen Nukleinbasen werden die Säuren als Guanyl-, Adenylsäure usw. bezeichnet.

Wir sehen schon aus dieser Aufzählung, wie schwierig es ist, den Verlauf des Nukleinabbaus im Stoffwechsel zu verfolgen: die sich daraus abspaltende Phosphorsäure wird nicht von den übrigen am Stoffwechsel der anorganischen Salze beteiligten Phosphate zu trennen sein und ebenso folgen die aus den Nukleinen abgespaltenen Proteine den Gesetzen des allgemeinen Eiweißabbaues. Ganz anders die **Purinbasen.** Ihr Stoffwechsel ist von dem des Eiweißes unabhängig. Die Zellpurine, sowie die mit der Nahrung aufgenommenen freien und gebundenen Basen gehen ihre eigenen Bahnen. Ihr Endprodukt im Stoffwechsel ist die Harnsäure, die höchste Oxydationsstufe der Purine.[1]

$C_5H_4N_4$	Purin
$C_5H_3N_4NH_2$	Adenin (Aminopurin)
$C_5H_3N_4NH_2O$	Guanin (Aminooxypurin)
$C_5H_4N_4O$	Hypoxanthin (Oxypurin)
$C_5H_4N_4O_2$	Xanthin (Dioxypurin)
$C_5H_4N_4O_3$	Harnsäure (Trioxypurin).

Unsere Kenntnis von dem Nukleinstoffwechsel ist ganz auf die Purin(Alloxur)basen beschränkt.[2]

[1] Die Umwandlung der genossenen Purinkörper in Harnsäure und deren Elimination vollzieht sich rascher als die Abtragung des Eiweißes zu Harnstoff. Die Ausscheidungskurve der Purine erreicht schon 5 Stunden nach der Darreichung ihr Akme, während das Maximum der Harnstoffausscheidung erst auf die 8. Stunde fällt [vgl. P. PFEIL, Über den Einfluß der Nahrungsaufnahme auf die Ausscheidung der Harnsäure. Zeitschr. f. physiol. Chem. **40**. 1 (1903)].

[2] Vollständiges Verzeichnis der neueren Literatur bei B. BLOCH, Die Umwandlung der Purinkörper im Säugetierorganismus. Biochem. Zentralbl. **5**. Nr. 12, 13, 14, 19 u. 20 (1905).

Es ist eine alte Streitfrage, ob die in unseren Geweben und in unserem Stoffwechsel auftretenden Purine alle (direkt oder indirekt) aus den präformierten Purinkörpern der Nahrung stammen, oder ob der Organismus nicht auch die Fähigkeit habe, sie synthetisch aufzubauen. Die Frage ist wichtig für die Beurteilung des Purinstoffwechsels, namentlich ist es von Bedeutung zu wissen, ob Harnsäure nicht auch aus purinfreiem Materiale hervorgehen könne. Der wachsende Organismus scheint in der Tat sich seine Nukleine und damit seine Nukleinbasen selbst direkt aufzubauen, denn wie Burian und Schur[1] für den Hund nachgewiesen haben, ist das neugeborene Tier nuklein- und purinärmer als der spätere Säugling, trotzdem es nur nahezu purinfreie Nahrung (Milch) zugeführt bekommt. Desgleichen ist der Dotter unbebrüteter Hühnereier so gut wie purinfrei, während er nach 15tägiger Bebrütung größere Mengen von Purinstoffen enthält,[2] und Ähnliches ist auch für Insekteneier[3] bekannt. Auch andere Beobachtungen aus der Tierreihe scheinen in gleichem Sinne gedeutet werden zu müssen.[4]

Für den Menschen und das erwachsene Säugetier war man ebenfalls bestrebt, eine Purinsynthese anzunehmen. Man glaubte Fette, oder wenigstens das Glyzerin aus denselben,[5] später Tartron- und Dialursäure[6] als Vorstufen ansehen zu dürfen. Die einschlägigen Beobachtungen sind aber von Burian[7] widerlegt worden, der in seinen Digestionsversuchen mit Organextrakten (aus Leber), wo die oxydative Harnsäurebildung aus Purinbasen in klarer und unzweideutiger Weise dargetan werden konnte, keinen Anhaltspunkt für

[1] R. Burian u. H. Schur, Über Nukleinbildung im Säugetierorganismus. Zeitschr. f. physiol. Chem. **23**. 55 (1897).

[2] A. Kossel, Weitere Beiträge zur Chemie des Zellkerns. Zeitschr. f. physiol. Chem. **10**. 248 (1886).

[3] A. Tichomiroff, Chemische Studien über die Entwicklung des Insekteneies. Zeitschr. f. physiol. Chem. **9**. 518 (1885).

[4] F. Miescher, Physiol.-chem. Untersuchungen über die Lachsmilch. Arch. f. exp. Pathol. u. Pharm. **37**. 100 (1896).

[5] Rosenfeld u. A. Orgler, Zur Behandlung der harnsauren Diathese. Zentralbl. f. inn. Med. **17**. 42 (1896). — Horbaczewski u. Kaněra, Monatshefte f. Chem. **7**. 105 (1886).

[6] H. Wiener, Über synthetische Bildung der Harnsäure im Tierkörper. Hofmeisters Beiträge **2**. 42 (1902). Die Harnsäure. Ergebnisse d. Physiologie **1**. I. 555 (1902).

[7] R. Burian, Über die Oxydation und die vermeintliche synthetische Bildung von Harnsäure in Rinderleberauszug. Zeitschr. f. physiol. Chem. **43**. 497 (1904).

eine synthetische Entstehungsweise der Harnsäure zu gewinnen vermochte.

Ein direkter Beweis ist sonach für eine Entstehung aus der Puringruppe fremden Substanzen bisher nicht beigebracht. Trotzdem soll damit die Frage nicht in dem Sinne abgetan sein, daß der Mensch und das Säugetier die Fähigkeit einer synthetischen Purinbildung nicht besäßen. Es ist immer noch zu gedenken, daß der hungernde und mit purinfreier Kost genährte Organismus beständig und auf beliebig lange Zeit hinaus Harnsäure und Purinbasen ausscheidet. Für diesen Teil der Purine muß er selbst das Material liefern, wenn man nicht eine Verarmung des Organismus an Purinen annehmen will, wozu wenigstens bisher kein Grund vorliegt.

Trotz alledem dürfte aber beim erwachsenen Menschen die auf synthetischem Wege eventuell entstandene Harnsäuremenge im Vergleich zu der durch Oxydation aus den Purinen hervorgegangenen eine nur unbedeutende sein.

Nicht etwa deshalb, weil in den Körpergeweben eine solche Entstehungsweise in Betracht kommen könnte, sondern aus rein theoretischem Interesse, und zur Illustration dafür, wie scheinbar weit voneinander stehende Substanzen Beziehungen zueinander gewinnen können, erwähnen wir die Beobachtung Knoops und Windaus',[1] welche fanden, daß bei der Einwirkung von Zinkoxydhydrat-Ammoniak auf Dextrose in der Kälte Methylimidazol, eine dem Purin verwandte Substanz, entsteht (Purin ist als substituiertes Imidazol aufzufassen).

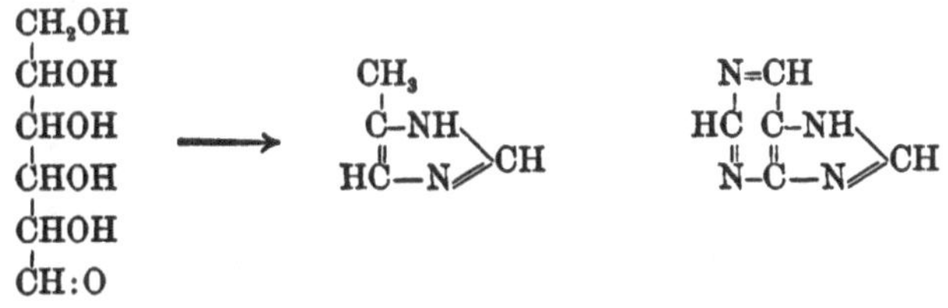

Traubenzucker. Methylimidazol. Purin.

Im tierischen Organismus ist allerdings eine solche Entstehung kaum zu erwarten.

Die Purinbasen lassen sich, wie das durch die glänzenden Unter-

[1] F. Knoop u. A. Windhaus, Überführung von Traubenzucker in Methylimidazol. Ber. d. deutsch. chem. Ges. **38**. 1166 (1905). Über Beziehungen zwischen Kohlehydraten und stickstoffhaltigen Produkten des Stoffwechsels. Hofmeisters Beiträge **6**. 392 (1905).

suchungen Emil Fischers dargetan wurde, chemisch alle auf das Purin zurückführen.

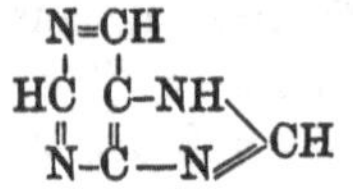

Purin.[1]

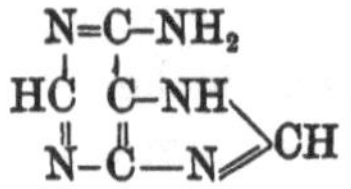

Adenin = 6-Aminopurin.

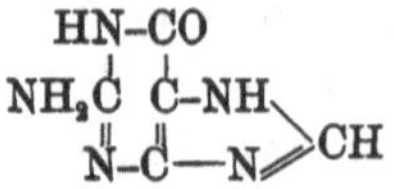

Guanin = 2-Amino-6-Oxypurin.

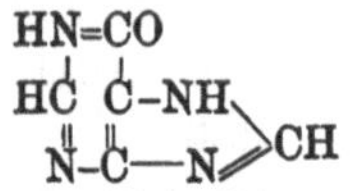

Hypoxanthin = 6-Oxypurin.

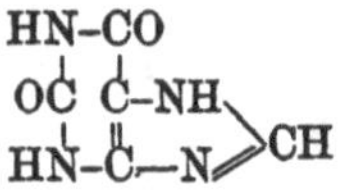

Xanthin = 2-6-Oxypurin.

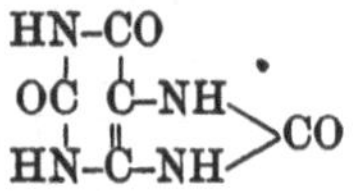

Harnsäure = 2-6-8-Oxypurin.

Auch im Organismus ist ihr Übergang in die höheren Oxydationsstufen beobachtet. Schon Horbaczewski[2] hatte die Beobachtung gemacht, daß nach Nukleindarreichung beim Menschen die Harnsäureausscheidung anstieg. Auch Weintraud[3] beobachtete nach Zufuhr von Kalbsthymus eine Zunahme der Harnsäure bis aufs Doppelte (2,5 g) und eine Anhäufung von Harnsäure im Blute, das in der Norm frei von Harnsäure ist. Der Befund wurde von vielen Seiten[4]

---

[1] Mit Rücksicht auf die weiter oben geschehene Erwähnung der Pyrimidine fügen wir zur besseren Übersicht bei, daß das Purin das Kondensationsprodukt eines Pyrimidin- und Imidazolringes darstellt.

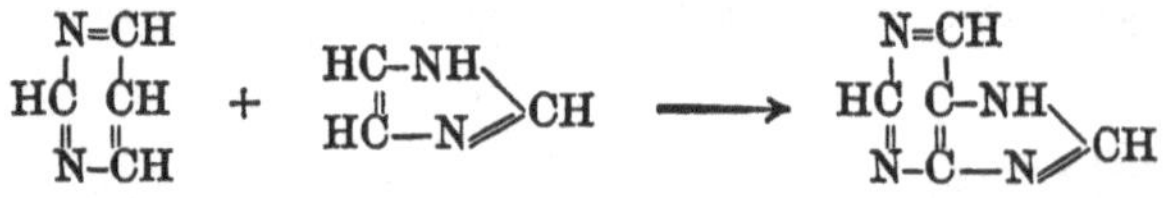

Pyrimidin. Imidazol. Purin.

Pyrimidinderivate erleiden aber weder im Tierkörper (Hund) [H. Steudel, Fütterungsversuche in der Pyrimidingruppe. Zeitschr. f. physiol. Chem. **39.** 136 (1903)] noch beim Menschen [B. Bloch, Beiträge zur Kenntnis des Purinstoffwechsels beim Menschen. Deutsch. Arch. f. klin. Med. **83.** 499 (1905)] eine Synthese zu Harnsäure.

[2] Horbaczewski, Monatshefte f. Chem. **10.** 624 u. **12.** 221 (1891).

[3] W. Weintraud, Über Harnsäurebildung beim Menschen. Berl. klin. Wochenschr. **32.** 405 (1895). — Derselbe, Zur Entstehung der Harnsäure im Säugetierorganismus. Verhandl. d. 14. Kongr. f. inn. Med. (1896) 190.

[4] N. Hess u. E. Schmoll, Über die Beziehungen der Eiweiß- und Paranukleinsubstanzen der Nahrung zur Alloxurkörperausscheidung im Harn. Arch. f. exp. Pathol. u. Pharm. **37.** 243 (1896). — F. Umber, Über den Einfluß nukleinhaltiger Nahrung auf die Harnsäurebildung. Zeitschr. f. klin. Med. **29.** 174 (1896). — P. Mayer, Über den Einfluß von Nuklein- und Thyreoideafütterung auf die Harnsäureausscheidung. Deutsche med. Wochenschr. (1896) Nr. 12, 186. — O. Minkowski, Untersuchungen zur Physiologie und Pathologie

bestätigt, und speziell ist erwiesen worden, daß nicht die Eiweißzufuhr als solche, sondern nur der Puringehalt der Nahrung für die Harnsäurevermehrung bestimmend sei.[1] Die Harnsäureausfuhr geht nicht der Ausscheidung des Gesamtstickstoffs parallel, bei purinarmer Nahrung, z. B. Milch, wird wenig, bei purinreicher (Thymus, Pankreas) dahingegen viel Harnsäure ausgeschieden. Auch die direkte Einverleibung von Nukleinsäure oder Xanthinbasen, insbesondere von Hypoxanthin, bewirkt beim Menschen eine Vermehrung der Harnsäure.[2]

Es ist dann gelungen, die Umwandlung der Purinbasen genauer zu verfolgen und nachzuweisen, daß hier, wie überall im Organismus bei ähnlichen Vorgängen, Fermente in Aktion treten.[3] In neuerer Zeit hat man aus verschiedenen Organen, insbesondere aus Leber, Milz und Muskel, relativ reine, purinbasenfreie Auszüge gewonnen, welche bei Körpertemperatur und Gegenwart von Sauerstoff Hypoxanthin und Xanthin zu Harnsäure zu oxydieren vermögen.[4] Das wirksame Ferment wurde als Xanthinoxydase bezeichnet.

Auch Adenin und Guanin werden durch die Organextrakte in Harnsäure umgewandelt,[5] nachdem sie zuvor durch ein Desamidierungs-

---

der Harnsäure bei Säugetieren. Arch. f. exp. Pathol. u. Pharm. **41**. 375 (1898). — R. Burian u. H. Schur, Über die Stellung der Purinkörper im menschlichen Stoffwechsel. Pflügers Arch. **80**. 241 (1900) u. **87**. 239 (1901) u. a.

[1] Auch von der Verdauungsleukocytose ist die Harnsäureausscheidung so gut wie unabhängig, diese macht sich früher geltend als die Zufuhr der Nahrungspurine und ist nur von sehr geringem Einfluß [Weintraud, Über den Abbau des Nukleins im Stoffwechsel. Verhandl. d. 18. Kongr. f. inn. Med. (1900)].

[2] Minkowski, Burian u. Schur, siehe S. 498 Anm. 4. — M. Krüger u. J. Schmid, Die Entstehung der Harnsäure aus freien Purinbasen. Zeitschr. f. physiol. Chem. **34**. 549 (1902).

[3] Horbaczewski, siehe S. 498 Anm. 2.

[4] Spitzer, Pflügers Arch. **76**. 192 (1899). — H. Wiener, Arch. f. exp. Pathol. u. Pharm. **42**. 373 (1899). — W. Jones, Zeitschr. f. physiol. Chem. **41**. 101 (1904); **42**. 35 (1904); **44**. 1 (1905); **45**. 84 (1905). — M. Almagia, Zur Lehre vom Harnsäurestoffwechsel. I. Mitteil. Über die Zersetzung der Harnsäure durch die Organe des Säugetiers. Hofmeisters Beiträge **7**. 459 (1905). — W. Pfeiffer, Zur Lehre vom Harnsäurestoffwechsel. II. Mitteil. Über die Zersetzung der Harnsäure durch menschliches Nierengewebe. Ebenda **7**. 463 (1905). — Burian, siehe S. 496 Anm. 7 u. Zeitschr. f. physiol. Chem. **43**. 532 (1904). — A. Schittenhelm, ebenda **42**. **43**. **45**. **46**. (1904/5) u. a.

[5] A. Schittenhelm, Über die Harnsäurebildung in Gewebsauszügen. Zeitschrift f. physiol. Chem. **42**. 251 (1904). — Derselbe, Über die Fermente des Nukleinstoffwechsels. Ebenda **43**. 228 (1904). — Derselbe, Über die Harnsäurebildung und die Harnsäurezersetzung in den Auszügen der Rinderorgane. Ebenda **45**. 121 (1905).

ferment (Guanase)[1] in Hypoxanthin bzw. Xanthin übergeführt worden sind. Werden die Extrakte reichlich mit Sauerstoff gespeist (Luftdurchleitung), so bildet sich Harnsäure; ist das nicht der Fall, so bleibt die Oxydation auf der Xanthinstufe stehen.[2]

Bemerkenswert ist, daß Zusatz von Salizylsäure die Xanthinoxydation in den Gewebsauszügen beschleunigt.[3] Hierauf ist vielleicht der vermehrende Einfluß der Salizylsäure[4] auf die endogenen Harnpurine zurückzuführen.

Neben dem Harnsäurebildungsvermögen ist diesen Organen bzw. Organextrakten ein Harnsäurezerstörungsvermögen eigen. Burian[5] hat dies in eingehender Weise und unter graphischer Darstellung begründet. Je nachdem in einem Organ das eine oder andere Vermögen überwiegt, wird mehr oder weniger Harnsäure von ihm abgegeben. Die Resultate der Autoren lauten denn auch verschieden je nach den untersuchten Organen und den Tierspezies. Auch darauf scheint es anzukommen, wenigstens was die Leber betrifft, ob ein Tier sich in der Verdauung befindet oder nicht. So fanden Brunton und Bokenham,[6] daß die Leber verdauender Tiere Harnsäure (unter Harnstoffbildung) zerlegt, nicht aber die Leber nüchterner Tiere. Das ausgesprochenste Zerstörungsvermögen scheint die Leber zu haben, ihr zunächst die Niere, dann folgen die Muskeln und vielleicht das Knochenmark. Das Milzgewebe scheint zu dem Zersetzungsprozeß nicht befähigt zu sein, besitzt also anscheinend das „uricolytische" Ferment nicht.

Der Organismus scheidet Purinkörper (Basen und Harnsäure) aus, nicht nur, wenn ihm solche in der Nahrung gereicht werden, auch bei purinfreier Kost oder bei gänzlicher Nahrungsenthaltung ist der Harn purin(harnsäure)haltig. Der Körper baut seine Nukleine wie auch die übrigen Gewebsbestandteile fortwährend ab und die verbrauchten, im Stoffwechsel nicht mehr verwertbaren Stoffe scheidet er aus. Man unterscheidet seit Burian und Schur[7] sehr zweck-

[1] W. Jones u. C. L. Partridge, Über die Guanase. Zeitschr. f. physiol. Chem. **42**. 343 (1904).

[2] Siehe S. 499 Anm. 5.

[3] R. Burian, siehe S. 496 Anm. 7.

[4] J. W. Hall, The chemical pathology of gout. Brit. med. Journ. (1904) September.

[5] Siehe S. 496 Anm. 7; vgl. auch Wiener u. Pfeiffer, S. 499 Anm. 4.

[6] Arch. des sc. biol. St. Petersbourg (1904) Suppl.

[7] Literatur über die Spaltung der Harnsäure im Säugetierorganismus (Wöhler u. Frerichs, Neubauer, Meissner, Weintraud usw.) siehe bei H. Wiener, Die Harnsäure. Ergebnisse d. Physiologie **1**. 1 (1902).

mäßig zwischen den vom Körper gelieferten Purinkörpern (speziell Harnsäure) und den lediglich und direkt aus der Nahrung stammenden, und spricht in ersterem Falle von endogenem, in letzterem von exogenem Purinwert. Es ist klar, daß beide in Wirklichkeit nicht vollständig voneinander getrennt sind. Ein Teil der mit der Nahrung aufgenommenen Nukleinsäuren (und mit ihnen die darin enthaltenen Purine) braucht er zum Ersatz der sich abnutzenden Kernbestandteile; diese gehen dann später, wenn die Reihe der Abnutzung an sie kommt, in den Harn über. Ein anderer Teil wird gleich oxydiert. Exogene und endogene Purine gehen somit ineinander über.

Die exogenen Purine hängen natürlich ganz von Menge und Art der in der Nahrung zugeführten Xanthinbasen ab. Sie umfassen denn auch solche, die in den Geweben des Menschen und der höheren Tiere nicht vorkommen, nämlich methylierte Purine. Zu diesen (im Tee, Kaffee vorhandenen) gehören das Theobromin (Dimethylxanthin) und das Kaffein (Trimethylxanthin).

Sie gehen im Organismus unter teilweiser Entmethylierung in Monomenthylxanthine über. Zu völlig methylfreien Purinen werden sie nicht, sie vermehren denn auch die Harnsäureausscheidung nicht. Dagegen wird auch, wie bei den methylfreien Basen, ein namhafter Bruchteil unter Aufspaltung des Purinringes weiter oxydiert. 60 bis 80 Proz. werden auf diese Weise im Organismus zerstört. Es finden sich in bezug auf die Verwertung beträchtliche Unterschiede in der Tierreihe, indem bei den einen Tiergattungen vorwiegend der eine, bei andern vorwiegend der andere Purinkörper abgebaut wird.

Der exogene Wert umfaßt bei gewöhnlicher Kost zirka 0,4—0,5 g. Er entspricht nicht der Menge der aufgenommenen Purine. Wie schon früher angenommen und wie nunmehr neuerdings wieder bewiesen, wird im Organismus ein Teil der entstandenen Harnsäure unter Sprengung des Doppelringes weiter abgebaut und zu Harnstoff umgewandelt. Die alte Theorie, nach welcher die Harnsäure bloß ein intermediäres Abbauprodukt und als Vorstufe des Harnstoffs aufzufassen sei, besteht also für diesen Anteil der Harnsäure zu Recht, er betrifft aber nicht die gesamte Harnsäure, sondern beim Menschen höchstens 50 Proz.

Über den Weg, der im Organismus von der Harnsäure zum Harnstoff führt, ist wenig Sicheres bekannt. Durch chemische Eingriffe in vitro läßt sich letzterer in mehrfacher Weise aus Harnsäure gewinnen. Es spaltet sich einmal Harnsäure in Alloxan und Harnstoff und ersteres geht wiederum in Harnstoff über.

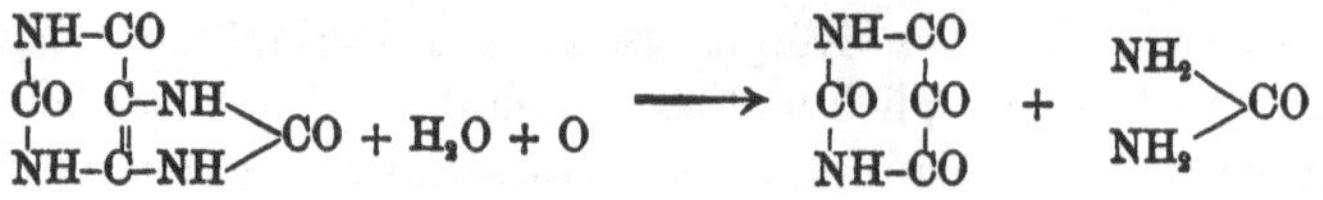

Harnsäure. Alloxan (Mesoxalylharnstoff). Harnstoff.

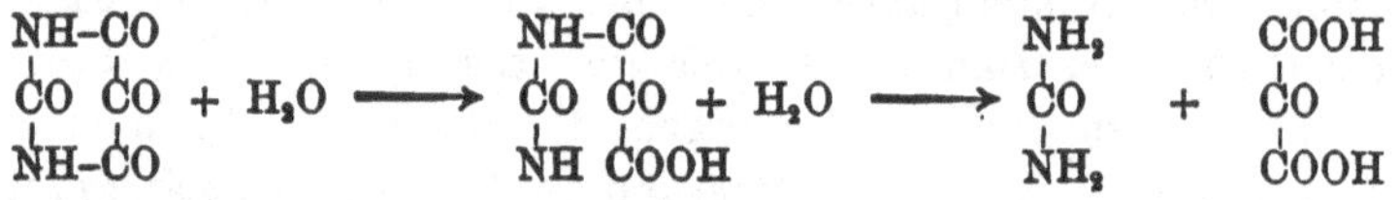

Alloxan. Alloxansäure. Harnstoff. Oxalursäure.

Ebenso läßt sich aus Harnsäure bei starker Oxydation Parabansäure abspalten, die (über Oxalursäure) in Harnstoff und Oxalsäure zerfällt.

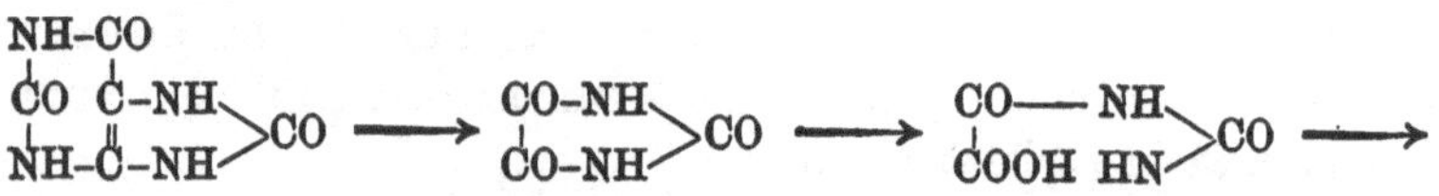

Harnsäure. Paranbansäure (Oxalylharnstoff). Oxalursäure.

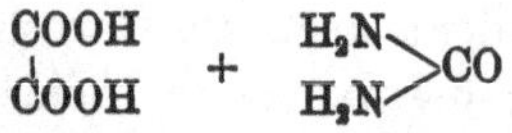

Oxalsäure. Harnstoff.

Weiterhin hat man aus Harnsäure Allantoin gewonnen und aus diesem (Glyoxylsäure und) Harnstoff usw. usw.[1]

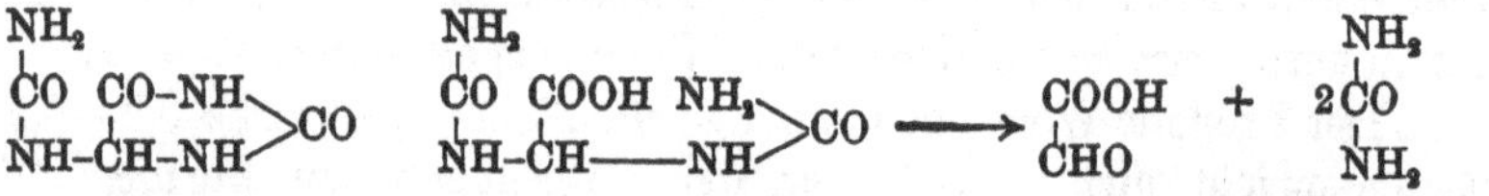

Allantoin. Allantoinsäure. Glyoxylsäure. Harnstoff.

Ulpiani[2] hat ein Bacterium acidi urici isoliert, das Harnsäure glatt in Kohlensäure und Harnstoff zerlegt. Im Tierkörper will man nach Harnsäure(bzw. Nuklein)zufuhr im Harn Oxalsäure oder Glykokoll[3] nachgewiesen haben, doch entbehren diese Angaben der sicheren Begründung und sind vielfach widersprochen. Dagegen hat neuerdings Wiechowski[4] bei Digestion von Organbrei aus Rinderniere und Hundeleber Harnsäure beinahe quantitativ in Allantoin übergehen sehen. Dieses zerfällt, wie wir gesehen haben, leicht in Glyoxyl-

[1] Literatur siehe bei W. Wiechowski, Die Produkte der fermentativen Harnsäurezersetzung durch tierische Organe. Hofmeisters Beiträge **9**. 293 (1907).

[2] Malys Jahresber. f. Tierchem. **33**. 1034 (1903).

[3] H. Wiener, siehe S. 500 Anm. 7.

[4] Siehe Anm. 1.

säure und Harnstoff. Es ist also zum mindesten für das Rind und den Hund wahrscheinlich, daß die Harnsäure über Allantoin zu Harnstoff abgebaut wird. Allantoin ist schon von zahlreichen Autoren bei verschiedenen Tieren nach Zufuhr von Nukleoproteiden und Harnsäure als deren Zersetzungsprodukt nachgewiesen.[1] Ebenso hat ALMAGIA[2] nach intraperitonealer Injektion von Harnsäure Glyoxylsäure, also ein Zersetzungsprodukt des Allantoins im Harn nachgewiesen. Auch bei Gicht kommt diese Säure vor. Wir haben daher Grund anzunehmen, daß auch für den Menschen das Allantoin eine ähnliche Rolle als Zwischenglied im Harnsäureabbau wie bei den erwähnten Tierspezies spielt.

Wieviel von den Nahrungspurinen im Harn (als solche oder als Harnsäure, erscheinen, hängt zunächst von der Qualität der Nahrungspurine, sodann von der Tierart ab. Beim Menschen werden nach BURIAN und SCHUR[3] von den Oxypurinen (Hypoxanthin, Xanthin und Harnsäure) und den guaninhaltigen Nukleinen zirka die Hälfte, von adeninhaltigen ungefähr $^1/_4$ (vorwiegend als Harnsäure) ausgeschieden; von Koffein gelangt mehr als $^1/_3$ (ausschließlich als Basen) in den Harn. Diese Ziffern sind jedoch approximativ zu verstehen, denn man begegnet namhaften Schwankungen von einem Individuum zum andern, und auch zeitliche Variationen lassen sich beim gleichen Menschen nachweisen.[4] Es liegt also die Sache durchaus nicht so, daß bei allen Leuten stets ein gleicher Bruchteil Harnsäure — denn zu Harnsäure scheinen alle (nicht methylierten) Purine oxydiert zu werden — im Organismus der Spaltung anheimfällt.

Im Gegensatz zu dem exogenen zeigt der endogene Wert eine ziemlich konstante Höhe, konstant für das Individuum, verschieden aber von Mensch zu Mensch, und zwar sind die Faktoren, von welchen

---

[1] COHN, Zeitschr. f. physiol. Chem. **25**. 507 (1898). — O. MINKOWSKI, Arch. f. exp. Pathol. u. Pharm. **41**. 375 (1898). — SALKOWSKI, Zentralbl. f. d. med. Wissensch. (1898) 929. — L. B. MENDEL u. E. W. BROWN, Amer. Journ. of Physiol. **3**. 261 (1900). — MENDEL, ebenda **6**. — L. B. MENDEL, J. P. UNDERHILL u. B. WHITE, ebenda **8**. 377. — E. SWAIN, ebenda **6**. 38 usw.

[2] Siehe S. 499 Anm. 4.

[3] R. BURIAN u. H. SCHUR, siehe S. 498 Anm. 4. — Dieselben, PFLÜGERS Arch. **94**. 273 (1903). — W. HALL, The purinbodies of food stuffs. Manchester (1902). — B. BLOCH, Beiträge zur Kenntnis des Purinstoffwechsels beim Menschen. Deutsch. Arch. f. klin. Med. **83**. 499 (1905).

[4] M. KAUFMANN u. L. MOHR, Beiträge zur Alloxurkörperfrage und zur Pathologie der Gicht. I. Teil. Deutsch. Arch. f. klin. Med. **74**. 141 (1902). — C. v. RZENTKOWSKI, Beitrag zur Frage der Alloxurkörperausscheidung unter dem Einfluß des Fleischgenusses. Arch. f. Verdauungskrankh. **11**. Heft 5 (1905).

er abhängt, noch nicht mit Sicherheit ermittelt. Es scheint die Muskelmasse (nicht das Körpergewicht) in Betracht zu kommen, was ja a priori sehr wahrscheinlich ist. Aber auch die individuelle „Intensität" des Stoffwechsels scheint eine Rolle zu spielen. Von der Art der Nahrung ist der endogene Alloxurwert unabhängig. Dagegen scheint die Menge nicht ohne Einfluß zu sein. Denn Kaufmann und Mohr[1] konnten ihn durch reichliche Zulagen von Fett und Kohlehydraten beträchtlich herabsetzen. Der Nukleinumsatz gehorcht sonach, wenn auch innerhalb einer geringeren Breite, denselben Gesetzen wie der Eiweißumsatz. Freilich vermochte Hall[2] in einem ähnlichen Versuche einen solchen Einfluß nicht wahrzunehmen.

Der absolute (endogene) Purinwert (Basen und Harnsäure) beträgt beim gesunden, erwachsenen Menschen im Minimum 0,2 g, maximal 0,7 g in 24 Stunden, wovon 0,1—0,2 g auf die Basen, der Rest auf Harnsäure entfällt. In verschiedenen Lebensaltern kommen Schwankungen vor, doch nicht, soweit bekannt, dem Gewichte entsprechend.

Für die Menge der endogen gebildeten Harnsäure ist natürlich die Menge der ausgeschiedenen Säure, aus dem gleichen Grunde wie für die Purine der Nahrung, kein sicheres Maß, weil eben ein Teil zerstört wird.

Als Quelle für die ausgeschiedenen endogenen Purine sind im speziellen die kernreichen Organe zu nennen. Doch bilden diese nicht, wie man a priori erwarten sollte (durch fortwährenden Zerfall kernhaltiger Zellen und Ausnutzung der Kernbestandteile im Zellstoffwechsel) den größten Teil der endogenen Purine. Wie aus Burians[3] Beobachtungen hervorgeht, stellen unter normalen Verhältnissen die Muskeln deren wichtigste Bildungsstätte dar. Wie Arbeitsversuche am Menschen und Durchblutungsversuche am überlebenden Muskel (des Hundes) zeigen, scheidet dieser fortwährend Hypoxanthin aus. Bei Arbeitsleistung wächst seine Menge beträchtlich an. Die Abspaltung von Xanthinbasen scheint sonach mit dem Stoffwechsel des Muskels (Muskeltätigkeit) in Verbindung zu stehen. In der Ruhe[4] und bei weniger anstrengender Arbeit geht das Hypoxanthin unter dem Einfluß der Xanthinoxydase in Harnsäure über; bei anstrengender

[1] Siehe S. 503 Anm. 4.

[2] Siehe S. 500 Anm. 4.

[3] R. Burian, Die Herkunft der endogenen Harnpurine bei Mensch und Säugetier. Zeitschr. f. physiol. Chem. **43**. 532 (1905).

[4] Auch in der Ruhe besteht Tonus.

Tätigkeit vermögen hingegen die oxydativen Kräfte ihrer Arbeit nicht Herr zu werden — oder es tritt Sauerstoffmangel ein — und das unfertige Produkt (Hypoxanthin) gelangt in Blut und Harn. Mit eintretender Erholung nimmt die Purinausscheidung ab und sinkt vorübergehend unter das gewöhnliche Niveau, um allmählich wieder zu steigen und sich dann insgesamt auf der gleichen 24stündigen Höhe zu halten.

Bei Zerstörung bzw. Zerfall kernhaltigen Gewebes steigt die Purinausscheidung beträchtlich an und erreicht die höchsten Werte dort, wo der Zerfall den größten Umfang annimmt. Bei der Autolyse des pneumonischen Exsudates,[1] bei Phosphorvergiftung, bei Bantischer Krankheit[2] sind die Körper deutlich vermehrt. Am reichlichsten ist aber ihre Ausscheidung bei der Leukämie. Einfache Leukozytose geht, um das besonders zu betonen, mit vermehrter Harnsäureausscheidung nicht einher, sondern vornehmlich nur die leukämische.[3] Das weist mit Sicherheit darauf hin, daß jene nicht mit Zerfall, sondern zunächst nur mit Bildung weißer Blutzellen einhergeht. Bei Leukämie ist aber tatsächlich auch der Zerfall ein bedeutender. Dieser Unterschied kann diagnostische Dienste leisten, wenn sonst der Entscheid mit Sicherheit nicht zu treffen ist, ob leukämische oder benigne Leukozytose vorliegt. Man hat bei Leukämie eine Vermehrung der Harnsäureausscheidung bis über 8 g im

---

[1] P. F. Richter, Über Harnsäureausscheidung und Leukozytose. Zeitschr. f. klin. Med. **27**. 290 (1895). — W. Kühnau, Experimentelle und klinische Untersuchungen über das Verhältnis der Harnausscheidung zu der Leukozytose. Ebenda **28**. 534 (1895). — T. Dunin u. S. Nowaczek, Über die Ausscheidung der Harnsäure im Verlauf der kruppösen Lungenentzündung. Ref. in Malys Jahresber. (1896) 769. — M. Kaufmann u. L. Mohr, siehe S. 503 Anm. 4.

[2] M. Kaufmann u. L. Mohr, siehe S. 503 Anm. 4. — F. Umber, Zeitschr. f. klin. Med. **55**. 289 (1904).

[3] Horbaczewski, siehe S. 498 Anm. 2. — P. Jacob u. M. Krüger, Über Harnsäure, Xanthinbasen und Leukozytose bei einem mit Organextrakten behandelten Fall von Leukämie. Deutsche med. Wochenschrift (1894) Nr. 32 und 33. — P. F. Richter, siehe Anm. 1. — W. Kühnau, siehe Anm. 1. — A. Magnus-Levy, Über den Stoffwechsel bei akuter und chronischer Leukämie. Virchows Arch. **152**. 107 (1898). — T. H. Milroy u. J. Malcolm, Der Stoffwechsel der Nukleine. Journ. of physiol. **25**. 105 (1900). — M. Kaufmann u. L. Mohr, siehe S. 503 Anm. 4. — J. Schmid, Ein Beitrag zum Stoffwechsel bei der chronischen Leukämie. Deutsch. Arch. f. klin. Med. **77**. 505 (1903). — A. Brugnola, Geringe Harnsäureausscheidung in einem Falle von Leukämie, wahrscheinlich traumatischen Ursprungs. Rivista critica di clin. med. Ref. in Malys Jahresber. **33**. 602 (1903). — F. Galdi, Über die Alloxurkörper im Stoffwechsel bei Leukämie. Arch. f. exp. Pathol. u. Pharm. **49**. 213 (1903).

Tag nachgewiesen.[1] Freilich ist auch bei Leukämie die Alloxurbasen- und Harnsäureausscheidung nicht immer vermehrt,[2] es kommt auf das Stadium an: wo die Leukozytenbildung ihren Zerfall übertrifft, geht die Purinausscheidung mit der Leukozytenzahl nicht parallel, erst bei ihrem Zerfall steigt sie an. Namentlich die rasch verlaufenden Fälle sind reich an Harnpurinen, bei chronischen überschreitet die Ausscheidung oft nicht die Norm. Die gleiche Abhängigkeit von der Leukozyteneinschmelzung zeigt sich auch bei der nicht-leukämischen Leukozytose: vermehrte Harnsäureausscheidung tritt erst beim Abnehmen oder Verschwinden der Leukozytose (Zellzerfall) auf. Nach Röntgenbestrahlung hat man häufig mit dem Leukozytenzerfall vermehrte Harnsäure- und Purinbasenausscheidung nachgewiesen.[3]

Auch bei andern als den erwähnten, mit Einschmelzung von Körpergewebe einhergehenden Zuständen kann die Purinausscheidung vermehrt sein. So will man bei Diabetes melitus hohe Werte gefunden haben,[4] doch trifft das nicht für alle Fälle zu.[5]

Auf dem Vorkommen freier Purinbasen im Harn beruht, wie BURIAN[6] in seinen schönen Untersuchungen dargetan hat, die in der Klinik übliche Diazoreaktion. Sie tritt auf, wenn der Basengehalt des Harnes über einen gewissen Schwellenwert hinausgeht. Harnsäure, die im Gegensatz zu den übrigen Purinkörpern

---

[1] A. MAGNUS-LEVY, siehe S. 503 Anm. 3.

[2] MATTHES, Berl. klin. Wochenschr. **31.** Nr. 23 (1884). — S. BONDZYNSKI u. R. GOTTLIEB, Arch. f. exp. Pathol. u. Pharm. **36.** 127 (1895). — E. MÜNZER, Die Bedeutung der Ammoniaksalze für die Pathologie, nebst einem Beitrage zum Stoffwechsel bei Leukämie. Prag. med. Wochenschr. (1897) Nr. 15—19. — O. LOEWI, Arch. f. exp. Pathol. u. Pharm. **44.** 1 (1900).

[3] B. BLOCH, siehe S. 503 Anm. 3. — H. KÖNIGER, Der Einfluß der Röntgenbehandlung auf den Stoffwechsel bei chronischer myeloider Leukämie. Deutsch. Arch. f. klin. Med. **87.** 31 (1906). — J. ROSENSTERN, Untersuchungen über den Stoffwechsel bei Leukämie während der Röntgenbehandlung. Münch. med. Wochenschr. (1906) Nr. 21. — O. T. WILLIAMS, The influence of X-rays on the nitrogenous metabolism and on the blood in myelogenous leukaemia. Biochem. Journ. **1.** 249 (1906). — ROSENBERGER, Über die Harnsäure und Xanthinbasenausscheidung während der Behandlung zweier Leukämiker und eines Falles von Pseudoleukämie mit Röntgenstrahlen. Münch. med. Wochenschr. (1906) Nr. 5.

[4] KAUFMANN u. MOHR, siehe S. 503 Anm. 4.

[5] MANDEL u. LUSK, Deutsch. Arch. f. klin. Med. **81.** (1904). — B. BLOCH, siehe S. 503 Anm. 3.

[6] R. BURIAN, Diazoaminoverbindungen der Imidazole und der Purinsubstanzen. Ber. d. deutsch. chem. Ges. **37.** 696 (1904).

nicht die Struktur eines zyklischen Amidins, sondern die eines zyklischen Harnstoffes besitzt, gibt (wie bekannt) die Reaktion nicht.

Der positive Ausfall der Diazoreaktion ist sonach der Ausdruck eines reichlichen Zerfalls nukleinhaltigen Gewebes. Sie ist in der Tat nur dort zu treffen, wo aus irgend einem Grunde namhafter Körpergewebszerfall sich einstellt (Fieber, Tuberkulose, Leukämie Pneumonie usw.).

Ein abnormes Verhalten zeigt die Harnsäure bei einer in neuerer Zeit vielfach untersuchten Krankheit, der **Gicht**. Es wird ihr in deren Krankheitsbild eine ähnliche zentrale Stelle eingeräumt, wie dem Zucker beim Diabetes.

In den Geweben des Gichtkranken lagern sich harnsaure Salze, und zwar vorwiegend saures harnsaures Natrium in Form feinster Nädelchen ab.

Die Harnsäure besitzt trotz des Mangels eines Säureradikals (COOH) den Charakter einer Säure, und zwar ist in zweien ihrer Imidgruppen (:NH) das Wasserstoffatom durch Basen ersetzbar. Sie stellt also eine zweibasische Säure dar und gibt einfach saure (Monourate) und zweifach saure Salze (Diurate). Das Dinatriumurat kommt nur in alkalischer Lösung vor. Das einfach saure Salz ist in Wasser wenig löslich und fällt leicht in amorphen Kugeln aus, die sich später in Kristallnadeln umwandeln. In dieser Form kommt es in den gichtischen Ablagerungen vor. Im Harn ist die Harnsäure ebenfalls als Mononatriumurat vorhanden und fällt, wenn es sich reichlich darin vorfindet, als solches in Gestalt des Sedimentum lateritium aus.

Nach GARRODS[1] Analysen macht das saure harnsaure Natrium ungefähr 66 Proz. der im Gichtknoten vorkommenden kristallinischen Massen aus. Die übrigen 34 Proz. bestehen aus harnsaurem und phosphorsaurem Kalk, kohlensaurem Ammoniak und Chlornatrium.

Die gichtischen Ablagerungen befallen vorwiegend Gelenke, Sehnenscheiden, Unterhautzellgewebe, die Ohrknorpel und seröse Häute und erfolgen langsam und unbemerkt oder unter schmerzhaften, anfallsweise auftretenden Entzündungserscheinungen. Begreiflicherweise hat sich das Interesse der Forscher vorwiegend dem akuten Gichtanfall zugewendet.

Es ist eine alte, vielumstrittene Frage, wie Entzündung und Uratabscheidung im akuten Gichtanfall zueinander stehen, ob die Ablagerungen das Primäre, die Entzündungen und Gewebsnekrosen

[1] A. B. GARROD, Die Natur und Behandlung der Gicht. Deutsch von EISENMANN. Würzburg (1861).

das Sekundäre darstellen, d. h. durch die schädigende Wirkung der Kristalle entstehen, oder ob die harnsauren Salze nur in bereits durch die Entzündung verändertem und zwar nekrotisch gewordenem Gewebe sich abscheiden. GARROD, der um die Gicht verdiente englische Forscher, und in jüngeren Jahren HIS[1] und seine Schüler,[2] ferner LIKHATSCHEFF[3] vertreten den ersteren, EBSTEIN[4] und eine Reihe anderer Autoren der Neuzeit, v. NOORDEN,[5] KLEMPERER[6] und besonders SCHREIBER und ZAUDY[7] den letzteren Standpunkt. Wie die Ausscheidung der harnsauren Salze und wie die Gewebsentzündungen und -nekrosen, wo sie das Primäre sein sollen, zustande kommen, wird im einzelnen noch sehr verschieden erklärt, die mannigfachsten Theorien herrschen hierüber. Im allgemeinen schreibt man der Übersättigung des Blutes mit Harnsäure die Urheberschaft zu. So erklärt auch EBSTEIN die primären Entzündungen und Nekrosen. v. NOORDEN nimmt dagegen eine aus unbekannten Gründen auftretende Entzündung oder Nekrose an und KLEMPERER vermutet eine besondere Giftwirkung.

Die experimentellen Beobachtungen von HIS' Schüler FREUDWEILER[8] an Kaninchen, Meerschweinchen, Hunden und Menschen haben dargetan, daß harnsaure Salze (nach deren subkutaner Applikation) sich in gesundes Gewebe in Form von Nadeln ablagern und Deposita bilden, die mikroskopisch und, soweit es sich um die lokalen Veränderungen handelt, auch klinisch mit den spontanen Gichtknoten des Menschen Ähnlichkeit haben. Insbesondere treten an der Peripherie entzündliche Erscheinungen auf und an den Stellen dichter Kristallanhäufung Nekrosen.[9] Daraus müssen wir mit dem Autor entnehmen, daß die Kristalleinlagerungen bei der Gicht den Entzündungs- und Nekrosenerscheinungen vorausgehen. Die eigentliche Ursache der letzteren Erscheinungen ist in einer chemisch differenten

---

[1] W. HIS, Verhandl. d. 17. Kongr. f. inn. Med. 315 (1899).
[2] FREUDWEILER, siehe weiter unten.
[3] LIKHATSCHEFF, ZIEGLERS Beiträge **20**. 102.
[4] EBSTEIN, Natur und Behandlung der Gicht. Wiesbaden (1882).
[5] v. NOORDEN, Lehrbuch der Pathologie des Stoffwechsels (1893).
[6] KLEMPERER, Zur Pathologie und Therapie der Gicht. Deutsche med. Wochenschr. (1895) 655.
[7] SCHREIBER u. ZAUDY, Über die bei Vögeln künstlich zu erzeugenden Harnsäureablagerungen. PFLÜGERS Arch. **79**. 53 (1900).
[8] M. FREUDWEILER, Experimentelle Untersuchungen über das Wesen der Gichtknoten. Deutsch. Arch. f. klin. Med. **63**. 266.
[9] Sehr belehrend ist der Versuch, den FREUDWEILER (siehe Anm. 8) an sich selbst ausführte.

Wirkung der harnsauren Salze zu suchen, denn andere Fremdkörper derselben Konsistenz, z. B. eine Aufschwemmung von Kalk, haben nicht den gleichen Effekt.

Ganz ähnliche Resultate erhielt His[1] nach intraperitonealer und intraartikulärer Einspritzung saurer harnsaurer Salze. Auch bei Hühnern, bei welchen er durch Unterbindung der Ureteren eine Überflutung der Körpersäfte mit Harnsäure erzeugt hat, gelang es Freudweiler,[2] Harnsäureablagerungen in gesundem Gewebe hervorzurufen, während nekrotisches Gewebe durchaus keine Affinität für Harnsäure aufwies. Die den Freudweilerschen Befunden entgegengesetzt lautenden Beobachtungen Ebsteins, insbesondere der von letzterem Autor stets betonte Umstand, daß es ihm nie gelungen sei, in gesundem Gewebe Harnsäurekristalle nachzuweisen, ist, wie Freudweiler bemerkt, wohl in der Versuchstechnik zu suchen, die (bei Ebstein) eine Auflösung von Harnsäure in den für die mikroskopische Untersuchung bestimmten Präparaten nicht ausschloß.

Es frägt sich nun, worauf die Auskristallisierung der Monourate in der chronischen Gicht wie im akuten Anfall beruht, d. h. welche Momente sie veranlassen. Hier kommen wir auf den springenden Punkt der ganzen Frage.

Es ist eine feststehende Tatsache, daß das Blut Gichtkranker mehr Harnsäure enthält, als das Gesunder. Garrod[3] und nach ihm viele Autoren haben die Meinung vertreten, die Harnsäure falle aus, weil das Blut damit übersättigt sei. Diese Ansicht erscheint sehr plausibel und würde, falls sie richtig wäre, die Erklärung sehr vereinfachen.[4] Klemperer[5] hat jedoch nachgewiesen, daß das Blut bei

---

[1] Siehe auch W. His, Schicksal und Wirkungen des sauren harnsauren Natrons in Bauch- und Gelenkhöhle des Kaninchens Deutsch. Arch. f. klin. Med. **67**. 81 (1900).

[2] M. Freudweiler, Experimentelle Untersuchungen über die Entstehung der Gichtknoten. Habilitationsschrift Zürich (1900).

[3] Siehe S. 507 Anm. 1; siehe auch A. Magnus-Levy, Zeitschr. f. klin. Med. **36**. 353 (1898).

[4] Bei Vögeln lassen sich Harnsäureablagerungen, sogenannte Vogelgicht, durch Harnsäurestauung (Ureterenunterbindung, Ebstein, Riehl) oder durch übermäßige Harnsäurebildung infolge Fleischnahrung (Kionka, Entstehung und Wesen der „Vogelgicht“ und ihre Beziehungen zur Arthritis urica des Menschen. Arch. f. exp. Pathol. u. Pharm. **44**. 186) erzeugen. Da jedoch die Harnsäure im Stoffwechsel der Vögel eine ganz andere Rolle spielt als beim Säugetier und Menschen, so lassen sich die Beobachtungen, so interessant und wertvoll sie auch sind, nicht ohne weiteres auf die menschliche Pathologie übertragen.

[5] Klemperer, Deutsche med. Wochenschr. (1895) Nr. 40.

der Gicht durchaus nicht mit Harnsäure gesättigt sei, sondern noch beträchtliche Mengen davon aufzunehmen vermag. Es fällt also die Harnsäure nicht aus, weil sie von dem damit übersättigten Blute nicht mehr in Lösung gehalten werden kann. Auch erweist sich der Harnsäuregehalt in- und außerhalb des Gichtanfalls nicht verschieden und ebensowenig ist die Alkaleszenz des Blutes vermindert,[1] d. h. also, die Löslichkeitsverhältnisse sind, soweit sie von der Alkaleszenz des Blutes abhängen, nicht verändert. Wir müssen somit die lokalen Verhältnisse für die Uratabscheidung verantwortlich machen.

Es kommt übrigens vermehrter Harnsäuregehalt im Blute bei mannigfachen Zuständen vor.[2] Bleikranke, Pneumoniker und namentlich Leukämiker weisen einen solchen auf. Magnus-Levy fand bei letzteren bis 0,2 g Harnsäure in 100 cm^3 Blut. Auch bei Gesunden ist sie darin unter dem Einfluß nukleinreicher Nahrung zu finden. Ihre Gegenwart als solche hat also nicht eine Ausscheidung in die Gewebe zur Folge. Freilich müssen wir bedenken, daß, insofern ein prinzipieller Unterschied zwischen diesen Zuständen und der Gicht besteht, als dort meist nur vorübergehend, oft nur auf wenige Stunden der Harnsäuregehalt gesteigert ist, während bei der Gicht der Zustand als ein chronischer bezeichnet werden muß. Außerdem sind jene Krankheiten nicht ganz ohne Beziehung zur Gicht: Bleikrankheit führt nicht selten zu echter Gicht und Leukämie hat nicht nur harnsaure Ablagerungen in den Harnwegen, sondern mitunter auch wirkliche Gicht im Gefolge. Ebenso sind bei Schrumpfniere sehr häufig Konkretionen von Harnsäure in den Gelenken zu finden,[3] auch dann, wenn eigentlich Gicht nicht zum Ausbruch gekommen ist. Die Harnsäurestauung im Blut kann also doch leicht zur Ausscheidung derselben in die Gelenke Anlaß geben. Umgekehrt ist Gicht sehr häufig mit Schrumpfniere kompliziert.

Wir sagten soeben, daß für die Gicht lokale Gewebsveränderungen für die Uratablagerungen ausschlaggebend seien. Freudweiler hat dieser Anschauung eine experimentelle Stütze gegeben. Er fand, daß bei Harnsäurestauung bei Hühnern Harnsäure mit Vorliebe sich in künstlich zur Entzündung gebrachten Gewebsteilen sich ablagerte.

---

[1] Magnus-Levy, Klemperer, a. a. O.

[2] R. v. Jaksch, Über die klinische Bedeutung des Vorkommens von Harnsäure im Blut. Berlin (1891).

[3] N. Moore, Bartholomews Hospital Reports (1887). — Levison, Zeitschr. f. klin. Med. **26**. — Luff, Brit. med. Journ. (1897) 839.

Wenn auch Gicht und Harnsäurestauung nicht identisch sind und die Verhältnisse beim Vogel speziell in der Harnsäurefrage, mit Rücksicht auf die verschiedene Stellung derselben im Vogel- und Säugetierorganismus auf letzteren und den Menschen nicht übertragbar sind, so ist doch dieser Befund bemerkenswert. Danach käme die alte GARRODsche Theorie, wonach Entzündung das Primäre wäre, in deren Bereich sich die Urate niederschlagen — mit nachträglicher Nekrotisierung — wieder zu Ehren.

Für jede Vorstellung über das Wesen der Gicht ist die Kenntnis der Harnsäureausscheidung von fundamentaler Bedeutung. Denn wenn Retention von Uraten im Organismus statthat, muß sie in den Ausscheidungsverhältnissen derselben zum Ausdruck kommen. Man hat sie in- und außerhalb des akuten Gichtanfalls genau geprüft. Es steht nun fest, daß in der anfallsfreien Zeit die Harnsäureausscheidung des Gichtikers sich um das normale Maß (0,5 g) herum bewegt,[1] wenngleich sie nicht selten sich an der unteren Grenze desselben hält.[2] Nur insofern zeigt sie eine Abweichung von der Norm, als die Tageswerte größeren Schwankungen als beim Gesunden unterworfen sind.[3]

Prüft man den endogenen und exogenen Anteil der Harnsäure-(Purin)werte getrennt, so ergibt sich folgendes. Die endogene Harnsäuremenge verhält sich wie die Gesamtharnsäure, sie steht auf normaler Höhe, nur schwankt sie mehr als beim Gesunden.[4] Freilich ist die Übersicht über die endogen gebildete Harnsäure nicht so leicht und klar wie über die exogene, weil wir, wie schon hervorgehoben, sie tatsächlich nicht kennen, da es uns verborgen bleibt,

---

[1] v. NOORDEN, Pathologie des Stoffwechsels (1893) 429. — F. LEVISON, Die Harnsäurediathese. Berlin (1893). — KLEMPERER, Untersuchungen über Gicht (1896). — A. MAGNUS-LEVY, Berl. klin. Wochenschr. (1896) 389. — Derselbe, siehe S. 509 Anm. 3. — W. HIS, Die Ausscheidung von Harnsäure im Urin des Gichtkranken, mit besonderer Berücksichtigung der Anfallszeiten und bestimmter Behandlungsmethoden. Deutsch. Arch. f. klin. Med. **65**. 156 (1900). — M. KAUFMANN u. L. MOHR, Beiträge zur Alloxurkörperfrage und zur Pathologie der Gicht. II. u. III. Teil. Ebenda **74**. 348 u. 586 (1902). — H. WIENER, Die Harnsäure. Ergebnisse der Physiol. **2**. 377 (1903).

[2] E. PFEIFFER, Berl. klin. Wochenschr. (1896) Nr. 15. — LUFF, siehe S. 510 Anm. 3. — B. LAQUER, Verhandl. d. 14. Kongr. f. inn. Med. 333 (1906).

[3] LAQUER, siehe Anm. 2. — HIS, siehe Anm. 1. — VOGEL, Zeitschr. f. klin. Med. **24**. 513 (1894). — L. BADT, ebenda **34**. 359 (1896). — KAUFMANN u. MOHR, siehe Anm. 1. — J. GROSSMANN, Berl. klin. Wochenschr. (1903) 539. — ESCHENBURG, Zur Kenntnis der Harnsäureausscheidung bei Gicht. Münch. med. Wochenschrift Nr. 47, 2263 (1905).

[4] J. GROSSMANN, siehe Anm. 3. — KAUFMANN u. MOHR, siehe Anm. 1.

wieviel von der gebildeten Säure wieder zerstört wird. Abweichungen vom normalen Typus, wie wir sie für die exogene Harnsäure kennen lernen werden, müssen uns einstweilen entgehen.

Die Verfolgung der Ausscheidung des exogenen Anteils hat bemerkenswerte und für die Beurteilung der gichtischen Störungen nicht unwesentliche Resultate gezeitigt.

Zunächst hat sich gezeigt, daß der Gichtkranke auf eine Zulage von Purinkörpern zur Nahrung hin weniger Harnsäure ausscheidet als der Gesunde. So fand VOGT[1] bei seinem an akuter Gicht leidenden Patienten nach Verabreichung von täglich 175 g Thymus während einer Versuchsdauer von 5 Tagen eine Vermehrung der ausgeschiedenen Harnsäure, die insgesamt rund $^1/_2$ g (also durchschnittlich täglich 0,1 g) geringer war als bei einer gesunden, gleich genährten Kontrollperson.[2] Bei dem Gichtiker REACHS[3] betrug die nach Pankreaszufuhr täglich ausgeschiedene Harnsäuremenge nicht die Hälfte der nach BURIAN und SCHUR[4] für den Gesunden berechneten. Ähnliches fanden STRAUSS, KAUFMANN und MOHR[5] und besonders SOETBEER.[6] In drei von diesem untersuchten Kranken blieb der Harnsäureanstieg, der (nach der ihnen verabreichten Fleischmenge) täglich rund 0,28 g Harnsäure hätte betragen sollen, beinahe vollständig aus, eine beim Gesunden nie beobachtete Erscheinung. In den Fällen SOETBEERS, der durch dreistündliche Harnsäurebestimmungen einen genaueren Einblick in die Ausscheidungsverhältnisse erhielt als seine Vorgänger, zeigten die Kurven außerdem beträchtliche Abweichungen von der Norm. So fehlte auch die bei purinfreier Kost regelmäßig auftretende Morgensteigerung und nach purinfreien Mahlzeiten traten

[1] H. VOGT, Ein Stoffwechselversuch bei akuter Gicht. Deutsch. Arch. f. klin. Med. **71**. 21 (1901).

[2] Ähnliches ergibt sich aus den Versuchen SCHMOLLS [Stoffwechselversuche an einem Gichtkranken. Zeitschr. f. klin. Med. **29**. 510 (1896)], doch hatte der Verfasser einen unrichtigen Schluß aus seinen Beobachtungen gezogen, da er durch seine Bestimmungsmethode die Gesamtpurinmenge mit gewann und diese als Harnsäure in Anrechnung brachte. Die Werte, die ihm normal schienen, sind tatsächlich zu gering.

[3] F. REACH, Beitrag zur Kenntnis des Stoffwechsels bei Gicht. Münch. med. Wochenschr. (1902) Nr. 29, 1215.

[4] BURIAN u. SCHUR, PFLÜGERS Arch. **87**. 239 (1901); vgl. auch J. WEISS, Weitere Beiträge zur Erforschung der Bedingungen der Harnsäurebildung. Zeitschr. f. physiol. Chem. **27**. 216 (1899).

[5] Siehe S. 511 Anm. 1 (III. Mitteil.).

[6] F. SOETBEER, Über den Einfluß der Nahrungsaufnahme auf die Ausscheidung der Harnsäure bei Arthritis urica. Zeitschr. f. physiol. Chem. **40**. 25 (1903).

abnorme und unregelmäßige Steigerungen auf. Es scheint also dort auch der endogene Purinstoffwechsel sich von der Norm zu entfernen.

Aus diesen Beobachtungen möchte man den Schluß ziehen, daß der Gichtiker dauernd einen beträchtlichen Teil der zugeführten Purine in seinem Organismus aufstapelt, und daraus ergäbe sich eine einfache Erklärung für seine Uratablagerungen.

Dem widersprechen aber die Angaben aller Autoren, wonach der Gichtiker, wie wir gesehen haben, in der anfallfreien Zeit ganz innerhalb der Norm liegende Harnsäuremengen ausscheidet. In Wirklichkeit liegen die Verhältnisse folgendermaßen.

Wir bemerken einschaltend, daß die angeführten Versuchsergebnisse nicht in einer mangelhaften Resorption, die ja bei Gicht oft vorkommt, ihren Grund haben, denn in manchen der erwähnten Versuche war die Resorption eine ganz normale.

Der Gichtkranke scheidet auf Purinzufuhr die gleichen Harnsäuremengen aus wie der Gesunde, die Ausscheidung erstreckt sich aber auf einen viel größeren Zeitraum. Die Ausscheidungskurve ist niedriger und in die Länge gezogen. Das läßt sich an allen neueren Untersuchungen, sofern sie nicht zu früh abgebrochen sind, deutlich nachweisen. Während der Gesunde sich der Purinzulage der Hauptmenge nach schon am Tage selbst der Aufnahme entledigt und die Ausscheidung in der Regel am zweiten Tage spätestens vollendet ist,[1] so zieht sie sich beim Gichtkranken auf mehrere (4—5) Tage hinaus.[2] Es handelt sich also in erster Linie um eine langsamere Ausscheidung.

Eine solche Nachschleppung findet sich zwar mitunter auch bei anscheinend ganz gesunden Menschen, doch ist das nicht die Regel. Dagegen ist sie bei andern Erkrankungen auch beobachtet worden. So bei Leberzirrhose[3] und besonders bei Nephritis.[4] Bei Diabetes hat Bloch[5] auch niedrige exogene Harnsäurewerte gefunden. Ob dort die Verhältnisse ähnlich liegen wie bei Gicht, wäre noch eingehender zu untersuchen. Bei der Verwandtschaft beider Krank-

---

[1] P. Pfeil, siehe S. 495 Anm. 1. — F. Soetbeer, siehe S. 512 Anm. 6; siehe auch W. Ebstein u. A. Nicolaier, Über die Ausscheidung der Harnsäure durch die Nieren. Virchows Arch. **143**. 337 (1896). — B. Bloch, siehe S. 503 Anm. 3.

[2] Kaufmann u. Mohr, siehe S. 511 Anm. 1. (III. Mitteil.).

[3] B. Bloch, siehe Anm. 1.

[4] B. J. H. Kam, Beitrag zur Kenntnis der Harnsäureausscheidung. Dissertation Leyden (1898). Ref. in Malys Jahresber. **28**. 573.

[5] B. Bloch, siehe Anm. 1.

heiten versprächen solche Untersuchungen viel Interessantes. Ganz besonders beachtenswert ist das ähnliche Verhalten bei Gicht und Nephritis. Wir machten ja schon auf die klinischerseits nachgewiesenen Beziehungen zwischen beiden aufmerksam. Freilich müßte hier noch weiter geforscht werden.

Die geschilderten Verhältnisse zeigen, daß es sich bei der Gicht um tiefe Störungen im Purinstoffwechsel handelt und daß jedenfalls die lokalen Veränderungen allgemeinen Störungen untergeordnet sind. Die verzögerte Ausscheidung der exogenen Harnsäure hat eine, wenn auch nur vorübergehende Ansammlung derselben im Blut zur Folge. Bleibt die Zufuhr nukleinhaltiger Nahrung bestehen, so ist damit ein dauernd vermehrter Harnsäuregehalt des Blutes gegeben.[1] Dieser ist in der Tat bei Gichtikern von allen Autoren konstant nachgewiesen. Es werden Werte bis 6 mg auf 100 cm^3 Blut angegeben. Auch bei Leukämie und Nephritis ist Harnsäure darin des öftern nachgewiesen,[2] bei ersteren von Weintraud[3] einmal 10 mg in 100 cm^3 Blut. Vorübergehend hat man bei Gesunden nach Zufuhr nukleinreicher Nahrung bis 5 mg Harnsäure in 100 cm^3 Blut geunden, nach Zufuhr von 20 g Nukleinsäure fand Bloch sogar 8 mg, das ist der höchste für den gesunden Menschen gefundene Wert.

Für die Bildung des Uratdepots geben zunächst die erwähnten Beobachtungen keine Erklärung. Doch haben sich dort eigenartige Zustände nachweisen lassen. His[4] hat im Verein mit seinen Schülern bei einer auf Monate sich hinstreckenden Untersuchungsreihe die Wahrnehmung gemacht, daß kurz vor dem akuten Gichtanfall die Harnsäureausscheidung beträchtlich vermindert ist, um dann während und nach dem Anfall deutlich anzusteigen. Es ist also auch der akute Anfall mit Veränderungen in der Ausscheidung verbunden. Seine sorgfältigen Untersuchungen stimmen mit den wenigen Beobachtungen früherer Autoren überein, die aber, weil sie sich nicht

---

[1] Im Blute Gesunder ist für gewöhnlich keine Harnsäure nachweisbar. Ein geringer Gehalt muß aber dennoch bestehen, da die Harnsäure des Harnes aus dem Blute stammt, die Menge ist aber offenbar zu gering, um mit unsern derzeitigen Methoden nachgewiesen zu werden.

[2] R. v. Jaksch, Deutsche med. Wochenschr (1890) 761. — A. Magnus-Levy, siehe S. 505 Anm. 3. — Klemperer, Untersuchungen über Gicht und harnsaure Diathese. Berlin (1896).

[3] Weintraud, Wien. klin. Rundschau (1896).

[4] W. His, Die Ausscheidung von Harnsäure im Urin der Gichtkranken, mit besonderer Berücksichtigung der Anfallszeiten und bestimmter Behandlungsmethoden. Deutsch. Arch. f. klin. Med. **65.** 156 (1900).

auf die ganze Dauer des Anfalles und namentlich nicht auf die Zeit vor den Attacken erstreckten, den gewünschten Aufschluß nicht brachten und sich widersprachen.

Nach neueren Beobachtungen BRUGSCHS[1] ist es wesentlich die Ausscheidung der endogenen Purine, welche die von HIS beobachteten Schwankungen in der zeitlichen Umgebung der Gichtanfälle durchmachen, während die exogenen Körper, wie es scheint, noch kein regelmäßiges Verhalten gezeigt haben.

Nach all dem Gesagten muß man also für die Gicht eigenartige Störungen in der Harnsäureausscheidung annehmen. Ob diese nun aber das Wesen des Krankheitsprozesses ganz umgrenzen, ob es sich also bloß um eine Ansammlung von Harnsäure handelt oder ob wohl nicht noch andere Momente eine wesentliche Rolle mitspielen, ist zunächst noch nicht bekannt. Von besonderem Interesse ist, daß gewissermaßen experimentell Gichtanfälle durch Zufuhr nukleinhaltiger Nahrung (Thymus, Pankreas) bei Gichtikern haben hervorgerufen werden können.[2] Freilich ist das nicht in allen Fällen und bei den gleichen Kranken nicht stets gelungen. Ob wir neben den Störungen in den Ausscheidungsverhältnissen auch Veränderungen im intermediären Purinstoffwechsel annehmen müssen, vermehrte Bildung oder verminderte Zerstörung der Harnsäure oder beides zusammen, bedingt durch Abweichung in der Fermenttätigkeit gewisser Organe (Leber?),[3] steht freilich noch dahin. Notwendig für unser Verständnis sind aber solche Vorgänge nicht, und damit scheint die Gicht andern „Stoffwechselkrankheiten", wie z. B. dem Diabetes und den weiter oben geschilderten Anomalien des Eiweißstoffwechsels, wo einzelne Atomgruppierungen der Verwertung durch Zellfermente entgehen, nicht gleichzukommen.

In neuerer Zeit haben KIONKA[4] und sein Schüler FREY,[5] gestützt

---

[1] TH. BRUGSCH, Zur Stoffwechselpathologie der Gicht. Zeitschr. f. exp. Pathol. u. Therap. **2**. 619 (1906).

[2] REACH, siehe S. 512 Anm. 3.

[3] Auch veränderte Lösungs- und Bindungsverhältnisse hat man angerufen [O. MINKOWSKI, Die Gicht. NOTHNAGELS Handb. (1903)].

[4] H. KIONKA, Zur Pathogenese der Gicht. Zeitschr. f. exp. Pathol. u. Therap. **2**. 1 (1905). — Derselbe, Glykokoll und Harnstoff in ihren Beziehungen zur Harnsäure. Ebenda **2**. 17 (1905).

[5] E. FREY, Physikalisch-chemisches Verhalten des Glykokolls und Harnstoffs bei der Fällung harnsaurer Salze. Zeitschr. f. exp. Pathol. u. Therap. **2**. 26 (1905). — Derselbe, Das Krankheitsbild „Gicht" nach KIONKAS Theorie. Ebenda **2**. 36 (1905).

auf den von Ignatowski[1] erhobenen Befund einer Vermehrung der Aminosäuren, insbesondere des Glykokolls, im Harn des Gichtikers, die Hypothese aufgestellt, daß diese die sauren Urate zur Ausfällung bringen, da außerhalb des Körpers Lösungen von (neutralem) Dialkaliurat auf Glykokollzusatz eine beschleunigte Umwandlung in (saures) Monalkaliurat zeigten. Diese Hypothese ist aber schon deswegen nicht haltbar, weil nach neueren Untersuchungen[2] Aminosäuren und speziell Glykokoll bei Gicht nicht häufiger und in größerer Menge im Blute und Harn gefunden werden als bei gesunden Menschen. Auch die Erklärungen für die Lokalisation der Uratherde, nämlich die Zurückführung der Ablagerungen auf eine lokale Bildung von Glykokoll im traumatisierten Knorpel, ist begreiflicherweise auf Widerstand gestoßen.

Für die eigentliche Entstehung der Gichtherde, der Uratdepots, gebricht es einstweilen noch an einer hinreichenden Erklärung. Gewiß ist man im Recht, wenn man der Harnsäureüberflutung eine wesentliche Rolle zuspricht, doch ist das auslösende Moment noch nicht genügend erkannt. Es bleibt noch zu ermitteln, welche lokalen Veränderungen ausschlaggebend sind. Vor etwas möchten wir aber warnen: rein chemische oder physikalisch-chemische Momente allzusehr in den Vordergrund zu drängen. Die Erfahrung lehrt, daß wir mit ihnen allein nicht auskommen und daß die Biologie immer ihre eignen Wege geht, die unsere aus der anorganischen Welt geschöpften Vorstellungen oft zu Schanden machen.

Wir erwähnen hier die von Amalgia[3] stammenden Beobachtungen, welche ergaben, daß in Harnsäurelösung getauchte Knorpelstücke ähnliche Ablagerungen — auch mikroskopisch betrachtet — aufwiesen, wie wir sie für die Gicht gewohnt sind. So wertvoll diese Versuche sind, sie beruhen vielleicht mehr auf Zufälligkeit, und vorderhand möchten wir nicht mehr daraus entnehmen, als daß diese einfache Manipulation ähnliche Bilder zu erzeugen vermag, wie sie der Organismus hervorruft.[4]

---

[1] Siehe S. 401 Anm. 7.

[2] Siehe S. 401 Anm. 1 u. 9.

[3] M. Amalgia, Zur Lehre vom Harnsäurestoffwechsel. III. Mitteil. Über das Absorptionsvermögen der Knorpelsubstanz für Harnsäure. Hofmeisters Beiträge 7. 466 (1905).

[4] Wir bestreiten nicht, daß durch diese Versuche eine gewisse Affinität der Gelenkknorpel für die Harnsäure dargetan ist, die namentlich auch aus der weitern Beobachtung Amalgias hervorgeht, daß nach Injektion von Harnsäure in die Peritonealhöhle des Kaninchens die Gelenkknorpel fast immer

Wie sehr unser Körper seine eigenen biologischen Wege geht, zeigt das Schicksal der Gichtknoten, dort, wo sie dem Schwunde anheimfallen. Nicht physikalische Momente, Auflösung durch alkalische Säfte und dergleichen, wie es der Therapie so sehr erwünscht war, sind das Maßgebende, sondern durch Phygozytose,[1] durch Entfernung mittels lebender in die Herde hineinwuchernder Zellen, erfolgt die Wegschaffung des kristallinischen Depots.

positive Murexidreaktion aufwiesen, während sie bei Leber, Milz, Muskel und Lungen ausblieb.

[1] M. FREUDWEILER, siehe S. 509 Anm. 2. — W. HIS, siehe S. 509 Anm. 1.

XV

Die Abänderungen des Kohlehydratabbaues

Wie der Organismus stets die gleichen ihm eigenen Eiweißkörper in seinen Organen und Säften einschließt, gleichgültig, welche Proteine er in seiner Nahrung aufnimmt, so ist auch in seinem Blute stets Traubenzucker zu finden, welche Kohlehydrate (der 6-Kohlenstoffreihe)[1] er unter den gewöhnlichen Ernährungsverhältnissen auch mit der Nahrung zugeführt bekommt. Der Traubenzucker gehört zu den notwendigsten Faktoren der Zellchemie; fortwährend wird er in den Geweben zersetzt und sistiert die Kohlehydratzufuhr (im Hunger, bei einseitiger Eiweiß- und Fettzufuhr), so verbraucht er seinen eigenen Reservefonds. Störungen des Kohlehydratstoffwechsels gehören daher zu den wichtigsten Erscheinungen der Stoffwechselpathologie.

Wie sehr diese Störungen ins Gewicht fallen, wird uns vollends klar, wenn wir uns vergegenwärtigen, daß der gesunde, unter gewöhnlichen Verhältnissen lebende Mensch unserer Gegenden ca. $^2/_3$ seines Kalorienbedarfs mit Kohlehydraten deckt. In vielen Volksschichten und bei manchen Völkerschaften machen sie bis 80 Proz. der Gesamtnahrungszufuhr aus. Dazu kommt, daß sie sich auch am molekularen Aufbau der gebräuchlichsten Eiweißstoffe beteiligen. Lassen sich die Beobachtungen am Diabetiker auf den Gesunden übertragen, so wird außerdem ein erheblicher Teil des nicht Kohlehydratcharakter tragenden Anteils des Eiweißmoleküls im Organismus in Kohlehydrate umgewandelt und wohl erst in dieser Form verbraucht.

Die Umwandlung der Nahrungskohlehydrate erfolgt zunächst in der Weise, daß die Poly- und Disaccharide durch die Verdauungs-

---

[1] Für die Kohlehydrate der 5- und 7-Kohlenstoffreihe ist das Verhalten nicht endgültig geklärt. [Vgl. hierüber M. Cremer, Physiologie des Glykogens. Ergebnisse der Physiol. 1. I. 803 (1902).

säfte im Darm in einfache Zuckerarten gespalten werden. Amylum, das in größter Menge genossene Kohlehydrat, wird durch den Mundspeichel in Maltose und Isomaltose und diese durch den Pankreas- und Darmsaft in Dextrose verwandelt, Rohrzucker durch den Magen- und Darmsaft in Dextrose und Lävulose und schließlich Milchzucker durch die Laktase des Darmes[1] in Dextrose und Galaktose zerlegt. Mit wenigen Ausnahmen werden nur die als Monosaccharide resorbierten Kohlehydrate im Organismus verwertet; bei subkutaner Einspritzung von Rohrzucker oder Milchzucker erscheinen diese quantitativ im Harn.[2]

Die hervorragendste Rolle spielt der Traubenzucker, ihn verbrennt die Zelle. Die Rolle der Lävulose ist noch unbekannt, ebenso die der Pentosen. Ihnen wird in neuerer Zeit mehr Aufmerksamkeit geschenkt. Wie kommen auf sie später genau zu sprechen.

Es ist eine bemerkenswerte Tatsache, daß die alle Organe durchspülende Nährflüssigkeit, das Blut, beim Gesunden stets die gleiche Menge Traubenzucker enthält, nämlich 0,1—0,15 Proz., gleichgültig, ob der Organismus hungert oder hinreichend Nahrung und speziell Kohlehydrate zugeführt bekommt.

Der wichtigste Regulator ist die Leber. Wie seit Claude Bernard bekannt, wird der resorbierte Zucker mit dem Pfortaderblut in der Leber bis auf die geringe, eben erwähnte konstante prozentuale Menge durch Deshydratation und Polymerisation in das wasserunlösliche, mit Wasser quellbare Glykogen umgewandelt und in dieser Form aufgespeichert. Droht der Zuckergehalt des Blutes durch gesteigerte Verbrennung (Körperarbeit) abzunehmen, so verwandelt die Leber ihr Glykogen in Zucker zurück und gibt es in der erforderlichen Menge an die Blutflüssigkeit ab. Die Glykogenbildung sowie seine Rückverwandlung in Traubenzucker geschieht sehr wahrscheinlich auf enzymatischem Wege.

Auch Zuckerarten der 5- und 7-Kohlenstoffreihe können, wie es scheint, zu (6-kohlenstoffatomigem) Glykogen umgewandelt werden[3]

---

[1] E. Weinland, Zeitschr. f. Biol. **38**. 16 u. 607 (1899) und **40**. 386. — R. Orbán, Prag. med. Wochenschr. (1899) Nr. 33.

[2] F. Voit, Verhalten einiger Zuckerarten im tierischen Organismus. Sitzungsberichte d. Münch. morphol. Ges. (1896).

[3] E. Salkowski, Über das Verhalten der Pentosen, insbesondere der l-Arabinose im Tierkörper. Zeitschr. f. physiol. Chem. **32**. 393 (1901). — Neuberg u. Wohlgemuth [Zeitschr. f. physiol. Chem. **35**. 54 (1902)] konnten mit der d- und r-Form bei der gleichen Tierart (Kaninchen) keine Glykogenbildung erzielen.

und ebenso geht die einen Ketozucker darstellende Lävulose in das gleiche Glykogen über.[1]

Der Regulationsmechanismus versagt, wenn in überschüssiger Menge Zucker zugeführt wird. Es vermag dann die Leber ihrer Aufgabe nicht mehr Herr zu werden und größere Mengen von Zucker gelangen in den allgemeinen Kreislauf. Ist nun aber der Zuckergehalt des Blutes über die Norm gesteigert, so greift die Niere komplettierend ein und scheidet das Übermaß aus. Wir werden hierauf zurückkommen. Niemals tritt aber beim Gesunden Glykosurie auf, wenn Polysaccharide zugeführt werden, mag die Zufuhr noch so groß sein. Bei ihm hat ausschließlich ein Übermaß von schon vorgebildetem Traubenzucker (um diesen handelt es sich ja hier ausschließlich) die Elimination mit dem Harn zur Folge.

Die Leber ist nicht die einzige Stätte der Glykogenaufbewahrung, alle drüsigen Organe sind glykogenhaltig — sie enthalten nach PLÜGER ca. 10 Proz. davon —, ebenso die Muskulatur. Den höchsten Gehalt weist jedoch die Leber auf, sie enthält ungefähr ebensoviel (ca. 300 g) wie die gesamte Körpermuskulatur. Beachtenswert ist, daß besonders rasch wachsende Organe, Neoplasmen, reich an Glykogen sind, und da ergibt sich eine auffallende Ähnlichkeit mit dem Pflanzenreich. Auch dort sind rasch wachsende Geschwülste reich an Amylum, dem Homologon des Glykogens bei der Pflanze.

Wie das Glykogen von der Leber in die Organe gelangt, ist nicht sicher ermittelt, man nimmt an, über die Traubenzuckerstufe, d. h. das in Form von Traubenzucker in der Leber mobil gemachte Glykogen wird unter einem ähnlichen Vorgang wie in der Leber zu Glykogen verwandelt.

Nicht alle Zuckerarten sind in gleichem Maße zur Glykogenbildung geeignet. Obenan stehen Dextrose, Lävulose und die beiden im Darm in Dextrose und Lävulose übergehenden Disaccharide, Rohrzucker und Maltose, während Milchzucker und Galaktose diese Eigenschaft in geringerem Umfang haben.[2] Nur jene Zuckerarten,

---

[1] J. WOHLGEMUTH, Über das Verhalten der α-Glukoheptose im tierischen Organismus. Zeitschr. f. physiol. Chem. **35**. 568 (1902). — H. ROSIN, [Über Fruchtzuckerdiabetes und über die Gewinnung von Fruchtzucker aus anderen Kohlehydraten. Festschr. f. SALKOWSKI 105 (1904)] will zwar aus dem durch Fruktosefütterung erzeugten Glykogen unter Diastasewirkung wieder Fruktose erhalten haben.

[2] C. VOIT, Glykogenbildung nach Aufnahme verschiedener Zuckerarten. Zeitschr. f. Biol. **38**. 245.

welche mit Hefe vergären, führen zu reichlicher Ansammlung von Glykogen im Körper.[1]

Beachtenswert ist, daß das Glykogenbildungsvermögen der Leber (aus Dextrose) an die Mitwirkung einer andern Drüse, des Pankreas, gebunden ist. Nach Pankreasexstirpation geht das Vermögen fast vollständig verloren, während aus Lävulose noch gewisse Mengen von Glykogen gebildet werden.

Eine viel und lebhaft umstrittene, heute in ihren Einzelheiten noch nicht erledigte Frage ist, ob Glykogen und überhaupt Zucker auch aus andern Nahrungsstoffen, aus Eiweiß und Fett sich bildet. Man darf es als feststehend betrachten, daß Eiweiß in Zucker umgewandelt wird.[2] In diesem Sinne haben auch ganz besonders die Erfahrungen der Pathologie und über den experimentellen Diabetes entschieden. Dabei kommen die Eiweißkörper nicht nur vermöge ihres Gehaltes an präformiertem Zucker (Aminohexose) in Betracht, denn auch kohlehydratfreie Proteine, wie Kasein und Leim, vermögen Glykogenansatz zu bewirken,[3] und beim schweren Diabetiker wird aus Eiweiß mehr Zucker gebildet als in ihm präformiert enthalten ist. Hierauf werden wir weiter unten ausführlich zu sprechen kommen.

Ob nun aber Glykogen auch aus Fett entsteht, wie SEEGEN[4] und andere Autoren (NASSE, LEUBE, CHAUVEAU und KAUFMANN) annehmen, ist weniger sicher.[5] Die Möglichkeit ist nicht von der Hand zu weisen und aus der Pathologie sind, wie wir weiter unten sehen werden, manche Beobachtungen im Sinne einer Entstehung von Zucker aus Fett ausgelegt worden. Auch ist für die eine Komponente des Fettes, das Glyzerin, der Übergang in Zucker nament-

---

[1] M. CREMER, Zucker und Zelle. Zeitschr. f. Biol. **32.** u. S. 518 Anm. .1

[2] CLAUDE BERNARD, Gesammelte Werke. — B. NAUNYN, Der Diabetes melitus. NOTHNAGELS Handb. (1898). — v. MERING, Behandlung des Diabetes melitus in PENTZOLDT-STINTZINGS Handb. der spez. Therap. inn. Krankheiten. — KÜLZ, Beiträge zur Kenntnis des Glykogens. Festschr. f. LUDWIG. Marburg (1891).

[3] E. BENDIX, Über physiologische Zuckerbildung nach Eiweißdarreichung. Zeitschr. f. physiol. Chem. **32.** 479 (1901). — Derselbe, Bemerkungen zu: Die Entstehung von Glykogen aus Eiweiß, von B. SCHÖNDORFF. Ebenda **34.** 544 (1902).

[4] SEEGEN, PFLÜGERS Arch. **39.** 132 (1886).

[5] Im Pflanzenreich ist die Überführung von fetten Ölen in Stärke eine häufige Erscheinung [vgl. SACHS, Vorlesungen über Pflanzenphysiologie. 2. Aufl. 301 (1887)].

lich durch die Beobachtungen CREMERS[1] und LÜTHJES[2] an phlorhizin- und pankreasdiabetischen Tieren wahrscheinlich gemacht. Doch müssen wir bemerken, daß bisher von allen beigebrachten Beweisen für eine Zuckerbildung aus Fett und seinen Komponenten im Organismus[3] keiner zwingend ist.

Die Leber hydriert, wie schon erwähnt, bei Bedarf ihr Glykogen zu Zucker und gibt ihn an das Blut ab. Der Zucker gelangt in die Organe und wird dort, und zwar, wie man annimmt, hauptsächlich in den Muskeln, oxydiert. Wie die Abtragnng vonstatten geht, ist ebensowenig bekannt, als wie die des Eiweißes erfolgt. Aus dem Umstande, daß bei Übermüdung und Sauerstoffmangel Milchsäure in der Muskulatur auftritt, nimmt man an, daß diese ein intermediäres Abbauprodukt des Zuckerstoffwechsels darstelle. Milchsäure entsteht aber sicher auch aus Eiweiß.

Eine auffallende Erscheinung ist, daß für die Abtragung des Traubenzuckers die Funktion des Pankreas erhalten sein muß. Nach Exstirpation der Bauchspeicheldrüse verliert der Organismus, wie in ihren schönen Versuchsreihen seinerzeit v. MERING und MINKOWSKI[4] dargetan haben, die Fähigkeit der Zuckerverbrennung, und zwar geht die Fähigkeit, wenn die Exstirpation eine komplette ist, vollständig verloren. Nur bei Hinterlassung kleiner, nicht immer leicht entfernbarer Reste bleibt sie zum Teil erhalten.[5]

Aus diesem Umstande hat man auf eine innere Sekretion des Organs geschlossen. Worin aber diese besteht, d. h. was für Stoffe sezerniert und abgegeben werden, in welcher Weise sie wirken, und wo sie ihre Wirksamkeit entfalten, ist bis zum heutigen Tage eine offene Frage. Beachtenswert ist, daß nach R. HIRSCH[6] ein Auszug von Pankreasgewebe, wenn er dem Leberbrei zugefügt wird, dessen zuckerspaltende Funktion mächtig fördert. Ebenso hat COHNHEIM[7]

---

[1] M. CREMER, siehe S. 518 Anm. 1 u. Sitzungsber. d. Gesellsch. f. Morph. u. Physiol. in München (1902) Mai. — KÜLZ, siehe S. 521 Anm. 2.

[2] H. LÜTHJE, Die Zuckerbildung aus Glyzerin. Deutsch. Arch. klin. Med. **80**. 98 (1904).

[3] Chemisch (in vitro) ist der Übergang von Glyzerin in Zucker (durch Oxydation) von E. FISCHER dargetan.

[4] v. MERING u. MINKOWSKI, Arch. f. exp. Pathol. u. Pharm. **26**. 379 (1890).

[5] E. PFLÜGER, Ob die Totalexstirpation des Pankreas mit Notwendigkeit Diabetes bedingt? Sein Arch. **106**. Heft 5 (1905).

[6] RAHEL HIRSCH, siehe S. 9 Anm. 5.

[7] O. COHNHEIM, Die Kohlehydratverbrennung in den Muskeln und ihre Beeinflussung durch das Pankreas. Zeitschr. f. physiol. Chem. **39**. 336 (1903); **42**. 401 (1904); **43**. 547 (1905).

nachgewiesen, daß die Körpergewebe, d. h. daraus gewonnene Preßsäfte nur dann Traubenzucker zersetzen, wenn ihnen Pankreassaft — der an und für sich auf Zucker auch wirkungslos ist — zugefügt wird, und zwar soll nach ihm der einer Kinase ähnlich wirkende Körper hitzebeständig sein.[1] Die Befunde COHNHEIMS sind jedoch von CLAUS und EMBDEN[2] bestritten worden und auch EMBDEN[3] versuchte vergeblich, R. HIRSCHS Beobachtungen zu bestätigen. Er läßt die Möglichkeit offen, daß doch bakterielle Verunreinigungen in HIRSCHS Versuchen mitgewirkt haben.

Daß man dem Pankreas auch die Bildung eines fermentartigen Stoffes zugeschrieben hat, der den Zucker direkt spaltet und oxydiert, liegt auf der Hand, da sich auch diese aprioristische Möglichkeit präsentierte. LÉPINE war es hauptsächlich, der die Theorie einer glykolytischen Wirkung lebhaft verfocht. Er glaubte annehmen zu dürfen, daß die Blutglykolyse im Diabetes vermindert sei. Dies ist jedoch bestritten worden, und wie wir im ersten Kapitel schon hervorhoben, sind quantitative Unterschiede im glykolytischen (wie überhaupt allgemein im fermentativen) Vermögen eines Organes oder einer Flüssigkeit nur mit Vorsicht aufzunehmen, da sehr viele Momente auf den Verlauf der Fermentreaktionen einwirken.

Den Abbau der Kohlehydrate in den Organen haben STOKLASA und seine Schüler in jüngeren Jahren verfolgt. Wir sind auf diese Versuche im ersten Kapitel schon eingegangen und verweisen auf die dortigen Auseinandersetzungen. Wir wiederholen bloß, daß nach jenen Autoren die Zuckerabtragung unter Kohlensäure- und Alkoholbildung in den Organen ähnlich wie in den Hefezellen verlaufen soll. Die Angaben sind jedoch bestritten, d. h. man hält es nicht für ausgeschlossen, daß die STOKLASAschen Versuche durch bakterielle Mitwirkung getrübt wurden und keine Beweiskraft haben.

Da gewisse, dem Organismus einverleibte Substanzen (Kampfer, Chloralhydrat, Menthol usw.),[4] wie auch im Darmkanal durch bakterielle Tätigkeit entstehende Produkte, Indol, Phenol, sich in den Geweben unter Verlust ihrer differenten Wirkung mit Glykuronsäure

---

[1] Auch andere hitzebeständige Kinasen sind bekannt.

[2] R. CLAUS u. G. EMBDEN, Pankreas und Glykolyse. HOFMEISTERS Beiträge **6**. 214 (1905) u. **6**. 343 (1905).

[3] R. CLAUS u. G. EMBDEN, HOFMEISTERS Beiträge **6**. 226 (1905).

[4] Siehe E. FROMM u. H. HILDEBRANDT, Über das Schicksal zyklischer Terpene und Kampfer im tierischen Organismus. Zeitschr. f. physiol. Chem. **33**. 579 (1901). — H. HILDEBRANDT, Arch. f. exp. Pathol. u. Pharm. **44**. 278; **45**. 110. — O. NEUBAUER, ebenda **46**. 133 (1901).

paaren, nimmt man an, daß im Stoffwechsel dieses Oxydationsprodukt der Dextrose zur Verfügung steht, ähnlich wie auch Glykokoll als

CHO		CHO
CHCH		CHOH
CHOH		CHOH
CHOH	⟶	CHOH
CHOH		CHOH
CH_2OH		COOH
Dextrose.		Glukuronsäure.

intermediäres Stoffwechselprodukt zur Paarung mit fremden Stoffen bereit steht.[1]

Die Annahme der Glukuronsäure als normaler Zwischenstufe im Abbau des Traubenzuckermoleküls wird namentlich durch P. Mayer[2] vertreten. Nach ihm geht dann die Glukuronsäure zum Teil wenigstens über Zuckersäure in Oxalsäure über.[3] Dem hat man aber mit Recht entgegengehalten, daß im Organismus Oxalsäure nicht oder nur sehr schwer zerstört wird und sonach kaum ein intermediäres Stoffwechselprodukt darstellen dürfte. Gegen die Annahme, daß Glukuronsäure ein direktes Oxydationsprodukt der Glukose sei, d. h. durch Umwandlung der endständigen Alkoholgruppe in die Carboxylgruppe zur Entstehung käme, wie das Schmiedeberg und H. Meyer[4] seinerzeit schon angenommen hatten, haben sich Fischer und Piloty[5] aus rein theoretisch-chemischen Gründen ausgesprochen, indem sie darauf hinwiesen, daß es sehr wahrscheinlich sei, daß die Oxydation an der primären Alkoholgruppe erfolge, während die viel leichter oxydable Aldehydgruppe intakt bleibe. Sie stellen sich den Vorgang vielmehr so vor, daß die Paarung mit den erwähnten Stoffen vor der Oxydation und dann an der Aldehydgruppe stattfinde und erst nachträglich die CH_2OH-Gruppe zu Carboxyl oxydiert werde. Das will soviel sagen, als daß eben die Bildung

[1] Nach Neuberg u. Mayer ist die Glukuronsäure auch ein normaler Harnbestandteil, sie ist dort mit Phenol, Indoxyl und Skatoxyl verbunden, auch im normalen Blut kommt sie in gepaarter Form regelmäßig vor. P. Mayer und C. Neuberg, Über den Nachweis gepaarter Glukuronsäuren und ihr Vorkommen im normalen Harn. Zeitschr. f. physiol. Chem. **29**. 256 (1900).

[2] Siehe kritisches Sammelreferat: P. Mayer, Neuere Untersuchungen über die Glukuronsäure. Biochem. Zentralbl. **1**. Nr. 10 (1903).

[3] P. Mayer, Deutsche med. Wochenschr. (1901) Nr. 16 u. 17.

[4] O. Schmiedeberg u. H. Meyer, Über Stoffwechselprodukte nach Kampferfütterung. Zeitschr. f. physiol. Chem. **3**. 422 (1879).

[5] E. Fischer u. Piloty, Ber. d. deutsch. chem. Ges. **24**. 522 u. **26**. 2403.

der Glukuronsäure auf einem sekundären Prozeß beruhe und unter gewöhnlichen Umständen im Stoffwechsel nicht entstehe. Die FISCHER-PILOTYsche Auffassung hat P. MAYER[1] dadurch zu entkräften gesucht, daß glykosidartige Verbindungen, wie sie FISCHER als Zwischenprodukte bei der Umwandlung der Glukose in Glukuronsäure annimmt (z. B. Chloralose), im Tierkörper nicht oder höchstens zu einem ganz geringen Anteil zu Glukuronsäureverbindungen (Chloralose also zu Urochloralsäure) oxydiert werden. Trotz des negativen Befundes erscheint uns aber die P. MAYERsche Auffassung der Glukuronsäure als normalen Zwischenproduktes des Kohlehydratstoffwechsels noch des bindenden Beweises bedürftig und einstweilen haben wir doch mehr Grund, an der FISCHERschen Vorstellung festzuhalten, da doch weder MAYERS noch FALCKS[2] in derselben Richtung sich bewegende Versuche zu einem entscheidenden Resultat geführt haben. Auch daß die Glukuronsäure primär vermehrt sein könne, und zwar auf Grund unvollkommener Oxydation des Traubenzuckers, erscheint uns des Beweises bedürftig.

Der Annahme LOEWIS,[3] daß die Glukuronsäure nicht aus Kohlehydraten, sondern aus Eiweiß entstehe, können wir nicht beipflichten.[4] Freilich eine indirekte Entstehung aus Eiweiß, nämlich über die Kohlehydratstufe, liegt vor, eine solche meinte aber LOEWI nicht.

Wir erwähnten, daß die Leber die resorbierten Kohlehydrate der Nahrung in sich aufnimmt und als Glykogen aufspeichert. Wir sahen, daß schon beim Gesunden ihre Funktion insuffizient wird, wenn große Zuckermengen das Pfortadergebiet überschwemmen. Die Leberzellen vermögen dann allen Zucker nicht aufzuspeichern und der nicht in Glykogen umgewandelte Teil gelangt in den allgemeinen Kreislauf, aus welchem die Niere ihn dann eliminiert (alimentäre Glykosurie). Unter diesen Umständen findet man einen gesteigerten Zuckergehalt im Blut (alimentäre Hyperglykämie). Kleine Mengen von Zucker scheidet schon der gesunde Mensch unter gewöhnlichen Verhältnissen im Harn aus.[5]

Die verschiedenen Zuckerarten verhalten sich verschieden, und

[1] P. MAYER, Zeitschr. f. klin. Med. **47.** (1902).

[2] A. FALCK, Über das Verhalten einiger Glukoside, sowie über die Entstehung gepaarter Glukuronsäure im Tierkörper. Münch. med. Wochenschr. (1902) Nr. 36, 1489.

[3] O. LOEWI, Arch. f. exp. Pathol. u. Pharm. **47.** 56 (1901).

[4] Vgl. auch P. MAYER, siehe Anm. 1.

[5] MORITZ, K. BAISCH, Über die Natur der Kohlehydrate des normalen Harns. I. Mitteilung Zeitschr. f. physiol. Chem. **18.** 193 (1893); II. Mitteilung ebenda **19.** 339 (1894). Nachtrag ebenda **20.** 249 (1894).

zwar gehen am leichtesten diejenigen Zuckersorten in den Harn über, die am schwersten vergären. Sie verhalten sich also umgekehrt wie bezüglich ihrer Glykogenbildungsfähigkeit. Milchzucker, Galaktose und Rhamnose[1] treten bei kleineren Mengen in den Harn über als Dextrose oder Rohrzucker, Lävulose und Rohrzucker wiederum leichter als Dextrose.

Dextrose geht beim gesunden Menschen erst dann, wenn durchschnittlich 150—200 g (Maximum 250) davon auf einmal und nüchtern verabreicht werden. Bei Greisen liegt die Assimilationsschwelle tiefer,[2] ebenso bei Kindern.[3] Ganz besonders tief ist sie in den ersten Lebensjahren.

Bei gewissen Zuständen ist nun die Toleranz des Organismus gegenüber Dextrose herabgesetzt, so daß schon die Darreichung von 100 g und noch weniger Traubenzucker von Glykosurie gefolgt ist. Gesteigerte Neigung zu alimentärer Glykosurie findet sich ziemlich konstant bei Morbus Basedowi, dann bei gewissen Neurosen, bei Leberkrankheiten, Fettsucht, Arteriosklerose und auch mitunter im Infektionsfieber.[4]

Niemals aber erfolgt in diesen Zuständen Zuckerausscheidung nach Amylumzufuhr, mag sie noch so groß sein. Offenbar beruht das darauf, daß eben die Zuckerbildung aus demselben nur allmählich erfolgt. Wo Meliturie nach Amylumzufuhr sich einstellt, handelt es sich um eigentlichen **Diabetes melitus.**

Was den Diabetiker auszeichnet, ist, daß er in mehr oder weniger ausgesprochener Weise die Fähigkeit verloren hat, den Zucker zu oxydieren und die Kohlehydrate der Nahrung als Glykogen aufzuspeichern. In der milden Form der Krankheit entgehen bloß die Kohlehydrate der Nahrung dem Verbrauch. Die Leber

---

[1] L. Lindemann u. R. May, Die Verwertung der Rhamnose vom normalen und vom diabetischen menschlichen Organismus. Deutsch. Arch. f. klin. Med. **56**. 282 (1896).

[2] L. v. Aldor, Über Kohlehydratstoffwechsel im Greisenalter usw. Zentralbl. f. inn. Med. (1901) Nr. 21.

[3] P. Nobécourt, De l'élimination par les urines de quelques sucres introduits par la voie digestive ou la voie sous-cutanée chez les enfants. Rev. mens. des malad. de l'enfance **17**. 179. — Finzio, Ricerche sulla glucosuria alimentare dell' infanzia. La pediatria **7**. Nr. 1 (1899). — A. Greenfield, Die Assimilationsgrenze für Zucker im Kindesalter. Jahrb. f. Kinderheilk. **58**. 666 (1903). Weitere Literatur siehe bei Czerny und Keller, Des Kindes Ernährung usw. 316.

[4] P. F. Zuccola, Die Probe der alimentären Glykosurie bei Infektionskrankheiten. Ref. in Biochem. Zentralbl. (1905) Ref. Nr. 1585.

vermag sie nicht zu retinieren und dadurch steigt der Zuckergehalt des Blutes. Dieser beträgt dann bis 0,4 und 0,5 Proz. Für die Zuckerausscheidung mit dem Harn ist die Hyperglykämie die unmittelbare Ursache.

Werden die Kohlehydrate aus der Nahrung ausgeschlossen, so sistiert alsbald die Glykosurie. Die Toleranz gegen Zucker erlischt früher als die gegen Amylaceen. Doch verhalten sich die verschiedenen Zuckerarten ungleich. Es wird von dem einen mehr, von dem andern weniger ertragen und das wechselt von Fall zu Fall. So wird Milchzucker häufig besser verwertet als andere Kohlehydrate.[1] Doch ist das nicht immer der Fall. Die von den Franzosen empfohlenen Milchkuren können nicht schematisch für alle Diabetiker Verwendung finden. Maltose wird durchweg schlechter verbrannt. Jedenfalls ist es zweckmäßig, im Einzelfall auszuprobieren, wo für jedes einzelne Kohlehydrat (sowohl Amylaceen wie Zucker) die Assimilationsgrenze liegt, will man nicht auf eine wertvolle Bereicherung der Tafel der Patienten verzichten. Die Kohlehydratzufuhr richtet sich dann nach dem Zersetzungsvermögen. Wie wertvoll die Ausmittelung dieser Verhältnisse für die Therapie ist, ergibt sich ohne weiteres, wenn wir bedenken, daß eben die Kohlehydrate die besten Eiweißsparer sind und daß wir stets bedacht sein müssen, die größtmögliche, noch ertragene Kohlehydratmenge zuzuführen. Selbst die Kohlehydrate, die über die Assimilationsgrenze hinaus gereicht werden, haben noch eiweißsparende Wirkung.[2]

In der schweren Form der Krankheit wird auch dann Zucker ausgeschieden, wenn die Nahrung kohlehydratfrei ist. Die ausgeschiedene Traubenzuckermenge kann dann im Tag 100—150 g und noch mehr betragen. Dieser Zucker, der anfangs von den Glykogenreservedepots herrühren kann, kann auf die Dauer nur aus dem Eiweiß hervorgehen. Hiermit berühren wir eine Frage, die in der Diabetes-Literatur eine überaus große Rolle spielt, aber auch für die gesamte Biologie und Stoffwechsellehre von höchstem Interesse ist.

Da der schwere Diabetiker auch dann Zucker ausscheidet, wenn

[1] F. Voit, Über das Verhalten des Milchzuckers beim Diabetiker. Zeitschrift f. Biol. **28.** 353 (1892).

[2] Külz, Beiträge zur Pathologie und Therapie des Diabetes melitus und insipidus. Marburg (1875). — H. Leo, Über die Bedeutung der Kohlehydratnahrung bei Diabetes melitus. Deutsche med. Wochenschr. (1892) Nr. 33. — F. Voit, Über den Stoffwechsel bei Diabetes melitus. Zeitschr. f. Biol. **29.** 129 (1892).

ihm keine Kohlehydrate mit der Nahrung zugeführt werden, müssen wir annehmen, daß eben ein Teil des Eiweißes über die Kohlehydratstufe verwertet wird, denn daß bloß der Diabetiker daraus Zucker bilde, der Gesunde aber nicht, stände vollständig ohne Analogie in der Biologie da. Da nun der leichte Diabetiker Zucker nur auf Kohlehydratzufuhr, nicht aber auf Eiweißdarreichung eliminiert, so ergibt sich hieraus, daß der aus dem Eiweiß (unter Desamidierung) hervorgehende Zucker leichter oxydabel ist als der Nahrungszucker. Doch ist das nur so zu verstehen, daß eben die Abspaltung aus dem Eiweißmolekül nur allmählich erfolgt und der Organismus diese langsam entstehenden Zuckermengen noch zu verarbeiten vermag. Darum versiegt auch die Zersetzungsfähigkeit gegenüber fertigem Zucker früher als gegenüber Amylaceen. Auch dort muß das Polymerisationsprodukt zuerst hydrolysiert werden.

In der schweren Form des Diabetes entgeht auch der Eiweißzucker der Oxydation.

Eine prinzipielle Trennung zwischen leichter und schwerer Form des Diabetes ist zwar nicht durchführbar. Es handelt sich vielmehr nur um verschiedene Grade des gleichen Leidens; nicht selten geht mit den Jahren die leichte Form in die schwere über, und während sogar schwere Fälle bei strenger (kohlehydratfreier) Kost in der Regel einen gewissen Teil ihrer Assimilationsfähigkeit für Kohlehydrate zurückgewinnen, so begegnet man mitunter solchen, die man zu der leichten Form zu rechnen gewohnt ist, deren völlige Intoleranz auch mit der Zeit nicht weicht. Auch gibt es gegen Nahrungskohlehydrate tolerante Fälle, die den Eiweißzucker nicht verbrennen (siehe S. 532). In anderen wiederum werden noch beträchtliche Stärkemengen in der Nahrung verwertet, trotzdem bei kohlehydratfreier Kost die Zuckerausscheidung nicht sistiert.

Man hilft sich praktisch durch die Anerkennung „mittelschwerer" Fälle aus, doch ist das nur ein Notbehelf.

Es kommt für das Verhalten des Einzelfalls auf zahlreiche, den Begriff des allgemeinen Ernährungszustandes im weitesten Sinne umfassende Momente an, den Füllungszustand der Glykogen- und Eiweißdepots, die vorausgegangene Ernährungsweise usw. Gewiß beruhen, wie FALTA[1] mit Recht betont, die verschiedenen Befunde

[1] W. FALTA u. A. GIGON, Über die Gesetze der Zuckerausscheidung beim Diabetes melitus. Zeitschr. f. klin. Med. **61**. H. 3 u. 4 (1907). Vgl. auch FALTA, Zur Klinik des Diabetes melitus. Correspondenzbl. f. Schweizer Ärzte (1903) Nr. 22.

der Autoren bei anscheinend gleichen Zuständen und gleichen Untersuchungsbedingungen auf Unterschiede im momentanen Ernährungszustande der Gewebe.

Die Toleranz gegen Kohlehydrate kann beim Diabetiker zunehmen unter der Wirkung von Einflüssen, die auch beim Gesunden einen Mehrverbrauch von Kohlehydraten bewirken: bei Muskelarbeit[1] und im Infektionsfieber. Man sieht dann bei gleichbleibender Ernährungsweise die Zuckerausscheidung abnehmen oder ganz schwinden. In seltenen Fällen allerdings nimmt sie bei Übermüdung zu. Ebenso ist sie im Fieber nicht selten gesteigert[2] und hält sich unter Umständen längere Zeit auf höherem Niveau, und sogar bei Leuten, die vorher keinen Zucker ausschieden, kann sie sich einstellen. Es kommt für das Verhalten im Fieber wohl auf den Grad der diabetischen Erkrankung, den Ernährungszustand wie auch auf die Natur des Fiebers an, d. h. auf die Faktoren, welche im Fieber den Verbrauch stickstofffreier Substanz bewirken, ist doch dieser im Vergleich zu dem stickstoffhaltiger Materie, wie wir gesehen haben, nicht immer der gleiche.[3] Auch Störungen in der Nierenfunktion, wie das ELLINGER[4] für den Pankreasdiabetes des Hundes bei septischen Infektionen dargetan hat — der Blutzuckergehalt nahm in seinen Versuchen beträchtlich zu —, kommen in Betracht.[5]

Auch die Adrenalinglykosurie kann sowohl durch Infektionsfieber wie durch Wärmestichhyperthermie vermindert oder auch ganz aufgehoben werden.[6] Für diesen Einfluß sind aber nach ELLINGER und SEELIG[7] nicht die Temperaturerhöhung als solche und die Infektion,

---

[1] KÜLZ, Beitr. z. Pathol. u. Therap. des Diabetes melitus **1**. 179. Marburg (1874). Vgl. für den Gesunden: G. COMESSATTI, Über die Änderung der Assimilationsgrenze für Zucker durch Muskelarbeit. HOFMEISTERS Beiträge **9**. 67 (1906).

[2] L. MOHR, Über den Einfluß fieberhafter Erkrankungen auf die Glykosurie beim Diabetes. Zeitschr. f. klin. Med. **42**. 402 (1901).

[3] Beim pankreas-diabetischen Hunde können hohe Fiebertemperaturen ohne Einfluß auf die Zuckerausscheidung sein [NEBELTHAU, Münch. med. Wochenschr. (1900) Nr. 36, 1254; BERGER, Experim. Beitr. zum Pankreasdiabetes beim Hund. Inaug.-Dissertat. Halle (1901); FALTA, GROTE, STÄHELIN, Versuche über den Kraft- und Stoffwechsel usw. HOFMEISTERS Beiträge **9**. 333 (1907).

[4] A. ELLINGER, Festschrift zum 60. Geburtstag von M. JAFFÉ 347 (1901).

[5] STERN u. LIFMAN, Zentralbl. f. d. ges. Physiol. u. Pathol. des Stoffwechsels (1906).

[6] P. F. RICHTER, Fieber und Zuckerausscheidung. Berl. klin. Wochenschr. (1903) Nr. 37, 841. — E. ARONSOHN, VIRCHOWS Arch. **174**. 383 (1903).

[7] A. ELLINGER u. A. SEELIG, Der Einfluß von Fieber, Infektion und Nierenschädigungen auf die Suprareninglykosurie. Münch. med. Wochenschr. (1905) Nr. 11.

sondern der Hungerzustand und die Störungen der Nierenfunktion maßgebend.

Die schwere Form des Diabetes hat für die Biologie eine ganz besondere Bedeutung erlangt, weil sie wertvolle Einblicke in den Stoffwechsel im allgemeinen wie auch insbesondere in den Kohlehydratstoffwechsel gewährt. Speziell läßt sich an der Hand desselben die immer noch brennende Frage studieren, ob und inwieweit im Organismus Kohlehydrate aus Eiweiß und aus Fett entstehen. Hierfür ist es gleichgültig, ob der Diabetes spontan entstanden ist, oder durch Pankreasexstirpation oder Phlorhizinvergiftung erzeugt wurde.

In schweren Fällen von Diabetes werden in der Tat bei reiner Fleischdiät so erhebliche Zuckermengen ausgeschieden, daß diese nicht aus dem Glykogen der Nahrung oder dem Reserveglykogen des Körpers herrühren können.[1] Man muß hier eine Entstehung aus Eiweiß, bzw. aus Fett annehmen.

Die Literatur über diesen Gegenstand, wie überhaupt über die Frage nach der Entstehung von Zucker aus Eiweiß und Fett ist ins Unermeßliche angewachsen.[2] Das geschah deshalb, weil keine der bisher angewandten Versuchsanordnungen einwandfreie Resultate zu liefern imstande ist und die Schlußfolgerungen sich stets auf indirekte Versuche gründen müssen, deren Ergebnisse theoretischen Erörterungen breiten Spielraum lassen. Streng genommen kann man sagen, daß bis zum heutigen Tage die Bildung von Zucker aus anderen Quellen als aus Kohlehydraten im tierischen (und menschlichen) Organismus einwandfrei nicht bewiesen ist.

Wird an einem Hunde, wie MINKOWSKI gezeigt hat, die totale Pankreasexstirpation vorgenommen, so verliert er die Fähigkeit, die Kohlehydrate der Nahrung wie auch den aus den Zuckerbildnern entstehenden Zucker zu verbrennen, und zwar ist, wie schon erwähnt, die Oxydationsfähigkeit für Kohlehydrat gänzlich erloschen. Es entsteht ein schwerer, in kurzer Zeit zum Tode führender Diabetes. Läßt man ein solches Tier andauernd hungern, so stellt sich, nachdem der Glykogenvorrat aufgezehrt bzw. auf ein Minimum gesunken ist, das Verhältnis des ausgeschiedenen Zuckers zum ausgeschiedenen Stickstoff (D:N) auf eine bestimmte und konstante Höhe ein. Es

[1] Vgl. besonders die Tierversuche L. MOHRS, Über die Herkunft des Zuckers im Pankreasdiabetes von Hunden. Zeitschr. f. exp. Pathol. u. Therap. **2.** 463 (1906).

[2] Eine ausführliche kritische Darlegung findet sich bei L. LANGSTEIN, Die Bildung von Kohlehydraten aus Eiweiß. Ergebnisse d. Physiol. **1.** I, 63 (1902).

verhält sich beim Hunde, wie MINKOWSKI seinerzeit gezeigt hat, wie 2,8 : 1. Die Zahl ist in jüngeren Jahren etwas erhöht worden, LUSK und neuere Autoren schlagen sie auf zirka 4 : 1, RUBNER, auf Grund von Respirationsversuchen, auf 4 : 4 an, d. h. es wird aus 100 g Eiweiß zirka 60 g Zucker gebildet.[1] Man betrachtet dieses Verhalten als den Ausdruck des absoluten Diabetes, d. h. eines Zustandes, wo der Organismus allen aus dem Eiweiß gebildeten und bildbaren Zucker ausscheidet, denn dadurch läßt sich die Konstanz der Relation erklären.

Ähnlich wie pankreaslose Tiere verhalten sich durch Vergiftung mit Phlorhizin diabetisch gemachte Tiere, desgleichen der schwere Diabetiker.

Durch Zuführung von Fleisch oder Eiweißpräparaten läßt sich die Zucker- wie die Stickstoffausscheidung steigern, das Verhältnis bleibt aber — mit den weiter unten zu machenden Restriktionen — das gleiche. Ob sich die verschiedenen Eiweißarten dann alle gleich verhalten, oder ob die einen mehr, die andern weniger auf die Zuckerausscheidung einwirken, ist von früheren Autoren[2] verschieden beantwortet worden. Die Beobachtungen der jüngeren Zeit, namentlich die sorgfältigen Untersuchungen FALTAS,[3] haben aber in letzterem Sinne entschieden.

Es scheint unter anderm darauf anzukommen, wie rasch ein Eiweißkörper im Organismus zersetzt wird, denn, wie wir nun seit FALTA[4] wissen, bestehen in dieser Hinsicht erhebliche Unterschiede. Das rohe Hühnereiweiß und das Blutglobulin, welche langsam in die Zersetzung treten, bewirken eine nur geringe, oft kaum wahrnehmbare oder überhaupt keine Zuckerausscheidung, während das leicht zersetzbare Kasein, Blutalbumin und das koagulierte Hühnereiweiß eine deutliche Beeinflussung erkennen lassen. Es scheint, als ob das langsam entstehende Kohlehydrat im Organismus noch gut verbrannt würde. Auf die Raschheit des Zerfalls des Eiweißes im Organismus kommt es also — wenigstens in leichteren und mittelschweren Fällen — wesentlich an. In schweren ist der Unterschied

[1] Wir nehmen vorderhand an, Zucker werde nur aus Eiweiß gebildet.

[2] L. MOHR, Über die Zuckerbildung im Diabetes melitus. Zeitschr. f. klin. Med. **52**. H. 3 u. 4 (1904). — E. THERMAN, Zur Frage von der Zuckerausscheidung im Diabetes melitus bei Verfütterung mit verschiedenen Eiweißsubstanzen. Skand. Arch. f. Physiol. **17**. 1 (1905).

[3] W. FALTA, Studien über den Eiweißstoffwechsel. II. Mitteil. Deutsch. Arch. f. klin. Med. **86**. 517 (1906).

[4] W. FALTA, siehe S. 528 Anm. 1.

geringer oder überhaupt gleich null. Hier ist eben der Organismus auch gegen den langsamst entstehenden Eiweißzucker intolerant. Wie wichtig die Erkenntnis dieser Dinge für die Praxis ist, läßt sich ohne weiteres ersehen.

Nicht selten ist vorübergehend die Toleranz gegen Eiweißzucker geringer als gegen präformierte Kohlehydrate, man sieht dann den Organismus weniger Traubenzucker auf die Zufuhr einer bestimmten Kohlehydratmenge ausscheiden als bei Einverleibung einer äquivalenten Menge von Zuckerbildnern. Dieses Verhalten hat etwas Paradoxes. Falta[1] hat es jedoch mehrfach beobachtet. Er erklärt es mit der dynamischen Wirkung des Eiweißes, das eben von allen Nahrungsstoffen am raschesten im Organismus zersetzt wird. Dadurch, wenn die Gewebszellen auch gegen Eiweißzucker empfindlich sind, entsteht eine größere momentane Überschwemmung mit Zucker als bei Zufuhr polymerisierter Zuckerarten (Amylaceen). Diese Beobachtung Faltas ist geeignet, uns über den Wert der v. Noordenschen Haferkuren aufzuklären.

Es kommt mitunter in schweren Fällen von Diabetes, wie auch beim mit Phlorhizin vergifteten Tiere vor, daß — bei kohlehydratfreier oder -armer Kost — die Zuckerausscheidung im Verhältnis zum Harnstickstoff nicht, wie oben angegeben, gleich 3 ist, sondern 6, 8 und 10,[2] ja mitunter noch mehr, und Falta hat sogar in einem Falle die Zahl 19 gefunden! In diesen Fällen kann das umgesetzte Eiweiß, wenn wir uns an die aus der Stickstoffausscheidung berechneten Mengen halten, unmöglich als die Quelle der gesamten ausgeschiedenen Zuckermengen betrachtet werden. Man hat daher geglaubt, eine Zuckerbildung aus Fett annehmen zu müssen.[3] In

[1] Siehe S. 528 Anm. 1 und W. Falta u. A. Gigon, Über Empfindlichkeit des Diabetikers gegen Eiweiß und Kohlehydrat. Zentralbl. f. die ges. Physiol. u. Pathol. des Stoffwechsels (1907) Nr. 7.

[2] Th. Rumpf, Über Eiweißumsatz und Zuckerausscheidung bei Diabetes melitus. Berl. klin. Wochenschr. (1899) Nr. 9, 185. — Derselbe, Untersuchungen über Diabetes. Zeitschr. f. klin. Med. **45**. 260 (1902). — A. Hesse, Über Eiweißumsatz und Zuckerausscheidung des schweren Diabetes. Ebenda **45**. 237 (1902). — E. Rosenqvist, Zur Frage der Zuckerbildung aus Fett bei schweren Fällen von Diabetes melitus. Berl. klin. Wochenschr. (1899) Nr. 28, 612. — L. Mohr, Zur Frage der Zuckerbildung aus Fett in schweren Fällen von Diabetes melitus. Ebenda (1901) Nr. 36, 919. — G. Ascoli, Über die diabetische Glykosurie und die Zuckerbildung aus Fett. Ref. in Malys Jahresber. **31**. 844 (1901). — H. Lüthje, Kasuistisches zur Klinik und zum Stoffwechsel des Diabetes melitus. Zeitschr. f. klin. Med. **43**. 225 (1901).

[3] Hartogh u. O. Schumm, Zur Frage der Zuckerbildung aus Fett. Arch. f. exp. Pathol. u. Pharm. **45**. 11 (1900).

der Tat erkennt CREMER[1] der einen Komponente des Fettes, dem Glyzerin, zuckerbildende Eigenschaften zu und LÜTHJE[2] hat nach Darreichung von Glyzerin an pankreaslose Hunde die Zuckerausscheidung steigen sehen. PFLÜGER[3] bestreitet nicht mit Unrecht die Beweiskraft dieser Versuche und tatsächlich verhält sich Fett indifferent. LÜTHJE selbst hatte nach Darreichung von 100 g Olivenöl die Zuckerausscheidung unverändert gefunden, während 50 g Glyzerin am gleichen Tiere sie erheblich in die Höhe getrieben hatten. Worauf dieser Gegensatz zwischen Fett und Glyzerin beruht, bedarf noch der Aufklärung, letzteres kann aber auch indirekt gewirkt haben und an dieser Auffassung möchten wir einstweilen festhalten, denn auch die klinische Beobachtung spricht nicht nur nicht für eine Bildung von Zucker aus Fett, sondern dagegen. Weder im Hunger, also bei steigendem Fettumsatz, noch bei direkter Fettdarreichung, steigt die Zuckerausfuhr, vielmehr sieht man sie in der Regel abnehmen.[4] Wäre das Fett von Einfluß, so wäre die so oft beobachtete Konstanz der Relation D : N unbegreiflich, denn es ist klar, daß je nach dem Grade des Hungers wechselnde Mengen von Fett in die Zersetzung einbezogen werden. Wir müssen also bis zur Zeit die Bildung von Zucker aus Fett für unbewiesen und sogar für unwahrscheinlich halten.

Das Mißverhältnis zwischen Stickstoff- und Traubenzuckerausfuhr, dem man, wie soeben bemerkt, mitunter begegnet, muß man sich nach neueren Befunden anders erklären. Nach FALTAS sorgfältigen Superpositionsversuchen[5] erfolgt die Ausscheidung des aus Eiweiß hervorgehenden Zuckers oft rascher als die des abgespaltenen Stickstoffs, die als Kurve gedachte Ausscheidungsgröße ist für den Zucker steiler als für den Stickstoff. Hieraus ergibt sich anfangs ein Verhältnis zwischen D und N, das nicht den tatsächlichen Verhältnissen entspricht,

---

[1] M. CREMER, siehe S. 518 Anm. 1.

[2] H. LÜTHJE, Zur Frage der Zuckerbildung im tierischen Organismus. Münch. med. Wochenschr. (1902) Nr. 39, 1601. — Derselbe, siehe S. 522 Anm. 2.

[3] E. PFLÜGER, Über die im tierischen Körper sich vollziehende Bildung von Zucker aus Eiweiß und Fett. Zur Lehre des Diabetes melitus. Sein Arch. **103**. 1 (1904) und derselbe, Das Glykogen usw. Bonn 353 u. 358 (1905).

[4] A. HESSE, siehe S. 532 Anm. 2; siehe auch THERMAN, S. 531 Anm. 2. — L. MOHR, Über die Zuckerbildung aus Eiweiß. Zeitschr. f. exp. Pathol. u Therap. **2**. 467 (1906). — Derselbe, Über die Beziehungen der Fette und Fettsäuren zur Zuckerbildung. Ebenda **2**. 481 (1906).

[5] Zu einer Standardkost von bestimmtem Gehalt wurde eine bestimmte Menge eines reinen Eiweißkörpers gereicht.

sondern viel zu hoch ist. Will man die richtige Relation haben, so muß man der Beobachtung solche Zeitperioden zugrunde legen, in welchen auch der Stickstoff vollständig zur Ausscheidung gekommen ist. Aber selbst dann erhält man nicht immer einen richtigen Einblick in die einem gegebenen Eiweißquantum entstammende Zuckermenge, d. h. in die Größe des wirklichen Verhältnisses von Zucker zu Eiweiß, denn es hat sich herausgestellt, daß mitunter Stickstoff in erheblicher Menge im Organismus des Diabetikers zurückbehalten wird. Dadurch wird der Quotient D:N zu groß. In der Neuzeit ist mehrfach von solchen mitunter ganz erstaunlichen und mit unseren früheren Anschauungen unvereinbaren Retentionen berichtet worden. Rumpf beobachtete eine Retention von 210 g Stickstoff in drei Wochen und Lüthje sogar eine solche von 395 g in 38 Tagen. Es braucht sich dabei nicht immer um schwere Diabetesfälle zu handeln, bei welchen man eine schwere Schädigung des Eiweißumsatzes annehmen kann. Falta sah auch einen an der Grenze zwischen der leichten und schweren Form stehenden Fall in sechs Wochen 228 g Stickstoff retinieren.

In welcher Form der Stickstoff retiniert wird, werden wir gleich besprechen, das eine wollen wir aber gleich vorweg nehmen, daß es sich nicht um Eiweiß handelt, und daraus ergibt sich der weitere Schluß, daß die Stickstoffausscheidung jedenfalls nicht als Maßstab für die Eiweißzersetzung angesehen werden darf. Das will soviel sagen, als daß Schlußfolgerungen aus den Werten des Verhältnisses D:N auf eine Bildung von Zucker aus Fett nicht die bisher angenommene Berechtigung haben.

Die hochgradige Zurückhaltung von Stickstoff im diabetischen Organismus ist jedenfalls etwas sehr auffallendes und steht im Gegensatz zu unseren bisherigen Anschauungen über die Wertigkeit der Stickstoffbestimmungen für die Berechnung des Eiweißumsatzes. Vermutlich handelt es sich aber um etwas für den Diabetiker eigentümliches. Wir kommen hierauf zurück.

Für die Retention von Stickstoff scheint es auf die Art des gereichten Eiweißes anzukommen. Falta sah vom Kaseinstickstoff beträchtliche Mengen retiniert werden, während die Elimination gleich großer Blutglobulin- und Ovalbuminstickstoffmengen glatt erfolgte. Ganz auffallend war, daß in einer Versuchsreihe aus der für gewöhnlich gereichten Kost nur so lange Stickstoff retiniert wurde, als Glykosurie bestand, während Stickstoffgleichgewicht eintrat, als es gelang, durch eine Änderung der Diät, ohne Änderung ihes Stickstoffgehaltes, den Patienten zuckerfrei zu machen. Wie Falta bemerkt, ist es verlockend, in diesem Falle an einen Zusammenhang zwischen Stickstoffretention und Glykosurie zu denken. Dasselbe nimmt LÜTHJE[1] an. Man sieht hieraus, daß die Verhältnisse bei Diabetes weit komplizierter sind, als bisher angenommen wurde und daß nicht nur der Kohlehydratstoffwechsel affiziert, sondern auch Eiweißabbau in Mitleidenschaft gezogen ist. Diese Befunde werfen ein ganz neues Licht auf die Pathologie des Diabetes und fordern zu weiteren Beobachtungen heraus.

Die Frage ist sehr schwierig zu beantworten, mit was man es bei der Retention so großer Stickstoffmengen, wie wir sie eben erwähnten, zu tun hat. Um einen Eiweißansatz handelt es sich, wie erwähnt, nicht, denn damit stimmen die Gewichtskurven nicht. Ebensowenig kommt eine Retention harnfähiger Eiweißzersetzungsprodukte in Frage, denn diese müßte sich in einer Veränderung der Blutmischung dokumentieren, die tatsächlich fehlt. UMBER hat die Hypothese aufgestellt, daß die zuckerbildenden Komplexe des Eiweißes (als Zucker) eliminiert werden, die stickstoffhaltigen Komponenten aber im Organismus zurückblieben. Wäre das nun der Fall, dann müßte man annehmen, daß der stickstoffhaltige Rest sich im Organismus durch Anlagerung stickstofffreier Gruppen wieder zu Eiweiß regeneriere, und da die Kohlehydrate wegfallen, könnte das, wie FR. MÜLLER[2] bemerkt, nur durch Fett geschehen. Es würde also auf dem Umwege über das Eiweiß das Fett zu Zucker werden. Andernfalls müßte das Körpereiweiß allmählich eine qualitative Veränderung in seiner Zusammensetzung erfahren, indem es an zuckerbildenden Radikalen immer weiter verarmte. Eine solche Veränderung will KRAUS in durch Phlorhizin künstlich diabetisch gemachten Mäusen wahrgenommen haben. Auf diese Versuche sind wir ja schon zu sprechen gekommen. Wie wir sie vorläufig auslegten, haben wir bereits erwähnt und gesehen, daß für eine derartige Annahme zunächst noch beträchtliche allgemein-biologische Schwierigkeiten sich in den Weg legen.

LÜTHJE[3] nimmt an, daß Aminosäuren sich mit Kohlehydraten verketten und in dieser Form im Organismus zurückbleiben. Welche Art der Verkettung vorliegt und wo diese Verbindungen sich aufstapeln, wäre noch zu untersuchen.

Welche Bestandteile des Eiweißes für die Zucker-

[1] H. LÜTHJE, a. a. O.
[2] FR. MÜLLER, Pathologie des Stoffwechsels (1903) 230.
[3] H. LÜTHJE, Verhandl. d. Kongr. f. inn. Med. (1906).

bildung in Betracht kommen, darüber sind die Ansichten noch geteilt. Es ist bisher zu wenig sicheres Beobachtungsmaterial beigebracht. Dennoch ist in neuerer Zeit die Frage nach verschiedenen Richtungen hin geklärt worden.[1]

Der im Eiweißmolekül vorgebildete Zucker spielt keine wesentliche Rolle, denn nach den Beobachtungen am natürlichen und künstlichen Diabetes geht weit mehr Zucker aus dem Eiweiß hervor als dem präformierten Zucker entspricht. Dieser beträgt für die Körpereiweiße — die Glykoproteide, die jedoch an Menge im Verhältnis zu den einfachen Eiweißkörpern kaum in Betracht kommen, abgerechnet — nicht mehr wie 15 Proz. Das Verhältnis zum Stickstoff wäre also wie 1 : 1. Tatsächlich haben wir aber gesehen, daß D : N im Harn des Diabetikers oft wie 3 : 1 ist. Zuckerbildner sind überhaupt auch solche Eiweißarten, die keine Kohlehydratgruppe in sich einschließen (Leim, Kasein).

Man hat den Zucker aus Leucin, als der in größter Menge bei der Eiweißspaltung auftretenden Aminosäure, die auch nach ihrer Konfiguration dem Zucker am nächsten steht, abgeleitet. Den Einwand, daß das Leucin eine verzweigte Kette darstelle, der Zucker dagegen eine gerade, hat Fr. Müller[2] mit dem Hinweise entkräftet, daß Traubenzucker beim Stehen mit Kalkhydrat in Tetraoxykapronsäure übergeht, die eine gespaltene Kette besitzt. Es könnte also dem Organismus auch die Fähigkeit einer umgekehrten Wirkung, aus einer verzweigten eine gerade Kette zu bilden, zukommen. Die Beweisführung des Überganges von Leucin in Glykogen hat man in mehrfacher Weise angestrebt. Man hat an glykogenfreie (-arme) Tiere Leucin verfüttert. R. Cohn[3] hat danach Glykogen in der Leber konstatiert. Die Versuche Cohns konnten aber von Simon[4] nicht bestätigt werden, er fand auch nach Leucineinverleibung die Tiere glykogenfrei. Anderseits hat man Tiere diabetisch gemacht, und als dann im protrahierten Hunger das Verhältnis von D : N im Harn einmal konstant geblieben war, Leucin verabfolgt. Halsey[5]

[1] Ausführliche Darlegung siehe bei Langstein, Die Kohlehydratbildung aus Eiweiß. Ergebnisse d. Physiol. **3.** I, 453 (1904).

[2] Fr. Müller, Beiträge zur Kenntnis des Mucins und einiger damit verbundener Eiweißstoffe. Zeitschr. f. Biol. **42.** 468 (1901).

[3] R. Cohn, Zur Frage der Zuckerbildung aus Eiweiß. Zeitschr. f. physiol. Chem. **28.** 211 (1899).

[4] O. Simon, Zur Physiologie der Glykogenbildung. Zeitschr. f. physiol. Chem. **35.** 315 (1902).

[5] Halsey, Über Phlorhizindiabetes bei Hunden. Sitzungsber. d. Ges. zur Beförderung d. gesamten Naturwissensch. zu Marburg (1899) Nr. 5, 102.

sah danach das Verhältnis D:N gleich bleiben, ein Beweis also, daß keine Mehrbildung von Zucker stattgefunden hatte. Bei einem Diabetiker dagegen sah MOHR[1] nach Leucindarreichung die Zuckerausscheidung in die Höhe gehen.

Haben die Beobachtungen mit Leucin kein eindeutiges Resultat ergeben, so steht es anders mit andern Aminosäuren. NEUBERG und LANGSTEIN[2] fanden, daß Kaninchen, welche durch Hunger glykogenfrei (bzw. -arm) gemacht waren, nach Fütterung mit inaktivem Alanin in ihrer Leber namhafte Glykogenmengen aufspeicherten. Ebenso gelangte F. KRAUS[3] durch Versuche an mit Phlorhizin vergifteten Hungerkatzen, die r-Alanin erhielten, zu dem Ergebnis, daß Alanin im Tierkörper ein Zuckerbildner sei. EMBDEN und SALOMON[4] fanden am pankreaslosen Hunde, daß außer der Zuführung von Alanin auch eine solche von Glykokoll und Asparagin[5] eine erhebliche und schnell erfolgende Steigerung der Zuckerausscheidung bewirkte. Dasselbe fand auch MOHR[6] für das Glykokoll, das er als Zuckerbildner noch durch die weitere Beobachtung dartun konnte, daß nach dessen Beschlagnahmung durch Benzoesäure die Zuckerausscheidung beträchtlich sank.

Da auch Milchsäure eine ähnliche Wirkung zeigte wie Alanin, liegt die Annahme nahe, daß der Übergang von Alanin in Zucker über Milchsäurebildung geschieht, um so mehr, als ja nach Versuchen von LANGSTEIN und NEUBERG Alanin im Tierkörper in letztere übergeht.

Daß in den erwähnten Versuchen die Aminosäuren auch tatsächlich in Zucker, d. h. Glykogen übergingen, und nicht etwa bloß durch Beeinflussung des Glykogenstoffwechsels die Zuckerausscheidung vermehrten, suchten AMALGIA und EMBDEN[7] später (für das Alanin wenigstens) darzutun. Den näheren Übergang, d. h. den Weg, auf welchem es geschah, vermochten sie freilich bisher nicht zu er-

---

[1] L. MOHR, siehe S. 531 Anm. 2.

[2] C. NEUBERG u. L. LANGSTEIN, Arch. f. (Anat. u.) Physiol. 514 (1903).

[3] F. KRAUS, Berl. klin. Wochenschr. (1904) Nr. 1, 4.

[4] G. EMBDEN u. H. SALOMON, Über Alaninfütterungsversuche am pankreaslosen Hunde. HOFMEISTERS Beiträge **5**. 507 (1904). — Dieselben, Fütterungsversuche am pankreaslosen Hunde. Ebenda **6**. 63 (1904).

[5] Vgl. auch E. NEBELTHAU, Experimenteller Beitrag zur Lehre von der Zuckerbildung im diabetischen Organismus. Münchner med. Wochenschrift (1902) 917.

[6] L. MOHR, siehe S. 533 Anm. 4.

[7] M. AMALGIA u. G. EMBDEN, Über die Zuckerausscheidung pankreasloser Hunde nach Alanindarreichung. HOFMEISTERS Beiträge **7**. 298 (1905).

mitteln. Die Durchblutungsversuche EMBDENS[1] an der überlebenden glykogenfreien Leber gestatten vielleicht den Schluß, daß der Zucker und das Glykogen aus den Aminosäuren des Blutes hervorgehen, wenigstens ist die Fähigkeit der Glykogenbildung in der durchströmten Leber für eine gegebene Menge Blutes eine begrenzte, was soviel besagen will, als daß die Vorstufen des Glykogens aus dem Blute stammen.

Aus den bisherigen Versuchen ersehen wir somit, daß Leucin kein sicherer Zuckerbildner ist, daß aber die niedrigeren Fettsäuren Glykokoll, Alanin und Asparagin sich in diese Eigenschaft teilen. Wenn sich diese Versuche bestätigen lassen, so ergibt sich ein interessanter und auffallender Gegensatz zwischen Zucker- und Acetonkörperbildung, haben wir doch gesehen, daß Leucin diesen letzteren Ursprung gibt, dagegen nicht Glykokoll, Alanin, Glutaminsäure und Asparagin. Erweist sich der Unterschied als durchgreifend, so ist damit eine Erklärung gefunden, warum Leucin kein Zuckerbildner ist: es zerfällt eben in Acetonkörper.

Es scheint nach neueren Untersuchungen, daß auch andere Nahrungsstoffe als Kohlehydrate und Eiweiß (neben den erwähnten Spaltprodukten desselben) die Zuckerausscheidung beeinflussen. So ist in der Neuzeit Lezithin als Zuckerbildner erkannt worden (LÜTHJE). Ob hier das Glyzerin eine Rolle spielt, ist fraglich. Jedenfalls sind bei strenger Diät die bisher beliebten Eier, d. h. der lezithinreiche Dotter aus der Nahrung zu verbannen. FALTA[2] sah in der Tat die Zuckerausfuhr nach Genuß von Eiern (Eidotter) mächtig ansteigen und nach dem Weglassen derselben wieder auf das vorherige Niveau absinken. Hiervon hat die Therapie Kenntnis zu nehmen.

Über das Wesen des Diabetes melitus ist uns bisher nichts bekannt. Nach unseren heutigen Anschauungen müssen wir, ähnlich, wie wir das auch für die übrigen schon besprochenen Stoffwechselerkrankungen und -anomalien taten, eine Abschwächung bzw. Aufhebung einer Organtätigkeit annehmen, und diese liegt nach den Ergebnissen moderner Forschung in einer Fermenttätigkeit. Durch diese Erkenntnis ist freilich nicht viel gewonnen, denn es bleibt dann übrig, die Abschwächung bzw. Aufhebung der Fermenttätigkeit

[1] G. EMBDEN, Über Zuckerbildung bei künstlicher Durchblutung der glykogenfreien Leber. HOFMEISTERS Beiträge 6. 44 (1904); vgl. auch TH. PFEIFFER, Beitrag zur Frage der Herkunft des Zuckers bei Durchströmung der überlebenden Leber. Zeitschr. f. exp. Pathol. u. Therap. 2. 161 (1905).

[2] W. FALTA, siehe S. 528 Anm. 1.

zu erklären. Ganz im Sinne dieser Erklärung liegt die nun feststehende Tatsache, daß allein oder doch vorwiegend der Traubenzucker der Verwertung entgeht, während andere und zwar auch mit dem Traubenzucker nahe verwandte Zuckerarten noch verbraucht werden. Die einen Ketozucker darstellende Lävulose wird im Organismus des Diabetikers oft gut verwertet.[1] Da sie nun aber auch in Glykogen übergeht und aus diesem dann Traubenzucker entsteht, so kommt die Einfuhr von Lävulose einer solchen von Traubenzucker gleich und der ernährungstherapeutische Erfolg ist gering oder gleich null. Freilich wird in anderen Fällen, und nach neueren Untersuchungen soll das viel häufiger vorkommen als es nach den Beobachtungen Külz' den Anschein hat, die Lävulose ebenso schlecht wie die Dextrose ertragen[2] und kann sogar die Assimilationsfähigkeit für Traubenzucker stark herabsetzen.[3]

Von besonderem Interesse ist, daß eine Reihe von Substanzen, die wir als Oxydationsprodukte des Traubenzuckers von der organischen Chemie her kennen und die auch als Oxydationsstufen im Organismus in Betracht kommen, vom diabetischen Menschen und pankreaslosen Hunde vollständig und anstandslos zerstört werden. Hierzu gehören d-Glukonsäure, d-Zuckersäure, Schleimsäure und Glukuronsäure.[4]

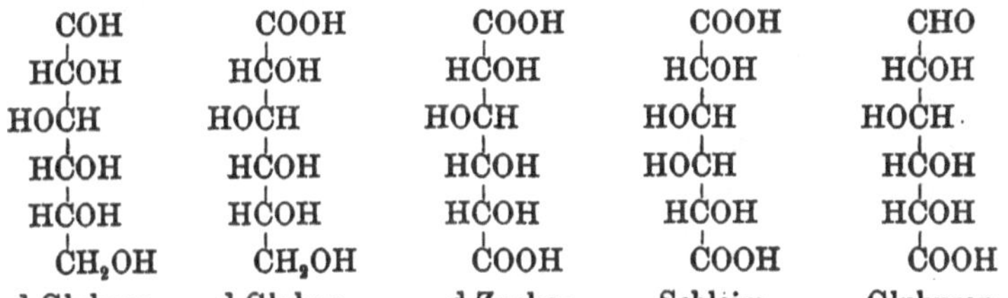

d-Glukose. d-Glukonsäure. d-Zuckersäure. Schleimsäure. Glukuronsäure.

[1] Külz, Beiträge zur Pathol. u. Therap. des Diabetes (1870—1875). — v. Noorden, Pathologie des Stoffwechsels 395 (1893). — O. Neubauer, Zur Kenntnis der Fruktosurie. Münch. med. Wochenschr. (1905) Nr. 32. Für den pankreasdiabetischen Hund vgl. O. Minkowski, Arch. f. exp. Pathol. u. Pharm. **31.** (1893) und Sandmeyer, Zeitschr. f. Biol. **31.**

[2] Haykraft, Zeitschr. f. physiol. Chem. **19.** 134 (1894). — Socin, Inaug.-Dissertat. Straßburg (1894). — Palma, Zeitschr. f. Heilkunde **15.** 275 (1894). — Bohland, Therap. Monatshefte (Aug. 1894). — F. Umber, Klinische Beobachtungen über Ausscheidung von Fruchtzucker. Festschr. f. Salkowski (1904).

[3] Ein prägnantes Beispiel findet sich bei Falta und Gigon, siehe S. 528 Anm. 1.

[4] O. Baumgarten, Ein Beitrag zur Kenntnis des Diabetes melitus. Zeitschrift f. exp. Pathol. u. Ther. **2.** 53 (1905).

Auch solche Stoffe, die sich als Abbauprodukte des Traubenzuckers denken ließen, wie Milchsäure, Weinsäure und Bernsteinsäure, verwertet der Organismus des Diabetikers und ebenso solche,

Milchsäure.	Weinsäure.	Bernsteinsäure.
CH_3	COOH	COOH
CHOH	CHOH	CH_2
COOH	CHOH	CH_2
	COOH	COOH

die ihrer Aldehydnatur nach verwandtschaftliche Beziehungen zum Traubenzucker haben, wie Salizylaldehyd und Vanillin.

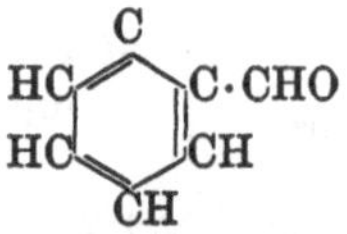

Salizylaldehyd.

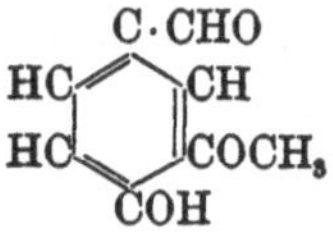

Vanillin.

Von ganz besonderem Interesse ist aber, daß das dem Traubenzucker so außerordentlich nahestehende Glukosamin, das sich von jenem nur durch die Substitution einer Hydroxylgruppe durch eine Aminogruppe unterscheidet, vom Diabetiker, und zwar auch dem der schweren Form, glatt zersetzt wird, und daß auch der pankreaslose Hund sich dem Glukosamin gegenüber nicht anders verhält, als der unversehrte.

d-Glukose.	Glukosamin.
COH	COH
HCOH	$HC\cdot NH_2$
HOCH	HOCH
HCOH	HCOH
HCOH	HCOH
CH_2OH	CH_2OH

Auch dem amidartig mit einer Säuregruppe verknüpften Glukosamin gegenüber — eine Bindungsweise (—NH—CO—), wie man sie im Molekülverbande des Eiweißes nach Maßgabe der übrigen Aminokörper für das Glukosamin vorauszusetzen berechtigt ist — verhält sich der Organismus des pankreasdiabetischen Hundes gleich. Der Hund FORSCHBACHS[1] verbrannte Glukosaminkohlensäureäthylester glatt.

[1] J. FORSCHBACH, Über den Glykosaminkohlensäureäthylester und sein Schicksal im Stoffwechsel des pankreasdiabetischen Hundes. HOFMEISTERS Beiträge 8. 313 (1906).

COH
$HC \cdot NH \cdot CO \cdot O \cdot C_2H_5$
HOCH
HCOH
HCOH
CH_2OH
Glukosaminkohlensäureäthylester.

Dieses Verhalten deutet mit Sicherheit darauf hin, daß dem Diabetiker die Fähigkeit des ersten Angriffs auf das Zuckermolekül fehlt. Ist das Molekül einmal aufgeschlossen, so fällt es in gewohnter Weise dem weiteren Zerfall anheim. Der Eintritt der Aminogruppe genügt, das Molekül leichter angreifbar zu machen.

Betrachtet man die Störungen, welche dem Diabetes eigen sind, etwas näher, so sind es deren zwei: einmal hat der Organismus die Fähigkeit verloren, Traubenzucker zu zerstören, dann aber auch das Vermögen, aus Traubenzucker Glykogen zu bilden.[1] Es ist klar, daß beide miteinander zusammenhängen und die Annahme liegt nahe, daß die Unfähigkeit der Glykogenbildung die Hauptrolle dabei spielt, d. h. daß die Verbrennung des Traubenzuckers über die Glykogenstufe erfolgt.

Wir erwähnten schon, daß das Pankreas eine wesentliche Bedeutung für den Kohlehydratstoffwechsel besitzt, und daß seine gewaltsame Entfernung einen schweren Diabetes zur Folge hat. Auch an Pankreaserkrankungen mit Zerstörung des Drüsengewebes schließt sich Diabetes an, wenn der Zelluntergang sich auf die gesamte Drüse oder ihren weitaus größten Teil erstreckt. In den letzten Jahren hat man gewissen Zellen bzw. Zellgruppen im Pankreasgewebe eine besonders nahe Beziehung zum Kohlehydratverbrauch vindizieren wollen, den LANGERHANSschen Inseln. Der Streit hat hin und her gewogt, lebhafte Befürworter einerseits, totale Verneiner anderseits.[2] Zurzeit sind wir so weit, daß wir eine wesentliche

[1] Geringe Mengen von Glykogen werden freilich auch in schweren Fällen angesetzt.

[2] TH. C. JONEWAY u. H. OERTEL, Bemerkungen zur Pathologie der Zuckerharnruhr. VIRCHOWS Arch. **171**. 547 (1903). — E. SAUERBECK, Die LANGERHANSschen Inseln im normalen und kranken Pankreas des Menschen, insbesondere bei Diabetes melitus. Ebenda **177**. Suppl. (1904). — SSOBELEW, Über die Struma der LANGERHANSschen Inseln der Bauchspeicheldrüse. Ebenda **177**. Suppl. (1904). — C. GUTMANN, Beiträge zur Histologie des Pankreas. Ebenda **177**. Suppl. (1904). — J. O. OHLMACHER, The relation of the islands of LANGERHANS to disease of the liver. Trans. of the Chicago Pathol. Soc. (1904) 83. —

Rolle den genannten Zellhaufen nicht anerkennen können, denn es gibt Fälle von schwerem Diabetes, wo sie größtenteils intakt sind, anderseits Nichtdiabetiker mit veränderten Inseln. Die Anatomie ist noch weit davon entfernt, festen Fuß in der Diabetesfrage gefaßt zu haben. Daß wir aber den Schwerpunkt des menschlichen Diabetes in die Leber verlegen dürfen, wird heute niemand mehr ernsthaft bestreiten.

Übrigens ist der Angriffspunkt auf den Kohlehydratabbau ein mannigfacher, das müssen wir schon daraus entnehmen, daß Glykosurie nach scheinbar ganz heterogenen Erkrankungen und Eingriffen entsteht, ob sie dann dauernd und schwer oder nur vorübergehend ist, tut nichts zur Sache. So sehen wir ja Zuckerausscheidung bei Erkrankungen des Nervensystems, bei Basedowscher Krankheit, bei Bronzekrankheit, Akromegalie usw., auch bei Einfuhr von Nebennieren- und Schilddrüsensekret. Für die nervösen Leiden könnte man an eine Mitbeteiligung der Oblongata denken (Claude Bernards Zuckerstich), für andere fehlen noch Anhaltspunkte.

Eine bisher immer noch nicht gelöste Frage ist die, warum die Zufuhr einer größeren Menge von Zucker als der Diabetiker zu verwerten vermag, schädlich wirkt. Denn es wäre a priori denkbar, daß der Körper das durch die Nichtverwertung der Kohlehydrate entstandene Defizit an Brennmaterial in seinem Haushalte durch eine Mehrverbrennung von Eiweiß (in den leichten und mittelschweren Fällen wenigstens) und Fett aufwöge. Die klinische Erfahrung lehrt aber, daß auch noch andere Schäden dem Organismus erwachsen, denn durch Kohlehydratentzug in der Nahrung schwindet mit der Glykosurie eine Reihe von Krankheitserscheinungen und das Allgemeinbefinden hebt sich. Auch nimmt allmählich das Zuckerzerstörungsvermögen zu, während es bei fort-

---

G. Hoppe-Seyler, Über chronische Veränderungen des Pankreas bei Arteriosklerose und ihre Beziehung zum Diabetes melitus. Deutsch. Arch. f. klin. Med. **81**. 119 (1904). — K. J. Karakascheff, Über das Verhalten der Langerhansschen Inseln des Pankreas bei Diabetes melitus. Ebenda **82**. 60 (1904). — V. Diamare, Zweite Mitteilung über die physiologische Bedeutung der Langerhansschen Inseln im Pankreas. Zentralbl. f. Physiol. **19**. Nr. 4 (1905). — W. Müller, Das Verhalten der Langerhansschen Inseln beim Diabetes melitus. Inaug.-Dissertat. Berlin (1905). — Reitmann, Beiträge zur Pathologie der menschlichen Bauchspeicheldrüse. Zeitschr. f. Heilk. (1905). — G. Herxheimer, Über Pankreaszirrhose (bei Diabetes). Virchows Arch. 183 (1906).

dauernder Zufuhr von Kohlehydraten über die Assimilationsgrenze hinaus sich stets verschlechtert. Darin liegt der große Nutzen zeitweise eingeschalteter Tage vollständiger Karenz in hartnäckigen Fällen. Worin dieses Verhalten begründet ist, entgeht einstweilen unserer Beurteilung. Man möchte annehmen, daß die der enzymatischen Zuckerstörung entgegenwirkenden Kräfte gelähmt werden und die enzymatische Zerstörungsfähigkeit gewissermaßen durch Schonung wieder an Kraft gewinne. Doch sind das freilich nur Umschreibungen der Tatsachen. Die Erklärung dafür fehlt uns einstweilen. Ob der hohe Zuckergehalt selbst des Blutes und der übrigen Körpersäfte das schädigende Agens ist, können wir zunächst noch nicht feststellen, ausgeschlossen ist das nicht, denn der Zucker, wie andere kristalloide Stoffe haben Einfluß auf die enzymatischen (kolloiden) Funktionen.

Nicht selten — nach neueren Angaben sogar ziemlich häufig[1] oder stets[2] — wird bei Diabetes neben Traubenzucker auch Fruchtzucker im Harn ausgeschieden. Die Ausscheidung desselben ist in solchen Fällen gemischter Meliturie vom Kohlehydratzuwachs in der Nahrung abhängig,[3] jedoch ist nach den sorgfältigen Untersuchungen von May,[4] Rosin und Laband[5] und Neubauer[6] nicht die Zufuhr von Fruktose als solcher maßgebend, denn diese Zuckerart wurde in den untersuchten Fällen bei relativ reichlicher Zufuhr in reiner Form restlos oder beinahe restlos[7] ausgenützt — es handelt sich also nicht um alimentäre Fruktosurie — sondern auf den Genuß von Traubenzucker hin scheidet der Körper Fruktose aus. Es handelt sich sonach um einen Übergang von Dextrose in Lävulose. Es sind bisher noch zu wenig Untersuchungen hierüber

[1] Rosin u. Laband, Zeitschr. f. klin. Med. **47**. 182 (1902). — L. Schwarz, Untersuchungen über Diabetes. Deutsch. Arch. f. klin. Med. **76**. 233 (1903). — H. Rosin, siehe S. 520 Anm. 1.

[2] Umber, siehe S. 539 Anm. 2.

[3] Marie und Robinson, Lävulose im Urin bei Melancholie usw. Ref. in Malys Jahresber. **28**. 673 (1898). — L. Schwarz, siehe Anm. 1. — R. May, Lävulosurie. Deutsch. Arch. f. klin. Med. **57**. 279 (1896). — H. Rosin, siehe S. 520 Anm. 1.

[4] Siehe Anm. 3.

[5] Siehe Anm. 1.

[6] O. Neubauer, Zur Kenntnis der Fruktosurie. Münch. med. Wochenschr. (1905) Nr. 32, 1525.

[7] A. Lion, Zur Frage des gleichzeitigen Auftretens von Fruchtzucker und Traubenzucker im Harn. Münch. med. Wochenschr. (1903) Nr. 26, 1105.

angestellt, um eine Diskussion über den zugrunde liegenden Prozeß anzuknüpfen. Der Übergang der Aldose in die Ketose ist ja denkbar. Außerhalb des Körpers, in alkalischer Lösung haben LOBRY DE BRUYN und v. ECKSTEIN eine partielle Umwandlung von Dextrose in Lävulose beobachtet, indessen läßt sich aus dieser Beobachtung nicht viel für das Verhalten im Organismus und speziell für die in Frage kommenden Funktionsstörungen entnehmen. Auch würde dieser Übergang die Bildung von Fruktose aus Traubenzucker de norma involvieren.

In sehr seltenen Fällen tritt **Lävulosurie** als selbständige Erscheinung auf, ohne gleichzeitige Dextroseausscheidung. Solche Fälle sind bisher nur einige wenige beschrieben.[1] NEUBAUER, der die eingehendsten Untersuchungen angestellt hat, fand bei seinem Patienten, daß die Fruktose bei kohlehydratfreier Kost vollständig oder bis auf minimale Spuren aus dem Harn verschwand, daß aber weder die Zuführung von Stärke, noch die von Dextrose oder Milchzucker von Zuckerausscheidung gefolgt war und auch von eingenommener Galaktose wurde nur soviel wieder im Harn ausgeschieden, wie beim Gesunden. Dagegen erschien nach Zufuhr von Fruktose in freier oder gebundener Form ein großer Teil derselben im Harn, während wiederum Inulin, das Polysaccharid der Fruktose, keine Fruktosurie bewirkte. Es liegen also hier die Verhältnisse scheinbar ganz anders als bei den gemischten Meliturien: hier besteht ausschließlich alimentäre Fruktosurie (Lävulosurie). Übertragen wir die Verhältnisse des Diabetes auf die Fälle reiner Fruktosurie, so handelt es sich nicht um einen Fruktosediabetes, denn im Diabetes wird Traubenzucker auch auf Zufuhr von polymerisiertem Traubenzucker (Stärke) ausgeschieden, während ja eben Inulin in dieser Hinsicht wirkungslos ist.

NEUBAUER fand, bei seinem Patienten die Assimilationsgrenze für Lävulose gleich null, d. h. es wurde auch bei der geringsten Einnahme des Zuckers ein Teil davon ausgeschieden. Beachtenswerterweise entging stets ein gleich großer Bruchteil (ca. 15 Proz.) der Verwertung. Da nun auch beim normalen Menschen ein Teil der Fruktose in Glykogen übergeht und, wie man das aus der Steigerung der Kohlensäureproduktion nach dem Genusse derselben

---

[1] W. SCHLESINGER, Zur Klinik und Pathogenese des Lävulosediabetes. Arch. f. exp. Pathol. u. Pharm. **50**. 273 (1903). — R. LÉPINE u. BOULUD, Sur un cas de lévulosurie. Rev. de méd. (1904) 185. — O. NEUBAUER, siehe S. 543 Anm. 6.

schließt, ein kleinerer Teil (ca. 15 Proz.) direkt verbrennt, glaubt NEUBAUER das Verhalten bei der reinen Fruktosurie, insbesondere im Hinblick auf die auffallende Übereinstimmung in der Größe des bei Fruktosurie nicht verwerteten und des beim Gesunden direkt verbrennenden Bruchteils dadurch erklären zu dürfen, daß der Fruktosuriker wohl die Fähigkeit der Glykogenbildung aus Fruktose beibehalten habe, dagegen die der direkten Verbrennung dieses Zuckers verloren habe. Die Untersuchungen müssen zweifellos auf eine breitere Basis gestellt werden, ehe eine eingehendere Diskussion möglich ist. Die Erklärung NEUBAUERS hat viel für sich.

Verschiedene Autoren[1] wollen eine erhöhte alimentäre Lävulosurie bei Leberkrankheiten beobachtet haben, auch bei Infektionskrankheiten soll die Leber gegen Lävulose insuffizient sein. Die eben besprochenen Fälle reiner Lävulosurie gehören derselben Reihenfolge an, deren äußerste Glieder sie darstellen. Leberkrankheiten gehen aber nicht immer mit alimentärer Lävulosurie einher.[2]

Die Zukunft wird lehren, ob die Trennung der reinen Lävulosurie und der Lävulosurie in Begleitung der Dextrosurie eine so scharfe und gewissermaßen prinzipielle ist, wie es bisher den Anschein hat.

Pentosurie

Außer dem Traubenzucker und dem Fruchtzucker kommt im Harn noch eine andere Hexose, der Milchzucker, gelegentlich vor. Seine Bedeutung ist keine pathologische, denn man findet ihn nur, wenn größere Mengen davon in die Blutbahn resorbiert werden, was bei stillenden Frauen, namentlich bei Abbruch der Laktation, ferner bei ausschließlicher Ernährung mit großen Mengen von Milch

---

[1] H. SACHS, Zeitschr. f. klin. Med. **38.** (1900). — H. STRAUSS, siehe S. 151 Anm. 2. — LANDSBERG, Zur Frage der alimentären Lävulosurie bei Leberkrankheiten. Deutsche med. Wochenschr. (1903) Nr. 32, 563. — G. RAPSIDE, Sur la valeur clinique de la lévulosurie alimentaire dans les maladies du foie et dans quelques autres affections. Thèse de Lyon (1903). — S. DE ROSSI, La glicosuria alimentare negli epatici. Riv. med. (1904) Nr. 27. — B. CHAJES, siehe S. 151 Anm. 3. — A. HALÁSZ, Alimentäre Lävulosurie bei Leberkranken (ung.). Ref. in MALYS Jahresber. **35.** 824 (1905). — E. SEHST, siehe S. 151 Anm. 5. — REBAUDI, siehe S. 151 Anm. 4.

[2] LANDSBERG, siehe Anm. 1. — Bei Schwangeren, Kreißenden und Wöchnerinnen fand H. SCHRÖDER [Über den Kohlehydratstoffwechsel und alimentäre Lävulosurie in der Schwangerschaft. Zeitschr. f. Geb. u. Gynäk. **56.** 134 (1906)] in 22 Proz. der Fälle Spuren von Lävulose bis zu 1 Proz. nach einmaliger Verabreichung von 150 g Lävulose im nüchternen Zustande.

und nach Einfuhr großer Quantitäten[1] Milchzucker per os der Fall ist.

Eine weitere Gruppe der Zuckerarten, die in den Harn übergehen, haben für den Kliniker mehr Bedeutung: die 5-Kohlenstoffzucker ($C_5H_{10}O_5$).[2] Vorläufig ist aber das Interesse ein mehr theoretisches. SALKOWSKI und JASTROWITZ[3] haben im Jahre 1892 zuerst im Harn das Vorkommen einer Pentose nachgewiesen. Seitdem ist diese Erscheinung etwa zweidutzendmal einwandfrei beobachtet worden.[4]

Die Herkunft der Harnpentosen sah man zuerst in der Nahrung. Im Pflanzenreich sind die Anhydride der Pentosen, die Pentosane, (z. B. im Kirsch- und Holzgummi) sehr verbreitet. Aus ihnen gehen durch Spaltung mit Säuren oder fermentative Wirkung die Pentosen hervor. Enteral aufgenommene Pentosen gehen zu einem großen Teil (bis zu 50 Proz.) in wechselnder Menge in den Harn über, während ein anderer Teil in den Geweben aufgebaut zu werden scheint.[5] Auch in den tierischen Geweben sind Pentosen weit verbreitet, sie machen einen Bestandteil der Nukleoproteide, und zwar der Nukleinsäuren, aus. Dargestellt sind sie bisher zwar nur aus zwei Organen, aus dem Pankreas und der Leber, allein

---

[1] Mindestens 100 g.

[2] Ausführliche Zusammenstellung und Literatur bis 1904 siehe bei C. NEUBERG, Die Pathologie der Pentosen und der Glukuronsäure. Ergebnisse d. Physiol. **3.** I. 373 (1904).

[3] E. SALKOWSKI u. JASTROWITZ, Zentralbl. f. d. med. Wissensch. (1892) Nr. 19 u. 35. — E. SALKOWSKI, Über das Vorkommen von Pentosen im Harn. Zeitschr. f. physiol. Chem. **27.** 507 (1899).

[4] E. REALE, Zweiter Fall von Pentaglykosurie oder Pentosurie bei einem Morphinisten. Rivista clinica e terap. (1894) Nr. 3, Zentralbl. f. inn. Med. **15.** 680. — E. SALKOWSKI, Über die Pentosurie, eine neue Anomalie des Stoffwechsels. Berl. klin. Wochenschr. (1895) Nr. 17. — F. BLUMENTHAL, Klinische Beobachtungen über Pentosurie. Ebenda (1895) Nr. 26. — P. COLOMBINI, Monatshefte f. prakt. Dermatologie **24.** Nr. 3. — M. BIAL, Beobachtungen und Versuche über chronische Pentosurie. Verhandl. d. 19. Kongr. f. inn. Med. (1901) 413. — R. LUZZATTO, Un caso di pentosuria in un cocainisto. Festschrift f. ALBERTONI (1901). — M. BIAL u. F. BLUMENTHAL, Beobachtungen und Versuche bei chronischer Pentosurie. Deutsche med. Wochenschr. (1901) Nr. 22. — F. MEYER, Über chronische Pentosurie. Berl. klin. Wochenschr. (1901) 785. — H. BRAT, Beitrag zur Kenntnis der Pentosurie und der Pentosenreaktion. Zeitschr. f. klin. Med. **47.** 499 (1902). — D'AMATO, Rivist. clin. med. **3.** 26 (1902). — E. BENDIX, Ein Fall von Pentosurie. Münch. med. Wochenschr. (1903) Nr. 36, 1551. — O. af KLERCKER, Studien über die Pentosurie. Ref. in MALYS Jahresber. (1904) 919.

[5] EBSTEIN, VIRCHOWS Arch. **129.** 491. — CREMER, Zeitschr. f. Biol. **29.** 484. — LINDEMANN u. MAY, Deutsch. Arch. f. klin. Med. **56.** 283 (1896). — F. VOIT, ebenda **58.** 537. — R. v. JAKSCH, Zeitschr. f. Heilkunde **20.** 195 und Deutsch. Arch. f. klin. Med. **63.** 612.

ihre Gegenwart ist auch in andern Körperteilen (in drüsigen Organen, Gehirn und Muskel) so gut wie sichergestellt. Die Menge der Organpentosen ist eine relativ nicht unbeträchtliche, sie macht für die Drüsen rund 0,5 Proz., für Gehirn 0,2 Proz. und für Muskeln 0,1 Proz. (auf Trockensubstanz bezogen) aus, im Pankreas sogar 2,5 Proz.[1] Für den gesamten menschlichen Organismus dürften sie 10—12 g betragen.

Es lag nahe, die Pflanzen- bzw. Fleischnahrung, wie auch den Abbau der Gewebsnukleoproteide als die Quelle der Harnpentosen anzusehen. Gegen erstere sprach aber zunächst der Umstand, daß bei Pentosurie die Pentosenausscheidung im Hunger fortbesteht,[2] dann gelang es Salkowski,[3] Lüthje[4] u. a.[5] nicht, nach Darreichung von Thymus oder Pankreas Pentosurie zu erzeugen, selbst nach intravenöser Injektion von Nukleoproteiden[6] blieb die Ausscheidung aus. Auch erwies sich unter den Händen anderer Autoren die Nahrungsweise einflußlos auf die Pentosenausscheidung. Endlich, und damit ist die Unhaltbarkeit dieser Lehre dargetan, hat sich die Harnpentose als anderer Natur als die Nahrungs- und Gewebspentosen erwiesen. Nach den Untersuchungen Neubergs[7] besteht die Nahrungspentose hauptsächlich aus aktiver l-Arabinose, und die Organpentose, wenigstens die des Pankreasnukleoproteids aus l-Xylose, während bei der chronischen Pentosurie die optisch inaktive r-Arabinose im Harn auftritt.[8] — Beiläufig gesagt ist das das einzige

[1] G. Grund, Über den Gehalt des Organismus an gebundenen Pentosen. Zeitschr. f. physiol. Chem. **35.** 111 (1902). — E. Bendix u. E. Ebstein, Über den Pentosengehalt tierischer und menschlicher Organe. Zeitschr. f. allgem. Physiol. **2.** 1 (1902). — E. Ebstein, Über den Pentosengehalt der Organe unter physiologischen und pathologischen Verhältnissen. Zentralbl. f. Stoffwechsel- u. Verdauungskrankheiten **3.** 503 (1902). — Derselbe, Über den Einfluß der Fäulnis auf den Pentosengehalt tierischer und menschlicher Organe. Zeitschr. f. physiol. Chem. **36.** 478 (1902).

[2] Blumenthal, Zeitschr. f. klin. Med. **37.** und Berl. klin. Wochenschr. (1895) Nr. 26 u. (1897) Nr. 12.

[3] Salkowski, siehe S. 546 Anm. 3.

[4] Lüthje, Zeitschr. f. klin. Med. **39.** H. 5 u. 6.

[5] Stradomsky, Zeitschr. f. physik. u. diät. Therap. **4.** H. 2.

[6] I. Munk u. Lewandowsky, Arch. f. Anat. u. Physiol. (1899) Suppl. 73.

[7] C. Neuberg, Über die Konstitution der Pankreasproteidpentose. Ber. d. deutsch. chem. Ges. **35.** 1467 (1902). — Derselbe u. R. Milchner, Über das Verhalten der Kohlehydrate bei der Autolyse und zur Frage nach der Bindung der Kohlehydratgruppe in den Eiweißkörpern. Berl. klin. Wochenschr. **41.** 1081 (1904). — J. Wohlgemuth, Zeitschr. f. physiol. Chem. **37.** 475 (1903).

[8] C. Neuberg, Über die Harnpentose, ein optisch inaktives, natürlich vorkommendes Kohlehydrat. Ber. d. deutsch. chem. Ges. **33.** 2243 (1900).

Beispiel von dem Vorkommen im Tierkörper einer Substanz mit asymmetrischem Bau in der Razemform. — Neubergs Befund ist seither bestätigt worden.[1]

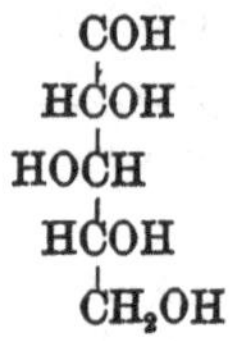

l-Xylose.

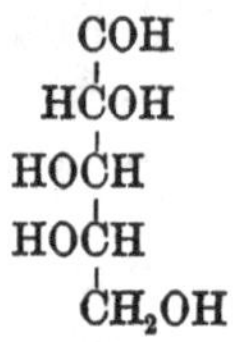

l-Arabinose.

Der Harnfünfkohlenstoffzucker des Pentosurikers rührt somit nicht von den Organen her, ebensowenig handelt es sich um eine alimentäre Pentosurie. Nur in einem Falle von Pentosurie[2] ist l-Arabinose, also die gleiche, welche in den Pflanzen vorkommt, konstatiert worden.

Gegen die Herkunft aus den Geweben spricht übrigens schon die Überlegung, daß die Menge des täglich ausgeschiedenen Zuckers, die nach Neubergs Berechnung zuweilen mehr als 30 g ausmacht, den Gesamtvorrat des Organismus an gebundenen Pentosen um die doppelte Menge überragt.[3]

Die Quelle ist jedenfalls anderswo zu suchen.

Neuberg[4] hegt die gewiß berechtigte Vermutung, daß sie aus der Galaktose, durch Abspaltung einer CH_2OH-Gruppe, nach vorheriger Oxydation zu COOH, hervorgeht, ähnlich wie er auch der l-Xylose der Organproteide eine Herkunft aus der d-Glukose über die d-Glukuronsäure vindiziert.

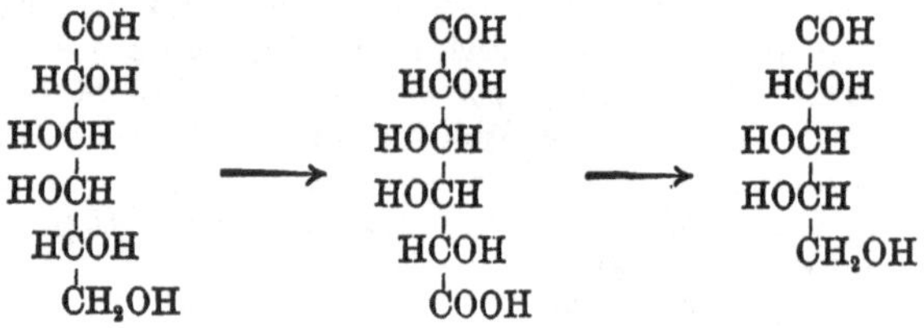

d-Galaktose. Arabinose.

[1] O. Adler u. R. Adler, Zur Kasuistik der Pentosurie. Pflügers Arch. **110**. 625 (1905). — F. Erben, Ein Fall von Pentosurie. Prag. med. Wochenschr. **31**. 301 (1906).

[2] R. Luzzatto, Ein Fall von Pentosurie mit Ausscheidung von optisch aktiver Arabinose. Hofmeisters Beiträge **6**. 87 (1904).

[3] Die Tagesmenge der ausgeschiedenen Pentosen ist nicht immer so hoch. Meist beträgt sie nur einige wenige Gramme.

[4] Siehe S. 546 Anm. 2; siehe auch C. Neuberg u. J. Wohlgemuth, Über d-Arabinose, d-Arabonsäure und die quantitative Bestimmung von Arabinose. Zeitschr. f. physiol. Chem. **35**. 31 (1902).

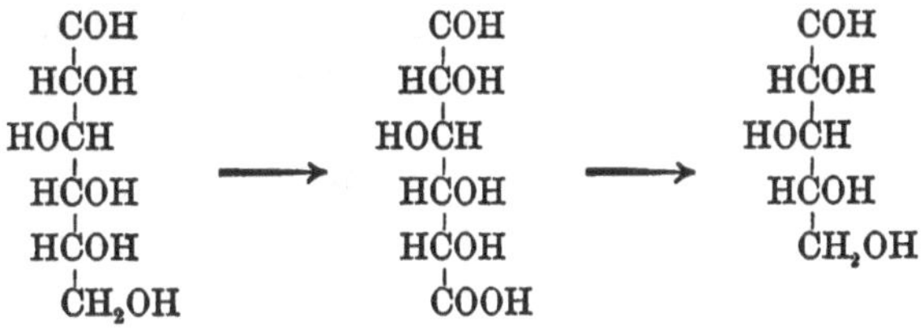

d-Glukose. d-Glukuronsäure. l-Xylose.

Mit dieser Annahme verliert auch die optische Inaktivität der Harnpentose ihre Seltsamkeit, da auch die i-Galaktose in der Natur vorkommt, beides bisher die einzigen aus der organisierten Welt bekannten inaktiven Zuckerarten.

Sonach würde sich die Pentosurie als eine Anomalie des Galaktoseabbaues erweisen.

Nach Neuberg kommt die Harnpentose nicht nur frei, sondern auch gebunden im Harn vor, und zwar scheint sie mit Harnstoff zu Arabinoseureid verkuppelt zu sein

$$CH_2OH{-}(CH\cdot OH)_3{-}CH:N\cdot CO\cdot NH_2$$

i-Arabinoseureid.

Die Menge des gebundenen Zuckers beträgt ungefähr soviel wie die des freien; der von den Autoren bisher angegebene Prozentgehalt des Harns (0,08 – 1,0 Proz.) muß also auf das Doppelte erhöht werden. Diese partielle Bindung erklärt die Eigentümlichkeit des Harnes, bei der Reduktionsprobe mit Kupfersulfat nicht allmählich mit zunehmender Erwärmung, sondern schußweise, nachdem die Flüssigkeit eine Zeitlang gesiedet hat, das Kupferoxyd zu reduzieren.

Diese Verkuppelung hat aber auch noch eine andere Bedeutsamkeit, denn Neuberg hält es nicht für ausgeschlossen, daß gerade die Verbindung der Pentose an ihrer Aldehydgruppe mit dem Carbaminrest ihr Schutz vor oxydativem Angriff gewährt und so das Erscheinen der Pentose ermöglicht.

Die Pentoseausscheidung besitzt einen chronischen Charakter und findet sich bei sonst ganz gesunden Individuen als eine für sich bestehende Stoffwechsel*anomalie* ohne irgendwelche klinische Symptome, ähnlich also der Cystin- und Alkaptondiathese. Andere Pentosen als Arabinose (z. B. Xylosen) werden vom Organismus gut verarbeitet, indem sie nach enteraler Aufnahme im Harne nicht erscheinen. In den Fällen, wo inaktive Arabinose ausgeschieden wird, wird sogar l-Arabinose gut verarbeitet. Die 6-Kohlenstoffzucker werden in normaler Weise oxydiert.[1]

Mitunter findet sich jedoch Pentosurie mit Schädigungen des Hexosenstoffwechsels vergesellschaftet, nämlich in schweren Fällen von Diabetes.[2] Die Pentosenmenge ist aber stets nur sehr gering, aus mehreren Litern Harn lassen sich nur kleine Mengen von Pentosazon gewinnen. Die klinische Bedeutung dieser Art der Pentoseausscheidung ist unbekannt, auch ist die Konstitution der Pentose noch nicht festgestellt. Wir wollen noch anfügen, daß nach v. ALFTHAN[3] Pentosen konstante Bestandteile des diabetischen Harnes sind.

Desgleichen ist nach Exstirpation des Pankreas bei Hunden Pentose im Harn gefunden worden, und zwar erwies sich deren Ausfuhr von der Zusammensetzung der Nahrung unabhängig, also ganz wie bei der Pentosurie des Menschen. Es fehlt aber auch Aufschluß über die Natur der Harnpentose des diabetischen Hundes.

Die Pentosurie des Menschen besitzt, wie auch andere Stoffwechselanomalien, familiären Charakter.[4] Daß sie nicht die Ursache der Beschwerden ist, die man ihr gelegentlich zuschiebt — es handelt sich meistens um solche neurasthenischer Art — wollen wir noch besonders betonen, denn sie wird auch bei ganz gesunden Menschen beobachtet.[5]

---

[1] TINTEMANN, Stoffwechseluntersuchung bei einem Fall von Pentosurie. Zeitschr. f. klin. Med. **58**. 190 (1905). — M. BIAL u. F. BLUMENTHAL, siehe S. 546 Anm. 4. — M. BIAL, Über Pentosurie. Zeitschr. f. klin. Med. **39**. 473 (1900). — Derselbe, siehe S. 546 Anm. 4.

[2] E. KÜLZ u. J. VOGEL, Über das Vorkommen von Pentosen im Harn bei Diabetes melitus. Zeitschr. f. Biol. **32**. 185 (1895).

[3] v. ALFTHAN, Über dextrinartige Substanzen im diabetischen Harn. Helsingfors (1904).

[4] M. BIAL, Über das Vorkommen von Pentosurie als familiäre Anomalie. Berl. klin. Wochenschr. (1904) 552.

[5] Italienische Autoren haben sie bei Kokainisten nachgewiesen und schreiben sie der Wirkung dieser Gifte zu. Von anderen Pentosurikern war indessen keiner dem Kokaingebrauch verfallen.

XVI

Das pathologisch veränderte Muskelgewebe

Die Erkenntnis der chemischen Veränderungen, welche das Muskelgewebe bei Krankheiten erfährt, die dasselbe in Mitleidenschaft ziehen, ist noch auf einer niederen Stufe, sie beschränkt sich fast ausschließlich auf den Wasser- und Fettgehalt, während die übrigen Stoffe kaum Berücksichtigung gefunden haben. Die Ursache hierfür liegt nicht etwa in der Seltenheit solcher Veränderungen, diese sind im Gegenteil sehr häufig, ist doch die Muskulatur nach dem Körperfett das Gewebe, welches bei chronischer Unterernährung, dem Angebinde so zahlreicher Krankheitsformen, sowie auch bei zehrenden Krankheiten, am frühesten in seinem Bestand angegriffen wird. Im Fieber geht die vermehrte Zersetzung stickstoffhaltiger Substanz vorwiegend in der Muskelzelle vor sich und auch bei Kachexien im Anschluß an maligne Neoplasmen ist sie es, welche nebst dem Fettgewebe am meisten einschmilzt, dort schwindet sie oft bis auf $^1/_5$ ihres früheren Bestandes.

Auch als Begleit- und Folgeerscheinung von Erkrankungen des Nervensystems, bei Lähmungen oder andern Affektionen der nervösen Organe, tritt Schwund der Muskulatur auf und ebenso leidet sie unter der Einwirkung der als Protoplasmagifte bekannten Stoffe: Arsen, Phosphor, Phlorhizin usw. Die Wirkungsweise aller dieser Faktoren ist eine verschiedenartige, indessen hierauf wollen wir nicht eingehen, hier kommt es uns nur auf das Endresultat, die Veränderung der Muskelsubstanz, an.

Wie die Histologie lehrt, wird bei Muskeleinschmelzung wie auch bei Umfangzunahme der Muskelmasse (Arbeitshypertrophie) sehr wahrscheinlich nicht die Zahl der Muskelfasern verändert, sondern jede einzelne Faser nimmt an Volumen ab (bzw. bei der Hypertrophie zu).[1] Das gilt sowohl für die Körper-, wie für die Herzmuskulatur.

Mit welchen näheren Vorgängen die Abnahme der Muskelmasse verknüpft ist, hängt für jede der erwähnten Möglichkeiten von dem zugrunde liegenden Prozeß ab. Im Infektionsfieber und in kachektischen Zuständen wirken die Toxine und andere Gifte primär auf die stickstoffhaltigen Bestandteile und beschleunigen ihren Zerfall, bei Lähmungen leidet unter dem Mangel des Aktivitätsimpulses die Ernährungs- und Assimilationsfähigkeit, allen Zuständen ist also gemeinsam, daß im Verhältnis zur Zersetzung die Zufuhr von neuem Nährmaterial zu gering und das Gleichgewicht gestört ist. Im einzelnen hängen dann unsere Vorstellungen von den Ansichten, die wir über den physiologischen An- und Abbau des Zelleiweißes hegen, ab. Den Verbrauch und Zerfall des Muskeleiweißes stellen wir uns nach Art der in vitro verlaufenden Autolyse vor und insofern können wir die Einschmelzung von Muskelgewebe im wesentlichen als eine Autolyse auffassen, die aber von der in vitro beobachteten insoweit abweicht, wie die Autolyse post mortem von dem intravitalen Prozeß überhaupt sich entfernt. Es machen sich im lebenden Gewebe die mannigfachen Faktoren (Zellfermente und Antifermente [Hemmungsvorrichtungen]) geltend, die wir nicht alle im Brutofen, am abgestorbenen Gewebe, in gleicher Weise und Reihenfolge nachzuahmen imstande sind. Deshalb sind am lebenden Muskel die Produkte der Autolyse nicht nachweisbar,[2] weil sie eben weiter zerfallen und sich dem Nachweis entziehen. Eine Steigerung der Proteolyse braucht im atrophierenden und einschmelzenden Muskel nicht stattzufinden, sie ist nur gesteigert im Verhältnisse zur Zufuhr an Nährmaterial, d. h. zur Bildung neuen Gewebsstoffes (Assimilation).

Eine Steigerung des postmortalen autolytischen Vermögens will man zwar in der Muskulatur atrophischer Säuglinge beobachtet haben. Doch möchten wir aus diesem Umstande nicht zu weittragende Schlußfolgerungen ableiten und auf jeden Fall nicht diese Vermehrung etwa als Ursache der Atrophie ansehen. Als solche sind vielleicht giftigwirkende Stoffwechselprodukte zu betrachten.

Im gelähmten Muskel kann das Fehlen des nervösen Reizes im

---

[1] Schwalbe u. Mayeda, Zeitschr. f. Biol. **27.** (1890). — Löwenthal, Zeitschrift f. Nervenheilk. **13.** 106 (1898). — Stöhr, Lehrb. d. Histol. (1894) 96. — Hauck, Zeitschr. f. Nervenheilk. **17.**

[2] R. Vogel, Untersuchungen über Muskelsaft. Deutsch. Arch. f. klin. Med. **72.** 291 (1902).

gleichen Sinne wirken wie die Einschränkung der Bewegung. Worin aber dieser „trophische“ Reiz besteht, ist unbekannt.

Muskelmasse kann einschmelzen, während an anderen Körperstellen Ansatz organischer Materie erfolgt. Bis zu einem gewissen Grade sehen wir das bei der Säuglingsatrophie, wo das Längenwachstum auch bei allgemeiner Abmagerung noch weiter (wenn auch weniger als in der Norm) fortschreitet, und bei Lähmungsatrophien. Dort findet man nicht selten Fettansatz. Ganz besonders ausgeprägt ist aber die Wanderung organischer Substanz von einem Gewebe zum andern bei malignen Neoplasmen: hier wächst die Neubildung unter Eiweißverarmung der übrigen Körperteile, speziell der Muskulatur. Notwendig ist indessen der Gewebsschwund für das Wachstum der Tumoren nicht, denn benigne Geschwülste verursachen bei oft gleich raschem und intensivem Wachstum keine Abmagerung. Zum Wesen der Geschwulstbildung gehört also der Muskelschwund nicht, vielmehr erfolgt dieser unter der Einwirkung von aus dem Tumor hervorgehenden Beeinflussungen. Nach allgemeinen Anschauungen handelt es sich um toxisch wirkende Stoffwechselprodukte der Karzinomzelle. Über deren Beschaffenheit ist aber zunächst noch so gut wie nichts bekannt.[1]

Ein physiologisches Vorbild für das Schwinden der Muskulatur zugunsten eines andern Gewebes liefert die Abschmelzung der Rumpfmuskulatur beim Lachs. Dort wachsen nach Mieschers[2] Untersuchungen zu einer Zeit, da die Tiere gar keine Nahrung zu sich nehmen, die Eierstöcke gewaltig heran, während gleichzeitig und in gleichem Maße die Rumpfmuskulatur an Umfang beträchtlich abnimmt. Die Muskelmasse verflüssigt sich und gibt ihr Eiweiß an die Eierstöcke ab.

Derjenige Teil der Muskelfaser, welcher bei der Einschmelzung abnimmt, ist das Sarkoplasma, während die Stützsubstanz, das Stroma, wenig beeinflußt wird.[3] Dementsprechend läßt sich aus atrophischem Muskel weniger Saft auspressen als aus gesundem. Doch müssen wir hierzu bemerken, daß das, was man unter „Muskelsaft“ versteht, ein Produkt der Autolyse ist,[4] und daß frischer Muskel, wie auch alle

[1] Siehe S. 382.

[2] F. Miescher, Histochemische und physiologische Arbeiten. Leipzig (1897) 116. Statistische und biologische Beiträge zur Kenntnis vom Leben des Rheinlachses.

[3] Bornstein, Über die Möglichkeit der Eiweißmast. Berl. klin. Wochenschrift (1898) 791.

[4] Vogel, siehe S. 552 Anm. 2.

frischen zelligen Organe ihre flüssigen Bestandteile so fest zurückhalten, daß sie selbst unter hohem Druck sich nicht auspressen lassen. Entsprechend dem geringeren Reichtum an Eiweiß bilden sich dann im atrophischen Muskel bei der Autolyse weniger lösliche Produkte als im gesunden.

Die meisten Angaben über pathologisch verändertes Muskelgewebe erstrecken sich, wie bemerkt, auf den Wasser- und Fettgehalt.

Was den ersteren anbelangt, so haben die Untersuchungen der verschiedenen Autoren einstimmig das Resultat ergeben, daß atrophische Muskeln aller Art (nach Marasmus, Kachexie oder Lähmung) relativ wasserreicher, d. h. eiweißärmer als gesunde sind, doch ist die Erhöhung des Wassergehalts nur unbedeutend und macht nach den bisherigen Feststellungen nicht mehr als 4—14 Proz. des Wassergehalts aus. v. Hoesslin[1] fand in den willkürlichen Muskeln hochgradig abgezehrter Individuen die an Phthisis pulmonum, Karzinom, Sarkom oder Schrumpfniere zugrunde gegangen waren, 79—83 Proz. Wasser, während Muskeln Gesunder bloß 72—76 Proz. Wasser enthielten.[2] Ähnliches fanden Vogel,[3] Rumpf und Schumm,[4] letztere beide in einem Falle von Polyneuritis mit tödlichem Ausgang. Dieser Fall ist von besonderem Interesse, weil am gleichen Menschen die ergriffenen Muskeln sich wasserreicher erwiesen als die gesund gebliebenen.

Wie der Körpermuskel verhält sich der Herzmuskel, über den wir in dieser Beziehung genauer unterrichtet sind. Nur ist der Herzmuskel in der Regel schon in der Norm etwas wasserreicher als die willkürliche Muskulatur. Schon der gesunde enthält 78—79,8 Proz. Wasser.

Relativ wasserreicher ist der Muskel auch bei fettiger Degeneration, wie das für das Herzfleisch festgestellt ist, und zwar auf fettfreie Substanz bezogen natürlich.

Viel eingehender ist der Fettgehalt der Muskeln untersucht,

---

[1] R. v. Hösslin, Über den Fett- und Wassergehalt der Organe bei verschiedenen pathologischen Zuständen. Deutsch. Arch. f. klin. Med. **33**. 600 (1883).

[2] Vgl. auch Perls, Zentralbl. f. d. med. Wissensch. 1873 Nr. 51.

[3] Siehe S. 552 Anm. 2.

[4] Th. Rumpf u. O. Schumm, Über chemische Änderungen der Muskulatur bei der Entartungsreaktion. Deutsche Zeitschr. f. Nervenheilk. **20**. 445 (1901).

aber zwar so gut wie nur bei der fettigen Degeneration, während andere pathologische Zustände eigentlich nicht berücksichtigt wurden.

Die mikroskopische Beschaffenheit gibt uns, wie wir bereits in einem früheren Kapitel[1] ausführlich dargetan haben, kein richtiges Bild von dem tatsächlichen Verfettungsgrade. Man findet chemisch stark erhöhten Fettgehalt in mikroskopisch nur wenig verändertem Gewebe und umgekehrt nur wenig mehr Fett als in der Norm in für das Auge stark affizierten Zellen. Wir gehen auf diese Verhältnisse nicht nochmals ein und verweisen auf unsere früheren Darlegungen. Wir führen sie nur deshalb an, um die Wichtigkeit der chemischen Analyse für die richtige Beurteilung des Sachverhaltes nochmals zu betonen. Wie sehr die mikroskopische und chemische Untersuchung abweichende Resultate liefert, erhellt am besten aus den ganz verschiedenen Angaben KREHLS[2] einerseits und v. RECKLINGHAUSENS und ZENKERS[3] anderseits über die Häufigkeit der fettigen Degeneration des Herzmuskels bei endo- und myokarditischen Prozessen. KREHL bestimmte die Fettmenge chemisch, RECKLINGHAUSEN und ZENKER erschlossen sie aus dem mikroskopischen Bilde.

Der gesunde Muskel enthält nach v. HOESSLIN[4] 3,96 Proz. „unsichtbares“ Fett auf trockene Substanz (=0,9 Proz. auf frische Substanz) bezogen, der fettig degenerierte dagegen 5,42—13,9 Proz., also zirka $^1/_2$—4mal mehr. Bei dem schon erwähnten Fall von Polyneuritis fanden RUMPF und SCHUMM 45,4 Proz. Fett (14,8 Proz. auf frische Substanz berechnet), somit das 15fache der Norm, d. h. beinahe die Hälfte der Trockensubstanz bestand aus Fett.[5]

Am häufigsten, wegen der hohen Dignität des Organs, ist der Fettgehalt des Herzens bestimmt. Das Herz bietet außerdem den Vorteil, daß es im Gegensatz zu der Körpermuskulatur stets annähernd gleich viel interstitielles Fett aufweist, während dieses in den willkürlichen Muskeln an Menge sehr schwankt. Beim Herzen sind allerdings nicht so extreme Verhältnisse wie bei der übrigen

---

[1] Kapitel II.

[2] L. KREHL, Über fettige Degeneration des Herzens. Deutsch. Arch. f. klin. Med. **51**. 416 (1893). — SALKOWSKI, PFLÜGERS Arch. **6**. — A. W. VOLKMANN, siehe bei KREHL.

[3] v. RECKLINGHAUSEN u. ZENKER, Verhandl. d. 10. internat. med. Kongr. 3. Abteilung.

[4] Siehe weiter oben S. 554 Anm. 1.

[5] Siehe einen weitern Fall von TH. RUMPF, [Weitere Untersuchungen über Polyneuritis und die chemischen Veränderungen gelähmter und degenerierter Muskeln. Deutsch. Arch. f. klin. Med. **79**. 158 (1903)].

Muskulatur zu erwarten, weil eine hochgradige Veränderung und die Außerfunktionsetzung in kurzer Frist den Tod herbeiführt, während eine gänzlich unbrauchbare Körpermuskulatur mit dem Fortbestand des Lebens vereinbar ist.

Auch in anderer Beziehung darf der Herzmuskel nicht ohne weiteres mit der übrigen Muskulatur verglichen werden, wie er ja auch anatomisch von ihr abweicht.

Wie KREHL[1] betont, kommt Verfettung des Herzmuskels regelmäßig nur im Anschluß an einen einzigen Vorgang vor, nämlich an Phosphorvergiftung. Sämtliche anderen zahlreichen Prozesse, wo fettige Entartung beobachtet wird, wie Infektionskrankheiten, schwere Anämien, Nephritis usw., verlaufen nicht unter allen Umständen mit fettiger Degeneration. Es bedarf also hier noch besonderer konkommittierender Umstände, während die Phosphorintoxikation schon an und für sich für die fettige Entartung Grund genug ist. Dies sei im Hinblick auf die Genese derselben besonders hervorgehoben.

Während KREHL bei Phosphorvergiftung Fett — besser gesagt Ätherextrakttrockenrückstand, d. h. also Fett und Lezithin — bis zu 23—30 Proz. der Trockensubstanz fand — der normale Herzmuskel enthält 8—13 Proz. ätherlösliche Substanzen, wovon 4,2 bis 4,6 Proz. auf Lezithin und 5,8—9,2 Proz. auf Fett entfallen —, so traf er bei schweren Anämien, bösartigen Tumoren, chronischen Nephritiden und Infektionskrankheiten nie mehr als 24 Proz. ätherlösliche Stoffe und in vielen Fällen, wo die anatomische Diagnose auf fettige Degeneration lautete, keinen die Norm übersteigenden Fettgehalt. Ebensowenig war die Fettmenge in einem Fall von akutem Alkoholismus erhöht. Bei Lungentuberkulose stieß KREHL besonders dort auf einen gesteigerten Fettgehalt, wo andauerndes Fieber vorhanden war. Entgegen der Annahme zahlreicher Autoren fand er aber bei chronischen Erkrankungen des Myo- und Endokards, bei typischen Klappenfehlern und Muskelaffektionen, welche unter Insuffizienz einhergehen, erhöhten Fettgehalt als etwas Seltenes. Im Ätherextrakt waren dort nie mehr als 11—12 Proz. der Trockensubstanz vorhanden.

Wesentlich höhere Ziffern fand ROSENFELD,[2] er gibt schon für das normale Herz durchschnittlich 15,4 Gewichtsprozente ätherlöslicher Substanz an, während nach ihm das verfettete Herz 17,33 bis

[1] Siehe weiter oben S. 555 Anm. 2.

[2] G. ROSENFELD, Über die Herzverfettung des Menschen. Zentralbl. f. inn. Med. **22**. 145 (1901).

24,29 Proz. aufweist. Es frägt sich aber, ob durch die ROSENFELDsche Methode[1] (Kochen mit Alkohol) nicht auch (eventuell) an Eiweiß locker gebundenes Lezithin, analog dem in Aszitesflüssigkeit vorkommenden Lezithin-Globulin, welches siedendem Alkohol sein Lezithin abgibt, mitbestimmt wird. Damit würden die Zahlen natürlich eine andere Bedeutung gewinnen.

Fettbestimmungen an verfetteten Körpermuskeln bei Pseudohypertrophie und dergleichen Zuständen sind unseres Wissens nicht vorgenommen.

Die Ursache und den Mechanismus der fettigen Entartung des Muskels haben wir bei Gelegenheit der Besprechung der Fettdegeneration im allgemeinen erörtert (vgl. Kap. II).

Was die Leistungsfähigkeit des verfetteten Muskels anbelangt, so hängt sie natürlich von dem Grade der Verfettung ab. Im höchsten Grade der Verfettung ist sie gleich null, bei geringen Graden diesen entsprechend beeinträchtigt. Der nähere Zusammenhang beider Größen ist noch nicht bestimmt.

Was speziell den Herzmuskel anbelangt, so will KREHL keinen Zusammenhang zwischen der Leistungsfähigkeit des Herzens und dem Grade der Verfettung nachgewiesen haben. Doch sind die nur an klinischem Material gesammelten Daten in dieser Richtung äußerst vorsichtig aufzunehmen.

Mit dem Fett ist vielfach, wie schon aus dem vorhin Gesagten erhellt, gleichzeitig der Lezithingehalt der Muskeln bestimmt worden, weil man sich meistens der Extraktion mit Äther bediente, welcher beide Stoffe und außerdem Cholestearin und Farbstoffe in sich aufnimmt. Die Menge letzterer beiden ist zwar minim, was aber von dem Lezithingehalt nicht gesagt werden kann, dagegen sind die Schwankungen desselben doch meistens gering im Verhältnis zu denen des Fettes. Immerhin hat KREHL im Herzmuskel, dem bisher einzig auf die Veränderungen des Lezithingehaltes untersuchten Muskel, Schwankungen von 1,1—6,3 Proz. gefunden (beim Gesunden 4,2—4,6 Proz.).

Fettgehalt und Lezithingehalt gehen in der Regel miteinander nicht parallel. Dagegen entsprechen sich Lezithin- und Eiweißgehalt. Das stimmt vortrefflich zu unsern sonstigen Erfahrungen über die Beziehungen zwischen Lezithin und Zelleiweiß.

Welche Bedeutung die Schwankungen im Lezithinreichtum haben

[1] Nach RUBOW (siehe S. 34 Anm. 1) enthält der Ätherextrakt nach ROSENFELD viel stickstoffhaltige Substanz.

und welcher Vorgänge sie Ausdruck sind, ist aus dem noch zu spärlichen Tatsachenmaterial nicht zu ersehen. Es ist anzunehmen und zu hoffen, daß, wenn dereinst über die Rolle des Lezithins für die Zellfunktionen mehr Licht verbreitet sein wird, aus den Lezithinwerten Rückschlüsse auf die Art der Alterationen sich ziehen lassen werden. Umgekehrt dürften die Schwankungen des Lezithingehaltes bei den verschiedensten pathologischen Zuständen geeignet sein, Aufschluß über die biologische Bedeutung dieses so allgemein verbreiteten, in keiner Zelle fehlenden Stoffes zu geben. In diesem Sinne wären Untersuchungen über die Lezithinwerte bei atrophischen und kachektischen Zuständen, bei Pseudohypertrophie der Muskeln und dergleichen sehr willkommen. Einstweilen ist nur soviel bekannt, als daß der Lezithingehalt des Herzmuskels keine Beziehungen zum allgemeinen Ernährungszustand zu haben scheint, indem er bei Krehls Patienten bei schlechtem Ernährungszustand gering (2,3 Proz.) wie auch übermäßig hoch (5,2 Proz.) zu finden war. Rubow[1] wies mit seiner verbesserten Untersuchungsmethodik im Herzmuskel des Hundes bei hochgradiger Inanition und bei gutem Ernährungszustande die gleichen Lezithinwerte nach, dagegen sah er im Körpermuskel in Zeiten protrahierter absoluter Karenz das Lezithin an Menge beträchtlich sinken. Es besteht also ein interessanter Unterschied zwischen dem lebenswichtigen Herzmuskel und dem für die Erhaltung des Lebens weniger wichtigen Körpermuskel, der sich ja auch aus ähnlichen Verhältnissen an anderen Organen ergibt, ist es doch bekannt, daß lebenswichtige Organe ihre normale Zusammensetzung länger aufrecht erhalten als minder bedeutsame.

Ein anderer Bestandteil der Muskelfaser, der zu deren Leistungen in naher Beziehung steht, das Glykogen, ist im pathologisch veränderten Muskel bisher nicht genauer verfolgt worden. Es ist auffallend, wie lückenhaft hier unsere Kenntnisse sind. Nur aus einigen wenigen Tierversuchen, deren Resultate nicht unbestritten geblieben sind, wissen wir, daß nach Durchschneidung des Nerven der von diesem versorgte Muskel sich mit Glykogen anreichert.[2] Das beruht

---

[1] Siehe S. 34 Anm. 1.

[2] Cl. Bernard, Gesammelte Werke. — Mac Donnel, Americ. Journ. of the med. sc. **46**. (1863). — Ogle, St. Georges Hospital Rep. **3**. (1868). — Chandelon, Über die Einwirkung der Arterienunterbindung und der Nervendurchschneidung auf den Glykogengehalt der Muskeln. Pflügers Arch. **13**. 626 (1876). — E. Manché, Über die das Muskelglykogen betreffenden Angaben von Weiss und Chandelon. Zeitschr. f. Biol. **25**. 163 (1889). — F. Vay, Über den Glykogengehalt des Muskels nach Nervendurchschneidung. Arch. f. exp. Pathol. u. Pharm. **34**. 45 (1894).

wohl nur auf der Untätigkeit des Muskels, da Tätigkeit mit Glykogenabnahme einhergeht. Verstärkte Muskelarbeit (z. B. Strychninvergiftung) bewirkt vollständigen Glykogenschwund.

Auf Grund der Erfahrung, daß im Hunger der Muskel an Glykogen verarmt, ist zu erwarten, daß dasselbe bei Marasmus und Kachexie eintritt.

Ebenso lückenhaft sind unsere Kenntnisse von dem Verhalten der Muskeleiweißstoffe sowohl bei Degeneration wie bei Hypertrophie der Muskeln. Nach v. FÜRTH[1] sind im Muskel zwei Eiweißstoffe vorhanden, ein globulinartiger, das Myosin, und ein albuminartiger, das Myogen. Das Mengenverhältnis beider ist nach den Feststellungen am gesunden Kaninchenmuskel: Myogen zu Myosin wie zirka 4:1. Am Herzen des Menschen fand SAXL[2] die Relation 6:1. Wie es sich gestaltet bei Atrophie, ob es das gleiche bleibt oder ob es verschoben wird, ob also beide Eiweißkörper in gleichem Maße abnehmen oder vornehmlich der eine oder andere schwindet, wissen wir nicht. Nach SAXLs spärlichen Untersuchungen scheint im fettig degenerierten Muskel das Myosin dem Myogen gegenüber an Menge zuzunehmen. STEYRER[3] konnte beobachten, daß beim Kaninchen nach Durchschneidung der Nerven im Muskel Myosin sich aufspeichert bzw. langsamer dem Schwunde anheimfällt als Myogen. Das gegenseitige Verhältnis der Muskeleiweißstoffe verschiebt sich also zugunsten des ersteren. Myosin verhält sich demnach in gewisser Hinsicht wie Glykogen, und daraus dürfte man schließen, daß es zur Arbeitsleistung des Muskels in Beziehung steht, womit auch übereinstimmt, daß, nach STEYRER, der tetanisierte Muskel den Gehalt an Myosin einbüßt. Der durch Lostrennen von seinem Insertionspunkt inaktiv gemachte Muskel soll annähernd das gleiche Mengenverhältnis beider Eiweißstoffe aufweisen wie der gesunde.

Wenn wir noch erwähnen, daß SAXL[4] im braun-atrophischen und fettig degenerierten sowie im hypertrophischen Muskel das Stroma gegenüber den löslichen Plasmabestandteilen zunehmen sah, so haben

---

[1] O. v. FÜRTH, Über die Eiweißkörper des Muskelplasmas. Arch. f. exp. Pathol. u. Pharm. **36**. 231 (1895).

[2] P. SAXL, Über die Mengenverhältnisse der Muskeleiweißkörper unter physiologischen und pathologischen Bedingungen. HOFMEISTERS Beiträge **9**. 1 (1906).

[3] A. STEYRER, Ein Beitrag zur Chemie des entarteten Muskels. HOFMEISTERS Beiträge **4**. 234 (1903).

[4] Siehe Anm. 2.

wir alles erwähnt, was über die Veränderungen des Eiweißes im pathologisch veränderten Muskel bekannt ist.

Diese Angaben sind sehr dürftig. Es wird aber schwer fallen, sich hierüber Klarheit zu verschaffen, denn beim Menschen wird es einstweilen und solange wir uns mit der bisherigen Methodik behelfen müssen, aus praktischen Gründen nicht leicht sein, derartige Untersuchungen anzustellen, weil die Muskeln sofort nach dem Ableben zur Untersuchung herangezogen werden müssen.

Über andere häufige, dem pathologischen Anatomen geläufige Vorgänge im Muskel, wie die körnige Infiltration, die Neigung zur wachsartigen Degeneration usw., ist man chemisch noch nicht im mindesten aufgeklärt.

Endlich sind über die mineralischen Bestandteile des Muskels sowie über die damit zusammenhängenden osmotischen Verhältnisse im degenerierten bzw. veränderten Muskelgewebe keine Angaben in der Literatur zu finden. Es sind solche Untersuchungen nur an gesunden Muskeln angestellt worden.[1] Nur Rumpf und Schumm wiesen an dem einen Falle ihrer Beobachtung eine relative Zunahme des Chlors und Natriums und eine Abnahme des Kaligehalts nach, der mit dem Mehrgehalt des Muskels an Wasser und einer relativen Abnahme der festen Bestandteile zusammenhängt. Auch soll der entartete Muskel relativ weniger Eisen enthalten, als der Abnahme der festen Bestandteile entspricht.

Bemerkenswert ist der Befund Rumpfs,[2] daß im entarteten Muskel mehr Natrium vorhanden ist als durch Chlor gebunden sein kann. Das weist auf das Vorkommen saurer organischer Produkte hin (Acidose).

Bisher hat die Untersuchung der Körpermuskulatur die Pathologen noch wenig beschäftigt. Sie ist bislang noch ganz im Hintergrunde der Forschung geblieben. Und doch darf nicht übersehen werden, daß aus der Erkenntnis ihrer chemischen Zusammensetzung sich vielleicht manches Wissenswerte ergeben wird, sind doch die Muskeln, welche über ein Drittel der Körperweichteile ausmachen,[3] die Stätte zahlreicher intermediärer Stoffwechselvorgänge und der Ort, wo in Zeiten der Not der Organismus Nährstoffe für seinen Bedarf schöpft.

---

[1] Für die mineralischen Bestandteile vgl. J. Katz, Die mineralischen Bestandteile des Muskelfleisches. Arch. f. d. ges. Physiol. **63**. 1 (1896).

[2] Siehe S. 555 Anm. 5.

[3] E. Bischoff, Einige Gewichts- und Trockenbestimmungen der Organe des menschlichen Körpers. Zeitschr. f. ration. Med. 3. Reihe **20**. 75 (1863).

Auch klinischerseits sollten die Veränderungen der chemischen Beschaffenheit der Muskeln nicht unbeachtet bleiben. CZERNY [1] führt das Welken der Muskulatur und des statischen Apparates bei rachitischen Kindern auf einen verminderten Turgor der Gewebe zurück. Ist das richtig, so weist das darauf hin, daß der Wassergehalt für die Turgeszenz nicht allein maßgebend ist, denn degenerierte und atrophische Muskeln sind ja, wie wir gesehen haben, relativ wasserreicher als gesunde.

[1] A. CZERNY, Über die Bedeutung des Turgordruckes der Gewebe für das Kind im ersten Lebensjahr. Monatsschr. f. Kinderheilk. 1. Nr. 1 (1902).

XVII

Das Knochengerüst

Veränderungen im chemischen Aufbau des Knochengerüstes treten vor allem bei zwei Krankheitsformen auf, über deren Genese wir noch sehr wenig unterrichtet sind: bei Rachitis und Osteomalacie. Beiden ist das eine gemein, daß Anomalien des Knochenaufbaus im Vordergrund des Krankheitsbildes stehen und daß als vorherrschende chemische Knochenabnormität ein Mangel an anorganischen Salzen sich dokumentiert. Im übrigen trägt das anatomische (histologische) Bild der Knochensubstanz bei beiden Erkrankungsformen Veränderungen ganz anderer Art zur Schau.

Sowohl für den einen wie für den andern Krankheitszustand ist es lediglich unsere Unkenntnis der genetischen Momente, welche uns veranlaßt, beide hier unter gleicher Rubrik und ausschließlich vom Gesichtspunkte der Knochenveränderungen zu besprechen. Beide weisen noch andere und zwar ganz verschiedene Anomalien im Krankheitsbilde auf und für beide sind die Veränderungen im Salzstoffwechsel nur ein Symptom. Eine systematische Einteilung ist aber zurzeit nicht möglich. So geht **Rachitis** mit Veränderungen im allgemeinen Ernährungszustand einher, Veränderungen, für die wir noch keine Formel besitzen: die Muskulatur ist schlaff, ebenso die Bänder und Sehnen, der Gewebsturgor ist vermindert, die Blutmischung leidet. Solche Kinder sind meist blutarm und oft erreicht die Blutarmut einen hohen Grad. Was die Anämie, Schwäche der Körper- und übrigen (Darm-)Muskulatur veranlaßt, ist nicht bekannt: Störungen des Chemismus sind hier zu erwarten.

Der rachitische Knochen ist ärmer an mineralischen Bestandteilen als der gesunde. Es hat sich daher von jeher der Gedanke an eine Störung des Salzstoffwechsels aufgedrängt. Dem ist zweifellos so, aber worin diese Störung liegt, ist heutzutage noch ebenso dunkel wie vor Jahren. A priori liegen verschiedene Möglichkeiten vor: einmal kann es daran liegen, daß mit der Nahrung zu wenig Kalksalze eingeführt werden. Die Theorie, welche diesen Standpunkt vertritt, erfreute sich lange Zeit der meisten Anerkennung und Beliebtheit und bildet noch heute den Ausgangspunkt für therapeutische Maßnahmen. Doch hält sie genauer Prüfung nicht stand. Es steht fest, daß rachitische Kinder ebensoviel Kalk- und andere Mineralsalze in ihrer Nahrung aufnehmen als gesunde. Es könnte daher an mangelhafter Resorption vom Darmkanal aus liegen: die Salze werden in genügender Menge geboten, aber der Organismus nimmt sie nicht in seine Säfte auf. Auch diese Theorie ist widerlegt; die Fäzes rachitischer Kinder sind entgegen der älteren Beobachtung SEEMANNS[1] nicht kalkreicher als die gesunder und bei der im Rückgang begriffenen Krankheit verläßt mitunter, gleiche Ernährungsverhältnisse vorausgesetzt, mehr Kalk (im Harn) den Organismus als in der Norm.[2] Ebenso resorbieren oft Rachitische aus äquivalenten Mengen von Kalksalzen mehr Kalk als Gesunde, was sich daran zu erkennen gibt, daß die Harnkalkmenge bei ihnen mehr ansteigt als bei diesen. Überdies ist eine Kalkarmut der Gewebsflüssigkeiten bei Rachitischen nicht nachweisbar, denn abgesehen vom Knochengerüst weisen alle Organe den normalen Kalkgehalt auf.[3] Es kann also nicht an einer mangelnden Resorptionsfähigkeit für den Kalk liegen. Wie wenig übrigens eine solche für die Rachitis in Betracht gezogen werden kann, ergibt sich am besten aus dem Verhalten der Knochen bei mangelhafter Kalkzufuhr. Bei der Rachitis wird reichlich Knochensubstanz neugebildet, doch bleibt die Verkalkung aus; bei mangelhafter Zufuhr von Erdsalzen wird nur sehr wenig Knochensubstanz neu apponiert, was aber abgelagert wird, verkalkt auch (STÖLTZNER).

Von ganz besonderem Interesse ist die Beobachtung PFAUNDLERS,[4] nach welcher die Gewebe eines mit kalkarmer Nahrung gefütterten

---

[1] SEEMANN, VIRCHOWS Arch. **77**. 308 (1879). — Neuerdings behaupten auch KLECINSKY u. PETERSEN [Neues zur Pathogenese der Rachitis. Arch. f. Kinderheilk. **31**. 397 (1901)], daß der Kalk im Darm der Rachitiker wenig oder gar nicht ausgenützt werde.

[2] G. RÜDEL, Über die Resorption und Ausscheidung des Kalkes. Arch. f. exp. Pathol. u. Pharm. **33**. 79 (1893). — Derselbe, Über die Resorption und Ausscheidung von Kalksalzen bei rachitischen Kindern. Ebenda **33**. 90 (1893). — J. G. REY, Weitere klinische Untersuchungen über die Resorption und Ausscheidung des Kalkes. Deutsche med. Wochenschr. (1895) Nr. 35, 569. — W. STÖLTZNER, Die Stellung des Kalkes in der Pathologie der Rachitis. Jahrb. f. Kinderheilk. N. F. **50**. 268 (1899).

[3] H. BRUBACHER, Über den Gehalt an anorganischen Stoffen, besonders an Kalk, in den Knochen und Organen normaler und rachitischer Kinder. Zeitschr. f. Biol. **27**. 517 (1890). — STÖLTZNER, siehe Anm. 2.

[4] M. PFAUNDLER, Über die Elemente der Gewebsverkalkung und ihre Beziehung zur Rachitisfrage. Jahrb. f. Kinderheilk. **60**. 123 (1904).

Hundes aus einer künstlich beigebrachten Kalklösung mehr Kalzium in sich aufnahmen, als die eines normal genährten Kontrolltieres. Die Leichen rachitischer Kinder verhielten sich dagegen wie die von nicht rachitischen, sie nahmen nicht mehr Kalk auf als letztere. Damit ist eine Stütze mehr für die Auffassung gewonnen, daß der durch Fütterung mit kalkarmer Nahrung herbeigeführte Krankheitszustand nicht der Rachitis gleichzusetzen ist, d. h. daß Rachitis nicht auf Mangel der Gewebe an Kalk beruht.

Nun könnte man an einen rascheren Abbau der mineralischen Gewebsbestandteile denken, an eine vermehrte Ausscheidung von Kalksalzen bei gleich bleibender Zufuhr. Man glaubte die Milchsäure hierfür verantwortlich machen zu dürfen (MARCHAND, HEIZMANN). Auch diese Theorie hat der Kritik weichen müssen. Man fand wohl in einem Teil der Kinder beträchtliche Verluste an Harnkalk,[1] in andern verhielt er sich aber nicht anders als in der Norm.[2]

Heute wissen wir übrigens, daß solche grob-chemische Anschauungen, zu welchen die Übertragung unserer Kenntnisse aus der anorganischen und organischen Chemie auf den Organismus Anlaß gibt, den biologischen Verhältnissen nicht im entferntesten Rechnung tragen und daß dort stets weit kompliziertere und feinere Vorgänge mit im Spiele sind. Nach unseren heutigen Anschauungen liegen die Verhältnisse wohl so, daß der Körper genügend Kalksalze zugeführt bekommt, daß er sie auch in hinreichender Menge resorbiert, daß ihm aber die Assimilationsfähigkeit, d. h. die Verwertung fehlt, und hier stehen wir vor ähnlich komplizierten Dingen, wie bezüglich der mangelhaften Verwertung des Eisens bei der Chlorose. Nicht am anorganischen Stoffe selbst, am Mangel an Angebot, liegt die Schuld, sondern am Gewebschemismus, an der Leistungsfähigkeit der Zelle, welche defekt ist und die ihr gebotenen Elemente nicht zum synthetischen Aufbau verwertet.[3]

---

[1] OECHSNER DE CONINCK, Neue Beiträge zur Lehre vom Rachitismus. Ref. im Arch. f. Kinderheilk. **26**. 154.

[2] OECHSNER DE CONINCK, siehe Anm. 1. — BAGINSKY, Zur Pathologie der Rhachitis. VIRCHOWS Arch. **87**. 301 (1882). — RÜDEL, siehe S. 563 Anm. 2.

[3] Hiergegen sprechen nicht die Beobachtungen PFAUNDLERS [Über die Kalkadsorption tierischer Gewebe und über die Grundlagen einer modernen Rachitistheorie. Münch. med. Wochenschr. (1903) Nr. 37, 1577], denen zufolge das Adsorptionsvermögen zerkleinerter rachitischer Gewebsstücke für in Lösung gehaltene Kalksalze nicht geringer ist als das gesunder. Die physikalische Adsorption durch Kolloide und die Assimilation der lebenden Zelle sind zu sehr verschiedene Dinge, als daß von einer Schlüsse auf die andere gezogen werden dürften.

Für beide Erkrankungsformen, die Rachitis und die Osteomalacie, kommen ja ähnliche Momente in Betracht: ungünstige hygienische Verhältnisse, mangelhafte Ernährung (wozu wir Verdauungsstörungen beim wachsenden Kinde zu rechnen haben), schlechte Wohnungsverhältnisse, Mangel an Luft und Licht,[1] welche alle auf den allgemeinen Ernährungszustand einwirken. Dabei sei uns ferne der Gedanke an nähere Beziehungen zwischen beiden Erkrankungsformen. Nur das steht fest, daß die gleichen äußerlichen schädlichen Einwirkungen einen wesentlichen Anteil an der Auslösung des Prozesses haben. Daß dann die den Gewebs- und Zellchemismus ebenfalls schädigenden Infektionskrankheiten ähnlich wirken und auch hereditäre Veranlagung eine Rolle spielt, stimmt mit unserer Auffassung überein. Die Annahme eines besonders schädlichen Agens ist durchaus entbehrlich.

Den Prozeß vorderhand näher bestimmen zu wollen, denn als Schädigung des Chemismus, halten wir bei der Sachlage unserer Kenntnisse, trotz der riesenhaften Literatur, nicht für statthaft, da wir uns nur an Hypothesen halten können, die in der Regel, wie schon angedeutet, bloß eine mehr oder weniger rohe Übertragung unserer Vorstellungen aus der anorganischen Natur auf die mit ganz anderen, viel feineren und komplizierteren Mitteln arbeitende Zellchemie. Solange uns letztere nicht mehr erschlossen ist, wird ein so eminent biologischer Faktor wie die Assimilation nicht verständlich werden und ebensowenig die Störungen derselben. Das lernen wir von Tag zu Tag mehr.

Wir möchten gleich anfügen, daß auch mit Störungen der physikalisch-chemischen Zellvorgänge allein die mangelnde Ablagerung des Kalkes im Knochengewebe wohl nicht zu erklären ist, sondern es dürfte an Veränderungen solcher Prozesse liegen, die wir zunächst noch als „vitale“ bezeichnen, die wir aber nicht mit dem mystischen Nimbus der alten vitalistischen Theorien umgeben, in Gegensatz zu ersteren gestellt wissen wollen, sondern die als Kombination chemischer und chemisch-physikalischer (biologischer, fermentativer) Erscheinungen aufzufassen sind.

Wie sehr solche Momente in Betracht kommen, ergibt sich am ehesten aus dem Umstande, der gleichsam das Experimentum crucis darstellt, daß diejenigen Faktoren, welche am kräftigsten auf

---

[1] Auch in Gefangenschaft lebende Tiere (in zoologischen Gärten) werden rachitisch, dagegen nicht in Freiheit lebende [Stöltzner, Jahrb. f. Kinderheilk. **58**. 866 (1903)].

die allgemeine Zelltätigkeit einwirken (gute Ernährung, frische Luft, Sonne[1] usw.) die Rachitis günstig beeinflussen. In diesem Sinne ist vielleicht die Wirkung des Phosphors zu deuten, an der ja manche Therapeuten trotz allen gegenteiligen Behauptungen noch festhalten und ebenso die des (nicht gereinigten) Lebertrans.[2]

Mit unserer auf den modernen Forschungsergebnissen fußenden Anschauung in Übereinstimmung stehen die Theorien, welche die Rachitis auf Erkrankungen und Funktionsstörungen drüsiger Organe, der sogenannten Stoffwechseldrüsen, zurückführen. STÖLTZNER[3] glaubte auf Grund histologischer Untersuchungen an rachitischen Knochen, hauptsächlich aber wegen seiner Erfolge mit Zufuhr von Nebennierensubstanz die Rachitis als eine durch funktionelle Insuffizienz der Nebenniere bedingte Dyskrasie auffassen zu dürfen. Seine therapeutischen Erfolge haben aber andere nicht bestätigen können.

Andere Autoren wollen die Ursache im funktionellen Ausfall des Thymus erblicken.[4] So fand BASCH[5] bei Tieren, denen das Organ exstirpiert bzw. funktionell ausgeschaltet war, Abweichungen im Knochenwachstum und Veränderungen im Kalkstoffwechsel: ein operiertes junges Tier schied im Harn das Doppelte bis Fünffache an Kalksalzen aus im Vergleich zu einem normalen Kontrolltier und die Knochen zeigten größere Weichheit. BASCHS Beobachtungen konnten zwar von SINNHUBER[6] nicht bestätigt werden. Er fand an thymektomierten Hunden keine Veränderungen in der Kalkaus-

---

[1] Die Wirkung des Sonnenlichtes wollen wir in dem auf S. 310 geschilderten Sinne erkannt wissen.

[2] Wir wollen hier bemerken, daß nach den Beobachtungen J. G. REYS (siehe S. 563 Anm. 2) Phosphorlebertran die Resorption von Kalksalzen durch die Darmepithelien steigert. Es sei das nicht angeführt, um die Lehre von der Bedeutung der Resorption der Kalksalze für die Rachitis (die wir ja bestreiten) zu stützen, sondern um zu zeigen, daß eben gewisse Stoffe die Resorptionstätigkeit, also die vitale Funktion der Zellen, erhöhen.

[3] W. STÖLTZNER, Histologische Untersuchung der Knochen von neun mit Nebennierensubstanz behandelten rhachitischen Kindern. Jahrb. f. Kinderheilk. **53**. 516 u. 672 (1901).

[4] v. METTENHEIMER, Zum Verhalten der Thymusdrüse in Gesundheit und Krankheit. Jahrb. f. Kinderheilk. N. F. **46**. 55 (1898).

[5] K. BASCH, Über Ausschaltung der Thymusdrüse. Wien. klin. Wochenschrift (1903) Nr. 31.

[6] F. SINNHUBER, Über die Beziehungen der Thymus zum Kalkstoffwechsel. Zeitschr. f. klin. Med. **54**. 38 (1904).

scheidung, ebenso ließen opotherapeutische Versuche an rachitischen Kindern die Thymus unwirksam erscheinen.[1]

Wenn nun also diese Versuche auch negativ verliefen, so weisen sie die Annahme veränderter Zelltätigkeit nicht zurück und an dieser müssen wir festhalten. Ein Eindringen in die Erkenntnis dieser feinen Mechanismen wird erst durch die Erschließung des Zellchemismus ermöglicht sein.

Während es sich bei der Rachitis um eine mangelhafte Ablagerung von Kalksalzen in die Gerüstsubstanz handelt, haben wir es bei der **Osteomalacie** mit einer nachträglichen Auflösung und Fortschwemmung schon abgelagerten Kalkes zu tun. Wie dort ist uns aber auch hier die eigentliche Ursache des Leidens noch unbekannt und ebenso wissen wir nur wenig oder, wenn wir ehrlich sein wollen, nichts über die Momente, welche den Mineralstoffwechsel unmittelbar beeinflussen.

Man hat lange Zeit, gestützt namentlich auf eine Abhandlung von C. Schmidt[2] aus dem Jahre 1847, an der Auffassung festgehalten, die Osteomalacie sei ein rein chemischer Prozeß, eine Auslaugung der Kalksalze des Knochens durch eine freie Säure, nämlich Milchsäure, die man in der Markhöhle (als solche oder als milchsauren Kalk) und auch im Urin gefunden haben wollte.[3] Indessen abgesehen davon, daß gegen einen einfachen chemischen Prozeß nach Art der Entkalkung in Säure gelegter Knochenstücke die weiter oben geltend gemachten Überlegungen über die wirksamen Faktoren lebender Gewebe sprechen, tun mannigfache Befunde die Unrichtigkeit dieser Auffassung dar. Wir weisen nur darauf hin, daß nach Levys[4] Beobachtungen das Verhältnis der Kalksalze, namentlich der Karbonate und Phosphate, im osteomalacischen Knochen das gleiche ist, wie im gesunden, während nach der Annahme einer Auswaschung durch Säuren ein Zurückweichen der Kohlensäure im Vergleich zur Phosphorsäure zu erwarten wäre, da die Milchsäure zuerst die schwächere Säure verdrängen würde. Milchsäure ist übrigens von neueren Autoren im Harn stets ver-

[1] Stöltzner u. Lissauer, Über die Behandlung der Rachitis mit Thymussubstanz. Jahrb. f. Kinderheilk. **50.** (1889).

[2] C. Schmidt, Ann. d. Chem. u. Pharm. **61.** 281 (1847).

[3] Der Nachweis war meist ein ungenügender.

[4] M. Levy, Chemische Untersuchungen über osteomalacische Knochen. Zeitschr. f. physiol. Chem. **19.** 239 (1894). Hier ausführliche Literatur bis 1894 und gute kritische Darstellung der Milchsäuretheorie.

mißt worden,[1] und zwar auch dann, wenn sehr große Quantitäten Harn (bis zu 20 Liter) verarbeitet wurden. Außerdem wäre nach unseren heutigen, experimentell gestützten Auffassungen zu erwarten, daß die Bildung von Milchsäure (wie überhaupt irgend einer anderen Säure) weit eher eine Vermehrung des Harnammoniaks als eine Entziehung des Kalkes nach sich zöge, man müßte denn eine auf die Knochensubstanz selbst beschränkte Säurebildung annehmen. Eine gesteigerte Ammoniakausscheidung läßt sich aber bei Osteomalacie nicht nachweisen (BECK). Einzig von der mit Kalk ein unlösliches Salz bildenden Oxalsäure wäre eine gewebsentkalkende Wirkung denkbar. CASPARI[2] will denn auch nach fortgesetzter Fütterung mit Oxalsäure neben starker Steigerung der Kalkausfuhr Veränderungen am Knochengerüst wahrgenommen haben, die makroskopisch der menschlichen Osteomalacie glichen, indessen können diese Befunde mit Rücksicht schon auf das histologische Bild nicht in Parallele mit Osteomalacie gestellt werden.

Daß die Mineralsalze aus den Knochen entschwinden, unterliegt keinem Zweifel. Abgesehen vom direkten Befunde verminderten Salzgehaltes in den Knochen ergibt das auch die Bestimmung der anorganischen Harnbestandteile. Diese sind bei Osteomalacie, zumal in den ersten Stadien der Krankheit, gegenüber der Norm, und gleiche Ernährungsverhältnisse vorausgesetzt, vermehrt. In späteren Stadien, bei beträchtlicher Verarmung der Knochensubstanz an Salzen, findet man sie hingegen oft vermindert,[3] das hängt aber damit zusammen, daß die Gewebe infolge des schon beträchtlichen Verlustes den Rest ihrer Salze um so energischer festhalten. Auch dieses Verhalten spricht ja gegen eine einfache Säuerung der Gewebe. LAUPER[4] fand den Harnkalk auf die Hälfte, die Phosphorsäure auf $^1/_3$ vermindert. Freilich geben diese Ziffern kein vollständiges Bild vom Kalkstoffwechsel, da wir wissen, daß weitaus der größte Teil des Kalkes (70—95 Proz.) den Körper durch den

[1] NENCKI u. SIEBER, Journ. f. prakt. Chem. **26.** (1882). — HEUSS, Arch. f. exp. Pathol. u. Pharm. **26.** (1889). — SCHMUTZIGER, Zentralbl. f. d. med. Wissenschaft **12.** 946 (1875). — HOFFMANN, Angeblicher Milchsäuregehalt des Harnes bei Osteomalacie. Zentralbl. f. inn. Med. (1897) Nr. 14.

[2] W. CASPARI, Über chronische Oxalsäurevergiftung. Inaug.-Dissertation Berlin (1895). — Derselbe, Über chronische Oxalsäurevergiftung. Zentralbl. f. Agrikulturchem. **26.** 529 (1897).

[3] FEHLING, Weitere Beiträge zur Lehre von der Osteomalacie. Arch. f. Gynäkol. **48.** (1895).

[4] J. LAUPER, Studie über Osteomalacie. Inaug.-Dissertat. Zürich (1902).

Darm verläßt und nur der geringste (5—30 Proz.) mit dem Harn. Diesem Umstand ist in der Literatur nicht immer genügend Rücksicht getragen worden. Interessant ist, daß die gleichen Patienten nach ihrer Heilung (durch Kastration, s. weiter unten) wieder normale Kalkmengen im Urin ausscheiden. Ein schlagendes Beispiel ist die Patientin LAUPERS.

Wir sehen sonach, um das noch besonders hervorzuheben, daß die Maxima des Kalkverlustes mit dem Kulminationspunkt der Krankheit nicht zusammenfallen, sondern bei progredientem Leiden die Werte wieder abnehmen und unter die Norm fallen. In späteren Stadien sind sogar Kalkretentionen nachgewiesen worden.[1] Auf dieses Verhalten lassen sich die Divergenzen in den Beobachtungen der verschiedenen Autoren zurückführen.[2]

Wie Kalk verhält sich Magnesia.

So interessant nun die Verfolgung des Mineralstoffwechsels ist, über das Wesen der Krankheit sagt sie nichts aus. Es unterliegt keinem Zweifel mehr, daß die Osteomalacie mit der Funktion der Geschlechtsdrüsen, wenigstens beim Weibe, in irgendwelchem Zusammenhange steht. Denn abgesehen davon, daß Osteomalacie oft während der Schwangerschaft zur Entstehung kommt, läßt sie sich durch Entfernung der Keimdrüsen geradezu heilen.[3] Hier ist also die Therapie der Theorie vorausgeeilt.

Man hat teils durch Fütterungsversuche mit Ovarialsubstanz, teils durch Vornahme der Kastration an Tieren dem Wesen des Leidens auf den Leib zu rücken gesucht, indem man vor und nach dem Eingriff den Kalkstoffwechsel bestimmte. Klare Verhältnisse haben sich jedoch nicht schaffen lassen. Man fand nach der Kastration bei vorher gesunden Tieren keinen Unterschied in der Phosphor-

[1] SCHUCHARDT, Kalk-, Magnesia- und Phosphorausscheidung im Harn Osteomalacischer vor und nach therapeutischen Eingriffen. Inaug.-Dissertat. Würzburg (1897).

[2] LIMBECK, Zur Kenntnis der Osteomalacie. Wien. med. Wochenschr. (1894) Nr. 17—19. — NEUMANN, Arch. f. Gynäkol. **51.** 131 (1896). — SENATOR, Zur Kenntnis der Osteomalacie und Organotherapie. Berl. klin. Wochenschr. (1897) 109 u. 143. — ASCOLI, Clinica med. ital. **37.** 133 (1898). — W. HIS, Zur Phosphortherapie bei Osteomalacie. Deutsch. Arch. f. klin. Med. **73.** 546 (1902). — DEUCKE, Kalk- und Phosphorsäureausscheidung im Harn Osteomalacischer vor und nach der Kastration. Inaug.-Dissertat. Würzburg (1896).

[3] Interessant ist, daß auch in der normalen Schwangerschaft an den Knochen ein der Osteomalacie verwandter Vorgang sich abspielt, der aber nur sehr wenig Ausdehnung nimmt [HANAU, Fortschritte d. Med. (1892). — v. RECKLINGHAUSEN, Festschr. zu VIRCHOWS 70. Geburtstage].

säure- und Kalkausscheidung im Vergleich zur Zeit vor der Operation, auch wogen die Skelette der von LÜTHJE[1] kastrierten Tiere ebensoviel wie die der unversehrten Kontrolltiere. Manche Autoren wollen zwar nach der Operation eine Herabsetzung der Phosphorsäureausscheidung beobachtet haben,[2] MATHES[3] sah sie auch bei nicht osteomalacischen Frauen, die aus anderen Indikationen kastriert wurden. Die Versuchsanordnung war aber nicht bei allen Autoren einwandsfrei, — andere vermißten sie.[4] Bei seinen kastrierten Ratten beobachtete HEYMANN[5] eine allmähliche Abnahme des Phosphatgehaltes in den Weichteilen und den Knochen.

Mit den negativen Ergebnissen der Tierversuche stimmt die Wirkungslosigkeit verfütterter Ovarialsubstanz auf die mineralischen Harnbestandteile überein.

Es scheint demnach, wenn wir von den Beobachtungen MATHES' absehen, die uns noch der Bestätigung bedürftig erscheinen, der schädliche Einfluß bloß von den erkrankten Ovarien auszugehen und mit der Entfernung derselben die Noxe zu schwinden.

Wie wir uns aber das treibende Agens vorzustellen haben, darüber läßt sich zurzeit nichts aussagen, da unsere Kenntnisse noch versagen. Die Annahme einer Sekretion „giftiger" Stoffe in den erkrankten Ovarien ist eine nicht viel sagende Hypothese, solange ein solcher Stoff nicht einigermaßen faßbar ist. Wir ziehen vor, in dieser Frage uns Mutmaßungen zu enthalten und positive Resultate abzuwarten.

Von besonderem nicht nur therapeutischem Interesse ist die

---

[1] H. LÜTHJE, Über die Kastration und ihre Folgen. II. Mitteil. Einfluß der Kastration auf den Phosphorsäure- und Kalkstoffwechsel. Arch. f. exp. Pathol. u. Pharm. **50.** 268 (1903).

[2] CURATULO u. TARULLI, Zentralbl. f. Physiol. (1895) u. Arch. ital. de biol. **23.** 388 (1895). — PINZANI, Zentralbl. f. Gynäkol. (1898). — K. BERGER, Beitrag zur Frage der Kastration und deren Folgezustände. Inaug.-Dissertat. Greifswald (1901). — CL. BERGER, Beitrag zur Frage von den Folgezuständen der Kastration, insbesondere von deren Einfluß auf den Phosphorstoffwechsel. Inaug.-Dissertat. Greifswald (1903).

[3] MATHES, Monatshefte f. Geburtshülfe u. Gynäkol. **18.** 273 (1903).

[4] F. N. SCHULZ u. O. FALK, Phosphorsäureausscheidung nach Kastration. Zeitschr. f. physiol. Chem. **27.** 250 (1899). — H. LÜTHJE, Arch. f. exp. Pathol. u. Pharm. **48.** (1902), **50.** (1903).

[5] F. HEYMANN, Zur Einwirkung der Kastration auf den Phosphorgehalt des weiblichen Organismus. Arch. f. Gynäkol. **73.** 366 (1904) u. Zeitschr. f. physiol. Chem. **51.** 246 (1904). Vgl. auch P. MOSSÉ u. OULIÉ. Compt. rend. de la soc. de biol. **51.** 447.

Beobachtung His',[1] daß die Darreichung von Phosphor (1 mg im Tag) die Kalkbilanz Osteomalacischer aus einer negativen in eine positive umschlagen ließ und eine Retention von 2,7 g CaO in einer 9tägigen Versuchsperiode (also von täglich 0,3 g) bewirkte.

Mit diesen beiden Krankheiten sind die Veränderungen des Knochengerüstes in Krankheiten nicht erschöpft. Wie der pathologische Anatom bei manchen Krankheitsformen Veränderungen im Knochenbau nachweist, so sind gewiß auch solche in ihrer chemischen Zusammensetzung vorhanden. Unsere Erfahrungen sind aber gleich null. Mit dem Alter schwindet die organische Substanz, die Knochen werden brüchiger. Wie verhält sich das Knochengewebe in dieser Hinsicht bei chronisch kachektischen Zuständen, bei Gelähmten, toxisch Betroffenen? Im protrahierten Hunger sah Gusmitta[2] das Verhältnis zwischen phosphorsaurem Kalk und Ossein gleich bleiben.

[1] Siehe S. 569 Anm. 2.

[2] M. Gusmitta, Über die Veränderungen in den Knochen durch die Inanition (ital.). Ref. in Malys Jahresber. **24.** 400 (1894).

XVIII

Die Störungen der interorganischen Beziehungen. Die Stoffwechseldrüsen

Durch die chemische Tätigkeit der Organ- und Gewebszellen erfahren die in den Körper als Nahrung eingeführten Stoffe und die darin abgelagerten Substanzen eine fortwährende Umwandlung, einen allmählichen Abbau und verlassen schließlich als nicht mehr verwertbare Endprodukte des Stoffwechsels den Organismus. Die Abtragung geschieht nicht, wie wir bereits in einem früheren Kapitel geschildert haben, in jedem Gewebe gleichmäßig, sondern erfolgt derart, daß das eine Stoffe erzeugt, die in dem andern verbraucht werden, und die Dinge liegen geradezu so, daß ohne die vorbereitende Wirkung eines Organs ein anderes nicht normal funktioniert. Auf diese Weise findet ein fortwährendes Ineinandergreifen statt, das, je mehr wir in diese Einrichtungen Einblick gewinnen, um so komplizierter sich gestaltet und eine früher ungeahnte Ausdehnung annimmt.

Versagt nun die Tätigkeit eines Organs oder Gewebes, so sind die Beziehungen zwischen ihm und dem übrigen Organismus gestört. Natürlich sind die Störungen um so weittragender, je höher die Dignität des erkrankten Organs im allgemeinen Stoffhaushalt ist.

Störungen dieser Art sind in großer Menge bekannt, sie stellen zunächst das dar, was wir unter dem Namen der „qualitativen“ Veränderungen des Stoffumsatzes bezeichnet und beschrieben haben. Wir sahen dort, daß Stoffe im intermediären Stoffwechsel auftreten, die bei normaler Entwicklung des Chemismus sofort weiter abgebaut werden. Wir erinnern an bestimmte Eiweißkerne, die aromatische Gruppe, das Cystin, Aminosäuren, Aceton, oder an höher zusammengesetzte Eiweißtrümmer (Albumosen), weiterhin an das Auftreten organischer Säuren (Acetessigsäure, Oxybuttersäure, Milchsäure). Anderseits begegneten wir Kohlehydraten, Traubenzucker und Pentosen und erfuhren, daß für die Verarbeitung des Traubenzuckers die Mitwirkung der Pankreasdrüse vonnöten ist.

Die genannten Stoffe sind gewissermaßen nur der grobe Ausdruck sehr verwickelter Funktionsstörungen, die wir in ihren Einzelheiten noch nicht kennen. Wir wissen aber, daß sehr fein arbeitende Vorrichtungen in den Körperzellen allenthalben tätig sind und daß die treibenden Kräfte Faktoren sind, die nach ihrer Wirkungsweise meist unter den Begriff der in ihrem Wesen noch durchaus unbekannten Fermente (Enzyme, Katalysatoren) fallen. Es ist bekannt, daß die Fermente durch andere Substanzen aktiviert, in ihrer Wirkung verschärft, geschwächt oder ganz annulliert werden. Solche Stoffe sind bisher nur sehr wenige identifiziert, zum Teil sind es einfach gebaute Substanzen organischer oder sogar anorganischer Art, zum Teil sind es aber noch unbekannte, ebenso labile und kompliziert zusammengesetzte Substanzen wie die Fermente selbst. Es genügt daher ihr Auftreten oder ihr Fehlen, um den Zellvorgängen einen andern Lauf zu geben. Fermente und Antifermente beherrschen das ganze Zelleben. Sie sind stets bereit, aufeinander einzuwirken und in der räumlichen und zeitlichen Anordnung liegt das Geheimnis des Lebensprozesses. Die Fermente wirken schon in ganz minimalen Mengen, desgleichen die ihnen entgegenwirkenden Substanzen. Es genügen daher geringste, für unsere Begriffe inkommensurable Veränderungen, um Abweichungen herbeizuführen, und da die Phänomene sich in komplizierter Weise verketten, so genügt ein leiser Anstoß, um eine ganze Kette von Erscheinungen zu alterieren. Wie groß die Reihe der Zwischenglieder ist, wissen wir nicht, das für uns Wahrnehmbare liegt aber oft erst an ihrem Ende und was dazwischen vorgeht, ist uns unbekannt. Gerade diese Kompliziertheit ist wohl die Ursache dafür, daß die Krankheiten so außerordentlich viele Variationen bieten und eigentlich von Fall zu Fall mit größeren oder geringeren Abweichungen verschieden verlaufen. Krehl[1] hat diesen Gedanken in einem geistreichen Aufsatze meisterhaft ausgesponnen.

Mit dem Vorkommen abnormer Stoffwechselprodukte bzw. dem Fehlen wichtiger Produkte des Zwischenstoffwechsels hat man den Begriff einer Selbstvergiftung des Organismus verbunden. Es ist klar, daß dieser Begriff, nach dem Gesagten, ein sehr weitläufiger ist und daß man keinen Grund hat, ihn bloß auf einige Produkte des Zellstoffwechsels auszudehnen, sondern daß alle Produkte des Stoffwechsels mit einzubeziehen sind, worunter eben auch die Fermente

[1] L. Krehl, Über die Störung chemischer Korrelationen im Organismus. Deutsch. Arch. f. klin. Med. **88**. 351 (1907).

und ihre Hemmungskörper (im weitesten Sinne) zu rechnen sind, welche Protoplasmabestandteile und Produkte der Protoplasmatätigkeit darstellen.

Es frägt sich nun, ob wir für die Auffassung der Störungen des Allgemeinbefindens oder auch lokaler Art, welche in der klinischen Pathologie so vielfach als **Autointoxikation** angeschaut werden, eine tatsächliche Unterlage haben.

Die Wechselbeziehungen zwischen den Organen sind, wie bemerkt, sehr ausgedehnt und machen sich durchweg für die verschiedensten Funktionen geltend. Doch ist man vielerorts viel zu weit gegangen und hat Beziehungen konstruiert, wo noch keine erwiesen sind, und Theorien aufgebaut, ohne die schwächste, nur irgendwie gesicherte Grundlage dafür zu besitzen. Wieviel Papier hierüber bloß theoretischer Spekulationen wegen geschwärzt wurde, ist kaum faßbar und wie wenig unserer Erkenntnis genützt wurde, ergibt sich am ehesten, wenn wir den praktischen Nutzen daraus abzuleiten suchen.

Die Anzahl der bisher sicher erwiesenen und genauer verfolgten Störungen von klinischer Bedeutung in den interorganischen Wechselbeziehungen — wir meinen hier und überhaupt im Folgenden stets und ausschließlich solche chemischer Art — ist bisher noch sehr gering. Speziell daß „Gifte" im Stoffwechsel entstehen, ist eine allgemein verbreitete Anschauung, für die bindende Beweise zunächst noch ganz ausstehen. Noch keines ist auch nur einigermaßen als Rohprodukt, geschweige denn in reiner Form, isoliert. Und doch, wieviele Theorien und Spekulationen rechnen mit ihnen wie mit bekannten Faktoren.

Die Störungen der interorganischen Beziehungen können mehrfacher Art sein. Es können die Funktionen der Aufnahmsorgane versagen, d. h. derjenigen, welche den Eintritt der Stoffe in den Körperhaushalt vermitteln, also vor allem des Magendarmes. Dadurch können differente Substanzen in Blut und Lymphe gelangen. Solche entgiftende Funktionen besitzt z. B. die Leber, deren eine Aufgabe es ist, das aufgenommene Nährmaterial zu prüfen und die schädlichen Substanzen unschädlich zu machen. Auch hier ist zweierlei zu unterscheiden: entweder werden giftige Substanzen als solche aufgenommen (wir sahen bei der Besprechung der Leber, daß diese solche Substanzen zurückhält, sie verarbeitet und in ungiftiger Form von sich abgibt oder in sich aufspeichert [Metalle]), oder aber es handelt sich um Substanzen, die im Darme selbst aus den Nahrungsstoffen durch die Tätigkeit der Bakterien entstehen. Die Existenz einer solchen enteralen Intoxikation — wir sehen von der Vergiftung mit Bakterientoxinen ab — ist zwar häufig mehr postuliert als erwiesen. Man schließt sie aus an Verdauungsstörungen sich anschließenden Allgemeinstörungen, Störungen des Nervensystems und dergleichen, z. B. Kopfschmerzen nach Obstipation, komatösen Zuständen bei Magendarmkrankheiten (Coma dyspepticum) usw. Welche Stoffe in Frage kommen, ist ganz unsicher. Eine Reihe giftiger Darmfäulnisprodukte ist bekannt: Phenole, Schwefelwasserstoff usw.

Störungen der interorganischen Beziehungen ergeben sich ferner daraus, daß die mit der Ausscheidung der Endprodukte des Stoffwechsels betrauten Organe funktionell defekt sind. Hierher rechnet man die an Insuffizienz der Nierensekretion sich anschließenden Intoxikationszustände (Urämie). Indessen ruhen unsere Kenntnisse auch hier auf schwachen Füßen, seit bekannt ist, daß die Niere ihre Arbeit tagelang (beobachtet ist das beim Menschen bis zu 25 Tagen)[1] einstellen kann, ohne daß Intoxikationserscheinungen auftreten, nämlich dann, wenn bei gesunder Niere das Abfließen des Harns durch irgend ein grob-mechanisches Hindernis verunmöglicht ist.[1] Die im Anschluß an Nephritis sich einstellende Urämie kann also nicht als einfache Retention harnfähiger Stoffe angesehen werden. Es ist auch von keinem der bisher ermittelten Harnbestandteile bekannt, daß er bei Konzentrationen, wie sie im urämischen Zustand in Blut und Gewebssäften gefunden werden, urämische Erscheinungen bedingt. Es muß also bei der Urämie noch etwas hinzukommen, und dieses Etwas sucht man in der Erkrankung des Nierenparenchyms. Was für eine Wirkung sich geltend macht, ist unbekannt.

Mit der Urämie hat man einen andern, vielfach unter ähnlichen Symptomen verlaufenden Zustand verglichen, den man ebenso wie jene auf eine Retention giftiger Ausscheidungsprodukte zurückzuführen geneigt war: die Eklampsie. In den letzten Jahren haben sich aber die Vorstellungen hierüber wesentlich geändert,[2] und heutzutage hält man dafür, daß es sich um eine Einwanderung von Stoffen (Eiweißstoffe oder Fermente) aus der Placenta oder dem Fötus in den mütterlichen Organismus handelt, auf welchen sie nach Art anderer körperfremder Substanzen „toxisch“ wirken[3] und bestimmte Gewebsläsionen (Blutungen, Gerinnungen, Nekrosen) hervorrufen.[4]

---

[1] Siehe S. 264.

[2] Referat von Fehling u. Wyder, Deutsche Ges. f. Gynäkol. Gießen (1901).

[3] L. Blum, Zentralbl. f. Pathol. **17.** 81 (1906).

[4] Liepmann [Münch. med. Wochenschr. (1905) Nr. 15 u. 51] hat nachgewiesen, daß die Placenta Eklamptischer Tieren gegenüber giftiger ist als die Gesunder.

Als Autointoxikation infolge mangelnder Ausscheidung normaler Stoffwechselprodukte haben wir die Asphyxie zu betrachten. Und zwar sind dort die Verhältnisse durchsichtig. Das Gift ist die angehäufte Kohlensäure und mit ihrer Elimination und der Zufuhr von Sauerstoff ist der Intoxikationszustand behoben.

Störungen des chemischen Zusammenwirkens ergeben sich des weiteren aus Erkrankungen der mit dem Intermediärstoffwechsel betrauten Organe.

Nach der oben gegebenen Definition ist es klar, daß alle Organe und Gewebe sich daran beteiligen und somit Erkrankungen aller Körperteile hierher zu rechnen sind, indessen gibt es doch solche, welche sich am Intermediärstoffwechsel insofern mehr als andere beteiligen, als sie Stoffe liefern, die für jene von besonders großer Bedeutung sind, d. h. also, sie sind Organe höherer Dignität im Stoffhaushalt. Auf ihre funktionellen Störungen beziehen sich hauptsächlich die Zustände, die wir im klinischen Sprachgebrauch als Autointoxikation (sensu strictiori) bezeichnen.

Auf die Wichtigkeit und Bedeutung solcher Organe schließen wir meistens nur aus den Störungen, welche den Ausfall ihrer Funktion (bei Erkrankung, Verletzung oder Exstirpation der Organe) begleiten oder, wo das möglich ist, aus der Beseitigung des Intoxikationszustandes durch Einverleibung ihrer Gewebssubstanz. Nur für die wenigsten Organe ist es bisher gelungen, das wirksame Agens in reiner Form zu isolieren und den Beweis ihrer chemischen Wirksamkeit so weit zu führen, daß durch Darreichung ihres isolierten Sekretes der durch die Ausschaltung bedingte Zustand beseitigt wurde. Eigentlich ist das bisher nur für die Schilddrüse geschehen.

Am längsten ist die Sekretion eines für den allgemeinen Stoffwechsel bedeutsamen Stoffes für die Geschlechtsdrüsen angenommen. Nach ihrer Entfernung findet man tiefe Alteration im Gesamtorganismus, die sowohl somatische wie psychische Funktionen betreffen. Auf die klinischen Erscheinungen der Kastration wollen wir hier nicht eingehen, sie sind hinlänglich bekannt und ihre Beschreibung gehört nicht hierher. Was wir von den Stoffwechselverhältnissen zu halten haben, sahen wir schon.[1] Weder die Gesamtheit der organischen Verbrennungen noch auch der Mineralstoffwechsel werden unter dem Einfluß der Geschlechtsdrüsen, speziell der weiblichen Drüsen, denen ja nach den klinischen Beobachtungen eine höher potenzierte Wirksamkeit in der uns beschäftigenden

[1] Siehe S. 345.

Richtung innewohnt, irgendwie verändert. Daß wir aber dennoch einen chemischen Einfluß anzunehmen haben, muß daraus entnommen werden, daß durch Einpflanzung der Organe an beliebige Körperstellen die Ausfallserscheinungen beseitigt werden können. Auch die Heilwirkung der Kastration auf Osteomalacie ist wohl in diesem Sinne auszulegen.

Trotzdem möchten wir aber hier wie auch im allgemeinen davor warnen, zuviel chemische Beziehungen zwischen einem Organ — also hier den Geschlechtsdrüsen — und dem übrigen Organismus zu wittern. Es liegt im Zuge der Zeit, manches Unerklärte chemisch erklären zu wollen, und wer ein Toxin, einen chemisch wirkenden Stoff heranzieht, glaubt oft das Problem gelöst zu haben. Möglich, daß vielerorts dem so ist, nicht vergessen dürfen wir aber, daß wir mit rein hypothetischen Faktoren rechnen und daß wir oft die Erkenntnis der Wahrheit in Wirklichkeit nicht mehr fördern, als wenn man in einer früheren Zeitperiode für denselben Prozeß „nervöse" Einflüsse annahm. Wir müssen uns gesagt sein lassen, daß alle biologischen Vorgänge weit komplizierter sind, als wir es heute noch ahnen, und daß, was wir mit einer Tatsache, einer Wirkung erklären wollen, meist deren eine ganze Kette repräsentiert.

Wenn nach Entfernung der Ovarien Veränderungen des Blutes im Sinne einer Anämie gefunden sind[1] und man die Chlorose im Anschluß an die Geschlechtsentwicklung auftreten sieht, so liegt der Gedanke nahe, daß eine Modifikation der chemischen Keimdrüsentätigkeit die Chlorose verschuldet. Wir verlassen aber den Boden der gesicherten Tatsachen, wenn wir den Schluß ziehen, daß chemische Produkte aus den Ovarien die Herstellung der Erythrozyten beeinträchtigen. Es kann auf weitem Umwege eine Beeinflussung des hämopoetischen Apparates zustande kommen[2] und schließlich, daß rein nervöse Einflüsse den Ernährungszustand, d. h. die Funktionstüchtigkeit eines Organs und auch des Gesamtorganismus beeinflussen, ist eine alte Erfahrung. Wir erwähnen bloß den Shock und als drastisches Beispiel den Goltzschen Klopfversuch am Frosch. Freilich sind auch die Vorgänge in den Nerven mit Phänomenen chemischer

[1] R. Breuer u. R. v. Seiller, Über den Einfluß der Kastration auf den Blutbefund weiblicher Tiere. Arch. f. exp. Pathol. u. Pharm. **50**. 170 (1904).

[2] Wenn defekter Chemismus der Ovarien die Chlorose in der eben geschilderten Weise herbeiführte, so wäre zu erwarten, daß Darreichung von Ovarialsubstanz die Chlorose zur Heilung bringe, ähnlich wie Myxödem durch Verabreichung von Schilddrüsensubstanz beseitigt wird. Die therapeutischen Erfahrungen mit Ovarialgewebe sprechen dagegen.

Art verbunden, nur treten sie im Vergleich zur funktionellen Leistung in den Hintergrund.

Wenn wir die wunderbaren Einrichtungen, die durch die Pawlowsche Methodik am Darm nachgewiesen wurden, erblicken, beispielsweise, daß in der Dünndarmschleimhaut eine Substanz (das Sekretin) zur Bildung kommt, welche in die Blutbahn eingeführt die Sekretion der Pankreasdrüse veranlaßt, so liegt es nahe, auch anderwärts und auf bisher unerforschtem und der Erforschung nicht so leicht zugänglichem Gebiete ähnliches zu vermuten. Wir stehen in einer Zeitperiode, wo der Forschung zahlreiche präzise Fragestellungen vorliegen, deren Beantwortung aber oft auf außerordentlich große technisch-experimentelle Schwierigkeiten stößt, da die Natur meist mit winzigen Substanzmengen arbeitet.

Wir erwähnten schon, daß unter allen Organen, die gegenüber dem allgemeinen Zellstoffwechsel über der Durchschnittsdignität der übrigen Organe und Gewebe stehen, die Schilddrüse eine besondere Stellung insofern einnimmt, als es gelungen ist, der Stoffe habhaft zu werden, welche Träger ihrer biologischen Wirksamkeit sind, denn durch Einverleibung ihres Sekretes lassen sich die den Wegfall der Funktion begleitenden Erscheinungen beseitigen. Das gilt freilich, wie wir vorweg nehmen wollen, nur für die Schilddrüse, nicht aber für die Nebenschilddrüsen. Der Schilddrüse reiht sich die Nebenniere an. Diese Gebilde sowie noch einige andere mit ihnen in naher funktioneller Beziehung stehende Drüsen, die Hypophyse, die Glandulae caroticae und coccygeae faßt man unter dem Namen der Stoffwechsel- oder Blutdrüsen zusammen. Wir gehen, weil Näheres über den Chemismus der Schilddrüse bekannt ist, zuerst auf ihre Besprechung ein.

Die andauernde Abscheidung des Sekretes der **Schilddrüse** in den Kreislauf ist für das normale Gedeihen, sowie für die Entwicklung des ganzen Organismus von hoher Bedeutung, denn Erkrankungen und Schwund des Schilddrüsengewebes werden von weitgehenden und tiefgreifenden Störungen begleitet. Schwindet die Schilddrüse, so tritt allmählich ein eigenartiger Zustand auf, der charakterisiert ist durch eine Herabsetzung der meisten somatischen und psychischen Funktionen: Verlangsamung des Stoffwechsels, Sinken der Zirkulation, Abnahme der Temperatur, Langsamkeit des Denkens, Apathie, Ausfall der Haare und Veränderungen der Nägel, beinahe vollständiges Versiegen der Schweißsekretion und eigenartiges Aufgedunsensein der Haut, das dem ganzen Prozesse den Namen gegeben hat:

Myxödem. Erfolgt der Schwund schon in früher Jugend, so treten außerdem Störungen im Wachstum auf, die Röhrenknochen bleiben an Länge zurück, die Schädelknochen verknöchern frühzeitig, die Entwicklung der Geschlechtsorgane sistiert und die geistigen Funktionen bleiben auf niederer Stufe: es erfolgt daraus der Zustand, den man als Kretinismus bezeichnet.

Ein ähnlicher Zustand resultiert, wenn die Schilddrüse auf operativem Wege entfernt wird: operatives Myxödem (Cachexia postoperativa).

Daß die beiden Myxödemarten auf dem Ausfall der Schilddrüse beruhen, ist nunmehr erwiesen, dadurch nämlich, daß es gelingt, durch fortgesetzte Zufuhr von Schilddrüsensekret den Prozeß zur Heilung zu bringen. Für den endemischen Kretinismus liegen die Dinge vorerst noch anders, denn die Beeinflußbarkeit durch Schilddrüsenmedikation ist doch nur gering.[1] Es kommen jedenfalls zu der Hypothyreoidie noch andere Momente hinzu. Anders liegt es für den sporadischen Kretinismus (i. e. infantiles Myxödem). Dort ist die Beeinflußbarkeit durch Schilddrüsensekret eine auffallend große.

Nach der gewaltsamen Entfernung der Schilddrüse sieht man oft sowohl beim Menschen wie bei Tieren, bei gewissen Tierklassen häufiger als bei andern, tetanische Zustände auftreten, die meist mit dem Tode endigen. Man glaubte früher dies auf den Ausfall der Schilddrüsenfunktion beziehen zu müssen. Heute ist nun erwiesen, daß für die Entstehung dieses Zustandes nicht der Wegfall der Schilddrüse selbst, sondern der eigenartigen in ihrer Nachbarschaft gelegenen äußerst kleinen Körperchen, der Glandulae parathyreoideae, verantwortlich zu machen ist. Es verhält sich die Sache so, daß nach Entfernung der Schilddrüse Myxödem, nach derjenigen der Nebenschilddrüsen Tetanie entsteht.[2] Über die Wirkungsweise der Nebenschilddrüsen ist noch nichts bekannt, speziell ist auch nicht erwiesen, ob sie in ähnlicher, also chemischer Weise wie die Schilddrüse selbst wirken. Jedenfalls sind nur geringe Mengen ihres Sekretes notwendig, denn die Körperchen sind ja äußerst klein.

Der eigenartige Symptomenkomplex, welcher die Basedowsche Krankheit ausmacht, steht in einem auffallenden Gegensatz zu

[1] Scholz, Klinische und anatomische Untersuchungen über den Kretinismus. Berlin (1906).

[2] Vgl. Kohn, Die Epithelkörperchen. Ergeb. d. Anat. u. Entwicklungsgeschichte von Bonnet u. Merkel **9.** (1899). — K. Kishi, Beiträge zur Physiologie der Schilddrüse. Virchows Arch. **176.** 260 (1904).

dem Myxödem: vermehrter Stoffwechsel, Tremor, Tachykardie, Aufgeregtsein usw. und Tumeszenz der Schilddrüse. Das hat MÖBIUS[1] veranlaßt, den Krankheitszustand als die Folge gesteigerter Funktionierung der Schilddrüse aufzufassen: Hyperthyreoidie. In der Tat läßt sich durch übermäßige Darreichung von Schilddrüsensekret ein Zustand erreichen, der viel Ähnlichkeit mit der BASEDOWschen Krankheit hat. Das Krankheitsbild selbst ist aber nicht erreichbar. Also auch hier kommt noch etwas hinzu, es ist aber nicht von der Hand zu weisen, daß die Veränderungen der Schilddrüsenfunktion in ätiologischem Zusammenhang mit dem Symptomenkomplex stehen und heutzutage zweifelt wohl niemand mehr daran. Das Nähere fehlt jedoch noch. Indessen nicht nur eine Steigerung der Schilddrüsenfunktion, sondern auch qualitative Veränderungen sind höchstwahrscheinlich mit im Spiele: Dysthyreoidie.

Ähnliche Symptome, wie sie bei der BASEDOWschen Krankheit bestehen, findet man vielfach bei benignen Strumen: Tachykardie, feinwelligen Tremor, Herzklopfen, Herzbeklemmungen, weiterhin in ausgesprochenen Fällen: Erregtheit, Abmagerung, Schweißausbrüche usw. („basedowisiertes" Kropfherz). Sie gehen auch dort von der Struma aus, und zwar auf demselben Wege wie bei der BASEDOWschen Krankheit, durch Vermittlung des Schilddrüsensekretes, nicht etwa durch rein mechanische Momente am Hals. Das thyreogene Kropfherz,[2] die Herzthyreoidie, steht auf einer Reihe mit der BASEDOWschen Krankheit und dazwischen wären die MARIEschen Formes frustes des Basedow einzugliedern. Damit wollen wir nicht das Kropfherz mit dem Morbus Basedow identifizieren, aber Störungen in der gleichen Richtung stellen sie zweifellos dar.[3]

Durch das Studium der Einwirkung des Schilddrüsensaftes auf den Stoffwechsel und das Herz hat man gesucht, die genannten Zustände aufzuklären. Das Schilddrüsensekret vermehrt den Stoffverbrauch, wir haben das schon in einem früheren Kapitel gesehen.

---

[1] P. J. MÖBIUS, Die BASEDOWsche Krankheit. NOTHNAGELS Spez. Pathol. u. Therap. **22.** II (1896).

[2] A. OSWALD, Die Chemie u. Physiologie des Kropfes. VIRCHOWS Arch. **169.** 444 (1902). — Derselbe, Die Schilddrüse und ihr wirksames Prinzip. Biochem. Zentralbl. **1.** Nr. 7 (1903). Vgl. besonders W. MINNICH, Das Kropfherz und die Beziehungen der Schilddrüsenerkrankungen zu dem Kreislaufsapparat. Leipzig (1904).

[3] Näheres hierüber siehe A. OSWALD, Der Morbus Basedowi im Lichte der neueren experimentellen, chemischen uud klinischen Forschung. Wien. klin. Rundschau (1905) Nr. 37.

Ebenso wirkt es auf die Herz- und Blutgefäßnerven in einer Weise ein, welche die Symptome sowohl des Myxödems wie des Kropfherzens und der BASEDOWschen Krankheit in ein helleres Licht rücken.

v. CYON[1] hat hierüber eingehende Versuche an Hunden, Kaninchen und Pferden angestellt. Er fand, daß Schilddrüsensubstanz die Erregbarkeit des Vagus und des Depressors vermehrt, die des Sympathicus herabsetzt. Mit dem Wegfall des Sekretes werden daher der Sympathicus und die von ihm abhängigen Nervenäste (Vasokonstriktoren) erhöhte, der Vagus und Depressor verminderte Erregbarkeit zeigen, welche dann Tachykardie und erhöhten Blutdruck zur Folge haben. Die Beobachtungen ließen sich mit dem reinen Schilddrüsensekret (siehe weiter unten) bestätigen.[2] Ähnliches zeigte sich bei der Einwirkung des aus strumös entarteten Schilddrüsen gewonnenen Sekretes. Es erwies sich also als biologisch minderwertig, im Vergleich zum normalen Drüsenprodukt.

Sonach müßte man eigentlich eine Verminderung der Sekretion bei der Basedowstruma annehmen, während man doch gerade den Basedow als eine Hyperthyreoidie auffaßt. Mit einer Verminderung des Sekretes würde auch übereinstimmen, daß die typische Basedowstruma eine solche einfach hyperplastischer Art ist, d. h. in welchen sich kein Kolloid (Sekret) nachweisen läßt. Wie uns die chemische Untersuchung des Sekretes aber lehrt — wir werden das gleich besprechen —, ist das Strumasekret ein minderwertiges, es kann also vielleicht doch eine übermäßige Produktion stattfinden, jedoch eines insuffizienten Sekretes. Da nun die chemische Beschaffenheit des Basedowstruma sich nach den bisherigen Ermittlungen nicht von der des gewöhnlichen Kropfes unterscheidet, so würde sich aus diesen Untersuchungen eine Störung in gleicher Richtung für beide Strumaarten ergeben. In der Tat sieht man ja nicht gar zu selten Basedow in Myxödem übergehen und ebenso kommen bei Myxödem basedowartige Symptome vor.

Die Frage ist auf jeden Fall kompliziert und in ihren Einzelheiten bei weitem noch nicht geklärt.

Die Veränderungen, welches das Schilddrüsensekret durchmacht, sind noch nicht bis in alle Einzelheiten aufgeklärt.

---

[1] E. v. CYON, Beiträge zur Physiologie der Schilddrüse und des Herzens. PFLÜGERS Arch. 70. (1898) S.-A.

[2] E. v. CYON u. A. OSWALD, Über die physiologischen Wirkungen einiger aus der Schilddrüse gewonnener Produkte. PFLÜGERS Arch. 83. 199 (1901).

Das Produkt der Drüse ist, wie wir seit BAUMANNS bahnbrechender Entdeckung wissen, jodhaltig. BAUMANN hatte daraus eine jodhaltige Substanz gewonnen, das Jodothyrin, das auf den Stoffwechsel den gleichen Einfluß ausübte, wie die gesamte Schilddrüsenmasse. Ich selbst[1] habe dann zeigen können, daß das genuine Sekret, welches das Kolloid der Anatomen darstellt, einen eiweißartigen Körper enthält, der das Jod organisch gebunden hält und zu den Globulinen Beziehung hat, das Jodthyreoglobulin. Dieses übt auf den Organismus den gleichen Einfluß aus, wie die Schilddrüse, vermehrt die organischen Verbrennungen in den Geweben und beschleunigt den Eiweißzerfall.[2] Neben dem Thyreoglobulin ließ sich aus dem Kolloid noch ein anderes Produkt, ein Nukleoproteid, gewinnen, dem jedoch keine differenten Wirkungen auf den Stoffhaushalt zukommen. Ob es auch eigentlich zum Sekret der Schilddrüse gehört, oder bloß aus den zerfallenen Follikelzellen bzw. ihren Kernen herstammt, ist nicht entschieden.

Das Jodthyreoglobulin erleidet nun bei Erkrankungen der Schilddrüse nachweisbare Veränderungen. Aus rein parenchymatösen (kolloidfreien) Kröpfen ist es nicht erhältlich, vermehrt ist seine Menge in Kolloidkröpfen, doch ist es beträchtlich jodärmer (0,07 Proz. Jod und noch weniger gegenüber 0,3—0,5 Proz. der Norm).[3] Das haben wir uns so zu erklären, daß neben dem Jodthyreoglobulin ein nicht jodierter Eiweißkörper (Thyreoglobulin) in die Follikelbläschen ausgeschieden wird, wodurch der Jodgehalt der Gesamtmasse herabgesetzt wird. Durch Jodzufuhr läßt sich der Jodgehalt künstlich erhöhen und dann scheint auch die differente, spezifische Wirkung dem Jodgehalt entsprechend gesteigert. Es ist sonach die Wirksamkeit an den Jodgehalt gebunden.

Gleichgültig, mit welchen Symptomen der Kropf verbunden ist, ob es sich um eine einfache Struma handelt, die dem Träger keine weitern Beschwerden verursacht, um eine Struma eines Kretinen oder um Basedowkropf, sobald Kolloid in den Follikellumina enthalten ist, ist das Sekret jodärmer als in der Norm.[4] Dabei ist die Gesamtjodmenge meist vergrößert gegenüber gesunden Schilddrüsen.

---

[1] A. OSWALD, Die Eiweißkörper der Schilddrüse. Zeitschr. f. physiol. Chem. **27**. 14 (1899).

[2] Siehe S. 345.

[3] A. OSWALD, Zur Kenntnis des Thyreoglobulins. Zeitschr. f. physiol. Chem. **32**. 121 (1901).

[4] A. OSWALD, Weiteres über das Thyreoglobulin. HOFMEISTERS Beiträge **2**. 545 (1902).

Ich habe einmal[1] in einem Kropf beinahe 1 dg Jod gefunden, während nicht vergrößerte Schilddrüsen selten mehr als 9 mg Jod enthielten.

Worauf die Genese des Kropfes beruht, ist trotz außerordentlich zahlreicher Untersuchungen aller Art noch nicht ermittelt. Wir müssen zweifellos die Hyperplasie als eine Reaktion im Sinne einer Funktionshypertrophie, d. h. also als die Folge verstärkter Funktion auffassen. Das gilt jedoch nur für die rein parenchymatöse Hypertrophie, nicht für die Kolloidstruma. Dort findet außerdem eine Sekretstauung statt, deren Ursache uns noch vorderhand gänzlich unbekannt ist.

In der Umgebung der Strumen, namentlich solcher jugendlicher Individuen, lassen sich bisweilen rosenkranzartig angeordnete geschwollene Lymphdrüsen durch die Haut palpieren. Fr. Müller bringt sie mit gesteigerter Sekretion der Schilddrüse in Zusammenhang. Es wäre interessant, diese Drüsen, dort, wo sich Gelegenheit dazu bietet, auf die Anwesenheit von Jod zu prüfen.

Mit Erkrankungen der **Hypophyse** bringt man seit Marie die Symptome der Akromegalie in Verbindung. Man nimmt auch dort die Bildung von Substanzen an, welche auf den übrigen Organismus in besonders prägnanter Weise einwirken, die also für die normale Entwicklung und das Gedeihen desselben notwendig sind. Indessen ist der Zusammenhang keineswegs so fest begründet, da vielfach Ausnahmen beobachtet sind, insofern eben Hypophysenerkrankungen nicht stets zu Akromegalie führen, und bei Akromegalie die Hypophyse nicht immer erkrankt ist. Ob man dort eine vikariierende Tätigkeit anderer Drüsen annehmen muß, oder ob eben die Hypophyse nicht unmittelbare Ursache der Akromegalie ist, ob also noch Zwischenglieder existieren, darüber läßt sich zurzeit nichts Präzises aussagen.

Aus der anatomischen Ähnlichkeit, welche der drüsige Anteil der Hypophyse mit der Schilddrüse bietet und der wiederholt beobachteten Hypertrophie des Hirnanhanges nach Exstirpation der Thyreoidea glaubt man auf Ähnlichkeit der Funktionen beider Drüsen schließen zu dürfen. Diese Schlußfolgerung wird durch den Umstand gestützt, daß Verfütterung von Hypophyse in ähnlicher

---

[1] A. Oswald, Über den Jodgehalt der Schilddrüsen. Zeitschr. f. physiol. Chem. **23**. 265 (1897).

Weise wie Schilddrüse die Phosphorsäureausscheidung steigert.[1] Dagegen ist aber zu bemerken, daß die von einigen Autoren beobachtete Vermehrung des Eiweißzerfalls bzw. der N-Ausscheidung unter Hypophysisbehandlung weder von mir[2] noch von andern Forschern hat bestätigt werden können.

Es bleibt eine offene Frage, ob das vikariierende Eintreten der Hypophyse nach Schilddrüsenexstirpation die ungleiche Reaktionsfähigkeit der Versuchstiere auf diesen Eingriff bedingt. Es muß aber hervorgehoben werden, daß eine gegenseitige Kompensation beider Organfunktionen noch durchaus hypothetisch ist.

Ganz rätselhaft ist der Zusammenhang zwischen Hypophysiserkrankung und der bei der Akromegalie auftretenden Kachexie.

Solange wir über die normale Funktion der Hypophyse nicht aufgeklärt sind, wird vollends die Entscheidung der Frage, ob Akromegalie die Folge und der Ausdruck einer Hypophysissuper- oder -subfunktion ist, nicht wohl möglich sein, zumal ja die Frage auch noch nicht erledigt ist, ob der Hypophysistumor eine ursächliche Bedeutung hat oder bloß, wie die Veränderungen am Knochensystem, eine Teilerscheinung der Erkrankung ist.[3]

Aus v. Cyons[4] Untersuchungen scheint hervorzugehen, daß die Hypophyse mit Hilfe eines von ihr gebildeten Sekrets auf die Blutzirkulation im Gehirn einwirkt. Ob bei Erkrankung der Hypophyse Veränderungen des Blutdruckes und der Blutverteilung in der Schädelkapsel vorkommt, ist noch nicht bekannt.

Mit der Schilddrüse und der Hypophyse zu den sogenannten Stoffwechseldrüsen, als mit dem Stoffhaushalt in besonders intimer Weise zusammenhängenden und durch die Blutbahn ihr Sekret dem übrigen Organismus vermittelnden Organen gehörend, ist weiterhin die **Nebenniere** zu nennen. Sie hat mit der Thyreoidea gemein, daß Erkrankungen und Entfernung mit den Störungen des allgemeinen Stoffhaushaltes verbunden sind und zwar führt sie zu einem kachektischen Zustande besonderer Art: zu der Addisonschen Krankheit. Die Verhältnisse liegen in mancher Hinsicht weniger klar zutage, als bei der Schilddrüse, insofern als die Darreichung der Drüsen-

---

[1] A. Schiff, Über die Beeinflussung des Stoffwechsels durch Hypophysis und Thyreoideapräparate. Zeitschr. f. klin. Med. **32**. Suppl. 284 (1897).

[2] Siehe S. 580 Anm. 2.

[3] G. Cagnetto, Zur Frage der anatomischen Beziehung zwischen Akromegalie und Hypophysistumoren. Virchows Arch. **176**. 115 (1904).

[4] E. v. Cyon, Die physiologischen Verrichtungen der Hypophyse. Pflügers Arch. **81**. 267 (1900).

substanz den kachektischen Zustand nicht beseitigt, sie sind also wesentlich komplizierter und die krankhaften Veränderungen verwickelter als dort.

Speziell ist noch nichts darüber bekannt, in welchem Verhältnis die schweren Symptome des Morbus Addisoni, insbesondere die ausgesprochene Kachexie und die Hautpigmentationen, zu den Veränderungen der Nebenniere stehen.

Die Lebenswichtigkeit der Gebilde ist im Experiment von zahlreichen Autoren dargetan worden, insofern diese erwiesen, daß Exstirpation beider Nebennieren schwere nervöse Störungen und hochgradige Abmagerung und schließlich den Tod zur Folge hat.

In chemischer Beziehung ist bis jetzt nur von einem in der Nebenniere vorkommenden Stoffe, dem Adrenalin, die Rede gewesen, der von mehreren Autoren untersucht, von TAKAMINE[1] in kristallisiertem Zustande erhalten wurde und ein Methylaminoacetobrenzkatechin $(C_6H_3(OH)_2 \cdot CH(OH) \cdot CH_2NH \cdot CH_3)$[2] darstellt. Diesem Stoff, der sich in der mit dem Sympathicus in naher Beziehung stehenden Marksubstanz vorfindet, kommen in außerordentlichem Maße gefäßverengernde und damit im Zusammenhang stehend blutdrucksteigernde Eigenschaften zu. Dementsprechend ist auch ein Sinken des Blutdruckes nach Exstirpation der Drüse beobachtet worden. Bei der ADDISONschen Krankheit ist Herabsetzung des Blutdruckes konstatiert worden, doch ist das nichts Konstantes, wenigstens habe ich eine solche in einem vorgeschrittenen Falle der Krankheit nicht nachweisen können.

Mit den genannten Drüsen ist die Zahl der Stoffwechseldrüsen im engern Sinne noch nicht erschöpft: es gehören, wie man annimmt, auch die Glandulae caroticae und coccygeae hinzu. Man erschließt aber diese Zugehörigkeit einstweilen nur aus dem anatomischen Bau. Physiologisches und gar Pathologisch-physiologisches ist nicht ermittelt.

Aber auch noch andere Organe verdienen die Bezeichnung „Stoffwechseldrüsen", wenn wir den Begriff auf solche Organe

[1] J. TAKAMINE, Amer. Journ. of Pharm. **73.** 523 (1901).

[2] F. STOLZ, Über Adrenalin und Alkylaminoacetobrenzkatechin. Ber. d. deutsch. chem. Ges. **37.** 4149 (1904). — E. FRIEDMANN, Die Konstitution des Adrenalins. HOFMEISTERS Beiträge **8.** 95 (1906).

ausdehnen, welche in besonders intimer Weise mit den Stoffwechselvorgängen verbunden sind, nämlich die Leber und das Pankreas, ganz abgesehen vielleicht von der Milz. Wie eng die Leber mit zahlreichen Funktionen des Stoffwechsels verbunden ist, und welche hohe Bedeutung im Stoffhaushalt sie hat, haben wir in ausführlicher Weise darzustellen versucht. Auch die Bedeutung des Pankreas für den Kohlehydratstoffwechsel haben wir zu illustrieren versucht.

Autorenregister

Sachregister

Berichtigungen.

Auf Seite 40 Zeile 3 von oben lies: amylolytischen statt: autolytischen.
„ „ 191 Anm. 1 lies: HAMMARSTEN statt: HAMMANTEN.
„ „ 373 Anm. 5 erste Zeile lies: siehe Anm. 1 statt: S. 372 Anm. 2.
„ „ 502. In der 1. Formelgruppe von oben lies: Mesoxalsäure statt: Oxalursäure.

FSC
www.fsc.org
MIX
Papier | Fördert gute Waldnutzung
FSC® C083411

Kolibri 360 GmbH
Ferdinand-Jühlke-Straße 7
99095 Erfurt, Deutschland
produktsicherheit@kolibri360.de